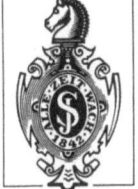

Sportmedizin
in der Praxis

Herausgegeben von Alfred Aigner

Unter Mitarbeit von
N. Bachl, G. S. Barolin, P. Haber, N. Muß, L. Prokop,
E. Raas, R. Suckert, P. Weingarten

Mit 186 Abbildungen und 113 Tabellen

Springer-Verlag Berlin Heidelberg GmbH

1. Auflage 1985, Brüder Hollinek, Wien
Korrigierter Nachdruck der 1. Auflage 1986

ISBN 978-3-662-09979-7 ISBN 978-3-662-09978-0 (eBook)
DOI 10.1007/978-3-662-09978-0

CIP-Kurztitelaufnahme der Deutschen Bibliothek
Sportmedizin in der Praxis / hrsg. von Alfred Aigner. Unter Mitarb. von N. Bachl ...
Berlin; Heidelberg; New York; London; Paris; Tokyo : Springer, 1986.

NE: Aigner, Alfred [Hrsg.]; Bachl, Norbert [Mitverf.]

Alle Rechte vorbehalten. Ohne schriftliche Genehmigung des Verlages dürfen diese Publikation oder Teile daraus nicht in andere Sprachen übersetzt oder in irgendeiner Form mit mechanischen oder elektronischen Mitteln (einschließlich Fotokopien, Tonaufnahmen und Mikrokopie) reproduziert oder auf einem Datenträger oder einem Computersystem gespeichert werden.

Die Wiedergabe von Gebrauchsnamen, Handelsnamen, Warenbezeichnungen usw. in diesem Werk berechtigt auch ohne besondere Kennzeichnung nicht zu der Annahme, daß solche Namen im Sinne der Warenzeichen- und Markenschutz-Gesetzgebung als frei zu betrachten wären und daher von jedermann benutzt werden dürften.

Copyright © 1985 by Springer-Verlag Berlin Heidelberg

Ursprünglich erschienen bei Bruder Hollinek, Gallgasse 40 a, A-1130 Wien 1985.

2119/3140-543210

Zum Geleit

Sport ist ein Phänomen unserer Zeit. Wie kaum eine andere Form des menschlichen Lebens hat er zumindest in unserem Zivilisationsbereich in seiner mannigfachen Art in den letzten Jahrzehnten einen ungeheuren Aufschwung genommen. Es gilt dies gleichermaßen für den Hochleistungssport, der nach dem immerwährenden Prinzip des citius, altius und fortius an die Grenzen menschlicher Leistungsfähigkeit heranführt, wie für den Breitensport mit seinem Erholungs-, Präventiv- und Rehabilitationsprinzip.

Parallel zur Enwicklung des Sportes ist die Bedeutung der Sportmedizin gewachsen. Sport und Medizin beeinflussen sich wechselseitig und befruchten sich gegenseitig. Sie bedingen einander. Kaum mehr für den Einzelnen überschaubar sind die einschlägigen wissenschaftlichen Veröffentlichungen, die immer neuere Erkenntnisse beinhalten. Forschung ist eine Seite sportmedizinisch-wissenschaftlichen Tuns, die andere, nicht minder wichtige, besteht in der Vermittlung und Anwendung einer wissenschaftlich begründeten und praktisch erprobten Sportmedizin.

In diesem Sinne ist es Herrn Prof. Dr. *Alfred Aigner,* Wissenschaftler, Lehrer und Praktiker zugleich, und seinen Co-Autoren nicht genug zu danken, aus der reichen Fülle des sportmedizinischen Angebotes wesentliche und aktuelle Kapitel bearbeitet und aufbereitet und somit ein Buch aus der Praxis für die Praxis geschrieben zu haben. Sportmedizinisch interessierte und tätige Ärzte, Trainer und Sportler sollen davon Nutzen ziehen.

Mögen sich Begeisterung, Mühe und Sorgfaltspflicht, mit denen die einzelnen Kapitel geschrieben wurden, im Erfolg und zum Wohle der Sportler zu Buche schlagen.

Juni 1985 *Ernst Raas*

Vorwort

In den letzten Jahren wurde sportmedizinischen Fragen und Gedanken zunehmendes Interesse entgegengebracht, wohl auch deswegen, weil der Sport in der heutigen Zeit einen immer noch steigenden Stellenwert innehat. Sport kann vereinfacht ausgedrückt in zweierlei Gestalten auftreten, einmal als Wettkampfsport zum Leistungsvergleich, ein andermal als Hilfsmittel im Rahmen therapeutischer Maßnahmen. Während der Wettkampfsport schon immer als die sportliche Betätigung schlechthin angesehen wurde, erscheinen in neuerer Zeit jene Bestrebungen immer deutlicher, welche Sport als mögliche Heilmaßnahme anzuwenden trachten. Sport als Zusatz-Therapeutikum etwa für Herz-Kreislaufkranke, für Patienten mit Stoffwechselkrankheiten oder psychosomatischen Störungen, Sport als Hilfe zur Lebensbewältigung für Behinderte, all das sind äußerst positiv zu bewertende Entwicklungen, die einer breiten Unterstützung würdig sind. Sport ein Heilmittel – kein Allheilmittel!

Soll jedoch der Sport seine erwünschten positiven Wirkungen entfalten, soll die persönliche Leistungsfähigkeit gehoben und die Gefahr von Schädigungen minimiert werden, so sind umfangreiche Kenntnisse aus mehreren theoretischen und praktischen medizinischen Fachrichtungen nötig und darüber hinaus auch ein Grundwissen aus der Trainingslehre unentbehrlich. Im vorliegenden Buch wurde daher der Versuch unternommen, durch Aufnahme entsprechender Kapitel aus Medizin, Psychologie und Trainingswissenschaft eine Zusammenschau über wichtige sportmedizinische Problemkreise zu geben. Angesprochen werden im besonderen jene Ärzte, Praktiker und Fachärzte, die sich der Betreuung von Sportlern im Gesundheits- und Leistungssport annehmen, manche Kapitel richten sich auch an Trainer und Sportstudenten.

Allen Mitarbeitern, die ihr Wissen und ihre Erfahrung in dieses Buch eingebracht haben, möchte ich dafür herzlich danken. Manche Abbildungen aus einschlägigen Veröffentlichungen verdanke ich der freundlichen Erlaubnis der Autoren sowie des Verlages Georg Thieme, Stuttgart, der Verlagsgesellschaft F. K. Schattauer, Stuttgart, der Schlüterschen Verlagsanstalt, Hannover, des Verlages VEB Verlag Volk und Gesundheit, Berlin, und des Verlages der Österreichischen Ärztekammer, Wien.

Salzburg, Juni 1985 *Alfred Aigner*

Inhaltsübersicht

Kapitel 1

Muskulatur *(A. Aigner)* 1
    Struktur der Muskelzelle 3
    Energiehaushalt des Muskels 9
    Die Sauerstoffschuld 11
    Arbeitsformen der Muskulatur 13
    Muskeltonus 15
    Muskelermüdung 15
    Erschöpfung 17
    Die Bedeutung des Aufwärmens 17
    Muskelkater 18

Kapitel 2

Herz-Kreislaufsystem *(A. Aigner)* 21
    Allgemeine Umstellreaktionen des Herz-Kreislaufsystems während körperlicher Arbeit 23
    Myokarddurchblutung bei Belastung 27
    Muskeldurchblutung während der Arbeit 27
    Anpassung der Pulsfrequenz an die Arbeit 28
    Herzgröße und Preßdruck 29
    Sportherz 30
    Kreislaufverhalten nach Beendigung des Leistungssports 33
    Phonokardiographie und Mechanokardiographie im Sport 33
    Sport und Pharmaka mit Wirkung auf das Herz-Kreislaufsystem 38
    Echokardiographie im Sport 41

Kapitel 3

EKG und Sport *(E. Raas)* 47
    Vorbemerkung 47
    Einleitung 47
    Physiologische Grundlagen 48
    Die üblichen Standardableitungen des Ruhe-EKG 49
    Häufige technische Störungen 51
    Das normale Ruhe-EKG des Sportlers und seine Varianten 51
    Das EKG unter Belastungsbedingungen 58
    Pathologische Belastungsreaktionen im EKG 64
    Belastungsinduzierte Blockierungen und Rhythmusstörungen 67
    Anhang 73

Kapitel 4

Atmung – Der Einfluß von Leistung und Training auf die Atmung bei Gesunden und bei Erkrankungen der Lunge *(P. Haber)* 76
    Einleitung 76
    Die Atmung im Ruhezustand 78

Die Atmung bei Belastung	79
Die Wirkung von Training auf die Atmung	81
Die Trainierbarkeit der $\dot{V}O_2$ max.	87
Körperliches Training als Mittel der ärztlichen Therapie bei Störungen der Atmung	93
Diffuse Erkrankungen der Lunge	95

Kapitel 5

Blut – Der Einfluß von Leistung und Training auf das Blut *(P. Haber)* 112

Der Einfluß der körperlichen Belastung auf das Blut	112
Der Einfluß von Training auf das Blut	120
Das Höhentraining (1800 bis 2500 m)	122
Autologe Bluttransfusion	123

Kapitel 6

Die Ernährung des Sportlers *(A. Aigner)* 126

Energiebedarf	127
Arten der Sportlerernährung	132
Mineralbedarf des Sportlers	145
Der Flüssigkeitsbedarf des Sportlers	148
Anhang	152

Kapitel 7

Vitaminhaushalt des Sportlers *(A. Aigner)* 157

Fettlösliche Vitamine	157
Wasserlösliche Vitamine	161
Substanzen mit vitaminähnlichem Charakter	167

Kapitel 8

Körperliche Belastung und Hormonregulation *(A. Aigner)* 170

Hypophysenhormone	170
Hormone des Nebennierenmarkes	170
Nebennierenrindenhormone	171
Pankreashormone	171
Schilddrüsenhormone	171
Sexualhormone	172
Gastrointestinale Hormone	172

Kapitel 9

Sport bei verschiedenen Erkrankungen *(A. Aigner)* 174

Sportfähigkeit während bzw. nach verschiedenen Erkrankungen	174
Erkrankungen des Herz-Kreislaufsystemes	174
Lungenerkrankungen	192
Erkrankungen der Zähne und des Zahnhalteapparates	193
Sport nach abdominellen Operationen	194
Lebererkrankungen	195
Erkrankungen der Niere, der ableitenden Harnwege und der männlichen Adnexe	198

Stoffwechselkrankheiten	201
Hals-Nasen-Ohren-Erkrankungen	207
Augenerkrankungen	209
Rheumatisches Fieber	214
Zerebrale Anfallsleiden	215
Hormonelle Störungen	215
Orthopädische Erkrankungen	217
Chirurgische Erkrankungen und Unfälle	222
Sport für Behinderte und Versehrte	233
Tabellarische Richtlinien zur Befreiung vom Schulsport	237

Kapitel 10

Beeinflussung von Laborbefunden durch Sport *(A. Aigner)* 252

Beeinflussung labordiagnostischer Befunde durch sportliche Betätigung	252
Serumenzyme	252
Blutfette	252
Blutzucker	253
Harnpflichtige Substanzen	253
Elektrolyte	254
Blutbild	254
Harnbestandteile	255

Kapitel 11

Sportverletzungen und Sportschäden *(R. Suckert)* 258

Sportverletzungen	258
Hautverletzungen	258
Prellungen	259
Verstauchungen	259
Muskelverletzungen	260
Sehnenverletzungen	261
Bandverletzungen	261
Verrenkungen	262
Knochenbrüche	262
Erste-Hilfe-Maßnahmen	262

Kapitel 12

Der plötzliche Tod im Sport *(A. Aigner)* 294

Einleitung	294
Traumatisch bedingte Todesfälle	294
Nicht-traumatisch bedingte Todesfälle	295

Kapitel 13

Intersexualität und Sport *(A. Aigner)* 300

Einleitung	300
Pseudohermaphroditismus masculinus	300
Testikuläre Feminisierung	301

Hermaphroditismus verus 301
Kongenitales adrenogenitales Syndrom 302

Kapitel 14

Doping – Sportmedizinische Aspekte – 30 Jahre Erfahrungen mit dem Dopingproblem *(L. Prokop)* 305

Kapitel 15

Ärztliche Psychohygiene im Sport *(G. S. Barolin)* 313
    Einleitung 313
    Abgrenzungsfragen 314
    Psychohygiene im Sport: warum und wo? 315
    Einige menschliche Grundgesetzmäßigkeiten 316
    Grundsätze zur Behandlungsstrategie 319
    Ärztliche Psychohygiene und der Spitzensport 319
    Methodik allgemein 319
    Eigen-Methodik und Wirkungsweise 321
    Ergebnisse und Beurteilungskriterien 323
    Ärztliche Psychohygiene und der Schulsport 324
    Ärztliche Psychohygiene und der kindliche Spitzensport 326
    Alterssport – Versehrtensport 328
    Der Arzt und die Sportler 329
    Arzt – Sportler und Institution 331
    Persönlichkeits- und Ausbildungsvoraussetzungen für die psychohygienische Arbeit
        mit Sportlern 333
    Zusammenfassung 333

Kapitel 16

Aspekte der Sportpsychologie *(P. Weingarten)* 336
    Einführung 336
    Sportpsychologische Diagnostik 337
    Individuelle Sportlerbetreuung 341
    Umfeld-Beratung 346
    Zusammenfassung 351

Kapitel 17

Grundlagen der Trainingslehre *(N. Bachl)* 354
    Biologisch-physiologische Grundlagen der Trainings 354
    Ausdauertraining 363
    Krafttraining 370
    Schnelligkeitstraining 377
    Beweglichkeitstraining 379
    Training der Koordination (Gewandtheit) 381
    Leistungsbeeinflussende Faktoren 382

Kapitel 18

Kriterien der körperlichen Leistungsfähigkeit *(N. Bachl)* 387
    Einleitung 387

Energetische Grundlagen der Leistungsfähigkeit	391
Koordination	395
Flexibilität	396
Kraft	400
Schnelligkeit	408
Ausdauer	410
Abhängigkeit der allgemeinen aeroben Ausdauer von Umweltfaktoren	446
Leistungsmodifizierende Faktoren	451

Kapitel 19

Grundlagen der Belastungsuntersuchung und Leistungsbeurteilung *(N. Bachl)* — 461

Einleitung	461
Indikationen für ergometrische Belastungsuntersuchungen	461
Allgemeine Richtlinien zur Durchführung der ergometrischen Untersuchung	467
Durchführung der Belastungsuntersuchung	476
Leistungsdiagnostische Bezugsgrößen der Ergometrie	501
Spiroergometrie	519
Interpretationsmöglichkeiten der spiroergometrischen Untersuchung	524
Beurteilung der anaeroben Kapazität mittels Laboruntersuchungen	561
Tests zur Beurteilung der alaktaziden Energiebereitstellung	564
Tests zur Beurteilung der laktaziden Energiebereitstellung	568
Leistungsdiagnostische Untersuchungen unter spezifischen Arbeitsbedingungen („Feldtest")	577

Kapitel 20

Tauchsport *(N. Muß)* — 598

Einleitung	598
Physikalisch-physiologische Grundlagen des Tauchsports	599
Nullzeit, Austauchregeln, Dekompressionszeiten, Dekompressionstabellen	601
Die sportärztliche Tauglichkeitsuntersuchung für den Unterwassersport	604
Medizinische Kontraindikationen für den Tauchsport	606
Pathophysiologie und Symptome tauchsportbedingter Gesundheitsschäden – Tauchsportunfälle	609
Therapie von Tauchunfällen	617
Die Gefährdung des Tauchsportlers durch Meerestiere	623
Druckkammern und Rettungsflugdienste in Österreich, Deutschland und in der Schweiz	627

Kapitel 21

Der Notfallkoffer des Sportarztes *(A. Aigner)* — 630

Notfallkoffer-Ausstattung	630
Trainings-Merkblätter	631
Anhang	634

Stichwortverzeichnis — 636

Mitarbeiterverzeichnis

Herausgeber:

Aigner, Alfred, Univ.-Prof., Prim., Dr. med., Leiter des Institutes für Sportmedizin des Landes Salzburg, Lindhofstraße 20, A-5020 Salzburg.

Mitarbeiter:

Bachl, Norbert, Univ.-Doz., Dr. med., Leiter der Abteilung Leistungsdiagnostik des Institutes für Sportwissenschaften der Universität Wien, Auf der Schmelz 6, A-1150 Wien.

Barolin, Gerhard S., Univ.-Prof., Prim., Dr. med., Vorstand der Neurologischen Abteilung des Landes-Nervenkrankenhauses Valduna, A-6830 Rankweil.

Haber, Paul, Univ.-Doz., Dr. med., Oberarzt an der II. Medizinischen Universitätsklinik, Garnisongasse 13, A-1090 Wien.

Muß, Norbert, Assistenzarzt, Dr. med., Institut für Sportmedizin des Landes Salzburg, Lindhofstraße 20, A-5020 Salzburg.

Prokop, Ludwig, Univ.-Prof., Dr. med., Vorstand des Institutes für Sportwissenschaften der Universität Wien, Direktor des Österreichischen Institutes für Sportmedizin, Auf der Schmelz 6, A-1150 Wien.

Raas, Ernst, Univ.-Prof., Hofrat, Prim., Dr. med., Vorstand des Institutes für Sport- und Kreislaufmedizin, Anichstraße 35, A-6020 Innsbruck.

Suckert, Reinhard, Univ.-Doz., Prim., Dr. med., Vorstand der Unfallchirurgischen Abteilung, Allgemeines Krankenhaus, Krankenhausstraße 9, A-4020 Linz.

Weingarten, Paul, Univ.-Ass., Dr. phil., Psychologisches Institut der Universität Wien, Liebiggasse 5, A-1010 Wien.

Kapitel 1

Muskulatur

A. Aigner

Zu den Grundphänomenen des Lebens zählt die aktive Beweglichkeit, die bei Tier und Mensch an das dafür spezialisierte Muskelgewebe gebunden ist. Der Anteil der gesamten Muskulatur am Körpergewicht beträgt beim Jugendlichen im Mittel 36 kg und nimmt mit steigendem Lebensalter immer mehr ab, bis bei 70jährigen etwa 23 kg erreicht werden.

Auf Grund histologischer und funktioneller Eigenheiten werden drei Arten von Muskulatur unterschieden:

1. Die glatte Muskulatur

Ihr Zytoplasma ist homogen doppelbrechend, die Zellform länglich und spindelförmig. Diese Fasern kontrahieren sich relativ langsam, da im Vordergrund ihrer Funktion die Entwicklung und Erhaltung von Spannung steht. Die glatte, willentlich nicht kontrahierbare Muskulatur kommt in den inneren Organen des Magen-Darmtraktes, der Harnwege, der Bronchien und Gefäße vor.

2. Die quergestreifte Herzmuskulatur

Diese Muskelfasern weisen lichtmikroskopisch abwechselnd einfach und doppelt brechende Abschnitte auf. Sie kontrahieren sich langsamer als die Skelettmuskelfasern und entwickeln dabei auch kleinere Kräfte. Die Herzmuskulatur ist auf eine mittlere Dauerleistung ausgelegt, eine willkürliche Beeinflussung ist nicht möglich.

3. Die quergestreifte Skelettmuskulatur

Diese Art der Muskulatur besitzt ebenfalls einfach und doppelt brechende Abschnitte im Zelleib. Sie ist für fein abgestufte Bewegungen ausgelegt und kann sowohl schnelle Bewegungen ausführen als auch Haltefunktionen übernehmen. Die quergestreifte Skelettmuskulatur kann willentlich betätigt werden und ist unterschiedlich schnell ermüdbar.

Ihrem Aufbau nach ist die Skelettmuskulatur aus verschiedenen Fasertypen aufgebaut, denen eine unterschiedliche Funktion entspricht. Es sind dies die schnellen und langsamen Zuckungsfasern, intermediäre Zellen und die Tonusfasern (18, 32).

a) Schnelle Zuckungsfasern

Diese Faserart wird wegen ihrer nur schwachen Rosafärbung auch „weiße Muskulatur" genannt und weist eine hohe Kontraktions- und Erschlaffungsgeschwindigkeit auf. Sie ist hauptsächlich in den Bewegungsmuskeln zu finden und ist deswegen für Kurzstrecken- und Schnellkraftdisziplinen von besonderer Bedeutung.

b) Langsame Zuckungsfasern

Auf Grund ihrer Färbung werden diese Fasern auch als „rote Muskulatur" bezeichnet. Sie kontrahieren sich und erschlaffen langsamer und kommen hauptsächlich in den Haltemuskeln vor. Auch für Dauerleistungen sind sie von großer Wichtigkeit.

Der unterschiedlichen Funktion dieser zwei Fasertypen entspricht auch eine differente intrazelluläre Ausstattung im Enzymgehalt für die Energiegewinnung. So besitzen die weißen Fasern viele Fermente für die anaerobe Energiegewinnung, während die roten Fasern besonders reichlich mit Mitochondrien und damit Enzymen für die aerobe Energiegewinnung ausgestattet sind (Tab. 1).

c) Intermediäre Zellen

Neben den genannten beiden Arten von Zuckungsfasern findet man in der Skelettmuskulatur auch Zellen, die sich nicht einem dieser beiden Typen zuordnen lassen und die deswegen als intermediäre Zellen bezeichnet werden.

Tab. 1. Unterschiede zwischen „langsamen" und „schnellen" Muskelfasern (nach *Hollmann* und *Hettinger* [18]).

Muskelfasertyp	langsam	schnell
Überwiegende Funktion	Ausdauer	Schnellkraft
Kapillarisierung	hoch	gering
Ermüdbarkeit	gering	groß
Kontraktionsgeschwindigkeit	langsam	schnell
Mitochondriengehalt	hoch	niedrig
Zytochromgehalt	hoch	niedrig
Glykogengehalt	gleich	gleich
Myofibrillen-ATPase-Aktivität	niedrig	hoch
Myoglobingehalt	hoch	niedrig
Fettgehalt	hoch	niedrig
Glykolyt. Enzymaktivität	niedrig	hoch
Laktatbildung	geringer	größer
Kreatinphosphat	niedrig	hoch

d) Tonusfasern

Dieser Fasertyp von Muskelzellen kommt beim Menschen nur in den äußeren Augenmuskeln und in den Muskelspindeln vor. Ihre Kontraktions- und Erschlaffungsgeschwindigkeit ist äußerst langsam.

Die Tabelle 2 gibt eine Übersicht über die Einteilung von Skelettmuskelfasern nach anatomischen (18), sportphysiologischen (32), enzym- und immunhistochemischen (6, 9, 12, 21) sowie elektronenoptischen Gesichtspunkten (31).

Das Verteilungsmuster der schnellen und langsamen Zuckungsfasern ist bis zu einem gewissen Ausmaß für jede Person genetisch determiniert, doch können durch geeignete Trainingsmaßnahmen offensichtlich Umwandlungen von einem Fasertyp in den anderen induziert werden (19, 30).

Tab. 2. Einteilung der Muskelfasertypen.

1. **Anatomische Einteilung:**
   1.1. Rote Fasern = tonische Muskulatur = langsame Zuckungsfasern
   1.2. Weiße Fasern = phasische Muskulatur = schnelle Zuckungsfasern
   1.3. Intermediärfasern

2. **Sportphysiologische Einteilung:**
   2.1. Langsame Muskelfasern = ST (slow twitch) -Fasern
   2.2. Schnelle Muskelfasern = FT (fast twitch) -Fasern
   FT_a-Faser = Typ II_A
   FT_b-Faser = Typ II_B
   FT_c-Faser = Typ II_C

3. **Enzym- und immunohistochemische Einteilung:**
   3.1. Typ I: überwiegend oxydativer Stoffwechsel, schmal, langsam, ermüdungsresistent.
   3.2. Typ II: überwiegend glykolytischer Stoffwechsel:
   Typ II_A: schnelle Fasern, intermediär in Größe, relativ ermüdungsresistent.
   Typ II_B: schnelle Fasern, groß, relativ leicht ermüdbar.
   Typ II_C: schnelle Fasern, glykolytische Aktivität ähnlich II_A-Fasern, daneben oxydative Kapazität ähnlich Typ I.

4. **Elektronenoptische Einteilung:**
   4.1. Typ A: mitochondrienarm
   4.2. Typ B: Intermediärtyp
   4.3. Typ C: mitochondrienreich

Alle Formen der Zuckungsfasern und wahrscheinlich auch die glatten Muskelzellen unterstehen dem Alles-oder-Nichts-Gesetz, was bedeutet, daß ein einziger überschwelliger Reiz eine Zuckung auslöst, deren Ausmaß und Dauer nicht von der Intensität und Dauer des Reizes abhängt. Für die quergestreifte Herzmuskulatur gilt ebenfalls das Alles-oder-Nichts-Gesetz, doch reagiert in diesem Falle nicht die einzelne Zelle, sondern der gesamte Herzmuskel auf einen überschwelligen Reiz. Im Gegensatz dazu kontrahieren sich die Tonusfasern nur bei wiederholten Reizen, wobei die Stärke der Kontraktion von der Reizstärke abhängt.

Struktur der Muskelzelle

In das Sarkoplasma der Muskelzelle sind verschiedene Zellorganellen eingelagert, darunter das sarkoplasmatische Retikulum, die Lysosomen, der Golgi-Apparat, die Mitochondrien und die aus vielen Elementen aufgebauten kontraktilen Myofibrillen. In der quergestreiften Muskulatur liegen die kleinsten funktionellen Struktureinheiten, die Sarkomere, in den Myofibrillen in der Längsrichtung hintereinander und werden durch optisch dichtere Gerüstproteine, die Z-Scheiben, voneinander getrennt. Die Länge der Sarkomere beträgt im Ruhezustand 2 bis 2,5 µm. Nachdem in den Zuckungsfasern die verschiedenen lichtbrechenden Abschnitte vieler Myofibrillen genau auf gleicher Höhe liegen, erscheint nicht nur die einzelne Myofibrille, sondern die ganze Faser quergestreift.

Der Feinbau eines Sarkomers ist von verschiedenen Struktur- und Regulatorproteinen geprägt. Prinzipiell liegt der Muskelkontraktion das geordnete Zusammen-

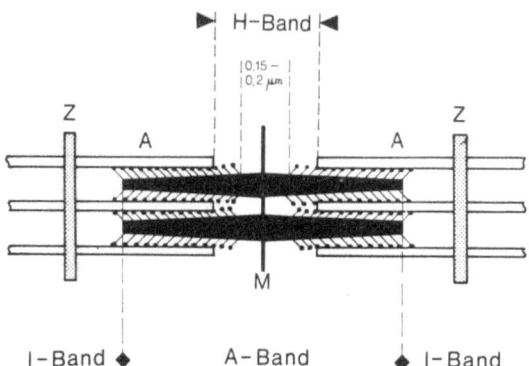

Abb. 1. Schema des Sarkomers: Die Länge des Sarkomers entspricht dem Abstand zwischen zwei Z-Scheiben und beträgt etwa 2,05 µm. Im Bereich des A-Bandes (1,6 µm) überlappen sich die Aktin- (A) und Myosinfilamente, während das H-Band nur aus Myosinfilamenten besteht. Jener Teil des Sarkomers, in welchem nur Aktinfilamente vorliegen, wird als I-Band bezeichnet. In der Sarkomerenmitte befindet sich das M-Protein, ein Gerüsteiweißkörper in Form eines senkrecht stehenden Gitters, in welchem die Myosinfilamente verankert sind (25).

spiel von Aktin und Myosin mit dem Energiedonator Adenosintriphosphat (ATP) zugrunde. Von den bereits erwähnten Z-Scheiben gehen viele dünne Filamente, die Aktinfilamente, in Richtung Sarkomerenmitte, ohne diese jedoch zu erreichen (Abb. 1). In dieser Mitte befindet sich ein anderes gitterförmiges Gerüstprotein (M-Protein), an welchem dickere Filamente, das Myosin, befestigt sind und die je zur Hälfte ihrer Länge auf die benachbarten Z-Scheiben ausgerichtet sind. In der Zone, wo sich Aktin- und Myosinfilamente überlagern, sieht man im Querschnitt, daß immer 6 Aktinfilamente um 1 Myosin angeordnet sind und umgekehrt hat jedes Aktinfilament 3 Myosinfilamente in der Nachbarschaft.

Bewegungsmechanismus

Der Reiz zur Kontraktion der Muskelfasern besteht normalerweise aus dem elektrischen Impuls, der von den Ganglienzellen der motorischen Zentralwindung ausgeht und mehrfach modifiziert im Bereich der motorischen Endplatte die Muskelfaser erreicht. Dort wird Azetylcholin als chemischer Transmitter freigesetzt und in der Folge die Depolarisation der Zelle ausgelöst. Neben anderen Vorgängen kommt es dabei zu einer Freisetzung von Kalziumionen aus den intrazellulären Speichern, aber auch zu einem Nettoeinstrom von Kalziumionen in die Zelle, ein Vorgang, der als elektromechanische Koppelung bezeichnet wird. Die Kalziumionen aktivieren anschließend die Myosin-ATPase, die nun in Anwesenheit von Magnesiumionen die ATP-Spaltung bewirkt, wodurch die für die Kontraktionsvorgänge nötige Energie bereitgestellt wird. ATP wird darüber hinaus auch noch zur Lösung der Myosin-Aktin-Bindung benötigt, weswegen man zusätzlich auch von einer „Weichmacherwirkung" des ATP spricht. Würde die Myosin-Aktin-Bindung nicht gelöst, würde der Muskel in einer Starre verharren, so aber stehen die getrennten Proteine für den nächsten Koppelungsvorgang zur Verfügung.

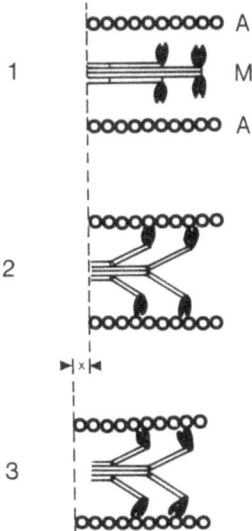

Abb. 2. Schema der Sarkomerenverkürzung durch die gleitenden Filamente. 1. Im Ruhezustand liegen die Myosinköpfe direkt am dicken Anteil des Myosins (M) und sind räumlich von den Aktinfilamenten (A) getrennt. 2. Im aktivierten Muskel werden die Köpfe vom Myosinhals an das Aktinfilament herangeschwenkt. 3. Die Verschiebung des Aktinfilamentes erfolgt durch Abwinkeln der Myosinköpfe um 45 Grad, wodurch eine Strecke von 100 Å zurückgelegt wird (x).

Bei der Bewegung gleiten nun die dünnen Aktinfilamente zwischen die Myosinstäbe zur Sarkomerenmitte und ziehen die mit ihnen verbundenen Z-Scheiben mit, wodurch es zu einer Verkürzung des Sarkomers kommt. Man spricht daher auch vom Mechanismus der gleitenden Filamente (sliding filaments). Dieses Ineinandergleiten der Filamente wird durch füßchenartige Fortsätze des Myosins ermöglicht, die spiralenförmig im Abstand von 143 Å um ein Myosinbündel angeordnet sind und im Ruhezustand nicht bis zu den Aktinfilamenten reichen. Bei der Bewegung ändern nun diese Fortsätze, welche aus einem Hals und einem Doppelkopf bestehen, unter gleichzeitiger Verbindung mit einem dünnen Aktinfilament sowohl ihren Neigungswinkel gegenüber dem Myosin als auch den Winkel zwischen Doppelkopf und Hals von 90 auf etwa 45 Grad. Durch diese Winkeländerung wird das Aktin in das Myosingerüst in Richtung auf die Sarkomerenmitte hineingezogen (Abb. 2). Wenn alle diese Querbrücken des Myosins zugleich arbeiten, müßten sie etwa 10- bis 30mal aktiv werden, um die Aktinfilamente jene 1000 bis 3000 Å zu transportieren, um welche die Sarkomerenlänge bei einer Muskelzuckung abnimmt (25).

Das Aktinfilament besteht aus zwei miteinander schraubig verdrehten perlschnurartigen Aktinmolekülketten (G-Aktin). Um dieses ist zudem fadenförmig das Tropomyosin gewunden, an dem in Abständen von etwa 400 Å ein Troponinmolekül sitzt, welches im Ruhezustand den Kontakt zwischen Aktin und Myosin verhindert. Um den Bewegungsablauf zu ermöglichen, müssen allerdings einige Voraussetzungen erfüllt sein. So bewegt sich der Hals und Doppelkopf der Myosinfortsätze unter Ener-

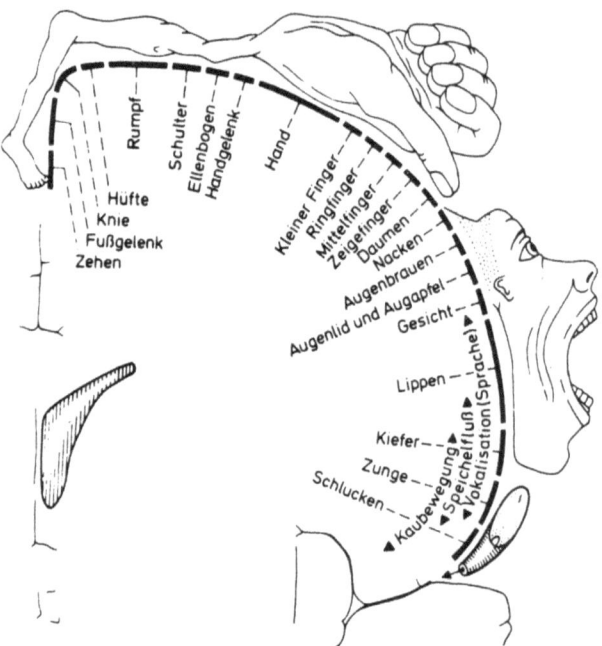

Abb. 3. Schnitt durch den Gyrus praecentralis mit schematischer Angabe der Größenverhältnisse der motorischen Rindenbereiche für die einzelnen Körperteile (nach *Penfield* und *Rasmussen* [29]).

gieverbrauch nur bei Anwesenheit von Kalziumionen, die ihrerseits durch eine Reaktion mit dem Troponin erst die Bindungsstellen des Aktins für die Myosinfortsätze freimachen.

Bewegungssteuerung

Die höchste Steuerstelle für die menschliche Motorik, die motorische Zentralwindung, hat die Aufgabe, Willkürbewegungen auszulösen sowie komplizierte reflektorische Bewegungsabläufe und motorische Fertigkeiten zu erlernen. Der Gyrus präzentralis weist eine somatotopische Gliederung auf, was bedeutet, daß jede Körperregion auf eine bestimmte Stelle dieses Feldes projiziert wird. Die Größe der den einzelnen Muskelgebieten zugeordneten Rindenfelder entspricht nicht der Größe der Körperteile, welche sie versorgen, sondern ihrer Bedeutung. Während Beine und Rumpf sehr kleine Flächen zur Verfügung haben, sind für Hände und die mimische Gesichtsmuskulatur große Areale vorgesehen (Abb. 3) (29).

Durch Verbindungen des motorischen Cortex mit den verschiedenen Sinneszentren wird die bewußte Steuerung der Bewegung durch optische, akustische oder taktile Wahrnehmungen ermöglicht. Von der motorischen Zentralwindung aus ziehen die Axone der Ganglienzellen in der Pyramidenbahn bis zum jeweiligen Rückenmarksegment. Ein kleiner Teil der Pyramidenfasern tritt dort direkt mit den α-Motoneuronen in Kontakt, der größere Teil jedoch wirkt über Schaltzentren in den

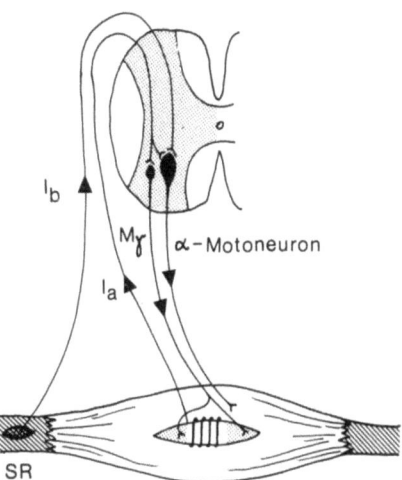

Abb. 4. Muskelspindel und Sehnenrezeptor: Die Muskelspindel ist funktionell ein Dehnungsrezeptor. Durch Kontraktion der Myofibrillen der Muskelspindel (intrafusale Fasern) oder durch Dehnung der extrafusalen Muskelfasern werden von der Muskelspindel Impulse über die I_a-Fasern zum Rückenmark abgegeben. Über die γ-Motoneuronen (M γ) kann anschließend die Länge der Muskelspindeln direkt beeinflußt werden bzw. durch Impulse der α-Motoneuronen die Länge des gesamten Muskels geändert werden. Die α-Motoneuronen steuern somit beeinflußt durch die Impulse der Muskelspindeln die willkürlichen Bewegungen in nunmehr feiner abgestufter und besser angepaßter Weise. Die Sehnenrezeptoren (SR) sind ebenfalls Dehnungsrezeptoren und ergänzen funktionell die Muskelspindeln. Ihre hemmenden Impulse werden über die I_b-Fasern an die α-Motoneurone abgegeben. Auf diese Weise wird der Muskel vor zu großen Spannungen geschützt und die Gefahr von Verletzungen vermindert.

Rückenmarksegmenten, an denen auch extrapyramidale Fasern angreifen. Bevorzugt wirken die Pyramidenfasern über die γ-Motoneuronen, wodurch feiner abgestufte Bewegungen möglich werden als über die direkte α-motorische Steuerung der Muskulatur. Zur näheren Erläuterung dieses Mechanismus ist eine kurze Erklärung notwendig. Jeder Muskel besitzt in seinem Inneren sogenannte Muskelspindeln, die den übrigen Fasern funktionell parallel geschaltet sind. Die Muskelspindel kann sowohl die absolute Länge des Muskels als auch die Geschwindigkeit einer Längenänderung wahrnehmen und über den sensorischen Nerv in das zuständige Rückenmarksegment melden. In der Mitte besitzt die Spindel den sensorischen Apparat, an den beiden Enden kontraktile Abschnitte (Abb. 4) (36). Je mehr der Rezeptorteil der Spindel gedehnt wird, um so mehr Impulse sendet er zum Rückenmark, wo diese Impulse monosynaptisch auf die Motoneuronen des betreffenden Muskels umgeschaltet werden und sich daraufhin der Muskel kontrahiert. Durch diese Kontraktion der extrafusalen Muskelfasern werden die Spindeln entlastet, die Impulszahl an das Rückenmark verringert sich, wodurch eine weitere Kontraktion abgebrochen wird. Die Dehnung des sensorischen Anteiles der Muskelspindeln kann nun nicht nur durch den extrafusalen Muskel bewirkt werden, sondern auch dadurch, daß sich die an den beiden Enden der Spindel befindlichen intrafusalen Muskelfasern kontrahieren. Dies geschieht von spezifischen Motoneuronen des Rückenmarkes über die γ-Motoneuronen. Wird die Muskelspindel also auf diesem Wege erregt, so kommt es wiederum über eine vermehrte Impulsabgabe zu einer Kontraktion der extrafusalen Fasern, bis der neue Sollwert der Muskellänge erreicht ist. Der Vorteil der γ-Innervation gegenüber der direkten Reizung auf dem Wege der α-Motoneurone ist der, daß die Bewegung feiner abgestuft und genauer gesteuert werden kann, weswegen diese Art der Reizabgabe für exakte und gleichmäßige Bewegungen eingesetzt wird.

Von den ins Rückenmark ziehenden Nervenfasern werden auf subkortikalen Ebenen Kollateralen an das extrapyramidale System abgegeben, wodurch Modifizierungen des ausgesandten Nervenimpulses möglich werden und auch Rückmeldekreise zum Cortex hergestellt werden. Während über die Pyramidenbahn geleitete Erregungsimpulse für einen raschen Start von Willkürbewegungen, für schnelle präzise Bewegungen und für großteils taktil geregelte feine Bewegungsakte notwendig sind, wirkt das extrapyramidale System auf diese Bewegungsimpulse bahnend oder hemmend. Impulse aus den Kernen des extrapyramidalen Systems werden auf ihrem Weg ins Rückenmark in vielen Zwischenstationen umgeschaltet. So können Reflexmechanismen ausgelöst, willkürlich innervierte Bewegungen automatisch gesteuert und auch erlernte Bewegungsfolgen programmiert und gespeichert werden. Die Kerne des extrapyramidalen Systems (Striatum, Pallidum, Nucleus ruber, Nucleus niger, Teile des Thalamus und der Formatio reticularis, Vestibulariskerne und Kleinhirn) stehen miteinander direkt oder indirekt in Verbindung und bilden über den Thalamus Rückmeldekreise zum Cortex.

Eine Willkürbewegung wird vor allem auch vom Kleinhirn beeinflußt, wenn dieses die Innervation mit den eingelangten Meldungen aus der Körperperipherie abstimmt. Das Kleinhirn ist z. B. durch afferente Fasern über die Lage im Raum, Gelenks- und Muskelstellungen informiert und vergleicht nun, bildlich gesprochen, das von der Großhirnrinde kommende Bewegungsmuster mit den vorliegenden Informationen und meldet etwaige Differenzen sowohl an das Großhirn als auch an das extrapyramidale System weiter. Auf diesem Wege kann das ursprünglich geplante Bewegungsmuster sowohl pyramidal als auch extrapyramidal korrigiert werden. Angeborene Bewegungsmuster wie etwa Gehen, Laufen und Springen sowie individuell erlernte Bewegungsprogramme wie Radfahren, Schwimmen und dergleichen mehr können direkt im Kleinhirn gespeichert und bei entsprechenden Situationen abgegeben werden.

Im Rahmen einer Bewegung ist jedoch nicht nur die Kontraktion eines bestimmten Muskels notwendig, sondern auch die zeitliche Koordination von Agonisten und Antagonisten einer Bewegung. Viele Bewegungen im Alltag und Sport sind uns so vertraut, daß das Bewußtsein bei ihrer Ausführung kaum beteiligt ist. Dennoch kann man nicht von ungewollten Bewegungen sprechen, denn bei Willkürbewegungen muß, ob bewußt oder unbewußt, der Wille beteiligt sein. Der vom Cortex ausgehende Impuls muß noch nicht das endgültige Innervationsmuster für alle beanspruchten Muskeln einer Bewegung darstellen, sondern dieses wird erst durch die verschiedenen Einflüsse des extrapyramidal-zerebellären Systems und von Eigenreflexen gebildet, so daß die resultierende Bewegung das Ergebnis vieler, aufeinander abgestimmter Hemmungs- und Förderungsmechanismen ist.

Wurde einmal eine bestimmte Bewegung erlernt und in den extrapyramidalen Zentren gespeichert, dann wird bei jeder neuen Realisierung dieses Programms die Steuerung in Anpassung an die konkreten Ausführungsbedingungen vorgenommen. Das Zusammenspiel der Muskeln und die Mitaktivierung der vegetativ gesteuerten Organe wie Atmung, Herz-Kreislaufsystem und andere mehr werden jedesmal so koordiniert, wie es am besten der jeweiligen Situation entspricht. Auch bei zyklischen Bewegungen verläuft jeder Zyklus etwas anders. Einmal gespeicherte Bewegungsmuster sind später durchaus modifizierbar, wenn sich die Umgebungsbedingungen entsprechend geändert haben.

In letzter Zeit gewinnt das mentale Training zunehmend an Bedeutung. Dabei werden durch intensive Bewegungsvorstellungen die für die Bewegung notwendigen Nervenprozesse aktiviert, ohne daß tatsächlich eine Bewegung ausgeführt wird. Mit dieser Methode wird lediglich das Innervationsmuster geübt, was aber voraussetzt, daß bereits eine ausgebildete Vorstellung der geplanten Bewegung vorhanden ist.

Energiehaushalt des Muskels

Die Kontraktion der Muskelzelle, aber auch ihre Erschlaffung erfordert Energie, die aus der hydrolytischen Abspaltung der endständigen Phosphatgruppe des ATP gewonnen wird. Die in Nahrungsstoffen verborgene chemische Energie muß auf dem Wege aerober und anaerober Mechanismen in die chemische Energie der energiereichen Phosphate Adenosintriphosphat (ATP) und Kreatinphosphat (KP) übergeführt werden, um verwertet werden zu können (Abb. 5). Die Verwertung der Nahrungsstoffe unter Zuhilfenahme von Sauerstoff – aerobe Energiegewinnung – erfolgt in den Mitochondrien, während die Metabolisierung ohne Verwendung von Sauerstoff – anaerobe Energiegewinnung – durch Enyme des Zytoplasmas erfolgt.

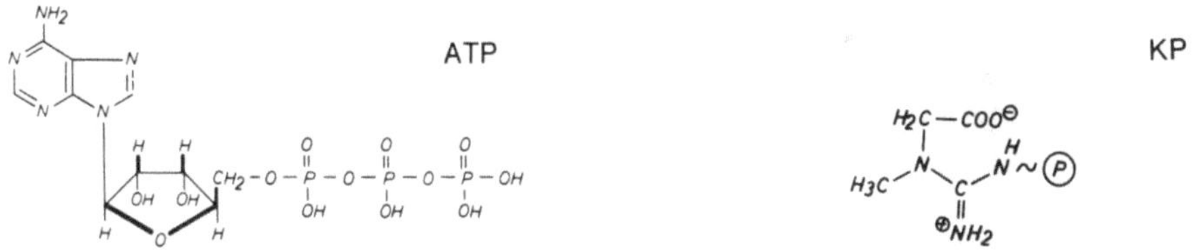

Abb. 5. Strukturformeln von Adenosintriphosphat (ATP) und Kreatinphosphat (KP).

Der Vorrat an ATP in der Muskelzelle ist sehr gering und beträgt in der ruhenden Faser rund 2 bis 9 µMol/g, was für etwa 3 Muskelkontraktionen bzw. eine Arbeitsdauer von 1 bis 2 Sekunden reichen würde (8). ATP wird jedoch ständig resynthetisiert, wodurch seine Konzentration kaum abfällt, was zunächst durch den Abbau von Kreatinphosphat bewerkstelligt wird, dessen intrazelluläre Konzentration rund 3- bis 4mal so groß wie jene des ATP ist.

$$ATP \to ADP + P + Energie$$
$$ADP + KP \to ATP + K$$

Der Kreatinphosphatzerfall steigt dabei etwa linear mit der geleisteten Arbeit bzw. der entwickelten Spannung an. Ein 100-m-Lauf in einer Zeit von 10 Sekunden wird daher energiemäßig fast allein vom Kreatinphosphat abgedeckt.

Eine zusätzliche Möglichkeit der ATP-Resynthese besteht in der Reaktion

$$ADP + ADP \rightarrow ATP + AMP$$

Nachdem bei der Spaltung der energiereichen Phosphate weder Sauerstoff verbraucht noch Milchsäure gebildet wird, wird diese Art der Energiegewinnung auch als anaerob-alaktazide Energiebereitstellung bezeichnet. Bei länger dauernden Belastungen reichen die bisher genannten Mechanismen natürlich nicht aus, um den Energiebedarf zu decken. In diesen Fällen wird der Wiederaufbau der energiereichen Phosphate aus dem aeroben und anaeroben Stoffwechsel bestritten. Für diesen Zweck stehen Kohlenhydrate und Fett zur Verfügung, während die Energiegewinnung aus Eiweiß eine untergeordnete Rolle spielt. Die vollständige Oxydation von 1 Mol Glukose liefert 38 Mol ATP, während bei der anaerob verlaufenden Glykolyse bis zur Brenztraubensäure bzw. Milchsäure nur 2 Mol ATP pro Mol Glukose gewonnen werden können. Stammt die metabolisierte Glukose direkt aus dem Glykogenvorrat der Muskelzelle, dann wird jeweils noch 1 Mol ATP mehr erzielt und das Verhältnis zwischen aerob und anaerob gewonnenen Energiemengen lautet 39 zu 3 Mol ATP. Unter aeroben Bedingungen wird die Glukose über Pyruvat schließlich zur aktivierten Essigsäure abgebaut und diese in den Zitronensäurezyklus eingeschleust. Erfolgt jedoch der Kohlenhydratabbau unter Sauerstoffmangelbedingungen, dann wird Pyruvat zu Milchsäure umgewandelt. Dieses Endprodukt häuft sich in der Muskelzelle an bzw. wird auch an das Blut abgegeben, wodurch eine allgemeine Ansäuerung des Organismus erfolgt. Mit steigender Leistung erreicht der Laktatspiegel im Blut immer höhere Werte, doch ist die anaerobe Energiegewinnung nicht unbegrenzt möglich, weil bei einem intrazellulären pH von 6,3 (7, 39), was einer Laktatkonzentration im Blut von rund 28 mMol/l entsprechen würde, die Enzyme der Glykolyse reversibel blockiert werden. Die höchsten Laktatspiegel werden bei Maximalbelastungen von etwa 40 bis 50 Sekunden Dauer (z. B. 400-m-Lauf) gemessen und erreichen bei Spitzenathleten Werte um 20 mMol/l und darüber.

Nach Untersuchungen von *Di Prampero* et al. (31) ist durch 1 mMol/l Laktat im Blut ein Sauerstoffdefizit von 3,3 ml/kg zu kompensieren, was einer Arbeit von 1,6 mkg/KG entspricht (24).

Im Ruhezustand werden zur ATP-Gewinnung hauptsächlich Kohlenhydrate und nur zu einem geringeren Teil freie Fettsäuren herangezogen, deren Abbau ebenfalls in den Mitochondrien über den Zitronensäurezyklus abläuft. Bei langdauernder Arbeit von geringer Intensität können jedoch bis zu 80% der benötigten Energiemengen aus der Verwertung von freien Fettsäuren stammen, so daß den Fettdepots eine große Bedeutung zukommt. Der Anteil der Aminosäuren an der gesamten Energiebereitstellung ist wie schon erwähnt sehr gering und wird auf etwa 3% geschätzt (10, 34).

Bei körperlicher Betätigung wird man auf Grund der Kohlenhydratvorräte, besonders jedoch der Fettdepots, nicht so schnell in ein Substratdefizit für die Energie-

Tab. 3. Gehalt und maximale Flußrate von energiereichen Phosphat-Äquivalenten in der Muskelzelle (nach Keul et al. [22]).

Substrate	Gehalt (μmol/g)	maximale Flußrate (μmol/g/sec)	maximale Arbeitsdauer	Sportarten
ATP und CP	20-25	1,6 - 3,0	$\leq$ 10 sec	Sprint, Sprung, Gewichtheben
anaerobe Glykogenolyse	300	1,0	$\leq$ 1 min	400-m-Lauf, 100-m-Schwimmen
				Fußball, Handball, Tennis
aerobe Glykogenolyse	3.600	0,5	$\leq$ 1 Std	Eiskunst, Fechten, 10.000-m-Lauf
Fettsäuren	1.200	0,24	$>$ 1 Std	Marathon, Skilanglauf, Straßenradrennen

gewinnung kommen. Woran es allerdings sehr schnell mangeln kann, das ist die zur Energiebereitstellung nötige Sauerstoffmenge, welche durch das individuelle maximale Sauerstoffaufnahmevermögen limitiert wird. Es ist daher vom ökonomischen Standpunkt aus wichtig, daß vorzüglich jene Substrate verbrannt werden, die bei geringstem Sauerstoffverbrauch die größtmögliche Energieausbeute bringen. Unter Verwertung von 1 Mol O_2 entstehen bei vollständiger oxydativer Phosphorylierung aus Glykogen 6,5 Mol ATP, aus Glukose 6,34 Mol und aus freien Fettsäuren 5,61 Mol ATP (23). Die Verwertung von Kohlenhydraten aus dem Glykogenvorrat bzw. von freier Glukose liefert somit bei einem gegebenen Sauerstoffangebot 13,7 bzw. 11,5% mehr ATP als die Verwertung von freien Fettsäuren. Dieser Unterschied mag nicht sehr groß erscheinen, ist aber im Bereich von sportlichen Maximalbelastungen, wo es auf jedes energiereiche Phosphat ankommt, sicher von Relevanz. Die Zusammenstellung nach *Keul* et al. (22) zeigt anschaulich, wie in Abhängigkeit von der Sportart die nötige Energie, gemessen an energiereichen Phosphaten, aus unterschiedlichen Quellen kommt. Der verschiedene Gehalt der Muskelzelle an diesen Substraten und die entsprechende unterschiedliche maximale Energieflußrate bestimmen die jeweils mögliche maximale Arbeitsdauer (Tab. 3).

Bei der Resynthese von Glykogen aus Laktat wird ebenfalls Energie verbraucht, und zwar benötigt der Organismus für den Aufbau von 1 Mol Glykogen aus Laktat 7 Mol ATP (23).

Die Sauerstoffschuld

Zu Beginn einer körperlichen Belastung steigt der Energieverbrauch schlagartig an und wird in den ersten Sekunden durch die energiereichen Phosphate gedeckt, anschließend anaerob durch glykolytische Prozesse. Dabei wird kein Sauerstoff verbraucht, sondern als Endprodukt der Glykolyse scheint die Milchsäure auf. Gleichzeitig werden aber auch die Sauerstoffspeicher (Myoglobin 250 ml, Hämoglobin 800 ml, Lungenluft 400 ml und etwa 50 ml physikalisch in den Geweben gelöst) entleert und für die Energiegewinnung herangezogen. Erst mit einer deutlichen Verzögerung von 2 bis 5 Minuten in Abhängigkeit von der Belastungsintensität gelingt es, durch eine adäquate Steigerung des Herzminutenvolumens soviel neu aufgenommenen Sauerstoff heranzuschaffen, daß zumindest bei mittelschweren Belastungs-

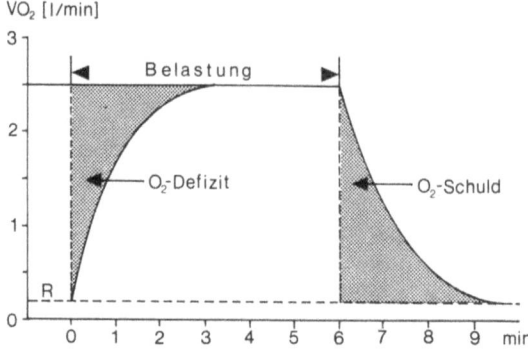

Abb. 6. Sauerstoffdefizit und Sauerstoffschuld bei einer submaximalen dynamischen Belastung. R = Ruhe-Sauerstoffaufnahme.

stufen nunmehr die Energie ganz überwiegend auf aerobem Wege gewonnen werden kann. Diese in der Anfangsphase der Belastung zuwenig aufgenommene Sauerstoffmenge wird als Sauerstoffdefizit bezeichnet. (Abb. 6). Am Ende der Belastung sinkt der Sauerstoffbedarf zunächst steil und anschließend in einer relativ flach abfallenden Kurve. Die nach Belastungsende durch die noch andauernde Mehratmung über den aktuellen Bedarf aufgenommene Menge Sauerstoff wird als Sauerstoffschuld bezeichnet (15), neuerdings auch als Sauerstoffaufnahme nach Belastungsende (18). Sie entspricht mengenmäßig bei leichten und mittelschweren Belastungen von mindestens 5 Minuten Dauer etwa dem zu Belastungsbeginn eingegangenen Sauerstoffdefizit. Bei schweren bis erschöpfenden Belastungen bzw. Belastungen von nur 2 bis 3 Minuten Dauer ist die Sauerstoffschuld deutlich größer als das Sauerstoffdefizit (16, 40).

Der erste schnelle Abfall der Sauerstoffaufnahmekurve nach Belastungsende entspricht zeitlich der Resynthese der energiereichen Phosphate, wofür auf Grund von Berechnungen von *Margaria* et al. (26) maximal rund 1,5 Liter zu veranschlagen sind. Die während des langsamen Abfalles der Sauerstoffaufnahmekurve noch vermehrt aufgenommene Sauerstoffmenge dient unter anderem der Verarbeitung des angefallenen Laktates in der Leber und Muskulatur. Auch für die Niere muß ein vermehrter Sauerstoffbedarf angenommen werden, weil auch sie in der Lage ist, aus Laktat Glukose zu bilden. Die dafür in Rechnung zu stellende Sauerstoffmenge reicht jedoch nicht aus, um die tatsächlich gemessene Mehraufnahme nach Belastungsende voll zu erklären. Als weitere Teilfaktoren für die Größe der abzudeckenden Sauerstoffschuld muß auch die Auffüllung der entleerten Sauerstoffspeicher angesehen werden. Die belastungsbedingte Erhöhung der Körpertemperatur, die Zunahme der Atemarbeit und der Herzarbeit und schließlich auch die erhöhte Stoffwechselrate infolge der belastungsinduzierten Katecholaminfreisetzung kehren nach dem Ende der Arbeit nicht schlagartig auf ihre Ausgangswerte zurück, sondern halten noch einige Zeit an, wofür ebenfalls eine vermehrte Sauerstoffaufnahme notwendig ist. Der für die Resynthese der energiereichen Phosphate und die Auffüllung der Sauerstoffspeicher benötigte Anteil der Sauerstoffschuld wird alaktazide Sauerstoffschuld genannt, jener für die Elimination des Laktates die laktazide Sauerstoff-

Tab. 4. Prozentueller Anteil von aerober und anaerober Energiebereitstellung bei verschieden lang dauernden Höchstbelastungen (nach *Hollmann* und *Hettinger* [18]).

Belastungsdauer	10 Sek.	1 Min.	2 Min.	4 Min.	10 Min.	30 Min.	60 Min.	120 Min.
Energieanteil (%)								
aerob	15	30–35	50	70	85–90	95	98	99
anaerob	85	65–70	50	30	10–15	5	2	1
Kalorienmenge (kcal)								
aerob	5	20	45	100	250	700	1.300	2.400
anaerob	25	40	45	45	35	30	20	15
gesamt	30	60	90	145	285	730	1.320	2.415

schuld. Mit einem Mol Sauerstoff können höchstens 2 Mol Laktat abgebaut werden (23). Die gesamte echte Sauerstoffschuld – alaktazid und laktazid – die bei einer Belastung eingegangen wird, ist je nach Intensität unterschiedlich hoch und kann bei Extrembelastungen bis zu 5 Liter betragen (18). Die Sauerstoffmehraufnahme nach Belastungsende ist jedoch auf Grund der vorhin beschriebenen Faktoren noch um einige Liter höher.

Nachdem bei schwerer bis erschöpfender Belastung die aerobe Energiebereitstellung nicht ausreicht, um den Gesamtbedarf der Muskelzelle zu decken, muß ein verschieden hoher Anteil auf anaerobem Wege herbeigeschafft werden. Nach *Åstrand* (4) können bei Maximalbelastung von 2 bis 3 Minuten Dauer etwa 50% der gesamten benötigten Energie durch anaerobe Prozesse bereitgestellt werden. Dauert eine starke Belastung längere Zeit an, so sinkt der anaerobe Anteil stark ab und es gewinnt umgekehrt die aerobe Energiegewinnung zunehmend an Bedeutung (Tab. 4).

Arbeitsformen der Muskulatur

Die Skelettmuskulatur kann ihre Funktion in verschiedener Form ausüben; einmal als isometrische Kontraktion durch Entwicklung von Spannung bei äußerlich konstanter Faserlänge, dann als isotonische Kontraktion durch eine Längenänderung bei gleichbleibender Spannung im Muskel. Die isometrische Arbeit wird auch als statische bezeichnet, die isotonische als dynamische. Obgleich es zwar einige Möglichkeiten für rein isometrische bzw. rein isotonische Muskelbeanspruchungen gibt, kommen bei den üblichen körperlichen Belastungen häufig Mischformen vor. Von großer praktischer Bedeutung ist daher die auxotone Kontraktion, bei der gleichzeitig eine Änderung der Spannung und der Länge des Muskels auftritt. Dies ist dadurch bedingt, daß sich beim Heben einer Last die Gelenkstellung ändert und damit nach dem Hebelgesetz auch die Kraft, welche der Muskel aufbringen muß. Folgt zeitlich auf eine isometrische Kontraktionsphase eine isotonische, so spricht man von einer Unterstützungszuckung, schließt sich in umgekehrter Reihenfolge eine isometrische Phase an eine isotonische, von einer Anschlagszuckung.

Bei der dynamischen Arbeit, welche durch einen Wechsel von Kontraktion und Erschlaffung charakterisiert ist, unterscheidet man außerdem zwischen einer dynamisch positiven und einer dynamisch negativen Arbeit. Bei der dynamisch positiven Arbeit ist die entwickelte Muskelkraft größer als die von außen einwirkende Gegen-

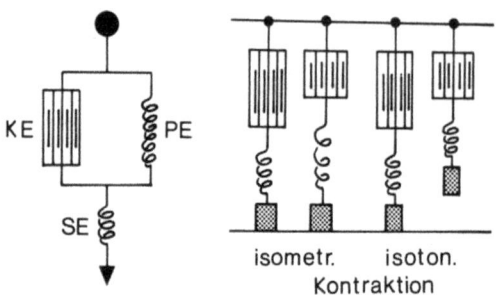

Abb. 7. Muskelmodell nach Voigt bestehend aus kontraktilem Element (KE), parallel-elastischem (PE) und serienelastischem Element (SE). Dem KE entsprechen die Myofibrillen, dem PE und SE das Bindegewebe (Sarkolemm, Perimysium, Sehnen). Daneben schematische Darstellung der isometrischen und isotonischen Muskelkontraktion an Hand der Modellvorstellung.

kraft, bei der dynamisch negativen Arbeit liegt das umgekehrte Verhalten vor, wie es von der Bremsbewegung z. B. beim Bergabgehen bekannt ist.

Während die isotonische Kontraktion äußerlich auch ohne Modellvorstellungen gut verständlich ist, läßt sich für die isometrische Kontraktion am Modell zeigen, wie eine innere Kontraktion ohne äußerliche Faserverkürzung vorstellbar ist (15). Das im Muskelmodell in Serie geschaltete elastische Element symbolisiert das zu den kontraktilen Elementen des Muskels in Serie geschaltete Bindegewebe und auch einige wenige Teile des kontraktilen Apparates (Abb. 7).

Bei einer Dehnung des Muskels wird zunächst nur das Bindegewebe entfaltet und erst bei stärkerer Dehnung das in Serie zum kontraktilen Element geschaltete und auch das parallelelastische Bindegewebe angespannt, was auf einen zunehmenden Dehnungswiderstand stößt.

Neben der Qualität der Muskeltätigkeit – statisch oder dynamisch – ist auch ihre Quantität, welche durch Dauer, Intensität und Zahl der Wiederholungen pro Zeiteinheit beschrieben wird, von Belang. Die Intensität wird beispielsweise in Watt oder mkg/min angegeben. Während bei dynamischer Belastung zwischen der Leistung im submaximalen Bereich und der Herzfrequenz eine lineare Beziehung besteht, wodurch die Belastung für das Herz-Kreislaufsystem berechenbar wird, existiert eine solche Beziehung bei statischer Arbeit nicht. Für eine statische Belastung muß die benötigte Energie nämlich weitgehend auf anaerobem Weg bereitgestellt werden, weil bereits bei einer Muskelkontraktion von 15% der individuellen Maximalkraft die Kapillaren so stark komprimiert werden, daß die Durchblutung und damit die Sauerstoffversorgung der involvierten Muskelfasern leidet (5, 14). Daraus resultiert eine schnelle Ansäuerung mit lokal hohen Laktatspiegeln und Ionenverschiebungen, wodurch relativ schnell eine Ermüdung eintritt. Beim Überschreiten einer bestimmten Anspannungsintensität kommt es außerdem zuerst unmerklich, später aber bewußt zum Anhalten der Atmung mit Ausübung eines Preßdruckes. Dadurch wird der Blutrückstrom zum Herzen reduziert, die Herzfrequenz steigt an, kann jedoch den durch das verringerte Schlagvolumen bedingten Abfall des Herzminutenvolumens nicht wettmachen (2), so daß in ungünstigen Fällen ein Kollaps auftreten kann. Nach Beendigung des Preßdruckes sinkt die Herzfrequenz schnell ab und kann in eine ausgeprägte Bradykardie umschlagen desgleichen zusätzlich können besonders in dieser Phase Rhythmusstörungen auftreten. Diese und andere Reaktionen des Herz-Kreislaufsystems (siehe Kapitel Herz-Kreislaufsystem) sind für alle Sportarten mit starken isometrischen Belastungen von Bedeutung, vor allem aber für Taucher, die im Rahmen des nötigen Druckausgleiches einen Preßdruck erzeugen müssen.

Muskeltonus

Der Skelettmuskel weist beim wachen Menschen selbst im Ruhezustand eine gewisse Spannung – Muskeltonus – auf, wodurch seiner Dehnung ein Widerstand entgegengesetzt wird. Dieser Ruhe-Spannungszustand wird dadurch erreicht, daß sich im Muskel abwechselnd mehrere Einzelfasern kontrahieren. Eine Muskelverkürzung tritt dabei nicht auf, ebensowenig eine Ermüdung. Diese Grundspannung ist nur geringfügig höher als sie bei Fehlen jeglicher Innervation wäre. Der Muskeltonus wird vom vegetativen Nervensystem geregelt und ist nicht in allen Muskeln gleich; am stärksten ausgeprägt ist er in der Haltemuskulatur. Der Muskeltonus spielt auch bei der Wärmeregulation insofern eine Rolle, als es bei ungenügender Wärmeproduktion durch deutliche Erhöhung des Tonus zum Muskelzittern kommt, wie wir es in Form des Kältezitterns kennen.

Die Stärke des Muskeltonus ist durch mehrere Faktoren zu beeinflussen. Durch ein warmes Bad wird sie beispielsweise reduziert, desgleichen im Schlaf. Umgekehrt führt eine konzentrative Anspannung oder eine Ermüdung zu einer Erhöhung des Muskeltonus. Massage und Entspannungsübungen können eine Tonusminderung bewirken und damit die Erholungsfähigkeit des Muskels verbessern. Eine leichte Steigerung des Tonus vor Beginn sportlicher Übungen wie z. B. vor einem Laufstart ist wiederum vorteilhaft, weil auf diese Weise günstige Bedingungen für die nachfolgende kraftvolle Muskelkontraktion geschaffen werden.

Muskelermüdung

Die Muskelermüdung kann als eine durch Tätigkeit bedingte reversible Funktionsminderung bezeichnet werden. Zeichen der Ermüdung sind im Rahmen willkürlicher Betätigungen bei isotonischen Belastungen die Abnahme der Hubhöhe bzw. bei isometrischen Belastungen die Verminderung der dabei entwickelten Spannung. Zusätzliche Symptome bestehen in Antriebsverlust, Koordinationsstörungen und Verlängerung der Reaktionszeit. An der Ermüdung ist nicht nur die Muskulatur beteiligt, sondern auch andere Organsysteme wie Kreislauf, Atmung und natürlich auch das Nervensystem.

Für die lokale Muskelermüdung spielen eine Reihe von möglichen Faktoren eine Rolle. So kann durch zu hohen Energieverbrauch das Ionenmilieu nicht mehr aufrechterhalten werden und Kalium tritt aus den Zellen aus, ebenso, wenn auch in geringeren Mengen, Kalzium (28). Die bei der Muskelbetätigung anfallenden sauren Metaboliten führen zu einer intrazellulären Azidose, die wegen der Diffusionsvorgänge auch im arteriellen Blut nachzuweisen ist. Diese Verschiebung im Säure-Basenhaushalt kann zunächst durch Puffersubstanzen wie die Alkalireserve in

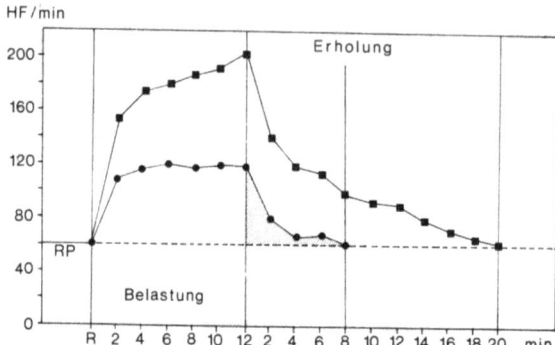

Abb. 8. Verhalten der Pulsfrequenz während und nach einer körperlichen Belastung mit verschiedenen Intensitäten. Bei intensiver Belastung (■——■) wird kein steady State mehr erreicht, der Puls steigt kontinuierlich an, die Erholungszeit ist deutlich länger als nach einer Belastung, die noch eine konstante Arbeitspulsfrequenz erlaubt (●——●). Die schraffierte Fläche zeigt die Erholungspulssumme nach dieser nicht erschöpfenden Belastung an. R = Ruhezustand, RP = Ruhepuls.

Grenzen gehalten werden. Schließlich kommt es bei intensiven Belastungen doch zu einem Abfall des pH, was dem Austritt von Kalium und Kalzium aus dem Zellinneren neuerlichen Auftrieb gibt. Die Kontraktion wird aber auch direkt behindert, da H-Ionen mit Kalzium-Ionen an den kontraktilen Elementen konkurrieren. Schließlich können auch die Erschöpfung der energieliefernden Prozesse und ein Mangel an der Überträgersubstanz Azetylcholin die Ermüdung herbeiführen (37).

Durch die in der peripheren Muskulatur ablaufenden chemischen Prozesse kommt es schließlich zu einer Hemmung der motorischen Gehirnregionen mit einem Sistieren der Impulsabgabe und damit zu einem Ende der willkürlichen Bewegung. Die Ermüdung der Ganglienzellen tritt bereits zu einem Zeitpunkt ein, in dem artifizielle periphere Reize die Muskulatur durchaus noch zu einer Kontraktion bringen können, die Energievorräte somit noch keineswegs total erschöpft sind. Es liegt hier ein Schutzmechanismus gegen eine totale Verausgabung vor.

Bei Einsatz kleinster Muskelgruppen ist für das Auftreten der Ermüdung die lokale Durchblutung und damit die Sauerstoffversorgung von entscheidender Bedeutung, während bei dynamischem Einsatz großer Muskelgruppen neben anderen Faktoren die Leistungsfähigkeit des Herz-Kreislaufsystems eine dominierende Rolle spielt. Der ermüdete Muskel weist gegenüber dem nicht ermüdeten einen höheren intrazellulären Wassergehalt auf und ist daher härter als jener. Diese Veränderungen bilden sich in der Erholungsphase zurück und können durch die Entmüdungsmassage noch beschleunigt werden. Auch eine Abkühlung der Haut kann die Ermüdung günstig beeinflussen.

Zur Beurteilung des Ermüdungsgrades durch dynamische Belastungen hat sich die Ermittlung der Erholungspulssumme (27) als sehr brauchbar erwiesen. Unter der Erholungspulssumme versteht man die Gesamtzahl der über dem Ausgangswert liegenden Pulswerte, welche entweder bis zum Erreichen des anfänglichen Ausgangspulses bestimmt wird oder auch, um den Test praktikabler zu gestalten, innerhalb 10 Minuten nach Belastungsende gezählt wird (Abb. 8). Die Erholungspulssumme ist um so größer, je höher eine dynamische Belastung über der individuellen Dauerleistungsgrenze liegt. Die Dauerleistungsgrenze wiederum kann bei rund 40 Arbeitspulsen angesetzt werden, worunter man jene Herzfrequenz versteht, die 40 Schläge/Minute über dem jeweiligen Ruhepuls liegt, entsprechend einem aktuellen Puls von etwa 100 bis 120 Schlägen/Minute. Man spricht daher auch von einer Puls-Dauerleistungsgrenze (17), unterhalb welcher sich in der Muskulatur der Anfall von sauren Stoffwechselprodukten und deren Abbau durch die verschiedensten Mechanismen die Waage halten. Die Sauerstoffaufnahme der tätigen Muskulatur ist in diesem Falle noch ausreichend, so daß keine nennenswerte Ansäuerung des Organismus eintritt und der Laktatspiegel praktisch unverändert bleibt. Wird in dieser Situation die Belastungsintensität leicht gesteigert, dann nimmt die Herzfrequenz ebenfalls etwas zu. Hier reicht die Sauerstoffaufnahme der belasteten Muskulatur nicht mehr aus, um die auf anaerobem Wege entstandenen Stoffwechselprodukte lokal weiterzuverarbeiten, so daß die Milchsäurekonzentration im Blut leicht zunimmt. Immerhin ist aber die Sauerstoffaufnahme des gesamten Organismus in diesem Stadium noch ausreichend, um das anfallende Laktat nicht kontinuierlich ansteigen zu lassen, weil Leber, Niere, Herz und die ruhende Muskulatur durch Laktatabbau oder -umbau den vermehrten Nachschub noch hinreichend zu kompensieren vermögen. Diese Belastungsintensität, bei der also die Sauerstoffaufnahme des Gesamtorganismus – nicht allein der tätigen Muskulatur – zur überwiegend aeroben Energiegewinnung noch ausreicht, wird daher auch als Sauerstoff-Dauerleistungsgrenze (17) bezeichnet. Dieser Bereich entspricht ungefähr der anaeroben Schwelle von untrainierten Personen. Der Puls liegt bei der Sauerstoff-Dauerleistungsgrenze etwa 10 Schläge oberhalb jenes Wertes, der bei der Puls-Dauerleistungsgrenze gemessen werden kann. Echte Dauerleistungen über sehr lange Zeit sind jedoch praktisch nur dann zu erbringen, wenn ihre Intensität so gelagert ist, daß die Puls-Dauerleistungsgrenze nicht überschritten wird.

Erschöpfung

Die Erschöpfung stellt den Extremgrad der Ermüdung dar. In diesem Zustand ist eine Fortsetzung der Belastung nicht mehr möglich. Neben einer auf das äußerste gesteigerten Arbeit spielen dabei auch klimatische Einflüsse, Änderungen des Luftdruckes, mangelnder Schlaf und andere Faktoren eine nicht zu unterschätzende Rolle, da sie meist auf indirektem Wege über nervöse und hormonelle Einflüsse in die Ermüdung eingreifen. So findet man bei Erschöpfungszuständen nicht nur einen extremen Mangel an Substraten des Energiestoffwechsels oder auch an Überträgersubstanzen, sondern auch einen Mangel an den Nebennierenrindenhormonen.

Die Bedeutung des Aufwärmens

Wenn vom Organismus eine Arbeit verrichtet werden muß, braucht es eine gewisse Zeit, bis der Sauerstofftransport jene Höhe erreicht, welche der Belastungsstärke angepaßt ist. Bei mittelschweren Arbeiten dauer es etwa 2 bis 3 Minuten, bis das Herz-Kreislaufsystem seine Leistung entsprechend angehoben hat. Diese Zeitspanne kann durch Training verkürzt werden. Für den Wettkampf bzw. das Training ist außerdem eine verbesserte Durchblutung der eingesetzten Muskulatur notwendig, was durch vor der sportlichen Betätigung durchgeführte Aufwärmübungen erreicht werden kann. Ein nicht aufgewärmter Muskel besitzt noch keine genügend weitgestellten Blutgefäße, um eine ausreichende Substratzufuhr für die kommende Belastung zu gewährleisten, seine Latenzzeit ist zudem länger und auch seine Elastizität noch nicht genügend groß, so daß die Gefahr von Muskelrissen zunimmt. Ein weiterer Vorteil des Aufwärmens liegt darin, daß die Temperatur in der Muskulatur an die 37 °C der Kerntemperatur des Organismus herangeführt werden kann, wodurch die Stoffwechselprozesse schneller ablaufen. Die Wirkungen des Aufwärmens umfassen auch das Nervensystem, dessen Erregbarkeit angehoben wird.

Für die Dauer des Aufwärmens können keine allgemeingültigen Zahlen angegeben werden, sondern es muß je nach Sportart, Trainingszustand und Umgebungsbedingungen die optimale Zeit festgesetzt werden. Zweckmäßigerweise sollten jedoch 10 Minuten veranschlagt werden, bei Bedarf natürlich auch mehr. Die im Rahmen des Aufwärmens durchgeführten Übungen enthalten allgemeine und sportartspezifische Belastungselemente. Am Anfang werden Lockerungs- und Dehnungsübungen durchgeführt, anschließend leichte und danach intensivere sportartspezifische Belastungen. Neben dieser Form des aktiven Aufwärmens gibt es noch die passive Form durch Massage, heißes Duschen und ähnliche Maßnahmen.

Muskelkater

Als Muskelkater werden allgemein Bewegungsschmerzen in der Muskulatur bezeichnet, die etwa 1 bis 2 Tage nach ungewohnten bzw. starken Muskelbeanspruchungen auftreten. Die Beschwerden reichen von Berührungsempfindlichkeit und Schmerzen bei der Bewegung bis zur Unfähigkeit, größere Belastungen zu tolerieren. Die Muskeln sind dabei leicht angeschwollen und verhärtet. Der geübte Muskel wird im Vergleich zum ungeübten viel seltener befallen, doch kann auch ein trainierter Muskel bei ungewohnten Bewegungen davon betroffen werden.

Die Meinungen über die Ätiologie des Muskelkaters gehen weit auseinander, lassen sich jedoch in zwei Hauptgruppen einteilen; zum einen werden Stoffwechselstörungen als Ursache angeschuldigt, zum anderen Mikrotraumatisierungen. Bekannt ist die Ansicht, daß die Anhäufung von Milchsäure und anderen während der Belastung entstandenen sauren Stoffwechselprodukten die Schmerzen auslösen solle (13, 38), was aber deswegen zweifelhaft erscheint, weil der Muskelkater erst viel später auftritt, wenn die erwähnten Stoffwechselveränderungen schon längst normalisiert sind. Auch eine extreme Milchsäurekonzentration ist nach etwa 2 Stunden durch verschiedene Ab- und Umbauprozesse wieder normalisiert. Es ist jedoch nicht auszuschließen, daß intrazellulär gelegene Veränderungen als auslösende Ursache in Frage kommen (35), die nach einer Latenzzeit zu Reizungen der extrazellulär liegenden Schmerzkörperchen führen, sei es durch Zellschwellungen oder auch durch aseptische Entzündungen und reduzierte Kapillardurchblutung. Nachdem vor allem negative Arbeit – Bremsarbeit – Muskelkater verursacht (3), ist die Vermutung von mechanischen Zellschäden nicht von der Hand zu weisen, da negative Arbeit besonders leicht zu einer Überlastung des Muskels führt.

Nach *Howald* (9) liegt die Ursache des Muskelkaters in einer Mikrotraumatisierung des Endo- und Perimysiums. Für diese Hypothese würde auch die vermehrte Ausscheidung von Prolin und Oxyprolin im Harn von Personen mit Muskelkater sprechen (1). Es wäre dies als Zeichen eines gesteigerten Baustoffwechsels des Bindegewebes durch Reparaturvorgänge anzusehen. Jede solche Mikrotraumatisierung löst am Ort des Schadens eine kleine Schwellung und dadurch auch Schmerzen durch Reizung sensibler Nervenendigungen aus. Reflektorisch bedingte Spasmen von Muskelfasern und eine gedrosselte Kapillardurchblutung lassen sich ebenfalls unschwer in dieses Bild einordnen und die Verhärtung der betroffenen Muskelgruppe erklären. Der von *Fridén* et al. (11) beschriebenen Desorganisation der Z-Streifen der Sarkomeren dürfte keine pathogenetische Bedeutung zukommen, konnte doch *Howald* solche elektronenmikroskopisch sichtbaren Anomalien der Muskelfeinstruktur auch in ganz normalen Muskeln finden (20).

Für die Prophylaxe des Muskelkaters ergibt sich aus den bisherigen Erkenntnissen, daß körperliche Belastungen untrainierter Muskelgruppen nur langsam gesteigert werden sollten – vor allem wenn es sich um Bremsarbeit handelt – und extreme Belastungen zu vermeiden sind. Auf alle Fälle ist immer ein gutes Aufwärmen, verbunden mit gezielten Dehnungsübungen der stark beanspruchten Muskulatur angezeigt. Für die Behandlung des schon bestehenden Muskelkaters sind am ehesten Wärmeanwendungen wie Sauna und warme Bäder zu empfehlen, auch Lockerungsgymnastik oder sogar autogenes Training können zur Beseitigung von Spasmen beitragen. Neuerliche intensive Belastungen oder frühzeitige Massage sollten hingegen möglichst vermieden werden.

Literatur

(1) Abraham, W. A.: Factors in delayed soreness. Med. Sci. Sports 9, 11 (1977).
(2) Aigner, A., Muß, N.: Echokardiographische Beurteilung der linksventrikulären Funktion während isometrischer Muskelarbeit und der Valsalva'schen Preßdruckprobe. Acta med. Austriaca 5, 124 (1978).
(3) Asmussen, E.: Observation on experimental muscular soreness. Acta Rheumat. Scand. 2, 109 (1956).
(4) Åstrand, P.-O.: Nutrition and physical performance; general aspects of energy release from foodstuffs. In: Nutritional aspects of physical performance. Hrsg. J. F. De Wijn, R. A. Binkhorst. Mouton, Den Haag 1972.
(5) Barcroft, H., Milen, J. L. E.: The blood flow through muscles during sustained contraction. J. Physiol. (London) 97, 17 (1939).
(6) Brooke, M. H., Kaiser, K. K.: Three "myosin-ATP-ase" systems: The nature of their pH-lability and sulfhydryl dependence. J. Histochem. Cytochem. 18, 670 (1970).
(7) Danforth, W. H.: Activation of glycolytic pathway in muscle. In: Control of energy metabolism. Hrsg. B. Chance, R. W. Estabrook, J. R. Williamson. S. 287. Academic Press, New York 1965.
(8) Davies, R. E., Cain, D. F., Diluva, A. M.: The energy supply for muscle contraction. Ann. N. Y. Acad. Sci. 81, 468 (1959).
(9) Essén, B., Jansson, E., Henriksson, J., Taylor, A. W., Saltin, B.: Metabolic characteristics of fibre types in human skeletal muscle. Acta physiol. Scand. 95, 153 (1975).
(10) Felig, P., Wahren, J.: Amino acid metabolism in exercising man. J. clin. Invest. 50, 2703 (1971).
(11) Fridén, J., Sjöström, M., Ekblom, B.: A morphological study of delayed muscle soreness. Experientia 37, 506 (1981).
(12) Garnett, R. A. F., O'Donovan, M. J., Stephens, J. A., Taylor, A.: J. Physiol. (London) 287, 33 (1978).
(13) Heipertz, W.: Sportmedizin. Thieme, Stuttgart 1972.
(14) Hettinger, Th., Müller, E. A.: Muskelleistung und Muskeltraining. Arbeitsphysiol. 15, 111 (1953).
(15) Hill, A. V.: Muscular activity. Williams & Wilkins, Baltimore 1925.

(16) Hollmann, W.: The relationship between pH, lactic acid, potassium in the arterial and venous blood, the ventilation, PoW and pulsfrequency during increasing spiro-ergometric work in endurance trained and untrained persons. Pan-american Congress for Sportsmedicine, Chicago 1959.
(17) Hollmann, W.: Zur Frage der Dauerleistungsfähigkeit. Fortschr. Med. 79, 439 (1961).
(18) Hollmann, W., Hettinger, Th.: Sportmedizin − Arbeits- und Trainingsgrundlagen. Schattauer, Stuttgart 1980.
(19) Howald, H.: Belastungstoleranz des Muskels im Sport. In: Die Belastungstoleranz des Bewegungsapparates. Hrsg. H. Cotta, H. Krahl, K. Steinbrück. S. 139. Thieme, Stuttgart 1980.
(20) Howald, H.: Persönliche Mitteilung.
(21) Jansson, E.: Type II fibers in human skeletal muscle: Biochemical characteristics and distribution. Acta Physiol. Scand. 95, 47A (1975).
(22) Keul, J., Dickhuth, H. H., Berg, A., Lehmann, M., Huber, G.: Allgemeine und sportartspezifische Leistungsdiagnostik im Hochleistungssport. Leistungssport 11, 382 (1981).
(23) Krebs, H. A.: Gluconeogenesis. Proc. Roy. Soc. London 159, 545 (1964).
(24) Mader, A., Hollmann, W.: Zur Bedeutung der Stoffwechselleistungsfähigkeit des Eliteruderers im Training und Wettkampf. Leistungssport, Suppl. 9, 8 (1977).
(25) Mannherz, H. G., Schirmer, R. H.: Die Molekularbiologie der Bewegung. In: Sportmedizin im sportwissenschaftlichen Studium. H. Weicker, M. Schubnell. S. 172. Hofmann, Schondorf 1979.
(26) Margaria, R., Edwards, H. T., Dill, D. B.: The possible mechanism of contracting and paying the oxygen debt and the role of lactic acid in muscular contraction. Am. J. Physiol. 106, 699 (1933).
(27) Müller, E. A.: Regulation der Pulsfrequenz in der Erholungsphase nach ermüdender Muskelarbeit. Int. Z. angew. Physiol. 16, 25 (1955).
(28) Nöcker, J., Lehmann, D., Schleusing, G.: Einfluß von Training und Belastung auf den Mineralgehalt von Herz- und Skelettmuskel. Int. Z. angew. Physiol. 17, 243 (1958).
(29) Penfield, W., Rasmussen, N.: The cerebral cortex of man. McMillan, London 1950.
(30) Pette, D., Smith, N. E., Staudte, H. W., Vrbova, G.: Effects of long-term electrical stimulation on some contractile and metabolic characteristics of fast rabbit muscles. Pflügers's Arch. ges. Physiol. 338, 257 (1973).
(31) Prampero Di, P. E.: Grundlagen der anaeroben Energiebereitstellung und der O_2-Schuld bei körperlichen Höchstbelastungen. Med. u. Sport 1, 1 (1973).
(32) Saltin, B.: Metabolische Grundlagen im Sport. Wissenschaftl. Kongreß „Sport in unserer Welt − Chancen und Probleme", München 1972.
(33) Schmalbruch, H.: Ergebn. Anat. Entwickl.-Gesch. 43, H. 4 (1970).
(34) Schneider, F., Zerbes, H., Götte, H.-Chr., Kühne, K.: Die Rolle der Nahrungseiweiße in der Sportlerernährung. Med. u. Sport 21, 183 (1981).
(35) Schumann, H. J.: Überlastungsnekrosen der Skelettmuskulatur nach experimentellem Laufzwang. Zbl. allg. Pathol. 116, 181 (1972).
(36) Silbernagl, St., Despopoulos, A.: Taschenatlas der Physiologie. Thieme, Stuttgart 1979.
(37) Simonson, E.: Der heutige Stand der Theorie der Ermüdung. Ergebn. Physiol. 37, 299 (1935).
(38) Staton, W. M.: New approach to muscle soreness. Athletic. J. 31, 24 (1951).
(39) Ui, M.: A role of phosphofructokinase in pH dependent regulation of glycolysis. Biochim. Biophys. Acta 124, 310 (1966).
(40) Whipp, B. J., Wasserman, K., Seard, C.: Oxygen deficit − oxygen debt relationships and efficiency of anaerobic work. J. appl. Physiol. 28, 452 (1970).

Kapitel 2

Herz-Kreislaufsystem

A. Aigner

Der Leistungsfähigkeit des Herz-Kreislaufsystems kommt in Ausdauersportarten ein hoher Stellenwert zu, der um so augenfälliger wird, je länger ein dynamischer Bewegungsablauf andauert, so daß die Funktion des Herz-Kreislaufsystems in diesen Disziplinen zu den leistungsbegrenzenden Faktoren zählt. Wenngleich auf die Anatomie und Physiologie des Herzens an dieser Stelle nicht speziell eingegangen zu werden braucht, sollen doch einige wichtige Eigenschaften des Myokards kurz in Erinnerung gerufen werden.

Die einzelnen Herzmuskelzellen sind miteinander an bestimmten Stellen ihrer Oberfläche durch Verzahnung aneinandergekettet. Diese Verzahnungsstellen werden im mikroskopischen Schnitt als Glanzstreifen sichtbar und als „intercaleted discs" bezeichnet. Für die Ausbreitung der elektrischen Erregung bilden die Zellgrenzen jedoch kein Hindernis, weil über spezielle Stellen in der Zellwand die Depolarisation auf die Nachbarzelle weitergeleitet wird. Auf diese Weise ist eine äußerst schnelle synchrone Kontraktion des Herzmuskels möglich. Funktionell ist der Herzmuskel somit hinsichtlich seiner Erregbarkeit als Syncytium anzusehen.

Die Kontraktion der Herzmuskelfaser erfolgt nach dem gleichen Schema wie jene der Skelettmuskulatur, wobei sich vereinfacht dargestellt die Spannungsentwicklung als Druck und die Verkürzung des Myokards als Volumenverschiebung manifestiert. Während beim Skelettmuskel die optimale Länge, von der aus eine maximale Kontraktionskraft entwickelt wird, die Ruhelänge ist, erreicht der Herzmuskel erst bei einer Vordehnung von etwa 10% entsprechend einer Sarkomerenlänge von 2,2 µm bzw. einem ventrikulären Füllungsdruck von rund 10 mm Hg seine maximale Kontraktionskraft (23). Nach den von *Frank*, *Starling* und *Straub* erforschten Gesetzmäßigkeiten der Herzaktion (Abb. 1) wird die maximale Spannungsentwicklung des Myokards mit zunehmender Vordehnung größer und hängt auch die in der isotonischen Phase stattfindende Entleerung in ihrem Ausmaß von der Vordehnung ab (20, 62). Dadurch ist das Herz in der Lage z. B. das Schlagvolumen in Abhängigkeit vom venösen Rückstrom zu variieren. Diese Selbstregulationsmechanismen sind bedeutsam für die Angleichung der rechts- und linksventrikulären Herzminutenvolumina oder auch im Rahmen des Sportes, wenn das Herz bei Lageänderungen bzw. beim Wassersport, wenn die oberflächlichen Venen durch den Wasserdruck komprimiert werden, einen vermehrten venösen Rückstrom zu bewältigen hat.

Im Gegensatz zum Skelettmuskel ist der Herzmuskel in der Lage, seine Energie nicht nur aus freien Fettsäuren und Glukose zu gewinnen, sondern auch aus dem Abbau der Milchsäure, und zwar in einem umso höheren Ausmaß, je mehr Milchsäure von der tätigen Muskulatur über den Blutkreislauf zu den Myokardfasern gelangt. Wie hoch der Anteil des Laktates an der Energiebereitstellung des Herzens im

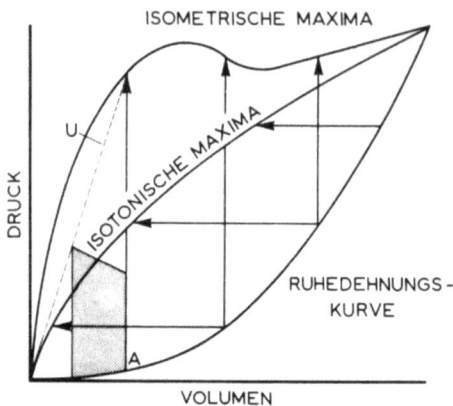

Abb. 1. Arbeitsdiagramm des Herzens nach O. *Frank* (20). Wird das Herz von verschiedenen Füllungszuständen aus isometrisch zur Kontraktion gebracht, dann steigt der Druck vom Ausgangspunkt auf der Ruhedehnungskurve auf einen maximalen Wert an (senkrechte Pfeile). Die graphische Verbindung aller dieser Punkte ergibt die Kurve der isometrischen Maxima. Kontrahiert sich hingegen der Ventrikel von verschiedenen Punkten auf der Ruhedehnungskurve aus in isotonischer Weise (waagrechte Pfeile), so wird dabei das jeweils mögliche maximale Volumen ausgeworfen. Die Verbindungslinie aller dieser Punkte ergibt die Kurve der isotonischen Maxima. Auf der Verbindungslinie U zwischen isometrischem und isotonischem Maximum müssen für einen bestimmten Füllungszustand des Ventrikels (Punkt A auf der Ruhedehnungskurve ist als Beispiel angeführt) alle Unterstützungszuckungen enden, die von A ausgehen. U ist die Kurve der Maxima der Unterstützungszuckungen für den Punkt A. Die graue Fläche ist ein Maß für die Arbeit, die bei einer bestimmten Unterstützungszuckung geleistet wurde.

Vergleich zu den anderen wesentlichen Energieträgern ist, zeigt die Abbildung 2. Je besser der Trainingszustand ist, um so höher ist auch die Laktatutilisation durch das Myokard. Verantwortlich dafür dürfte der trainingsbedingte Anstieg der Glyzerin-1-Phosphat-Oxydase und damit die erhöhte Kapazität des Glyzerin-1-Phosphat-Zyklus sein (37). Ein weiterer Unterschied zum Skelettmuskel besteht darin, daß der Herzmuskel nicht tetanisierbar ist. Während das Alles-oder-Nichts-Gesetz im Skelettmuskel nur für die einzelne Zelle gilt, ist es im Myokard funktionell gesehen für den gesamten Muskel von Gültigkeit.

Von der Skelettmuskulatur wissen wir, daß ihr Wirkungsgrad je nach Art der körperlichen Tätigkeit unterschiedlich ausgeprägt ist und für Ausdauerläufe maximal um 25% liegt. Der Herzmuskel kann bei optimaler Leistungsanpassung einen Wirkungsgrad von etwa 30% erreichen. Der Belastungsbereich, in dem dieser Wirkungsgrad erzielt wird, entspricht einer durchschnittlichen mittleren Leistung, die jedoch durch ein Training in ihrem Absolutwert angehoben werden kann. Je höher der Wirkungsgrad ist, um so weniger Sauerstoff benötigt das Herz für eine geforderte Leistung; die Herzarbeit wird somit durch ein Training ökonomischer.

Die Herzleistung wird außer durch die Mechanismen der Eigenregulation noch durch nervale und hormonelle Einflüsse gesteuert. Neben der Aktivität des rhombenzephalen Kreislaufzentrums kennt man noch eine Reihe anderer zerebraler Ein-

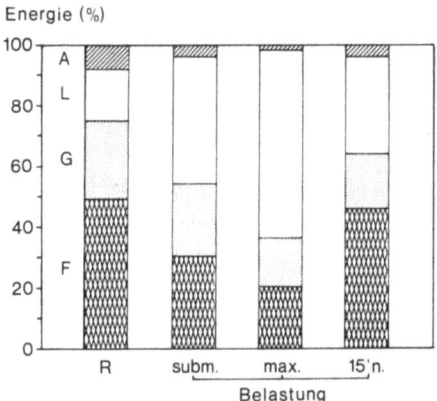

Abb. 2. Energieumsatz des Herzens bei Arbeit: Unter körperlicher Belastung nimmt der Anteil des Laktates an der gesamten Energiebereitstellung zu. In Ruhe decken die freien Fettsäuren den größten Teil des Energiebedarfes (modifiziert nach Keul und Haralambie [36]). A = Acetacetat, β-Hydroxybutyrat, Pyruvat, F = freie Fettsäuren, G = Glukose, L = Laktat, R = Ruhezustand.

flüsse auf den Kreislauf wie etwa die kortikalen und hypothalamischen Kreislaufeffekte (23) sowie eine ganze Reihe von Reflexen aus dem Hoch- und Niederdruckgebiet des peripheren Kreislaufes, wie sie etwa von den Pressorezeptoren oder Chemorezeptoren in den herznahen Abschnitten der großen Gefäße ausgehen (23). Über das limbische System des Gehirns können sich auch Einflüsse aus der Gefühlswelt auf die Herztätigkeit auswirken und z. B. eine schnelle Herzfrequenz bei freudigen Erlebnissen oder auch beim Lampenfieber hervorrufen. Zu allen diesen Einflüssen gesellen sich noch die bekannten Effekte der Katecholamine.

Allgemeine Umstellreaktionen des Herz-Kreislaufsystems während körperlicher Arbeit

Unter körperlicher Belastung muß das Herz-Minutenvolumen auf den erforderlichen neuen Sollstand angehoben werden, wofür unter anderem auch ein entsprechender venöser Rückstrom nötig ist. Während im Ruhezustand Änderungen des peripheren Rückstromes durch die „Pufferwirkung" des zentralen Blutvolumens von etwa 1,2 l ausgeglichen werden können, ist dies bei zunehmender körperlicher Belastung immer weniger möglich, weil die zirkulierende Blutmenge auf Kosten des zentralen Blutvolumens gesteigert wird. Bei einem hohen Herzminutenvolumen sind daher Änderungen im venösen Rückfluß praktisch nicht mehr über das zentrale Blutvolumen zu kompensieren. Die Größe des Herzminutenvolumens wird nun nicht nur über die Muskeldurchblutung geregelt – der Impuls zur Steigerung der Herzfrequenz geht offensichtlich von metabolischen Rezeptoren der Skelettmuskulatur aus (64) –, sondern auch über die Dehnbarkeit des aortalen Windkessels. Je weniger elastisch der Windkessel ist, desto höher wird die Blutdruckamplitude und damit verbunden die Hemmung des Sympathikustonus durch die Pressorezeptoren im Carotissinus, Aortenbogen und den herznahen Abschnitten der anderen großen Gefä-

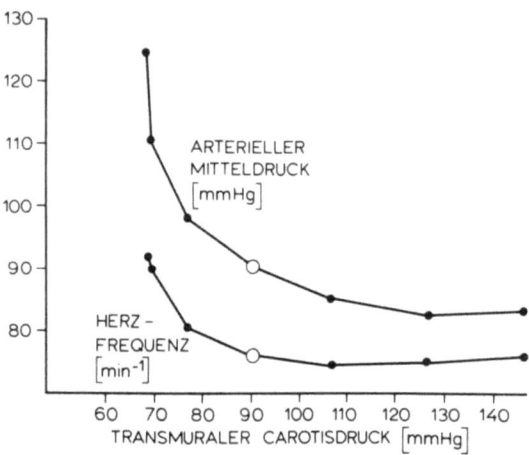

Abb. 3. Arterieller Mitteldruck in der A. femoralis und Herzfrequenz beim Menschen unter Variationen des transmuralen Karotisdruckes (durch äußere Einwirkungen erzeugt). O = Ausgangswerte. Druckabfall im Karotissinus führt zu stärkeren Kreislaufreaktionen (Frequenzanstieg) als ein gleich großer Druckanstieg (Frequenzabnahme). (Nach *Thron* et al. [65].)

ße. Die Druckwirkung auf diese Rezeptoren führt auch beim Menschen dazu, daß z. B. mit Erhöhung des transmuralen Druckes im Carotissinus und der dadurch reduzierten Sympathikusaktivität der arterielle Mitteldruck und die Herzfrequenz abfallen (66) (Abb. 3). Die niedrigere maximale Herzfrequenz, welche der ältere Mensch bei dynamischen Belastungen erreichen kann, ist teilweise ebenfalls auf diesen Druck-Mechanismus zurückzuführen, wird doch die Dehnbarkeit des Windkessels mit zunehmendem Alter immer geringer. In diesem Zusammenhang muß kurz auch die orthostatische Reaktion erwähnt werden, die bei nicht wenigen, vor allem jugendlichen asthenischen Menschen beobachtet werden kann. Darunter versteht man die Tatsache, daß beim Aufrichten in die Vertikale durch schwerkraftmäßige Blutverlagerung in die unteren Körperregionen das intrathorakale Blutvolumen abnimmt. Reflektorisch kommt es dann zu einem Anstieg der Herzfrequenz und des peripheren Widerstandes, wodurch der arterielle Blutdruck annähernd normal gehalten werden kann.

Stegemann weist darauf hin, daß ausdauertrainierte Sportler in Ruhe eine größere Kreislauflabilität zeigen als untrainierte Personen (63). Er führt dieses Verhalten darauf zurück, daß durch das Ausdauertraining das Ansprechen der Pressorezeptoren auf den belastungsbedingten höheren Blutdruck etwas zurückgenommen wird. Dadurch wird zwar unter maximalen Belastungsbedingungen eine höhere Sympathikusaktivität ermöglicht, im Ruhezustand kann sich diese Anpassung jedoch als reduziertes Regelvermögen bemerkbar machen.

Jede körperliche Arbeit ist mit einem erhöhten Energieumsatz verbunden und damit auch mit einem gesteigerten Sauerstoffverbrauch. Neben einer Steigerung des Herz-Minutenvolumens kommt es daher unter Belastung auch zu einer zweckmäßigen Umverteilung des Blutes zu den tätigen Organen. In den meisten nicht belasteten Regionen nimmt die Durchblutung ab, was durch eine Konstriktion der Wider-

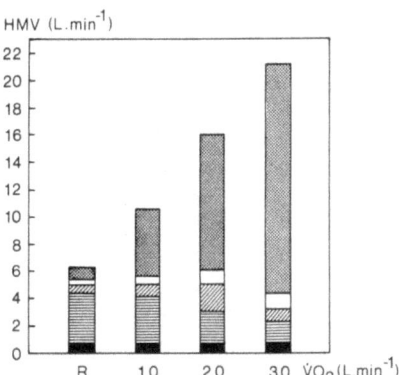

Abb. 4. Veränderungen der regionalen Durchblutung unter Belastungsbedingungen (modifiziert nach Clausen [10]). Schwarze Säulen = Gehirndurchblutung, schräglinierte Säulen = Hautdurchblutung, querlinierte Säulen = Eingeweidedurchblutung, weiße Säulen = Koronardurchblutung, punktierte Säulen = Muskeldurchblutung.

standsgefäße dieser Bezirke hervorgerufen wird. Am bedeutsamsten in dieser Hinsicht ist die Durchblutung der Eingeweide, der Nieren, der ruhenden Muskulatur und der Haut (Abb. 4) (10). Nicht nur die Zunahme des globalen Herz-Minutenvolumens, sondern auch die gleichzeitige Abnahme der Durchblutung im Splanchnikusgebiet sowie in den Nieren ist beim Menschen von der relativen Belastungsstärke abhängig (11, 26, 58, 59). Je größer für eine Person der belastungsbedingte Anstieg der Herzfrequenz ist, desto stärker nimmt die viszerale Durchblutung ab. Ebenso ist die Abnahme der Durchblutung in der nicht an der Arbeit teilnehmenden Muskulatur proportional der Belastungsstärke (6).

Bei der Hautdurchblutung sind die Verhältnisse etwas differenzierter, weil zwei unterschiedliche Mechanismen einen gegensinnigen Einfluß ausüben. Einerseits kommt es während der Belastung durch die über den Sympathikus ausgelöste Vasokonstriktion zu einer Abnahme der Durchblutung, andererseits tritt im Rahmen der Thermoregulation reflektorisch eine Vasodilatation auf, um eine ausreichende Wärmeabgabe zu ermöglichen. Als Nettoeffekt wird die Hautdurchblutung etwa in den ersten 5 Minuten einer Belastung reduziert und steigt daraufhin sogar über die Ruhewerte an, vorausgesetzt daß die Belastungsstärke weniger als 50 bis 60% der individuellen maximalen Sauerstoffaufnahme erfordert (58). Bei höheren Belastungsintensitäten nimmt die Hautdurchblutung dann wieder ab, auch wenn die Wärmeproduktion des Körpers weiter ansteigt. Die Gehirndurchblutung nimmt unter körperlicher Belastung nicht ab, sondern bleibt gleich bzw. erfährt sogar eine geringfügige Steigerung (70).

Der arterielle Blutdruck steigt unter Belastung an, wobei sein Anstieg für ein gegebenes Herz-Minutenvolumen bei Armarbeit größer ist als bei Beinarbeit (5, 22, 58, 65). Für dieses Verhalten werden mehrere Erklärungsmöglichkeiten ins Treffen geführt, wie etwa, daß bei Armarbeit zusätzlich zur dynamischen Belastung auch statische Momente in Form von Haltearbeit für die Körperstellung nötig sind, was einen zusätzlichen drucksteigernden Effekt bedeutet, oder daß die ausreichende Durchblutung der Armmuskulatur generell einen höheren Druck benötigt bzw. daß

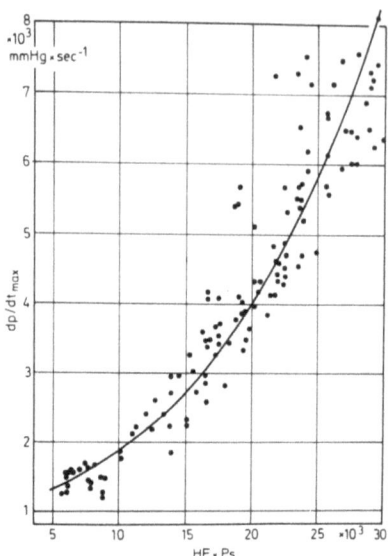

Abb. 5. Beziehung zwischen max. dp/dt und dem Druck-Frequenz-Produkt (systolischer RR × Herzfrequenz). (Nach H. Roskamm [55]).

der mechanische Wirkungsgrad bei Armarbeit im Vergleich zur Beinarbeit um etwa 8% geringer ist (5). *Clausen* (10) führt außerdem noch als mögliche Erklärung an, daß bei der Armarbeit eine verstärkte Vasokonstriktion der nicht an der Belastung beteiligten Gewebe wie eben der Beinmuskulatur und der Intestinalorgane besteht.

Die Leistungsfähigkeit des Herzens ist unter anderem eng mit der Kontraktilität der Myokardfasern verbunden. Generell nimmt die Kontraktilität bei Steigerung der Sympathikusaktivität zu, wie dies z. B. bei sportlicher Belastung der Fall ist. Ein häufig benutzter Parameter zur Beurteilung der Kontraktilität ist die maximale Druckanstiegsgeschwindigkeit (max. dp/dt) im linken Ventrikel während der isovolumetrischen Anspannungsphase oder auch der Quotient aus

$$\frac{\text{max. dp/dt}}{\text{IP}}$$

oder auch die maximale Verkürzungsgeschwindigkeit des kontraktilen Elementes (V_{CE}) (25, 45, 57). Diese Meßgrößen können allerdings nur im Rahmen einer Herzkatheteruntersuchung gewonnen werden. Es besteht jedoch eine Beziehung zwischen diesen Parametern und dem Produkt aus Herzfrequenz und systolischem Blutdruck, was eine nichtinvasive Abschätzung der Kontraktilität erlaubt. Abbildung 5 zeigt das Ergebnis einer Untersuchung von *Roskamm* (56) mit dem exponentiellen Anstieg des maximalen dp/dt bei Zunahme des Druck-Frequenzproduktes. In dieser Untersuchung steigt unter einer Belastung von 200 Watt die Herzfrequenz von gesunden Normalpersonen auf 242%, das maximale dp/dt auf 506%, die maximale Verkürzungsgeschwindigkeit (V_{max}) auf 348%, der Quotient

$$\frac{\text{max. dp/dt}}{\text{IP}}$$

auf 306% und das Druck-Frequenzprodukt auf 356% des Ausgangswertes an. Im Vergleich zu nicht trainierten Personen weist der gut trainierte Sportler in Ruhe eine etwas geringere Kontraktilität auf (18, 50, 61), entsprechend der vagotonen Ausgangslage, welche sich durch ein kreislaufwirksames Training einstellt.

Myokarddurchblutung bei Belastung

Die unter Belastungsbedingungen erhöhte Leistung des Herzmuskels führt verständlicherweise auch zu einem vermehrten Energieverbrauch und damit zu einer gesteigerten myokardialen Durchblutung, welche dem lokalen Sauerstoffbedarf durch eine metabolisch kontrollierte Vasodilatation angepaßt wird (27). Der Sauerstoffbedarf des Myokards wird hauptsächlich von der Herzfrequenz sowie von der Kontraktionskraft und damit von der Spannungsentwicklung bestimmt. Die Spannungsentwicklung hängt ihrerseits vom intraventrikulären Druck bzw. der Faserlänge am Ende der Diastole ab und andererseits auch von der Wanddicke sowie dem Kontraktilitätszustand des Myokards. Diese Kontraktilität wiederum ändert sich direkt proportional mit der Herzfrequenz. Wie eng die Beziehung zwischen der Myokarddurchblutung und der Herzfrequenz sowie der Kontraktionskraft ist, zeigt auch die Korrelation zwischen ihr und dem Frequenz-Druckprodukt bzw. dem Tripelprodukt aus Herzfrequenz, systolischem Blutdruck und Austreibungszeit (33, 35, 40). Dies bedeutet, daß die Myokarddurchblutung und der myokardiale Sauerstoffbedarf nicht von einer absoluten Belastungsintensität abhängen, sondern vom individuell je nach Leistungsvermögen unterschiedlichen relativen Schweregrad der Belastungsstärke. Dieser kann auch als Prozentsatz der aktuellen Sauerstoffaufnahme vom maximal möglichen Wert der belasteten Person ausgedrückt werden. Für jede gegebene Belastungsstufe liegt dieser Prozentsatz um so niedriger, je höher die durch ein Training erworbene maximale Sauerstoffaufnahme ist. Dieser Beziehung zwischen dem Sauerstoffverbrauch des Herzens und der relativen Belastungsintensität kommt nicht nur bei sportlicher Betätigung gesunder Personen Bedeutung zu, sondern auch bei der therapeutischen Anwendung dynamischer körperlicher Belastungen im Rahmen der Bewegungstherapie von Herz-Kreislauferkrankungen.

Muskeldurchblutung während der Arbeit

Dynamische Muskelarbeit führt zu einer hohen Stoffwechselrate in den Skelettmuskelzellen. Der hauptsächliche Energiegewinn kommt während einer Ausdauerbelastung aus dem aeroben Abbau von Glukose bzw. freien Fettsäuren. Unter solchen Bedingungen kann der lokale Sauerstoffbedarf etwa 100fach ansteigen. Die Sauerstoffextraktion aus dem Blut kann im arbeitenden Muskel zwar auf das 3- bis 4fache ansteigen, die darüber hinausgehende notwendige Steigerung des Sauerstoffangebotes ist aber nur durch die Zunahme des Herz-Minutenvolumens möglich. Die Durchblutung der arbeitenden Muskulatur steigt dabei von etwa 2 bis 5 ml/100 g/min in Ruhe auf Werte um 70 bis 100 ml/100 g/min an (9, 12). Dieser regional nötige Anstieg der Muskeldurchblutung ist ebenfalls von der relativen Belastungsstärke abhängig und wird durch gefäßerweiternde Stoffwechselprodukte reguliert. Diese konnten bisher noch nicht endgültig identifiziert werden, doch spielen dabei sicherlich auch Spaltprodukte der energiereichen Phosphate eine Rolle (27).

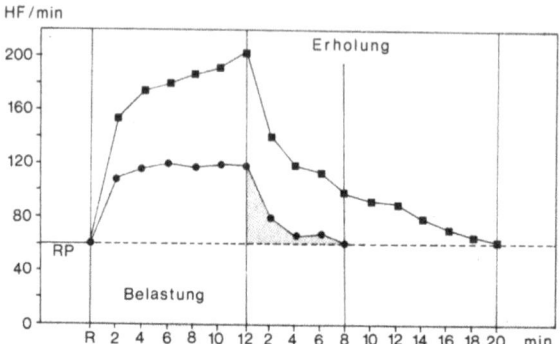

Abb. 6. Verhalten der Pulsfrequenz während und nach einer körperlichen Belastung mit verschiedenen Intensitäten. Bei intensiver Belastung (■——■) wird kein „steady state" mehr erreicht, der Puls steigt kontinuierlich an, die Erholungszeit ist deutlich länger als nach einer Belastung, die noch eine konstante Arbeitspulsfrequenz erlaubt (●——●). Die schraffierte Fläche zeigt die Erholungspulssumme nach dieser nichterschöpfenden Belastung an. R = Ruhezustand, RP = Ruhepuls.

Anpassung der Pulsfrequenz an die Arbeit

Bei Beginn einer körperlichen Belastung steigt die Herzfrequenz zunächst steil an und erreicht je nach Belastungsintensität entweder ein Plateau, wenn ein „steady state" – Energiebedarf und Energienachschub halten sich die Waage – erreicht werden kann, oder der Puls steigt bis zum Belastungsende kontinuierlich weiter an, wenn die Belastung so groß ist, daß kein Gleichgewichtszustand mehr möglich ist (Abb. 6). Neben der Aktivität des Sympathikus spielen die metabolischen Erfordernisse der Muskelzelle über entsprechende Rezeptoren eine entscheidende Rolle in der Steuerung der Pulsfrequenz. Reicht die Sauerstoffanlieferung nicht mehr aus, den Energiebedarf über die Resynthese der energiereichen Phosphate zu decken, muß auf dem anaeroben Wege der Glykolyse zusätzliche Energie bereitgestellt werden, wobei als ein Stoffwechselprodukt die Milchsäure anfällt. Ist dann der Glykogengehalt der Muskelzelle aufgebraucht, brechen die Energiereserven zusammen und die Belastung muß abgebrochen werden. Dieser Zustand knapp vor dem Abbruch einer Arbeit ist durch einen steilen Pulsanstieg gekennzeichnet (49).

Die von einem Sportler maximal erreichbare Pulsfrequenz ist, wie schon erwähnt, altersabhängig und beträgt bei 10- bis 14jährigen Personen um 220 Schläge/Minute, während sie bei Sportlern über 60 Jahren bei rund 130 bis 140 Schlägen/Minute liegt. Jene Belastung, bei der trotz längerer Dauer gerade noch eine Steigerung der Herzfrequenz vermieden werden kann, nennt man die Puls-Dauerleistungsgrenze. Diese liegt bei etwa 40 Arbeitspulsen, d. h. bei einer Herzfrequenz, die um 40 Schläge höher liegt als es der entsprechende Ausgangswert in Ruhe war. Bis zu dieser Grenze kann der arbeitenden Muskulatur genügend Sauerstoff zur Energiegewinnung zur Verfügung gestellt werden. Wird die Belastung jedoch weiter gesteigert, dann wird weniger Sauerstoff zur Verfügung gestellt als es notwendig wäre, es kommt zur Steigerung der Milchsäureproduktion und zu einer weiteren Zunahme der Herzfrequenz. Neben dieser Puls-Dauerleistungsgrenze gibt es noch die sogenannte Sauerstoff-Dauerleistungsgrenze, welche gering über der Puls-Dauerleistungsgrenze liegt und bei Normalpersonen etwa 120 bis 130 Schläge/Minute ausmacht (30) (siehe Kapitel 1: Muskulatur).

Ein Charakteristikum eines guten Trainingszustandes besteht auch darin, daß nach Beendigung der Arbeit die Herzfrequenz in kürzester Zeit wiederum auf den Ausgangswert zurückkehrt. Die Zahl der Pulsschläge, die nach Arbeitsende noch über der Ruhe-Herzfrequenz liegen, kann nach den Untersuchungen von *Müller* (49) als Maß für die Ermüdung herangezogen werden und wird daher als Erholungspulssumme bezeichnet (Abb. 6). Je intensiver eine Belastung ist, umso größer wird auch die Erholungspulssumme. Durch Massage der Muskulatur nach einer Belastung gelingt es, diese Erholungspulssumme im Vergleich zu einer entsprechenden Belastung ohne Massage deutlich zu reduzieren.

Die Sauerstoffaufnahme unter Belastungsbedingungen geht der Steigerung des Herz-Minutenvolumens nicht ganz parallel. Während das Herz-Minutenvolumen des Trainierten bis auf rund 35 Liter, also etwa die 7fache Menge erhöht werden kann, steigt die Sauerstoffaufnahme bei hoher Anstrengung auf maximal 6 Liter und etwas darüber an, was eine Steigerung auf mehr als das 20fache des Ruhewertes bedeutet. Der Unterschied in den verschiedenen Steigerungsraten von Sauerstoffaufnahme und Herz-Minutenvolumen kommt dadurch zustande, daß während hoher körperlicher Belastung auch die Sauerstoffausschöpfung des Blutes in der Muskulatur höher ist als normal, was sich in einer vergrößerten arteriovenösen Sauerstoffdifferenz ausdrückt.

Man kann somit als Faustregel angeben, daß ein Mehrbedarf von 1 Liter Sauerstoff eine Steigerung des Herz-Minutenvolumens um 6 Liter bedingt. Dieses relativ enge Verhältnis zwischen Sauerstoffaufnahme und Herz-Minutenvolumen gilt für gesunde Personen und weist nur sehr geringe interindividuelle Unterschiede auf.

Herzgröße und Preßdruck

Wird ein Preßdruck ausgeübt, wie es beim Tauchen oder Gewichtheben der Fall ist, dann nimmt die Herzgröße ab. Durch die starke Steigerung des Druckes im Brustraum kommt es zu einer Drosselung des Blutrückstromes aus den oberen und unteren Körperpartien und zu einer sichtbaren Rückstauung des Blutes in das venöse System, wobei besonders die Venen des Halses stark gefüllt hervorspringen. Infolge des verminderten Blutrückstromes wird anschließend auch das Schlagvolumen des Herzens kleiner, wodurch es bei untrainierten Personen nach Ausschöpfung des zentralen Blutvolumens unter Umständen zu einer Mangelversorgung des Gehirnes mit den Folgen eines Kreislaufkollapses kommen kann. Beim trainierten Sportler tritt dieser Umstand kaum auf, weil zunächst ein größeres Restblutvolumen aus dem Herzen ausgeworfen werden kann und außerdem noch aus der Lunge mehr Reserven zu mobilisieren sind als bei Normalpersonen. Im Vergleich zum Untrainierten kommt es bei trainierten Sportlern auch zu einem geringeren Pulsfrequenzanstieg. Eigene echokardiographische Untersuchungen von Tauchern (1) haben gezeigt, daß die Verminderung des venösen Einstromes während der Valsalvaschen Preßdruckprobe zu einer deutlichen Verkleinerung der linksventrikulären Dimensionen um etwa 17 bis 20% führt, was mit einer entsprechenden Reduktion des Schlagvolumens

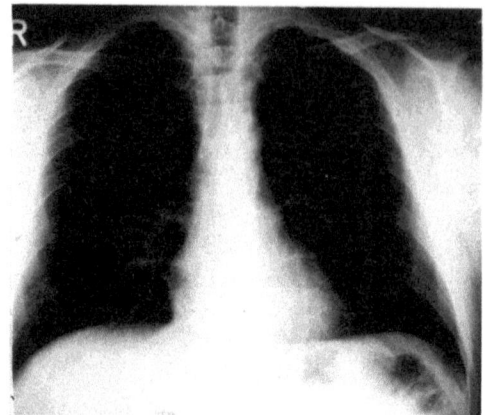

Abb. 7. Thorax-Röntgenbild einer untrainierten Person. Herzgröße 724 ml, korrelatives Herzmaß 9,1 ml/kg.

verbunden ist. Der gleichzeitige Anstieg der Herzfrequenz konnte dabei eine geringfügige Abnahme des Herz-Minutenvolumens nicht verhindern.

Sportherz

Der Begriff „Sportherz" wurde bereits 1899 von *Henschen* (28) geprägt, der perkutorisch bei den von ihm untersuchten Ausdauersportlern eine Herzvergrößerung festgestellt hatte. Das Sportherz ist ein vergrößertes, einer erhöhten Leistung angepaßtes Herz und beruht nicht auf einer krankhaften Größenzunahme, wie gelegentlich behauptet worden ist. Im Rahmen des Ausdauertrainings tritt sowohl eine Vergrößerung der Herzhöhlen auf, wodurch ein vermehrtes Fassungsvermögen gegeben

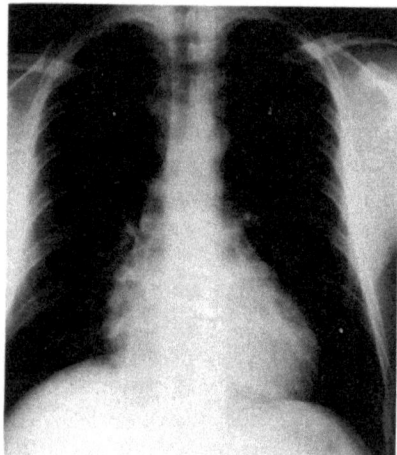

Abb. 8. Thorax-Röntgenbild eines Ausdauersportlers. „Sportherz" mit einem Volumen von 1186 ml, korrelatives Herzmaß 15,8 ml/kg.

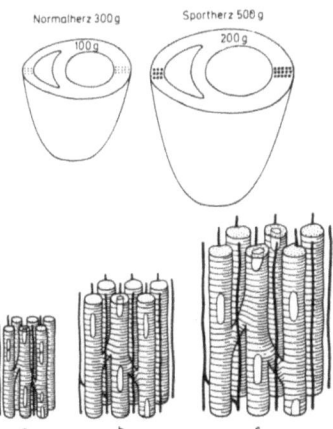

Abb. 9. Schematische Darstellung von Herzmuskelfasern. a = Säuglingsherz, b = normales Herz eines Erwachsenen, c = Sportherz. Beim Sportherzen bleibt die Zahl der Muskelfasern gleich, die einzelne Faser wird jedoch dicker und länger (Hypertrophie). Jede Muskelfaser besitzt eine eigene Kapillare (aus *Hollmann* und *Hettinger* [32]).

ist, als auch eine Vermehrung der Muskelmasse, welche bis auf das Doppelte des normalen Herzgewichtes zunehmen kann (Abb. 7, 8). Die Wanddicke nimmt bei Ausdauersportarten nur geringfügig zu und steht damit im Gegensatz zu Kraftsportarten, bei denen eine deutliche Dickenzunahme des linksventrikulären Myokards gemessen werden kann (18, 34, 46, 47). Wenngleich auch auf Grund des Trainingsreizes ein Längen- und Dickenwachstum der Herzmuskelfasern auftritt, wird doch das kritische Herzgewicht von 500 g (44) praktisch kaum überschritten, so daß die energetische Versorgung der Herzmuskelfasern auch bis zu diesen hohen Gewichten hin gesichert bleibt (Abb. 9). Würde die Dickenzunahme der Muskelfaser weiter steigen, so würde wegen der verlängerten Diffusionswege des Sauerstoffes eine ausreichende Energiebereitstellung in Frage gestellt und die Funktion der einzelnen Faser nicht mehr voll gewährleistet sein, was mit einer Leistungsabnahme, wenn nicht gar mit dem Untergang von Muskelfasern verbunden wäre. Morphologischer Ausdruck dieser Herzhypertrophie ist die vermehrte Synthese von Myofibrillen und energieliefernden Strukturen sowie auch eine Vermehrung der Kerne in den einzelnen Myokardzellen. Auch die im Protoplasma vorhandenen Enzyme und der Myoglobingehalt nehmen zu und tragen so der gesteigerten Beanspruchung Rechnung. Während ein normales Herz ein Volumen von etwa 700 bis 800 ml bzw. rund 10 ml/kg Körpergewicht aufweist, steigen die entsprechenden Werte beim Sportherzen deutlich an und erreichen bei Spitzen-Ausdauerathleten Volumina um 1400 bis 1600 ml. Das größte bisher in der Literatur mitgeteilte Herzvolumen wurde bei einem Berufs-Straßenradrennfahrer gefunden und betrug 1700 ml (31). Entsprechend dieser Volumenzunahme des Gesamtherzens und der entsprechenden Vergrößerung der Herzhöhlen nimmt auch das Schlagvolumen gegenüber einer untrainierten Person bereits im Ruhezustand zu, ein Befund, der auch längere Zeit umstritten war. Auf Grund von invasiven und echokardiographischen Untersuchungen ist aber heute nicht mehr daran zu rütteln und dieser Befund läßt sich zudem auch mit den klassischen Herzgesetzen in Einklang bringen, während die Annahme verminderter Schlagvolumina trotz größerer Vordehnung die Einführung zusätzlicher Hypothesen notwendig gemacht hätte (69). Die Erweiterung der Herzhöhlen wurde auch als regulative Dilatation oder noch besser als regulative Herzvergrößerung bezeichnet, um nicht durch den Ausdruck Dilatation ein krankhaftes Geschehen unterschwellig anzudeuten.

Nachdem die Herzgröße ihrerseits wiederum mit der Körpergröße und Körpermasse korreliert, hat sich zu Vergleichszwecken die Angabe des Herzvolumens pro kg Körpergewicht bewährt. Dieser als korrelatives Herzmaß bezeichnete Parameter nimmt mit zunehmender Leistungsfähigkeit ebenfalls zu und reicht von etwa 10 ml/kg bei Normalpersonen bis 15 ml/kg und mehr bei hochtrainierten Audauersportlern wie etwa Berufsradrennfahrern. Kurzdauernde Leistungen haben nur einen geringen Einfluß auf die Herzgröße, weil bei diesen Belastungsformen Höchstleistungen des Herz-Kreislaufsystems gar nicht notwendig sind.

Die große Leistungsfähigkeit vergrößerter Herzen von Ausdauersportlern kann durch den sogenannten Herzvolumen-Leistungsquotienten (53, 54) ausgedrückt werden, welcher den Quotienten aus Herzvolumen und maximalem Sauerstoffpuls darstellt. Dieser Wert beträgt im Durchschnitt etwa 50 und nimmt bei gut trainierten Ausdauersportlern auf Werte um 40 und sogar darunter ab. Mit geringer werdender Leistungsfähigkeit steigt umgekehrt der Herzvolumen-Leistungsquotient an und erreicht eine Grenzmarke von etwa 60, welche den Übergang zum geschädigten vergrößerten Herzen darstellt.

Ein weiteres Kennzeichen des Sportherzens ist der niedrige Ruhepuls, der in extremen Fällen Werte um 30 Schläge/Minute erreichen kann. Er ist Ausdruck der trainingsbedingten Vagotonie, welche auf einer peripher bedingten Abnahme des Sympathikustonus beruht (63), wobei die Zunahme der Konzentration energiereicher Phosphate über Chemorezeptoren wirksam wird. Entsprechend dieser Vagotonie kommt es auch zu einer Kontraktilitätsminderung, die beim Sportherzen nicht als pathologisch anzusehen ist, sondern eine Folge der vegetativen Umstellung darstellt. Mit der Abnahme der Kontraktilität ist gleichzeitig eine Reduzierung des Sauerstoffbedarfes verbunden, welche zudem noch über die Herzfrequenzabnahme unterstützt wird.

Bei körperlicher Belastung arbeitet das Sportherz auf jeder gegebenen Belastungsstufe mit einer niedrigeren Schlagzahl als das Herz eines Untrainierten, so daß die maximal erreichbare Leistung des Trainierten wesentlich höher liegt als jene des Untrainierten.

Die geschilderten Anpassungserscheinungen des Herzens an geforderte höhere Leistungen führen manchmal auch zu elektrokardiographischen Erscheinungen, die stark von der Norm abweichen. So sind neben der Sinusbradykardie sinuaurikuläre und atrioventrikuläre Blockierungen bekannt, desgleichen auch ein wandernder Schrittmacher oder Veränderungen in der Repolarisationsphase. Zum großen Teil sind diese Abweichungen vom normalen EKG nur im Ruhezustand zu sehen und verschwinden unter Belastungsbedingungen. Diese im Sport „normalen Variationen" werden im Kapitel über das EKG des Sportlers besprochen.

Das Ausmaß der trainingsbedingten Herzvergrößerung scheint in erster Linie genetisch bestimmt zu sein und in zweiter Linie offensichtlich auch vom Alter, in dem ein entsprechendes Ausdauertraining zur Vergrößerung der allgemeinen Ausdauer begonnen wurde. Der günstigste Zeitraum ist nach Ansicht von *Cermak* (13) der Zeitraum der Präpubertät und Pubertät, doch ist natürlich auch bei Erwachsenen durch einen entsprechenden Trainingsumfang ein Sportherz zu erzielen (53). Die Ausbildung eines Sportherzens wird auch nicht durch alle Sportarten erzielt, sondern wird im Prinzip nur bei Ausdauersportarten wie Radrennen, Rudern, Langstreckenlauf, Skilanglauf, aber auch in Mannschaftsspielen wie Fußball, Hockey, Basketball oder auch Schwimmen und anderen ähnlichen Sportarten beobachtet. Schnellkraftsportarten und technische Disziplinen führen zu keinem Sportherzen, es sei denn, daß im Rahmen des Grundlagentrainings auch der Ausdauerkomponente entsprechendes Gewicht beigemessen wird. Alle Veränderungen des Sportherzens gegenüber dem normalen stellen Anpassungserscheinungen dar, die sich nach Beendigung des Hochleistungssportes im Laufe der Zeit wieder unterschiedlich schnell zurückbilden.

Kreislaufverhalten nach Beendigung des Leistungssports

Beim plötzlichen Abbruch des Leistungssportes kommt es zu einem Mißverhältnis zwischen der nun reduzierten Beanspruchung und den auf einem höheren Leistungsniveau einregulierten Reaktionen der Organsysteme. Dies führt unter Umständen zu schweren Fehlregulationen mit lange andauernder Leistungsminderung, schlechtem Befinden, Schwindelgefühl und Schweißausbrüchen sowie einer Reihe von Herzbeschwerden. Durch Wiederaufnahme einer mäßigen sportlichen Betätigung können diese unangenehmen Begleiterscheinungen schlagartig zum Verschwinden gebracht werden. Es ist also am Ende einer Sportkarriere notwendig, eine gewisse Ausschleichphase einzuschalten und nicht abrupt mit der Betätigung aufzuhören. Im Laufe der folgenden Zeit bilden sich schließlich die durch Training erworbenen, auf einem höheren Niveau eingestellten Anpassungsvorgänge wieder zurück, ohne daß Schädigungen des Herz-Kreislaufsystems zu befürchten wären. Gelegentlich sieht man oft nach vielen Jahren noch eine restliche Herzvergrößerung als Zeichen eines einmal vorhanden gewesenen hohen Ausdauertrainingszustandes.

Phonokardiographie und Mechanokardiographie im Sport

Die Aufnahme der Schallphänomene des Herzens durch das menschliche Ohr ist eine einfache und allgemein übliche Methode, die jedoch nicht immer zu klaren Ergebnissen führt. Wenn man vom unterschiedlichen individuellen Hörvermögen einmal absieht, so bleibt immer noch die Tatsache bestehen, daß sehr niederfrequente Schwingungen trotz hoher Energie oft nicht mehr wahrgenommen werden können und daß laute Schallphänomene kurz nachfolgende leise durch den „Täubungseffekt" völlig untergehen lassen. Diesen physiologisch bedingten Unzulänglichkeiten in der Auskultation von Herztönen und -geräuschen abzuhelfen, erweist sich die Phonokardiographie als äußerst bewährte Methode (Abb. 10, 11). Ein zusätzlicher Vorteil ist noch darin zu erblicken, daß mittels der Phonokardiographie auch eine genaue Messung der Zeitintervalle zwischen den einzelnen Schallkomponenten

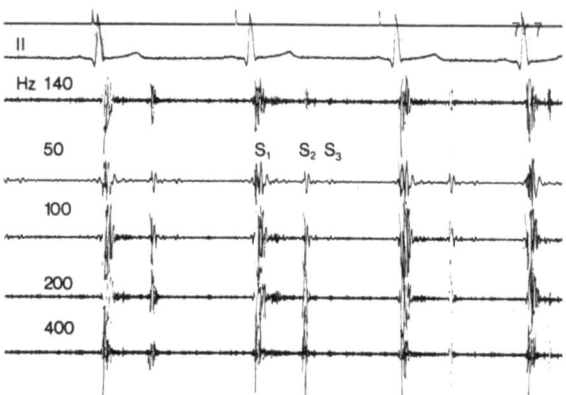

Abb. 10. Phonokardiogramm normaler Herztöne. S_1 = erster Herzton, S_2 = zweiter Herzton, S_3 = dritter Herzton.

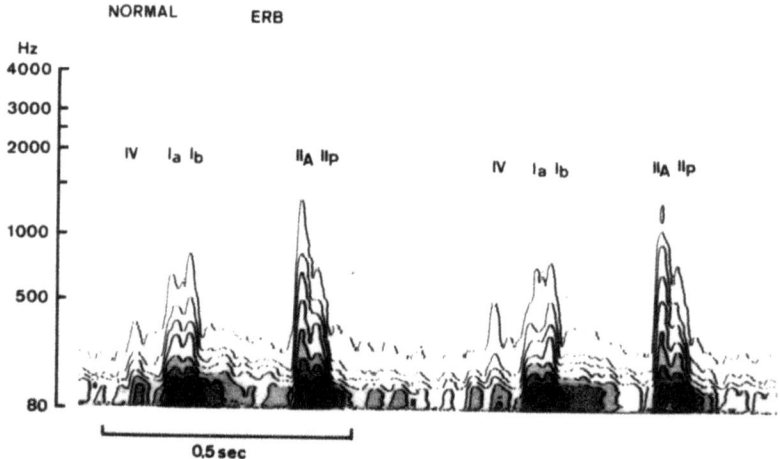

Abb. 11. Kontursonogramm normaler Herztöne. Der unterschiedliche Schallpegel der einzelnen Frequenzbereiche ist durch eine differente Schattierung wiedergegeben wobei weiß den geringsten und schwarz den größten Schallpegel kennzeichnet. Der größte Schallpegel der Herztöne liegt im Frequenzbereich bis etwa 120 Hz vor, die höchsten registrierbaren Frequenzen (obere Grenzfrequenz) weisen jedoch nur einen sehr geringen Schallpegel auf.

möglich ist oder zusammen mit dem EKG und dem Carotisphygmogramm eine Beurteilung systolischer und diastolischer Zeitintervalle vorgenommen werden kann, welche ihrerseits einen Einblick in die Kontraktilitätsverhältnisse des Myokards gestatten (Abb. 12). Die Auskultation besitzt jedoch insofern einen Vorteil gegenüber der Phonokardiographie, als leise hochfrequente Schwingungen oft besser gehört als graphisch dargestellt werden und daß die diagnostisch oft wertvollen Unterschiede in der Klangfarbe nur mit dem Ohr wahrgenommen werden können. Auskultation und Phonokardiographie stellen somit keine Alternativen dar, sondern ergänzen einander in sinnvoller Weise. Auf technische Einzelheiten der Phonokar-

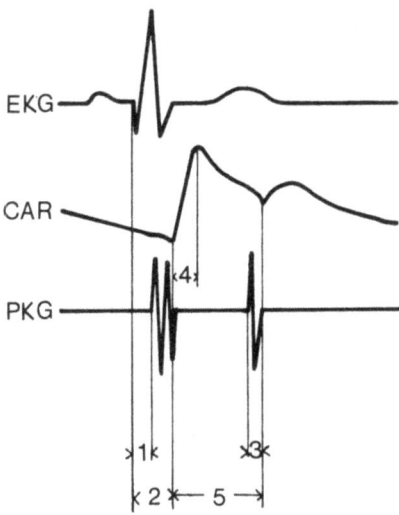

Abb. 12. Mechanokardiographische Synopsis zur Berechnung der systolischen Kreislaufzeiten. Umformungszeit = 1, Anspannungszeit = 2 minus 3, Druckanstiegszeit = Anspannungszeit minus Umformungszeit, zentrale Pulswellenlaufzeit = 3, Gipfelzeit = 4, Austreibungszeit = 5. CAR = Karotispulskurve, PKG = Phonokardiogramm.

diographie kann an dieser Stelle verständlicherweise nicht eingegangen werden, sondern muß diesbezüglich auf die einschlägige Literatur verwiesen werden (29).

Zur nichtinvasiven Beurteilung der kardialen Leistungsfähigkeit bieten sich die systolischen Zeitintervalle an. Von diesen Zeiten sind mit Ausnahme der Druckanstiegszeit alle anderen Intervalle herzfrequenzabhängig (41, 68). In eigenen Untersuchungen an Normalpersonen konnten die in Tabelle 1 angeführten Referenzwerte ermittelt werden (41). Je nach dem Ausmaß einer trainingsbedingten Vagotonie ist eine Abweichung von den Werten einer gesunden, jedoch nicht trainierten Population zu beobachten. So kommt es im Rahmen eines Ausdauertrainings bezogen auf gleiche Herzfrequenzen zu einer Verlängerung der Anspannungszeit bei etwa gleichbleibender Austreibungszeit. Untersucht man das Verhältnis der Austreibungszeit zur gesamten mechanischen Systole (Intervall zwischen 1. und 2. Herzton), so nimmt dieses von etwa 89 bis 90% bei Normalpersonen auf etwa 85% bei Sportlern ab (36). Dieses Verhältnis wird im russischen Schrifttum als „intrasystolischer Parameter" bezeichnet und findet in der Funktionsdiagnostik größte Beachtung (3). Auch die Zeit des maximalen Blutauswurfes, die Gipfelzeit, wird bei Sportlern verkürzt und erreicht etwa 29% der gesamten Austreibungszeit, während sie bei Nichtsportlern um 35% liegt [Tab. 2 (16)]. In eigenen Untersuchungen verhielten sich einige systolische Zeitintervalle sowie der intrasystolische Parameter bei einer Gruppe von Langläufern wie in Tabelle 3 dargestellt. Verändern sich nun diese Zeiten bei Sportlern in Richtung der Werte von Nichtsportlern oder sogar darüber hinaus, dann liegt nach einschlägigen Untersuchungen russischer Autoren offensichtlich ein Frühzeichen einer kardialen Kontraktionsstörung vor (16). Eine Zunahme der Gipfelzeit bei Verkürzung der gesamten Austreibungszeit und gleichzeitiger Verlängerung der Druck-

Tab. 1. Frequenzabhängigkeit systolischer Zeitintervalle. HF = Herzfrequenz, SD = Standardabweichung.

Parameter	$\bar{x}$ (msec)	SD (msec)
Umformungszeit	78,1 − 0,22 HF	± 9,2
Anspannungszeit	122,9 − 0,4 HF	± 14,7
Austreibungszeit	377,9 − 1,2 HF	± 14,9
Druckanstiegszeit	33,6	± 13,9
zentrale Pulswellenlaufzeit	33,4	± 6,6

Tab. 2. Systolische Zeitintervalle und daraus berechnete Indizes aus der russischen Literatur (16). Mittelwerte, Abkürzungen wie in Tab. 3.

Parameter	Nichtsportler	Sportler
GZ (msec)	92	92
$\frac{GZ}{ATZ} \times 100$ (%)	34,4	29,3
$\frac{GZ}{S_1S_2} \times 100$ (%)	29,6	25,3
ISP (%)	88,2	87,5

Tab. 3. Systolische Zeitintervalle und daraus berechnete Indices bei Skilangläufern. $\bar{x} \pm$ SD. Abkürzungen: ATZ = Austreibungszeit, AZ = Anspannungszeit, GZ = Gipfelzeit, S_1S_2 = mechanische Systole, ISP = intrasystolischer Parameter der russischen Literatur.

Parameter	Männer	Frauen
Alter (Jahre)	18,9 ± 3,5	17,6 ± 2,4
Herzfrequenz (min^{-1})	49,1 ± 7,4	48,1 ± 6,7
AZ (msec)	107,9 ± 12,6	98,3 ± 5,2
ATZ (msec)	311,9 ± 17,0	328,8 ± 14,4
GZ (msec)	97,8 ± 14,4	102,5 ± 10,8
$\frac{GZ}{ATZ} \times 100$ (%)	31,3 ± 4,6	30,9 ± 3,9
$\frac{GZ}{S_1S_2} \times 100$ (%)	27,7 ± 3,8	27,7 ± 3,3
$\frac{ATZ}{S_1S_2} \times 100$ (%)(=ISP)	87,0 ± 3,3	89,7 ± 3,5

anstiegszeit führt zu einer Reduzierung des intrasystolischen Parameters und kann als Ausdruck von Störungen der myokardialen Kontraktionsfähigkeit gewertet werden. Aus Längsschnittuntersuchungen lassen sich somit Rückschlüsse auf die Kreislaufsituation ziehen und eine entsprechende Trainingsberatung aus kardiologischer Sicht gestalten, was vor allem in Ausdauersportarten von Bedeutung ist.

Das Phonokardiogramm von Sportlern zeigt prinzipiell kein anderes Bild als jenes von Nichtsportlern, doch lassen sich einige Besonderheiten feststellen. Im Ruhezustand unterscheidet sich der 1. Herzton nicht wesentlich von jenem gesunder Normalpersonen. Nach körperlicher Belastung ist jedoch die Amplitude des 1. Herztones und jene des 2. Herztones gegenüber dem Ruhezustand deutlich vergrößert. Bei längerem AV-Intervall, wie dies bei Ausdauersportlern im Rahmen der Vagotonie nicht selten zu beobachten ist, kommt es zu einer Abnahme der Amplitudenhöhe des 1. Herztones genauso wie bei Normalpersonen. Der Grund dafür liegt darin, daß der Schallpegel des 1. Herztones in positiver Beziehung zum kontraktilen Zustand des Myokards steht, d. h. daß mit Zunahme der Geschwindigkeit des Druckanstieges im linken Ventrikel auch der Schallpegel höher wird.

Die Spaltung des 1. und 2. Herztones weist bei Sportlern ebenfalls keine Unterschiede zu Normalpersonen auf und verschwindet zudem meist nach Belastung. Ein 3. Herzton kommt bei gesunden Kindern und Jugendlichen sehr häufig vor – *Berljand* (4) spricht von 90 bis 95% der Fälle – und ist in diesen Fällen als physiologisch anzusehen. Der Abstand dieses niederfrequenten Tones vom 2. Herzton schwankt wie bei untrainierten Normalpersonen zwischen 130 und 170 msec. Während sich im Stehen die Inzidenz des 3. Herztones wegen des verringerten venösen Rückstromes und damit verbundener geringerer Kammerfüllung reduziert, kann hingegen unter körperlicher Belastung häufiger als im Ruhezustand ein 3. Herzton registriert werden. Nach den Angaben von *Dibner* (16) ändert sich der Prozentsatz jener Sportler, welche einen 3. Herzton aufweisen von 26% in Ruhe über nur 5% im Stehen auf 30% bei Belastung.

Der 4. Herzton, auch Vorhofton genannt, kommt nach den Untersuchungen von *Ulbrich* (67) im Liegen bei 70% der Phonokardiogramme junger Sportler und in 33% der Phonokardiogramme erwachsener Sportler vor. Im Stehen ist seine Häufigkeit wesentlich geringer, nach Belastungen nimmt diese wieder zu, ähnlich den Verhältnissen beim 3. Herzton.

Sehr häufig sind beim kindlichen und jugendlichen Sportler funktionelle systolische Geräusche (aortale und/oder pulmonale Strömungsgeräusche) zu hören bzw. im Phonokardiogramm zu registrieren. Im Gegensatz zu organischen Geräuschen nimmt ihre Intensität im Stehen deutlich ab bzw. verschwinden diese Schallphänomene sogar gänzlich. Als funktionell sind Geräusche dann anzusehen, wenn sie trotz Fehlens von organischen Veränderungen am Klappenapparat bzw. Schädigungen des Myokards vorhanden sind. Die Angaben über die Häufigkeit systolischer Strömungsgeräusche im Phonokardiogramm schwanken in der Literatur sehr stark, vor allem in Abhängigkeit vom untersuchten Personenkreis, und reichen bei Sportlern von 28% (67) bis zu 92% (17). Eine Verstärkung systolischer funktioneller Geräusche während eines Trainings ist kein Hinweis auf eine Herzschädigung oder eine Verschlechterung der Funktion, sondern ist als Ausdruck der hämodynamischen Anpassungsvorgänge anzusehen. Nach *Dibner* (16) geht dieser Befund in der überwiegenden Zahl der Fälle mit einer Verbesserung des Trainingszustandes einher, der sich auch in einer Verkürzung der Zeit des maximalen Blutauswurfes (GZ) bei verlängerter Gesamtaustreibungszeit (ATZ) ausdrückt.

Funktionelle diastolische Geräusche können, wenn auch extrem selten, bei Sportlern vorkommen. So berichten *Neuman* und *Zoulek* (51) über präsystolische und protodiastolische Geräusche, die bei Skilangläufern nach großen Belastungen zu hören waren. Wiederum nach Untersuchungen von *Dibner* (50) konnte bei 250 untersuchten Sportlern in Ruhe bei keinem, nach Belastung jedoch bei 11 Ausdauersportlern ein protodiastolisches und bei einem Ausdauerathleten ein präsystolisches Geräusch im mittleren Frequenzbereich phonokardiographisch registriert werden. Am häufigsten traten diese Geräusche über dem *Erb*schen Punkt auf. Als Erklärung für ihre Genese ist wohl der verstärkte Bluteinstrom durch die AV-Klappen anzuführen, wodurch sie auch als „Strömungsgeräusche" einzuschätzen wären.

Sport und Pharmaka mit Wirkung auf das Herz-Kreislaufsystem

Pharmaka mit Wirkungen auf das Herz-Kreislaufsystem werden im allgemeinen dann angewendet, wenn entsprechende pathologische Korrelate oder funktionelle Störungen vorliegen wie etwa bei der Herzinsuffizienz, der arteriellen Hypertonie, der koronaren Herzkrankheit oder sympathikotonen Kreislaufregulationsstörungen. Mitunter wird jedoch die Frage aufgeworfen, ob nicht durch bestimmte Kardiaka die Leistungsfähigkeit des Myokards von gesunden Sportlern verbessert werden könnte, eine Frage, die eigentlich schon in das Kapitel Doping überleitet.

Für einige Substanzgruppen liegen diesbezüglich Untersuchungen vor, so daß sie hier erwähnt werden sollen.

1. Digitalisstoffe

Sowohl bei einer Herzinsuffizienz als auch beim gesunden Myokard ist die positiv inotrope Wirkung dieser Substanzklasse nachweisbar. Während beim vergrößerten insuffizienten Herzen durch die therapiebedingte Abnahme des Herzvolumens und damit verbundener Reduzierung der Wandspannung der myokardiale Sauerstoffverbrauch abnimmt, steigt der Sauerstoffverbrauch beim gesunden, nicht vergrößerten Herzen leicht an. Die maximale Leistungsfähigkeit, gemessen an der höchsten erreichbaren Belastungsintensität bzw. der maximalen Sauerstoffaufnahme, wird bei gesunden Personen durch Digitalis nicht gesteigert (7).

Die negativ chronotrope Wirkung der Digitalis-Präparate bremst die Herzfrequenz sowohl in Ruhe als auch unter Belastungsbedingungen etwas herunter, doch ist dies für die Leistung normalerweise nicht von Relevanz.

Die positiv bathmotrope Wirkung kann allerdings Bedeutung erlangen, wenn im Rahmen intensiver Belastungen eine deutliche Azidose auftritt und etwa durch Schweißverluste Elektrolytstörungen, insbesondere eine Abnahme des Serum-Kaliumspiegels, ausgelöst werden. Unter solchen Bedingungen können Extrasystolen – auch in Salvenform – auftreten. Daß durch die negativ dromotrope Wirkung die trainingsbedingten Reizleitungsstörungen wie AV-Block ersten und zweiten Grades begünstigt werden, bedarf keiner besonderen Erwähnung. Die Anwendung von Digitalis-Präparaten bei gesunden Sportlern zum Zweck einer Leistungssteigerung ist daher sinnlos und in mancher Hinsicht nicht einmal risikofrei.

2. Beta-Rezeptorenblocker

Beta-Rezeptorenblocker reduzieren die Herzfrequenz, verlangsamen die Leitungsgeschwindigkeit in den verschiedenen Abschnitten des Reizleitungssystems und schränken auch die Kontraktilität des Myokards ein. Außerdem haben sie Einflüsse auf die Lipolyse und den Kohlenhydratstoffwechsel (Tab. 4). Diese Substanzgruppe spielt bei der Behandlung der koronaren Herzkrankheit, der arteriellen Hypertonie oder sympathikotoner Kreislaufregulationsstörungen eine große Rolle. In

Tab. 4. Organreaktionen auf adrenerge Einflüsse.

Erfolgsorgan	Rezeptortyp	Reaktion
Herz		
Sinusknoten	β_1	Anstieg der Herzfrequenz
Vorhof	β_1	Anstieg der Kontraktilität und Leitungsgeschwindigkeit
AV-Knoten	β_1	Anstieg der Leitungsgeschwindigkeit
His-Purkinje-Fasern	β_1	Anstieg der Leitungsgeschwindigkeit, Steigerung der Atuomatie
Ventrikel	β_1	Anstieg der Kontraktilität Zunahme der Frequenz idioventrikulärer Schrittmacherzellen und der Automatie
Leber	β_2	Steigerung der Glykogenolyse und Gluconeogenese
Fettgewebe	β_1	Steigerung der Lipolyse
Skelettmuskel	β_2	Steigerung der Glykogenolyse

manchen Sportarten mit besonderer psychomentaler Belastung wie etwa Bobfahren, Schießen, Motorsport werden Beta-Rezeptorenblocker eingenommen, um sich vor unerwünschten überschießenden und daher leistungshemmenden Sympathikuseinflüssen zu schützen (38, 43, 48). Die Querverbindung zum Doping ist auch in diesen letztgenannten Fällen nicht zu übersehen. Wann immer jedoch bei einem Sportler Beta-Rezeptorenblocker medizinisch indiziert sind, sollte wegen der bekannten Auswirkungen auf den Stoffwechsel einem kardioselektiven Blocker der Vorzug eingeräumt werden (1 a, 21). Eine Ausnahme bildet lediglich die Behandlung des emotional bedingten Tremors, bei dem sich nicht-selektive Blocker besser bewährt haben.

3. Nitrokörper

Die Wirkung der Nitrokörper besteht vornehmlich in einer Erweiterung der Kapazitätsgefäße mit nachfolgender Abnahme des Blutrückflusses vom Herzen, wodurch das Herz-Minutenvolumen und die Herzarbeit abnehmen. Reflektorisch kommt es zwar zu einem Anstieg der Herzfrequenz, doch ist als Nettoeffekt der Sauerstoffverbrauch des Myokards deutlich vermindert. Eine Verbesserung der Koronardurchblutung ist bei normalen gesunden Herzen unter Belastungsbedingungen mit Nitrokörpern nicht zu erzielen. Es ist dies auch nicht notwendig, da die Koronardurchblutung in diesen Fällen keinen leistungslimitierenden Faktor darstellt. Wenngleich Nitropräparate in der kardiologischen Rehabilitation von großem Nutzen sind, so besteht bei gesunden Sportlern keinerlei Grund für ihre Anwendung. Meiner Ansicht nach stellt auch die mögliche Verkürzung des Aufwärmens keine Indikation zur Gabe von Nitrokörpern dar, denn für diese wichtige Wettkampf-Vorbereitung muß sich der ernsthafte Sportler einfach Zeit nehmen, bedeutet doch Aufwärmen mehr als nur die Aktivität des Herz-Kreislaufsystems für eine kommende Belastung zu steigern.

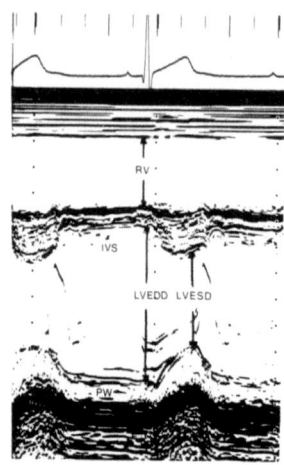

Abb. 13. Normales Echokardiogramm: LVEDD = enddiastolischer Durchmesser des linken Ventrikels, LVESD = endsystolischer Durchmesser des linken Ventrikels, RV = rechter Ventrikel, PW = Hinterwand des linken Ventrikels, IVS = interventrikuläres Septum.

4. Diuretika

In Sportarten, in denen Gewichtsklassen bestehen, wie z. B. Ringen, Judo oder Boxen, kommt es immer wieder zu Situationen, in denen ein Athlet ein notwendiges Kampfgewicht nur durch Kombination verschiedener Maßnahmen erzielen kann, wozu neben Training, Diät und Flüssigkeitsrestriktion auch die Einnahme von Diuretika zählt. Ähnliches ist auch von Radrennfahrern bekannt, die nach unerlaubten Kortikoidgaben Wasser und Kochsalz retinieren und bei denen dann Diuretika eine Ausschwemmung der unerwünschten Flüssigkeitsmengen bewirken sollen. Durch diese Präparate wird aber nicht nur Wasser und Kochsalz ausgeschieden, sondern auch Kalium. Übersteigen die Flüssigkeitsverluste 1,5 bis 2% des Körpergewichtes, was bei einem 70 kg schweren Patienten mit einer Ausscheidung von 1,4 l Harn bzw. Schweiß der Fall ist, dann wird die maximale Leistungsfähigkeit bereits meßbar reduziert. Die näheren Details dazu sind im Kapitel über den Mineral- und Flüssigkeitshaushalt dargestellt.

5. Antiarrhythmika

Jugendliche Athleten und vor allem Hochleistungssportler in Ausdauerdisziplinen weisen gar nicht selten im Ruhezustand Extrasystolen auf, oder es kommt bei ausgeprägter Bradykardie um 35 Schläge/Minute auch zu Ersatzsystolen. Solche Rhythmusstörungen verschwinden normalerweise oft schon im Stehen, meist jedoch sicher unter Belastungsbedingungen. Eine spezielle antiarrhythmische Therapie erübrigt sich in diesen Fällen. Anders verhält sich die Situation bei Herzerkrankungen. Hier kann vor der Erlaubnis der sportlichen Betätigung im weitesten Sinne eine antiarrhythmische Therapie durchaus notwendig werden und erst die Voraussetzungen schaffen, einen Sport risikoarm durchführen zu können.

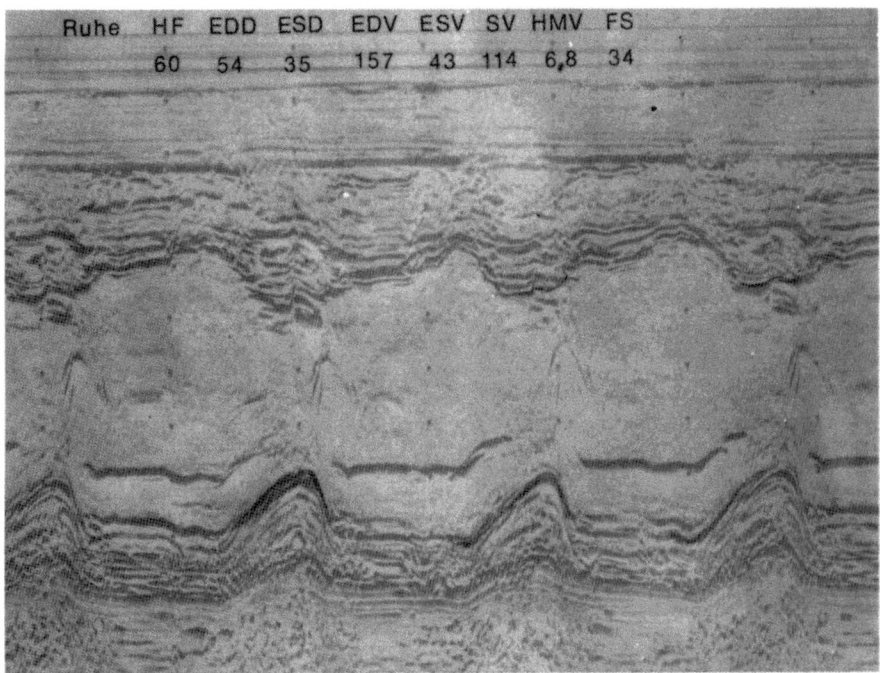

Abb. 14. Echokardiogramm eines Sportlers im Ruhezustand. EDD = enddiastolischer Durchmesser des linken Ventrikels (mm), EDV = enddiastolisches Volumen des linken Ventrikels (ml), ESD = endsystolischer Durchmesser des linken Ventrikels (mm), ESV = endsystolischen Volumen des linken Ventrikels (ml), FS = prozentuelle Verkürzung des Durchmessers des linken Ventrikels in der Systole (%), HF = Herzfrequenz, HMV = Herz-Minutenvolumen (l/min), SV = Schlagvolumen (ml).

Echokardiographie im Sport

Der Einzug der Ultraschalltechnik in die kardiologische Diagnostik hat es mit sich gebracht, daß diese elegante, nichtinvasive Methode in neuerer Zeit auch in der Sportmedizin angewendet wird. Gerade bei Längsschnittuntersuchungen, wie sie im Sport häufig notwendig sind, tritt der Vorteil einer nicht belastenden und strahlenfreien Untersuchungsmethode klar zutage. Bestimmung von Durchmessern der verschiedenen Herzinnenräume, der Wanddicken von Septum oder Hinterwand des linken Ventrikels, die Messung von Kontraktilitätsparametern des Myokards wie z. B. der mittleren zirkumferentiellen Faserverkürzungsgeschwindigkeit (mean V_{cf}) oder der prozentuellen Durchmesserverkürzung des linken Ventrikels (V_D) sind nunmehr auf nichtinvasivem Wege möglich geworden (Abb. 13). Außerdem besteht noch die Möglichkeit einer Beurteilung des Klappenbewegungsspieles. Die echokardiographischen Untersuchungen können nicht nur im Ruhezustand ausgeführt werden, sondern auch während isometrischer oder dynamischer Belastungen. Bei letzterer Anwendung sind ab mittelschweren Belastungen der Echokardiographie allerdings durch die verstärkten Atemexkursionen des Thorax und teilweise Überdeckung des Herzens durch Lungengewebe Grenzen gesetzt (Abb. 14, 15).

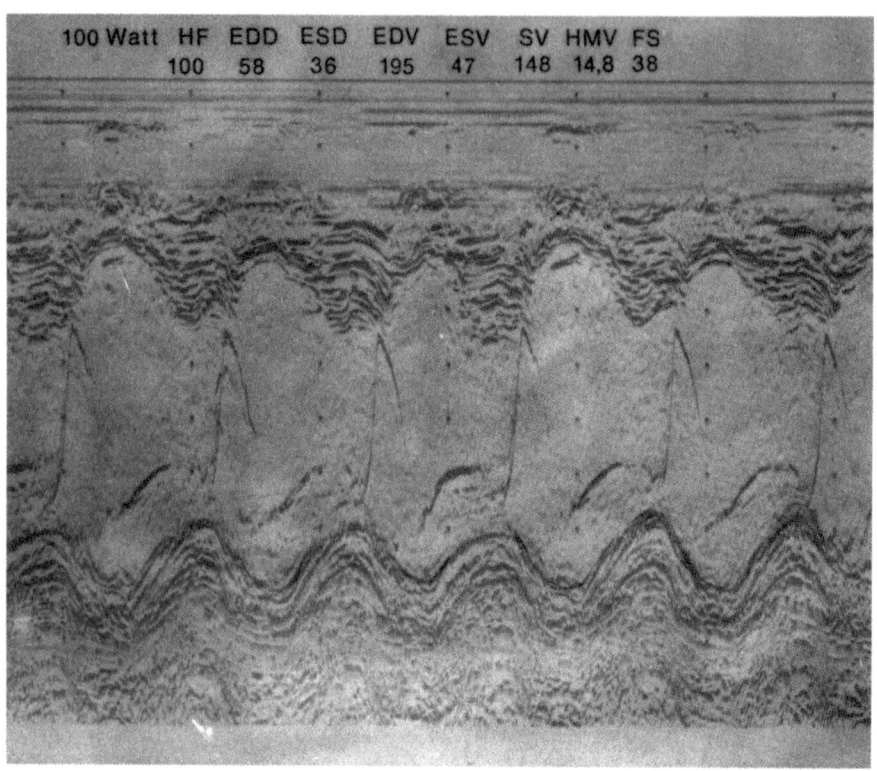

Abb. 15. Echokardiogramm des gleichen Sportlers während einer Fahrradergometrie im Liegen mit einer Belastung von 100 Watt. Abkürzungen wie in Abb. 14.

Jugendliche Sportler weisen im Vergleich zu nicht sporttreibenden Altersgenossen oft nur gering größere Durchmesser der verschiedenen Herzhöhlen auf (60). Eine Ursache dafür mag darin liegen, daß Kinder und Jugendliche an und für sich ihrem Bewegungsdrang mehr nachgeben und daher „Untrainierte" gar nicht so untrainiert sind, ein Verhalten, das auch bei Belastungstests immer wieder beobachtet werden kann. Dem entspricht auch, daß bei Kindern nur nach sehr intensivem Training merkliche Anpassungen des Herz-Kreislaufsystems beobachtet werden konnten (14, 19, 39). Es liegen auch echokardiographische Untersuchungen an jungen Schwimmern vor, in denen von einer Verdickung des linksventrikulären Myokards bei etwa normalen Innendurchmessern des linken Vorhofes und linken Ventrikels berichtet wird (2).

Bei erwachsenen Sportlern liegen die Verhältnisse etwas anders. So finden sich bei Audauersportlern wie Radrennfahrern und Langstreckenläufern, aber auch Ruderern stark vergrößerte Durchmesser der echokardiographisch erfaßbaren Herzhöhlen. Die regulative Dilatation des Herzens als Anpassungsvorgang an hohe Belastungen läßt sich somit gut darstellen (8, 34). Demgegenüber ist bei Kraft und Schnellkraftsportlern keine solche Größenzunahme der Herzhöhlen feststellbar, welche über jenes Maß hinausginge, das durch die Zunahme der Körpermaße bedingt ist.

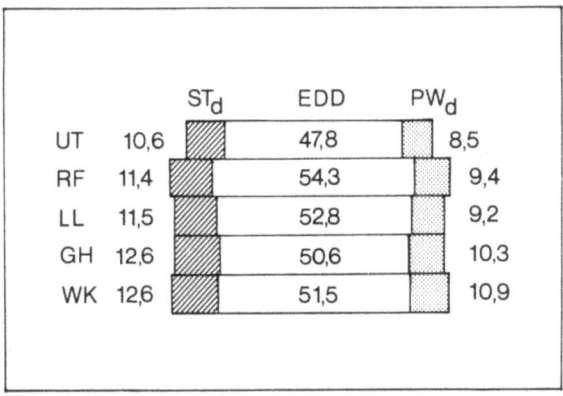

Abb. 16. Diastolische Septumdicke (ST$_d$), enddiastolischer Durchmesser (EDD) und Hinterwanddicke (PW$_d$) des linken Ventrikels bei verschiedenen Personengruppen. UT = Untrainierte, RF = Radfahrer, LL = Langstreckenläufer, GH = Gewichtheber, WK = Werfer und Kugelstoßer (modifiziert nach *Dickhuth* et al. [18]).

Die Muskeldicke von Kammerseptum und Hinterwand des linken Ventrikels ist bei trainierten Sportlern im Vergleich zu Normalpersonen mehr oder weniger vermehrt, am meisten jedoch bei Kraftsportlern (18). Hier spielt offensichtlich das unterschiedliche Training von Ausdauer- und Kraftsportlern eine entscheidende Rolle, weil bei statischen Kraftbelastungen sich die Erhöhung des peripheren Gefäßwiderstandes als Druckbelastung auf das Myokard auswirkt (Abb. 16). Um eine solche konzentrische Hypertrophie auszulösen, bedarf es allerdings eines mehrjährigen Trainings. Diese Anpassungsvorgänge sind nach Ansicht von *Roskamm* (55) nicht zwangsläufig als Ausgangspunkt krankhafter Veränderungen des Myokards anzusehen. Statische Belastungen sind jedoch wegen der Auslösung einer konzentrischen Hypertrophie bei Herzerkrankungen unbedingt zu vermeiden.

Bei entsprechender Anpassung an die sportliche Belastung lassen sich im Ruhezustand echokardiographisch keine Hinweise auf eine gestörte Kontraktilität finden; auch die Dickenzunahme der Wand des linken Ventrikels führt zu keiner Vermehrung der Wandsteifigkeit (24, 42, 52). Gut trainierte Ausdauersportler weisen jedoch sowohl in Ruhe als auch während gegebener Belastungsintensitäten bedingt durch den reduzierten sympathischen Antrieb eine geringere Myokardkontraktilität auf als untrainierte Personen. Diese Trainingsfolge darf nicht als krankhaft angesehen werden.

Unter Belastungsbedingungen kann man echokardiographisch bis zu einer Herzfrequenz um 110 bis 115 Schläge/Minute eine Zunahme des Schlagvolumens beobachten, die bei Ausdauersportlern bis zu 20% des Ruhe-Schlagvolumens ausmachen kann. Bei höheren Herzfrequenzen nimmt das Schlagvolumen jedoch wiederum ab und unterscheidet sich schließlich vom Ruhewert nur mehr unwesentlich (60).

Die Echokardiographie ermöglicht, wie eben dargestellt wurde, auch in der Sportmedizin sowohl qualitative als auch quantitative Betrachtungen des Herzens, seiner

Größe und Funktion, wodurch sie in der Leistungsdiagnostik vornehmlich im Rahmen von Langzeitbeobachtungen einen gesicherten Platz erworben hat.

Literatur

(1) Aigner, A., Muß, N.: Echokardiographische Beurteilung der linksventrikulären Funktion während isometrischer Muskelarbeit und der Valsalva'schen Preßdruckprobe. Acta med. Austriaca 5, 124 (1978).
(1 a) Aigner, A., Muß, N., Krempler, F., Fenninger, H., Sandhofer, F.: Einfluß einer akuten β_1- und β_1/β_2-Rezeptorenblockade auf den Kohlenhydrat- und Fettstoffwechsel unter Belastungsbedingungen. Dtsch. med. Wschr. 108, 293 (1983).
(2) Allen, H. D., Goldberg, S. J., Sahn, D. J., Schy, N., Wojcik, R.: A quantitative echocardiographic study of champion childhood swimmers. Circulation 55, 142 (1977).
(3) Babskij, E. B., Karpman, V. L.: Vremennye sootnošenija meždu električeskimi i mechaničeskimi projavlenijami dejatel'nosti želudočkov serdca čeloveka. In: Probl. sovrem. fiziol. nervn. i myšečn. sistem. Tbilissi 1956.
(4) Berljand, A. S.: Poroki serdca. Gosmedizdat USSR, Kiev 1948.
(5) Bevegård, S., Freyschuss, U., Strandell, T.: Circulatory adaption to arm and leg exercise in supine and sitting position. J. appl. Physiol. 21, 37 (1966).
(6) Bevegård, S., Shepherd, J. T.: Reaction in man of resistance and capacity vessels in forearm and hand to leg exercise. J. appl. Physiol. 21, 123 (1966).
(7) Broustet, J.-P.: Sportkardiologie. Enke, Stuttgart 1980.
(8) Bubenheimer, P., Roskamm, H., Samek, L., Schmeisser, H.-J.: Echokardiographie zur Beurteilung der Arbeitsweise des linken Ventrikels unter dynamischer körperlicher Belastung. Sportarzt u. Sportmed. 28, 345 (1977).
(9) Clausen, J. P.: Muscle blood flow during exercise and its significance for maximal performance. In: Limiting factors of physical performances. Ed. J. Keul. Thieme, Stuttgart 1973.
(10) Clausen, J. P.: Circulatory adjustments to dynamic exercise and effect of physical training in normal subjects and in patients with coronary artery disease. Progr. Cardiovasc. Dis. 18, 459 (1976).
(11) Clausen, J. P., Klausen, K., Rasmussen, B., Trap-Jensen, J.: Central and peripheral circulatory changes after training of the arms or legs. Amer. J. Physiol. 225, 675 (1973).
(12) Clausen, J. P., Lassen, N. A.: Muscle blood flow during exercise in normal man studied by the ^{133}Xenon clearance method. Cardiovasc. Res. 5, 245 (1971).
(13) Czermak, J.: XVIII. Int. World Congr. Sport Med., Oxford 1970.
(14) Daniels, J., Oldrige, N.: Changes in oxygen consumption of young boys during growth and running training. Med. Sci. Sports 3, 161 (1971).
(15) Dibner, R. D.: O funkzional'nych diastoličeskich šumach u zdorovych ljudej. Sov. Med. 4, 71 (1967).
(16) Dibner, R. D.: Phonokardiographie in der Sportmedizin. Barth, Leipzig 1972.
(17) Dibner, R. D., Lutkov, V. F.: Hemodinamika u sportsmenov s sistoličeskimi šumami serdca. Materialy X. Vsesojuznoj naučn. konf. po fiziologii, morfologii i biochimii myšečnoj dejatel'nosti. Moskva 1968.
(18) Dickhuth, H.-H., Simon, G., Wildberg, A., Kindermann, W., Keul, J.: Echokardiographische Untersuchungen bei Sportlern verschiedener Sportarten und Untrainierten. Z. Kardiol. 68, 449 (1979).
(19) Eriksson, B. O., Koch, G.: Effect of physical training on hemodynamic response during submaximal and maximal exercise in 11–13 years old boys. Acta Physiol. Scand. 87, 27 (1973).
(20) Frank, O.: Zur Dynamik des Herzmuskels. Z. Biol. 32, 370 (1895).
(21) Franz, I.-W., Lohmann, F. W.: Der Einfluß einer chronischen sog. kardioselektiven und nicht kardioselektiven β-Rezeptoren-Blockade auf den Blutdruck, die O_2-Aufnahme und den Kohlenhydratstoffwechsel. Z. Kardiol. 68, 503 (1979).
(22) Freyschuss, U., Strandell, T.: Circulatory adaption to one- and two-leg exercise in supine position. J. appl. Physiol. 25, 511 (1968).
(23) Gauer, O. H., Kramer, K., Jung, R. (Hrsg.): Physiologie des Menschen, Bd. 3: Herz und Kreislauf. Urban & Schwarzenberg, München 1972.
(24) Gilbert, C. A., Nutter, D. O., Felner, J. M., Perkins, J. V., Heymsfield, S. B.: Echocardiographic study of cardiac dimensions and functions in the endurance-trained athlete. Amer. J. Cardiol. 40, 528 (1977).
(25) Gleason, W. L., Braunwald, E.: Studies on the first derivative of the ventricular pressure puls in man. J. clin. Invest. 41, 80 (1962).
(26) Grimby, G.: Renal clearances during prolonged supine exercise at different loads. J. appl. Physiol. 20, 1294 (1965).
(27) Haddy, J. F., Scott, J. B.: Metabolically linked vasoactive chemicals in local regulation of blood flow. Physiol. Rev. 48, 688 (1968).

(28) Henschen, S.: Skilauf und Skiwettlauf. Eine medizinische Sportstudie. Mitteilungen aus der Med. Klinik Uppsala 2, 15 (1899).
(29) Holldack, K., Wolf, D.: Atlas und kurzgefaßtes Lehrbuch der Phonokardiographie und verwandter Untersuchungsmethoden. 4. Aufl. Thieme, Stuttgart 1974.
(30) Hollmann, W.: Zur Frage der Dauerleistungsfähigkeit. Fortschr. Medizin 79, 439 (1961).
(31) Hollmann, W.: Körperliches Training als Prävention von Herz-Kreislaufkrankheiten. Hippokrates, Stuttgart 1965.
(32) Hollmann, W., Hettinger, Th.: Sportmedizin – Arbeits- und Trainingsgrundlagen. Schattauer, Stuttgart 1976.
(33) Holmberg, S., Serzysko, W., Varnauskas, E.: Coronary circulation during heavy exercise in control subjects and patients with coronary heart disease. Acta med. Scand. 190, 465 (1971).
(34) Howald, H., Maire, R., Heierli, B., Follath, F.: Echokardiographische Befunde bei trainierten Sportlern. Schweiz. Med. Wschr. 107, 1662 (1977).
(35) Jørgensen, C. R., Wang, K., Wang, Y., Gobel, F. L., Nelson, R. R., Taylor, H.: Effect of propranolol on myocardial oxygen consumption and its hemodynamic correlates during upright exercise. Circulation 48, 1173 (1973).
(36) Karpman, V. L.: Fazovoj analiz serdečnoj dejatel'nosti. Medicina, Moskva 1965.
(37) Keul, J., Haralambie, G.: Energiestoffwechsel und körperliche Leistung. In: Zentrale Themen der Sportmedizin. 2. Aufl. Hrsg. W. Hollmann. Springer, Berlin 1977.
(38) Keul, J., Kindermann, W., Huber, G.: Die Wirkung des β-Rezeptorenblockers (Bunitrolol) auf Kreislauf und Stoffwechsel bei Bobfahrern. Leistungssport 7, 80 (1977).
(39) Kindermann, W., Keul, J., Simon, G., Reindell, H.: Anpassungserscheinungen durch Schul- und Leistungssport im Kindesalter. Sportwissenschaft 8, 222 (1978).
(40) Kitamura, K., Jørgensen, C. R., Gobel, F. L., Taylor, H. L., Wang, Y., Olds, D. P.: Hemodynamic correlates of myocardial oxygen consumption during upright exercise. J. appl. Physiol. 32, 516 (1972).
(41) Knapp, E., Aigner, A., Baumgartl, P., Raas, E.: Zur Frage der Frequenzabhängigkeit systolischer Kreislaufzeiten und daraus berechneter Indices. Z. Kreislaufforschg. 61, 492 (1972).
(42) Knapp, W. H., Brinkhus, H. B.: M-Mode-Echokardiographie in der Herzfunktionsdiagnostik. Fortlaufende Registrierung transversaler linksventrikulärer innerer Durchmesser. III. Messungen bei Leistungssportlern. Z. Kardiol. 66, 107 (1977).
(43) Lehrl, S., Blaha, L., Spörl, G.: Psychisches Befinden von Sportschützen im Training unter Placebo und Oxprenolol (Trasicor ®). Sportarzt u. Sportmed. 28, 86 (1977).
(44) Linzbach, J.: Herzhypertrophie und kritisches Herzgewicht. Klin. Wschr. 26, 459 (1948).
(45) Mason, D. T., Spann jr., J. F., Zelis, R.: Quantification of the contractile state of the intact human heart. Maximal velocity of the contractile element shortening determined by the instantaneous relation between the rate of pressure rise and pressure in the left ventricle during isovolumic systole. Amer. J. Cardiol. 26, 248 (1970).
(46) Menapace, F. J., Hammer, W. J., Kessler, K. K., Ritzer, T., Bove, A. A., Warner, H. H., Spann, J. F.: Echocardiographic measurements of left ventricular wall thickness in weight lifters: a problem with the definition of ASH. Amer. J. Cardiol. 39, 276 (1977).
(47) Morganroth, J., Maron, B. J., Henry, W. L., Epstein, S. E.: Comparative left ventricular dimensions in trained athletes. Ann. Intern. Med. 82, 521 (1975).
(48) Moser, B., Hilmer, W.: Zur Beta-Sympathikolyse bei Sportschützen. Sportarzt u. Sportmed. 28, 352 (1977).
(49) Müller, E. A.: Regulation der Pulsfrequenz in der Erholungsphase nach ermüdender Muskelarbeit. Int. Z. angew. Physiol. 16, 25 (1955).
(50) Muß, N., Aigner, A.: Echokardiographische und ergospirometrische Untersuchungen an einer Bundesliga-Fußballmannschaft. Schweiz. Z. Sportmed. 28, 104 (1980).
(51) Neuman, J., Zoulek, D.: Fonokardiografické nálezy u lyžaru-bezcu. Časop. lek. cesk. 90, 719 (1951).
(52) Parker, B. M., Londeree, B. R., Cupp, G. V., Dubiel, J. P.: The noninvasive cardiac evaluation of long distance runners. Chest 73, 376 (1978).
(53) Reindell, H., Klepzig, H., Steim, H., Musshoff, K., Roskamm, H., Schlidge, E.: Herz- und Kreislaufkrankheiten und Sport. Barth, München 1960.
(54) Reindell, H., König, K., Roskamm, H.: Funktionsdiagnostik des gesunden und kranken Herzens. Thieme, Stuttgart 1967.
(55) Roskamm, H.: Die Funktion des physiologisch hypertrophierten Myokards. Verh. Dtsch. Ges. Kreislaufforschg. 38, 77 (1972).
(56) Roskamm, H.: Myocardial contractility during exercise. In: Limiting factors of physical performance. Ed. J. Keul. Thieme, Stuttgart 1973.
(57) Roskamm, H., Rudroff, W., Petersen, J., Schwendel, V., Pittroff, B., Weidemann, H., Reindell, H.: Die maximale Druckanstiegsgeschwindigkeit während standardisierter körperlicher Belastung als Maß für die Kontraktilität des Herzens. Verh. Dtsch. Ges. Kreislaufforschg. 36, 278 (1971).

(58) Rowell, L. B.: Human cardiovascular adjustments to exercise and thermal stress. Physiol. Rev. 54, 75 (1974).
(59) Rowell, L. B., Blackmon, J. R., Bruce, R. A.: Indocyanine green clearance and estimated hepatic blood flow during mild to maximal exercise in upright man. J. clin. Invest. 43, 1677 (1964).
(60) Simon, G., Dickhuth, H.-H., Keul, J.: Echokardiographie zur Funktionsbeurteilung des Herzens. Enke Copythek, Stuttgart 1981.
(61) Simon, G., Dickhuth, H., Staiger, J., Essig, C., Kindermann, W., Keul, J.: Zur Aussagefähigkeit der Echokardiographie bei körperlicher Belastung. Med. Klin. 74, 1320 (1979).
(62) Starling, E. H.: Linacre lecture on the law of the heart. Cambridge 1915. Longmans, Green & Co., London 1918.
(63) Stegemann, J.: Herz und Kreislauf im Sport. In: Zentrale Themen der Sportmedizin. 2. Aufl. Hrsg. W. Hollmann. Springer, Berlin 1977.
(64) Stegemann, J., Kenner, Th.: A theory on heart rate control by muscular metabolic receptors. Arch. Kreisl.-Forschg. 64, 185 (1971).
(65) Stenberg, J., Åstrand, P.-O., Ekblom, B., Royce, J., Saltin, B.: Hemodynamic response to work with different muscle groups, sitting and supine. J. appl. Physiol. 22, 61 (1967).
(66) Thron, H. L., Brechmann, W., Wagner, J., Keller, K.: Quantitative Untersuchungen über die Bedeutung der Gefäßdehnungsreceptoren im Rahmen der Kreislaufhomoiostase beim wachen Menschen. I. Das Verhalten von arteriellem Blutdruck und Herzfrequenz bei abgestufter Veränderung des transmuralen Blutdrucks im Bereich des Carotissinus. Pflügers Arch. ges. Physiol. 293, 68 (1967).
(67) Ulbrich, J. I.: Zit. nach Dibner, R. D. (16).
(68) Weissler, A. M., Harris, W. S., Schoenfeld, D. C.: Systolic time intervals in heart failure in man. Circulation 37, 149 (1968).
(69) Wezler, K.: Neue Erkenntnisse über die Autoregulation des Herzens. Ärztl. Fortbildung 17, 5 (1969).
(70) Zobl, E. G., Talmers, F. N., Christensen, R. C., Baer, L. J.: Effect of exercise on the cerebral circulation and metabolism. J. appl. Physiol. 20, 1289 (1965).

Kapitel 3

EKG und Sport

E. Raas

Vorbemerkung

So wie sich der trainierte Sportler vom untrainierten durch eine Reihe von morphologischen und physiologischen Besonderheiten unterscheidet, zeigt auch die elektrokardiographische Stromkurve sowohl in Ruhe als auch im Belastungsversuch in der Regel charakteristische Differenzen. In diesem Sinne war es das Bemühen dieses Beitrages, den Sportler und Nichtsportler in Ruhe und bei Belastung durch die Brille des Elektrokardiogramms zu betrachten, auf sich ergebende Eigenheiten hinzuweisen und allfällige Auffälligkeiten zu bewerten. Es wurde versucht, das Hauptgewicht der Ausführungen auf die vorwiegenden Belange und Erfordernisse der sportmedizinischen Praxis zu legen. Sie beziehen sich auf Erkenntnisse an über 50.000 EKGs, erhoben vorwiegend an Sportlern oder Herz-Kreislauf-Kranken. Es war nicht die Absicht, einen EKG-Kurs für Sportmediziner zu schreiben oder den vielen Monographien eine weitere hinzuzufügen. Eine gewisse elektrokardiographische Kenntnis und Erfahrung wurde deshalb vorausgesetzt. Aus diesem Grunde wurde auch auf eine entsprechende Dokumentation der Ausführungen durch Kurvenbeispiele weitestgehend verzichtet. Diese mögen den bewährten Büchern und Atlanten entnommen werden, von denen einige bedeutende, ohne Anspruch auf Vollständigkeit, im Literaturverzeichnis zusammengestellt sind.

Einleitung

Besonders unter Hochleistungsbedingungen, aber auch bei nicht wettkampfmäßig betriebenen Sportarten im Breitensport, wie Laufen, Radfahren, Rudern, Bergsteigen, im Skilanglauf, beim Schwimmen über lange Distanzen und dem größten Teil der Ballspiele, wird vor allen anderen sportmotorischen Eigenschaften die Ausdauer und damit das kardiozirkulatorische System beansprucht. Andererseits sind es gerade die degenerativen Gefäßerkrankungen, die in den Morbiditäts- und Mortalitätsstatistiken, zumindest in unserem Zivilisationsbereich, einen traurigen Rekord erreicht haben und teilweise sogar noch weiter ansteigen. 60 bis 65% davon betreffen jene des Herzens mit einer Kulmination im 5. und 6. Lebensjahrzehnt. Eine derartige potentielle Bedrohung und Gefährdung unserer Gesundheit, das Wissen um die erstaunlichen Möglichkeiten einer entsprechenden kardialen Prävention durch eine dosierte Ausdauerbelastung im Sinne des Breitensports sowie die enorme Inanspruchnahme des kardiorespiratorischen Systems im Hochleistungssport begründen die Forderung, wonach im Rahmen von sportärztlichen Untersuchungen jenen Methoden eine zentrale Wertigkeit eingeräumt werden muß, die auf die Beurteilung von Herz und Kreislauf abzielen. Neben der einschlägigen Anamnese und der subtilen klinischen Untersuchung rangiert dabei unter allen apparativen Methoden die

Registrierung der elektrokardiographischen Stromkurve in den üblichen 12 Ableitungen einschließlich einer genormten Belastung an 1. Stelle. Eine der Sorgfaltspflicht des Arztes entsprechende Aussage über die Funktionstüchtigkeit des Herzens im Hinblick auf eine sportliche Aktivität oder eine allfällige Einschränkung einer solchen infolge einer einschlägigen Erkrankung bedarf unabdingbar des *Elektrokardiogramms* ohne Vorbehalt. Nur für Belastungstests sind die entsprechenden Kontraindikationen zu beachten. Die besondere Bedeutung eines solchen Verfahrens liegt unter anderem in der Diagnostik von Störungen der Reizbildung und -leitung, der Erfassung von Schäden der koronaren Strombahn, der Erkennung von Vergrößerungen einzelner Herzabschnitte, der Beurteilung der kardialen Leistungsbreite und der richtigen Zuordnung von trainingsphysiologischen Folgezuständen beim Hochleistungssportler. Durch die praktisch unbegrenzte einfache Möglichkeit von Wiederholungsuntersuchungen unter gleichbleibenden Abnahme- und Belastungsbedingungen können zum Zwecke einer Längsschnittbeurteilung Veränderungen im Sinne eines verbesserten, eines sich verschlechternden, eines überbeanspruchten oder sich anbahnenden pathologischen Zustandes des Herzens wahrgenommen werden. Besonders das bunte Bild subjektiver Empfindungen im und um das Herz, konkret die diagnostische Unterscheidung von Dyskardien und echten Stenokardien ist eine weitere Domäne des *Elektrokardiogramms, besonders unter dynamischer Belastung*. Zweifelsohne ist die kategorische Forderung nach dem Belastungs-EKG zur Beurteilung von Sportlern allein wegen des Zeitaufwandes in der Allgemeinpraxis nicht leicht zu verwirklichen. Da aber eine solche unabdingbar ist, muß es dahingestellt bleiben, die elektrokardiographische Exploration eines Sportlers bei einem internistischen Fachkollegen durchführen zu lassen. Die Erfahrungen über die Häufigkeit von auffälligen EKG-Veränderungen bei Routineuntersuchungen von Sportlern bestätigen die Auffassung von der Notwendigkeit einer Registrierung der elektrokardiographischen Stromkurve. In der Häufigkeitstabelle der von der Norm abweichenden Herz-Kreislauf-Befunde rangiert das EKG neben dem Echokardiogramm an 1. Stelle, unter den einfachen kardiologischen Untersuchungsmethoden zeigt es die größte Transparenz (10, 14, 18, 39). Jeder 7. subjektiv vermeintlich Gesunde fällt, betrachtet durch die Brille des Elektrokardiogramms, mehr oder weniger, in günstiger oder ungünstiger Weise, aus dem Rahmen der Norm, wie Erfahrungen an über 60.000 aktiven Sportlern und Nichtsportlern der verschiedensten Disziplinen und Leistungsklassen zeigen (Tab. 1). Erwartungsgemäß erhöht sich dieser Promillesatz bei relevanten Beschwerden oder auffälligem physikalischem Befund. Besonders wertvoll wird das EKG in der Zusammenschau ergänzender kardiologischer Untersuchungsverfahren, denn letzten Endes ist der Mensch nicht am EKG, sondern am Herzen krank.

Physiologische Grundlagen

Die Methode der Elektrokardiographie basiert auf der Registrierung von Aktionsströmen des Herzmuskels, deren Potentialdifferenzen an der Oberfläche des menschlichen Körpers durch Elektroden abgenommen und mittels eines Galvanometers gemessen werden. Das typische Bild des Elektrokardiogramms des Menschen

Tab. 1. Zur Häufigkeit auffälliger EKG-Befunde.

SUBJEKTIV BESCHWERDEFREI			BESCHWERDEN
UNAUFFÄLLIGE	AUFFÄLLIGE GEZIELTE ANAMNESE		
UNAUFFÄLLIGER		AUFFÄLLIGER PHYS. BEFUND	
42 o/oo	112 o/oo	142 o/oo	246 o/oo
(jeder 24.)	(jeder 9.)	(jeder 7.)	(jeder 4.)

kann dabei als Differenzkurve von entgegengerichteten und ungleichen Aktionsströmen mit konkordanter Nachschwankung interpretiert werden. Auf eine rasch verlaufende Anfangsschwankung (Phase der Erregungsausbreitung oder Depolarisation) folgt zunächst ein auf der Null-Linie liegendes Zwischenstück (Zustand der vollständigen Erregung) und letztlich eine langsamere, flachere End- oder Nachschwankung (Phase der Erregungsrückbildung oder Repolarisation). Das normale Erregungsmuster nimmt vom autonomen *Sinusknoten,* der nach der Einmündung der oberen Hohlvene im rechten Vorhof liegt, seinen Ausgang. Von diesem, wegen seiner hohen Eigenfrequenz auch Schrittmacher genannten Ausgangsareal aus speziellen Muskelzellen gelangt die Erregung im wesentlichen über *3 internodale Bahnen* von rechts nach links und kaudal, um auf den *AV-Knoten* zu treffen, der unter dem Endokard der dorsalen und basalen Anteile der Vorhofscheidewand situiert ist. Entsprechend der geringen Reizleitungsfähigkeit des AV-Knotens wird die Erregung zunächst gebremst, beschleunigt sich jedoch wieder im *His-Bündel* im membranösen Teil des Kammerseptums, um sich nach Erreichen des muskulären Septumbereiches in einen *rechten und linken Tawara-Schenkel* aufzuteilen. Letzterer gabelt sich bereits früh in einen *vorderen und hinteren Faszikel.* Im *Purkinjeschen Fasernetz* aufgefächert werden die subendokardial gelegenen Schichten beider Kammern erreicht, von wo aus letztlich vom Septum ausgehend die Kammererregung in genau vorgegebener Folge peripherwärts zum Epikard erfolgt. Die anschließende Phase der Repolarisation vollzieht sich in umgekehrter Richtung, also vom Epikard zum Endokard. Deren Vektoren zeigen jedoch in dieselbe Richtung, weshalb in den meisten Ableitungen der QRS-Komplex und die T-Welle konkordant sind.

Die üblichen Standardableitungen des Ruhe-EKG

Es ist prinzipiell möglich, die Aktionsströme des Herzens an allen Stellen der Körperoberfläche durch entsprechende Elektroden abzuleiten. In der allgemein-internistischen und im besonderen der sportmedizinischen Praxis haben sich bewährt: Als bipolare Extremitäten die sogenannten Standardableitungen nach *Einthoven,* als unipolare Extremitätenableitungen jene nach *Goldberger* sowie die unipolaren Brustwandableitungen nach *Wilson.* Die ersteren werden jeweils durch 3, die letzten durch 6 differente Elektroden abgegriffen. Vor allem in der kardiologischen Praxis kommen fallweise noch die bipolaren Ableitungen nach *Nehb* zur Anwendung. Das *Frank*sche Ableitungssystem, die Methode der Vektorkardiographie und das His-Bündel-EKG sind zeitaufwendig, erfordern einschlägige Erfahrung und sind deshalb meist klinischen Zentren vorbehalten. Aus diesem Grunde unterbleibt in diesem Rahmen ihre Erörterung ebenso wie jene des His-Bündel-EKG.

Die *Standardableitungen* nach *Einthoven* erfassen die zentral vom Myokard erzeugten Spannungsdifferenzen in der Körperperipherie, indem die entsprechenden Potentialunterschiede durch Elektroden gemessen werden, die üblicherweise an Unterarmen bzw. Unterschenkeln angelegt sind. Man bezeichnet sie als
Ableitung I, als die Verbindung linker Arm – rechter Arm,
Ableitung II, als die Verbindung rechter Arm – linkes Bein, und
Ableitung III, als die Verbindung linker Arm – linkes Bein.
Die dabei gewonnenen bipolaren Ableitungen erfassen vorwiegend die in der Frontalebene meßbaren Potentialdifferenzen. Verbindet man die 3 Ableitungspunkte, so ergibt sich ein Dreieck (*Einthoven*sches Dreieck), in dessen Mitte das Herz liegt. Repräsentiert durch den Summationsvektor läßt sich die Lage des Herzens in der Frontalebene durch das Fällen von Loten auf die Ableitungslinien definieren. Die Größe der Ableitung II entspricht der Summe der Ableitung I + III.

Nach *Goldberger* wird die Spannungsdifferenz zwischen einer Extremität (differente Elektrode) gegen ein durch Zusammenschluß der beiden übrigen Ableitungen gewonnenes Mittelpotential (indifferente Elektrode) abgeleitet. Durch einen derartigen Zusammenschluß werden gegenüber anderen unipolaren Ableitungssystemen größere Ausschläge erreicht, was durch den Buchstaben a (augmented) gekennzeichnet ist. Die *Goldberger-Ableitungen* werden als aVR, aVL und aVF gekennzeichnet. Sie ermöglichen in Ergänzung zu den bipolaren Extremitätenableitungen eine erweiterte, präzisere Erfassung der Frontallage des Herzens (horizontal, semihorizontal, intermediär, semivertikal, vertikal).

Wilson hat Ableitungen angegeben, die es gestatten, die frontale Ebene des Vektorenspektrums zu registrieren. Es handelt sich wiederum um unipolare Ableitungen zwischen einer differenten Tastelektrode und dem Nullpotential eines indifferenten Central terminals. Unterschiedlich zu den Extremitätenableitungen erfolgt die Abnahme der Potentialdifferenzen nach *Wilson* in der Frontalebene an international genau festgelegten Punkten der vorderen und linksseitigen Brustwand. Diese sogenannten *Brustwandableitungen* gehören heutzutage nicht nur zum Standardprogramm einer der Sorgfaltspflicht entsprechenden elektrokardiographischen Untersuchung, sie sind besonders zur Erfassung pathologischer Zustände (koronare Herzerkrankung, Blockierungen, Hypertrophien und dergleichen) bedeutsam. Sie werden als V_1 bis V_6 gekennzeichnet. Die Elektroden sind wie folgt anzusetzen:
V_1: *4. Interkostalraum (ICR), parasternal rechts*
V_2: *4. ICR, parasternal links*
V_3: *Zwischen V_2 und V_4*
V_4: *5. ICR, in der Medioklavikularlinie*
V_5: *5. ICR, in der vorderen Axillarlinie*
V_6: *5. ICR, in der mittleren Axillarlinie.*

Im Normalfall spiegeln die Ableitungen V_1 und V_2 die elektrischen Phänomene des rechten, die Ableitungen V_5 und V_6 jene des linken Herzens wider, während V_3 und V_4 in etwa dem Septumbereich entsprechen.

Allfällig ergänzende Ableitungspunkte sind entsprechend zu kennzeichnen (rechts, links, mit entsprechender topographischer Zuordnung).

Um die bipolaren Ableitungen A (anterior, ähnlich der Ableitung II), I (inferior, ähnlich der Ableitung III) und D (dorsal, ähnlich der Ableitung I) nach *Nehb* zu erfassen, wird die rechte Armelektrode an den Ansatz der 2. Rippe rechts, die linke Armelektrode im 5. ICR in der linken hinteren Axillarlinie und die linke Beinelektrode im 5. ICR im Schnittpunkt mit der linken Medioklavikularlinie angebracht.

Häufige technische Störungen

Technische Störungen eines ansonsten normalen Elektrokardiogramms können verursacht sein durch Muskelzittern, Wechselstrom oder Defekte im Kabel- oder Anschlußbereich. Hinzu kommen Artefakte durch schlechten Elektrodenkontakt, Bewegungen des Probanden bei der Abnahme des EKG und falsche Polung der Elektroden. *Muskelzittern* äußert sich durch unregelmäßige kleine Zacken, die durch Aktionspotentiale besonders der Extremitätenmuskulatur entstehen. Wohltemperierte Räume und entspannte, bequeme Lage lassen die Störungen in der Regel vermeiden.

Störungen durch *Wechselstrom* geben sich durch regelmäßige Schwingungen von 50 Hertz zu erkennen. Durch eine gute Erdung, einwandfreie elektrische Anschlüsse und Herabsetzung des Hautwiderstandes durch Auftragen einer Elektrodenpaste gelingt es in den meisten Fällen, einwandfreie Kurven zu gewinnen. Kabeldefekte, Zug am Elektrodenkabel und mangelhafte Elektrodenanlage sind häufig Grund für eine *stark schwankende, auf- und abwandernde Null-Linie,* besonders bei der Registrierung der Brustwandableitungen unter Belastungsbedingungen. Kurzes Anhalten der Atmung, Umlagerung des Kabels (unter Umständen Auswechslung desselben) erweisen sich oft als hilfreiche Maßnahmen zur Registrierung einwandfreier Kurven.

Das normale Ruhe-EKG des Sportlers und seine Varianten

Um Fehlinterpretationen zu vermeiden, soll die Auswertung der elektrokardiographischen Stromkurve grundsätzlich systematisch, d. h. in einer bestimmten Reihenfolge und in gleichbleibender Weise vorgenommen werden. In diesem Sinne sind zu berücksichtigen: Die Frequenz, der Rhythmus, der Lagetyp, die Zeitwerte und die formalen Besonderheiten der einzelnen Abschnitte. Liegt eine Vergleichsangabe zu früher angefertigten Kurven vor, soll nach allfälligen Änderungen gefahndet werden. In der abschließenden Beurteilung empfiehlt es sich, nur bei Kenntnis des klinischen Befundes eine Diagnose zu wagen, es sei denn, das Elektrokardiogramm ist in allen Bereichen und unter allen Bedingungen normal. In allen anderen Fällen ist einer deskriptiveren Befundung der Vorzug zu geben.

Frequenz und Rhythmus

Der Sinusknoten als der primäre Schrittmacher des Herzens wird wesentlich durch das vegetative Nervensystem beeinflußt. Ein charakteristisches Zeichen eines ausdauertrainierten Sportlers ist eine *Sinusbradykardie in Ruhe*. Eine solche besteht, wenn die Sinusfrequenz weniger als 60 Schläge pro Minute beträgt. Hervorgerufen

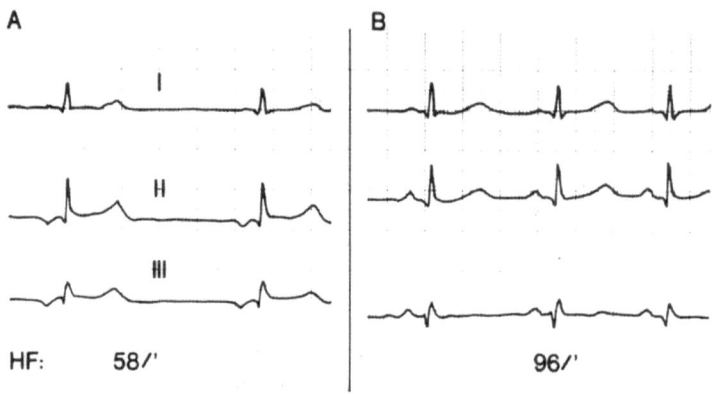

Abb. 1. Sportler-EKG: A: in Ruhe oberer Knotenrhythmus, B: bei Belastung mit 75 Watt Sinusrhythmus.

wird sie durch eine Tonuserhöhung des Parasympathikus, die üblicherweise auch zu einer gleichzeitigen Verlängerung der Diastole (T-P-Intervall) führt. Andere vagal bedingte Einflüsse auf das EKG werden in den einschlägigen Abschnitten behandelt. Bei Hochtrainierten finden sich nicht selten Frequenzen um und sogar unter 40 Schläge pro Minute. Das wesentliche differentialdiagnostische Kriterium einer vagal bedingten Trainingsruhevagotonie gegenüber einer pathologischen Frequenzminderung (Syndrom des kranken Sinusknotens, AV-Block III. Grades) liegt darin, daß diese Bradykardie unter dem Einfluß einer dynamisch ergotropen Belastung von einer prompten Frequenzsteigerung abgelöst wird.

Neben der Sinusbradykardie tritt besonders beim jugendlichen Sportler in Ruhe relativ häufig auch eine *Sinusarrhythmie* in Erscheinung, die respiratorische Schwankungen erkennen läßt. Die Inspiration ist dabei mit einer Frequenzsteigerung, die Exspiration mit einer entsprechenden Frequenzverlangsamung vergesellschaftet. Die Ursache dieses Verhaltens ist in einer reflektorischen Beeinflussung des Sinusknotens zu suchen (wandernder Schrittmacher im Sinusknoten) (Abb. 1). Nicht jede Sinusarrhythmie des Sportlers aber ist eine respiratorische Arrhythmie, worauf bereits *Butschenko* (7) hingewiesen hat, was eigene Beobachtungen bestätigen. Diese beiden Formen sind Ausdruck eines guten Konditionszustandes und sind vorwiegend Jugendlichen vorbehalten. Sie sind durch einen Belastungsversuch von der regellosen Sinusarrhythmie des älteren Menschen zu trennen, für die diese meistens eine Begleiterscheinung einer koronaren Herzerkrankung darstellt.

Das Sportlerherz und seine elektrokardiographischen Lagetypen

In der Frontalebene wird üblicherweise die Lage des Herzens in Graden ausgedrückt. Als Winkel Alpha wird jener Winkel bezeichnet, den der Summationsvektor mit der Ableitung I, also der Horizontalen, bildet. In der Mehrzahl der Fälle überwiegt auch bei Sportlern die Normallage, d. h. der Winkel Alpha liegt bei +30 bis +60 Grad. Relativ häufig wird jedoch, besonders bei Jugendlichen, eine geringe Rechtsdrehung bis gegen +75 Grad, also ein diskreter Rechtstyp, beobachtet. Ausgeprägtere Verschiebungen weiter nach rechts gegen aVF oder gar gegen die Ableitung III hin sind selten. Eine Abweichung der elektrischen Herzachse nach links (zwischen +30 Grad und −30 Grad) gehört nicht zum Typ des normalen Sportler-EKG. Sie kann unter physiologischen Bedingungen nur bei Pyknikern und bei älteren Menschen gefunden werden. Überdrehte Typen (rechts über +120 Grad, links über −30 Grad) sind in der Regel abnorm.

Die normale Transitionszone, also der Septumbereich, der mittels der unipolaren Brustawandableitungen die Drehungen des Herzens um seine Längsachse definiert, findet sich, wie bereits erwähnt, normalerweise zwischen den Brustwandableitungen V_2 und V_3. Sportler unterscheiden sich in diesem Verhalten nur wenig von Nichtsportlern. Mitunter ist jedoch besonders bei hochtrainierten Ausdauersportlern eine Verlagerung nach rechts zu beobachten, was einer Drehung des Herzens im Gegenuhrzeigersinn um seine Längsachse gleichkommt.

Die einzelnen Abschnitte, im besonderen des Sportler-EKG

Die P-*Welle* repräsentiert die Erregungsausbreitung in den Vorhöfen. Entsprechend der zeitlichen Erregungsfolge von rechts nach links wird zuerst der rechte, dann der linke Vorhof aktiviert, was mitunter in den rechtspräkordialen Ableitungen durch ein biphasisches Muster zum Ausdruck kommt. Üblicherweise ist die P-Welle in allen Ableitungen positiv, ausgenommen die Ableitung III, in welcher sie bei starker Querlage auch negativ sein kann; in aVR ist sie immer negativ. Die normale Dauer bis zu 0,10 Sekunden wird auch bei Sportlern unter physiologischen Bedingungen nicht überschritten. Während die übliche Amplitudenhöhe bei gesunden Nichtsportlern durchschnittlich 0,1 bis 0,3 Millivolt (mV) betragen kann, erreichen Trainierte in Ruhe oft kaum 0,1 mV. In Verbindung mit einer Ruhebradykardie sind niedrige und zudem oft gering gekerbte P-Wellen, besonders in den Ableitungen II, III und aVF, auf den verstärkten vagotonen Einfluß zurückzuführen und damit als günstige Variante des Sportler-EKG aufzufassen.

Die *atrioventrikuläre Überleitungszeit* wird vom Beginn der P-Welle bis zum Beginn der Kammererregung gemessen. Ihr Teilabschnitt, die PQ-Strecke, gemessen vom Ende der P-Welle bis zum Beginn des QRS-Komplexes, verläuft normalerweise als Ausdruck der Gesamterregung beider Vorhöfe isoelektrisch und dient deshalb − wie die TP-Strecke − als Null-Linie dem Vergleich von Verlagerungen der ST-Strecke. Unter Normalbedingungen ist das atrioventrikuläre Intervall nicht kürzer als 0,12 und nicht länger als 0,20 Sekunden und verhält sich innerhalb dieser Toleranz meist umgekehrt proportional zur Frequenz. Aufgrund der bereits mehrfach erwähnten vagalen Tonuserhöhung des ausdauertrainierten Sportlers finden sich, verbunden mit einer entsprechenden Bradykardie in Ruhe, nicht selten atrioventrikuläre Überleitungsverzögerungen über 0,20 Sekunden (sec) hinaus, sogar sinuaurikuläre Erregungsverzögerungen I. und II. Grades und das Auftreten einer *Wenckebach*chen Periodik können beobachtet werden (Abb. 2). Wesentlich für die benigne Beurteilung dieser Phänomene ist, daß sie unter Belastung verschwinden, d. h. daß sich die Zeitwerte in den Normbereich reduzieren. Ist dies der Fall, ist die Annahme einer neurovegetativen Verursachung begründet. Zutreffenderweise sollte man für diese passageren Erscheinungsformen weniger von Blockierungen als von vagalen Leitungsverzögerungen in Ruhe sprechen.

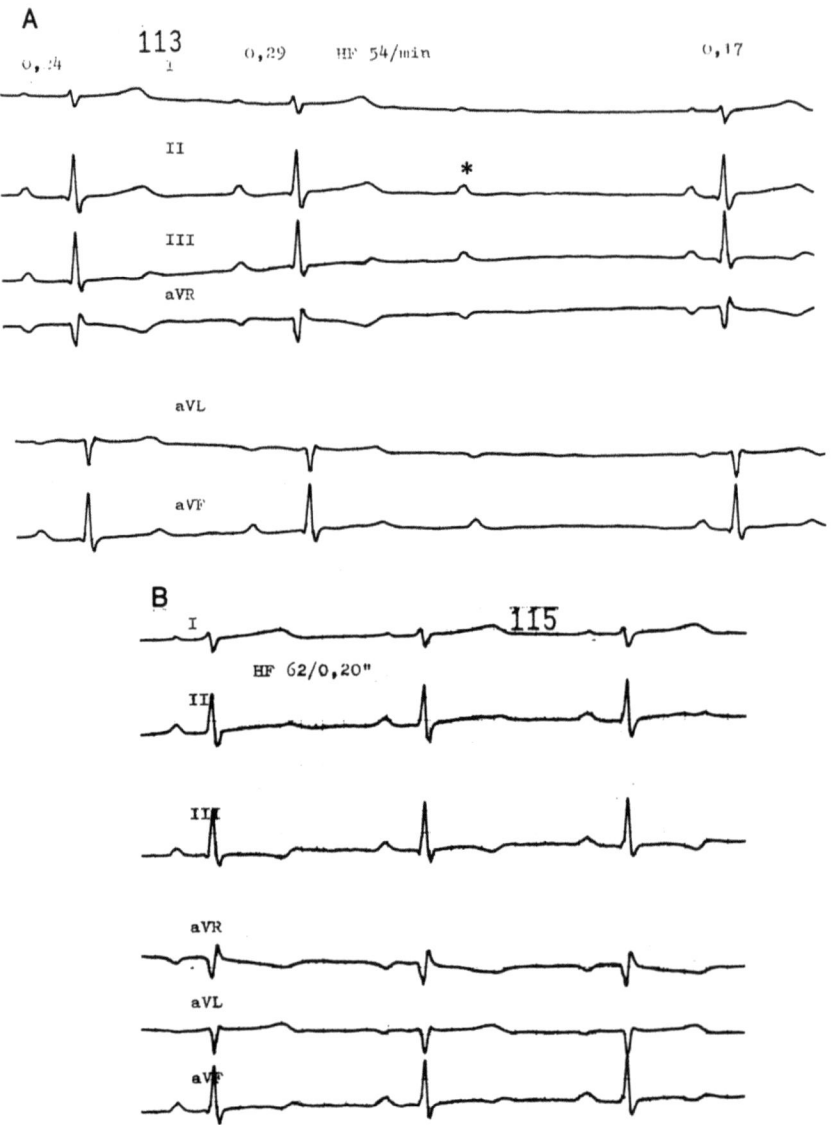

Abb. 2. EKG eines 22jährigen Fußballers: A: in Ruhe funktioneller AV-Block II. Grades, Typ 2 (bei * Ausfall der Kammererregung), B: im Stehen grenzwertige AV-Überleitungszeit, C: unter Belastung mit 195 W/1,73 m² Körperoberfläche normale AV-Überleitungszeit.

Die *QT-Dauer* entspricht der Gesamtdauer der elektrischen Systole. Sie wird vom Beginn der Q-Zacke (R-Zacke) bis zum Ende von T gemessen. Beim Gesunden wird ihr Zeitmaß im wesentlichen von der Frequenz bestimmt. Die meisten zur Beurteilung der Systolendauer angegebenen Formeln ($QT = 0{,}39 \times \sqrt{RR} \pm 0{,}04$) sind für

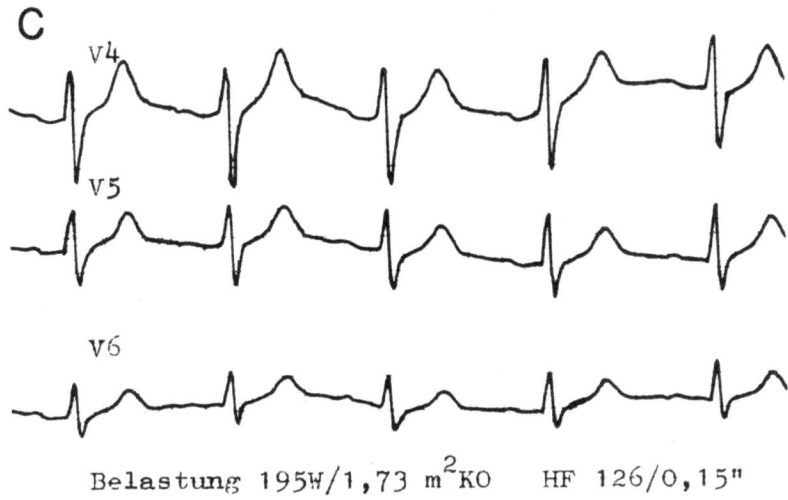

Belastung 195W/1,73 m^{2}KO   HF 126/0,15"

gesunde Untrainierte gültig (16). Für trainierte Sportler jedoch sind diese nicht brauchbar, da sie fälschlicherweise Verlängerungen aufzeigen und somit zu Fehlinterpretationen führen. Lediglich die von *Bacett* (4) und *Butschenko* (7) angebenen Bezugsgrößen (QT = 0,37 × $\sqrt{RR}$ ± 0,04) lassen mit relativ hoher Treffsicherheit bei Sportlern abweichende Änderungen erkennen. Kardiometer oder entsprechende graphische Darstellungen in den Lehrbüchern erleichtern das Meßverfahren.

Der durch die Depolarisation beider Kammern bedingte *QRS-Komplex* (Kammeranfangsschwankung) dauert üblicherweise 0,08 sec. Der obere Toleranzbereich ist unter normalen Bedingungen streng mit 0,10 sec limitiert. Als QR wird jene Teilzeit des QRS-Komplexes bezeichnet, in der die Vektorschleife des Kammerkomplexes an der Elektrode ankommt und von der anschließend die größte Negativitätsbewegung ausgeht. Weil die letztere Bezeichnung zweifelsfrei und präzise den tatsächlichen Umschlagspunkt präzisiert, ist sie den Begriffen wie intrinsic deflection oder oberer Umschlagspunkt vorzuziehen (Abb. 3). Der Normpunkt dieser vom Beginn der Kammererregung bis zur größten örtlichen Negativitätsbewegung zu messenden Teilzeit beträgt für den rechten Ventrikel (V_1 bzw. V_2) 0,03, für den

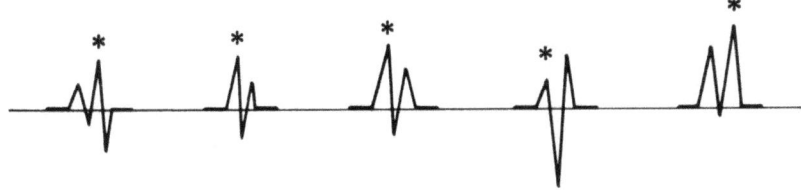

Abb. 3. EKG-Schema: Die Markierung kennzeichnet den jeweiligen Beginn der größten örtlichen Negativitätsbewegung.

linken (V_5 bzw. V_6) 0,055 sec. Überschreitungen der gesamten QRS-Dauer über 0,10 sec und der Toleranzwerte für die Teilzeiten sind als ventrikuläre Leitungsstörungen (intraventrikuläre Blockierungen) aufzufassen und damit als pathologisch zu bewerten. Sie gehören nicht zum Bild des normalen Sportler-EKG und stellen somit auch keine Normvariante desselben dar. In formaler Hinsicht finden sich bei ausdauertrainierten Sportlern häufig Aufsplitterungen und Knotungen des Kammerkomplexes wie z. B. das Bild von rSr' rechtspräkordial in den Brustwandableitungen. Es ist dies der physiologische Ausdruck der an die obere Grenze der Norm heranreichenden Depolarisationsdauer des rechten Ventrikels eines regulativ vergrößerten Sportlerherzens und keineswegs als Block, weder im physiologischen noch pathologischen Sinn, zu interpretieren. Solche Bezeichnungen führen nur zu Unsicherheit und mitunter falschen Konsequenzen. Diesbezüglichen gleichsinnigen Feststellungen von *Schmidt* (36), *Roskamm* (34) und *Rost* (35) wird deshalb mit dem Gewicht einer 25jährigen Erfahrung mit Nachdruck zugestimmt. Allenfalls gegenteilige oder anderslautende Beobachtungen (7, 26, 40) dürften auf die oben erwähnten unterschiedlichen Begriffsbestimmungen von QR zurückzuführen sein. Zum Unterschied der Dauer stellt sich das Problem der Amplitude der einzelnen Zacken des QRS-Komplexes, welche mitunter bedeutsame Veränderungen im EKG des Sportlers gegenüber dem Nichtsportler erkennen lassen. Eine Ausnahme macht praktisch nur die S-Zacke, die in beiden Gruppen etwa gleich groß ist. Dagegen werden die Amplituden der Q- und R-Zacke sowohl in den Standard- als auch in den Brustwandableitungen in der Regel zwar meist in Relation zum Ausprägungsgrad der Ausdauertrainiertheit, in Ruhe wesentlich größer gefunden als bei Nichtsportlern. So kann die Q-Zacke linkspräkordial (V_5 bzw. V_6) absolut das Doppelte (0,5 mV) von Nichtsportlern erreichen. Relativ aber, wonach eine normale Q-Zacke nicht 25% der Amplitude von R übersteigen darf, bleibt das Verhältnis wegen der meist gleichzeitig vergrößerten R-Zacke gewahrt. Die Dauer der Q-Zacke des Trainierten übersteigt jedoch normalerweise nie den Toleranzbereich des Untrainierten (0,03 sec), eine Feststellung, die zu dem paßt, was über die Gesamtdauer von QRS gesagt wurde. Im normalen Elektrokardiogramm findet sich die tiefste S-Zacke üblicherweise in V_2, die größte R-Zacke in V_4. Nach *Sokolow* und *Lyon* (37) übersteigt die Summe von R in V_1 und S in V_5 bei gesunden Nichttrainierten unter physiologischen Bedingungen nicht 1,05 mV und R in V_5 und S in V_1 nicht 3,5 mV. Neben der bereits erwähnten, oft auffallend starken Vergrößerung der R-Zackenamplitude in V_4, welche so wie die Q-Zacke bei Sportlern auf das Doppelte des *Sokolow*-Index für die linke Kammer ansteigen kann, gehören Überschreitungen beider Indices über das angegebene, für Nichtsportler gültige Grenzmaß hinaus zu einem normalen elektrokardiographischen Bild. Auch diese Besonderheiten sind in Übereinstimmung mit *Butschenko* (7) als eine besonders den jugendlichen und asthenischen Sportler kennzeichnende Variante der Norm einzuschätzen und als Ausdruck einer physiologischen Anpassungshypertrophie beider Ventrikel und nicht als Folge einer allfälligen gesteigerten Herzarbeit durch pathologisch vermehrte Druck- oder Volumenleistung zu qualifizieren. In diesem Sinne zeigen Leistungsfähigkeit, Herzgröße und Indices direkte Korrelationen, wie ausführliche Untersuchungen von *Reindell* (30) und eigene Untersuchungen (29) gezeigt haben.

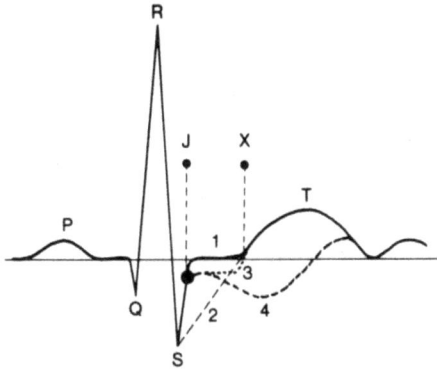

Abb. 4. Bewertung der ST-Strecken-Senkung: J-Punkt: Übergang des aufsteigenden Schenkels von S in die ST-Strecke, X-Punkt: Überkreuzen der gesenkten ST-Strecke mit der Null-Linie. Pathologische Werte sind: Abstand J zu X über 0,08 sec bzw. QX/QT über 0,6 sec. Normale (1 und 2) sowie pathologische (3 und 4) ST-Streckenveränderungen.

Die *ST-Strecke*, gemessen vom Ende der S-Zacke bis zum Beginn der T-Welle, entspricht dem Zustand der vollständigen Kammerdepolarisation. In den Extremitäten- und linkspräkordialen Brustwandableitungen verläuft sie normalerweise isoelektrisch. Bezogen auf die PQ- bzw. TP-Strecke sind Senkungen bis zu 0,05 mV und Hebungen bis zu 0,15 mV links noch als nicht abnorm zu beurteilen, in den rechtspräkordialen Ableitungen V_1 und V_2 kann die ST-Strecke jedoch bis zu 2,5 mV unter Normbedingungen angehoben sein, besonders wenn sie Girlandenform zeigt. In Verbindung mit einer entsprechenden Bradykardie, einer geringen Amplitude von P bei Erhöhung der T-Welle gehört in Ruhe ein derartiger muldenförmiger, leicht über der Null-Linie gelegener Verlauf der ST-Strecke auch in den Ableitungen von V_4 bis V_6 zu den Besonderheiten des Sportler-EKG. Bei der relativen Ruhetachykardie des Untrainierten oder des Hyperkinetikers beginnt sie demgegenüber in der Regel leicht gesenkt, um aszendierend auf eine eher flache T-Welle zuzulaufen (Abb. 4).

Die *T-Welle* des Elektrokardiogramms spiegelt die eigentliche Repolarisation der Kammern wider und wird auch als Nachschwankung des EKG bezeichnet. Ihre Höhe muß zur Amplitude der dazugehörigen R-Zacke in Relation gesetzt werden. Sie ist in aVR nie positiv, soll in den Ableitungen V_5 und V_6 mindestens ein Achtel in den Extremitätenableitungen I, II und aVL ein Drittel bis zwei Drittel der Amplitude der R-Zacke betragen. In der Ableitung III und aVF kann sie diskordant zur R-Zacke, also negativ sein. In V_1, und beim Erwachsenen bis zum Ende des 3. Lebensjahrzehntes auch in V_2, ist ein negatives T als normal zu bewerten. Ab diesem Zeitpunkt ist die T-Welle in allen Brustwandableitungen unter physiologischen Verhältnissen positiv, ausgenommen in V_1. Bei trainierten Sportlern werden in Ruhe und unmittelbar nach einer muskulären Belastung oft relativ hohe T-Wellen, besonders in den Brustwandableitungen, beobachtet. Dieses Verhalten spiegelt einerseits in Verbindung mit anderen in den einschlägigen Abschnitten bereits beschriebenen Eigenheiten den starken Ruhe-Einfluß des Parasympathikus wider, andererseits läßt ein derartiges Bild eine besonders große funktionelle Reservekraft des Kreislaufes vermuten (7, 29, 30). Eine diskordant zu R und somit negativ verlaufende T-Welle in Ruhe gehört nicht zum typischen Bild des Sportler-EKG und ist deshalb auch nicht als belanglose Normvariante eines solchen einzustufen. Ein negatives T kann eine Reihe von Ursachen haben, die klinische Interpretation ist deshalb nicht unproblematisch und eine entsprechende Abklärung daher grundsätzlich angezeigt. Läßt sich ein Zustand nach einer Perikarditis ausschließen und bestehen anamnestische Beschwerdefreiheit und unauffälliger klinischer Status, ist ein negatives T meist bedeutungslos und kann häufig, weil lagebedingt, durch Änderung der Körperstellung oder vegetativ metabolisch verursacht durch einen Cold-pressure-Versuch bzw. Gabe eines Beta-Blockers oder Ergotamin zum Verschwinden gebracht werden. Auch ein dynamischer Belastungsversuch kann mitunter ein negatives T aufrichten, Verhaltensweisen, die bei guter Leistungsbreite und erwähnter subjektiver Beschwerdefreiheit allfällige Konsequenzen im Sinne eines Sportverbotes nicht rechtfertigen. Sind diskordant negative T-Wellen durch die erwähnten Manöver nicht zu beeinflussen, und/oder bestehen subjektive Beschwerden im Sinne einer organischen Herzerkrankung, sind ergänzende Untersuchungen, eventuell sogar unter Einschluß eines Koronarangiogramms in einem entsprechenden kardiologischen Zentrum ratsam.

Nach der T-Welle findet sich, besonders in den linkspräkordialen Ableitungen, mitunter eine weitere kleine Welle, die U-Welle. Ihre Entstehung ist bislang nicht eindeutig geklärt, nach überwiegender Meinung entspricht sie der Endphase der Repolarisation des *Purkinje*schen Fasernetzes. Nur positive U-Wellen gelten als normal, negative sind suspekt.

Das EKG unter Belastungsbedingungen

Es darf zunächst die einleitende Feststellung wiederholt werden, daß zur Beurteilung der Funktionsbreite von Herz und Kreislauf Untersuchungen in Ruhe nicht zielführend sind, da im Ruhezustand auch bei einem mehr oder minder geschädigten Herzen Förderleistung und Stromkurve unauffällig sein können. Erst unter Streß werden häufig latente Störungen manifest. Um sich ein einigermaßen umfassendes Bild von der Funktionstüchtigkeit des Herzens machen zu können, sind deshalb Belastungsuntersuchungen unerläßlich. Bis vor knapp 2 Jahrzehnten erfolgte die belastungsbedingte elektrokardiographische Beurteilung des Herzens vorwiegend durch die Registrierung der Stromkurve unmittelbar nach körperlicher Arbeit. Die gebräuchlichsten Belastungsformen waren Kniebeugen oder Stufentests (*Havard, Master*). Diese Verfahren erfassen verständlicherweise mehr die Erholungsfähigkeit des Herzens und weniger seine Belastungsfähigkeit. In Amerika zwar immer noch relativ weit verbreitet, hat sich demgegenüber bei uns immer mehr die Methodik der *Ergometrie* durchgesetzt, die die Erfassung der direkten Belastungsreaktion ermöglicht. Sie stellt heutzutage in Europa und in der sportmedizinischen Praxis schlechthin die Methode der Wahl dar. Hinzu kommt, daß das Ergometer dem Probanden oder Patienten eine physikalisch genau definierbare Leistung abverlangt, ein Vorteil, der besonders bei Vergleichuntersuchungen und in der Verlaufsbeobachtung zum Tragen kommt. Gegenüber den erwähnten dynamischen Belastungsformen wird in der kardiologischen Praxis fallweise auch die statische Arbeitsbelastung mittels Handgrip und Ballondynamometer getestet, in der Sportmedizin hat dies jedoch keine Bedeutung.

Ergometrische Abnahmeverfahren

Zum Ausschluß einer allfälligen, später noch zu erörternden Kontraindikation für eine ergometrische Belastung ist zunächst die Registrierung der elektrokardiographischen Stromkurve in Ruhe mittels der üblichen Standard-, Goldberger- und der 6 Brustwandableitungen obligatorisch. Die Durchführung einer dynamischen Belastung ohne die vorherige Erhebung des Standard-Ruhe-EKG muß als ein ärztlicher Kunstfehler deklariert werden. Für die Fahrradergometrie im Sitzen und die Laufbandergometrie hat sich das Anlegen der Elektroden nach *Rosenkranz* und *Drews* (33) bewährt. Dabei werden mittels eines durchlöcherten Gummibandes die Extremitätenableitungen am Rücken entsprechend der Projektion der Gliedmaßen auf diesen in horizontaler Anordnung angebracht, d. h. unter Verwendung der üblichen Farben für die jeweilige Extremität in der Reihenfolge rot, schwarz, grün und gelb von rechts nach links. Die *Wilson*-Ableitungen werden an typischer Stelle fixiert. Bei der häufigen Verwendung eines Dreifachschreibers ist den Ableitungen V_4, V_5 und V_6 wegen ihres besonders großen Aussagewertes hinsichtlich der Erfassung von Innenschichtalterationen der Vorzug zu geben. Erfolgt die Belastung im Liegen, werden brauchbare und vergleichbare Kurven dadurch gewonnen, daß die linke Beinelektrode im linken Epigastrium und die rechte Beinelektrode am rechten Arm neben der rechten Armelektrode situiert wird (22). Weitere allgemeine methodische Hinweise sind der einschlägigen Literatur (24, 25) zu entnehmen. Wegen der besonderen Häufung auffallender EKG-Veränderungen nach Belastung ist grundsätzlich die Registrierung der Stromkurve bis zu 5 Minuten nach Belastung zu empfehlen. Die laufende Überwachung der Belastungs- und Erholungsphase durch einen Arzt ist genauso eine unabdingbare Notwendigkeit wie das Vorhandensein eines Defibrillators und die prompte Verfügbarkeit einer entsprechenden Notfallmedikation. Letztlich gehört die laufende Überwachung der Stromkurve mittels eines Scopes gleichermaßen zu einer optimalen Auswertung und Vorsorge.

Belastungsform und -intensität

Unter den verschiedenen Möglichkeiten einer Registrierung des Elektrokardiogramms mittels des Fahrradergometers hat sich in der sportmedizinischen Praxis fast ausschließlich die Belastungsuntersuchung im Sitzen mit anschließender Erfassung der Erholungskurve im Liegen durchgesetzt. Nur in sportmedizinischen und kardiologischen Zentren wird fallweise die dynamische Belastung im Liegen wegen der Möglichkeit der gleichzeitigen Erfassung weiterer Funktionsgrößen des Herz-Kreislauf-Systems bevorzugt.

Belastungsmodus, Dauer der Belastung und Ausmaß derselben hängen wesentlich vom Probandengut und der Fragestellung ab. Aus der Erfahrung an einer großen Zahl von Sportlern und kardiologischen Patienten hat sich in der Praxis folgende Differenzierung bewährt:

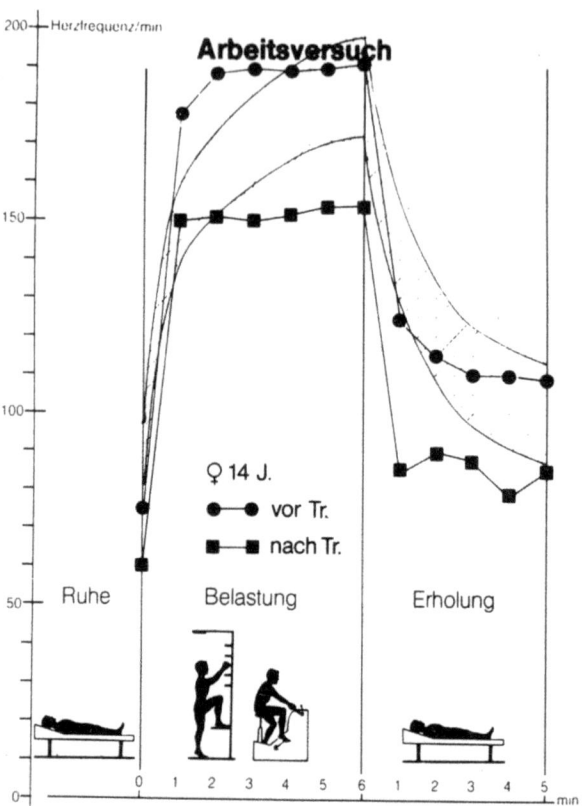

Abb. 5. Belastungstest nach *Kaltenbach* bei einer 14jährigen Schülerin vor und nach einem 6 Monate während en Training von wöchentlich 8 Stunden.

Für *subjektiv gesunde Leistungssportler* die Ausbelastung entsprechend den Empfehlungen der Working Group for Ergometry (ICSPE) mittels Fahrradergometrie (Anhang 1 und 2). Bezüglich der Untersuchungen von Leistungssportlern am Laufbandergometer haben sich bislang keine einheitlichen Vorgangsweisen durchgesetzt. Wegen der hohen Anschaffungskosten und des deutlich vermehrten Raumbedarfes ist diese Belastungsform vornehmlich medizinischen Zentren vorbehalten. Üblicherweise wird in diesen die Belastung bei einer Steigerung von 5% bei Männern mit 12 (bei Frauen mit 8 bzw. 10) km pro Stunde begonnen und die Geschwindigkeit nach jeweils 3 Minuten um 2 km pro Stunde bis zur Erschöpfung gesteigert.

Bei *subjektiv gesunden Breitensportlern* sowie im Rahmen einer gesundheitlichen Routine- oder Vorsorgeuntersuchung genügen submaximale Belastungstests; sie sind zudem gefahrloser und weniger zeitaufwendig. Wegen der Möglichkeit der gleichzeitigen Erfassung der Leistungsbreite und dennoch hoher Treffsicherheit im Sinne des Auffälligwerdens abnormer Besonderheiten haben *2 Methoden* eine weite Verbreitung in der Praxis gefunden, die Belastungsuntersuchung nach *Kaltenbach* (21) und die Bestimmung der effektiven Arbeitsleistung bei einer Pulsfrequenz von 170, die sogenannte PWC_{170} nach *Wahlund*.

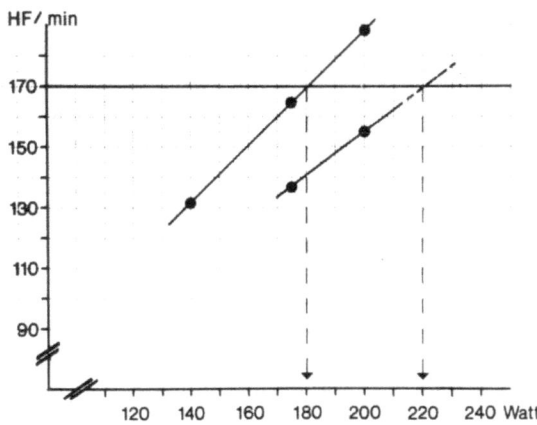

Abb. 6. Bestimmung der PWC$_{170}$ anhand von 2 Belastungsstufen.

Nach den *Empfehlungen von Kaltenbach* wird unter Berücksichtigung der tatsächlichen Körperoberfläche, des Geschlechtes und des Alters eine auf eine normale Körperoberfläche von 1,77 m^2 zu beziehende Soll-Belastung vorgegeben, die im Durchschnitt etwa einer 70 bis 80%igen Maximalbelastung von gesunden Personen entspricht und die 6 Minuten lang erbracht werden muß. Anschließend erfolgt im Liegen die Erfassung der Erholungskurve über einen weiteren Zeitraum von 5 Minuten (Abb. 5). Der große Vorteil der Methode liegt
- in der Berücksichtigung der verschiedenen Konstitutionstypen (womit Anstrengungsdifferenzen ausgeglichen werden),
- der relativ kurzen Dauer der Untersuchung bei hoher Treffsicherheit ohne große Gefahr allfälliger Komplikationen durch die submaximale Forderung,
- schließlich der Möglichkeit, die Leistungsbreite im Vergleich zur Norm zu erfassen und
- Verläufe zu beobachten bzw. allfällige therapeutische Interventionen zu prüfen.

Die besonders in den skandinavischen Ländern häufig praktizierte Methode der Bestimmung der sogenannten *PWC$_{170}$* (das ist die Bestimmung der Arbeitsleistung in Watt bei einer Pulsfrequenz von 170 pro Minute) findet im deutschen Sprachraum vorwiegend in der Gutachter-, Schul- und Wehrmedizin zur Beurteilung der kardialen Leistungsbreite Verwendung. Im Sinne eines kardiologischen Screenings ist der Test weniger geeignet. Methodisch-praktisch wird die Herzfrequenz von 2 unterschiedlichen Belastungsstufen von 2 Minuten Dauer in ein Koordinatensystem eingetragen. Auf der unteren Stufe soll dabei ein Wert um 100 Schläge pro Minute, auf der letzten ein solcher um 140 Schläge pro Minute erreicht werden. Gesteigert wird die Belastung vom Ausgangswert durchschnittlich um 25 Watt. Die gefundenen Meßgrößen liegen bei genauer Durchführung (üblicherweise 3 Meßpunkte) auf einer Geraden, deren Schnittpunkt mit der Ordinate die PWC$_{170}$ in Watt ergibt (Abb. 6).

Für untrainierte, ältere, kreislauflabile und solche Personen, die eine auffällige Anamnese oder einen suspekten klinischen Befund erkennen lassen, ist – unter

Beachtung allfälliger Kontraindikationen – für eine Ergometrie die *symptomlimitierte Belastung* die Methode der Wahl. Dabei geht es sowohl um eine quantitativ diagnostische Beurteilung der kardiologischen Leistungsbreite als auch um eine qualitativ diagnostische Beurteilung der Stromkurve unter körperlichem Streß. Nach der Erfassung des Ruhe-Standardprogramms erfolgt die Belastung durch stufenweise Steigerung um 25 Watt nach jeweils 2 Minuten bis zur Erschöpfung oder dem Auftreten von subjektiven Beschwerden (Stenokardien, Schwindel und dergleichen) oder objektiven Abbruchkriterien. Obligatorisch auch für diesen Belastungsmodus ist die nachfolgende Registrierung der Erholungsphase von mindestens 5 Minuten Dauer.

Kontraindikationen für die Durchführung eines EKG unter Belastungsbedingungen

Je nach Streuung des Personenkreises, der sich einer orientierenden Leistungsuntersuchung unterzieht bzw. je nach der Zusammensetzung des Patientengutes sind allfällige Risken einer ergometrischen Belastung einzukalkulieren. Wie eine umfassende Umfrage bei einschlägigen Untersuchungsstellen des deutschen Sprachraumes im Jahre 1978 ergeben hat, ist bei Sportlern kaum mit Zwischenfällen zu rechnen, bei Koronarkranken beträgt die Rate 1 : 7500 (22). Durch eine gezielte Anamnese und die Erhebung eines subtilen klinischen Befundes müssen vor jeder Belastung allfällige Kontraindikationen für eine Ergometrie ausgeschlossen werden. Als absolute Kontraindikationen einer solchen Belastung sind zu nennen:
1. Der frische Koronarinfarkt, der weniger lang als 10 Wochen zurückliegt,
2. jede akute und chronisch entzündliche Erkrankung, besonders eine Karditis,
3. eine instabile oder Ruhe-Angina-pectoris in so schweren Formen, daß sie bei minimaler Alltagsbelastung auslösbar ist,
4. die Ruhe-Herzinsuffizienz sowie die hochgradige Belastungsinsuffizienz bei nur geringer Alltagsbelastung,
5. schwere bedrohliche Rhythmusstörungen, wie schnelles Vorhofflimmern oder -flattern, gehäufte multifokale Extrasystolen, Salven von Extrasystolen,
6. ein AV-Block III. Grades,
7. Aortenstenosen im Stadium III bzw. IV,
8. andere extrakardiale akute oder schwere Erkrankungen, die grundsätzlich der Schonung bedürfen.

Für bestimmte Krankheitsgruppen kann zum Zwecke der Erhebung einer diagnostischen Information oder zur Beurteilung eines therapeutischen Effekts eine orientierende Ergometrie mit nur kleinen Belastungsstufen unter besonderer Vorsicht erlaubt werden. Sie sind unter dem Begriff der *relativen Kontraindikation* für eine ergometrische Belastung zusammengefaßt. Sie betreffen Patienten
1. mit angeborenen und erworbenen Vitien der Stadien III und IV,
2. mit anamnestischer Belastungsinsuffizienz des Herzens,
3. mit Blockierungen im Sinne eines AV-Blocks II. Grades oder bifaszikulärer Natur,
4. mit reichlichen multifokalen Extrasystolen,
5. mit einem starrfrequenten Schrittmacher,
6. mit einer schweren arteriellen Hypertonie mit systolischen Werten über 200 und diastolischen über 120.

Das normale Verhalten der Stromkurve in der Belastungs- und Erholungsphase

Bezüglich der Zeitwerte und allfälliger formaler Besonderheiten zeigt im Normalfall die elektrokardiographische Stromkurve unter dynamischer Belastung grundsätzlich jene Befunde, die typisch für das sogenannte Sympathikotonie-EKG sind. Die Herzfrequenz nimmt, der jeweiligen Belastungsgröße entsprechend, zu, dementsprechend verkürzen sich die Intervalle von PQ und QT. Eine bei trainierten Sportlern mitunter verlängerte Überleitungszeit als Ausdruck einer starken vagalen Bremsung verringert sich für den Normalfall in den Normbereich. Die Amplitude von P wird durchwegs größer, besonders in den Ableitungen II, III und aVF. Die elektrische Herzachse dreht üblicherweise nach rechts, dadurch werden linkspräkordial die Amplituden von R konsequenterweise kleiner, während jene der S-Zacke eher zunimmt. Auch das ST-Intervall verkürzt sich tachykardiebedingt. Bei starker Frequenzanhebung ist oft eine eigentliche ST-Strecke nicht mehr erkennbar, indem S direkt in die T-Welle übergeht. Für eine nichtpathologische Beurteilung entscheidend ist bei tiefem Abgang der aszendierende Verlauf von S zu T. Die T-Welle flacht sich in der Regel belastungsinduziert ab, aber auch geringe Erhöhungen von T werden mitunter beobachtet. Das TP-Intervall, also die elektrische Diastole, kann bei extremer Belastung im maximalen Frequenzbereich nahezu verschwinden, so daß beide Wellen fast verschmelzen. Je nach dem Belastungsausmaß, dem Trainingszustand und der Regenerationsfähigkeit von Herz und Kreislauf erfolgt in der Erholungsphase mehr oder weniger rasch die Rückkehr der belastungsbedingten formalen Änderungen und der erhöhten Zeitwerte in den Normbereich. Auffällig ist praktisch nur das mitunter besondere Verhalten der T-Welle. Als charakteristisches Zeichen besonders des Trainierten wird diese nämlich gegen Ende der 1. Erholungsminute oft bemerkenswert hoch (sogenannter Einminutengipfel), um nachfolgend und allmählich wieder zum Normausgangswert abzuflachen.

Die elektrokardiographische Beurteilung der kardialen Leistungsbreite

Die Beurteilung der kardialen Leistungsbreite durch das EKG ist mit entsprechender Einschränkung grundsätzlich nach 2 Prinzipien möglich: Im Falle eines Normalverhaltens der Stromkurve durch die Beachtung der jeweiligen Herzfrequenz und im Krankheitsfall durch die Feststellung des Auftretens von Zeitpunkt und Ausmaß allfälliger formaler Besonderheiten bzw. von subjektiven Beschwerden. Zu bewerten gilt es grundsätzlich die Reaktionsmuster des Ruhe-, des Belastungs- und des Erholungs-EKG, die Größe der geleisteten Arbeit in Watt oder Kilometer pro Stunde und deren Bezug auf eine entsprechende Soll-Leistung.

Bereits für die Methodik der erschöpfenden Ausbelastung, wie sie vorwiegend in der Sportmedizin bei gesunden Trainierten oder Untrainierten unter gleichzeitiger Erfassung anderer relevanter Größen (Sauerstoffaufnahme, Sauerstoffpuls, Wattpuls und dergleichen) zur maximalen Leistungsbeurteilung Anwendung findet, gilt, daß der Bereich der maximalen Herzfrequenz starken Schwankungen unterliegt, und daß die Breite dieses Bereiches vom 3. bis zum 7. Lebensjahrzehnt erhalten bleibt, wenn auch die Abnahme der maximal erreichbaren Pulsfrequenz mit dem zunehmenden

Alter eine gesicherte biologische Tatsache ist (2, 3, 24, 38). Auf Grund dieser über das ganze Leben verteilten, relativ großen Streubreite, die bis zu 15 Schläge nach oben und unten vom Mittelwert ausmachen kann, ist eine einigermaßen treffsichere Aussage über die maximale Herzfrequenz problematisch. Dies gilt im besonderen für Herzkranke, deren Streuung gegenüber der Norm eine weitere Zunahme erkennen läßt (6). Andererseits ist besonders für die Beurteilung von Herzkranken die maximal erreichte Herzfrequenz bedeutsam, da diese ja unter Berücksichtigung des entsprechenden Blutdruckes mit dem myokardialen Sauerstoffverbrauch direkt korreliert. Der Vergleich von maximalen Frequenzen einer symptomlimitierten Belastung mit maximalen Soll-Frequenzen der Arbeitsgemeinschaft für Ergometrie der Österreichischen Gesellschaft für Kardiologie (Anhang 3) (2) hat sich zum Zwecke einer groben orientierenden Beurteilung unter Beachtung des erwähnten, relativ großen Streubereiches und des vorliegenden klinischen Befundes als durchaus brauchbar erwiesen. Während die maximale Ausbelastung im Rahmen sportlicher Eignungsuntersuchungen vorwiegend bei Leistungssportlern zur Anwendung kommt und die symptomlimitierte Belastung mit kleinen Belastungsstufen bei auffälliger kardiologischer Anamnese oder suspektem klinischem Befund mehr der Feststellung der Belastungstoleranz dient, bieten sich Untersuchungen im submaximalen Bereich besonders zur Beurteilung der Belastungshämodynamik beim Untrainierten oder bei Personen ohne nachweisbare Herzerkrankung an. Die methodische Vorgangsweise bei der Bestimmung der PWC_{170} und der Erfassung der Puls-Sollwerte nach *Kaltenbach* wurde bereits in den einschlägigen Abschnitten abgehandelt. Hinsichtlich der Beurteilung der kardialen Leistungsbreite nach der Bestimmung der PWC_{170} gilt nach *Mellerowicz* das Erreichen von *3 Watt pro kg* ($\pm$ 0,5) für Männer und *2,5 Watt pro kg* ($\pm$ 0,5) für Frauen als normal. Auf Grund eigener Untersuchungen an einem großen gemischten Kollektiv von Sportlern und Nichtsportlern liegen diese Angaben relativ hoch, d. h. entsprechen mehr oder weniger gut Trainierten, während gesunde Untrainierte gering niedriger liegen dürften. Im übrigen wurden ebenfalls von *Dransfeld* und *Mellerowicz* (8) Mittelwerte und Standardabweichungen der Herzfrequenzen bei ansteigender Leistung von je einem Watt pro kg Körpergewicht pro 3 Minuten, und zwar für untrainierte Männer, angegeben. Bei Verwendung des Protokollblattes von *Kaltenbach* läßt sich am Verhalten der Leistungs- und Erholungspulskurve gegenüber dem vorgegebenen Normbereich eine Zuordnung direkt ableiten.

Alle erwähnten submaximalen Leistungstests ermöglichen dem untersuchenden Arzt neben der Formalbeurteilung der Stromkurve unter dynamischem Streß die Erfassung eines belastungsinduzierten Kreislaufes geringer, mittlerer und großer Leistungsbreite. Sie sind darüber hinaus besonders für eine Längsschnittbeobachtung und die Beurteilung therapeutischer Maßnahmen wertvoll.

Pathologische Belastungsreaktionen im EKG

Elektrokardiographische Hinweise einer pathologischen Belastungsstromkurve finden sich vorwiegend im Bereich der ST-Strecke oder äußern sich in Rhythmus- bzw. Erregungsleitungsstörungen. Nur in vereinzelten Fällen werden zusätzliche Abnormitäten beobachtet.

Bezüglich der *Frequenz* äußert sich ein guter Konditionszustand eines Sportlers unter anderem nicht nur durch die Ruhebradykardie, auf vergleichbaren submaximalen Belastungsstufen liegt seine Belastungspulskurve üblicherweise im unteren Normbereich bzw. sogar unter dieser Norm. Dieses Leistungsfrequenzverhalten des gesunden Ausdauersportlers ist durch eine sorgfältige Anamnese und ergänzende Beobachtung von einer negativen Belastungschronotropie des Herzkranken abzugrenzen, dessen relative Bradykardie meist Ausdruck einer schweren Myokardischämie und deshalb mit einer hohen Mortalitätsrate belastet ist (17).

Die Amplitude der *Q-Zacke* nimmt unter normalen Bedingungen unter einer dynamischen Belastung besonders linkspräkordial gering zu. Ein konträres Verhalten, also eine Abnahme der Amplitude in den erwähnten Ableitungen, ist besonders bei einer gleichzeitigen ST-Streckensenkung verdächtig bezüglich des Vorliegens einer koronaren Herzerkrankung.

Im Gegensatz zum Verhalten der Q-Zacke bewirkt eine Belastung bei einem normalen Koronarsystem eine Abnahme der Höhe der *R-Zacke*. Eine im Arbeitsversuch zu beobachtende Amplitudenzunahme von R linkspräkordial ist, besonders in Kombination mit anderen abnormen Kurvenhinweisen, ein Faktor, der die Wahrscheinlichkeit einer koronaren Erkrankung erhöht.

Dem Verhalten des *ST-Abschnittes*, also der isoelektrischen Phase der vollständigen Depolarisation der Kammern im normalen EKG, kommt die größte diagnostische Bedeutung, besonders im Hinblick auf die Erkennung einer koronaren Herzerkrankung zu. Als spezifisch im Sinne einer belastungsinduzierten Koronarinsuffizienz gilt die sogenannte Innenschichtalteration im EKG, als ST-Streckensenkung erkennbar (siehe Abb. 4). Als pathologisch im Sinne einer sogenannten Innenschichtalteration gilt eine Depression von mindestens 1 mm über einen Zeitraum von 60 bis 80 msec in den linkspräkordialen Brustwandableitungen. Verläuft diese Senkung deszendierend bzw. gesenkt horizontal, ist die Spezifität der Reaktion (Ausschluß wirklich Gesunder) außerordentlich hoch (93%). Falsch positive EKG-Befunde sind bei deszendierender ST-Strecke mit 1% am seltensten, bei gesenktem horizontalen ST-Verlauf mit 15% schon häufiger und bei gesenktem ST-Abgang mit verzögertem Anstieg mit 32% relativ häufig (15). Als pathologisches Kriterium einer aszendierend verlaufenden ST-Streckensenkung gilt eine Depression von 2 mm unter die Null-Linie über mindestens 80 msec vom Fußpunkt von S (J Punkt) aus gemessen. Je ausgeprägter die ST-Streckensenkung in Erscheinung tritt, je früher im Belastungsversuch die Senkung erkennbar wird, um so höhergradiger ist die Wahrscheinlichkeit einer beträchtlichen Stenosierung (Abb. 7, 8). Andererseits gibt es keine gesicherten Zusammenhänge zwischen der Dauer der Senkung und der Schwere der koronaren Herzerkrankung. Belastungsinduzierte, horizontale oder ansteigende Hebungen der ST-Strecke finden sich mitunter umschrieben über hochgradig transmural ischämischen Bezirken (12) oder Aneurysmen (23), wodurch – zum Unterschied von ST-Streckensenkungen – eine gewisse lokale Zuordnung möglich wird. Im übrigen finden sich ausgeprägtere ST-Streckenhebungen als typische Zeichen der vorwiegend nach Belastung oder in Ruhe auftretenden Prinzmetal-Angina (variant angina), die auf Koronarspasmen zurückgeführt wird. Die Erfassung wirklich Kranker (Sensitivität) wird in der Literatur unterschiedlich beurteilt

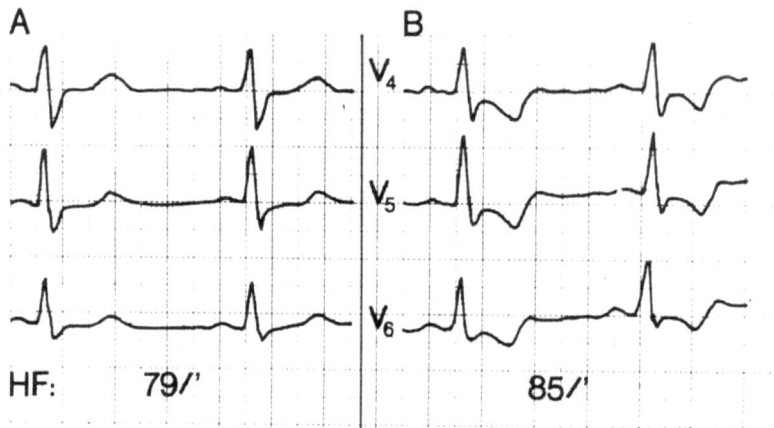

Abb. 7. EKG mit pathologischer Belastungsreaktion: A: Ruhezustand, B: schwere Innenschichtalteration bei einer Belastung mit 50 Watt.

und schwankt in Abhängigkeit vom Ausbelastungsgrad, der benutzten Ableitungen, der angewandten EKG-Kriterien und unter Bedachtnahme auf nicht-koronarbedingte Ursachen von EKG-Veränderungen um ca. 65 bis 70% (14 a).

T-Wellen-Veränderungen unter Belastung im Sinne von deutlicher Abflachung bis Negativierung ohne entsprechende Reaktionen der ST-Strecke sind diagnostisch in der Regel nicht als Ausdruck eines pathologischen Herzgeschehens zu bewerten. Ähnliches gilt für deren Amplitudenzunahme während der Belastung. Nach Belastung sind letztere, wie bereits erwähnt, häufig bei Sportlern zu beobachten, vermutlich durch das vergrößerte Schlagvolumen oder metabolisch bedingt. Über belastungsbedingte Änderungen einer negativen T-Welle in Ruhe wird auf den einschlägigen Abschnitt verwiesen.

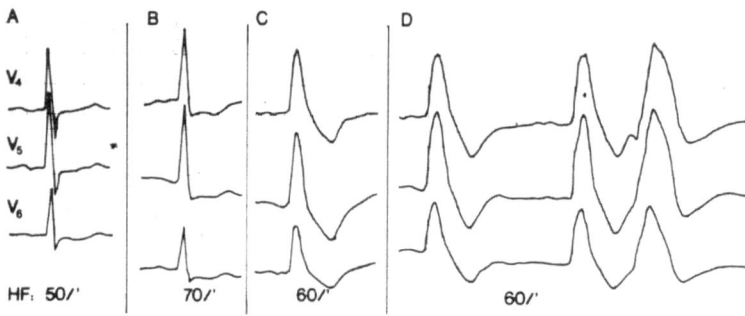

Abb. 8. EKG mit hochpathologischer Belastungsreaktion: A: Ruhezustand, B: 200 sec Belastung mit 80 Watt, Abbruch der Belastung wegen Angina pectoris, C: 1 Minute nach Belastung, D: 2 Minuten nach Belastung, schweres Oppressionsgefühl mit schenkelblockartiger Deformierung der Kammerkomplexe und ventrikulärer Extrasystolie.

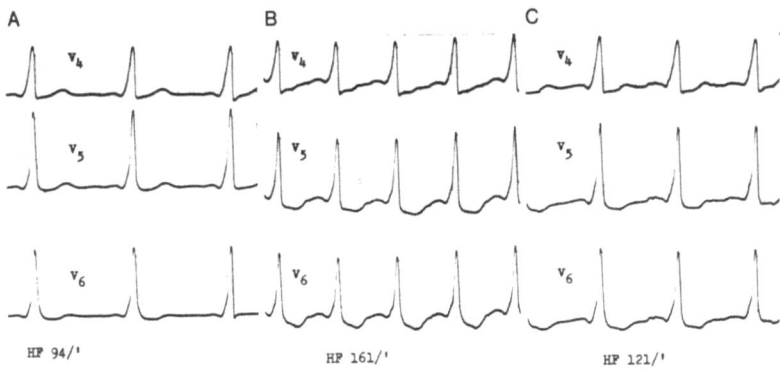

Abb. 9. WPW-Syndrom: A: Ruhezustand, B: 5 Minuten Belastung mit 125 Watt, C: 5 Minuten nach Belastungsende.

Belastungsinduzierte Blockierungen und Rhythmusstörungen

Wird trotz Frequenzsteigerung bei Belastung die atrioventrikuläre Überleitung länger oder entwickelt sich sogar ein *AV-Block I. Grades,* ist dies als pathologisch zu werten. Dasselbe gilt für den *intermittierenden Sinusknotenausfall* (sinus arrest) während kürzerer oder längerer Zeitabschnitte bei oder unmittelbar nach Belastung. Schwere AV-Blockierungen, die im ergometrischen Test akut in Erscheinung treten, stellen ein Abbruchkriterium für eine weitere Belastung dar (siehe nächsten Abschnitt). Auch das plötzliche *Auftreten supraventrikulärer oder ventrikulärer Tachykardien* sowie *Vorhofflimmern oder -flattern* ist hochpathologisch und damit ein entsprechend verbindlicher Anlaß, die Belastung sofort zu beenden.

Letztlich gehören das Erscheinen von mehreren (etwa 18 pro Minute) oder polytopen *Extrasystolen* (ES) bzw. Salven (mehr als 2 ES hintereinander) zu Hinweisen für einen Belastungsabbruch. Vereinzelte (Lown 1 bis 2), unitope ES, die bei unauffälligem Ruhe-EKG und besonders nach Belastung in Erscheinung treten, sollten auf mögliche Ursachen abgeklärt werden. Sie können, müssen aber nicht Ausdruck einer organischen Herzerkrankung sein. Liegt kein Hinweis eines pathologischen Geschehens vor, sind deren Träger in jene Gruppe von an und für sich Herzgesunden einzureihen, in welcher sie bis zu 50% gefunden werden (20) und in welcher die Lebenserwartungen auch nicht verkürzt sind (1, 32). Bei Vorliegen einer organischen Erkrankung des Herzens, besonders einer koronaren Herzerkrankung allerdings, ist die durch eine Belastung provozierbare Extrasystolieneigung prognostisch eher ungünstig. Die Wahrscheinlichkeit eines akuten Herztodes nimmt dabei mit der Zahl der ventrikulären Extrasystolen zu. ES, die erst nach Belastung auftreten, sind im Prinzip genauso wie Belastungsextrasystolen zu beurteilen. Einzelne, unter Belastung zu beobachtende Präexzitationsschläge bzw. das Bild eines transitorischen *WPW-Syndroms* (Abb. 9, 10) sind selten und ohne ernste Bedeutung, es sei denn, sie sind Vorläufer einer Tachykardie, oder mit anderen pathologischen Belastungsreaktionen bzw. einer organischen Grundkrankheit vergesellschaftet.

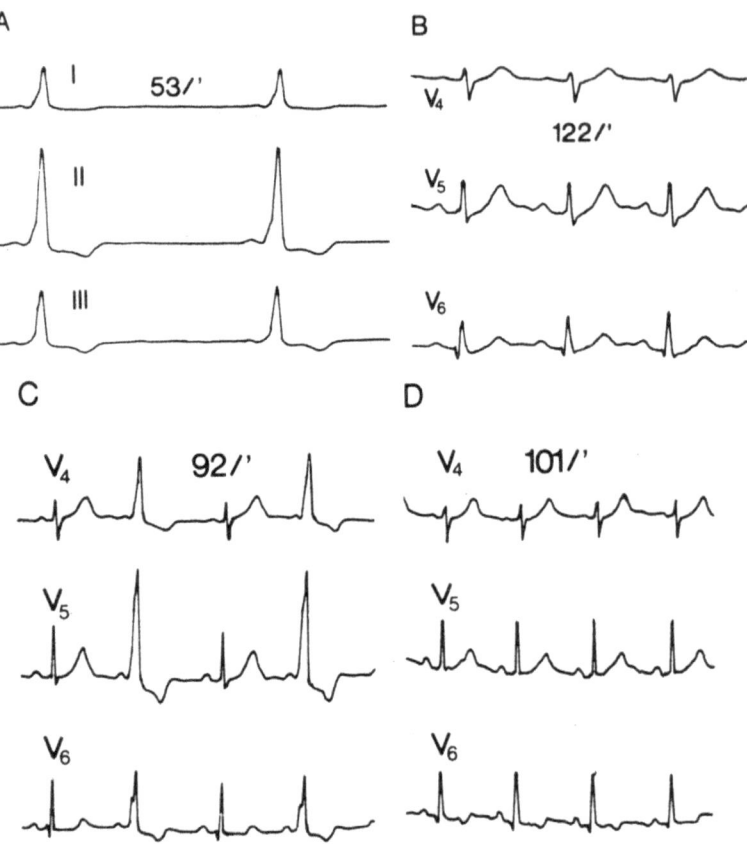

Abb. 10. WPW-Syndrom: A: Ruhezustand, B: 3 Minuten Belastung mit 110 Watt, normale AV-Überleitung, C: 3 Minuten nach Belastung intermittierendes WPW-Syndrom, D: im Stehen normale AV-Überleitung.

Es liegt auf der Hand, daß das *Langzeit-EKG* bei einer möglichen Überwachungsdauer von 10 bis 24 Stunden dem herkömmlichen Standard-EKG einschließlich der ergometrischen Belastung bezüglich der Aufdeckung von Rhythmusstörungen überlegen ist.

Kriterien für den Abbruch einer ergometrischen Belastung

Als elektrokardiographische Hinweise für einen Belastungsabbruch gelten:
1. Das Auftreten einer horizontalen oder deszendierend verlaufenden ST-Streckensenkung von mehr als 0,2 mV im Vergleich zum Ruhe-EKG,
2. ST-Streckenhebungen in Ableitungen ohne infarkttypische Q- oder QS-Zacken (Läsionszeichen),
3. das Erscheinen von ventrikulären Extrasystolen mit stark zunehmender Frequenz oder von Salven (mehr als 2 hintereinander oder auch solchen multifokalen Ursprungs),

4. das plötzliche Auftreten von Vorhofflimmern oder -flattern oder Tachykardien und
5. das Sichtbarwerden von Störungen der atrioventrikulären Überleitung (II. oder III. Grades) bzw. der intraventrikulären Erregungsausbreitung (bi- und trifaszikuläre Blockbildungen).

Als nicht EKG-bedingte Kriterien die Belastung nicht weiter fortzusetzen gelten:
— eine zunehmende Angina pectoris oder schwere Dyspnoe,
— eine kontinuierliche Abnahme der Herzfrequenz und des Blutdruckes,
— ein exzessives Ansteigen des systolischen Blutdruckes über 250 mm Hg oder des diastolischen Wertes über 130 mm Hg.

Mitunter wird besonders bei einer gewissen Häufung der Extrasystolie das sogenannte R-auf-T-Phänomen beobachtet. Es ist dies die Superposition einer Extrasystole auf die T-Welle des vorherigen Schlages. Dieses Phänomen stellt nach neueren Untersuchungen, denen wir auf Grund eigener Erfahrungen zustimmen, kein Abbruchkriterium dar, da die ursprünglich bei einer solchen Konstellation vermutete Gefahr eines erhöhten Auftretens von ventrikulären Tachyarrhythmien sich nicht bestätigen läßt (11).

Belastungsreaktionen bei auffälligem Ruhe-EKG

Unter Beachtung der üblichen Kontraindikationen für eine Belastung sind auffällige elektrokardiographische Befunde der Ruhestromkurve keineswegs grundsätzliche Gegenanzeigen für den ergometrischen Arbeitsversuch, auch wenn sich in methodischer Hinsicht dafür nur die symptomlimitierte Form mit kleinen Steigerungen von 25 Watt eignet. Beurteilungsprobleme können sich in der sportmedizinischen Praxis vorwiegend beim Vorliegen von Blockierungen, Hypertrophiezeichen, Extrasystolen und Nachschwankungsveränderungen des Ruhe-EKG ergeben. Während das Auftreten einer intraventrikulären bi- oder trifaszikulären Blockierung während der Belastung bei normaler Leitung in Ruhe ein Abbruchkriterium darstellt, ist eine dosierte Belastung beim Vorliegen eines *Rechts- oder Linksschenkelblocks* in der Ruhekurve durchaus vertretbar. Die Deutung der bei Belastung oft zu beobachtenden Repolarisationsstörung stößt jedoch mitunter auf Schwierigkeiten. Für den Rechtsschenkelblock gilt, daß er, im Unterschied zum Linksschenkelblock, auffällige ischämische Veränderungen in den linkspräkordialen Ableitungen nicht maskiert. Es gelten deshalb im allgemeinen für den Rechtsschenkelblock bezüglich der Beurteilung der ST-Strecke bei Belastung dieselben Kriterien wie für das Ruhe-EKG, d. h. sie werden im Vergleich zum Ausgangs-EKG beurteilt. Da jedoch beim Linksschenkelblock die Veränderungen der ST-Strecke als sekundäre Repolarisationsfolge der primären Depolarisationsstörung in Erscheinung tritt, sind allfällige zusätzliche belastungsbedingte Verlagerungen nicht kritiklos als ischämiebedingt zu deuten. Ergänzende hämodynamische Untersuchungen, die Beachtung des subjektiven Befindens und das Ausmaß der kardialen Leistungsbreite (maximale Frequenz, maximale Wattleistung und dergleichen), helfen in der Regel weiter.

Für die in Ruhe bei Vorliegen einer ausgeprägten Hypertonie regelmäßig im EKG nachweisbaren Endteilveränderungen im Sinne eines *Roller-coaster-Syndroms* (konvexe ST-Streckensenkung mit präterminal negativem T) gilt ähnliches wie für

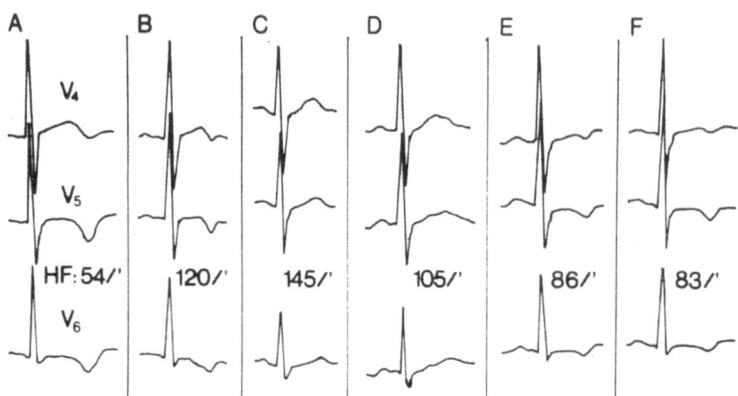

Abb. 11. EKG einer herzgesunden Person mit Positivierung eines in Ruhe negativen T in V₄ bis V₆ unter Belastung. A: Ruhezustand, B: 2 Minuten Belastung mit 75 Watt, C: 2 Minuten Belastung mit 125 Watt, D: 1 Minute nach Belastung, E: 3 Minuten nach Belastung, F: 5 Minuten nach Belastung.

den Linksschenkelblock unter Belastungsbedingungen. Das Ausbleiben einer zusätzlichen ST-Streckendepression spricht gegen das Vorliegen einer gleichzeitigen Koronarinsuffizienz, aber nicht umgekehrt (42). Allfällige weitere diagnostische Maßnahmen bei suspektem Bild orientieren sich nach dem Beschwerdebild, dem Ausmaß der Veränderungen und der Belastungstoleranz.

Immer wieder bereiten in der sportmedizinischen Praxis *negative T-Wellen* im Ruhe-EKG gewisse Schwierigkeiten, besonders dann, wenn sie bei Belastung unverändert bleiben oder sich gar aufrichten (Abb. 11). So wie eine alleinige Negativierung der T-Welle ohne gleichzeitige Veränderung der ST-Strecke diagnostisch nicht als ungünstig bewertet werden kann, ist ein alleiniges negatives T in Ruhe mit oder ohne Änderung bei Belastung in den meisten Fällen Folge einer metabolischen, orthostatischen oder vegetativ-neurohumoralen Besonderheit und nicht als Hinweis einer Myokardischämie zu interpretieren. Die in Ruhe am häufigsten beobachtete Auffälligkeit einer elektrokardiographischen Stromkurve betrifft die Neigung zur Extrasystolie.

Die Beurteilung und prognostische Bedeutung von *Ruhe-Extrasystolen* ist nicht einheitlich (9, 13, 31, 40). Die Mehrheit der Untersucher, denen auch eigene Erfahrungen entsprechen (28), läßt sich folgendermaßen zusammenfassen: Supraventrikuläre und ventrikuläre Extrasystolen sind gleich zu bewerten. Bei Jugendlichen ohne sonstige auffällige organische Erkrankungen des Herzens sind Ruhe-Extrasystolen, die bei Belastung verschwinden, harmlos (5, 22). Mit zunehmendem Alter, mit zunehmender Häufung und bei Bestehenbleiben während der Belastung ist die Neigung zur Ruhe-Extrasystolie für die prognostische Beurteilung weniger günstig (1, 15). Finden sich Ruhe-Extrasystolen mit anamnestischen Hinweisen oder klinischen Zeichen einer organischen Herzerkrankung, signalisieren sie ein deutlich erhöhtes Risiko, das bei vorsichtiger Belastung durch Beachtung der Herzfrequenz, der Form der Extrasystolie, des Häufigkeitsgrades in den meisten Fällen definierbarer wird.

Bezüglich einschlägiger Abbruchkriterien wird auf das entsprechende Kapitel verwiesen.

Empfehlenswerte EKG-Bücher und Atlanten mit einschlägigen Kurvenbeispielen, welche sowohl Grundlagen vermitteln als auch der Fortbildung dienen und die sich in der sportmedizinischen Praxis bewährt haben

Antoni, H., Bender, F., Gerlach, E., Schlepper, M.: Herzrhythmusstörungen. Schattauer, Stuttgart-New York 1979.
Broustet, J. P.: Sportkardiologie. Enke, Stuttgart 1980.
Butschenko, L. A.: Das Ruhe- und Belastungs-EKG bei Sportlern. Barth, Leipzig 1967.
Chung, E. K.: Ambulatory Electrocardiography. Springer, Berlin-Heidelberg-New York 1979.
Csapo, C.: Konventionelle und intrakardiale Elektrokardiographie. Ciba Geigy, 1980.
Dubin, D.: Schnell-Interpretation des EKG. Springer, Berlin-Heidelberg-New York 1975.
Ellestad, M. H.: Stress testing. F. A. Davis, Philadelphia 1976.
Gasik, S.: Erregungsleitungs-Störungen des Herzens. Witzstrock, Baden-Baden 1976.
Halhuber, M. J., Günter, R., Ciresa, M.: EKG-Einführungskurs, 5. Auflage. Springer, Berlin-Heidelberg-New York 1975.
Heinecker, R.: EKG-Fibel. Thieme, Stuttgart 1974.
Holzmann, M.: Klinische Elektrokardiographie. Thieme, Stuttgart 1961.
Kaltenbach, M.: Die Belastungsuntersuchung von Herzkranken. Kardiologische Diagnostik der Studienreihe Boehringer. Mannheim 1974.
Kaltenbach, M., Roskamm, H.: Vom Belastungs-EKG zur Koronar-Angiographie. Springer, Berlin-Heidelberg-New York 1980.
Klinge, R.: Das Elektrokardiogramm. Thieme, Stuttgart 1978.
Klinge, R., Klinge, S.: Praxis der EKG-Auswertung. Thieme, Stuttgart-New York 1981.
Korth, C.: Klinische Elektrokardiographie, 6. Auflage. Urban & Schwarzenberg, 1957.
Krayenbühl, H. C., Kübler, W.: Kardiologie in Klinik und Praxis. Thieme, Stuttgart-New York 1981.
Kühn, P.: EKG-Fortbildung. Boehringer, Mannheim 1980.
Lemmerz, A. H.: Das orthogonale EKG-Ableitungssystem im Routinebetrieb, 4. Auflage. Karger, Basel-München-Paris-London-New York-Sydney 1973.
Lepeschkin, E.: Das Elektrokardiogramm, 3. Auflage. Steinkopff, Dresden-Leipzig 1957.
Lichtlen, P.: Klinische Vektor-Elektrokardiographie. Springer, Berlin-Heidelberg-New York 1969.
Lutterotti, M., Korth, C.: Altlas der klinischen Elektrokardiographie, 3. Auflage. Urban & Schwarzenberg, 1963.
Mellerowicz, H.: Ergometrie, 3. Auflage. Urban & Schwarzenberg, 1979.
Reindell, H., Roskamm, H.: Herzkrankheiten. Springer, Berlin-Heidelberg-New York 1977.
Ritter, O., Fattorusso, V.: Atlas der Elektrokardiographie, 4. Auflage. Karger, Basel 1974.
Rost, R., Hollmann, W.: Elektrokardiographie in der Sportmedizin. Thieme, Stuttgart-New York 1980.
Schaub, F. A.: Grundriß der klinischen Elektrokardiographie. Geigy, Basel 1964.
Schmidt, J.: Hämodynamik und Elektrokardiogramm. Urban & Schwarzenberg, München-Berlin 1961.
Schröder, R., Südhof, H.: Praktische EKG-Auswertung. Schattauer, Stuttgart 1964.
So, C. S.: Elektrokardiographie, 2. Auflage. Urban & Schwarzenberg, 1980.
Wirtzfeld, A.: Rhythmusstörungen des Herzens, 2. Auflage. Urban & Schwarzenberg, 1976.
Zuckermann, R.: Grundriß und Atlas der Elektrokardiographie. Thieme, Leipzig 1959.

Literatur

(1) Alexander, S., Desai, D. C., Hershberg, P. J.: Clinical significance of ventricular premature beats in an outpatient population. Amer. J. Cardiol. 29, 250 (1972).
(2) Arbeitsgemeinschaft für Ergometrie der Österreichischen Kardiologischen Gesellschaft (Koordinator M. Niederberger). Österr. Ärztetg. 33, 7 (1978).
(3) Åstrand, P. O., Saltin, B.: Maximal oxygen uptake and heart rate in various types of muscular activity. J. appl. Physiol. 16, 977 (1961).
(4) Bazett, H. C.: Heart 7, 353 (1970).
(5) Breithard, G., Seipel, L., Loogen, F.: Häufigkeit, Prognose und Therapie von Herzrhythmusstörungen bei Koronarer Herzkrankung. Zeitschrift für Kardiologie 67, 1 (1978).
(6) Bruce, R. A.: Exercise Tests. In: Physical conditioning and cardiovascular rehabilitation. Eds. L. S. Cohen, M. B. Mock, J. Ringquist. Wiley and Sons, Chichester 1981.
(7) Butschenko, L. A.: Das Ruhe- und Belastungs-EKG bei Sportlern. Barth, Leipzig 1967.

(8) Dransfeld, B., Mellerowicz, H.: Internationale Zeitschrift für angewandte Physiologie einschließlich Arbeitsphysiologie 16, 464 (1957).
(9) Ellestad, M. H.: Stress Testing. F. A. Davis, Philadelphia 1975.
(10) Ellestad, M. H., Wan, M. K. C.: Predictive implications of stress testing follow-up of 2.700 subjects after maximum treadmill stress testing. Circulation 51, 363 (1975).
(11) Engel, T. R., Meister, S. G., Frankl, W. S.: The "R-on-T-Phenomenon". Annals of Int. Med. 88, 221 (1978).
(12) Fortuin, N. J., Friesinger, G. C.: Exercise induced ST segment elevation: Clinical, electrocardiographic and arteriographic studies in twelve patients. Amer. J. Med. 49, 459 (1970).
(13) Fröhlicher, V. F.: Preventive Medicine 2, 512 (1973).
(14) Fröhlicher, V., Yankowitz, F., Thompson, A.: The correlation of coronary angiographic and electrocardiographic response to maximal treadmill testing in 76 asymptomatic men. Circulation 48, 597 (1973).
(14 a) Gleichmann, U.: Ergometrie. In: Kardiologie in Klinik und Praxis, Bd. I. Hersg. P. Krayenbühl, W. Kübler. Thieme, Stuttgart-New York 1981.
(15) Goldschlager, N., Selzer, A., Cohn, K.: Treadmill stress tests as indicators of presence and severity of coronary artery disease. Ann. Intern. Med. 85, 277 (1976).
(16) Hegglin, R., Holzmann, M.: QT Dauer. Zeitschrift für Klin. Med. 132, 1 (1937).
(17) Hunkle, L., Carver, S. T., Plakon, A.: Slow heart rates and increased risk of cardiac death in middleaged men. Arch. Int. Med. 129, 732 (1972).
(18) Hiss, R., Lamb, L.: Electrocardiographic findings in 122.043 individuals. Circulation 25, 947 (1962).
(19) Hollmann, W., Schmücker, B., Heck, H., Stolte, A., Liesen, H., Fotescu, M. D., Marthur, D. N.: Über das Verhalten spiroergometrischer Meßgrößen bei Radrennfahrern mit dem Laufband und mit dem Fahrradergometer. Sportarzt und Sportmedizin 7, 153 (1972).
(20) Kafka, W., Petri, H., Rudolph, W.: Bedeutung von Belastungsuntersuchungen bei ventrikulären Rhythmusstörungen. Herz 7, 140 (1982).
(21) Kaltenbach, M.: Belastungsuntersuchungen von Herzkranken. In: Cardiologische Diagnostik in der Studienreihe Boehringer, Mannheim 1974.
(22) Kaltenbach, M., Samek, L.: Belastungs-EKG. In: Vom Belastungs-EKG zur Koronarangiographie. Hrsg. M. Kaltenbach, H. Roskamm. Springer, Berlin-Heidelberg-New York 1980.
(23) Manvi, K. N., Ellestad, M. H.: Elevated ST segments with exercise in ventricular aneurysm. J. Electrocardiogr. 5, 317 (1972).
(24) Mellerowicz, H.: Ergometrie, II. und erweiterte Auflage. Urban & Schwarzenberg, München-Wien-Baltimore 1979.
(25) Niederberger, M. (Arbeitsgemeinschaft für Ergometrie der Österr. Kardiologischen Gesellschaft): Empfehlungen für eine standardisierte Ergometrie. Österr. Ärztezeitung 33, 7 (1978).
(26) Platzek, S., Wuschech, H.: Das Belastungs-EKG bei Leistungssportlern als Hilfe der Beurteilung des Trainingszustandes. Deutsch. Gesundheitswesen 71, 116 (1966).
(27) Prinzmetal, M.: Variant form of Angina pectoris. JAMA 174 (1960).
(28) Raas, E.: Das normale Ruhe- und Belastungs-EKG des Sportlers und seine Varianten. Österr. Journal für Sportmedizin 4, 3 (1974).
(29) Raas, E.: Die Wertigkeit radiologischer Herzmaße in der Verlaufsbeobachtung und im Vergleich mit elektrokardiographischen Merkmalen. Österr. Journal für Sportmedizin 2, 2 (1972).
(30) Reindell, H.: Herz, Kreislaufkrankheiten und Sport. Barth, München 1960.
(31) Reindell, H., Roskamm, H., Drägert, W., Csapo, G.: Das EKG des Hochleistungssportlers. In: Herzkrankheiten. Hrsg. H. Reindell, H. Roskamm, S. 137. Springer, Berlin-Heidelberg-New York 1970.
(32) Rodstein, M., Wolloch, L., Gubner, R.: Mortality study of the significance of extrasystoles in an insured population. Circulation 44, 617 (1971).
(33) Rosenkranz, K. A., Drews, A.: Über eine modifizierte Ableitungsmethode zur Registrierung von Brustwandelektrokardiogrammen während dosierter körperlicher Belastung. Zeitschr. f. Kreislaufforschung 53, 615 (1964).
(34) Roskamm, H., Weidenbach, J., Reindell, H.: Nachuntersuchungen von 18 Sportlern, die vor wenigstens 10 Jahren einen unvollständigen bzw. physiologischen Rechtsschenkelblock im EKG gehabt haben. Zeitschr. f. Kreislaufforschung 55, 783 (1966).
(35) Rost, R., Hollmann, W.: Elektrokardiographie in der Sportmedizin. Thieme, Stuttgart 1980.
(36) Schmidt, J.: Herz und Elektrokardiogramm des Sportlers. Internist 11, 273 (1970).
(37) Sokolow, M., Lyon, P.: Ventricular complex in left ventricular hypertrophy as obtained by unipolar precordial and limb leads. Am. Heart J. 37, 161 (1949).
(38) Taylor, H. L., Haskell, W., Fox, S. M., Blackburn, H.: Exercise test: summary of procedures and concepts of stress testing for cardiovascular diagnosis and functional evaluation. Measurements in exercise electrocardiography. Thomas, Springfield 1969.

(39) Van Ganse, W.: The electrocardiogram of athletes. Comparison with untrained subjects. Brit. Heart J. 32, 160 (1970).
(40) Venerando, A., Rolli, V.: Frequency, morphology and meaning of the E. C. G. anomalies found in olympic marathon runners and walkers. J. Sport Med. 4, 166 (1964).
(41) Wahlund, H.: Determination of the physical working capacity. Acta Med. Scand. Suppl., 215, 1 (1948).
(42) Wong, H. O., Kasser, I. S., Bruce, R. A.: Impairment maximal exercise performance with hypertensive cardiovascular disease. Circulation 39, 633 (1969).

Anhang 1

Revidierte Standardisierungsvorschläge für Ergometrie 1981

Drehzahlen

von 50 (± 10) U/min (bei submaximalen Leistungen)
von 60 bis 100 U/min (im maximalen Leistungsbereich bzw. im −2 s-Bereich der maximalen HF)

Leistungsstufen bestimmter Größe und Dauer

Anzuwenden sind:

Stufen von 10 Watt/1 min oder 25 Watt/2 min für Probanden mit *eingeschränkter Leistungsbreite*, auch Kinder und Jugendliche (Beginn mit 25, 30 oder 50 Watt).

Stufen von 25 Watt/2 min für Probanden (weibliche und männliche) mit erwarteter *mittlerer Leistungsbreite* (Beginn mit 50 oder 75 Watt).

Stufen von 25 Watt/2 min oder 50 Watt/3 min für Probanden mit erwarteter *großer Leistungsbreite* (Beginn mit 100 oder 150 Watt).

Bei allen Probanden sind mindestens *3 Leistungsstufen* anzuwenden.

Als relativ gleiche Standardleistung wird *1 Watt/1 kg* Körpergewicht von 3 oder 6 Minuten Dauer empfohlen.

Zur Bestimmung *maximaler ergometrischer Meßgrößen* sind Stufen von 25 Watt/1 min oder 50 Watt/2 min zu verwenden. Für Probanden bzw. Patienten mit eingeschränkter Leistungsbreite können Stufen von 10 Watt/1 min erforderlich sein. Die gesamte Dauer aller Leistungsstufen soll mindestens 6, aber nicht mehr als 12 min betragen.

In begründeten, insbesondere pathologischen Ausnahmefällen kann von diesen generellen Regeln abgewichen werden, wenn das Untersuchungsgut oder der Untersuchungszweck es erfordern. Die Begründung ist im Untersuchungsprotokoll anzugeben.

Anhang 2

Leistungsumsatzbedingungen bei ergometrischen Untersuchungen

a) Die Ernährung vor dem Untersuchungstag ist möglichst wenig zu ändern. Am Untersuchungstag ist bis 3 Stunden vor der Untersuchung eine kleine Kohlenhydratmahlzeit erlaubt (2 Schnitten mit Aufstrich und 1 Glas Getränk, z. B. Wasser, Fruchtsaft, Milch).

b) Am Vortag sind größere physische und psychische Beanspruchungen, am Untersuchungstag auch kleine körperliche sowie andere Beanspruchungen vor der Untersuchung zu vermeiden, weil sie den Leistungsumsatz bei ergometrischen Untersuchungen verändern können.
c) Vor der Untersuchung ist dem Probanden der Gang der Untersuchung zu erklären. Er ist möglichst zu beruhigen. Außenreize sind weitmöglichst abzuschalten, z. B. Lärm, Unterhaltung, Zugluft, Blick auf verkehrsreiche Straße usw., überflüssige Personen sind zu entfernen.
d) Vor Beginn der Untersuchung soll der Proband mindestens 10 Minuten sitzend, besser liegend ruhen.
e) Die Raumtemperatur soll möglichst + 18 bis + 22 °C betragen und + 16 bis + 24 °C bei einer relativen Luftfeuchtigkeit von 30 bis 60% nicht überschreiten. An heißen Tagen mit hoher Luftfeuchtigkeit sind ergometrische Untersuchungen möglichst zu unterlassen bzw. entsprechend zu beurteilen.
f) Bei der Untersuchung soll aus thermoregulatorischen Gründen nur eine kurze Hose getragen werden.
g) Alle Medikamente, auch Genußmittel wie Kaffee, Tee und Nikotin sind am Untersuchungstag, Medikamente mit länger anhaltender Wirkung auch bereits an den Vortagen zu vermeiden. Erforderliche Medikationen sind im Untersuchungsprotokoll zu vermerken.
h) Die Tageszeit der ergometrischen Untersuchung ist anzugeben. Bei wiederholten vergleichenden Untersuchungen ist möglichst die gleiche Tageszeit zu wählen, weil die Leistungsfunktionen sich im Laufe des Tages verändern.
i) Ungewöhnliche Verhältnisse sind auf dem Untersuchungsprotokoll zu vermerken.

Working Group for Ergometry (ICSPE)
Vereinbarungen beim II. Internationalen Seminar für Ergometrie, Berlin 1967.

Anhang 3

Körperoberflächenbezogene Normalwerte der Wattleistung bei einem subjektiven Anstrengungsgrad von PER = 19 (modifiziert nach *Arstila*)

Durchschnittliche Erwartungswerte der maximalen Wattleistung

Körperober-fläche (m^2)	\multicolumn{9}{c}{Alter}								
	20-24	25-29	30-34	35-39	40-44	45-49	50-54	55-59	60-64 Jahre
Frauen									
1,73	138	135	132	129	126	123	120	117	114
1,2 - 1,29	99	97	95	93	91	89	86	84	82
1,3 - 1,39	107	105	103	100	98	96	93	91	89
1,4 - 1,49	115	113	110	108	105	103	100	98	95
1,5 - 1,59	123	121	118	115	113	110	107	104	102
1,6 - 1,69	131	128	126	123	120	117	114	111	108
1,7 - 1,79	139	136	133	130	127	124	121	118	115
1,8 - 1,89	147	144	141	138	134	131	128	125	122
1,9 - 1,99	155	152	148	145	142	138	135	132	128
2,0 - 2,09	163	160	156	152	149	145	142	138	135
Männer									
1,73	204	196	188	180	172	164	156	148	140
1,6 - 1,69	194	186	179	171	164	156	148	141	133
1,7 - 1,79	206	198	190	182	173	165	157	149	141
1,8 - 1,89	218	209	200	192	183	175	166	158	149
1,9 - 1,99	229	220	211	202	193	184	175	166	157
2,0 - 2,09	241	232	222	213	203	194	184	175	165
2,1 - 2,19	253	243	233	223	213	203	193	184	174
2,2 - 2,29	265	254	244	234	223	213	202	192	182
2,3 - 2,39	277	266	255	244	233	222	211	201	190
2,4 - 2,49	288	277	266	254	243	232	220	209	198

Zur Berechnung der Leistungsfähigkeit in Prozent der Norm wird die Leistung, die bei der symptomlimitierten Ergometrie erbracht wurde, auf den Erwartungswert bezogen:
Leistungsfähigkeit (% der Norm) = erbrachte Leistung x 100/Erwartungswert der maximalen Wattleistung.
Für diesen Zweck wird bei der Standardergometrie ein interpolierter Wert der erbrachten Leistung aus der Testdauer errechnet:
erbrachte Leistung = Sekunden Testdauer/4,8.

Durchschnittliche Erwartungswerte der maximalen Herzfrequenz

Alter (Jahre)	25	30	35	40	45	50	55	60	65
Herzfrequenz	200	194	188	182	176	171	165	159	153

Kapitel 4

Atmung

Der Einfluß von Leistung und Training auf die Atmung bei Gesunden und bei Erkrankungen der Lunge

P. Haber

Einleitung

Die Atmung ist primär ein biochemischer Vorgang, der in jeder einzelnen Zelle abläuft. Die Mitochondrien sind der Ort, wo H^+-Ionen, nachdem sie im Zitronensäurezyklus oder bei einer anderen biochemischen Reaktion freigesetzt worden sind, nach dem Durchlaufen der Atmungskette durch die Atmungsfermente mit Sauerstoff zu Wasser verbunden werden. Das äußere Kennzeichen einer atmenden Zelle ist daher die O_2-Aufnahme aus dem umgebenden Milieu und die Abgabe von H_2O und von CO_2, das bei der Dissimilation der Kohlenstoffkette der Nahrungssubstrate frei wird. Die Atmungskette besteht aus einer Reihe von hintereinander geschalteten Redox-Systemen, die ermöglichen, daß die H^+-Ionen ihre Energie portionsweise abgeben. Diese freiwerdende Energie wird chemisch gespeichert, indem Adenosin-Di-Phosphat (ADP) mit freier Phosphorsäure zu Adenosin-Tri-Phosphat (ATP) phosphoryliert wird (91). ATP ist die universelle biologische Energiespeicher- und Überträgersubstanz, die im gesamten Tier- und Pflanzenreich in gleicher Weise verwendet wird. Alle nur möglichen energieverbrauchenden biologischen Vorgänge tierischer und pflanzlicher Zellen decken ihren Energiebedarf unmittelbar und ausschließlich durch die bei der Spaltung von ATP in ADP und Phosphat freiwerdende Energie. Alle energieliefernden Prozesse, die chlorophyllabhängige Assimilation der Pflanzen ebenso wie die biologische Oxydation der tierischen und menschlichen Zellen, erzeugen ATP.

Das Absinken des zellulären ATP-Spiegels unter eine bestimmte Grenze bedeutet den Zelltod, da dann die notwendige Energie zur Erhaltung der Zellstrukturen (z. B. der Membranen) und der Funktionen (z. B. Kontraktion der Aktomyosinfilamente oder Proteinsynthese) fehlt. In Abhängigkeit von verschiedenen Zellfunktionen, vor allem der aktiven Ortsveränderung durch die Aktion kontraktiler Filamente (der Lokomotion), kommt es zu erheblichen Veränderungen im ATP-Verbrauch. Diesen Änderungen des Verbrauchs müssen gleichartige Änderungen der ATP-Produktion, also der Zellatmung, entsprechen, sonst wäre Lokomotion mit dem Leben nicht vereinbar. Kommt es zu sehr raschen Änderungen des Energiebedarfs, wie das für Muskelzellen typisch ist, so sorgen die rasch verfügbaren Energiedepots des Kreatinphosphates und der anaeroben Glykolyse, die beide extramitochondrial ablaufen, für die Aufrechterhaltung des ATP-Spiegels, bis die langsam anlaufende Zellatmung nach 1 bis 2 Minuten die notwendige Kapazität erreicht hat. Das Ziel der Zellatmung ist somit die Aufrechterhaltung des zellulären ATP-Spiegels, also eine ausgeglichene

ATP-Bilanz. Das Mittel, das es der Zellatmung ermöglicht, ihre Aktivität dem ATP-Verbrauch anzupassen, ist ein sich selbst regulierender Regelkreis: Das beim Zerfall von ATP entstehende ADP stimuliert die Atmung zu erhöhter Aktivität (61), wodurch es bei vermehrtem Verbrauch von Substraten, wie Glukose oder Fettsäuren sowie von Sauerstoff, zu einer beschleunigten ATP-Resynthese kommt. Dadurch wird der ATP-Spiegel auf einem etwas erniedrigten Niveau erneut konstant gehalten. Diese Regelung des ATP ist so effektiv, daß bis zu einer Belastung von 60% der maximalen Sauerstoffaufnahme ($\dot{V}O_2$ max.) der ATP-Spiegel der Muskelzellen nicht meßbar verändert wird (56). Aber auch bei erschöpfender Muskelarbeit fällt die ATP-Konzentration nicht unter 40% des Ausgangswertes ab (48, 56). Bei jeder länger dauernden Muskelaktivität muß daher die ATP-Bilanz ausgeglichen sein, da die Belastung sonst nicht weiter fortgeführt werden könnte. Jede Aktivität mit einer negativen ATP-Bilanz ist mit einer zunehmenden metabolischen intrazellulären Azidose verbunden, da die anaerobe Glykolyse zunehmend aktiviert wird. Eine starke Azidose aber bewirkt einerseits durch eine Hemmung der Phosphorylase und der Phosphofruktokinase eine Abnahme der glykolytischen ATP-Resynthese und andererseits – über eine vermutete Verminderung des Ca^{++}-Effektes auf das Myosin – eine Abnahme der Fähigkeit der Muskelzelle, Spannung zu entwickeln. Beide Effekte haben eine zunehmende Verminderung der muskulären Leistungsfähigkeit zur Folge, wodurch der ATP-Verbrauch beschränkt wird (40). Durch diese Selbstlimitierung der muskulären Leistung wird ein lebensgefährlicher Abfall des intrazellulären ATP-Spiegels verhindert.

Der bei der Zellatmung für die biologische Oxydation benötigte Sauerstoff gelangt aus dem die Zelle umgebenden wäßrigen Milieu durch Diffusion in die Mitochondrien. Auf die gleiche Weise wird das CO_2 aus der Zelle nach außen abgegeben. Sofern es sich dabei um einen im Ozean treibenden Einzeller handelt, ist das weiter kein Problem. Bei hochorganisierten Organismen, wie auch der menschliche einer ist, handelt es sich bei dem umgebenden wäßrigen Milieu aber um den extrazellulären Raum, der binnen kurzer Zeit vergiftet wäre, wenn nicht die O_2-reicheren und CO_2-ärmeren Bedingungen der Zellumgebung ununterbrochen aufrechterhalten werden würden. Die direkte Diffusion von der Körperoberfläche aus ist dazu nicht ausreichend. Unter Ruhebedingungen beträgt die O_2-Eindringtiefe, bei atmosphärischem pO_2 von 150 mm Hg, von der Körperoberfläche aus 0,4 mm; darunter beginnt die anoxische Zone. Bei körperlicher Belastung und erhöhtem O_2-Bedarf des Gewebes wird die O_2-Eindringtiefe entsprechend vermindert: Bei Erhöhung des O_2-Bedarfs auf das Vierfache z. B. auf die Hälfte. Tatsächlich wird – unter Ruhebedingungen – etwa 1% des Körpers durch O_2-Diffusion von der Körperoberfläche aus versorgt (89). Da aber der Gasaustausch auch der tiefer liegenden Zellen nur mittels der Diffusion stattfinden kann, bringt ein Transportorgan – das Blut – beständig Sauerstoff von der Oberfläche bis an die Zellmembranen, wobei es sich eines in sich geschlossenen Leitungssystems – des Gefäßsystems – bedient. Durch ein Pumporgan – das Herz –, das mit den beiden anderen Organsystemen den Kreislauf bildet, wird das Blut in Bewegung gehalten. Es gelangt an einen etwa 80 m² großen Teil der Körperoberfläche, die Alveolarwände der Lunge, wo das Blut in einem speziellen Teil des Gefäßsystems – den Lungenkapillaren – nur durch eine dünne Membran von der Luft getrennt ist. Die Kapillarfläche beträgt 95% der Alveolarfläche (126). Hier kann wieder ein Gasaustausch durch Diffusion stattfinden, wobei das von den Körperzellen kommende venöse Blut CO_2 abgibt und O_2 aufnimmt. Diese enorme Oberfläche wird durch den alveolären Aufbau des Lungenorgans ermöglicht, das diesen Teil der Körperoberfläche in eine Körperinnenfläche verwandelt. Diese spezielle Konstruktion der Lunge hat die Existenz eines Alveolarraumes zur Folge, der in etwa dem funktionellen Residualvolumen entspricht und der mit der freien Atmosphäre nur durch Luftleitungswege – die Bronchien und die Trachea – verbunden ist. Die Alveolarluft enthält weniger O_2 und mehr CO_2 als die Atmosphäre, aber mehr O_2 und weniger CO_2 als das Blut. Diese letzteren Konzentrationsunterschiede ermöglichen die Gasdiffusion. Zur Aufrechterhaltung dieser Konzentrationsunterschiede zwischen Alveolarluft und Blut ist eine beständige Erneuerung der Alveolarluft durch atmosphärische Luft erforderlich, was neben Durchblutung und Gasaustausch (Perfusion und Diffusion) eine dritte Funktion der Lunge erforderlich macht: die Belüftung (Ventilation). Die Ventilation, die die äußere Atmung darstellt, sorgt für die Aufrechterhaltung der Gaskonzentrationsunterschiede zwischen der Alveolarluft und dem Lungenkapillarblut. Die Luft in der Trachea und den Bronchien gehört nicht zum Alveolarraum und nimmt daher nicht am Gasaustausch teil. Gleichwohl wird sie aber mitventiliert, was die Ökonomie der Ventilation etwas verschlechtert. Diese für den Gasaustausch nutzlose Ventilation wird Totraumventilation genannt und beträgt normalerweise in Ruhe etwa 15%.

Die gesamte, aufwendige und komplizierte Konstruktion ist nur dann sinnvoll, wenn Kreislauf und Ventilation den metabolischen Bedürfnissen der Körperzellen, im speziellen der Muskelzellen, angepaßt werden können. Prinzipiell ist daher eine metabolische Steuerung dieser beiden Funktionen anzunehmen (die den Kreislauf betreffenden Fragen werden in einem anderen Kapitel besprochen). Die Diffusion bedarf keiner Steuerung, da sie als passiver Vorgang keinen Energiebedarf hat. Die (meßtechnisch erfaßbare) Diffusionskapazität der Lunge für Sauerstoff ist auch für den höchsten O_2-Bedarf des Organismus unter Vita-maxima-Bedingungen auch bei Hochleistungssportlern ausreichend (105, 107). Für CO_2 ist die Diffusionskapazität noch größer als für O_2, da die Wasserlöslichkeit von CO_2 die von O_2 um etwa das 20fache übertrifft. Die alveolar-arterielle Partialdruckdifferenz beträgt für CO_2 nur ein Zwölftel des Wertes für O_2 (123), somit maximal 2 mm Hg. Die Diffusionskapazität der Lunge ist daher auch bei größter Belastung ausreichend, das Blut immer vollständig zu arterialisieren und das gesamte metabolisch gebildete CO_2 abzugeben, ohne daß dazu ein Energieaufwand erforderlich wäre. Sie ist somit unter normalen Verhältnissen nicht leistungslimitierend.

Nach diesen einleitenden Bemerkungen wird nun im folgenden unter Atmung immer die äußere Atmung, nämlich die Ventilation der Lunge, verstanden.

Die Atmung im Ruhezustand

Die Rhythmik der Spontanatmung entsteht im Atemzentrum am Boden des 4. Ventrikels im Bereich der Medulla oblongata (81). Diese Spontanatmung wird durch periphere und zentrale Chemorezeptoren modifiziert und gesteuert. Die peripheren

Rezeptoren im Bereich des Glomus caroticus und des Aortenbogens sind empfindlich für Änderungen des arteriellen pO_2 und der H^+-Konzentration. Hypoxie und Azidose lösen eine Hyperventilation aus. Die zentralen Chemorezeptoren liegen im Bereich des Atemzentrums und reagieren auf die Änderung der CO_2-Spannung im Liquor. Da CO_2 im Gegensatz zu O_2 und H^+ die Blut-Liquor-Schranke leicht überwindet, beeinflußt eine Änderung der CO_2-Spannung im peripheren Blut rasch den zentralen Chemorezeptor, wodurch eine Stimulation der Atmung erfolgt. Außerdem wird die Atmung durch das vegetative Nervensystem beeinflußt, und kann letztlich auch willentlich modifiziert werden. Das Atemminutenvolumen ($\dot{V}_E$) beträgt im Ruhezustand 8 bis 10 l/min und ist das Produkt aus einer Frequenz von 16 bis 20 Atemzügen pro Minute und einem Atemzugvolumen (V_t) von 500 ml. (Für Details der Spirometrie sei auf eines der ausgezeichneten modernen Lehrbücher der Lungenfunktion verwiesen, z. B. 12, 119.) Damit werden etwa 300 ml O_2 pro Minute aufgenommen ($\dot{V}O_2$). Das Verhältnis von $\dot{V}_E$ zu $\dot{V}O_2$, das Atemäquivalent (AÄ), beträgt somit etwa 30. Die minütliche CO_2-Abgabe ($\dot{V}CO_2$) beträgt etwa 250 ml. Das Verhältnis von $\dot{V}CO_2$ zu $\dot{V}O_2$, der respiratorische Quotient (RQ), errechnet sich somit mit 0,85. Dieser RQ ist davon abhängig, welches Nährstoffsubstrat – Kohlenhydrat, Fett oder Protein – überwiegend metabolisiert wird. Bei ausschließlicher Utilisation von Kohlenhydraten, die Wasserstoff und O_2 im gleichen Verhältnis wie im Wasser enthalten, entspricht nach der Oxydation zu CO_2 und H_2O jedem aufgenommenen Molekül O_2 ein gebildetes Molekül CO_2 und der RQ ist 1. Fette und Proteine enthalten weniger Sauerstoff im Molekül, so daß der aufgenommene O_2 außer zur Bildung von CO_2 auch zur Bildung von H_2O verbraucht wird, weshalb die metabolisch gebildete und abgeatmete CO_2-Menge geringer ist als die $\dot{V}O_2$, und der RQ wird kleiner als 1 (bei Fettsäuren z. B. 0,7 [111]). Der normale RQ von etwa 0,8 zeigt also an, das im Ruhezustand überwiegend Fettsäuren utilisiert werden.

Die Atmung bei Belastung

Nach Einsetzen einer Belastung lassen sich 3 Phasen der Atemantwort unterscheiden: zunächst ein rascher Anstieg des $\dot{V}_E$, gefolgt von einer zweiten Phase, einer langsameren Annäherung an den Steady-state-Wert. Die dritte Phase ist das Steady state, d. h. ein Zustand vollkommener Anpassung der Atmung an den metabolischen Bedarf (19). Die Geschwindigkeit der Reaktion der Ventilation in der ersten Phase legt nahe, daß diese initiale Beschleunigung nicht vom aeroben Muskelmetabolismus gesteuert wird, sondern nerval-reflektorisch. Diskutiert werden Rezeptoren in der peripheren Muskulatur, die das Atemzentrum beeinflussen (55) und eine Mitinnervation des Atemzentrums durch die von der motorischen Großhirnrinde ausgehenden Impulse (64). In der dritten Phase erscheint die Atmung als primär durch den aeroben Metabolismus humoral gesteuert (128), was nach den früher geäußerten Überlegungen einige Wahrscheinlichkeit hat. Denkbar wäre eine Steuerung über den O_2-Verbrauch oder die CO_2-Abgabe. Mit zunehmender Belastung steigt die $\dot{V}O_2$ linear zur Belastung. Nicht so die $\dot{V}CO_2$, die ab einem bestimmten Punkt kurvilinear ansteigt. Die Ventilation folgt nun nicht der $\dot{V}O_2$, sondern der $\dot{V}CO_2$, was eine Steuerung der Atmung durch die $\dot{V}CO_2$ nahelegt (125). Es ist allerdings schwer vorzustellen, wie biologische Rezeptoren die abzuatmende CO_2-Gesamtmenge feststellen sollen, die sich nach Beginn des kurvilinearen Anstieges nicht nur aus der metabolisch gebildeten Menge, sondern auch aus dem aus dem Bikarbonatpuffer freigesetzten CO_2 zusammensetzt; ein Effekt, der durch die zunehmende glykolytische Laktatbildung in den Muskelzellen bewirkt wird. Durch biologische Rezeptoren werden physikalische Zustände wie Drücke, Spannungen oder Konzentrationen erfaßt, nicht aber Flüsse und schon gar nicht ein Produkt wie (Blut) Fluß mal (CO_2) Konzentration (= $\dot{V}CO_2$). Andere Möglichkeiten, die der Funktionsweise von Rezeptoren eher entsprechen, sind die Steuerung durch die intrazelluläre H^+-Konzentration (38) oder durch die extrazelluläre Kalium-Konzentration, die bei Muskelkontraktionen rasch zunimmt (72). Allerdings sind derartige Rezeptoren noch nicht bekannt. Jedenfalls wird die Atmung unter Belastung durch bestimmte gleiche CO_2-Spannungen wesentlich stärker stimuliert als in Ruhe (110). Dies macht zusätzliche Antriebe auf die Atmung neben dem CO_2 wahrscheinlich, welche in der arbeitenden Muskulatur vermutet werden können. Unter Belastung werden also mit großer Wahrscheinlichkeit mehrere der geschilderten Atemantriebe gleichzeitig und additiv wirksam, so daß es schließlich bei starker Belastung sowohl in bezug auf den arteriellen pO_2 als auch pCO_2 zu einer Hyperventilation kommen kann, was zu einer Zunahme des pO_2 und Abnahme des pCO_2 führt.

Der Beginn des kurvilinearen Anstieges der Ventilation, der durch die Zunahme der Laktatproduktion ausgelöst wird, entspricht der anaeroben Schwelle (122). Bei gleichzeitiger Darstellung von $\dot{V}_E$ und $\dot{V}O_2$ kann dieser Punkt identifiziert und leistungsdiagnostisch nutzbar gemacht werden (6, 95).

Die Einstellung des $\dot{V}_E$ auf eine bestimmte Belastung geschieht durch Zunahme der Atemfrequenz und des Atemzugvolumens, wobei mit zunehmendem $\dot{V}_E$ die Totraumventilation bis auf wenige Prozent abnimmt. Ab einem bestimmten Anteil des V_t an der individuellen Vitalkapazität (VK) erfolgt eine weitere Steigerung des $\dot{V}_E$, allerdings nur mehr über eine Zunahme der Frequenz, so daß das maximale V_t mit der VK streng korreliert (41). Der Anteil des maximalen V_t an der VK hängt allerdings von der Größe der VK ab. Bei einer VK von 2 bis 3 l beträgt das maximale V_t unter Belastung etwa ein Drittel der VK, bei einer VK von mehr als 4 l hingegen etwa zwei Drittel (53). Diese Unterschiede bewirken, daß unabhängig von der Dimension der Lunge das V_t unter Belastung immer in jenem steilen Bereich der Druck-Volumenbeziehung bleibt, wo mit kleinen intrathorakalen Druckänderungen große Volumenänderungen erzielt werden können. Atemzugvolumen und Atemfrequenz unter Belastung sind also in einer sich selbst optimierenden Weise reguliert mit dem Ziel, die Atemarbeit möglichst gering zu halten (74).

Die maximale Atemfrequenz bei erschöpfender Belastung beträgt etwa 50/min (3). Dieser Wert ist im Gegensatz zur Vitalkapazität von Alter und Geschlecht weitgehend unabhängig. Das maximale $\dot{V}_E$ untrainierter Männer bei erschöpfender Belastung (Vita maxima) beträgt etwa 90 bis 100 l. Damit können etwa 3000 ml O_2 aufgenommen werden und etwas mehr CO_2 abgegeben werden (RQ > 1), da zusätzlich zum metabolisch gebildeten CO_2 auch das durch die Laktatpufferung aus dem Bikarbonat freigesetzte CO_2 abgeatmet werden muß.

Das Atemäquivalent, das bei ansteigender submaximaler Belastung zunächst bis auf 20 und darunter abfallen kann, steigt nach Erreichen eines Punktes der optimalen Atmung mit zunehmender Leistung wieder an, und kann bei Ausbelastung wieder Werte von rund 30 und darüber annehmen (45).

Die Wirkung von Training auf die Atmung

Die wesentlichste morphologische Wirkung ist die Zunahme der Vitalkapazität. Dieser Effekt ist die Voraussetzung zur Steigerung der maximalen Ventilation, da sich die maximale Atemfrequenz nicht wesentlich ändert und die Zunahme nur über das Atemzugvolumen geht, das auch bei Trainierten unter Belastung die Vitalkapazität nur bis zu dem ihrer Größe entsprechenden Anteil ausnutzt (100). Eine Zunahme der Vitalkapazität ist allerdings durch atemgymnastische Übungen allein auch zu erreichen, so daß eine große VK kein sicherer Hinweis für eine gute Leistungsfähigkeit ist.

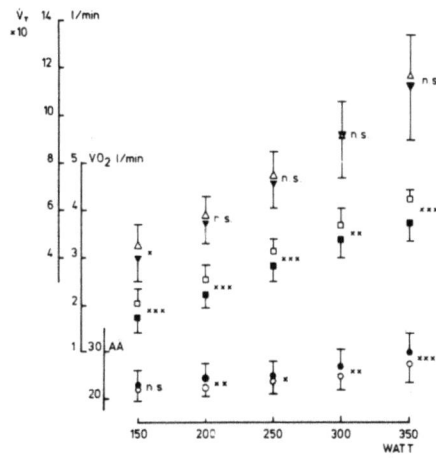

Abb. 1. Ergebnisse spiroergometrischer Untersuchungen an 21 Probanden aus submaximalen Belastungsstufen vor und nach einer mehrmonatigen Periode mit umfangbetontem Ausdauertraining. Volle Symbole: Werte vor der Trainingsperiode. Leere Symbole: Werte nach der Trainingsperiode. Arithmetisches Mittel mit einfacher Standardabweichung. x: $p < 0,05$, xx: $p < 0,01$, xxx: $p < 0,001$, n. s.: nicht signifikant. AÄ: Atemäquivalent, $\dot{V}O_2$: Sauerstoffaufnahme, $\dot{V}_T$: Atemminutenvolumen.

Submaximale Belastungen

In der Abbildung 1 sind die Ergebnisse von spiroergometrischen Tests (Fahrradergometer, Spirometrie und Atemgasanalyse im offenen System; $\dot{V}_E$ in BTPS, $\dot{V}O_2$ in STPD) bei 21 Ausdauersportlern dargestellt, die an der II. Medizinischen Universitätsklinik in Wien sportmedizinisch betreut wurden. Jeder Sportler, es handelt sich um 21 männliche Ruderer und Schwimmer (Alter: 21,3 ± 2,8 Jahre), die alle bereits ein mehrjähriges Training absolviert hatten, absolvierte 2 Tests nach der Vitamaxima-Methode (Beginn mit 150 Watt, Steigerung um 50 Watt alle 3 Minuten bis zur subjektiven Erschöpfung) vor und nach einer mehrmonatigen Trainingsperiode, in der überwiegend ein umfangbetontes Ausdauertraining absolviert wurde.

Bei den Kontrolluntersuchungen hatte sich auf jeweils gleichen submaximalen Belastungsstufen das Atemminutenvolumen durch das Training nur bei 150 Watt gering signifikant vermindert ($p < 0,05$). Auf den übrigen Belastungsstufen ist die Abnahme des $\dot{V}_E$ nicht signifikant (Student-t-Test für gepaarte Stichproben [99]). Wohl aber kam es zu einer hochsignifikanten Zunahme der Sauerstoffaufnahme auf allen submaximalen Belastungsstufen, ein Effekt, der bereits früher im Rahmen einer Längsschnittuntersuchung erhoben worden ist (39). Dies hat eine ebenso signifikante Abnahme des Atemäquivalents zur Folge. Diese Veränderungen können auf qualitative Verbesserungen des aeroben Metabolismus der trainierten Muskelzellen zurückgeführt werden. Sofern nämlich ein Trainingsreiz überhaupt in der Lage ist, eine Verbesserung der $\dot{V}O_2$ max. zu bewirken, so werden ja nicht nur ein bestimmtes, sondern immer alle Organsysteme, die an der Aufrechterhaltung der ATP-Bilanz beteiligt sind, gleichzeitig trainiert. Es lassen sich also immer einander entsprechende Effekte an Atmung, Herz, Kreislauf und aerobem Muskelmetabolismus gemeinsam feststellen.

Im Ruhezustand sowie während eines echten Steady state werden als Substrat der biologischen Oxydation überwiegend Fettsäuren eingesetzt (59). Da das bei der ATP-Spaltung freigesetzte ADP zu den Enzymen der Atmungskette eine wesentlich höhere Affinität besitzt als zu denen der Glykolyse, wird die oxydative Energiebereitstellung bereits durch wesentlich geringere ADP-Konzentration stimuliert, als zur Stimulation der Glykolyse notwendig ist. Ferner wird bei höherer ATP-Konzentration die Phosphofruktokinase, das Schlüsselenzym der Glykolyse, gehemmt (51). Das bedeutet letztlich, daß unter den Bedingungen eines Steady state, wenn der energetische Bedarf vollkommen durch O_2 gedeckt werden kann, die Glykolyse gehemmt ist, was als Pasteur-Effekt bekannt ist (91). Eine gewisse Aktivität der Glykolyse ist allerdings immer notwendigerweise vorhanden, da das hierbei entstehende Pyruvat in den Zitratzyklus eingehen muß. Mit zunehmender Belastung kann die ATP-Bilanz nicht mehr auf oxydativem Wege ausgeglichen werden und die ansteigende ADP-Konzentration stimuliert die Glykolyse. Da das vermehrt anfallende Pyruvat nicht mehr im Zitratzyklus verarbeitet werden kann, wird es zu Laktat reduziert, welches in den Blutkreislauf übertritt. Durch die ansteigenden Blutlaktatspiegel wird nunmehr die Fettsäuremobilisation gehemmt, so daß sich der gesamte Arbeitsstoffwechsel auf Glukoseutilisation umstellt (13). Dies bedeutet eine um etwa 8% bessere energetische Ausnutzung des verfügbaren O_2 (111).

Bei ausdauertrainierten Muskelzellen wird nun auf Grund der höheren aeroben Kapazität bei gleichen Belastungsstufen weniger Laktat produziert (24). Dies zeigt Abbildung 2, in der das Serumlaktat auf jeweils gleichen submaximalen Belastungsstufen bei 15 Versuchspersonen vor und nach der Trainingsperiode dargestellt ist. Der intraindividuelle Vergleich ergab eine hochsignifikante Abnahme ($p < 0,01$). Da der anaerob resynthetisierte Anteil des ATP somit abnimmt, muß ein größerer Anteil des energetischen Bedarfs aerob gedeckt werden. Außerdem werden von trainierten Muskelzellen in stärkerem Ausmaß Fettsäuren zur ATP-Resynthese herangezogen (87), was ebenfalls bei gleicher ATP-Produktion auf Grund des geringeren

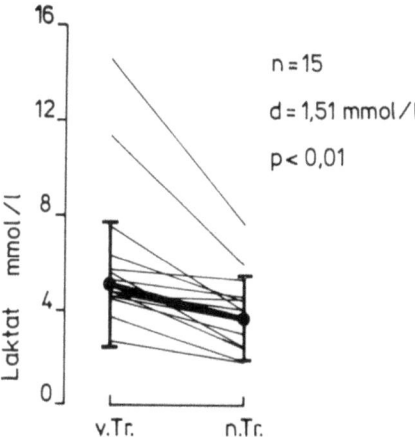

Abb. 2. Serumlaktat: Mittelwert und einfache Standardabweichung vor und nach einer Periode mit umfangbetontem Ausdauertraining. d = mittlere Differenz.

kalorischen Äquivalents der Fettsäuren einen höheren O_2-Verbrauch bewirkt. Diese Zunahme der O_2-Aufnahme auf gleichen submaximalen Belastungsstufen kann aber bei Training mit leistungsungewohnten Personen und bei geringem Trainingseffekt durch eine Verbesserung der Bewegungsökonomie maskiert werden, da durch letzteren Effekt es zu einer – nicht metabolisch bedingten – Verminderung des O_2-Bedarfs kommt, die das Ausmaß des metabolischen Trainingseffektes dann übertreffen kann. Letztlich resultiert dann eine Abnahme der $\dot{V}O_2$ auf gleichen submaximalen Belastungsstufen (1, 15).

Maximale Belastung (Vita maxima)

Abbildung 3 zeigt jene respiratorischen Meßwerte, die bei den schon erwähnten Tests unter Vita-maxima-Bedingungen, also beim erschöpfungsbedingten Belastungsabbruch, gemessen wurden. Die dargestellten Effekte des Ausdauertrainings auf die Höchstleistungsfähigkeit sind schon mehrfach dokumentiert (45, 100, 101). Der Mittelwert der maximalen $\dot{V}_E$ verbesserte sich um 13,6%. Ergebnisse, wonach sich die maximale $\dot{V}_E$ durch Training nicht ändert (22) sind auf einen für ein Ausdauertraining unzureichenden Belastungsmodus zurückzuführen. Bei unseren Sportlern war nach der Trainingsperiode eine hochsignifikante Verbesserung festzustellen ($\bar{x}$: von 129,7 ± 22,2 l/min auf 147,3 ± 18,1 l, p < 0,001). Das höchste von uns gemessene $\dot{V}_E$ betrug 183 l, die Spitzenwerte der sportmedizinischen Literatur liegen bei 250 l (46, 84).

Die Mittelwerte der $\dot{V}O_2$ max. verbesserten sich um 19,8% von 4065 ± 410 ml auf 4871 ± 408 ml (p < 0,001) im Laufe dieser mehrmonatigen Trainingssaison. Der höchste gemessene Wert in dieser Gruppe, in der Sportler der österreichischen nationalen Klasse im Schwimmen und Rudern vertreten waren, war 5831 ml. Die höchsten Werte der Literatur liegen über 7000 ml (85, 100).

Die maximale $\dot{V}O_2$ ist allerdings nicht nur vom Trainingszustand abhängig, sondern auch – bei fehlendem Trainingseinfluß – vom Körpergewicht. Um nun den

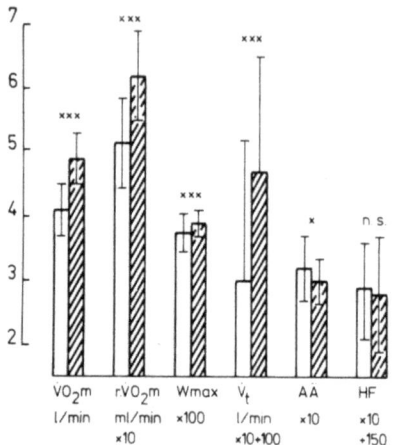

Abb. 3. Ergebnisse der Spiroergometrie bei erschöpfungsbedingtem Belastungsabbruch (Vita maxima). Leere Säulen vor, schraffierte Säulen nach einer mehrmonatigen Periode mit umfangbetontem Ausdauertraining. $\dot{V}O_2m$: maximale Sauerstoffaufnahme, r.$\dot{V}O_2m$: relative maximale Sauerstoffaufnahme, Wmax: maximale Wattleistung, $\dot{V}_t$: maximales Atemminutenvolumen, AÄ: maximales Atemäquivalent, HF: maximale Herzfrequenz. x: $p < 0,05$, xxx: $p < 0,001$, n. s.: nicht signifikant.

Einfluß des Körpergewichts auf die Variabilität auszuschalten und jene Unterschiede besser darzustellen, die allein durch den Trainingszustand begründet sind, wird die maximale $\dot{V}O_2$ durch das Körpergewicht dividiert, und somit die relative $\dot{V}O_2$ max. gebildet.

Zur Überprüfung der Wertigkeit der relativen $\dot{V}O_2$ max. untersuchten wir den korrelativen Zusammenhang von $\dot{V}O_2$ max. und relativer $\dot{V}O_2$ max. vor und nach der Trainingsperiode. Die Ergebnisse der ersten Untersuchung sind in Abbildung 4 dargestellt und zeigen, daß sich keine stochastische Abhängigkeit sichern läßt (r =

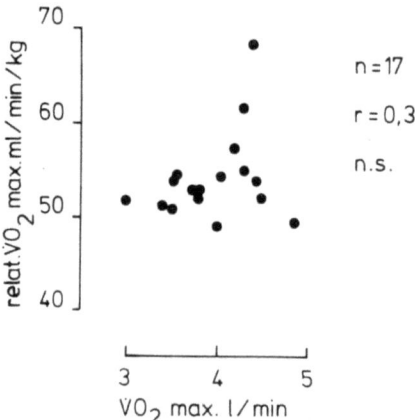

Abb. 4. Korrelation zwischen der maximalen Sauerstoffaufnahme (Abszisse) und der relativen maximalen Sauerstoffaufnahme (Ordinate).

0,31, nicht signifikant). Hingegen konnte nach der Trainingsperiode, zu einem Zeitpunkt, wo sich sämtliche Probanden in einem hochtrainierten Zustand befunden haben, eine signifikante Korrelation nachgewiesen werden ($r = 0,55$, $p < 0,05$).

Diese Ergebnisse lassen sich dahingehend interpretieren, daß tatsächlich im Normalfall (d. h. bei untrainierten Personen) die $\dot{V}O_2$ max. eine andere Information bedeutet als die relative $\dot{V}O_2$ max. Bei hochtrainierten Kollektiven ist der homogenisierende Einfluß der – sehr seltenen – Eigenschaft „hoher Trainingszustand" größer als der gegenläufige Einfluß des Körpergewichtes. Daher tritt bei solchen Kollektiven das Merkmal hohe $\dot{V}O_2$ max. auch überdurchschnittlich häufig mit dem Merkmal hohe relative $\dot{V}O_2$ max. auf. Allerdings ist der Korrelationsfaktor mit 0,55 immer noch so niedrig, daß auch hier eine für die Praxis ausreichende Schätzung der relativen $\dot{V}O_2$ max. durch die $\dot{V}O_2$ max. nicht möglich ist.

Die relative $\dot{V}O_2$ max. stellt also das eigentliche Maß für den Trainingszustand dar. So bedeutet eine $\dot{V}O_2$ max. von 4000 ml für einen 60 kg schweren Sportler bereits einen hochtrainierten Zustand (66,7 ml/kg/min), während der gleiche Meßwert bei einem 90 kg schweren Athleten nur auf einen mäßigen Ausdauertrainingszustand hinweist (44,4 ml/kg/min). Die höchsten Meßwerte der relativen $\dot{V}O_2$ max. liegen zwischen 80 und 90 ml/kg (2, 47).

Zur Beurteilung des Trainingszustandes mittels der relativen $\dot{V}O_2$ max. braucht es ein Bezugssystem, welches mit der Formel von *Szögy* und *Lacarescu* zur Verfügung steht (113). Diese Formel basiert auf der Untersuchung zahlreicher Weltklassesportler in Ausdauersportarten und enthält als unabhängige Variable das Körpergewicht. Dies berücksichtigt den Umstand, daß die Relativwerte der Leistungsfähigkeit – im Gegensatz zu den Absolutwerten – zum Körpergewicht negativ korreliert sind (50).

Mittels der Formel

$$\text{relative } \dot{V}O_2 \text{ max.} = 107 - 0,4 \cdot KG$$

wird ein mittlerer Erwartungswert für Weltklassesportler in Ausdauersportarten in Abhängigkeit vom Körpergewicht errechnet. Dieser Wert kann als Bezugswert genommen werden. Die tatsächlichen Meßwerte der relativen $\dot{V}O_2$ max. werden dann in Prozent dieses Bezugswertes angegeben. Diese Formel ist auch für Frauen anwendbar, wenn der Meßwert zuvor mit 1,25 multipliziert wird.

Der Mittelwert der maximalen Wattleistung laut Abbildung 3 hatte sich von 374 ± 27 Watt auf 392 ± 23 Watt verbessert, d. h. um nur 4,8%. Das Ausmaß der Verbesserung war also erheblich geringer als das der $\dot{V}O_2$ max. Das bedeutet, daß auch für den Bereich der Vita maxima die bereits für submaximale Belastungen festgestellte Beobachtung gilt, wonach bei besserem Trainingszustand auf gleichen Belastungsstufen mehr Sauerstoff aufgenommen wird.

Nun gibt es aber zwischen der maximalen Wattleistung und der $\dot{V}O_2$ max. enge Korrelationen, die es erlauben, mittels einer Regressionsgleichung bei alleiniger Feststellung der maximalen Wattleistung – mittels Fahrradergometrie – mit ausreichender Genauigkeit die $\dot{V}O_2$ max. zu schätzen. Unsere Beobachtung bedeutet aber, daß diese Beziehung nicht universell ist. In Abbildung 5 ist die Beziehung zwischen maximaler Wattleistung (Watt max.) als unabhängiger und $\dot{V}O_2$ max. als abhängiger

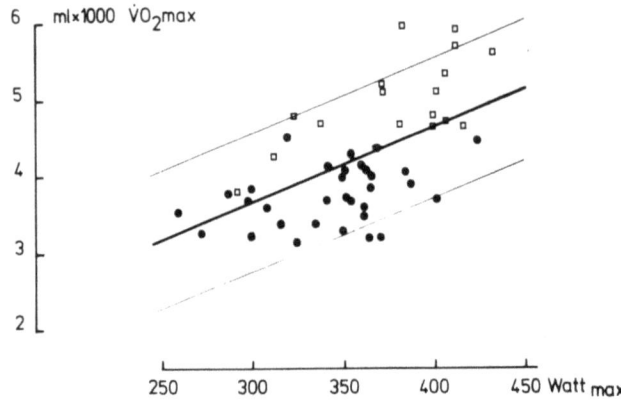

Abb. 5. Lineare Korrelation (r = 0,65) und Regressionsgerade mit dem zweifachen Standardfehler des linearen Schätzwertes zwischen der maximalen Wattleistung und der maximalen Sauerstoffaufnahme bei 103 Spiroergometrien. Eingezeichnet sind aber nur jene Tests, die eine relative maximale Sauerstoffaufnahme von mehr als 60 ml ergaben (leere Quadrate) und von weniger als 50 ml/kg (volle Kreise). Es ist ersichtlich, daß durch die Regressionsgerade die maximale Sauerstoffaufnahme bei schlechtem Trainingszustand überschätzt und bei gutem Trainingszustand unterschätzt wird.

Variabler in Form der Regressionsgeraden mit dem zweifachen Standardfehler des linearen Schätzwertes dargestellt, wie sie sich aus 103 Ergospirometrien errechnete, die an Sportlern mit sehr unterschiedlichen Trainingszuständen durchgeführt wurden (32). Ferner sind alle Versuche bei hohem Trainingszustand (relative $\dot{V}O_2$ max. > 60 ml) und alle Versuche bei niedrigem Trainingszustand (relative $\dot{V}O_2$ max. < 50 ml) extra eingezeichnet. Der Korrelationskoeffizient ist mit 0,65 niedriger als bei homogenen Kollektiven üblicherweise errechnet wird (31). Es ist ersichtlich, daß bei Schätzung der $\dot{V}O_2$ max. durch die Regressionsgerade Sportler bei schlechtem Trainingszustand über- und bei gutem Trainingszustand unterschätzt werden. Diese Beobachtung, daß es nämlich bei Anwendung von standardisierten indirekten Methoden der Bestimmung der $\dot{V}O_2$ max. (z. B. Åstrand-Rhyming-Nomogramm [4]) zu Fehleinschätzungen, zum Teil auch in Abhängigkeit vom Leistungsvermögen kommt, ist auch von anderen Wissenschaftlern schon gemacht worden (23, 69, 96, 116). Wird nun der Trainingszustand in Form der relativen $\dot{V}O_2$ max. als zweite unabhängige Variable in eine multiple lineare Regression eingeführt (Abb. 6), so erhöht sich der multiple Korrelationskoeffizient auf R = 0,94. Die Schätzung der $\dot{V}O_2$ max. aus der maximalen Wattleistung mittels einer einfachen linearen Korrelation bei Ausdauersportlern, bei denen mit starken Unterschieden des Trainingszustandes sowohl intraindividuell als auch interindividuell gerechnet werden muß, ist daher mit einem großen Unsicherheitsfaktor behaftet, und für die Beratung von Hochleistungssportlern weniger gut geeignet. Bei solchen Sportlern ist die direkte Messung der $\dot{V}O_2$ max. zu empfehlen. Wenn allerdings mit einigermaßen homogenen Personengruppen gerechnet werden kann, z. B. Schulklassen oder Mannschaften, dann ist die einfache Ergometrie mit Schätzung der $\dot{V}O_2$ max. ein ausreichend genaues

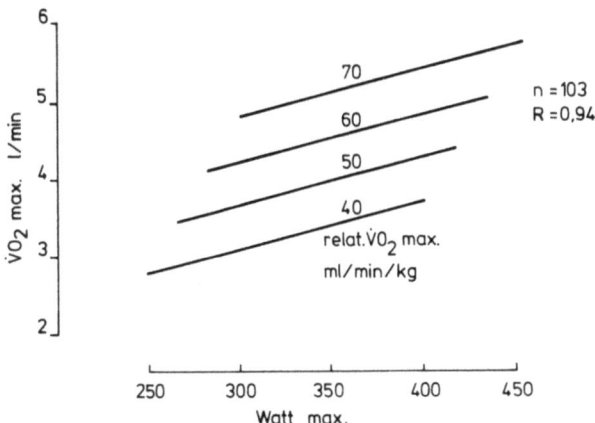

Abb. 6. Multiple lineare Korrelation und Regression mit der maximalen Wattleistung und der relativen maximalen Sauerstoffaufnahme als unabhängiger, und der maximalen Sauerstoffaufnahme als abhängiger Variabler.

Verfahren, sofern die verwendeten Regressionsgleichungen an vergleichbaren Kollektiven ermittelt wurden.

Die Trainierbarkeit der $\dot{V}O_2$ max.

Die Verbesserung der $\dot{V}O_2$ max. in unserem Sportlerkollektiv von 19,8% liegt genau in jenem Bereich von 15 bis 25%, der als Grenze der möglichen Trainierbarkeit angegeben wird (47). In einem Versuch mit 4 Trainingsgruppen, deren Trainingsbelastung jeweils um den Faktor 2 ansteigt, zeichnete sich auch eine Grenze der Trainierbarkeit der aeroben Kapazität von 25 bis 30% trotz zunehmendem Trainingsumfang ab (77). Mehrere Autoren (47, 62, 63, 67) sind der Meinung, daß die $\dot{V}O_2$ eine im wesentlichen genetisch determinierte Größe ist, die durch Training nicht entscheidend verändert werden kann.

Wenn diese Annahme zuträfe, hätte das für die sportmedizinische Beratung erhebliche Konsequenzen. Für Spitzenleistungen in Ausdauersportarten ist generell eine relative $\dot{V}O_2$ max. von mehr als 70 ml/kg Voraussetzung. Diese Voraussetzung könnte dann von niemandem erreicht werden, der zu Beginn des Trainings eine relative $\dot{V}O_2$ max. von weniger als 50 ml/kg hat. Dies müßte dann die Sportärzte veranlassen, allen Jugendlichen mit normaler aerober Kapazität (also mit < 50 ml/kg) vom Leistungssport in Ausdauerdisziplinen abzuraten. Leider ist die sportmedizinische Talentsuche keineswegs so einfach, daß sie sich darauf beschränken könnte, Jugendliche zu suchen, deren $\dot{V}O_2$ max. über dem Bereich der doppelten Standardabweichung liegt, wie sich das aus Betrachtungen über die Normalverteilung der $\dot{V}O_2$ max. ableiten ließe (115). Mehrere Berichte sprechen gegen die Annahme einer überwiegenden genetischen Festlegung der relativen $\dot{V}O_2$ max. und einer Limitierung der maximalen Trainierbarkeit bei etwa 25%:

So wurde beim ungarischen Weltklasseschwimmer Hargitay 1971 eine relative $\dot{V}O_2$ max. von 52 ml und 1975 und 1976 von 89 bzw. 92 ml/kg gemessen, das ist eine Verbesserung um 77% des Ausgangswertes, allerdings im Laufe von 5 Jahren (2). Auch bei den von uns betreuten Sportlern konnten bei mehrjährigen Verlaufsbeobachtungen, ausgehend von Werten für die relative $\dot{V}O_2$ max. von unter 50 ml/kg, mehrfach Verbesserungen von bis zu 70% festgestellt werden. Bei einer durch experimentelle Bettruhe verminderten aeroben Kapazität sind sogar Verbesserungen bis zu 100% des Ausgangswertes erzielt worden (101).

Eine andere Beobachtung ist, daß jugendliche Radrennfahrer mit geringerer $\dot{V}O_2$ max. durch ein Standardtrainingsprogramm größere Verbesserungen im Vergleich zum Ausgangswert erzielen als schon anfänglich besser trainierte (97). In einem anderen Experiment, das auf einer 3monatigen Periode mit standardisiertem Ausdauertraining basierte, war die $\dot{V}O_2$ max. der zunächst schlechteren Probanden verbessert, während die Werte der zunächst besseren gleichblieben oder sogar abnahmen. Die Spannweite sämtlicher $\dot{V}O_2$-max.-Werte war nach dem standardisierten Ausdauertraining erheblich geringer als vorher (104). Diese Beobachtungen lassen vermuten, daß andere Faktoren, z. B. das Training selbst und seine Relation zur Leistungsfähigkeit zu Beginn des Trainings, einen wesentlich stärkeren Einfluß auf den Trainingseffekt haben als die genetische Veranlagung.

Die sportmedizinischen Trainingsexperimente, die der Auffassung einer überwiegend genetischen Limitierung der $\dot{V}O_2$ max. zugrunde liegen, erstrecken sich durchwegs über wenige Wochen bis Monate, somit über einen einzigen Ansatz zur Verbesserung der $\dot{V}O_2$ max. bzw. basieren auf Zwillingsstudien, die keine Trainingsversuche beinhalten. Aus ihnen ist daher im Grunde genommen nur die Aussage abzuleiten, daß die $\dot{V}O_2$ max. innerhalb weniger Monate um etwa 25% verbesserbar ist, welcher Zeitraum in der Sportpraxis eine Trainingssaison bedeutet. Daß aber die $\dot{V}O_2$ max. im Laufe einer einzigen Vorbereitungsperiode nur um höchstens 25% im Regelfall zu steigern ist, entspricht durchaus auch den Erfahrungen der Trainingspraxis. Die Ergebnisse dieser kurzfristigen Beobachtungen dürfen aber nicht auf einen mehrjährigen sportlichen Trainingsprozeß übertragen werden, in dessen Verlauf viele Trainingssaisonen aufeinanderfolgen, und wo die Ergebnisse einer Saison die Basis, d. h. den Ausgangswert, für die nächste Saison bilden. Die Entwicklung einer hohen aeroben Kapazität von mehr als 70 ml/kg nimmt deshalb mehrere Jahre in Anspruch, welche Erkenntnis in der wissenschaftlichen Trainingslehre durchaus geläufig ist (36). Das Mittel zur stufenweisen Erhöhung der relativen $\dot{V}O_2$ max. ist eine ebenso stufenweise Erhöhung des Trainingsumfanges unter Beachtung der notwendigen Mindestintensität, entsprechend dem trainingswissenschaftlichen Prinzip der systematischen Steigerung der Trainingsbelastung (33). Die Notwendigkeit mehrjähriger Entwicklungsprozesse und die auf biologischen Gesetzmäßigkeiten beruhenden Prinzipien der wissenschaftlichen Trainingslehre können bei kurzfristigen medizinischen Trainingsexperimenten naturgemäß nicht ausreichend beachtet werden. Die Ergebnisse sind deshalb nicht ohne weiteres auf das leistungssportliche, prinzipiell mehrjährige Training übertragbar, sondern sie gelten nur für kurzfristige und einmalige Trainingsperioden. Sie zeigen allerdings, daß die Möglichkeit des kurzfristigen Leistungszuwachses begrenzt ist, und daß ein Leistungszuwachs, der über 25% hinausgehen soll, grundsätzlich auf einem mehrjährigen Trainingsaufbau basieren muß. Bei entsprechender Trainingsgestaltung bildet dann ein Teil des Lei-

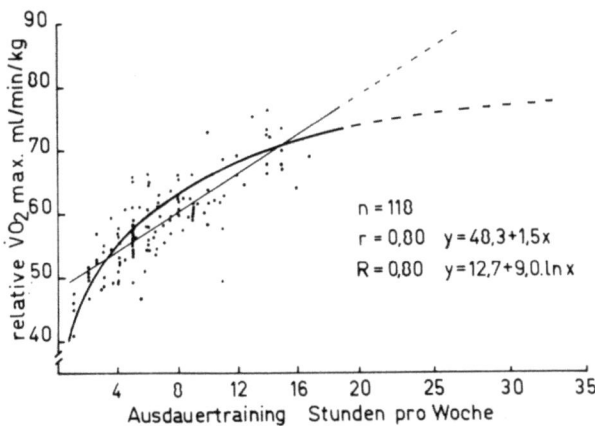

Abb. 7. Lineare (r) und nicht lineare (R) Korrelation und Regression zwischen dem Ausdauertrainingsumfang in Stunden pro Woche und der relativen maximalen Sauerstoffaufnahme.

stungszuwachses der ersten Trainingssaison die Grundlage der zweiten, in der neuerlich eine Verbesserung um 15 bis 20% möglich ist. Auf diese Weise können im Verlauf mehrerer Jahre, bei Beachtung der methodischen Prinzipien der Trainingslehre, ausgehend von der normalen $\dot{V}O_2$ max. des Anfängers, Verbesserungen um insgesamt 70% oder mehr erreicht werden.

Im Gegensatz zu den kurzfristigen Experimenten, in denen sich vor allem die Trainingsintensität als Hauptfaktor für die Größe des Leistungszuwachses herausstellt (106), wird im Rahmen eines mehrjährigen systematischen Ausdauertrainings der Trainingsumfang in Trainingsstunden pro Woche die entscheidende Determinante für die $\dot{V}O_2$ max. So zeigt sich bei jugendlichen Schwimmerinnen, daß der Trainingsumfang einen wesentlich stärkeren Einfluß auf die $\dot{V}O_2$ max. hat, als die Trainingsdauer in Jahren oder die Trainingsintensität (5). Auch bei einer Untersuchung österreichischer Sportler ergab sich bei einem Vergleich von 3 Gruppen von Schwimmern mit unterschiedlicher sportlicher Qualifikation ein guter Zusammenhang zwischen dem Jahrestrainingsumfang (geschwommene Kilometer pro Jahr), der relativen $\dot{V}O_2$ max. und der sportlichen Qualifikation (30).

Abbildung 7 zeigt die relative $\dot{V}O_2$ max. von 118 männlichen Sportlern (Alter: 21,3 ± 2,8 Jahre) in Abhängigkeit vom wöchentlichen Ausdauertrainingsumfang in Stunden (34). Es muß besonders betont werden, daß es sich hierbei nicht um vergleichbare Gruppen von Sportlern handelt, die gleichzeitig mit Trainingsprogrammen unterschiedlichen Umfanges konfrontiert wurden. Sondern alle Sportler mit mehr als 5 Stunden Ausdauertraining pro Woche haben dieses Training erst nach einem mehrjährigen systematischen Aufbau und mit einer bereits deutlich überdurchschnittlichen $\dot{V}O_2$ max. begonnen. Ferner wurden nur jene Trainingszeiten berücksichtigt, in welchen mit einer für die Entwicklung der Ausdauer ausreichenden Trainingsintensität gearbeitet wurde, also keinesfalls die gesamte Trainingszeit. So wurden Krafttrainingszeiten überhaupt nicht in die Rechnung genommen, bei Intervalltraining wurden die Pausen nicht gezählt. Bei Kampfspielen (Fußball u. ä.) wurde

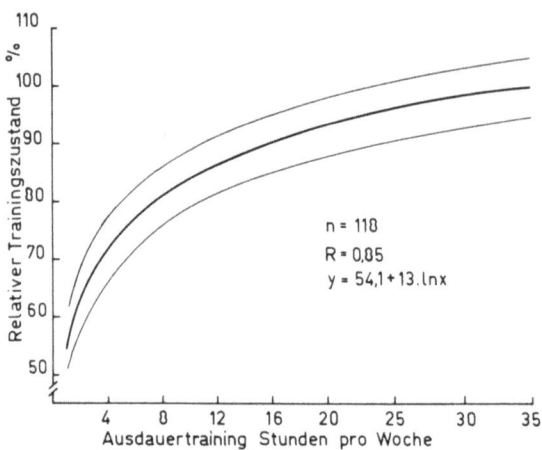

Abb. 8. Nicht lineare logarithmische Regression mit Standardfehler des Schätzwertes zwischen dem Ausdauertrainingsumfang in Stunden pro Woche und dem relativen Trainingszustand. Der relative Trainingszustand ist die aktuelle relative $\dot{V}O_2$ max. in Prozent jenes Wertes, der nach der Formel von *Szögy* (113) als Bezugswert berechnet wird.

generell 1 Stunde Spiel einem 12minütigen Ausdauertraining (= 20%) gleichgesetzt (17). Unter diesen Bedingungen, die der Realität eines leistungssportlichen Trainings gerecht werden, findet sich eine für biologische Verhältnisse sehr enge Korrelation zwischen dem Trainingsumfang in Trainingsstunden pro Woche und der relativen $\dot{V}O_2$ max. ($r = R = 0{,}80$, $p < 0{,}001$). Noch enger wird die Abhängigkeit, wenn die schon erwähnte negative Korrelation der relativen $\dot{V}O_2$ max. zum Körpergewicht durch Verwendung der Formel von *Szögy* und *Lacarescu* (113) berücksichtigt wird ($R = 0{,}85$; Abb. 8). Aus den Daten der österreichischen Sportler ergibt sich keine eindeutige Präferenz einer nicht linearen, logarhithmischen Beziehung, da Trainingsbelastungen von mehr als 15 Stunden pro Woche bei den von uns untersuchten Sportlern nicht vorgekommen sind. Die logarhithmische Beziehung wird jedoch wahrscheinlich, wenn man die Spitzenwerte von Weltklassesportlern berücksichtigt. Hargitay trainierte bei einer relativen $\dot{V}O_2$ max. von 91 ml/kg etwa 30 bis 35 Stunden wöchentlich (bis über 20 km Schwimmtraining pro Tag). Einen ähnlichen Trainingsaufwand dürfte auch der Radrennfahrer Eddie Merckx betrieben haben, als bei ihm 82 ml/kg gemessen wurden (47).

Aus dieser mathematisch formulierbaren engen logarhithmischen Beziehung zwischen dem wöchentlichen Gesamtumfang an Ausdauertraining und der relativen $\dot{V}O_2$ max. lassen sich 3 wesentliche Schlußfolgerungen ableiten:

Die erste Schlußfolgerung ist, daß eine maximale aerobe Kapazität von etwa 80 bis 85 ml/kg die biologische Grenze der Ausdauertrainierbarkeit der Spezies Homo sapiens darstellen dürfte, wobei vereinzelt Spitzenwerte bis 90 ml/kg berichtet werden. Diesem Wert nähert sich die logarhithmische Regressionskurve an, und solche Werte wurden bereits vor Jahrzehnten vereinzelt bei Straßenradrennfahrern oder Skilangläufern gemessen und werden heute trotz der enormen Entwicklung des

Hochleistungssports nicht übertroffen. Es werden nur häufiger und bei mehr Sportarten als früher (Rudern, Schwimmen u. a.) solche hohen Werte gemessen. Es kann deshalb angenommen werden, daß die Formel von *Szögy* und *Lacarescu* zeitlos gültig ist.

Voraussetzung zur Entwicklung der aeroben Kapazität bis an die biologisch mögliche Grenze ist ein wöchentliches Ausdauertraining mit ausreichender Intensität von insgesamt 30 Stunden oder mehr. (Bei Lauftraining ist allerdings für den gleichen Effekt gegenüber anderen Ausdauersportarten ein um etwa 20% geringerer Zeitaufwand nötig [17].) Eine noch so große weitere Steigerung der Trainingsbelastung bringt keinen zusätzlichen Trainingseffekt mehr. Dies entspricht durchaus auch den Erfahrungen im modernen Hochleistungssport. Unabdingbare Voraussetzungen zur Durchführung eines solchen Hochleistungstrainings ist ein vieljähriger, vorangehender, systematischer Trainingsaufbau, und auch dann ist ein solch umfangreiches Hochleistungstraining ein sehr störanfälliger Prozeß, dessen Steuerung nur von wissenschaftlich ausgebildeten Trainern unter Zuhilfenahme medizinischer Kontrollmethoden gemeistert wird.

Die zweite Schlußfolgerung betrifft noch einmal die Frage, inwieweit die Trainierbarkeit nun tatsächlich angeboren ist. Dazu muß bemerkt werden, daß der Unveränderlichkeit suggerierende Begriff „angeborene Eigenschaft" zumindest für funktionelle Eigenschaften in der modernen Biologie verlassen und durch den Begriff „genetisches Programm" ersetzt wird (122). Durch das genetische Programm wird nicht ein konkretes Maß einer Eigenschaft ein für allemal festgelegt, sondern eine arttypische Spannweite der Entwicklungsmöglichkeiten. Das tatsächliche Niveau wird durch die Auseinandersetzung mit Umwelteinflüssen, im konkreten Falle durch Ausdauertraining, bestimmt. Dies würde bedeuten, daß ein hohes Niveau der aeroben Kapazität im Prinzip von jedem normalen Individuum erreicht werden kann, das sich einem mehrjährigen Training nach den Prinzipien der wissenschaftlichen Trainingslehre unterzieht (und das von einem entsprechend geschulten Trainer beraten wird). Die Zwillingsstudie, aus der abgeleitet wird, daß die $\dot{V}O_2$ max. zu 94% genetisch determiniert ist (62) setzt voraus, daß die Umwelteinflüsse inklusive der durchschnittlichen körperlichen Aktivität für alle Probanden gleich sind. Diese Voraussetzung ist aber im Laufe eines sportlichen Trainings nicht gegeben, da die physische Aktivität systematisch gesteigert wird. Diese Annahme trifft aber zu für alle Sportler, die ein gleiches mehrjähriges Training absolviert haben, was nach Abbildung 7 und 8 ein vergleichbares Niveau von relativer $\dot{V}O_2$ max. und relativem Trainingszustand erwarten läßt. Für die Varianz auf diesem Niveau bietet allerdings die Annahme genetisch bedingter Unterschiede eine plausible Erklärung. Es muß allerdings berücksichtigt werden, daß diese Varianz auch durch Ungenauigkeit in der Trainingsanamnese, durch unterschiedliche Trainingsintensitäten und unterschiedliche Sportarten mitbedingt ist. Somit dürfte die Annahme, daß die genetische Veranlagung für Unterschiede im Ausmaß von etwa 5 bis 8% der relativen $\dot{V}O_2$ max. – deren allgemeines Niveau durch das Training bestimmt ist – verantwortlich ist, eine realistische Schätzung darstellen.

Eine hohe $\dot{V}O_2$ max. garantiert allerdings keineswegs auch automatisch hochklassige sportliche Leistungen, da hiefür noch eine Reihe von anderen Fähigkeiten

(z. B. die sportliche Technik) und auch morphologischen Merkmalen, wie Größe oder Körperbau – je nach Sportart – Voraussetzungen sind. Und morphologische Merkmale sind sicherlich in weit geringerem Ausmaß beeinflußbar als funktionelle Eigenschaften, so daß letztlich die Konstitution auch dadurch nicht ohne Einfluß auf die sportliche Leistung ist. Interessant ist in diesem Zusammenhang eine Beobachtung, daß die sportlichen Leistungen einer Gruppe von Schwimmern, die das gleiche Training beim selben Trainer absolvierten, wesentlich stärker differierten als die $\dot{V}O_2$ max. (25). Dies entspricht durchaus auch unseren eigenen Erfahrungen mit sogenannten „untalentierten" Sportlern: Ein Fehlschlag beim Aufbau einer hohen aeroben Kapazität läßt sich mit großer Wahrscheinlichkeit auf grundsätzliche Fehler im Trainingsaufbau zurückführen, und nicht auf eine „angeborene Untrainierbarkeit" mangels Talent.

Die weitere Trainierbarkeit eines Sportlers zu einem bestimmten Zeitpunkt hängt prinzipiell davon ab, welcher Prozentsatz des biologisch möglichen Grenzwertes (= 100% relativer Trainingszustand nach Abbildung 8) bereits erreicht wurde. Dies entspricht durchaus der Vorstellung, die auch über das Ausmaß der Trainierbarkeit der Kraft geäußert wurde (127). Wenn trotz allgemeiner biologischer Möglichkeit eine hohe $\dot{V}O_2$ max. eine sehr seltene Eigenschaft ist, so deswegen, weil das dazu notwendige Verhalten, nämlich das systematische Hochleistungstraining, so selten praktiziert wird (in Österreich wahrscheinlich nur von einigen hundert Personen).

Zum dritten hat schließlich diese enge Korrelation zwischen dem Ausdauertrainingsumfang in Stunden und der relativen $\dot{V}O_2$ max. für die sportmedizinische Beratung von Ausdauersportlern eine erhebliche Bedeutung: Auf Grund der in Abbildung 7 und 8 dargestellten Regression kann für einen Sportler jene relative $\dot{V}O_2$ max. bzw. jener relative Trainingszustand geschätzt werden, der auf Grund der Angaben über den Trainingsumfang zu erwarten ist, wenn das Training nach den methodischen Prinzipien der Trainingslehre störungsfrei durchgeführt worden ist.

Besonders bedeutungsvoll ist die Feststellung, daß die beim leistungsmedizinischen Test ermittelte relative $\dot{V}O_2$ max. geringer ist, als zu erwarten wäre. Hier kann entweder eine falsche Angabe über das wirksame Ausdauertraining angenommen werden, insbesondere wenn die Angabe nicht mit Hilfe exakter Trainingsaufzeichnungen erfolgt. Oder es muß eine interkurrente Erkrankung oder andere außergewöhnliche Belastungen angenommen werden. Wenn das alles nicht zutrifft, sind schwerwiegende Verstöße gegen wichtige Prinzipien der wissenschaftlichen Trainingslehre anzunehmen (die dem Sportarzt im Idealfall geläufig sein sollten). Umgekehrt ist der Sportarzt aber auch in der Lage, anzugeben, wieviel Ausdauertraining notwendig ist, um ein bestimmtes Niveau der aeroben Kapazität zu erreichen und zu erhalten. Dies erscheint für die längerfristige Planung einer Sportlerkarriere von erheblicher Bedeutung, da der zeitliche Aufwand für ein Hochleistungstraining, aber auch für ein Fitneßtraining mit beschränkten Zielsetzungen, ziemlich genau kalkulierbar ist.

Körperliches Training als Mittel der ärztlichen Therapie bei Störungen der Atmung

Zur Methodik

Eines der Leitsymptome vieler, vor allem chronischer Lungenerkrankungen ist die Dyspnoe, vor allem bei Belastungen, die zu baldiger Unterbrechung zwingt; somit eine je nach Schweregrad der Erkrankung mehr oder weniger ausgeprägte Verminderung der Ausdauerleistungsfähigkeit. Im Lungenfunktionslabor ist dies als Verminderung der $\dot{V}O_2$ max. objektivierbar. Das therapeutische Ziel der Anwendung von Sport ist die Verbesserung der $\dot{V}O_2$ max., somit der Ausdauerleistungsfähigkeit, und subjektiv eine Beseitigung oder wenigstens Besserung der Belastungsdyspnoe. Entsprechend diesem Therapieziel kommt als vorrangiges Trainingsmittel nur das aerobe Bewegungstraining in Frage, da nur diese Trainingsform in der Lage ist, an den die aerobe Kapazität bedingenden Organsystemen physiologische Trainingseffekte, somit eine Verbesserung der $\dot{V}O_2$ max. zu erzielen.

„Aerobes Bewegungstraining" ist als Anwendung jener zyklischen Leibesübungen definiert, die einen kontinuierlichen Einsatz von mehr als einem Sechstel der gesamten Muskulatur ermöglichen bzw. erfordern. Also z. B. Laufen, Schwimmen, Radfahren bzw. Fahrradergometertraining und u. ä.

Der klassischen Schulmedizin, die überwiegend kurativ ausgerichtet ist, war die Verbesserung der körperlichen Leistungsfähigkeit bis vor kurzem kein eigentliches Anliegen. Hingegen hat sich diese Problematik seit jeher im Leistungssport gestellt, was dazu geführt hat, daß sich die Methodik zur Verbesserung der körperlichen Leistungsfähigkeit eben außerhalb der Medizin, im Rahmen des Leistungssports entwickelt hat. Aus Mangel an wissenschaftlich geschulten Protagonisten allerdings zunächst ziemlich chaotisch, mit einer Unzahl von verschiedenen Schulen und Terminologien. Erst in den letzten beiden Jahrzehnten ist es mit der zunehmenden wissenschaftlichen Durchdringung des Sports auch zur Entwicklung einer wissenschaftlich fundierten Trainingslehre gekommen. Diese beschäftigt sich mit der Erforschung der biologischen Gesetzmäßigkeiten, nach denen sich die Entwicklung der körperlichen Leistungsfähigkeit vollzieht und der Anwendung dieser Erkenntnisse in der Praxis des Sports. Viele der wesentlichsten, auf vorwiegend empirisch-statistische Weise gewonnenen Erkenntnisse konnten von der Sportmedizin experimentell belegt und physiologisch begründet werden. Diese Entwicklung hat ihren Niederschlag in systematischen Lehrbüchern zur wissenschaftlichen Trainingslehre gefunden (36, 127).

Nun kann das Verhältnis der wissenschaftlichen Trainingslehre und der Sportmedizin zur medizinischen Anwendung von körperlichem Training bei Patienten etwa mit jenem von pharmakologischen Untersuchungen an gesunden Probanden zur medikamentösen Therapie bei Patienten verglichen werden; d. h. daß den an Gesunden gewonnenen Erkenntnissen Modellcharakter zukommt. So hat sich z. B. gezeigt, daß zur Verbesserung der $\dot{V}O_2$ max. bei Gesunden die Trainingsintensität eine entscheidende Rolle spielt. Eine Belastungsintensität von 50% der individuellen maximalen $\dot{V}O_2$ muß erreicht oder überschritten werden, wobei 60 bis 70% ein gewisses Optimum darstellen (47). Die gleiche individuelle Auslastung der $\dot{V}O_2$ max.

wurde auch bei Patienten nach Myokardinfarkt als optimale Belastung gefunden (83), wobei auch bei diesen Patienten grundsäztlich eine Minimalbelastung von 50% der $\dot{V}O_2$ als notwendig erachtet wird (79). Dies spricht dafür, daß die in der wissenschaftlichen Trainingslehre formulierten methodischen Grundsätze zur Verbesserung der Leistungsfähigkeit universell gültigen, biologischen Gesetzmäßigkeiten entsprechen. Es wäre, da die Medizin doch als eine biologische Wissenschaft aufgefaßt werden muß, auch schwer verständlich, warum sich die gesunden Organsysteme bei Patienten, also z. B. Muskelmetabolismus, peripherer Kreislauf und Lunge bei Patienten mit koronarer Herzkrankheit bzw. Herz bei Patienten mit Lungenerkrankungen, auf gleichartige Reize völlig anders verhalten sollten als die ebenfalls gesunden Organsysteme bei Normalpersonen.

Dieser Exkurs soll erklären, warum es notwendig ist, auch im Bereich der medizinischen Anwendung des Bewegungstrainings, also in der Rehabilitation, gewisse allgemeine, biologisch begründbare Prinzipien der wissenschaftlichen Trainingslehre konkret zu realisieren, da ansonsten das therapeutische Ziel – die Verbesserung der Ausdauerleistungsfähigkeit – nicht erreicht werden kann.

Der erste und wesentlichste Grundsatz ist, daß die Trainingsbelastung bestimmten Mindestkriterien genügen muß, wenn ein Trainingseffekt erzielt werden soll. Diese Mindestkriterien lassen sich in drei Punkten formulieren (58, 79):
1. Belastungsintensität, 2. Belastungsdauer, 3. Belastungshäufigkeit.

Belastungsintensität

Sie ist definiert als Arbeits-$\dot{V}O_2$ in Prozent der $\dot{V}O_2$ max. Es wurde bereits erwähnt, daß dieser Schwellenwert bei 50% liegt. Es handelt sich hier um eine Verhältniszahl, die, unabhängig von der Größe der absoluten $\dot{V}O_2$ max. (in ml/min), immer gleich ist. Um diesen Schwellenwert zu finden, muß also die $\dot{V}O_2$ max. in jedem Einzelfall ergometrisch bestimmt werden (in der Praxis ist die Bestimmung der maximalen Wattleistung ein ausreichend genauer Ersatz). Die Trainingsbelastung soll etwa 10% über dieser Schwelle, also bei 60% der $\dot{V}O_2$ max. liegen. Die bei dieser Belastung gemessene Belastungsherzfrequenz ist nun ein recht genauer Indikator für die einmal festgestellte richtige Trainingsbelastung, auch dann, wenn sich durch das Training die Leistungsfähigkeit und damit die $\dot{V}O_2$ max. ändert. Da die maximale Herzfrequenz auch bei Änderung der $\dot{V}O_2$ max. in etwa gleichbleibt, entspricht sie immer der $\dot{V}O_2$ max., und eine bestimmte submaximale Herzfrequenz immer dem gleichen Prozentsatz der $\dot{V}O_2$ max. Dies ist unabhängig von der Höhe der $\dot{V}O_2$ max. und auch unabhängig von der Belastung in Watt, die notwendig ist, diese Herzfrequenz zu erreichen. Dies beruht auf der linearen Beziehung von $\dot{V}O_2$ und Herzfrequenz und ermöglicht auch die Faustregel: Die Belastungsintensität soll einer Herzfrequenz von 70 bis 80% der individuellen maximalen Herzfrequenz entsprechen.

Eine ausreichende Trainingsintensität ist die wichtigste Voraussetzung zur Erzielung von Trainingseffekten. Wird diese Bedingung nicht erfüllt, dann bleibt auch Bewegungstraining beliebiger Dauer und Häufigkeit ineffektiv.

Belastungsdauer

Darunter ist jene Trainingszeit zu verstehen, in der die Intensität über der Schwelle von 50% der $\dot{V}O_2$ max. liegt. Die Belastungsdauer ist somit nicht identisch mit der

Dauer der gesamten Trainingseinheit, die ja auch Pausen und Tätigkeiten mit niedriger Intensität beinhaltet. Die so verstandene „reine" Belastungsdauer muß mindestens 10 Minuten betragen (47).

Belastungshäufigkeit

Darunter ist die Anzahl der Übungseinheiten pro Woche zu verstehen. Bei Anwendung der Mindestdauer von 10 Minuten muß annähernd täglich trainiert werden. Bei Erhöhung der Dauer kann auch die Häufigkeit reduziert werden, in dem Maße, daß ein Gesamtumfang (= Produkt aus Dauer mal Häufigkeit) von 60 Minuten pro Woche gewährleistet bleibt. Eine Häufigkeit von 2 Trainingseinheiten pro Woche (mit je 30 Minuten Dauer) ist allerdings auch hier ein Schwellenwert, dessen Erreichen oder Überschreiten eine Voraussetzung für das Erzielen von Trainingseffekten ist (90). Bei längerfristigen Rehabilitationsprogrammen, die über mehr als 5 Wochen gehen, ist noch folgendes zu beachten: Wird der durch Dauer und Häufigkeit festgelegte Gesamtumfang unverändert beibehalten, so stellt sich – auch bei Beachtung der notwendigen Belastungsherzfrequenz – nach etwa 4 bis 6 Wochen ein dem Umfang und den individuellen Voraussetzungen entsprechender Trainingseffekt ein, der bei Fortsetzung des gleichen Trainingsumfanges nicht mehr weiter zunimmt. Eine weitere Steigerung der Ausdauerleistungsfähigkeit ist dann nur möglich, wenn der Trainingsumfang – also Belastungsdauer und/oder Häufigkeit – erhöht wird. Dieser Umstand hat in der Trainingslehre im methodischen Prinzip der systematischen Steigerung der Belastung seinen Niederschlag gefunden.

Nach diesen allgemeinen methodischen Erörterungen sollen nun im folgenden die Voraussetzungen und Möglichkeiten für die Anwendung von Bewegungstraining als Therapie bei chronischen pulmologischen Krankheitsbildern erörtert werden, wobei die Problematik modellhaft am Beispiel typischer Lungenerkrankungen behandelt werden soll.

Diffuse Erkrankungen der Lunge

Chronisch obstruktive Lungenerkrankungen (COL)

Unter diesem Begriff werden alle Erkrankungen der Lunge zusammengefaßt, die mit einer chronischen Atemflußobstruktion, also einer Behinderung des Atemstroms einhergehen: chronisch obstruktive Bronchitis, chronisches Asthma bronchiale und das Lungenemphysem (zur umfassenden Darstellung dieser Erkrankung siehe [120]).

Das subjektive Hauptsymptom der COL ist die chronische Dyspnoe, das allen gemeinsame lungenfunktionsdiagnostische Hauptsymptom ist das unter 70% der Vitalkapazität verminderte forcierte Exspirationsvolumen der 1. Sekunde (FEV_1).

Diese Krankheitsgruppe ist von erheblicher volksgesundheitlicher Bedeutung, an der je nach untersuchtem Kollektiv 3 bis 30% aller untersuchten Erwachsenen leiden. Die COL liegt auch an vorderster Stelle der Ursachen für eine vorzeitige Arbeitsunfähigkeit und Frühinvalidisierung (112, 117).

Während in der Rehabilitation der epidemiologisch ebenfalls bedeutsamen koronaren Herzkrankheit und des Herzinfarktes das aerobe Bewegungstraining fest etabliert ist, ist sein Wert in der Behandlung der Rehabilitation von Patienten mit COL nicht so allgemein anerkannt und wird weder in einschlägigen Kurorten und Heilstätten noch in ambulanten Patiententrainingsgruppen auch nur annähernd in dem Maße betrieben, wie das bei der koronaren Herzkrankheit der Fall ist.

Eine der wichtigsten Ursachen dafür ist sicherlich, daß die Frage, ob es möglich ist, bei COL mittels aeroben Bewegungstrainings physiologische Trainingseffekte zu erzielen, nicht einheitlich beantwortet wird. Schon zur Frage, was denn nun eigentlich die Leistungsfähigkeit bei COL limitiert und Dyspnoe verursacht, gibt es unterschiedliche Auffassungen. Sicher ist es nicht der Gasaustausch selbst: Die durch die ventilatorische Verteilungsungleichheit der Belüftung bedingte arterielle Hypoxie bei chronischem Asthma und chronischer Bronchitis wird bei Belastung häufig besser. Beim Lungenemphysem kommt es unter Belastung zu einem Abfall des arteriellen pO_2, bedingt durch die Diffusionsstörung. Aber auf Grund der speziellen S-Form der O_2-Dissoziationskurve des Hämoglobins ist der Abfall der O_2-Sättigung des Hämoglobins dem Abfall des pO_2 nicht linear proportional; sondern bei einem – bereits erheblich erniedrigten – pO_2 von 55 mm Hg ist das Hämoglobin immer noch zu etwa 85% gesättigt, welcher Hundertsatz dem Prozentsatz der normalen O_2-Transportkapazität gleichgesetzt werden kann. Die eigentliche kritische Größe – nämlich das pO_2 im Muskelgewebe – ist bis zu einer Verminderung der O_2-Transportkapazität auf 50% nicht betroffen und bleibt im Normalbereich (98). Dies wird bestätigt durch Untersuchungen, die zeigen, daß bei hypoxämischen Patienten mit COL die metabolische Reaktion bei Belastung, z. B. das Verhalten von Laktat, Pyruvat, Phosphat im Serum oder ATP im Muskel, nicht mit den Änderungen der Blutgase korreliert. Unter diesem Gesichtspunkt erscheint nicht die Hypoxie – also der pulmonale Gasaustausch –, sondern eher der Trainingszustand der peripheren Gliedmaßen leistungsbegrenzend zu sein (20, 103). Somit ist selbst der gestörte pulmonale Gasaustausch beim Emphysem in der Regel keine primär leistungslimitierende Größe, und die Leistungsfähigkeit ist somit potentiell verbesserbar. Das Ausmaß der möglichen Verbesserung ist allerdings – durch die Begrenzung der Adaptionsreserven – durch den Grad des – primären oder sekundären – Emphysems (= Rarefizierung des Lungenparenchyms) begrenzt.

Wie bereits erläutert, sind die Adaptionsreserven einer gesunden Lunge so ausgelegt, daß – bei entsprechender funktioneller Beanspruchung – die maximale Ventilation und die $\dot{V}O_2$ max. verdoppelt werden können. Theoretisch muß daher bei Reduktion der Summe der noch funktionierenden Lungenstrukturen auf die Hälfte der Norm noch – ebenfalls bei entsprechender funktioneller Beanspruchung – ein normales $\dot{V}_E$ max. und $\dot{V}O_2$ max. möglich sein. Erst bei weiterer Reduktion der Summe der noch funktionierenden pulmonalen Strukturen ist das Erreichen der normalen $\dot{V}_E$ max. und $\dot{V}O_2$ max. auch theoretisch nicht mehr möglich. So lange die aktuelle aerobe Kapazität aber unter dem theoretisch möglichen Wert liegt, ist prinzipiell die Möglichkeit einer Verbesserung der aktuellen Leistungsfähigkeit anzunehmen. Erst bei hochgradigen Zerstörungen des Lungenorgans mit einem verbleibenden funktionierenden Rest von unter 40% der Norm wird diese Möglichkeit der Verbesserung der Ventilation und der Sauerstoffaufnahme durch Training zunehmend aufgehoben. Glücklicherweise sind solche extrem fortgeschrittenen, präterminalen Zustände selten und für die Mehrzahl der Patienten mit COL – vor allem bei adäquater medikamentöser und physikotherapeutischer Behandlung – nicht zutreffend, und auch prognostisch im Einzelfalle nicht wahrscheinlich.

Für das Auftreten der Dyspnoe schon bei geringen Belastungen wird einerseits eine schwache und – auch auf Grund einer erhöhten Druckarbeit – abnorm ermüdbare Atemmuskulatur verantwortlich gemacht (18, 28, 129); andererseits aber auch ein kleines Schlagvolumen des linken Ventrikels, also eine Limitierung durch den Kreislauf (121). Es wurde schon erwähnt, daß auch der aerobe Metabolismus der Skelettmuskulatur als leistungslimitierend angesehen wird. Obwohl alle Standpunkte ein bißchen dazu tendieren, die jeweils beschriebene Beobachtung für die einzig richtige Erklärung zu halten, sind alle Beobachtungen vollkommen richtig, allerdings als verschiedene Teile eines Ganzen: In der Anamnese der COL ist neben den krankheitsbedingten Symptomen wie Husten und Auswurf die krankheitsbedingte langfristige Immobilisierung ein dominierender Faktor. Sie kommt durch die Bettlägerigkeit in den akuten Phasen und die nachfolgende körperliche Schwäche zustande, die von körperlichen Belastungen, die als subjektiv unangenehm empfunden werden, abhält. Diese körperliche Inaktivität wird durch die häufige ärztliche Empfehlung zur „Schonung" noch weiter verstärkt und gefestigt.

Nun ist in einer aufwendigen Untersuchung gezeigt worden, daß durch körperliche Inaktivität allein – bei ansonsten vollkommen gesunden Personen – die Ausdauerleistungsfähigkeit (quantifiziert durch die $\dot{V}O_2$ max.) um etwa 30% abnimmt. Und zwar kommt es zu einer Abnahme aller die Leistungsfähigkeit bedingenden Funktionen und Strukturen, wie $\dot{V}_E$ max., Schlagvolumen, Herzgröße, maximales Herzminutenvolumen und auch der fettfreien Körpermasse (= Muskulatur). Sämtliche durch die Bettruhe bedingten atrophischen, morphologischen und funktionellen Veränderungen sind durch ein anschließendes aerobes Bewegungstraining vollkommen reversibel (101). Eine wesentliche Schlußfolgerung, die daraus zu ziehen ist, besagt, daß jegliche Veränderung der durchschnittlichen Menge an Bewegungstraining – gleichgültig ob als Verminderung oder Vermehrung der körperlichen Aktivität – sämtliche Teile der an der Aufrechterhaltung der ATP-Homöostase beteiligten Organsystemkette in gleicher Weise beeinflußt. Das heißt, daß sowohl die Inaktivität als auch das Bewegungstraining immer Atmung, Herz, Kreislauf und Muskelmetabolismus gleichzeitig und gleichsinnig verändern.

Die Leistungsschwäche bei COL kann nun, wie erwähnt, sowohl auf die Schwäche der Atemmuskeln, als auch des Kreislaufs, als auch des Muskelmetabolismus zurückgeführt werden und hat einiges mit der experimentell durch Immobilisation erzeugten gemeinsam: nämlich die Anamnese des Bewegungsmangels und die verminderte funktionelle Kapazität von an sich gesunden Organen, wie Muskeln und Kreislauf. Auf Grund solcher Überlegungen ist daher die Annahme plausibel, daß bei COL durch aerobes Bewegungstraining die funktionelle Kapazität dieser Organsysteme und damit auch die Leistungsfähigkeit verbessert werden kann. Tatsächlich gibt es eine Reihe von Studien, die zeigen, daß die Ausdauerleistungsfähigkeit von Patienten mit COL durch aerobes Bewegungstraining verbessert werden kann (8, 13, 16, 52, 68, 80, 88, 108). Durch Training der Atemmuskeln allein kann mindestens die Kraft und die Ausdauer dieser Strukturen verbessert werden (29, 57); aber auch die Ausdauerleistungsfähigkeit bei Patienten mit COL (9). Keine Einstimmigkeit herrscht allerdings über die physiologische Basis dieser Verbesserung. Einige dieser Arbeiten zeigen, daß es durch das Bewegungstraining neben der Verbesserung der Ausdauerleistungsfähigkeit auch zu typischen physiologischen Trainingseffekten – wie Abnahme der Herzfrequenz auf gleichen Belastungsstufen und Zunahme der $\dot{V}O_2$ max. – gekommen ist (52, 80, 88); es gibt aber auch Berichte, die eine Zunahme der Ausdauerleistungsfähigkeit – z. B. in Form der 12-Minuten-Gehstrecke oder der Arbeitsdauer auf einer submaximalen Standardbelastung – ohne solche Trainingseffekte beschreiben, und daher die Erklärung für die günstige Wirkung schuldig bleiben, oder sie lediglich auf eine Verbesserung der neuromuskulären Koordination und damit auf eine Reduktion des O_2-Bedarfs zurückführen (10, 13, 16, 108).

Diese an sich widersprüchlichen Ergebnisse lassen sich durchaus vereinbaren, wenn man das jeweils angewandte Bewegungstraining an den oben erläuterten methodischen Kriterien der wissenschaftlichen Trainingslehre mißt. Obwohl die quantitativen Angaben zum Training bei den meisten Trainingsstudien bei COL sehr mangelhaft sind und in der Regel exakte Angaben zur Intensität und/oder Dauer der Belastung fehlen, läßt sich doch folgendes feststellen: Diejenigen Forscher, die bei den von ihnen gewählten Trainingsbelastungen eines der drei methodischen Kriterien nicht erfüllen, erzielen eine Verbesserung der Ausdauerleistungsfähigkeit ohne meßbare physiologische Trainingseffekte. In der Regel handelt es sich darum, daß die Intensität geringer ist als 50% der $\dot{V}O_2$ max. (10) und/oder die Dauer geringer als 10 Minuten (108).

Bei den Untersuchungen, bei denen sowohl die Intensität als auch die Dauer ausreichend waren, wurden neben der Steigerung der Ausdauerleistungsfähigkeit auch physiologische Trainingseffekte festgestellt. Diese Feststellung entspricht auch dem bei gesunden Versuchspersonen beobachteten Verhalten. Auch hier bewirkt ein mehrwöchiges Training mit einer Belastungsherzfrequenz von weniger als 130/min keine signifikante Veränderung von Herzgröße und $\dot{V}O_2$ max., wohl aber ein anschließendes Training mit höherer Belastungsintensität (47).

Das Verhalten der leistungsmedizinischen Meßwerte sowie einiger Lungenfunktionsparameter von Patienten mit COL bei einem nach den erwähnten Gesichtspunkten methodisch gestalteten Training soll nun im folgenden demonstriert werden:

5 Männer und eine Frau (Alter: 42 bis 62 Jahre) absolvierten ein Fahrradergometertraining von 3 bis 5 Wochen Dauer an mindestens 5 Tagen der Woche. Vor Beginn und nach Ende der Trainingsperiode wurden gleichartige Untersuchungen durchgeführt, bestehend aus Lungenfunktion (repräsentiert durch Vitalkapazität und FEV_1) und symptomlimitierter Ergospirometrie (offenes System) am Fahrradergometer (Beginn mit 25 Watt, 25-Watt-Inkremente, 3-Minuten-Stufen). Bei 3 Patienten wurde dabei auch ein Rechtsherzkatheterismus mit Bestimmung des Herzminutenvolumens nach *Fick* durchgeführt. Folgende Maximalwerte wurden ermittelt: Wattleistung (W max.), $\dot{V}O_2$ ($\dot{V}O_2$ max.), Herzminutenvolumen (HMV max.), arterieller pO_2, arteriovenöse O_2-Sättigungsdifferenz (avDO$_2$). Bei allen Patienten wurde auch das Herzvolumen röntgenologisch bestimmt (82).

Tab. 1. Ergebnisse von Lungenfunktion und Spiroergometrie bei 6 Patienten mit COL vor und nach einem 3- bis 5wöchigen systematischen Ergometertraining. VC: Vitalkapazität in Liter, FEV1: forciertes Exspirationsvolumen der ersten Sekunde in Prozent der Vitalkapazität, $\dot{V}O_2$ MAX.: maximale Sauerstoffaufnahme, Liter pro Minute, WATT MAX.: maximale Wattleistung, TRAIN.BEL. WATT: Trainingsbelastung in Watt. $\bar{X} \pm S$: arithmetisches Mittel mit einfacher Standardabweichung.

	1		2		
	$\bar{x}$	S	$\bar{x}$	S	P
VC, l	3,33 ±	0,65	3,37 ±	0,64	n. s.
FEV_1, %VC	51 ±	13	58 ±	17	< 0,05
$\dot{V}O_2$ max. l	2,03 ±	0,65	2,59 ±	0,77	< 0,1
Watt max.	121 ±	62	169 ±	51	< 0,05
Train.-Bel. Watt	79 ±	36	132 ±	33	< 0,005

Die anfängliche Trainingsintensität (Ergometereinstellung) wurde durch die Leistung bei 80% der maximalen Herzfrequenz des ersten Tests festgelegt. Die Ergometereinstellung wurde nach oben korrigiert, wenn im Verlauf des Trainings die Arbeitsherzfrequenz auf der gleichen Belastungsstufe abnahm. Das war bei jedem Patienten mehrmals der Fall.

Die Belastungsdauer war zu Beginn 30 Minuten pro Trainingstag, aufgeteilt auf zwei Einheiten, und wurde in vorher festgelegter Weise generell jede Woche um 10 Minuten gesteigert, entsprechend dem Prinzip der systematischen Steigerung der Belastung, so daß in der 4. Woche eine Belastungsdauer von 60 Minuten pro Trainingstag erreicht wurde, welche dann im weiteren beibehalten wurde.

Die Belastungshäufigkeit war durchgehend 5- bis 6mal wöchentlich. Daher erfolgte die Steigerung des Gesamtumfanges durch die Dauer.

Diese Struktur, insbesondere mit der zuletzt doch recht großen Belastungsdauer, war möglich, da die Patienten unter stationären Bedingungen entweder im Rehabilitationszentrum Hochegg *) oder an der II. Medizinischen Universitätsklinik in Wien behandelt wurden.

Die Ergebnisse der Lungenfunktion und der Ergospirometrie sind in der Tabelle 1 dargestellt: Die VK ist unverändert geblieben. Das FEV_1 ist zwar signifikant verbessert, der Charakter der Atemflußobstruktion ist aber eindeutig erhalten geblieben. Die Verbesserung des FEV_1 kann sicher als Effekt der Kräftigung der Atemmuskulatur interpretiert werden. Das Bewegungstraining hat somit die chronische Atemflußobstruktion und die zugrunde liegende Erkrankung nicht entscheidend beeinflußt. Dies ist durchaus einleuchtend, da es sich ja, z. B. beim Emphysem, um eine grundsätzlich irreversible Zerstörung parenchymatöser Strukturen der Lunge handelt. Und es stimmt auch mit den Angaben der bereits zitierten Trainingsstudien überein.

---

*) Für die wohlwollende Unterstützung bin ich Herrn Chefarzt Dr. *Oswald* von der Pensionsversicherungsanstalt der Angestellten und Herrn Prim. Dr. *Bum* vom Rehabilitationszentrum Hochegg zu Dank verpflichtet.

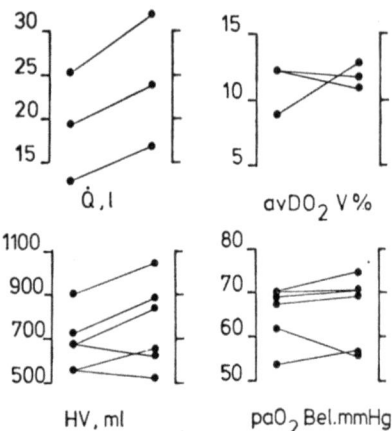

Abb. 9. Leistungsmedizinische Meßwerte von Patienten mit COL vor und nach einem 3- bis 5wöchigen systematischen Ergometertraining. Q̇: maximales Herzminutenvolumen, avDO₂: maximale arteriovenöse Sauerstoffsättigungsdifferenz in Volumsprozent, HV: röntgenologisch bestimmtes Herzvolumen, paO₂: arterieller pO₂ bei Belastung.

Hingegen zeigen die Werte der Spiroergometrie ($\dot{V}O_2$ max., W max.) eindeutige und zum Teil hochgradige Verbesserungen, entsprechend dem zuletzt erreichten, ziemlich hohen Gesamtumfang von 5 bis 6 Trainingsstunden pro Woche. Die mittlere Differenz ($\bar{d}$) der $\dot{V}O_2$ max. beträgt 28% des Mittelwertes der Ausgangswerte, weshalb der Effekt des aeroben Bewegungstrainings auch bei diesem Meßwert trotz statistisch schwacher Signifikanz ($p < 0,1$) – die vor allem auf den noch kleinen Stichprobenumfang zurückzuführen ist – als bewiesen angesehen werden kann.

Ebenso verhält sich die durchschnittliche Trainingsbelastung in Watt, wobei noch zu beachten ist, daß die niedrigere Trainingsbelastung zu Beginn nur 30 Minuten, die höhere zu Ende aber bis 60 Minuten täglich geleistet wurde.

Abbildung 9 zeigt die Ergebnisse der blutigen Messungen. Das HMV max. hat bei allen 3 Untersuchten eindeutig und erheblich zugenommen. Keine eindeutige Änderungstendenz zeigt die avDO₂. Dies kann dahingehend interpretiert werden, daß die Zunahme der $\dot{V}O_2$ max. überwiegend auf der Zunahme des HMV max. beruht, zumindest nach einer kurzfristigen Trainingsperiode von 3 bis 5 Wochen. Der arterielle pO₂ bei Belastung als Parameter der Gesamtfunktion der Lunge erfährt durch das Training keine Änderung, auch dann nicht, wenn er erniedrigt war. Dies ist plausibel, da ja, wie bereits erwähnt, das Emphysem als Ursache der Diffusionsstörung – deren Symptom der pO₂-Abfall unter Belastung ist – nicht reversibel ist.

Bei 4 Patienten von 6 entsprechend Untersuchten konnte auch eine Zunahme des Herzvolumens festgestellt werden. Da in keinem Falle der Herzvolumenleistungsquotient (94) zunahm, kann eine latente kardiale Dekompensation als Ursache der Vergrößerung ausgeschlossen werden. Somit handelt es sich um die bekannte physiologische Hypertrophie und regulative Dilatation eines trainierten Herzens (93).

Es lassen sich also alle physiologischen Trainingseffekte feststellen, die nach einem quantitativ und qualitativ ausreichenden Training zu erwarten sind (49). Ein

wesentlicher Einfluß auf die COL selbst ist allerdings nicht festzustellen. Somit können zum Problem des aeroben Bewegungstrainings bei COL zusammenfassend einige klare Aussagen getroffen werden:
1. Die Leistungsschwäche von Patienten mit COL ist zu einem erheblichen Teil nicht Folge der COL direkt, sondern des durch das Leben mit einer chronischen Erkrankung verursachten chronischen Bewegungsmangels.
2. Das therapeutische Ziel des aeroben Bewegungstrainings ist nicht die Besserung oder Heilung der COL – das ist, sofern überhaupt möglich, Aufgabe der medikamentösen und physikotherapeutischen Therapie –, vielmehr die Wiederherstellung und Erhaltung der normalen Leistungsfähigkeit trotz chronischer Erkrankung.
3. Optimale Erfolge des aeroben Bewegungstrainings in Form von deutlicher Steigerung der $\dot{V}O_2$ max. und anderen physiologischen Trainingseffekten sind nur zu erwarten, wenn die von der wissenschaftlichen Trainingslehre und der Sportmedizin erarbeiteten methodischen Richtlinien auch bei Patienten mit COL angewandt werden. Ärzte, die mit der Rehabilitation von Patienten mit COL befaßt sind, und aerobes Bewegungstraining als therapeutisches Mittel anwenden, sollten mit diesen Richtlinien vertraut sein; z. B. die Anwendung von Intervalltraining (79), wenn die notwendige Intensität mit kontinuierlicher Belastung nicht erreicht werden kann.
4. Die wichtigen Kontraindikationen gegen das aerobe Bewegungstraining sind der putride bronchitische Schub, der der Sanierung durch Antibiotika bedarf und die kardiale Dekompensation bzw. andere akute Ereignisse. Mit dem therapeutischen Training darf nach vollständiger Sanierung bzw. Rekompensation begonnen werden. Bei chronischer respiratorischer Insuffizienz und starker Hypoxämie unter Belastung kann das Bewegungstraining durch kontinuierliche O_2-Therapie ermöglicht werden.

Asthma bronchiale

Bei Patienten mit Asthma bronchiale wird nicht selten bei körperlicher Belastung ein Anfall ausgelöst. Dies ist unter dem Terminus „belastungsinduziertes" Asthma bronchiale bekannt. Neueren Untersuchungen zufolge ist es allerdings nicht eigentlich die Belastung, die die Bronchokonstriktion auslöst (60, 73). Vielmehr scheint die bei der körperlichen Anstrengung induzierte Hyperventilation das auslösende Moment zu sein, da die Zunahme des Atemwegswiderstandes nur vom Ausmaß der Hyperventilation abhängt und nicht von der Art und Weise, wie die Hyperventilation verursacht worden ist. So bewirkt eine Hyperventilation, die bei körperlicher Ruhe durch CO_2-Anreicherung der Atemluft erreicht worden ist, die gleiche Zunahme des Atemwegswiderstandes, wie eine gleich große Hyperventilation, die durch körperliche Belastung provoziert wurde (60). Diskutiert wird, daß der Entzug von Wärme und Wasser aus der Bronchialschleimhaut durch die Inspirationsluft die zum Bronchospasmus führende Reaktionskette auslöst. Dies würde auch erklären, wieso Schwimmen gegenüber Laufen oder Radfahren einen erheblich geringeren asthmainduzierenden Effekt hat und sich daher für das Training von Asthmapatienten besonders eignet (26). Dieses Wissen um die geringe asthmaerzeugende Wirkung des Schwimmens ist schon seit langem bekannt. Bereits Theodore Roosevelt, dem späteren Präsidenten der USA, ist vor über 100 Jahren Schwimmen gegen sein Asthma verordnet worden (113). Das belastungsinduzierte Asthma kann in den meisten Fällen durch vorherige Inhalation mit Dinatrium Chromoglycicum (Intal ®) oder einem beta-sympathikomimetischen Dosieraerosol verhindert werden.

Eine besondere Bedeutung kommt dem aeroben Bewegungstraining bei Kindern mit chronischen Erkrankungen der Atmung wie Asthma bronchiale oder Mukoviszidose zu, da es ein wesentliches Mittel ist, die krankheitsbedingte körperliche Retardierung und soziale Isolierung mindestens abzuschwächen (14, 86, 102).

Interstitielle fibrosierende Lungenerkrankungen

Darunter sind eine Reihe von Erkrankungen mit unterschiedlicher Pathogenese subsumiert, z. B. allergische Alveolitiden, interstitielle Pneumonien, Sarkoidose und andere. Gemeinsam haben diese Erkrankungen, daß sich die wesentlichen Prozesse im interstitiellen Gewebe der Lunge abspielen, und daß bei Fortschreiten des Prozesses die Lunge in einer sehr uniformen Weise mit interstitiellen fibrosierenden Prozessen reagiert, was zum Zustandsbild der Lungenfibrose führt. Das subjektive Leitsymptom ist auch in diesem Falle die Dyspnoe. Das lungenfunktionsdiagnostische Hauptmerkmal ist die Verkleinerung der Totalkapazität der Lunge, die Restriktion. Im kleinen Spirogramm kann dies an der Verkleinerung der Vitalkapazität mit einem in Relation dazu normalen FEV_1 von mehr als 70% der Vitalkapazität erkannt werden. Ferner kommt es in typischer Weise zu einer Verminderung der Elastizität der Lunge durch die fibrosierenden Veränderungen des interstitiellen Gewebes, somit zu einer Abnahme der Lungencompliance und auch zu einer Diffusionsstörung durch die Veränderungen der alveolo-kapillären Membran. Bei den interstitiellen Lungenfibrosen ist also vor allem die Gas-zu-Blut-Diffusion behindert, während beim Emphysem vor allem die Gas-zu-Gas-Diffusion in den pathologisch ausgeweiteten Alveolarräumen behindert ist. Dieser Unterschied äußert sich lungenfunktionsdiagnostisch z. B. darin, daß bei Verwendung der Ein-Atemzug-Methode zur Messung der Diffusionskapazität beim Emphysem der Meßwert mit der Dauer der Atemanhaltezeit zunimmt, da eine bessere diffusive Gasdurchmischung in den Alveolen stattfinden kann. Bei einer Lungenfibrose ist der Meßwert von der Atemanhaltezeit unabhängig (71).

Die erhöhte Lungensteifigkeit verursacht eine erhöhte Atemarbeit und damit ebenfalls eine verstärkte Belastung der Atemmuskulatur, was zur Dyspnoe Anlaß gibt. Die fibrotische Lunge tendiert bei Belastung aber ebenso wie eine gesunde Lunge dazu, mit dem Atemzugvolumen in jenem Bereich der Vitalkapazität zu bleiben, der die geringste Atemarbeit verursacht (53).

Trotz der grundsätzlichen Unterschiede in Pathogenese und Pathophysiologie der interstitiellen fibrosierenden Lungenerkrankungen zur COL scheinen die Voraussetzungen zur Anwendung des aeroben Bewegungstrainings bei Patienten mit Lungenfibrosen nicht schlechter zu sein als bei Patienten mit COL. Aber auch hier ist festzuhalten, daß der akute Schub der Erkrankung eine Domäne der medikamentösen Therapie ist. Der Zustand nach dem akuten Schub mit oder ohne fibrotischem Restzustand und mit oder ohne notwendiger Dauertherapie scheint durch ein therapeutisches aerobes Bewegungstraining gut beeinflußbar, wenn auch derzeit wesentliche Erfahrungen mit der Rehabilitation solcher Patienten noch fehlen.

Die Skolioseerkrankung der Wirbelsäule

Die Störung der Lungenfunktion bei der Skolioseerkrankung der Wirbelsäule nimmt eine gewisse Sonderstellung ein. Es handelt sich dabei um das Modell einer primär extrapulmonalen Störung der Atmung (weiters z. B. Trichterbrust oder Morbus Bechterew), und soll deshalb ebenfalls etwas eingehender besprochen werden.

Die erhebliche Deformierung des Thorax durch eine höhergradige Skoliose (die in *Cobb*-Grad gemessen wird [15]) legt die Vermutung nahe, daß vor allem die Lunge in ihrer Funktion erheblich gestört werden kann. Viele Untersuchungen bestätigen auch die Vermutung, daß mit der Skoliose häufig eine gestörte Lungenfunktion vergesellschaftet ist (27, 42, 54, 65, 75). Es wurden von allen Autoren auch signifikante Korrelationen zwischen dem Ausmaß der Deformation und dem Ausmaß der Lungenfunktionsstörung gefunden, wobei der Vitalkapazität die Rolle einer Leitgröße zukommt (65, 77). Wenn diese statistische Korrelation als kausal interpretiert wird, bedeutet das, daß die Lungenfunktion und damit auch die körperliche Leistungsfähigkeit als durch die Skoliose limitiert angesehen wird. Dies führt in der Praxis dazu, daß Kindern mit Skoliose häufig von sportlichen Aktivitäten abgeraten wird.

Wir haben die Frage, inwieweit durch die Skoliose die Funktion der Lunge und der Atmung und in der Folge auch die körperliche Leistungsfähigkeit tatsächlich quantitativ beeinflußt wird, untersucht (35).

Es wurden von 50 Patientinnen insgesamt 40 Variable erhoben. Diese Daten sind in der Tabelle 2 dargestellt. Die Gruppe 6, die der spiroergometrischen Meßwerte, ist von besonderer Bedeutung, da die Oxygenisierung des Blutes und die Versorgung des Organismus mit O_2 die eigentliche Funktion der Atmung darstellt, während vor allem die Volumsgrößen im Grunde eher morphologischen Charakter haben.

Die Daten wurden einer Faktorenanalyse unterzogen, durch die Gruppen von Variablen isoliert werden (sogenannte Faktoren), die untereinander auch nach Ausschaltung des Einflusses aller anderen Variablen korrelieren. Dadurch können scheinbare, über Drittgrößen mitgeteilte Korrelationen vermieden werden (118).

Die statistische Bearbeitunge ergab drei Faktoren, deren Korrelationen nicht plausibel sind, drei weitere Faktoren, die bereits bekannte Beziehungen enthalten, wodurch die Zuverlässigkeit der Analyse bestätigt wird.

Und schließlich drei Faktoren, die für die Fragestellung relevante Beziehungen enthalten und die in der Tabelle 3 dargestellt sind. Die bemerkenswerteste Feststellung ist, daß sich im Ist-Wertefaktor, in dem sich als Hauptgrößen die Ist-Werte für Vitalkapazität und Totalkapazität, sowie im Soll-Wertefaktor, in dem sich als Hauptgrößen die nach der korrigierten Körpergröße gerechneten Soll-Werte für das Lungenvolumen befinden, kein einziger Skolioseparameter befindet; und daß andererseits im Skoliosefaktor, der die die Skoliose beschreibende Größen enthält, kein einziger die Atmung betreffender Meßwert aufscheint. Dies bedeutet: Obwohl sich bei einfacher linearer Korrelation zwischen Skoliosewinkel und Vitalkapazität eine signifikante Beziehung errechnet ($r = 0,28$, $p < 0,05$), besteht zwischen Skoliosegrad und Lungenfunktionseinschränkung keine direkte kausale Abhängigkeit.

Tab. 2. 40 Daten von 50 weiblichen Patienten mit idiopathischer Skoliose. Arithmetisches Mittel und einfache Standardabweichung ($\overline{X} \pm S$).

1. 5 anthropometrische Daten:
   Alter: 16,2 ± 5,1 Jahre, Größe Istwert: 160,2 ± 8,7 cm
   Größe Sollwert (korrigiert nach [11]): 163,3 ± 8,5 cm
   Armspanne (132): 167,2 ± 8,7 cm
   Körpergewicht: 50,5 ± 8,4 kg

2. 3 Deformationsparameter:
   Erkrankungsdauer: 7,9 ± 5,8 Jahre
   Skoliosewinkel nach (15): 67 ± 21 Grad
   Kyphosewinkel: 23 ± 24 Grad

3. 12 statische Lungenvolumswerte (gemessen durch Spirogramm und Body-Plethysmographie):
   Sollwerte wurden bei Kindern unter 15 Jahren nach (131) und bei Erwachsenen nach (130) berechnet)
   Vitalkapazität (VC): Sollwert nach der korrigierten
   Körpergröße: 2,91 ± 0,45 l
   Istwert in Prozent dieses Sollwertes: 86 ± 13%
   Sollwert nach der Armspanne: 3,14 ± 0,49 l
   Istwert in Prozent dieses Sollwertes: 81 ± 14%
   Totalkapazität (TLC): Sollwert nach der korrigierten
   Körpergröße: 3,88 ± 0,6 l
   Istwert in Prozent dieses Sollwertes: 97 ± 15%
   Sollwert nach der Armspanne: 4,15 ± 0,66 l
   Istwert in Prozent dieses Sollwertes: 81 ± 14%
   Intrathorakales Gasvolumen (IGV) in l: 2,14 ± 0,47 l
   IGV in Prozent TLC: 56 ± 5%
   Residualvolumen (RV) in l: 1,28 ± 0,36 l
   RV in Prozent TLC: 33 ± 6%

4. 4 Ventilationswerte (ermittelt mit Spirogramm und Body-Plethysmographie):
   1-Sekundenstoß (FEV_1): 2,26 ± 0,27 l
   FEV_1 in Prozent VC: 76 ± 8%
   Atemgrenzwert (MVV): 67,6 ± 16,7 l
   Resistance (R_t): 2,28 ± 0,99 cm H_2O/l/sec

5. 7 Ruhewerte für die Diffusionskapazität, die arteriellen Blutgase und die Herzfrequenz:
   D_{CO}: 5,14 ± 2,01 mmol/min/kPa
   Spezifische D_{CO}/IGV): 2,56 ± 1,36 mmol/min/kPa/l
   Spezifische D_{CO} in Prozent eines Sollwertes (6) 79 ± 32%
   Arterieller pO_2: 83 ± 6 mm Hg
   Arterieller PCO_2: 39 ± 3 mm Hg
   Basenabweichung (BA): 0,7 ± 1,2 mval/l
   Herzfrequenz: 100 ± 17 min

Tab. 2. (Fortsetzung).

6. 9 spiroergometrische Meßwerte (symptomlimitierte Fahrradergometrie, Atemgasanalyse im offenen System, Beginn der Belastung mit 25 Watt, Steigerung um 25 Watt alle 2 Minuten bis zur subjektiven Erschöpfung; Meßwerte bei Belastungsabbruch):
Maximale Wattleistung: 98 ± 26 Watt
Maximales Atemminutenvolumen ($\dot{V}$ max.): 48,6 ± 12,6 l/min
Maximale aerobe Kapazität ($\dot{V}O_2$ max.): 1,45 ± 0,34 l/min
Maximale Herzfrequenz (HF max.): 194 ± 19 min
Maximaler Sauerstoffpuls $\dot{V}O_2$ max./HF max. (O_2P): 7,5 ± 2,0 ml
Spezifischer O_2P (O_2P/Körpergewicht): 0,151 ± 0,036 ml/kg
Arterieller pO_2: 82 ± 8 mm Hg
Arterieller pCO_2: 39 ± 4 mm Hg
Maximale Basenabweichung: −4,3 ± 2,2 mval/l

Tab. 3. Ergebnisse der Faktorenanalyse: Korrelationsfaktoren. Abkürzungen siehe Tab. 2.

1. Faktor: „Istwertfaktor"	
Meßwert	r
Totalkapazität: Istwert in Prozent des nach korrigierter Körpergröße berechneten Sollwertes	0,85
Vitalkapazität ebenso	0,88
Intrathoracales Gasvolumen	0,51
FEV_1 in l	0,58
pO_2-Belastung	0,69

2. Faktor: „Sollwertefaktor"	
Meßwert	r
Korrigierte Körpergröße	0,85
Vitalkapazität, Sollwert, berechnet nach korrigierter Körpergröße	0,88
Totalkapazität ebenso	0,89
Intrathorakales Gasvolumen	0,51
FEV_1 in l	0,58
MVV	0,63
W max.	0,60
$\dot{V}O_2$ max.	0,68
O_2-Puls max.	0,63
$\dot{V}_E$ max.	0,52

3. Faktor: „Skoliosefaktor"	
Meßwert	r
Alter	0,79
Erkrankungsdauer	0,81
Skoliosewinkel in Cobb-Grad	0,75

Eine weitere wichtige Feststellung ist, daß die maximale aerobe Kapazität nicht mit den meist eingeschränkten Volums-Ist-Werten korreliert, sondern mit den anthropometrischen Daten und den daraus errechneten Soll-Werten. Die $\dot{V}O_2$ max. verhält sich damit bei Skoliosepatienten ebenso wie bei Normalpersonen. Der mittlere arterielle pO_2 bei Belastung (83 ± 9 mm Hg) ist vom Ruhewert (84 ± 6 mm Hg) nicht signifikant verschieden. Ebenso verhält sich der mittlere arterielle pO_2 (Belastung: 39 ± 4 mm Hg, Ruhe: 39 ± 3 mm Hg). Die Änderungen können daher nicht als pathologisch interpretiert werden, so daß es keinen Hinweis auf eine pulmonale Limitierung der Leistungsfähigkeit gibt. Wenn dennoch die mittlere maximale Wattleistung (98 ± 26 Watt) um etwa 25 Watt unter dem altersentsprechenden Erwartungswert liegt, so ist somit in erster Linie ein schlechter Trainingszustand des kardio-zirkulatorischen Systems anzuschuldigen.

Eine weitere Untersuchung (66) beschäftigt sich mit der zentralen Atemregulation von Skoliosepatienten. Dabei wurde die Stimulierbarkeit des Atemzentrums durch erhöhten CO_2-Gehalt des Blutes in Form der Zunahme des $\dot{V}_E$ geprüft. Die Stimulierbarkeit des Atemzentrums wird durch den CO_2-Index quantifiziert, der angibt, um wieviel das $\dot{V}_E$ (in l/min) zunimmt, wenn der arterielle pCO_2 um 1 mm Hg ansteigt. Es wurde dabei die Technik der CO_2-Rückatmung im geschlossenen System angewandt (92).

Die Ergebnisse zeigen eine signifikante Korrelation zwischen dem CO_2-Index und der Vitalkapazität, somit eine Abhängigkeit des CO_2-Index von der Dimension des Atemapparates. Ferner zeigt sich, daß bei maximaler Stimulation durch CO_2 bei 70 mm Hg etwa 70% des Atemgrenzwertes erreicht wird. Darin verhält sich die zentrale Atemregulation von Skoliosepatienten qualitativ gleichartig wie die Gesunder.

Aus den geschilderten Ergebnissen lassen sich folgende Schlußfolgerungen ziehen: Die Deformation von Wirbelsäule und Thorax hat wesentliche morphologische und vor allem topographische Veränderungen der Lunge zur Folge. Dies hat aber keineswegs zwangsläufig eine Kompression und Atelektase der Lunge auf der Konkavseite der Skoliose zur Folge, da die Lunge ausweicht und über die Medianlinie auf die Konvexseite rotiert. Dies hat zur Folge, daß auch in einem skoliotisch deformierten Thorax die Lunge den gesamten zur Verfügung stehenden thorakalen Raum gleichmäßig ausfüllt (43, 44). Es gibt deshalb keine wesentliche funktionelle Bevorzugung der konkaven oder konvexen Seite bei Ventilation oder Perfusion (7, 70) und auch keine prinzipiellen funktionellen Veränderungen. Erst bei extremen Formen der Skoliose kommt es zur pulmonalen Limitierung der Leistungsfähigkeit, was sich z. B. durch einen Abfall des arteriellen pO_2 unter Belastung äußert (76). Sieht man von solchen – seltenen – Extremfällen ab, ist sportliche Betätigung, vor allem in Form des aeroben Bewegungstrainings, die entscheidende Möglichkeit, die Leistungsfähigkeit von Patienten mit Skoliose zu verbessern und zu erhalten, und stellt einen wichtigen Beitrag zur normalen physischen und psychosozialen Entwicklung dieser Patienten dar.

Literatur

(1) Ameille, J., Chambille, B., Orvoen-Frija, E., Jaquemin, C., Rochemaure, J.: Entrainment sur tapis roulant chez des insuffisants respiratoires chroniques obstructifs. Bull. europ. Physiopath. resp. 17, 741 (1981).

(2) Apor, P.: Spiroergometric Follow up of Hungarian Swimmers 1971–1977. In: 4. Int. Congress on Swimming Med. Stockholm. Hrsg. B. Erikson, B. Furberg. Swimming Medicin IV. University Park Press, Baltimore 1978.
(3) Asmussen, F.: Muscular exercise. In: Handbook of Physiology, Section 3, Respiration, Vol. II, p. 939. Hrsg. W. O. Fenn, H. Rahn. Amer. Physiol. Society, Washington 1965.
(4) Åstrand, P. O., Rhyming, I.: A Nomogram for calculation of aerobic capacity (physical fitness) from puls rate during submaximal work. J. appl. Physiol. 7, 218 (1954).
(5) Åstrand, P. O., Engström, L., Eriksson, B. O., Karlberg, P., Nylander, I., Saltin, B., Thoren, C.: Girl Swimmers. Acta Paediatr. Skand., Suppl. 1, 147 (1963).
(6) Bachl, N.: Möglichkeiten zur Bestimmung individueller Ausdauerleistungsgrenzen anhand spiroergometrischer Parameter. Österr. J. Sportmed. 11, Suppl. 1 (1981).
(7) Bake, B., Bjure, J., Kasalichy, J., Nachemson, A.: Regional pulmonary ventilation and perfusion distribution in patients with untreated idiopathic skoliosis. Thorax 27, 703 (1972).
(8) Barach, A. L., Bickermann, H. A., Beck, G. J.: Advances in Treatment of non-tuberculous pulmonary disease. Bull. N. Y. Acad. Med. 28, 253 (1952).
(9) Belman, M. J., Mittman, Ch.: Ventilatory muscle training improves exercise capacity in chronic obstructive pulmonary disease patients. Amer. rev. respir. dis. 121, 273 (1980).
(10) Belman, M. J., Kendregan, B. A.: Exercise training fails to increase sceletal muscle enzymes in patients with chronic obstructive pulmonary disease. Am. rev. respir. dis. 123, 256 (1981).
(11) Bjure, J. B., Grimby, G., Nachemson, A.: Correction of body height in predicting spirometric values in scoliotic patients. J. clin. lab. invest. 21, 190 (1968).
(12) Cherniak, R. M.: Lungenfunktionsprüfung. Schattauer, Stuttgart-New York 1979.
(13) Chester, E. H., Belman, M. J., Bahler, R. C., Baum, G. L., Schey, G., Buch, P.: Multidisciplinary treatment of chronic pulmonary insufficiency 3: the effect of physical training on cardiopulmonary performance in patients with chronic obstructive pulmonary disease. Chest 72, 695 (1977).
(14) Coates, A. L., Boyce, P., Muller, D., Mearns, M., Godfrey, S.: The role of nutritional status, airway obstruction, hypoxia and abnormalities in serum lipid composition in limiting exercise tolerance in children with cystic fibrosis. Bull. europ. Physiopath. resp. 15, 341 (1979).
(15) Cobb, J. R.: Outline of the study of scoliosis. In: Instructional course letters, Bd. V. Hrsg. J. W. Edwards. Amer. acad. of orthopaedic surgeons, Ann Arber 1948.
(16) Cockcroft, A. E., Saunders, M. J., Berry, G.: Randomised controlled trial of rehabilitation in chronic respiratory disability. Thorax 36, 200 (1981).
(17) Cooper, K. H.: Bewegungstraining. Fischer, Frankfurt/Main 1972.
(18) Criée, C. P., Neuhaus, K. L., Kreuzer, H.: Der Mundverschlußdruck unter körperlicher Belastung bei restriktiven und obstruktiven Lungenerkrankungen. Atemwegs- und Lungenkrankheiten 7, 185 (1981).
(19) Dejour, P.: Control of respiration in muscular exercise. In: Handbook of physiology, Sect. 3, Respiration, Vol. 1, Kap. 25. Hrsg. H. Rahn. Washington-Baltimore 1964.
(20) Derenne, J. Ph., Lochon, B., Neukirch, F., Lochon, C., Despres, M., Bidart, J. M., Legrand, A., Murciano, D., Pariente, R.: Metabolic acidosis and gas exchange relationship during exercise in patients with chronic respiratory failure. Training effects. Bull. europ. Physiopath. resp. 15, 243 (1979).
(21) Donat, R., Schüler, K. P.: Ernährung der Sportler. Sportverlag, Berlin 1972.
(22) Douglas, F. G. V., Becklake, M. R.: Effect of seasonal training on maximal cardiac output. J. appl. Physiol. 25, 600 (1968).
(23) Eichhorn, J., Brüner, H., Klein, E., Wegmann, H. M.: Fehleinschätzung der maximalen Sauerstoffaufnahme bei ihrer Bestimmung mit indirekten Methoden. Int. Zeitschrift angew. Physiol. einschl. Arbeitsphysiol. 24, 275 (1967).
(24) Ekblom, B., Åstrand, P. O., Saltin, B., Stenberg, J., Wallstrom, B.: Effect of Training on circulatory response to exercise. J. appl. Physiol. 24, 518 (1968).
(25) Erikson, B. O., Holmer, I., Lundin, A.: Physiological effects of training in elite swimmers. In: Swimming Medicine IV. Hrsg. B. Erikson, B. Furberg. University Park Press, Baltimore 1978.
(26) Fitch, K.: Swimming medicine and Asthma. In: Swimming medicine IV. Hrsg. B. Erikson, B. Furberg. University Park Press, Baltimore 1978.
(27) Freyschuss, V., Nilsonne, V., Lundgren, K. B.: Idiopathic Skoliosis in old age. Acta med. scand. 192, 41 (1972).
(28) Grassino, A., Gross, D., Macklem, P. T., Roussos, Ch., Zagelbaum, G.: Inspiratory muscle fatigue as a factor limiting exercise. Bull. europ. Physiopath. resp. 15, 105 (1979).
(29) Gross, D., Ladd, H. W., Riley, E. J., Macklem, P. T., Grassino, H.: The effect of training on strength and endurance of the diaphragm in quadriplegia. Am. J. Med. 68, 27 (1980).
(30) Haber, P.: Ergebnisse spiroergometrischer Untersuchungen an österreichischen Schwimmern im Olympiajahr 1976. Österr. J. Sportmed. 7, Nr. 2, 29 (1977).

(31) Haber, P., Schlick, W., Schmid, P., Mulac, K.: Die Einschätzung der Leistungsbreite gesunder Jugendlicher mit der PWC 170. Acta med. Austriaca 3, 164 (1976).
(32) Haber, P., Ferlitsch, A., Kummer, F.: Einschätzung der maximalen aeroben Kapazität mittels einfacher Ergometrie bei unterschiedlichen Trainingszuständen. Acta med. Austriaca 5, 176 (1978).
(33) Haber, P.: Allgemeine Grundlagen aus der Trainingslehre zur praxisbezogenen Interpretation leistungsdiagnostischer Befunde. Trainingslehre – Sportmedizin, Bd. 1. Österr. Bundessportorg., Wien 1979.
(34) Haber, P., Kumpan, W.: Über die Unspezifität leistungsdiagnostischer Kenngrößen. Tagungsbericht Int. Symp. Neue Aspekte der Leistungsmedizin, Graz 1980.
(35) Haber, P., Dorda, W., Kummer, F., Lukeschitsch, G.: Untersuchung über die Beziehung von Lungenfunktion und Deformationsgrad bei Skoliosepatienten mittels Faktorenanalyse. Wien. med. Wschr. 131, Suppl. 66, 7 (1981).
(36) Harre, D.: Trainingslehre. Sportverlag, Berlin 1970.
(37) Harrington, P. R.: Treatment of scoliosis. Correction and internal fixation by Spine instrumentation. J. Bone Jt. Surg. 44A, 691 (1962).
(38) Hartung, M., Venrath, A., Hollmann, W., Isselhardt, W., Jaencker, D.: Über die Atmungsregulation unter Arbeit. Westdeutscher Verlag, Köln-Opladen 1966.
(39) Hensge, C., Dietrich, R.: Änderungen der VO_2 für gleiche Belastungsstufen im Verlaufe des Trainingsjahres. Med. und Sport 6, 69 (1966).
(40) Hermansen, L.: Effect of Acidosis on skeletal muscle performance during maximal exercise in man. Bull. europ. Physiopath. resp. 15, 229 (1979).
(41) Hey, E. M., Loyd, B. B., Cunningham, D. J. C., Jukes, M. G. M., Bolton, D. P. G.: Effects of various respiratory stimuli on the depth and frequency of breathing in man. Resp. Physiol. 1, 193 (1966).
(42) Hilpert, P.: Die Lungenfunktion bei Skoliosepatienten. Z. Orthop. 113, 583 (1975).
(43) Hofner, W., Kummer, F., Meznik, F., Machacek, F.: Lungentopographie und -funktion bei Thoraxdeformität. Acta med. Austriaca 4, 115 (1977).
(44) Hofner, W., Denk, G., Kummer, F., Küster, W., Pflüger, G., Seidl, G.: Lungenatelektasen auf der Konvexseite thorakaler Skoliosen. Z. Orthop. 116, 640 (1978).
(45) Hollmann, W.: Höchst- und Dauerleistungsfähigkeit des Sportlers. Barth, München 1963.
(46) Hollmann, W.: Lungenfunktion, Atmung und Stoffwechsel im Sport. In: Zentrale Themen der Sportmedizin. Hrsg. W. Hollmann. Springer, Berlin-Heidelberg-New York 1972.
(47) Hollmann, W., Hettinger, Th.: Sportmedizin – Arbeits- und Trainingsgrundlagen. Schattauer, Stuttgart-New York 1976.
(48) Hultman, E., Bergström, J., McLennon, N., Anderson: Breakdown and resynthesis of phosphorylkreatin and adenosintriphosphat in connection with muscular work in man. Scand. J. Clin. Lab. Invest. 19, 55 (1907).
(49) Israel, S.: Sport, Herzgröße und Herz-Kreislaufdynamik. Barth, Leipzig 1968.
(50) Israel, S., Brenke, H.: Die Beziehung zwischen Körpergewicht und absoluter sowie relativer KG-bezogener Leistung auf dem Fahrradergometer. Med. und Sport 6, 190 (1966).
(51) Jakowlew, N. N.: Sportbiochemie. Barth, Leipzig 1977.
(52) Jankowski, L. W., Roy, L. E.: Effects of home care and prone immersion physical exercise (PIPE) on bicycle ergometer Training on patients with chronic obstructive pulmonary disease (COPD). In: Swimming medicine IV. Hrsg. B. Erikson, B. Furberg. University Park Press, Baltimore 1978.
(53) Jones, N. L., Rebuck, A. S.: Tidal volume during exercise in patients with diffuse fibrosing alveolitis. Bull. europ. Physiopath. resp. 15, 321 (1979).
(54) Kafer, E. R.: Idiopathic scoliosis. J. clin. Invest. 55, 1153 (1975).
(55) Kao, F. F.: An experimental study of the pathways involved in exercise hyperpnea employing crosscirculation techniques. In: The regulation of human respiration. Hrsg. D. J. C. Cunningham, B. B. Loyd. Davis Company, Philadelphia 1963.
(56) Karlsson, J., Diamant, B., Saltin, B.: Muscle metabolites during submaximal and maximal exercise in man. Scand. J. clin. Lab. Invest. 26, 385 (1970).
(57) Keens, T. G., Krastins, I. R. B., Wevanamaker, E. M., Levison, H., Croier, D. N., Bryan, A. Ch.: Ventilatory muscle endurance training in normal subjects and patients with cystic fibrosis. Am. Rev. resp. dis. 116, 853 (1977).
(58) Kellermann, J. J.: Cardiac rehabilitation: reminiscences, international variations, experiences. J. Card. Rehab. 1, 43 (1981).
(59) Keul, J., Keppler, B., Doll, E.: Muskelstoffwechsel. Barth, München 1969.
(60) Kivity, S., Souhrada, J. F.: Hyperpnea: The Common Stimulus for Bronchospasm in Asthma During Exercise and Voluntary Isocapnic Hyperpnea. Respiration 40, 169 (1980).
(61) Klingenberg, C. M.: Muskelmitochondrien. Erg. d. Physiol. Biol. Chem. und Exp. Pharmakol. 55, 132 (1964).

(62) Klissouras, V.: Heredability of adaptive variations. J. appl. Physiol. 31, 338 (1971).
(63) Klissouras, V.: Erblichkeit und Training. Leistungssport 3, 357 (1973).
(64) Koepchen, H. P.: Atemregulation. In: Physiologie des Menschen, Bd. 6, Atmung, S. 278. Hrsg. O. H. Gauer, K. Kramer, R. Jung. Urban & Schwarzenberg, München-Berlin-Wien 1972.
(65) Kummer, F.: Die Skolioselunge als Modell einer extrapulmonal bedingten Atemstörung. Wien. Z. Inn. Med. 54, 524 (1973).
(66) Lack, W., Haber, P., Lukeschitsch, G., Kummer, F.: Zentrale Atemregulation bei idopathischen Skoliosen. Wien. med. Wschr. 131, Suppl. 66, 7 (1981).
(67) Lacour, J. R., Flandrois, R.: Le Role du Metabolisme aerobic dans l'exercise intense de longue duree. J. physiol. 73 (2), 89 (1977).
(68) Lertzmann, M. M., Cherniack, R. M.: Rehabilitation of patients with chronic obstructive lung disease. Am. rev. resp. dis. 114, 1145 (1976).
(69) Lindemann, H. J., Rutenfranz, R., Mocellin, R., Sbresny, W.: Methodische Untersuchungen zur indirekten Bestimmung der max. O_2-Aufnahme. Europ. J. appl. Physiol. 32, 25 (1973).
(70) Littler, W. A., Brown, I. K., Roat, R.: Regional lung function in skolioses. Thorax 27, 420 (1972).
(71) Magnussen, H., Hartmann, V., Holle, J. P.: Decrease of PaO_2 during exercise in patients with emphysema and lung fibrosis. Evidence for different intrapulmonary diffusive resistances. Bull. europ. Physiopath. resp. 15, 153 (1979).
(72) Mahler, M.: Neural and humoral signals for pulmonary ventilation arising in exercising muscle. Med. Sci. Sports 11, 191 (1979).
(73) McFadden jr., E. R.: An Analysis of exercise as a Stimulus for the Production of Airway Obstruction. Lung 159, 3 (1981).
(74) Mead, J.: Control of respiratory frequency. J. appl. Physiol. 15, 325 (1960).
(75) Meister, R., Heine, J.: Die skoliotische Thoraxdeformität und ihre Auswirkung auf die Lungenfunktion. Prax. Pneumonol. 29, 219 (1975).
(76) Meister, R.: Atemfunktion und Lungenkreislauf bei thorakaler Skoliose. Thieme, Stuttgart-Wien 1980.
(77) Meister, R.: Lungenfunktion und Hämodynamik im kleinen Kreislauf bei Skoliosepatienten. Wien. med. Wschr. 131, Suppl. 66, 6 (1981).
(78) Mellerowicz, H.: Trainingsmaß und Leistungszuwachs. Sportarzt und Sportmedizin 18, 357 (1967).
(79) Mellerowicz, H.: Training. Springer, Berlin-Heidelberg-New York 1972.
(80) Mertens, D. J., Shephard, R. J., Kavanagh, T.: Long Term exercise therapy in chronic obstructive lung disease. Respiration 35, 96 (1968).
(81) Murray, J. F.: Die normale Lunge, S. 207. Schattauer, Stuttgart-New York 19XX.
(82) Musshof, K., Reindell, H.: Zur Röntgenuntersuchung des Herzens in horizontaler Körperstellung. I: Der Einfluß der Körperstellung auf das Herzvolumen. Dtsch. med. Wschr. 81, 1001 (1956).
(83) Niederberger, M., Haber, P.: Beurteilung der zumutbaren Belastung koronarer Herzkranker. Schweiz. med. Wschr. 105, 1611 (1975).
(84) Nowacki, P.: Die Spiroergometrie im neuen Untersuchungssystem für den Spitzensport. Leistungssport 1, 37 (1971).
(85) Nowacki, P. E.: Biologische Leistungsvoraussetzung bei jugendlichen Ruderern. Leistungssport 5, 277 (1975).
(86) Oseid, S., Haaland, K.: Exercise studies on asthmatic children with exercise induced asthma. In: Swimming medicine IV. Hrsg. B. Erikson, B. Furberg. University Park Press, Baltimore 1978.
(87) Pette, D.: Energieliefernder Stoffwechsel des Muskels unter zellphysiologischem Aspekt. In: Progressive Muskeldystrophie, Myotonie, Myasthenie. Hrsg. E. Kulm. Springer, Berlin-Heidelberg-New York 1966.
(88) Pierce, A. V., Taylor, H. F., Archer, R. K., Miller, W. F.: Responses to exercise training to patients with emphysema. Archives intern. Med. 113, 28 (1964).
(89) Piiper, J.: Physiologie der Atmung. In: Physiologie des Menschen, Bd. 6: Atmung. Hrsg. O. H. Gauer, K. Kramer, R. Jung. Urban & Schwarzenberg, München-Berlin-Wien 1972.
(90) Pollock, M. L., Broida, J., Kendrick, Z., Miller, H. S., Janeway, H. R., Linnerud, A. C.: Effects of Training two days per week at different intensities on middle aged men. Med. science sports 4, 192 (1972).
(91) Rapoport, S. M.: Medizinische Biochemie. Volk und Gesundheit, Berlin 1973.
(92) Rebuck, A. S.: Measurements of ventilatory response to CO_2 by rebreathing. Chest, Suppl. 118 (1976).
(93) Reindell, H., Klepzig, H., Steim, H., Musshof, K., Roskamm, H., Schildge, E.: Herz-Kreislauffunktion und Sport. Barth, München 1960.
(94) Reindell, H., König, E., Roskamm, H.: Funktionsdiagnostik des gesunden und kranken Herzens. Thieme, Stuttgart 1967.

(95) Reiterer, W., Bachl, N.: Kriterien der körperlichen Leistungsfähigkeit. Wien. med. Wschr. 127, Suppl. 42 (1977).
(96) Rowell, L. B., Taylor, H. L., Wang, Y.: Limitation to prediction of maximal Oxygen intake. J. appl. Physiol. 19, 919 (1964).
(97) Rutenfranz, J., Mozellin, R.: Die Beeinflussung der körperlichen Leistungsfähigkeit (W170) durch Training bei jugendlichen Leistungssportlern. Öffentl. Gesundheitswesen 33, 195 (1971).
(98) Saborowski, F., Kessler, M., Hoper, J., Greitschub, F., Rath, K., Dickmans, H. A., Thiele, K. G.: Der Sauerstoffdruck in der Skelettmuskulatur bei Patienten mit chronisch herabgesetzter O_2-Kapazität. Z. Kardiol. 70, 215 (1981).
(99) Sachs, L.: Angewandte Statistik. Springer, Berlin-Heidelberg-New York 1974.
(100) Saltin, B., Åstrand, P. O.: Maximal oxygen uptake in Athletes. J. appl. Physiol. 23, 353 (1967).
(101) Saltin, B., Blomquist, G., Mitchil, J. H., Johnson, R. L., Wildenthal, K., Chapman, C. O.: Response to submaximal and maximal exercise after bed rest and training. Circulation 38, Suppl. 7 (1968).
(102) Saule, H.: Aspekte des therapeutischen Sports im Kindesalter. Der Kinderarzt 11, 1233 (1980).
(103) Saunier, C., Gimenes, M., Hartemann, D.: Blood glycolysis during muscular exercise in patients with chronic lung disease and mild hypoxia. Bull. europ. Physiopath. resp. 15, 291 (1978).
(104) Schlick, W., Klaucek, H., Irsigler, K.: Einfluß eines Dauerlauftrainings auf die aerobe Kapazität und die Serum-Lipidwerte Untrainierter. Österr. J. Sportmed. 2, H. 4, 7 (1972).
(105) Shepard, R. J.: Effect of pulmonary diffusing capacity on exercise tolerance. J. appl. Physiol. 12, 487 (1958).
(106) Shepard, R. J.: Intensity, duration and frequency of exercise as determinant of the response to a training regime. Int. Z. angew. Physiol. 26, 272 (1968).
(107) Shepard, R. J.: Endurance fitness. University Press, Toronto 1969.
(108) Sinclair, D. J. M., Ingram, C. G.: Controlled trial of supervised exercise training in chronic bronchitis. Brit. Med. J. 519 (1980).
(109) Spiro, S. C., Hahn, M. L., Edwards, R. H. T., Pride, M. B.: An analysis of the physiologic strain of submaximal exercise in patients with chronic obstructive bronchitis. Thorax 30, 415 (1975).
(110) Stegemann, J.: Leistungsphysiologie. In: Kurzgefaßtes Lehrbuch der Physiologie. 4. Auflage. Hrsg. W. D. Keidel. Thieme, Stuttgart 1975.
(111) Stegemann, J.: Leistungsphysiologie. Physiologische Grundlagen der Arbeit und des Sports. Thieme, Stuttgart 1977.
(112) Sylla, A., Meister, W.: Bronchitis, Asthma, Emphysem. In: Lungenkrankheiten, Bd. 1. Hrsg. A. Sylla. VEB Thieme, Leipzig 1978.
(113) Szanton, V. L.: Theodore Roosevelt, the asthmatic. Ann. Allergy 27, 485 (1969).
(114) Szögy, A., Lacarescu, D.: Zur Beurteilung der maximalen O_2-Aufnahme bei Hochleistungssportlern unter besonderer Berücksichtigung des Körpergewichts. Sportarzt und Sportmed. 28, 163 (1977).
(115) Taylor, H. L., Rowell, L. B.: Exercise and metabolism. In: Science and medicine of exercise and sport. Hrsg. W. R. Johnson, E. R. Buskirk. Harper and Row, New York 1974.
(116) Thoss, P., Israel, S.: Der Vergleich von gemessener und nomographisch ermittelter maximaler Sauerstoffaufnahme bei Sportlern unterschiedlichen Leistungsvermögens. Med. und Sport 15, 261 (1975).
(117) Trendelenburg, F.: Chronische Bronchitis, Emphysem. In: Innere Medizin in Praxis und Klinik. Hrsg. H. Hornbostel, W. Kaufmann, W. Siegenthaler. Thieme, Stuttgart 1977.
(118) Überla, K.: Faktorenanalyse. Springer, Berlin-Heidelberg-New York 1972.
(119) Ulmer, W. T., Reichel, G., Nolte, D.: Die Lungenfunktion. 2. Auflage. Thieme, Stuttgart 1976.
(120) Ulmer, W. T.: Bronchitis, Asthma, Emphysem. In: Handbuch der Inneren Medizin, Band 4, Teil 2. Springer, Berlin-Heidelberg-New York 1979.
(121) Dinh Minh, V. U., Lee, H. M., Vasquez, P., Shepard, J. Q., Beil, J. W.: Relation of VO_2 max. to cardiopulmonary function in patients with chronic obstructive lung disease. Bull. europ. Physiopath. resp. 15, 359 (1979).
(122) Waddington, C. H.: Canalisation of Development and the inheritance of aquired characters. In: The Evolution of an Evolutionist. Cornell Univ. Press, Ithaca 1975.
(123) Wagner, P. D., West, J. B.: Effects of diffusion impairment on O_2 and CO_2 time courses in pulmonary capillaries. J. appl. Physiol. 33, 62 (1963).
(124) Wassermann, K., Whipp, B. J., Koyal, S. N., Beaver, W. L.: Anaerobic threshold and respiratory gas exchange during exercise. J. appl. Physiol. 35 (2), 236 (1973).
(125) Wassermann, K., Whipp, B. J., Casaburi, R., Golden, M., Beaver, W. L.: Ventilatory control during exercise in man. Bull. europ. Physiopath. resp. 15, 27 (1979).
(126) Weibel, F. R.: Morphological basis of alveolar-capillary gas exchange. Physiol. rev. 53, 419 (1973).
(127) Weineck, J.: Optimales Training. Perimed Fachbuch Verlag, Erlangen 1980.
(128) Whipp, B. J., Davis, J. A.: Peripheral chemoreceptors and exercise hyperpnea. Med. Science in Sports 11, 204 (1979).

(129) Worth, H., Smidt, H., Petro, W.: Begrenzung der körperlichen Leistungsfähigkeit durch Ermüdung der Atemmuskulatur bei Patienten mit chronischer Bronchitis und/oder Lungenemphysem. Atemwegs- und Lungenerkrankungen 4, 280 (1979).
(130) Baldwin, F. D. F., Cournand, A., Richards jr., D. W.: Pulmonary insufficiency I. Physiological classification, clinical methods and analysis, standard values in normal subjects. Medicine (Baltimore) 27, 243 (1948).
(131) Von der Hardt, H., Novak-Beneke, R.: Lung volumes in healthy boys and girls, 8–15 years of age. Lung 154, 51 (1976).
(132) Hepper, N. G. G., Black, L. F., Fowler, W. S.: Relationship of lung volume to hight and armspan in normal subjects and in patients with spinal deformity. Am. rev. resp. dis. 356 (1965).

Kapitel 5

Blut

Der Einfluß von Leistung und Training auf das Blut

P. Haber

Der Einfluß der körperlichen Belastung auf das Blut

Das Blut ist das zentrale Organ des Kreislaufsystems, dessen Zellen in Flüssigkeit suspendiert sind, und das grundsätzlich nur fließend funktionieren kann. Es ist in erster Linie das funktionelle Bindeglied zwischen dem diffusiven Stoffaustausch an den Zellmembranen und den inneren Körperoberflächen jener Organe, die auf Nährstoffaufnahme (Darm), Gasaustausch (Lunge) oder Ausscheidung (Nieren) spezialisiert sind. Außerdem gehört zu seinen wichtigen Funktionen noch die Pufferung, der Transport von Wärme zur Thermoregulation, die Gerinnung und schließlich auch der Transport von endogenen Botenstoffen – den Hormonen.

1. Hämo-Rheologie

Die Eigenschaften einer Flüssigkeit sind durch das Verhältnis von Schubspannung – das ist die Kraft, die die Flüssigkeit zum Fließen bringt – und der Scherrate angegeben. Die Schubspannung hat die Dimension des Druckes und wird in N/m^2 angegeben. Die Scherrate beschreibt das Strömungsprofil: der der Wand eines durchströmten Rohres anhaftende Flüssigkeitsfilm hat trotz Strömung immer die Geschwindigkeit 0, hingegen ist der zentrale Axialfaden der Strömung immer am schnellsten. Die Scherrate gibt nun an, wie rasch die Geschwindigkeit vom Rand zur Mitte – also quer zur Strömungsrichtung – zunimmt (und zwar in cm/sec/cm, daher ist die Einheit der Scherrate sec^{-1}). Das Verhältnis von Schubspannung zur Scherrate wird Viskosität genannt. Sie gibt an, wieviel Schubspannung für eine Einheit Scherrate aufgebracht werden muß (also $N\ m^{-2}\ sec$). Für eine ideale, sogenannte *Newton*sche Flüssigkeit (z. B. Wasser) ist die Viskosität eine konstante Größe und daher die Scherrate immer einfach proportional der Schubspannung (Abb. 1).

Auch das Plasma hat diese Eigenschaft einer *Newton*schen Flüssigkeit. Blut, das ja eine Suspension von Zellen im Plasma darstellt, ist eine Nicht-*Newton*sche Flüssigkeit, deren Eigenschaften auch thixotrop oder viskoelastisch genannt werden. Dies bedeutet, daß das Blut sowohl viskose Eigenschaften aufweist, und sich dabei wie eine Flüssigkeit verhält, als auch elastische, wobei es sich wie ein solider Körper verhält, der auf eine Schubspannung entsprechend dem *Hook*schen Gesetz mit einer elastischen Verformung reagiert.

Welche Eigenschaft gerade vorherrscht hängt von der Schubspannung ab, wie in Abbildung 2 veranschaulicht. Bei niedrigen Schubspannungen bleibt die Scherrate 0, die Viskosität ($\frac{N\ m^{-2}}{0}$) ist also unendlich, das Blut verhält sich elastisch und fließt nicht („Stase"). Erst bei Überschreitung einer Mindestschubspannung (des soge-

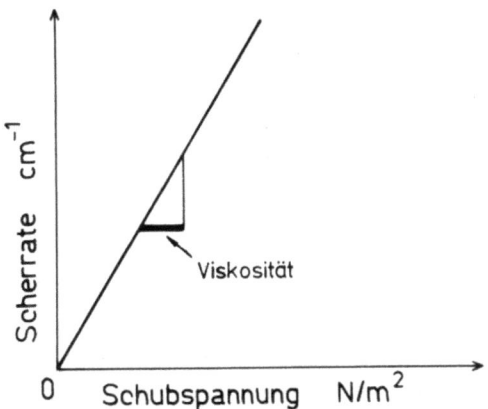

Abb. 1. Beziehung zwischen Schubspannung und Scherrate bei einer *Newton*schen Flüssigkeit. Die Viskosität ist umgekehrt proportional der Steilheit der Geraden.

nannten „Yield pressure") verwandelt sich Blut von einem elastischen Körper in eine visköse Flüssigkeit und fängt zu fließen an (9). Das besondere dabei ist, daß die Viskosität mit zunehmender Schubspannung und hohen Scherraten drastisch abnimmt wie das in Abbildung 3 gezeigt ist. Diese Thixotropie des Blutes hat ihre Ursache im Phänomen der Axialmigration. Es bedeutet, daß es im strömenden Blut – und nur im strömenden – zu einer Phasentrennung zwischen Plasma und Erythrozyten kommt in der Weise, daß sich die Erythrozyten um den schneller strömenden Axialfaden sammeln, während das Plasma vorwiegend in den langsamer strömenden Randschichten fließt. Diese Phasentrennung ist umso ausgeprägter, je schneller die Strömung und je größer die Scherrate ist und hat zwei Folgen:

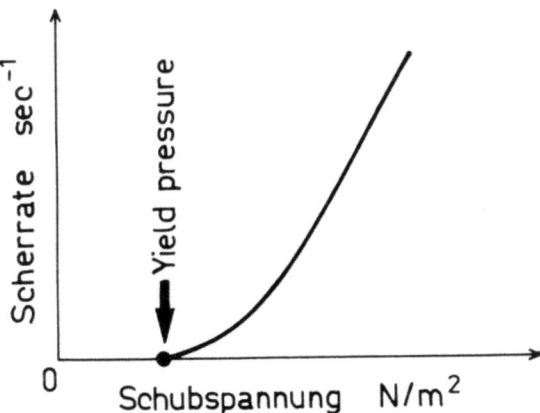

Abb. 2. Beziehung zwischen Schubspannung und Scherrate bei einer Nicht-*Newton*schen Flüssigkeit. Bei niedriger Schubspannung verhält sie sich elastisch und fließt nicht (Stase). Erst ab einer Mindestschubspannung – dem „Yield pressure" – beginnt sie zu fließen mit abnehmender Viskosität bei zunehmender Schubspannung.

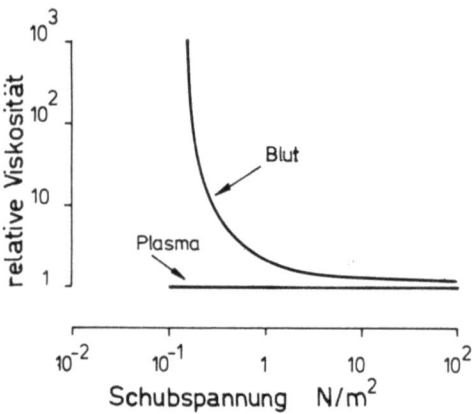

Abb. 3. Abnahme der Viskosität des Blutes in Relation zum Plasma bei zunehmender Schubspannung nach Überwindung der Stase durch den „Yield pressure".

1. Die dünnflüssige Plasmarandschicht hat die Wirkung eines Schmierfilms.
2. Durch die Phasentrennung und die Axialmigration der Erythrozyten haben Erythrozyten eine durchschnittlich höhere Geschwindigkeit als das Plasma.

Wenn nun Blut mit einem bei Strömungsstillstand bestimmten Hämatokrit von einem Behältnis durch ein Rohr (oder Blutgefäß) in ein anderes fließt, so ist der Hämatokrit vor und nach dem Rohr gleich. Da aber die Erythrozyten im Rohr schneller strömen als das Plasma, müssen sich im Rohr zu jedem Zeitpunkt weniger Erythrozyten in Relation zum Plasma befinden als im stehenden Blut. Mit zunehmender Strömungsgeschwindigkeit nimmt also der Hämatokrit ab (24). Auf diesem dynamischen Selbstverdünnungsvorgang basieren die thixotropen Eigenschaften des Blutorgans, das dadurch in der Lage ist, sich rheologisch an das erhöhte Herzminutenvolumen (HMV) bei einer körperlichen Belastung anzupassen, indem es durch eine Verbesserung seiner Fließfähigkeit die Zunahme des HMV begünstigt.

Die Viskosität des strömenden Blutes nimmt bei gleicher Schubspannung mit dem Hämatokrit zu, ab einem Hämatokrit von über 50% sogar überproportional (9). Bei sehr hohem Hämatokrit von über 60%, der bei chronischer Hypoxämie oder Polyzythämie auftreten kann, wird die Viskosität so hoch, daß bei älteren Personen ein Herzversagen drohen kann. Außerdem kann es in Gefäßbereichen mit langsamer Strömung dann leicht zur Stase kommen. Andererseits bedeutet ein höherer Hämatokrit bzw. die davon abhängende Hämoglobinkonzentration eine Erhöhung der O_2-Transportkapazität des Blutes. Tatsächlich besteht – allerdings im Bereich niedriger bis normaler Hämoglobinkonzentration, also unter 15 g% – ein hoher korrelativer Zusammenhang zwischen der Hämoglobinkonzentration und der ergometrisch bestimmten Leistungsfähigkeit (7). Der optimale Kompromiß zwischen Fließfähigkeit und O_2-Transport durch die Erythrozyten ist in Ruhe bei einem Hämatokrit von 35%. Der normale Wert von 45% ist eine Reserve für die Belastung, die durch die besonderen rheologischen Eigenschaften des Blutes ermöglicht wird und der O_2-Transportkapazität zugute kommt.

2. Gas-Transport

Das Fließen des Blutes ist das wesentliche Mittel für die Erfüllung der weiteren entscheidenden Funktionen, in erster Linie des Gastransports.

Sauerstoff

Die Richtung dieses Transports geht von der Lunge zu den Körperzellen. Der O_2 gelangt aus dem Alveolarraum durch Diffusion durch die alveolokapilläre Membran – die aus dem Alveolarepithel, dem Interstitium und dem Kapillarendothel besteht – in die Lungenkapillare und muß dort weiter durch das Plasma und die Erythrozytenmembran diffundieren, bevor er mit dem Hämoglobin chemisch zu Oxy-Hämoglobin (Oxy-Hb) reagieren kann. Der, in der klinischen Atemphysiologie meßtechnisch erfaßbare, Diffusionswiderstand der Lunge für O_2 setzt sich in Wirklichkeit daher aus dem Diffusionswiderstand der alveolokapillären Membran und der Erythrozytenmembran einerseits und der Reaktionsgeschwindigkeit des O_2 mit dem Hämoglobin andererseits zusammen. Diese beiden Diffusionswiderstände können ebenfalls meßtechnisch differenziert werden. Die Zeit, in der ein Erythrozyt in einer Lungenkapillare der Alveolarwand anliegt, beträgt in Ruhe 0,7 sec und kann sich unter Belastung bis auf 0,3 sec verkürzen. Diese Kontaktzeit reicht immer aus, um die O_2-Spannung im Blut der der Alveolarluft vollständig anzupassen; d. h. daß für die vollständige Sättigung des Blutes mit O_2 weder der Diffusionswiderstand im Blut noch die verkürzte Kontaktzeit unter Belastung einen limitierenden Faktor darstellt. Kommt es unter Belastung zu einem deutlichen Abfall des arteriellen pO_2 gegenüber dem alveolären, so ist dies daher meistens ein Zeichen für eine Erhöhung des Diffusionswiderstandes im Bereich der alveolokapillären Membran der Lunge. Arterielle Hypoxämie bereits in Ruhe kann außerdem auch durch eine ventilatorische Verteilungsstörung der Lunge mit Beimischung von schlecht arterialisiertem (= teilweise venösem) Blut aus den minder belüfteten Alveolen oder durch einen Rechts-Links-Shunt intrakardial oder intrapulmonal bedingt sein.

Der O_2 wird im Blut zum kleinsten Teil physikalisch gelöst; bei einem pO_2 von 100 mm Hg sind 0,3 Vol% O_2 physikalisch gelöst. Der größte Teil des transportierten O_2 bildet mit dem Hämoglobin (Hb), das in Erythrozyten in einer 35%igen wäßrigen Lösung vorliegt, Oxyhämoglobin. Der Anteil des Oxyhämoglobins am Gesamthämoglobin wird in % O_2-Sättigung angegeben. Die O_2-Sättigung ist eine Funktion des O_2-Partialdruckes und bildet – graphisch dargestellt – die annähernd S-förmige O_2-Dissoziationskurve des Hämoglobins (Abb. 4) (27).

Anders als die übrigen Organe des Kreislaufs und der Atmung ist das Blut nicht in der Lage, seine Funktionen aktiv zu verändern. Die Belastungsreserven des Blutes sind durch seine chemischen und physikalischen Eigenschaften vorgegeben. Trotzdem sind die Reserven des Blutes bezüglich des O_2-Transports enorm, so daß auch hier von einer Anpassung an die Belastung gesprochen werden kann.

Das arterielle Blut hat bei einem O_2-Partialdruck von 100 mm Hg eine normale Sättigung von 98% (die Untersättigung von 1 bis 2% beruht auf physiologischen Rechts-Links-Shunts und auf ebenfalls physiologischen, schwerkraftbedingten Ventilations-Perfusionsungleichheiten der Lunge). Bei einem Hb-Gehalt von 16 g%

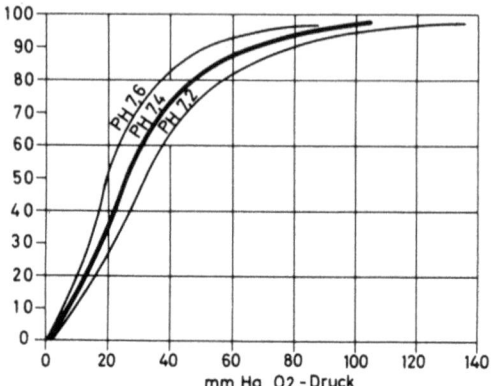

Abb. 4. Die O₂-Dissoziationskurve des Hämoglobins. Zur Rechtsverschiebung mit verminderter O₂-Affinität kommt es bei Azidose, Temperaturzunahme und 2,3-DPG-Erhöhung. Linksverschiebung bei entgegengesetzten Veränderungen.

und einer O$_2$-Bindungskapazität von 1,34 ml O$_2$/g Hb beträgt der O$_2$-Gehalt des arteriellen Blutes 21 Vol% (16 × 1,34 × 0,98). Unter normalen Ruhebedingungen verbleiben bei einem 70 kg schweren Mann mit einem $\dot{V}O_2$ von 300 ml/min und einem HMV von 6 l/min nach dem *Fick*schen Prinzip im venösen Blut noch 16 Vol% O$_2$ (die arterio-venöse O$_2$-Sättigungsdifferenz [AVDO$_2$] ist 5 Vol%). Das entspricht einer Sättigung von 75% des venösen Blutes bei einem pO$_2$ von 40 mm Hg. Im venösen Blut finden sich also noch erhebliche Mengen von O$_2$, die als Anpassungsreserve bei Belastung zur Verfügung stehen. Normalerweise kann die AVDO$_2$ auf 13 Vol% gesteigert werden, das ist das 2,6fache. Da das HMV um etwa das 3,5fache auf etwa 20 l/min vermehrt werden kann, ergibt sich die bekannte Möglichkeit, den Ruheumsatz unter Belastung auf etwa das 10fache erhöhen zu können ($\dot{V}O_2$ max.: 3000 ml/min). Für Patienten, die wegen Erkrankung des Herzens oder der Lungengefäße (z. B. rezidivierende Pulmonalembolien) ihr HMV nur wenig steigern können, ist die Erhöhung der AVDO$_2$ die wichtigste Anpassungsreserve von erstaunlicher Effektivität. So konnten wir einen Patienten beobachten, der nach rezidivierenden Pulmonalembolien sein HMV unter Belastung nur auf 8 l/min, also auf etwa das 1,5fache steigern konnte. Allerdings stieg die AVDO$_2$ auf 17 Vol%, also das 3,4fache, so daß insgesamt der Ruheumsatz um das 5,1fache gesteigert werden konnte. Dies entspricht einem $\dot{V}O_2$ max. von etwa 1500 ml/min bei 100 Watt Leistung. Mit dieser Leistungsfähigkeit konnten die meisten Belastungen des Alltags trotz der schweren pulmonalen Erkrankung problemlos bewältigt werden. Aber auch bei Gesunden zeigte sich, daß nach einer Minderung des maximalen HMV durch eine Beta-Blockade die $\dot{V}O_2$ max. durch Erhöhung der AVDO$_2$ von 14,2 Vol% auf 16,5 Vol% aufrechterhalten werden kann (15).

Zwei physiologische Effekte unterstützen die Zunahme der AVDO$_2$ unter Belastung, indem sie die Affinität des O$_2$ zum Hb im Gewebe verringern und somit die Freisetzung des O$_2$ im Gewebe fördern. Bei der graphischen Darstellung der O$_2$-Dissoziationskurve zeigt sich das durch eine Rechtsverschiebung, was bei gleicher O_2-Spannung eine geringere Sättigung bedeutet (Abb. 4).

Diese Effekte sind:

1. Der Bohr-Effekt: Die Zunahme der H^+-Ionen-Konzentration – also Abnahme des pH-Wertes – bedingt die Rechtsverschiebung (pH bedeutet „pondus Hydrogenii" und ist der negative Logarithmus der H^+-Ionen-Konzentration, dabei nimmt mit zunehmender H^+-Konzentration bei stärkerem Säurewert der pH ab und umgekehrt). In der arbeitenden Muskulatur werden bekanntlich vermehrt Säuren, nämlich CO_2 und Laktat, gebildet.
2. Die gleiche Wirkung hat eine Zunahme der Temperatur; auch diese Bedingung – eine vermehrte Wärmeproduktion – ist in der arbeitenden Muskulatur gegeben.

Auch eine Zunahme des Gehalts der Erythrozyten an 2,3-Diphosphoglycerat (2,3-DPG) bewirkt eine Rechtsverschiebung der Dissoziationskurve, jedoch spielt dieser Effekt bei der kurzfristigen Anpassung an eine Belastung keine Rolle, da der 2,3-DPG-Gehalt nach Belastung eher abnimmt (30).

CO_2-Transport und Pufferung

Bei Muskelarbeit können im erheblichen Umfang metabolisch gebildetes CO_2 und Milchsäure anfallen, deren Transport und Pufferung eine weitere Anpassungsleistung des Blutes an Belastung darstellt. Eine Lösung ist gepuffert, wenn bei Hinzufügung einer bestimmten Menge von H^+-Ionen (oder OH^-) der pH-Wert weniger verändert wird als bei reinem Wasser. Da die Zellen nur in einem sehr engen pH-Bereich, etwa zwischen 7,0 und 7,8, normal funktionsfähig sind, ist die Bedeutung einer großen Pufferkapazität des Blutes für die Konstanthaltung des „Inneren Milieus" angesichts der Möglichkeit, in kurzer Zeit große Mengen saurer Metabolite zu bilden, evident. Im Blut liegen drei wesentliche Puffersysteme vor (ein Puffersystem besteht im Prinzip aus einer Lösung einer schwachen Säure und dem Salz einer starken Lauge mit dieser Säure):

1. Die Plasmaproteine und
2. das Hämoglobin der Erythrozyten, welche gemeinsam den Nicht-Bikarbonatpuffer bilden, und
3. der Bikarbonatpuffer, der die wesentlichste Pufferkapazität darstellt.

Weitere, z. B. Phosphatpuffer, haben dagegen nur untergeordnete Bedeutung.

Das Bikarbonat entsteht aus dem metabolisch gebildeten CO_2, das in physikalischer Lösung in die Erythrozyten diffundiert und dort unter Mitwirkung der Karboanhydrase sehr schnell in H_2CO_2 umgewandelt wird. Letztere dissoziiert in H^+, die vom Hb-Puffer abgefangen werden, und HCO_2^-, das teilweise gegen Austausch von Cl^- in das Plasma diffundiert, wo es sich normalerweise in einer Konzentration von 24 val/l findet. In der Lunge läuft dieser Vorgang umgekehrt ab, was durch die Oxygenisierung des Hb begünstigt wird. Oxy-Hb ist eine stärkere Säure als Hb und setzt deshalb aus HCO_2^- CO_2 frei, das abgeatmet wird (Haldane-Effekt).

Auch bei Bildung von Milchsäure werden die H^+ durch den Bikarbonatpuffer nach folgender Gleichung abgefangen:

$$HCO_2^- + H^+ \rightleftharpoons H_2CO_2 \rightleftharpoons H_2O + CO_2$$

Das CO_2 wird über die Lunge abgeatmet, wodurch der arterielle pCO_2 konstant gehalten wird. Auf diese Weise kann unter Abnahme der Bikarbonatreserve der pH Wert annähernd konstant erhalten werden.

Meßtechnisch kann dieser Vorgang durch Bestimmung des Standardbikarbonats (= HCO_2^- bei 37 °C und pCO_2 von 40 mm Hg) oder des Basendefizits (BD) erfaßt werden, womit das Ausmaß der metabolisch gebildeten Milchsäure im Blut gemessen werden kann. Das kann auch leistungsdiagnostisch genutzt werden. Das BD unter Belastung ist zu etwa 80% von Milchsäure verursacht, der korrelative Zusammenhang ist ziemlich hoch: $r = 0,92$ (19). Technisch geschieht die Blutgasanalyse heute meist mit vollautomatischen Mikroblutgasanalysatoren, die neben dem pO_2 auch den pCO_2 und das BD bzw. Standardbikarbonat automatisch messen und ausdrukken.

3. Gerinnung

Die Gerinnung ist ebenfalls eine der fundamentalen Leistungen des Blutes, durch die kleine Verletzungen der Integrität des in sich geschlossenen Gefäßsystems rasch verschlossen werden können, bevor es zu eventuell tödlichen Blutverlusten kommt. Diese Funktion ist zum Teil an das Plasma gebunden, wo es nach Aktivierung unter Beteiligung vieler Gerinnungsfaktoren über eine kaskadenartig ablaufende Reaktionskette zur Bildung von Fibrinmolekülen kommt. Diese plasmatische Gerinnung wird durch körperliche Leistung nicht beeinflußt. Das zweite System basiert auf den Thrombozyten. Werden sie aktiviert, so bilden sie Thromboxan. Dies ist eine Substanz aus der Familie der Prostaglandine und ein äußerst potenter Vasokonstriktor (der Gegenspieler des Thromboxan ist das Prostazyklin, ebenfalls aus der Prostaglandinreihe, das in den Gefäßendothelien gebildet wird und der stärkste bekannte Vasodilatator ist). Außer zur Vasokonstriktion kommt es aber auch zu einer Zunahme der Haftfähigkeit der Thrombozyten an gleichen Zellen. Dies führt zur Bildung von Thrombozytenaggregaten von aneinander klebenden Zellen, die z. B. in den Fibrinnetzen hängenbleiben und diese abdichten oder auch in den kontrahierten Arteriolen, wodurch eine Blutung aus so einem Gefäß zum Stehen gebracht werden kann. Nach Belastung kommt es auch zu einer Zunahme der Thrombozytenzahl (28), welcher Effekt aber am ehesten auf einer gewissen Eindickung des Blutes durch eine Wasseraufnahme der arbeitenden Muskulatur beruht. Die Aktivität der Thrombozyten kann durch Quantifizierung der im Blut spontan entstehenden Thrombozytenaggregate quantifiziert werden (29). Eine andere Methode ist die Bestimmung jener Dosis Prostazyklin, die 50% der durch Adenosin-Diphosphat induzierten Thrombozytenaggregation hemmt (ID_{50}, [16]).

Bestimmt man mit solchen Methoden die Aktivität der Thrombozyten bei ansteigender Belastung z. B. auf einem Ergometer, so zeigt sich eine belastungsabhängige Zunahme. Von den beiden grundsätzlichen Möglichkeiten einer Belastungsabhängigkeit von physiologischen Parametern – nämlich eine lineare und eine nichtlineare, exponentielle (Abb. 5) – folgt die Thrombozytenfunktion der zweiten, nichtlinearen Regression, wird also parallel zu Laktat- und Plasmakatecholaminkonzentration im Blut aktiviert. Ebenso wie bei letzteren kommt es bis zu einer Belastung von etwa 60% der $\dot{V}O_2$ max., die in etwa der anaeroben Schwelle entspricht, nur zu

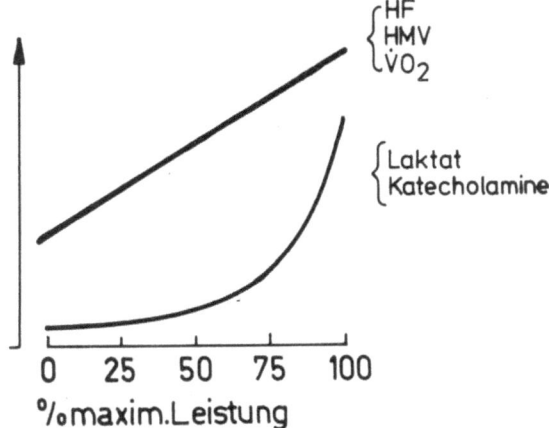

Abb. 5. 2 grundsätzliche Möglichkeiten des Anstieges physiologischen und biochemischer Parameter bei Belastung; linearer Anstieg und exponentieller Anstieg.

geringen Änderungen, während es bei Überschreiten dieser Schwelle zu einer überproportionalen exponentiellen Funktionsänderung kommt. Abbildung 6 zeigt die Menge an spontan gebildeten Thrombozytenaggregaten – quantifiziert durch einen Thrombozytenzahlindex – in Abhängigkeit vom Basendefizit. Der untere Grenzwert der Norm von 0,80 wird von der Regressionsgleichung erst ab einem BD von weniger als − 5 mval/l unterschritten (11). Auch Abbildung 7 zeigt die lineare Beziehung zwischen dem Serumlaktat und der Thrombozytenfunktion, die hier durch die ID_{50} dargestellt ist (4). Tierexperimentelle Studien lassen vermuten, daß spontane Thrombozytenaggregate im Koronarkreislauf und durch sie verursachte Mikroembolisationen eine ursächliche Rolle in der Genese des plötzlichen Herztodes spielen (14). Tatsächlich treten plötzliche Todesfälle beim Sport aus kardialer Ursache häufig bei älteren Männern auf, nach oder bei intensiven körperlichen Be-

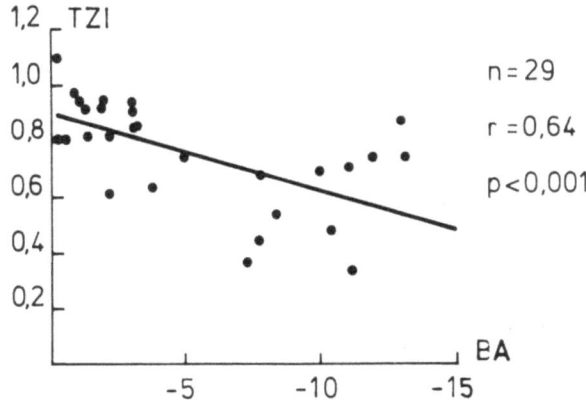

Abb. 6 Lineare Korrelation zwischen dem Basendefizit bei Belastung und der Bildung spontaner Thrombozytenaggregate, quantifiziert durch den Thrombozytenzahlindex (TZI).

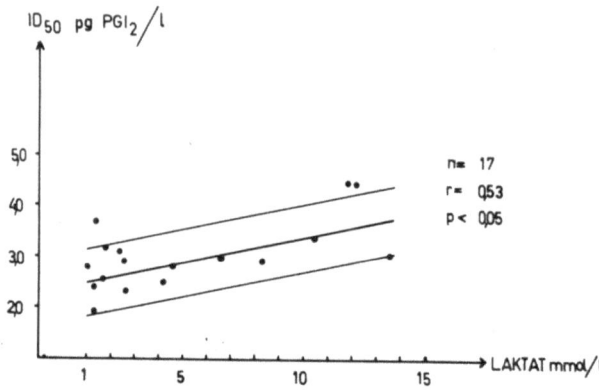

Abb. 7. Lineare Korrelation zwischen dem Serumlaktat bei Belastung und der Aggregationsbereitschaft der Thrombozyten, quantifiziert durch die ID_{50}.

lastungen, wobei das Risiko durch große Kälte oder Hitze und durch Zigarettenrauchen noch potenziert wird (21).

Die aus obigen Ergebnisse abzuleitende ärztliche Empfehlung für ältere Personen, bei denen eine klinisch unerkannte koronare Herzkrankheit ja nicht ausgeschlossen werden kann, intensive körperliche Belastung zu vermeiden und extensive Dauerbelastungen vorzuziehen ist tatsächlich auch in bezug auf das Thrombozytenverhalten von praktischer Bedeutung. Das konnte durch Bestimmung der Thrombozytenaktivität nach einem 20-Minuten-Dauerlauf mit einer Belastungsherzfrequenz von 150/min (Modell einer wenig intensiven Modesportart: Joggen) und nach einem 20-Minuten-Squash-Spiel (Modell einer intensiven Modesportart) gezeigt werden: Die Zunahme der Thrombozytenaktivität war nach Joggen statistisch nicht signifikant, hingegen nach Squash signifikant (5) (Abb. 8).

Der Einfluß von Training auf das Blut

Die Hauptanpassung des Blutes an Ausdauertraining ist eine Erhöhung des Gesamtvolumens ohne zusätzliche Polyglobulie, d. h. daß die Erythrozytenzahl/mm^3 in etwa gleichbleibt. Daher nimmt das Gesamt-Hb, die Gesamt-Erythrozytenmenge und die gesamte Pufferkapazität im gleichen Ausmaß zu. Diese Zunahme kann 1 bis 2 l ausmachen, von etwa 5 l Gesamtblutvolumen bei Untrainierten bis 7 l bei Hochtrainierten (18). Ein weiterer wesentlicher Trainingseffekt ist die Rechtsverschiebung der O_2-Dissoziationskurve des Hämoglobins in den Bereich niedrigerer O_2-Partialdrücke bei Trainierten. Dies bedeutet eine Verminderung der O_2-Affinität und eine Verbesserung der O_2-Freisetzung im Gewebe besonders auch unter Belastung, wo ja vor allem niedrige O_2-Partialdrücke im arbeitenden Muskelgewebe anfallen; also eine Unterstützung des Bohr-Effektes (23). Dies ermöglich eine gegenüber Untrainierten erhöhte AVDO$_2$ bei Ausbelastung. Diese Möglichkeit wird durch die metabolische Kapazität des trainierten Muskelgewebes genutzt.

Als Ursache wird diskutiert, daß die Erythrozyten von Ausdauersportlern im Schnitt jünger sind als die Untrainierter, bedingt durch die verstärkte Erythropoese,

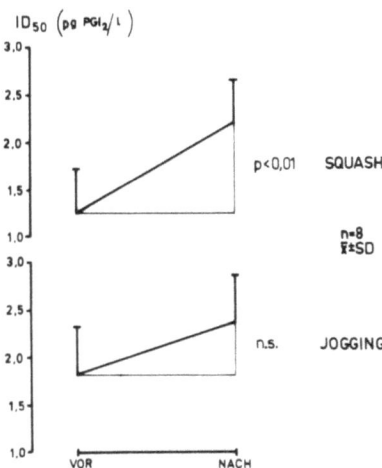

Abb. 8. Aggregationsbereitschaft der Thrombozyten nach 20 Minuten Joggen (wenig intensive Sportart mit Laktatspiegeln unter 4 mval/l) und 20 Minuten Squash (hochintensive Sportart mit Laktatspiegeln von über 4 mval/l). Der Anstieg ist nur nach Squash signifikant.

und daher auch mehr 2,3-DPG enthalten, welches, wie ja bereits früher erwähnt, eine Rechtsverschiebung der O_2-Bindungskurve des Hb bewirkt. Somit kommt der Einfluß des 2,3-DPG zwar nicht bei der einzelnen Belastung, wohl aber beim Zustand der durch Training verbesserten Leistungsfähigkeit zum Tragen. Diese Vermutung wird gestützt durch die Beobachtung, daß Trainierte signifikant höhere Serumspiegel des Ferments Ferrochelatase aufweisen, das für den Einbau des Eisens in den Porphyrinring zuständig ist (17). Es gibt also gewichtige Hinweise, die für die Annahme einer verstärkten Hb- und Erythrozytensynthese sprechen, was im Hinblick auf die erwähnte Zunahme der Gesamtmenge an Hb und Erythrozythen ja auch plausibel erscheint. Diese Anpassungsreaktion des Blutes geht ohne jegliche Störung des Eisenstoffwechsels vor sich. Wir untersuchten drei hochtrainierte Gruppen von Ruderern und Schwimmern und nach Alter und Geschlecht jeweils vergleichbare Gruppen Untrainierter, sowie 60 Schüler (13 bis 14 Jahre) vor und nach einem 8wöchigen Ausdauertraining (3 Trainingseinheiten pro Woche). Bei den Parametern des Eisenstoffwechsels – wie Serumeisen, Transferrin und Serumferritin – konnte bei keinem Vergleich ein signifikanter Unterschied gefunden werden.

Hingegen ergaben sich hochsignifikante Abnahmen der Maßzahlen des roten Blutbildes (jedoch noch innerhalb des Normbereiches) wie Erythrozytenzahl, Hb und Hämatokrit. Unter Kenntnis des Trainingseffektes einer Blutvolumenzunahme und unter Berücksichtigung der Befunde, die einen normalen Eisenstoffwechsel anzeigen, kann diese Tendenz zu anämischen Werten bei Sportlern nicht als Störung des Blutbildes oder des Eisenstoffwechsels interpretiert werden, sondern könnte z. B. als Ausdruck eines gewissen Verdünnungseffektes bei Zunahme des Plasmavolumens angesehen werden (10).

Auffällige Befunde für den Eisenstoffwechsel finden sich bislang nur bei Langstreckenläufern, nicht aber z. B. bei Straßenradfahrern, die ja ebenfalls Ausdauerbelastungen von Marathondauer absolvieren (6). Marathonläufer zeigen einen deutlich erhöhten Eisenumsatz (8). Ein plausible Erklärung dafür wäre, daß es bei Langstreckenläufern wahrscheinlich durch die mechanische Beanspruchung in der Fußsohle während des Laufens zu intravasalen Hämolysen kommt, was sich durch Hämoglobinurie, erhöhtes freies Hb und verminderte Haptoglobinspiegel im Serum nach Langstreckenläufen manifestiert (12, 22, 25). Der Anstieg des freien Hb ist stärker nach Laufen auf Asphalt als nach Laufen auf Rasen. Nach Radfahren kommt es überhaupt nicht zu einem signifikanten Anstieg. Die intravasale Hämolyse ist offensichtlich ein spezielles Problem des Langstreckenlaufes, so daß man nicht eigentlich von einer „Sportanämie" sprechen kann, sondern eher von einer „Langlaufanämie".

Das Höhentraining (1800 bis 2500 m)

In großer Höhe ist die Inspirationsluft erheblich trockener als in Meereshöhe. Es wird deshalb über die Atmung zur Anfeuchtung der Atemluft besonders bei körperlicher Belastung erheblich mehr Wasser ausgeschieden als in der Ebene, weshalb es leicht zur Dehydratation mit Hämokonzentration kommen kann. Dieser Flüssigkeitsverlust muß durch eine erhöhte Trinkmenge ausgeglichen werden. Das Blutorgan ist durch ein Ausdauertraining in großer Höhe (Höhentrainingslager bis zu 2500 m Seehöhe) in zweifacher Weise betroffen:

Einmal durch den bereits besprochenen Trainingseffekt und zweitens durch die spezifische Höhenanpassungsreaktion. Diese stellt sich allerdings bei Aufenthalt in großen Höhen auch ohne Training ein, da der auslösende Reiz der verminderte O_2-Partialdruck der Höhenluft und damit eine arterielle Hypoxie ist. Letztere bewirkt – über eine vermehrte Erythropoetinausschüttung aus den Nieren – eine verstärkte Neubildung von Erythrozyten. Dies geht allerdings nicht mit einer ebensolchen Zunahme der Plasmamenge einher, so daß es zu einer Zunahme des Hämatokrits und der Erythrozytenzahl kommt, die also auch teilweise auf eine Hämokonzentration zurückgeht. Die O_2-Transportkapazität nimmt dadurch zu, so daß nach erfolgter Anpassung trotz verminderter O_2-Sättigung der O_2-Gehalt in Vol% dem in der Ebene gleich sein kann. Trotzdem ist die $\dot{V}O_2$ max. vermindert. Auch die Pufferkapazität ist vermindert, da es durch die hypoxiebedingte Hyperventilation zur respiratorischen Alkalose und kompensatorisch zur Verminderung der Alkalireserve kommt. Zur optimalen Ausbildung dieses Effektes sind wenigstens 2 bis 3 Wochen Höhenaufenthalt erforderlich. Längere Aufenthalte sind zwar noch besser, doch ist die Dauer eines Höhentrainingslagers aus psychologischen, sozialen und pädagogischen Gründen limitiert. Der Höheneffekt hält allerdings nicht lange vor: Eine Woche nach der Rückkehr in die Ebene ist das Blutbild bereits wieder normal. Auch die $\dot{V}O_2$ max. ist nach der Rückkehr in die Ebene nicht höher als vor dem Höhenaufenthalt (1). Es ist daher nicht sehr sinnvoll ein Höhentrainingslager zur Vorbereitung auf einen wichtigen internationalen Wettkampf so anzusetzen, daß man direkt vom Höhenaufenthalt zum Wettkampf fährt. Wenn man die Reisetage einkalkuliert und berücksichtigt, daß große Wettkämpfe wie Weltmeisterschaften oder Olympische Spiele sich meistens mit Vor-, Zwischen- und Endläufen über mehrere Tage erstrecken oder der Sportler nicht gleich am ersten Tag drankommt, so ist beim Finale zu rechnen, daß der größte Teil des Höheneffektes schon wieder geschwunden ist.

Höhentrainingslager dienen daher nicht der unmittelbaren Vorbereitung auf den Hauptwettkampf, sondern der Vorbereitung auf das Training für den Hauptwettkampf. Das bedeutet, daß das Höhentrainingslager einige Wochen früher angesetzt wird, so daß es 2 bis 3 Wochen vor dem Hauptwettkampf zu Ende ist. Der Hauptzweck ist, bei Athleten, die bereits mehrere Stunden täglich trainieren, die Trainingsbelastung noch weiter steigern zu können, wobei die Hypoxie als physiologische Bleiweste genutzt wird. Selbstverständliche Voraussetzung ist, daß es sich um hochtrainierte Athleten in einem stabilen Zustand handelt. Ansonsten sind konventionelle Trainingsmaßnahmen zweckmäßiger. Nach der Rückkehr in die Ebene kommt es auf Grund der vorangegangenen – durch die Höhe zusätzlich verstärkten – Trainingsbelastung – und nicht auf Grund des Höheneffektes – zu einer Formsteigerung, die jetzt ihrerseits für das eigentliche Training zur unmittelbaren Wettkampfvorbereitung genutzt wird. Hochintensive Trainingsmittel können nun in einem Umfang eingesetzt werden, der ohne die spezielle Höhenvorbereitung nicht durchgehalten werden würde und dies läßt dann letztlich eine entsprechend hohe sportliche Form erwarten.

Autologe Bluttransfusion

Diese – unter dem Schlagwort „Blutdoping" bekannte – Maßnahme, besteht aus der Retransfusion von Blutkonserven, die etwa 3 Wochen vorher – entsprechend der Haltbarkeit von Blutkonserven – vom Sportler selbst gewonnen wurden. Dabei können 500 bis 1000 ml Blut retransfundiert werden. Da es sich dabei um Eigenblut handelt, ist diese Maßnahme medizinisch völlig unbedenklich, wenn – was allerdings selbstverständlich ist – sterile Kautelen und jede notwendige Sorgfalt in der Behandlung der Blutkonserven angewandt wird; die ethische Problematik liegt daher auf der sportlichen und nicht auf der medizinischen Ebene. In den 3 Wochen zwischen Blutentnahme und Retransfusion wird die entnommene Menge problemlos nachgebildet, so daß die Retransfusion, die am Tag vor dem Wettkampf stattfinden soll, eine echte und sofortige Erhöhung des zirkulierenden Blutvolumens bedeutet. Da der Hämatokrit nicht wesentlich beeinflußt wird, bedeutet dies eine Verstärkung des Trainingseffektes auf das Blutorgan. Diese Maßnahme bewirkt tatsächlich eine im leistungsmedizinischen Funktionslabor meßbare Verbesserung der Ausdauerleistungsfähigkeit um etwa 10% (23). Die Ursache dieser Leistungsverbesserung liegt nur zum Teil in der Vermehrung des Gesamthämoglobins begründet. Eine wichtige Rolle spielt sicher auch die bessere Füllung des Kreislaufs, wodurch eine größere diastolische Vordehnung des Herzens bewirkt wird. Dadurch werden die Arbeitsbedingungen des Herzens insgesamt verbessert, was sich auch in einer Zunahme des HMV und des Schlagvolumens in Ruhe und bei Belastung äußert. Unterstützt wird diese Ansicht durch den Umstand, daß Verbesserungen der Ausdauerleistungsfähigkeit auch durch Infusion von Plasmaexpandern oder auch physiologischer Kochsalzlösung allein zu erreichen waren.

Literatur

(1) Åstrand, P. O.: Die körperliche Leistungsfähigkeit in der Höhe. In: Zentrale Themen der Sportmedizin. Hrsg.: W. Hollmann. Springer, Berlin-Heidelberg-New York 1972.
(2) Böhning, D., Braumann, K. M., Trost, F.: Trainingseinflüsse auf die Sauerstoffbindungskurve des Blutes. In: Sportmedizin. Aufgaben und Bedeutung für den Menschen in unserer Zeit. 26. Deutscher Sportärztekongreß, Bad Nauheim 1978. Hrsg.: P. E. Nowacki, D. Böhner. Thieme, Stuttgart-New York 1980.
(3) Braumann, K. M., Böhning, D., Trost, F., Kunze, U.: Trainingsbedingte Änderungen der Hämoglobin-Sauerstoffaffinität. In: Sportmedizin für Breiten- und Leistungssport. Deutscher Sportärztekongreß, Saarbrücken 1980. Hrsg.: W. Kindermann, W. Hort. Demeter, Gräfelfing 1981.
(4) Burghuber, O., Sinzinger, H., Silberbauer, K., Wolf, Ch., Haber, P.: Decreased prostacyclin sensitivity of human platelets after jogging and squash. Prostacyclins and Medicine 6, 127 (1981).
(5) Burghuber, O., Silberbauer, K., Haber, P., Sinzinger, H., Wolf, Ch.: Thrombozytenfunktion bei verschiedenen Formen körperlicher Belastung. In: Sportmedizin für Breiten- und Leistungssport. Deutscher Sportärztekongreß, Saarbrücken 1980. Hrsg.: W. Kindermann, W. Hort. Demeter, Gräfelfing 1981.
(6) Dufeaux, B., Hoederath, A., Streitberger, I., Hollmann, W., Assmann, G.: Serum-Ferritin, Transferrin, Haptoglobin and Iron in middle and long distance runners, elite rowers and professional cyclists. Int. J. Sports Medicine 2, 43 (1981).
(7) Edgerton, V. R., Ohira, Y., Hettiarachchi, J., Senewiratne, B., Gardner, G. W., Barnard, R. J.: Elevation of Hemoglobin and Worktolerance in Iron deficient subjects. J. Nutrition. Sci. Vitaminol. 27, 77 (1981).
(8) Ehn, L., Mark, B. C., Höglund, S.: Iron status in athletes involved in intense physical activity. Med. Sci. Sports Exercise 12, 61 (1980).
(9) Gauer, O. H.: Kreislauf des Blutes. In: Physiologie des Menschen, Bd. 3: Herz und Kreislauf. Hrsg.: O. H. Gauer, K. Kramer, R. Jung. Urban & Schwarzenberg, München-Berlin-Wien 1972.
(10) Haber, P., Linkesch, W., Burghuber, O., Müller, M.: Einfluß eines Ausdauertrainings auf das rote Blutbild, den Eisenmetabolismus und die Hämsynthese. In: Current topics in Sportsmedicin. Proceedings of the World Congress of Sports Medicin Vienna 1982. Hrsg.: N. Bachl, L. Prokop, R. Suckert, Urban u. Schwarzenberg, Wien-München-Baltimore 1984.
(11) Haber, P., Silberbauer, K., Sinzinger, H.: Quantitative Untersuchung über reversible Thrombozytenaggregate per Belastung. Schweiz. Med. Wschr. 110, 1488 (1980).
(12) Heilmann, F., Lunke, G., Behr, J.: Untersuchungen zur mechanisch bedingten Hämolyse nach verschiedenen sportlichen Übungen. Dtsch. Z. Sportmed. 10, 291 (1978).
(13) Hollmann, W., Hettinger, Th.: Sportmedizin – Arbeits- und Trainingsgrundlagen. Schattauer, Stuttgart-New York 1976.
(14) Jorgensen, L.: Pathologische und experimentelle Hinweise auf die Bedeutung der Thrombozyten bei koronarer Herzkrankheit und plötzlichem Tod. In: Ein neuer Weg zur Eindämmung des Herztodes. Hrsg.: P. Abe, S. Sherry. Huber, Bern-Stuttgart-Wien 1979.
(15) Karpmann, V. L.: Maximale aerobe Kapazität bei Sportlern unter dem Einfluß von Betarezeptorenblockern. In: Sportmedizin. Aufgaben und Bedeutung für den Menschen in unserer Zeit. Deutscher Sportärztekongreß, Bad Nauheim 1978. Hrsg.: P. E. Nowacki, D. Böhmer. Thieme, Stuttgart-New York 1980.
(16) Keul, J., Haralambie, G.: Energiestoffwechsel und körperliche Leistung. In: Zentrale Themen der Sportmedizin. Hrsg.: W. Hollmann. Springer, Berlin-Heidelberg-New York 1972.
(17) Linkesch, W., Burghuber, O., Wolf, Ch., Müller, M.: Hematological and iron situation in hard trained sportsmen. Joint meeting of the 18th congress of the international society of hematology in Montreal 1980.
(18) Mellerowicz, H., Meller, W.: Training. Springer, Berlin-Heidelberg-New York 1972.
(19) Müller, W., Henssge, C., Pokrandt, S.: Empirischer und kausaler Zusammenhang zwischen Basenüberschuß und Laktatkonzentration im Kapillarblut bei verschiedenen ergometrischen, feld- und sportspezifischen Belastungsformen. Mediz. u. Sport 14, 240 (1974).
(20) Nowacki, P.: Medizinische Aspekte des Höhentrainings. In: Sportärztliche Ratschläge. Hrsg.: D. Clasing. Trainerbibliothek Bd. 20. Bartels und Wernitz, Berlin 1981.
(21) Opie, L. H.: Sudden death and sport. Lancet 1975/I, 263.
(22) Poortmans, J. R., Haralambie, G.: Biochemical changes in a 100 km run: proteins in serum and urin. Europ. J. appl. physiol. 40, 245 (1979).
(23) Rost, R., Hollmann, W., Liesen, H., Schulten, D.: Über den Einfluß einer Erythrozytenretransfusion auf die kardiopulmonale Leistungsfähigkeit. Sportarzt und Sportmed. 26, 137 (1975).
(24) Schmid-Schönlein, H.: Wenn das Blut stockt. Bild d. Wissenschaft 19, 40 (1982).

(25) Siegel, A. J., Hennekens, S. H., Solomin, H. S.: Exercise related hematuria. Findings in a group of marathon runners. JAMA 241, 391 (1979).
(26) Sinzinger, H., Schernthaner, G., Kaliman, J.: Sensitivity of platelet to prostacyclins in coronary heart disease and angina pectoris. Prostaglandins 22, 773 (1981).
(27) Ulmer, W. T., Reichel, G. R., Nolte, D.: Die Lungenfunktion. Thieme, Stuttgart 1976.
(28) Wacholder, K., Parwitz, E., Egli, H., Kesseler, K.: Der Einfluß körperlicher Arbeit auf die Zahl der Thrombozyten und auf deren Haftneigung. Acta haematol. (Basel) 18, 59 (1957).
(29) Wu, K. K., Hoak, J. C.: A new method for the quantitative detection of platelet aggregates in patients with arterial insufficiency. Lancet 1974/II, 924.
(30) Wurm, H., Schwaberger, G., Pessenhofer, H., Schmid, P., Pilger, E., Wolf, W.: 2,3,-DPG-und ATP-Konzentrationsänderungen im Blut bei körperlicher Belastung. Tagungsbericht : Int. Symposium: Neue Aspekte der Leistungsmedizin. Graz 1980.

Kapitel 6

Die Ernährung des Sportlers

A. Aigner

Die richtige Ernährung des Sportlers rückt in den letzten Jahren zunehmend in den Vordergrund des Interesses. Sie ist zu Recht als ein integrierender Bestandteil von Trainingsplänen anzusehen, führt doch eine zweckmäßige Ernährung zu einer Optimierung der Leistungsfähigkeit und kann somit helfen, im Wettkampf den letzten entscheidenden Vorteil gegenüber anderen Athleten zu erlangen. So wichtig eine ausgewogene Ernährung für den Sportler auch ist, so darf ihr Einfluß auf das Leistungsvermögen doch wiederum nicht zu hoch eingeschätzt werden.

Aberglaube und mystische Vorstellungen ziehen sich gerade auf dem Gebiet der Ernährung wie ein roter Faden durch die Geschichte des Sportes, beginnend bei den Olympioniken im alten Griechenland über die römischen Athleten herauf bis in unsere Tage. Es soll nicht verkannt werden, daß solche paraphysiologischen Vorstellungen oft eine starke psychische Wirkung entfalten und über diesen Weg eine Leistungsverbesserung bewirken können, dennoch ist es höchst an der Zeit, sich die Erkenntnisse der modernen Ernährungsphysiologie vor Augen zu halten und sich nutzbar zu machen. Genauso wie sich eine vollwertige Ernährung als positiver Faktor im Leistungsgeschehen erweist, fehlt durch falsche Eßgewohnheiten eine der Voraussetzungen zum Erreichen von persönlichen Bestleistungen, die mangelhafte Ernährung wird so zum leistungsbegrenzenden Faktor.

Eine vollwertige Ernährung liegt dann vor, wenn durch sie dem Organismus alle Stoffe zugeführt werden, die zur Aufrechterhaltung der körperlichen und psychischen Leistungsfähigkeit (Energiestoffwechsel), zum Ersatz von verbrauchten Strukturen sowie bei Kindern und Jugendlichen zum normgerechten Wachstum (Baustoffwechsel) notwendig sind. Nachdem es kein Nahrungsmittel gibt, das allein allen lebenswichtigen Anforderungen entsprechen würde, ist eine vielseitige Ernährung zu fordern. Die individuelle Ernährungsweise wird von vielen Faktoren geprägt, von denen der Kulturkreis, die geographische und klimatische Lage, die Tradition, Erziehung, Familie und Gesellschaft sowie die technologischen und wirtschaftlichen Verhältnisse als Beispiel angeführt seien.

Jede sportliche Leistung ist mit einer Steigerung des Energieumsatzes verbunden und wird dadurch von der quantitativen und qualitativen Zusammensetzung der Nahrung abhängig. Neben der ausreichenden Versorgung des Organismus mit Energieträgern ist ebenso die entsprechende Versorgung mit Vitaminen, Flüssigkeiten und Mineralien von entscheidender Bedeutung. Auch für den menschlichen Körper gilt das Gesetz von der Erhaltung der Energie, was soviel besagt, als daß auf Dauer nur soviel an Leistung möglich ist, wie Energie aus der frisch zugeführten Nahrung und den Depots im Körper gewonnen werden kann.

Zur Deckung des Energiebedarfes stehen die drei Hauptnährstoffgruppen, nämlich Kohlenhydrate, Fette und Eiweiße zur Verfügung. Diese drei Nährstoffgruppen haben einen unterschiedlichen energetischen Wert, weswegen für eine ausgeglichene Energiebilanz neben der Quantität der Nahrungsaufnahme auch die qualitative Zusammensetzung der Kost zu berücksichtigen ist. Bei vollständiger Verbrennung liefern

1 g Kohlenhydrate 4,1 kcal = 17,1 kJ,
1 g Fette 9,3 kcal = 38,9 kJ,
1 g Eiweißkörper 4,1 kcal = 17,1 kJ.

Die verschiedenen Eiweißkörper haben einen unterschiedlichen Brennwert. Die hier angeführte Größe von 4,1 kcal pro Gramm stellt einen Durchschnittswert dar, welcher aus einer Mischkost von tierischem Eiweiß (Brennwert 4,3 kcal) und pflanzlichem Eiweiß (Brennwert 3,96 kcal) gewonnen wurde.

Energiebedarf

Die Höhe des individuellen Energiebedarfes wird von vier Größen bestimmt, nämlich von
- Grundumsatz
- Verdauungsumsatz
- spezifisch dynamischer Nahrungswirkung
- Leistungsumsatz

1. Grundumsatz

Als Grundumsatz bezeichnet man den Energieverbrauch des nüchternen Menschen im Ruhezustand bei normaler Körpertemperatur und 20 °C Raumtemperatur. Die im Rahmen des Grundumsatzes verbrauchte Energie wird zur Aufrechterhaltung aller im Ruhezustand ablaufenden Körperfunktionen wie Herz-Kreislauftätigkeit, Atmung, Aktivität des Nervensystems und Nierentätigkeit benötigt, wobei jedoch rund 60% zur Wärmeproduktion herangezogen werden. Etwas vereinfachend kann angenommen werden, daß für Männer 1 kcal pro Stunde und kg Körpergewicht als Grundumsatzwert anzusetzen ist, bei Frauen rund 5 bis 10% weniger. Demnach würde der Grundumsatz eines 70 kg schweren Mannes pro Tag 1680 kcal (7022 kJ) betragen, für eine gleich schwere Frau würden 10% weniger zu veranschlagen sein, somit 1512 kcal (6320 kJ).

Der Grundumsatz des Sportlers ist nicht ganz konstant, sondern steigt zu Zeiten erhöhter Trainingsbelastungen etwas an, was auf die erhöhten Stoffwechselraten der Muskulatur und mancher innerer Organe zurückzuführen ist.

2. Verdauungsumsatz

Die Verdauung der Nahrung benötigt selbstverständlich Energie. Etwa 10% der in den aufgenommenen Nahrungsmitteln vorhandenen Energiemenge wird für die Verdauung benötigt, was bei der Erstellung der Energiebilanz zu berücksichtigen ist.

3. Spezifisch dynamische Nahrungswirkung

Wird Nahrung aufgenommen, so muß sie zunächst verdaut werden, was sich wie erwähnt auf den Nettoertrag an Energie auswirkt. Darüber hinaus müssen jedoch die dabei anfallenden Bruchstücke der Kohlenhydrate, Fette und Eiweißkörper entweder noch weiter abgebaut oder umgebaut werden, um für den menschlichen Organismus brauchbar zu sein. Der dafür nötige energetische Aufwand entspricht bei einer gemischten Kost wiederum etwa 10% der in der Nahrung zugeführten Energie.

4. Leistungsumsatz

Jede körperliche Aktivität hebt den Energieverbrauch über den Grundumsatz an. Das Ausmaß wird von der Größe der erbrachten Leistung, d. h. von der Dauer und Intensität der Belastung sowie auch von der Größe der eingesetzten Muskelmasse bestimmt. Tabelle 1 gibt einen Überblick über den Energieverbrauch in verschiedenen Sportarten. Diesen Angaben ist zum Vergleich Tabelle 2 gegenübergestellt, welche den Kalorienumsatz bei verschiedenen beruflichen Arbeiten aufzeigt. Betrachtet man den Energiebedarf des Menschen in den verschiedenen Altersstufen, dann sieht man, daß zunächst vom Kindesalter an eine Steigerung eintritt, die ihr Maximum im Jugendalter zwischen 15 und 18 Jahren erreicht und anschließend wieder eine fallende Tendenz aufweist (Abb. 1). Das Wachstumsalter bedingt also einen überdurchschnittlichen Kalorienbedarf, was bei Verwendung von Durchschnittstabellenwerten entsprechend berücksichtigt werden muß.

Tab. 1. Durchschnittlicher Tagesenergiebedarf in verschiedenen Sportarten (modifiziert nach *Donath* und *Schüler* [7]).

Sportarten	Kal./Tag	MJ/Tag
Ausdauersportarten	5000 - 6100	20,9 - 25,5
Ausdauersportarten mit deutlichem Krafteinsatz	5000 - 6600	20,9 - 27,6
Kampfsportarten	5000 - 6600	20,9 - 27,6
Spielsportarten	5200 - 5800	21,8 - 24,3
Schnellkraftsportarten	4200 - 6200	17,6 - 25,9
Kraftsportarten	6600 - 7000	27,6 - 29,3

Der Energiebedarf des Sportlers im Training hängt generell von der Intensität der Belastung und ihrem Umfang ab, doch wird er zusätzlich noch von mehreren äußeren Faktoren wie Umgebungstemperatur, klimatische Gegebenheiten, Beschaffenheit des Bodens bzw. des Sportmaterials beeinflußt. Auch Alter und Geschlecht des Sportlers spielen für die Größe des Energiebedarfes eine Rolle. Trotz mancher Schwierigkeiten bei der Messung des Energieumsatzes im Training haben sich für diverse Belastungssituationen bestimmte Werte als brauchbare Grundlage zur Berechnung der notwendigen Kalorienzufuhr erwiesen. In Tabelle 3 sind die von *Gräfe* und *Jakowlew* (11) ermittelten Werte des Energieumsatzes bei verschiedenen Tätigkeiten angeführt. Ob die nach solchen Tabellen ermittelte Energiezufuhr im konkre-

Tab. 2. Durchschnittlicher Tagesenergiebedarf in verschiedenen Berufen (modifiziert nach *Donath* und *Schüler* [7]).

Beruf	Kal./Tag	MJ/Tag
Büroangestellte	2200 - 2400	9,2 - 10,0
Buchbinder Feinmechaniker Schneider Schuster	2600 - 3000	10,9 - 12,5
Maler Mechaniker Metallarbeiter Tischler	3400 - 3600	14,2 - 15,0
Landarbeiter Steinmetz Verladearbeiter	4000 - 4500	16,7 - 18,8
Bergleute Gleisarbeiter Holzfäller Steinbrucharbeiter	5000 - mehr	20,9 - mehr

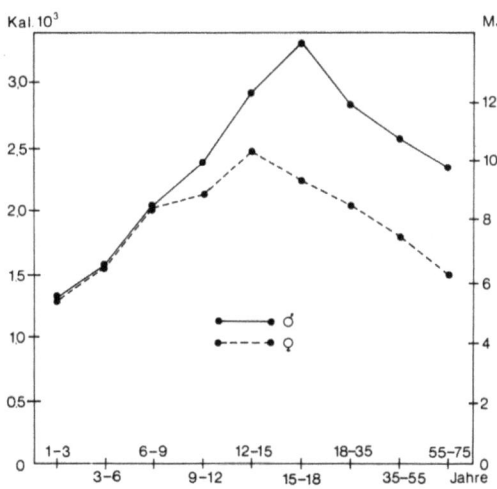

Abb. 1. Durchschnittlicher Energiebedarf in verschiedenen Altersstufen (modifiziert nach *Donath* und *Schüler* [7]).

ten Einzelfall ausreichend ist, kann in der Praxis am besten anhand der täglichen Kontrolle des Körpergewichtes festgestellt werden, da bei unterkalorischer Ernährung längerfristig eine Gewichtsabnahme, bei zu reichlicher Kalorienzufuhr jedoch eine Gewichtszunahme resultiert. Eine hohe Trainingsbelastung kann zu einer Einschränkung des Appetites führen und über diesen Mechanismus eine Gewichtsreduktion auslösen. *Donath* (7) vertritt daher die Ansicht, daß es besser ist, täglich eine

Tab. 3. Energieumsatz pro kg Körpergewicht und Stunde bei verschiedenen Tätigkeiten (modifiziert nach *Donath* und *Schüler* [7]).

Tätigkeit	Kal.	KJ	Tätigkeit	Kal.	KJ
Grundumsatz	1,00	4,18	Schwimmen		
Schlaf	0,93	3,89	0,17 m/s	3,00	12,54
Liegen	1,10	4,60	0,33 m/s	4,40	18,39
Sitzen	1,43	5,98	0,80 m/s	10,30	43,05
Stehen, locker	1,50	6,27	1,00 m/s	21,00	87,78
Stehen, stramm	1,63	6,81	1,16 m/s	25,80	107,84
Gehen, langsam	2,86	11,95	Radfahren		
1,25 m/s	3,15	13,17	10 km/h	4,28	17,89
1,95 m/s	5,58	23,32	20 km/h	8,56	35,78
2,22 m/s	10,00	41,80	30 km/h	12,00	50,16
bergauf mit			Rudern		
0,55 m/s	17,10	71,48	0,84 m/s	2,75	11,50
bergab mit					
0,55 m/s	2,84	11,87	1,33 m/s	5,22	21,82
Laufen			1,60 m/s	10,90	45,56
3,1 m/s	6,60	27,59	Gymnastik, leicht	3,00	12,54
4,2 m/s	12,10	50,58	Gymnastik, Wettkampf	15,00	62,70
5,0 m/s	15,00	62,70	Turnen, Pferd	6,18	25,83
5,4 m/s	35,20	147,14	Turnen, Ringe	5,52	23,07
6,6 m/s	85,00	355,30	Turnen, Reck	8,00	33,44
Schilanglauf			Reiten, Trab	4,20	17,57
2,2 m/s	12,00	50,16	Reiten, Galopp	7,70	32,19
4,2 m/s	16,80	70,22	Werfen	11,00	45,98
Eislaufen			Tischtennis	4,50	18,81
3,4 m/s	7,80	32,60	Boxen, Kampfst.	4,36	18,22
5,4 m/s	12,70	53,09	Boxen, Sandsack	12,84	53,67
Fechten			Ringen, Mittelw.	13,00	54,34
Florett	8,25	34,49			
Säbel	9,35	39,08			

gering überkalorische Ernährung anzubieten, weil sich dadurch einerseits im Training kaum ein merkliches Übergewicht ansammeln wird und andererseits ein Gewichtseinbruch vermieden werden kann. Nachdem es aber immer wieder Sportler gibt, deren Gewichtsentwicklung sich nicht an allgemeine Regeln hält, ist die tägliche Abwaage am Morgen unbedingt zur Abschätzung der Energiebilanz zweckmäßig.

Der tägliche Energiebedarf kann in Abhängigkeit von der ausgeübten Sportart ganz beträchtlichen Schwankungen unterworfen sein. So spielt unter anderem eine Rolle, daß neben sportartspezifischen Übungen auch das Training für eine Grundlagenausdauer durchgeführt wird, wofür kombinierte Trainingsformen mit verschiedenem Inhalt herangezogen werden. Aufgrund eingehender Forschungen wurden Normwertetabellen erstellt, die Sportarten mit ähnlichen Beanspruchungsformen in Gruppen zusammenfassen und den täglichen Bedarf an Kalorien pro kg Körpergewicht angeben. Für Ausnutzungs- und Resorptionsverluste wird nach Empfehlung von *Gräfe* (10) zu den berechneten Kalorienmengen ein Betrag von 10% hinzugezählt. Für Frauen sollte man wegen des niedrigeren Grundumsatzes auch um rund 10% niedrigere Richtwerte verwenden. Setzt man den Kalorienbedarf einer nicht trainierenden Person mit rund 35 kcal/kg pro Tag an, so errechnen sich für einen 70 kg schweren Menschen 2695 kcal (11.265 kJ) als Tagesbedarf.

Kalorienbedarf pro Tag = 70 × 35 = 2450 kcal
$\qquad\qquad\qquad\qquad$ + 10% = $\underline{\ 245\ \text{kcal}}$
Gesamtkalorienverbrauch = 2695 kcal

Die Extremwerte des Energiebedarfes liegen bei etwa 10.000 kcal pro Tag, was z. B. bei Himalaya-Expeditionen erreicht werden kann. Diese großen Energiemengen lassen sich am Tag des Bedarfes praktisch nicht zuführen, da die Grenze des für den Verdauungstrakt Möglichen – wenn auch mit größeren interindividuellen Schwankungen – bei rund 8000 kcal/Tag liegt (7). Unter solchen Umständen muß der Organismus zusätzlich zur Nahrungsaufnahme auf seine Reserven zurückgreifen, was zu Gewichtsreduzierungen führt. Eine dergestalt aus dem Gleichgewicht gekommene Energiebilanz ist jedoch über längere Zeiträume unbedingt wieder auszugleichen. In Anlehnung an *Donath* und *Schüler* (7) ist in Tabelle 4 ein Überblick über den täglichen Kalorienbedarf und die zweckmäßigsten Nährstoffrelationen in verschiedenen Gruppen von Sportarten mit vergleichbaren Beanspruchungsformen dargestellt.

Tab. 4. Durchschnittlicher Kalorienbedarf und prozentuelle Nährstoffzusammensetzung der Basiskost in verschiedenen Sportartengruppen (modifiziert nach *Donath* und *Schüler* [7]).

Sportartengruppe	Kalorienbedarf kcal/kg kJ/kg	Anteil an Gesamtkalorien	Sportdisziplinen
Ausdauersportarten	70 - 80 293 - 334	KH 60 % EW 15 % FE 25 %	Mittel- und Langstreckenlauf, Marathonlauf, 20-km- und 50 km-Gehen, Schilanglauf, Biathlon, Schwimmen (200 m - 1500 m).
Kraft-Ausdauer-Sportarten	70 - 80 293 - 334	KH 56 % EW 17 % FE 27 %	Rudern, Kanu, Straßenradsport, Eisschnellauf ab 1500 m, Bergsteigen
Kraftsportarten	70 - 75 293 - 314	KH 42 % EW 22 % FE 36 %	Gewichtheben, Wurf- und Stoßdisziplinen
Schnellkraftsportarten	60 - 73 254 - 305	KH 52 % EW 18 % FE 30 %	Eiskunstlauf, Fechten, Gymnastik, Kegeln, Kurzstreckenlauf, leichtathletischer Mehrkampf, Bahnradsport, Rodeln, Segeln, Schwimmen (100 m), alpiner Schilauf, Schispringen, Sprungdisziplinen, Tischtennis, Turnen, Volleyball, Eisschnellauf (500 m)
Spielsportarten	68 - 72 284 - 301	KH 54 % EW 18 % FE 28 %	Fußball, Eishockey, Handball, Tennis, Land-Hockey, Wasserball, Basketball
Kampfsportarten	70 293	KH 50 % EW 20 % FE 30 %	Boxen, Ringen, Judo, Karate

Arten der Sportlerernährung

Zwischen einzelnen Sportarten besteht der Unterschied in der Ernährung, nicht nur im Gesamtkalorienbedarf, sondern auch im sportartspezifischen Bedarf an den einzelnen Grundnährstoffen. Wenn man diesen Merkmalen der Sportlerernährung Rechnung trägt, so ist es sinnvoll, nicht das ganze Jahr über die gleiche Nahrungszusammensetzung zu wählen, weil bekanntlich mit dem wellenförmigen Verlauf der Trainingsgestaltung etwas differente Anforderungen an die Ernährung gestellt werden. Aus praktischen Gründen unterscheidet man daher die Basisernährung von der Vorwettkampfernährung, der Wettkampfernährung und der Nachwettkampfernährung.

Basisernährung

Die Basisernährung stellt die Grundlagenkost für das ganze Jahr dar und sollte allen notwendigen Bedürfnissen des Sportlers gerecht werden. Die Basisernährung muß aber auch den im Jahresablauf geänderten Trainingsanforderungen – mehr Ausdauer- oder Krafttraining – angepaßt werden. Die Aufteilung der Zufuhr der Gesamtkalorien in mehrere Haupt- und Zwischenmahlzeiten sollte im Einklag mit dem Trainingsgeschehen sein und hat sich sehr bewährt.

Vorwettkampfernährung

Die Vorwettkampfernährung in der Zeit von 3 bis 5 Tagen vor dem Wettkampf ist besonders auf die sportartspezifischen Anforderungen ausgerichtet. In Ausdauerdisziplinen bedeutet dies ein optimales Auffüllen der Glykogenspeicher, wozu die Kost sehr kohlenhydratreich sein muß. Die Vorwettkampfernährung soll prinzipiell leicht verdaulich, wohlschmeckend und nicht blähend sein. Der Vitamin-, Mineral- und Flüssigkeitshaushalt ist in diesen Tagen auf einen ausgezeichneten Zustand zu bringen.

Wettkampfernährung

Am Tage des Wettkampfes soll die Ernährung kohlenhydrat- und eiweißreich sein und die letzte größere Mahlzeit etwa 2 bis 3 Stunden vor dem Wettkampfbeginn eingenommen werden. Wichtig ist jedoch, daß durch die Nahrungsaufnahme keine Störung des subjektiven Wohlbefindens des Sportlers eintritt, weshalb die unterschiedliche Verweildauer der Speisen im Magen berücksichtigt werden muß (Tab. 5). Ein weiterer Merksatz ist, daß man niemals nüchtern an den Start gehen soll, weil sonst Magenkrämpfe und Übelkeit auftreten können. Bei langdauernden Sportarten mit intensiven Belastungen sind Zwischenmahlzeiten, die reich an schnell- und langsamresorbierbaren Kohlenhydraten sind, sehr zweckmäßig und leistungsfördernd. Es ist jedoch klar, daß durch die Nahrungsaufnahme etwa während eines 50-km-Skilanglaufes oder eines Marathonlaufes niemals die verbrauchte Energie ersetzt werden kann.

Flüssigkeiten könne bis zu 15 Minuten vor dem Wettkampf getrunken werden, allerdings nicht in zu großen Mengen, weil diese sonst den Magen-Darmtrakt bela-

Tab. 5. Verweildauer der Speisen im Magen (nach *Zobel* und *Wnuck* [29]).

Verweildauer	Speisen
1 - 2 Stunden	Wasser, Kaffee, Tee, Kakao, Bier, Fleischsuppe, weiches Ei, gekochter Reis, Süßwasserfische
2 - 3 Stunden	gekochte Milch, Kartoffeln, Kartoffelbrei, zarte Gemüse, Obst, Weißbrot, rohe und hartgekochte Eier, Rührei, Omlette, Kalbfleisch, Seefisch
3 - 4 Stunden	Schwarzbrot, Schrotbrot, Bratkartoffel, Kohlrabi, Karotten, Radieschen, Spinat, Äpfel, Beefsteak roh oder gekocht, Huhn gekocht, Schinken
4 - 5 Stunden	Hülsenfrüchte, grüne Schnittbohnen, gebratenes Rindfleisch, Salzhering
6 - 7 Stunden	Speck, Pilze, Heringsalat
7 - 8 Stunden	Gänsebraten, Ölsardinen

sten würden. Bei länger währenden Ausdauerdisziplinen sind während des Wettkampfes oder in Wettkampfpausen zweckmäßigerweise nicht zu kalte, mineralhältige Flüssigkeiten oder Tees mit Vitaminen und Kohlenhydraten zu geben, wobei jedoch nur etwa bis zu 200 ml verabreicht werden sollen und diese Mengen in kleinen Schlucken getrunken werden sollten. Bei Langstreckenbewerben rechnet man vor allem bei höheren Außentemperaturen mit einem durchschnittlichen Flüssigkeitsbedarf von einem Viertel Liter alle 15 Minuten. Bei langen Pausen, z. B. zwischen zwei Spielen im Rahmen von Turnieren oder bei Disziplinen mit mehreren Durchgängen, können auch feste Nahrungsmittel aufgenommen werden, die vorteilhaft wiederum aus schnell- und langsamresorbierbaren Kohlenhydraten und leicht verdaulichem Eiweiß wie Geflügel und dergleichen zusammengesetzt sind.

Nachwettkampfernährung

Die Nachwettkampfernährung hat zum Ziel, möglichst schnell den energetischen Zustand, wie er vor dem Wettkampf bestand, wieder herzustellen. Kurz nach dem Wettkampf ist der Appetit vermindert und sind deswegen nur geringe Mengen zuführbar. Sehr schnell stellt sich dann aber ein Verlangen nach kohlenhydratreichen Nahrungsmitteln ein, ein Umstand, der für die Superkompensation der Glykogenvorräte in der Muskulatur auszunützen ist.

Zeitliche Verteilung des Essens

Die Aufteilung der Gesamtkalorien auf die verschiedenen Essenszeiten kann sicher nicht für alle Sportler gleich gestaltet werden, doch haben sich in der Praxis nachfolgende Richtlinien bewährt.

Zum Frühstück sollten etwa 30 bis 40% der Gesamtkalorien gegeben werden, auch eine Aufteilung in ein kleineres Frühstück mit 20% und eine Vormittagsjause mit etwa 15% der Gesamtkalorienmenge ist möglich, vor allem, wenn am Vormittag keine Leistungen gefordert werden. Das Mittagessen sollte etwa 20 bis 25% der Gesamtkalorien enthalten, eine Jause am Nachmittag etwa 15% und das Abendessen die restlichen 25%. Das Abendessen sollte jedoch nicht zu knapp vor dem Zubettgehen eingenommen werden, um eventuell mögliche Schlafstörungen zu vermeiden.

Die Verteilung der 3 Grundnährstoffe auf die einzelnen Mahlzeiten hat noch zu berücksichtigen, daß die Auffüllung der Glykogenspeicher nach erschöpfenden Belastungen möglichst bald erfolgen sollte und am günstigsten durch eine sehr kohlenhydratreiche Kost bewerkstelligt werden kann. Auch die Zufuhr von eiweißreichen Mahlzeiten bzw. Eiweißpräparaten in Kraftsportarten geschieht zweckmäßigerweise entweder vor oder bald nach dem Wettkampf bzw. Training, um den belastungsinduzierten Eiweißaufbau in den Zellen durch reichliches Baustoffangebot zu unterstützen.

Die Kohlenhydrate in der Ernährung des Sportlers

In der Natur sind die Kohlenhydrate überaus weit verbreitet. Neben den einfachen Kohlenhydraten spielen in der Nahrung auch die zusammengesetzten eine bedeutende Rolle. Der wichtigste einfache Zucker ist die Glukose ($C_6H_{12}O_6$), die entweder als Bestandteil vieler zusammengesetzter Kohlenhydrate vorkommt oder aber allein auch durch Kettenbildung große Moleküle bilden kann wie sie z. B. im Glykogen oder in der Stärke vorliegen. Die in der Glukose gespeicherte Energie steht dem Organismus im Bedarfsfalle sehr schnell zur Verfügung. Bei intensiven Leistungen von 2 Minuten Dauer wird die nötige Energie überwiegend durch die anaerob verlaufende Glykolyse bereitgestellt. Bei länger dauernden mittelschweren Belastungen wird die Energie zwar vornehmlich aus dem Fettstoffwechsel gewonnen, doch nimmt mit steigender Belastungsintensität der Anteil der Kohlenhydrate an der Energiebereitstellung immer mehr zu, während jener der Fette abnimmt. Besitzt der Sportler in seiner Muskulatur und Leber zu wenig Glykogenreserven, so führt dies zu einer Reduzierung der Leistungsfähigkeit in Ausdauerdisziplinen. Entscheidend für maximale Leistungen auf diesem Gebiet ist nämlich, daß die Sauerstoffaufnahme über einen individuellen Maximalwert hinaus nicht gesteigert werden kann und daher mit dem Sauerstoff ökonomisch umgegangen werden muß. In dieser Hinsicht bringt die Verbrennung der Fette pro Liter Sauerstoff im Mittel 4,68 kcal, die Verbrennung von Eiweißkörpern 4,48 kcal, jene von Kohlenhydraten jedoch 5,05 kcal. Es wird somit die Energiebereitstellung im Bereich des Leistungsmaximums durch Kohlenhydratverwertung günstigere Erträge bringen als bei Verwertung von anderen Energieträgern. Ein Beispiel soll dies kurz erläutern: Wird bei einer maximalen Sauerstoffaufnahme von 5 l/min nur Glukose zur Energiegewinnung herangezogen, dann stehen 25,25 kcal in der Minute zur Verfügung, bei einer Fettverbrennung 23,40 kcal und bei einem Kohlenhydratanteil von 90% und gleichzeitigem Fettanteil von 10% an der Energiegewinnung 25,06 kcal. Reine Fettverbrennung bringt somit im Maximalbereich nur 92% jener Energie, welche durch Kohlenhydratverwertung bereitgestellt werden kann, ein Umstand, der sich erfahrungsgemäß auf die Leistung auswirkt, wie Untersuchungen von *Bergström* und *Hultman* (2) sowie

Christensen und *Hansen* (4) belegen. Ähnliche Untersuchungen von *Keul* und *Haralambie* (14) zeigen, daß nach Kohlenhydratgabe die Herzfrequenz während einer zweistündigen Fahrradergometerbelastung rund 7% niedriger ist als im Kontrollversuch.

Wie bereits erwähnt, ist die Vermehrung des Glukoseangebotes für die Leistung in Ausdauerdisziplinen von sehr großer Relevanz, sie ist jedoch ebenso für das Leistungsvermögen in Spielsportarten von Bedeutung, wie Untersuchungen an Fußballspielern zeigen, die nach kohlenhydratreicher Kost wesentlich größeren Anteil am Spielgeschehen hatten (23).

Auffüllung der Glykogendepots

Glykogen, die Speicherform der Glukose, kann durch geeignete Maßnahmen in der Muskulatur und Leber in erhöhtem Maße deponiert werden. Normalerweise erreicht man durch eine landesübliche Mischkost einen Muskelglykogengehalt von etwa 1,6 g/100 g Muskelgewebe (22). Durch eine kohlenhydratreiche Kost allein kann bereits eine Erhöhung des Glykogengehaltes bis auf 2,6 g/100 g Muskulatur erzielt werden. Eine darüber hinausgehende Steigerung erhält man in der Praxis dadurch, daß man zunächst durch intensive Belastungen die Glykogenspeicher fast zur Gänze entleert und anschließend eine kohlenhydratreiche Kost verabreicht. Mit dieser Methode erzielt man bereits eine Überkompensation mit Anstieg der Glykogendepots auf über 3,0 g/100 g Muskelgewebe. Gibt man jedoch nach der belastungsinduzierten Entleerung der Kohlenhydratspeicher durch 3 Tage eine fett- und eiweißreiche Kost, trainiert gleichzeitig weiter und verabreicht erst am 4. Tag eine kohlenhydratreiche Kost – nunmehr ohne zu trainieren –, dann lassen sich enorme Steigerungen der Glykogendepots auf Werte um 4,0 g/100 g Muskulatur erzielen (Abb. 2). Man spricht daher von einer „Superkompensation" bei der Auffüllung der Glykogenspeicher. Nach einer Erschöpfung der Kohlenhydratspeicher dauert es etwa 2 Tage bis sie wieder gänzlich aufgefüllt sind bzw. durch entsprechende Ernährungsmaßnahmen eine Superkompensation eingetreten ist. Würde in dieser Auffüllungsphase ein neuerlicher Wettkampf angesetzt sein bzw. ein sehr intensives Training stattfinden, so müßte der Athlet von einem ungünstigeren Ausgangsniveau hinsichtlich der Glykogenreserven starten. Bei Wiederholung von hohen Leistungen in zu kurzen Abständen käme man damit in eine schleichende Glykogenverarmung, was in Ausdauerdisziplinen einen Leistungsrückgang zur Folge hat.

Die Fette in der Ernährung des Sportlers

Die Fette stellen das größte Energiedepot des Organismus dar. Chemisch sind die Nahrungsfette Ester des Glyzerins mit 3 Molekülen Fettsäuren, weshalb man auch von Triglyzeriden spricht. Die freien Fettsäuren sind größtenteils gesättigte Verbindungen, teilweise aber auch einfach oder mehrfach ungesättigt. Gerade die mehrfach ungesättigten Fettsäuren können vom Organismus nicht selbst synthetisiert werden, so daß sie als sogenannte „essentielle Fettsäuren" unbedingt in der Nahrung zugeführt werden müssen. Ihr Anteil an den verschiedenen gebräuchlichen Nah-

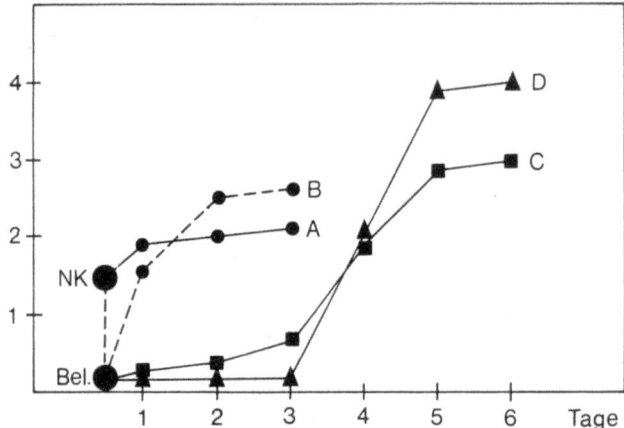

Abb. 2. Methoden zur Vergrößerung des Glykogengehaltes in der Muskulatur. NK = Ausgangswert unter Normalkost. A = Normalkost mit über 2000 kcal (8,4 MJ) Kohlenhydratanteil. B = Entleerung der Glykogendepots durch intensive Belastung, anschließend Normalkost wie unter A. C = Entleerung der Glykogendepots durch intensive Belastung, anschließend eiweiß- und fettreiche Kost durch 3 Tage, kein Training. Nachfolgend stark kohlenhydratreiche Kost. D = Vorgehen wie unter C, an den Tagen mit eiweiß- und fettreicher Kost jedoch noch zusätzliches Training (modifiziert nach *Saltin* und *Hermansen* [22]).

rungsfetten ist sehr unterschiedlich und reicht von 1,9 bis 4% bei Butter bis zu etwa 52 bis 65% beim Sonnenblumenöl (Tab. 6).

Wenngleich auch die Energie, welche von 1 Mol Sauerstoff bei Fettverbrennung gewonnen werden kann, um 13% niedriger liegt als bei Glukoseverbrennung, so sind die Fette doch insgesamt gesehen unentbehrliche Energielieferanten, vor allem bei sehr lang dauernden Leistungen. Der hohe Kaloriengehalt fettreicher Nahrung ermöglicht es auch, die einzelnen Mahlzeiten volumenmäßig zu begrenzen. Der Anteil der Fette an der Gesamtkalorienzufuhr darf für die Durchschnittsbevölkerung heute mit rund 40% angenommen werden, was sicherlich angesichts der üblichen Berufstätigkeiten viel zu hoch ist und wesentlich zur Übergewichtigkeit beiträgt. Erst bei einem Tagesbedarf von mehr als 3600 kcal kann der Anteil der Fettkalorien bis zu 35% betragen (18). Der hohe Fettanteil in der Nahrung wird nicht nur durch das sichtbare Fett, sondern auch durch die versteckten Fette bestimmt, welche in Fleisch, Wurst und Molkereiprodukten vorkommen.

Werden Fette zur Energiegewinnung herangezogen, dann erfolgt zunächst in den Fettzellen die Spaltung der Triglyzeride in Glyzerin und freie Fettsäuren und diese Spaltprodukte werden an das Blut abgegeben. Bereits im Ruhezustand werden rund 20% der benötigten Energie aus dem Abbau der freien Fettsäuren gewonnen. Unter Langzeitbelastungen, die daher auch mit entsprechend niedriger Intensität ausgeführt werden, steigt der Anteil der freien Fettsäuren an der gesamten Energiebereitstellung bis auf rund 80% an. Mit zunehmender Ansäuerung des Organismus bei intensiven Belastungen wird jedoch die Lipolyse gehemmt und die Energiegewinnung auf die vom Standpunkt des Sauerstoffverbrauches aus ökonomischere Kohlen-

Tab. 6. Anteil von gesättigten und mehrfach ungesättigten Fettsäuren am Fettgehalt verschiedener Nahrungsmittel.

Nahrungsmittel 100 g	Fettsäuren (%)	
	gesättigt	mehrfach ungesättigt
Kalbfleisch, mager	48	12
Rindfleisch, mager	51	3
Schweinefleisch, mager	46	10
Schinken, gekocht	46	10
Frankfurter Würstl	33	10
Reh, Hirsch, Hase	66	3
Huhn	34	22
Ente, Gans	31	22
Truthahn	34	22
Forelle, Scholle	16	19
Karpfen, Kabeljau	16	19
Thunfisch	28	28
Ei	35	20
Butter	61	3
Schmalz	46	10
Sonnenblumenöl	8	65
Maiskeimöl	17	51
Sojaöl	14	54
Sonnenblumenmargarine	18	25 und mehr
Trinkmilch, Magermilch	61	3
Buttermilch, Kondensmilch	61	3
Joghurt mit Früchten	61	3
Topfen, Käse	61	3
Haselnüsse	16	32
Walnüsse	6	31

hydratverbrennung umgestellt. Je besser ein Trainingszustand jedoch ist, desto mehr gelingt es, auch bei schweren Belastungen die freien Fettsäuren in hohem Prozentsatz für die Energiegewinnung auszunützen. Zu fettreiche Ernährung führt aber gerade in Ausdauersportarten zu einer Leistungseinbuße, weil durch den hohen Fettanteil in der Nahrung zwangsläufig der notwendige Kohlenhydratanteil reduziert wird. Nur in Situationen mit hohem Kalorienbedarf wie etwa in Phasen intensivsten Trainings oder bei schweren Langzeitbelastungen ist im Sinne einer ausreichenden Kalorienzufuhr kurzfristig ein Fettanteil von etwa 40% an der nötigen Gesamtenergiemenge auch im Sport vertretbar bzw. nötig.

Die Eiweißkörper in der Ernährung des Sportlers

Es ist eine durch viele Untersuchungen gestützte Tatsache, daß zwischen der körperlichen Leistungsfähigkeit und der aufgenommenen Eiweißmenge eine positive Beziehung besteht (5, 9, 12, 19, 20, 23, 27, 28). Das Eiweiß steht unter normalen Ernährungsbedingungen größtenteils im Baustoffwechsel für den Ersatz von Zellstrukturen, Enzymen und Hormonen zur Verfügung. Demgegenüber tritt der Eiweißanteil an der Energiegewinnung deutlich zurück, wenngleich er auch im Gegensatz zu früheren Ansichten diesbezüglich keineswegs ganz zu vernachlässigen ist (8, 20). Soll es zu keinem über die normalen Abnützungsquoten hinausgehenden

Eiweißabbau im Organismus kommen, so ist eine gewisse tägliche Mindestzufuhr nötig, die mit etwa 30 bis 50 g zu veranschlagen ist; erst mit dieser Menge ist eine ausgeglichene Stickstoffbilanz zu erzielen. Für eine durchschnittliche Arbeitsbelastung reichen rund 1 g Eiweiß/kg Körpergewicht aus, für Kraftsportarten bzw. zu Zeiten erhöhten Krafttrainings wird eine höhere Eiweißgabe bis zu 2 bis 3 g/kg Körpergewicht benötigt (Tab. 7). Auch im Wachstumsalter sind für den Baustoffwechsel höhere Eiweißmengen zu veranschlagen. Eiweißmangel führt nicht nur zur Abnahme der körperlichen Leistungsfähigkeit, sondern kann zusätzlich auch geistige Minderleistungen und charakterliche Veränderungen bewirken (18, 28).

Das aus verschiedenen tierischen und pflanzlichen Quellen stammende Nahrungseiweiß ist nun bekanntlich biologisch von unterschiedlicher Wertigkeit, je nachdem es mehr oder weniger jene Aminosäuren enthält, die der menschliche Organismus zum Aufbau seiner eigenen Substanz benötigt. Unter dem Begriff des biologischen Wertes versteht man jene Menge Körpereiweiß, die durch 100 g des betreffenden Nahrungseiweißes ersetzt werden kann (Tab. 8). Von den bisher bekannten 32 Aminosäuren kann der Körper nur 8 Aminosäuren nicht selbst synthetisieren, weshalb diese unbedingt mit der Nahrung zugeführt werden müssen. Diese „essentiellen Aminosäuren" und ihre täglich benötigte Menge sind in Tabelle 9 angeführt.

Tab. 7. Empfohlene tägliche Eiweißzufuhr (nach *Schneider* [24]).

Sportarten	Energie - Prozent	g/kg KG
Ausdauersportarten	15	1,5 - 2,0
Ausdauersportarten mit deutlichem Krafteinsatz	17	2,0 - 2,2
Kampfsportarten	20	2,0 - 2,5
Spielsportarten	18	1,8 - 2,0
Schnellkraftsportarten	18	2,0 - 2,5
Kraftsportarten	22	2,0 - 3,0

Tab. 8. Biologische Wertigkeit einiger Proteine (nach *Lang* und *Schoen* [16]).

Protein	biolog. Wertigkeit
Milch	100
Ei	94
Fisch	94
Rindfleisch	80
Kasein	70
Haferflocken	89
Kartoffel	71
Brot	70
Reis	68
Linsen	60
Erbsen	56
Mais	54

Tab. 9. Essentielle Aminosäuren.

Aminosäure	Mindestbedarf g/Tag
Threonin	0,50
Valin	0,80
Leucin	1,10
Isoleucin	0,70
Lysin	0,80
Phenylalanin	1,10
Tryptophan	0,25
Methionin	1,10

Unter dem Aspekt der Zusammensetzung der Eiweißkörper aus verschiedenen Aminosäuren ist tierisches Eiweiß für den Menschen biologisch höherwertiger als pflanzliches Eiweiß. Eine vollwertige Eiweißkost ist jedoch durch Kombination von geringen Mengen hochwertigen mit größeren Mengen minderwertigen Eiweißes erzielbar, wobei sich eine Mischung von rund einem Drittel tierischem mit zwei Drittel pflanzlichem Eiweiß als sehr brauchbar erwiesen hat. Solche Eiweißkombinationen können z. B. aus Milch und Kartoffeln bestehen oder auch aus Milch mit Getreideprodukten bzw. Hülsenfrüchten oder Fisch bzw. Ei oder Fleisch mit Getreideprodukten.

Der positive Einfluß des Eiweißes in der Nahrung auf die sportliche Betätigung geht neben vielen anderen Untersuchungen auch aus jener von *Nöcker* hervor (18), der zeigen konnte, daß mit zunehmender Reduktion des Eiweißanteiles in der Nahrung bei gleichbleibender Kalorienzahl die Leistung gemessen am Leistungspulsindex bzw. an der Fahrzeit am Ergometer bis zur Erschöpfung kontinuierlich abnahm. Die Erregbarkeit des Nervensystems kann durch reichliche Eiweißzufuhr gesteigert werden, desgleichen die Konzentrationsfähigkeit (28).

Vegetarische Ernährung und Rohkost

Wie bereits erwähnt wurde, gibt es leider kein Nahrungsmittel, welches allein allen Bedürfnissen des Organismus genügen würde, schon gar nicht, wenn zusätzlich hohe körperliche Leistungen gefordert werden. Es ist daher irgendwie verwunderlich, daß die Ansicht, rein vegetarische, also ausschließlich pflanzliche Kost würde den hohen Ansprüchen des Leistungssportlers gänzlich entsprechen, auch heute noch von manchen Leuten nachdrücklich verfochten wird, obgleich in ernährungsphysiologischen Untersuchungen die gemischte Kost aus pflanzlichen und tierischen Produkten als zweckmäßig ausgewiesen wurde. Zweifellos können Vegetarier in Ausdauerdisziplinen, bei denen es nahrungsmäßig auf die Kohlenhydratspeicher ankommt, gute Leistungen vollbringen. Häufig nehmen aber diese Sportler neben der pflanzlichen Kost auch Milch und Milchprodukte sowie Eier zu sich, sind also Lakto-Vegetarier, so daß auf diesem Umweg dem Organismus hochwertiges tierisches Eiweiß zur Verfügung steht. Unter diesen Voraussetzungen kann natürlich auf den Verzehr von Fleisch und Wurstwaren verzichtet und dennoch gleichzeitig ein günstiges Nährstoffangebot aufrechterhalten werden.

Auch die Rohkost darf als wertvolle Zusatznahrung angesehen werden, weist sie doch neben ihrem Gehalt an Grundnahrungsstoffen viele Vitamine und Mineralien auf und übt auch eine regulierende Funktion auf die Darmtätigkeit aus. Eine solche Kostform kann jedoch den oft hohen Kalorienbedarf des Athleten mengenmäßig nicht decken, weshalb sie als alleinige Sportkost ungeeignet ist.

Praktischer Kostaufbau für verschiedene Sportartengruppen

Eine detaillierte Angabe über geeignete Kostzusammenstellungen würde den Rahmen dieser Abhandlung sprengen. Nähere Einzelheiten mit Menüvorschlägen für die verschiedenen Sportartengruppen sind in mehreren, speziell der Sportlerernährung gewidmeten Büchern dargestellt (3, 7, 15). Einige mehr allgemein gehaltene Hinweise sollen jedoch auch an dieser Stelle kurz angeführt werden.

1. Ausdauersportarten

Entscheidend für das Ausmaß der Dauerleistungsfähigkeit ist neben der Funktion des Herz-Kreislaufsystems die Größe der lokalen Glykogenspeicher und das Energieumsatzvermögen in der Muskelzelle. Für Ausdauerbelastungen bis zu einer Stunde dienen Kohlenhydrate und Fette als energieliefernde Substrate, bei länger dauernden Belastungen vornehmlich die Fette.

Die Basisernährung sollte einen Kohlenhydratanteil von 60% der Gesamtkalorien aufweisen (Tab. 4). Der 25%ige Fettanteil umfaßt nicht nur die sichtbaren Fette, sondern auch die in vielen Nahrungsmitteln wie Fleisch, Fisch, Wurst und Käse sowie Milchprodukten enthaltenen „versteckten Fette". Obwohl der Eiweißanteil nur 15% an den Gesamtkalorien ausmacht, ist die absolute Menge doch so hoch, daß die Aufnahme ausreichend ist.

Die Vorwettkampfernährung ist ganz auf das Ziel ausgerichtet, hohe Glykogenvorräte in der Muskulatur anzulegen. Dementsprechend kann für wenige Tage der Kohlenhydratanteil in der Nahrung deutlich über 60% gesteigert werden. Diese Kostform wird jedoch nur kurze Zeit toleriert, weil sich dabei schnell ein Fett- und Eiweißhunger einstellt. Nachdem die reaktive Insulinausschüttung bei so kohlenhydratreichen Kostformen sehr bald wieder zu einem Hungergefühl führt, werden die Mahlzeiten zweckmäßig über den Tag verteilt, wodurch zu starke Schwankungen des Blutzuckerspiegels hintangehalten werden können. 2 bis 3 Stunden vor dem Start wird häufig eine eiweißhaltige Mahlzeit, die mageres Fleisch enthält, besonders geschätzt.

Während des Ausdauerwettkampfes reicht die zugeführte Nahrung niemals aus, um die verbrauchten Kalorien zu ersetzen. Bei Langstreckenläufern werden an den Verpflegungsstationen neben Wasser meist gesüßte und ungesüßte Tees, Schleime, Traubenzucker und auch Schokolade angeboten. Es ist sicher nicht günstig, wenn der Sportler an jeder Verpflegungsstelle halt macht, ja es gibt Läufer, die sich nur schnell mit einigen Schlucken Flüssigkeit begnügen und sofort weiterlaufen. Prinzipiell kann gelten, daß ein Sportler um so häufiger Gast an Verpflegungsstellen ist, je schlechter vorbereitet er zum Wettkampf antritt. Sinnvoll, wenn auch nicht vom energetischen Standpunkt aus, ist die Zufuhr von Kohlenhydraten während solcher Ausdauerbelastungen dann, wenn der sogenannte „Hungerast" auftritt, der aber auch als Zeichen schlechter Trainingsvorbereitung angesehen werden kann. Genauso wenig wie die Energiebilanz während des Wettkampfes durch Nahrungszufuhr ausgeglichen werden kann, genauso wenig trifft dies für die Flüssigkeitsbilanz zu. Obwohl es von der Theorie her günstig wäre, sich bereits während des Wettkampfes größere Flüssigkeitsmengen zuzuführen, ist dies jedoch schon allein wegen der dadurch ausgelösten intestinalen Beschwerden nicht praktikabel. Bei extrem langen Strecken, wie z. B. 50-km-Gehen oder 50-km-Skilanglauf wird flüssige Nahrung fast regelmäßig aufgenommen. Dazu eignen sich besonders Schleime aus langsam resorbierbaren Kohlenhydraten, die mit schnell resorbierbaren Kohlenhydraten wie Glukose versetzt werden. Häufig wird auch noch ein Vitamin-B-Komplex dazugegeben oder auch Zitronensaft. *Donath* und *Schüler* (7) führen als besonders bewährtes Rezept ein Gemisch an, welches aus folgenden Substanzen besteht:

> 100 g Haferschleim + 20 g Dextropur + Saft von 2 Zitronen

Im Gegensatz zu den Langzeitausdauerdisziplinen können bei Kurz- und Mittelzeitausdauerdisziplinen wie etwa im Schwimmen gelegentlich mehrere Starts an einem Tag vorkommen. In kurzen Pausen sind wiederum Gemische aus schnell- und langsamresorbierbaren Kohlenhydraten zu empfehlen, bei längeren Pausen kann auch feste Kost verabreicht werden, die dann aber leicht verdaulich sein muß. Neben Fleischsuppen sind eher mageres Fleisch, Kartoffeln und auch Brot mit Butter oder Honig günstig. Als Getränke kommen vor allem wieder Fruchtsäfte und Tees in Frage bzw. mineralhältige Fertiggetränke.

Als Nachwettkampfernährung ist zum Auffüllen der Glykogenspeicher wiederum eine kohlenhydratreiche Kost anzustreben, desgleichen sind die Flüssigkeitsverluste auszugleichen. Mit der Verabreichung größerer Mahlzeiten muß nach dem Wettkampf etwa 2 Stunden zugewartet werden, weil nach Ausdauerleistungen die Magensaftproduktion erst mit einer Verzögerung wieder richtig anläuft. In den folgenden Tagen kann dann vorübergehend auf eine eiweißreichere Kost gewechselt werden, welche dem vermehrten Bedarf zum Ersatz des Struktureiweißes gerecht werden soll und anschließend wieder auf die übliche Basisernährung übergegangen werden.

2. Ausdauersportarten mit erhöhtem Krafteinsatz

Die Basiskost dieser Athleten muß einerseits dem Ausdauervermögen und andererseits der Entwicklung und Erhaltung einer größeren Kraft Rechnung tragen. Für die Praxis bedeutet dies einerseits eine reichliche Zufuhr von Kohlenhydraten und andererseits eine gesteigerte Eiweißration und damit auch Zufuhr erhöhter Fettmengen durch die in der eiweißreichen Kost vorhandenen verborgenen Fette.

Die Vorwettkampfernährung unterscheidet sich kaum von jener, die bei reinen Ausdauersportarten üblich ist.

Die Wettkampfernährung ist in diesen Disziplinen dann von Bedeutung, wenn an einem Tag mehrere Wettkämpfe stattfinden. Bei kürzeren Wettkampfintervallen werden bevorzugt Mixturen aus schnell- und langsamresorbierbaren Kohlenhydraten verwendet, bei längeren Pausen können zusätzlich auch Fleischsuppen angeboten werden. Bei sehr langer Wettkampfdauer wie etwa beim Straßenradsport sind auch feste Nahrungsmittel wie Bananen und Kuchen in geringen Mengen sinnvoll und daher erlaubt.

Die Nachwettkampfernährung unterscheidet sich kaum von jener in den reinen Ausdauersportarten, d. h. es müssen zunächst wiederum die Glykogenspeicher aufgefüllt werden und anschließend erfolgt nach etwa 1 bis 2 Tagen der Übergang auf die Basisernährung.

3. Kampfsportarten

In Kampfsportarten ist neben Kraft- und Schnellkraft auch ein nicht zu geringes allgemeines Ausdauervermögen erforderlich. Während zahlreicher Wettkampfabschnitte muß die nötige Energie auf anaerobe Weise gewonnen werden.

In der Basiskost ist die Grundlage für eine optimale Kraftentwicklung zu legen, was einen erhöhten Eiweißanteil von 20% der Gesamtkalorienmenge bedingt, wovon zwei Drittel tierischen und ein Drittel pflanzlichen Ursprungs sein sollten (7). Die hohen Anforderungen an anaerobe und aerobe Stoffwechselprozesse machen zudem ausreichende Glykogenreserven notwendig, weswegen der Kohlenhydratanteil in der Nahrung 50% betragen sollte. Würde man in der Basiskost noch mehr Eiweiß verabreichen, so würde wegen des damit verbundenen hohen Fettanteiles die Kohlenhydratmenge weiter absinken, wodurch die Glykogenspeicherung nicht mehr in wünschenswertem Umfang aufrechterhalten werden könnte.

In Kampfsportarten wird bekanntlich eine Einteilung in Gewichtsklassen vorgenommen. Die in der Tabelle 4 angeführte durchschnittliche Kalorienzahl pro kg Körpergewicht muß deswegen für sehr leichte, aber auch schwere Gewichtsklassen modifiziert werden, weil in diesen Bereichen Abweichungen von der normalerweise linearen Beziehung zwischen Körpergewicht und Kalorienbedarf bestehen. In der Praxis bedeutet das, daß leichte Athleten etwas mehr, sehr schwere hingegen etwas weniger Kalorien pro kg Körpergewicht erhalten sollten, als es dem Durchschnittswert entspräche.

Die Vorwettkampf- bzw. Wettkampfernährung erfordert in den Kampfsportarten keine Besonderheiten. So kann im üblichen zeitlichen Abstand vor Wettkampfbeginn eine kleinere eiweißhaltige Nahrung (z. B. Rühreier mit Schinken) zweckdienlich sein. Folgen mehrere Kämpfe unmittelbar aufeinander, so ist sowohl die Zufuhr von mineralhältigen Flüssigkeiten als auch gegebenenfalls die Gabe von Gemischen aus schnell- und langsamresorbierbaren Kohlenhydraten sehr günstig. Bei längeren, bis zu mehreren Stunden dauernden Pausen kann eine kleinere Mahlzeit aus leicht verdaulichem Eiweiß und Kompotten angeboten werden und ist auf eine die Verluste ausgleichende Flüssigkeitsaufnahme zu achten.

Für die Nachwettkampfernährung sollte der Kohlenhydrathunger zur raschen Auffüllung der Glykogenspeicher ausgenützt werden, weil sich sehr schnell wieder das Verlangen nach einer eiweißreichen Kost einstellt.

Gar nicht selten erwachsen wegen der Einteilung in Gewichtsklassen aus der notwendigen Einhaltung des optimalen Kampfgewichtes ernste Probleme. Je intensivere Maßnahmen ergriffen werden müssen, um in einer niedrigeren Gewichtsklasse an den Start gehen zu können, desto eher wird nach dem Wettkampf dieses Gewicht wieder verlorengehen. Gewichtsverluste sollten auf keinen Fall Leistungsverlust bedeuten. Es sind daher Maßnahmen vorzusehen, die langfristig wirken und das Ziel nicht durch kurzzeitig vor dem Wettkampf induzierte rapide Wasser- und damit auch Elektrolytverluste erreichen helfen. Für Gewichtsreduktion werden die Intensivierung des Trainings, eine zeitweilige unterkalorische Ernährung und eine Kost, welche äußerst wenig Kohlenhydrate, dafür fast ausschließlich Eiweiß und Fett enthält, empfohlen. Bei dieser Kostform kann man neben der erwünschten Gewichtsreduktion zusätzlich das Auftreten eines Hungergefühles lange Zeit hintanhalten, was sich auf das Wohlbefinden des Athleten positiv auswirkt.

4. Spielsportarten

Die verschiedenen Spielsportarten werden zwar der Einfachheit halber in eine

Gruppe zusammengefaßt, stellen jedoch sehr unterschiedliche Anforderungen an Ausdauer, Kraftausdauer und Schnelligkeit. Generell handelt es sich um Sportarten mit typischem azyklischem Bewegungsablauf, d. h. daß im Wettkampf Phasen hoher Belastung unregelmäßig mit solchen niedriger Belastung wechseln. Wegen des hohen Anteiles an Ausdauervermögen muß der Kohlenhydratanteil in der Nahrung höher sein als bei reinen Kampfsportarten, damit genügend Muskelglykogen für die Energiegewinnung zur Verfügung steht.

In der Basiskost wird diesen Erfordernissen durch einen Anteil der Kohlenhydrate von 54% an den zugeführten Gesamtkalorien Rechnung getragen (Tab. 4). Der Eiweißanteil mit 18% der Gesamtkalorien entspricht der Notwendigkeit einer verstärkten Ausbildung der Muskulatur.

Die Vorwettkampfernährung ist praktisch gleich wie bei reinen Ausdauersportarten, was bedeutet, daß sie kalorien- und kohlenhydratreich sein sollte. Um durch eine solche Kostform nicht in ein Eiweißdefizit zu geraten, sollte die kohlenhydratreiche Kost nur während etwa 2 Tagen bis zum Vortag des Spieles verabreicht werden und dann wieder die Basiskost angeboten werden. Sind große Belastungen im Rahmen von Turnieren wie etwa bei der Weltmeisterschaft zu erwarten, dann muß unbedingt die Auffüllung der Energiereserven in der Muskulatur an der Spitze aller Bemühungen stehen, desgleichen der Ausgleich der Flüssigkeits- und Mineralbilanz.

Eine spezielle Wettkampfnahrung ist in den Spielpausen nicht nötig, doch sollte diese Zeit benützt werden, den Flüssigkeits- und Mineralhaushalt etwas auszugleichen, wozu sich nicht zu kalte mineralhältige Getränke oder Tee mit Zitrone eignen. Es versteht sich von selbst, daß diese Flüssigkeitsmengen nicht zu groß sein sollen, um nicht den Magen-Darmtrakt zu belasten.

Die Nachwettkampfernährung ist darauf auszurichten, die Glykogendepots durch entsprechende kohlenhydratreiche Kost aufzufüllen. Außerdem ist nach dem Wettkampf die endgültige Restaurierung des Wasser- und Mineralhaushaltes in die Wege zu leiten.

5. Schnellkraftsportarten

Die dominierende Beanspruchungsform ist in dieser Sportartengruppe die Schnellkraft, worunter man die Fähigkeit versteht, Kraft mit größtmöglicher Geschwindigkeit zu entwickeln.

In der Basiskost muß zum Erreichen der in diesen Sportarten nötigen Muskelkraft der Eiweißanteil in ausreichendem Maße vorhanden sein, was mit einem Anteil von 18% an den Gesamtkalorien erreicht werden kann. Um auch für die Schnelligkeit genügend Energie parat zu haben, sollte der Kohlenhydratanteil bei 52% gehalten werden.

In den Tagen vor dem Wettkampf ist keine besondere Kostform nötig. Etwas andere Verhältnisse liegen allerdings vor, wenn in gewissen Sportarten mehrere Wettkämpfe in kurzen Abständen aufeinander folgen, wie dies beispielsweise im Rahmen von Turnieren oder Mehrkampfbewerben der Fall ist. Unter solchen Umständen ist als besondere diätetische Wettkampfvorbereitung die Anhäufung größerer Glykogenreserven anzustreben und es gelten daher sinngemäß die Angaben, wie sie für Spielsportarten bei Turnieren gemacht wurden.

Hinsichtlich der Wettkampfernährung gibt es mit Ausnahme jener Sportarten mit mehreren Starts an einem Tag keine Schwierigkeiten. Sind wie beim leichtathletischen Mehrkampf hohe Energiemengen am Wettkampftag umzusetzen, dann können die verbrauchten Kalorien nicht durch die Kost des gleichen Tages zugeführt werden. Die Appetithemmung, welche immer nach anstrengender sportlicher Belastung auftritt, verhindert zudem, daß nach den Teilkämpfen des ersten Tages eine halbwegs normale Nahrungsaufnahme erfolgt, so daß am zweiten Wettkampftag keine energetisch optimale Ausgangsbasis mehr besteht. Es sollte jedoch zumindest darauf geachtet werden, daß die Mineral- und Flüssigkeitsbilanz so gut wie möglich ausgeglichen wird. *Donath* und *Schüler* (7) empfehlen für den Wettkampf in Mehrkampfdisziplinen eine Nahrung, die etwa 4000 kcal enthält und sich hauptsächlich aus magerem Fleisch, Brot, Honig, Marmelade, Milch und Obst bzw. Obstsäften zusammengesetzt. Dazu wird für die kürzeren Wettkampfpausen neben dem Flüssigkeitsersatz auch die Gabe von Keks oder Zwieback empfohlen. Können keine fertig zubereiteten Speisen zur Verfügung gestellt werden, so muß die Nahrungsaufnahme auf improvisierte Weise durchgeführt werden, auf keinen Fall sollte sie deswegen reduziert werden oder gar teilweise ausfallen.

In der Zeit nach dem Wettkampf gilt es, die praktisch leeren Kohlenhydratspeicher aufzufüllen, was durch eine sehr kohlenhydratreiche Kost zu erreichen ist. Nach einigen Tagen ist dann wieder der Übergang auf die übliche Basiskost möglich.

6. Kraftsportarten

In diesen Sportarten ist die Maximalkraft und damit der Muskelquerschnitt die leistungslimitierende Größe. Bei der Kostgestaltung ist daher auf die erforderliche Muskelzunahme Bedacht zu nehmen, was sich in einer relativ hohen Eiweißzufuhr ausdrückt. Der Eiweißbedarf ist besonders zu Zeiten erhöhten Trainings gesteigert, weil einerseits für den Muskelzuwachs genügend Ausgangsmaterial zur Verfügung gestellt werden muß und andererseits auch der Ersatz von belastungsbedingt verschlissenen Strukturen gewährleistet sein muß.

Mit der Steigerung des Eiweißanteiles in der Basiskost erhöht sich zwangsläufig auch der Fettanteil. Zudem ist eine hochkalorische Kost notwendig, die bei Gewichthebern je nach der Gewichtsklasse analog den Angaben für Kampfsportarten zu modifizieren ist. Meistens werden täglich zwischen 6500 und 7000 kcal benötigt. Um nun einen entsprechenden Anteil an Eiweiß in der Nahrung ohne gleichzeitige Vermehrung der Fettkalorien zu ermöglichen, werden häufig Eiweißpräparate zur Basiskost zugesetzt. In den Phasen besonderen Muskelaufbaues sind bis zu 3 g Eiweiß pro kg Körpergewicht notwendig. Prinzipiell muß in der Nahrung ein deutlicher Überschuß an Eiweiß zugeführt werden, damit zusammen mit Trainingsreizen ein entsprechender Muskelzuwachs zustande kommt.

Hinsichtlich der Vorwettkampfernährung ergeben sich keine besonderen Notwendigkeiten, so daß die Basiskost beibehalten werden kann.

Auch die Wettkampfernährung bietet keine Probleme, lediglich bei längeren Turnieren ist in den Pausen die Zufuhr der bewährten kleinen Mahlzeiten, bestehend aus schnell- und langsamresorbierbaren Kohlenhydraten (z. B. Keks und Obstsäfte), zu empfehlen.

Nach dem Wettkampf sind keine besonderen Kostformen nötig, sondern es kann sofort die übliche Basiskost verabreicht werden.

Kinderernährung im Sport

Bezogen auf das kg Körpergewicht haben Kinder und Jugendliche wegen des Aufbaustoffwechsels einen höheren Energiebedarf als Erwachsene. Bei den Mädchen steigt der Kalorienbedarf bis etwa zum 15. Lebensjahr auf 2500 kcal/Tag, bei männlichen Jugendlichen bis ungefähr zum 18. Lebensjahr auf rund 3300 kcal/Tag (3) (Abb. 1). Eine genaue Angabe der täglichen Kalorienmengen ist jedoch praktisch nicht möglich, weil Alter und Entwicklung nicht immer parallel gehen und die sportliche Belastung, welche die Hauptdeterminante des Leistungsumsatzes darstellt, sich mehr am aktuellen Entwicklungsstand orientiert. Generell ist bei sporttreibenden Kindern besonderer Wert auf eine eiweißreiche Ernährung bis zu 3 g pro kg Körpergewicht zu legen, die neben der üblichen Kost auch in Form von Milch oder Milchmixgetränken erfolgen kann.

Häufig wird von den Eltern über eine vermutete zu geringe Nahrungsaufnahme der Kinder geklagt. Es handelt sich dabei jedoch fast immer um jene Phasen von relativer Inappetenz im Rahmen der Entwicklung, welche dann wieder von Phasen gesteigerten Appetits abgelöst werden. Ein gesundes Kind braucht man eigentlich nicht zum Essen zu zwingen.

Kinder benötigen relativ viel Flüssigkeit. Als Getränke eignen sich neben der Milch auch die vitaminreichen Fruchtsäfte sehr gut, welche ihrerseits mit Mineralwässern verdünnt werden können.

Mineralbedarf des Sportlers

Die Mineralien haben einerseits für den Aufbau spezieller Gewebe des Organismus wie etwa von Knochen oder Zähnen besondere Bedeutung, andererseits sind sie für den regelrechten Ablauf verschiedener physiologischer Prozesse unentbehrlich. Einige Mineralien spielen für die Leistungsfähigkeit eine große Rolle, weil sie die Vorgänge bei der Muskelkontraktion beeinflussen. Die wichtigsten Mineralstoffe sind in dieser Hinsicht Natrium, Kalium, Kalzium, Magnesium, Phosphor, Chlor und auch Eisen. Andere Mineralien kommen als sogenannte Spurenelemente im Organismus nur in kleinsten Mengen vor und ihre physiologische Bedeutung ist noch nicht in allen Fällen geklärt. Durch die Lösung der Mineralien im Körperwasser sind sie für die Aufrechterhaltung des osmotischen Druckes von Bedeutung und beeinflussen dadurch den Flüssigkeitshaushalt. Normalerweise hält der Organismus seinen Mineralbestand sehr konstant und überschüssig zugeführte Salze werden ausgeschieden. Als Regel kann gelten, daß von jenen Ausnahmefällen abgesehen, bei denen es infolge großer Schweißverluste zu einem Mineraldefizit kommt, in der üblichen Kost genügend Mineralien vorhanden sind und sich daher zusätzliche Gaben etwa in Form von Tabletten erübrigen.

Natrium

Natrium wird hauptsächlich in Form von Kochsalz zugeführt und ist für den täglichen Bedarf in ausreichender Menge in der üblichen Kost vorhanden. Starke Schweißverluste sind allerdings auch mit entsprechenden Kochsalzverlusten bis zu 2 g Natrium/l Schweiß verbunden. Für den Ersatz ist meist eine gut gesalzene Suppe ausreichend, bei extremen Salzverlusten können entsprechende Tabletten verabreicht werden, doch ist dies relativ selten notwendig. Bei Kochsalzmangel ist mit dem Auftreten von Muskelkrämpfen zu rechnen.

Chlor

Bei starkem Schwitzen oder Erbrechen kann es zu bedeutenden Chlorverlusten kommen. Der Ersatz erfolgt ebenfalls in Form von Kochsalz. Bei starken Schweißverlusten reichen jedoch 20 bis maximal 30 g Kochsalz pro Tag in der Nahrung völlig aus.

Kalium

Kalium ist überwiegend intrazellulär vorhanden. Bei Kaliummangel treten Muskelkontraktionsstörungen und Adynamie bis zur völligen Lähmung auf. Auch für die Einschleusung von Glukose in die Muskelzelle ist Kalium nötig. Die tägliche Aufnahme sollte rund 2 bis 6 g entsprechend 50 bis 150 mval betragen, bei größeren Verlusten natürlich mehr. Kaliumreiche Nahrungsmittel sind Bananen, Marillen, Tomaten, Fleisch und Fleischsuppen.

Kalzium

Rund 99% des gesamten Kalziumbestandes des Körpers liegen im Skelettsystem, der Rest ist für viele physiologische Prozesse wie etwa die Muskelkontraktion oder Blutgerinnung von Bedeutung. Die Kalziumaufnahme steht unter dem regulierenden Einfluß von Vitamin D. Bei schweren Kalzium-Mangelzuständen treten Muskelschmerzen und Krämpfe, Müdigkeit sowie Zittern auf. Von den täglichen Nahrungsmitteln sind vor allem Milch und Käse sehr kalziumreich.

Phosphor

Phosphor ist am Aufbau der Knochensubstanz beteiligt, er spielt auch im Puffersystem eine Rolle und ist bei energetischen Prozessen in Form der energiereichen Phosphate ATP, ADP sowie KP unentbehrlich. Durch sportliche Betätigung wird zwar der Bedarf an Phosphor gesteigert, er ist jedoch durch die normale Kost zu decken. Hauptvorkommen an Phosphor finden sich in der Milch, Käse, in Eiern und Fleisch sowie Haferflocken. Phosphormangel führt zu Wachstumsstörungen und Leistungsverlust in Ausdauer- und Kraftsportarten.

Magnesium

Der tägliche Magnesiumbedarf wird durch die übliche Nahrung praktisch gedeckt. Magnesium ist unter anderem für die Aktivierung mancher Enzyme nötig und in seiner Wirkung jener des Kaliums sehr ähnlich. Nachdem beide Mineralien praktisch immer gemeinsam vorkommen, ist eine Abtrennung der reinen Magnesiumwirkung nur sehr schwer möglich.

Eisen

Eisen ist für den Aufbau des Hämoglobins, des Myoglobins und der Atmungsfermente unentbehrlich. Der tägliche Bedarf von etwa 15 bis 20 mg kann aus der normalen Nahrung meist gedeckt werden, doch reicht diese Menge bei Frauen oft nicht mehr aus, um die menstruationsbedingten Eisenverluste auszugleichen, so daß sich schleichend eine Eisenmangelanämie entwickelt. Für trainierende Sportler ist ebenfalls eine höhere tägliche Eisenzufuhr von etwa 30 mg anzustreben, was vor allem dann zweckmäßig ist, wenn ein intensives Ausdauertraining durchgeführt wird oder im Rahmen des Höhentrainings eine Vermehrung der Erythrozyten angestrebt wird.

Jod

Die energieliefernden Prozesse im menschlichen Organismus werden von der Schilddrüse beeinflußt. Nachdem jede Leistungssteigerung auch von einer Aktivitätszunahme der Schilddrüse begleitet ist, wird verständlich, daß der Sportler gegenüber einem untrainierten Menschen einen erhöhten Jodbedarf hat. Ob nun im Einzelfall ein Joddefizit besteht oder nicht, hängt jedoch nicht so sehr von einer Sportausübung ab, sondern vom landesüblichen Jodgehalt der Nahrung. Bei unseren jodarmen Gewässern und Böden ist daher die Anwendung jodierten Salzes zur Prophylaxe von Jodmangelzuständen sehr günstig.

In Tabelle 10 sind die wichtigsten Mineralien, ihr täglicher Bedarf sowie der unter sportlichen Belastungen auftretende Mehrbedarf und das Hauptvorkommen in Nahrungsmitteln dargestellt.

Tab. 10. Täglicher Mineralbedarf (modifiziert nach *Biener* [3]).

Mineral	Nicht-sportler	Kraft- und Schnell-kraftsport	Ausdauersport	Vorkommen
Kalium (K)	2,0 g	4,0 - 5,0 g	4,0 - 5,0 g	Früchte, Gemüse, Hülsenfrüchte, Fleisch, Fleischsuppen
Natriumchlorid (NaCl)	5,0 g	10 g	15,0 - 25,0 g	Salz, Käse, Fleisch, Fisch, Eier
Kalzium (Ca)	0,8 g	2,0 - 2,5 g	1,5 - 2,0 g	Milch, Käse, Salat, Mohn
Phosphor (P)	0,8 g	3,5 - 4,0 g	3,0 - 3,5 g	Käse, Milchprodukte, Eier, Hafermehl, Hülsenfrüchte, Nüsse, Leber, Fleisch, Fisch, Kakao
Magnesium (Mg)	0,35 g	2,0 - 3,0 g	1,5 - 2,0 g	Grüngemüse, Getreide, Hülsenfrüchte, Kakao, Nüsse, Hefe
Schwefel (S)	1,0 g	1,0 g	1,0	Eier, Käse, Hülsenfrüchte, Hafer, Fleisch, Fisch, Kakao
Eisen (Fe)	10,0 mg	20,0 mg	30, 0 mg	Leber, Eigelb, Früchte, Beeren, Gemüse
Jod (J)	0,1 mg	0,3 mg	0,2 mg	Meeresfische, Lebertran, Eier, Milch, Wasser, jodiertes Salz

Spurenelemente

Die Spurenelemente des menschlichen Körpers sind für die Aufrechterhaltung optimaler Funktionsweisen unentbehrlich. Teilweise sind sie Bestandteil von Enzymen oder auch Vitaminen wie etwa Kobalt bei Vitamin B_{12}. Kupfer und Nickel werden z. B. auch für die Blutbildung benötigt, Mangan fördert die Cholesterinsynthese, Zink begünstigt die Wundheilung und Fluor ist für die Zahn- und Knochenbildung wichtig. Für den Sportler ist bisher keine größere tägliche Zufuhr als für die Durchschnittsbevölkerung als notwendig ermittelt worden. Bei normaler Ernährung sind auch keine Mangelzustände an Spurenelementen zu erwarten. Eine Zusammenstellung der wichtigsten Spurenelemente und ihrer natürlichen Nahrungsvorkommen liegt in Tabelle 11 vor.

Tab. 11. Die wichtigsten Spurenelemente des menschlichen Organismus (modifiziert nach *Biener* [3]).

Spurenelement	tgl. Bedarf (mg)	Vorkommen
Aluminium (Al)	?	Wasser, aluminiumhältiges Kochgeschirr
Bor (B)	?	Hülsenfrüchte, Nüsse, Gemüse, Gewürze, Tee
Chrom (Cr)	?	Gewürze, Tee, Weizenkeim
Fluor (F)	0,5 - 1,0	Meeresfische, Wasser
Kobalt (Co)	?	Leber, Niere, Milz
Kupfer (Cu)	2,0	Fleisch, Eiklar
Mangan (Mn)	2,0 - 4,0	Salat, Zwiebel, Nüsse, Kohl, Heidelbeeren
Molybdän (Mo)	?	Hülsenfrüchte, Blattgemüse, Leber, Niere
Nickel (Ni)	0,5	Gemüse, Getreide, Früchte
Selen (Se)	?	Knoblauch, Nieren
Vanadium (V)	?	Mineralwasser, Pflanzenöle
Zink (Zn)	20,0	Leber, Hülsenfrüchte, Haferflocken, Nüsse, Pilze

Der Flüssigkeitsbedarf des Sportlers

Der menschliche Organismus besteht zu etwa 60% aus Wasser, welches sich auf den intrazellulären (40%), den interstitiellen (15%) und den intravasalen Raum (5%) verteilt. Der Gehalt der einzelnen Gewebe an Wasser ist sehr unterschiedlich und beträgt beispielsweise im Fettgewebe rund 15%, in der Muskulatur 77% und in den Nieren sogar 83%. In der Wärmeregulation nimmt das Wasser einen bedeutenden Platz ein, kann es doch Wärme speichern und über den intravasalen Anteil auch transportieren. Bei starker Wärmeproduktion können durch die Verdunstung von 1 l Schweiß dem Körper 600 Kalorien entzogen werden. Angesichts der Tatsache, daß bei intensiven Anstrengungen in der Stunde bis zu 3 l Schweiß sezerniert werden können, bedeutet dies einen erheblichen Flüssigkeitsverlust, der nicht nur hemmend auf die Leistungsfähigkeit wirkt, sondern auch die weitere Temperaturregelung beeinträchtigt. Der Wasserhaushalt wird daher vom Organismus entweder durch Verminderung der Ausfuhr oder durch eine vermehrte Zufuhr, welche durch das Durstgefühl erzwungen wird, sehr fein reguliert.

Im Rahmen sportlicher Belastungen treten Schweißverluste auf, die je nach Sportart unterschiedlich ausgeprägt sind und bis zu mehreren Litern betragen können, was sich in einer entsprechenden Gewichtsabnahme dokumentiert. *Jakowlew* (13) gibt für verschiedene Sportarten die in Tabelle 12 angeführten Werte an. Bei hohen Außentemperaturen können die genannten Schweißverluste noch weiter steigen, wie Berichte von extremen Schweißverlusten bis zu 15 l in 24 Stunden belegen (17). Während einer körperlichen Belastung wird aber nicht nur Wasser verdunstet, sondern fällt im Rahmen des Abbaues der Energieträger auch Oxydationswasser an (Tab. 13).

Die täglichen Wasserverluste des Menschen durch Schweiß, Harn, Stuhl und Atmung betragen rund 2 bis 2,4 l und werden voll durch die Zufuhr gedeckt (Tab. 14). Im Sport wird diese Flüssigkeitsbilanz jedoch durch die größeren Schweißverluste verändert, weswegen bei allen längerdauernden Wettbewerben auf den Ausgleich der Flüssigkeitsverluste entweder während des Wettkampfes oder in dessen Pausen geachtet werden sollte. Bei körperlicher Belastung tritt Wasser auch aus der Muskelzelle in das Interstitium über. Bei Verlusten bis 5% des Körpergewichtes wird dabei nach den Untersuchungen von *Saltin* (21) die maximale Sauerstoffaufnahme noch nicht vermindert, doch nimmt die Ausdauerleistungsfähigkeit deutlich ab. *Nöcker* gibt jene Grenze des Flüssigkeitsverlustes, ab der es zu einer Leistungsein-

Tab. 12. Gewichtsverluste bei verschiedenen Sportarten (aus *Jakowlew* [13]).

Sportart	möglicher Gewichtsverlust (kp)
100-m-Lauf	0,15
10.000-m-Lauf	1,5
Marathonlauf	4,0
Schilanglauf 10 km	1,0
Rudern 2.000 m	0,8
Fechten	1,0
Basketball	1,7
Fußball	3,0
Eishockey	1,8
Ringen (Mittelgewicht)	1,8
Boxen (Mittelgewicht)	1,6

Tab. 13. Oxydationswassermenge beim Abbau verschiedener Energieträger (Angaben aus Documenta Geigy [6]).

Abgebauter Energieträger (je 100 g)	Oxydationswasser (ml)
Fett	107
Kohlenhydrate	55
Eiweiß	41

buße kommt, mit rund 4% des Körpergewichtes an (18), *Åstrand* sogar mit nur 1% (1). Der Verlust an Körperflüssigkeit ist zwangsläufig auch mit einem Mineralverlust vergesellschaftet, der sich vor allem bei Kochsalz und Kalium bemerkbar macht. Der Schweiß ist eine hypotone Lösung, so daß größere Schweißverluste zu einer hypertonen Dehydratation führen (Tab. 15).

Tab. 14. Durchschnittlicher Wasserumsatz pro Tag für 70 kg Körpergewicht (Angaben aus Documenta Geigy [6]).

Aufnahme (L)		Ausscheidung (l)	
Trinkflüssigkeit	1,1	Harn	1,0 - 1,3
Wasser in fester Nahrung	0,5 - 0,9	Faeces	0,08 - 0,1
Oxydationswasser	0,4	Schweiß	0,6
		Atmung	0,4
Gesamtmenge	2,0 - 2,4	Gesamtmenge	2,08 - 2,4

Tab. 15. Konzentrationen der wichtigsten Elektrolyte in Serum und Schweiß. MW = Mittelwert aus mehreren Angaben (Angaben aus Documenta Geigy [6]).

Elektrolyte	Serum	Schweiß
Natrium (mval/l)	135 - 152	43 (MW)
Kalium (mval/l)	4,1 - 5,4	8,7 (MW)
Magnesium (mval/l)	0,03 - 4,0	0,03 - 4,0
Chlor (mval/l)	97 - 107	29,5 (MW)
Kalzium (mg%)	9 - 11	4 - 6
Phosphat (mg%)	2 - 4	1 - 1,7

Um die sportliche Leistungsfähigkeit zu erhalten, ist verständlicherweise sowohl die Flüssigkeits- als auch die Mineralbilanz auszugleichen. Der größte Flüssigkeitsbedarf liegt unmittelbar nach dem Wettkampf vor, doch sollte in Ausdauerdisziplinen bzw. allen längerdauernden Wettbewerben schon zwischendurch mit dem Flüssigkeits- und Mineralausgleich begonnen werden. Dazu eignen sich Obstsäfte mit Mineralwässern, Tees, Suppen oder industrielle mineralhältige Getränke. Die Zufuhr von reinem Wasser ist sinnlos, weil der Organismus dieses Wasser nicht halten kann und über die Verdunstung der neu zugeführten Flüssigkeit weitere Elektrolytverluste entstehen. Zweckmäßig ist es, die oftmals benötigten größeren Flüssigkeitsmengen verteilt auf mehrere kleinere Portionen in kurzen Zeitabschnitten aufzunehmen, um Magenbeschwerden nach Möglichkeit hintanzuhalten. Kohlensäurehältige Getränke sind ebenfalls zu vermeiden, weil die im Magen frei werdende Kohlensäure zu Blähungen mit nachfolgendem Zwerchfellhochstand führt und somit auch die Atmung beeinträchtigt werden kann bzw. in seltenen Fällen auch Herzbeschwerden auftreten können.

Gewichtmachen

In Sportarten, in denen Gewichtsklassen bestehen, wie etwa im Ringen, Boxen, Judo, Karate oder Gewichtheben, werden zum Zwecke der Gewichtsreduktion neben diätetischen Maßnahmen immer wieder „Entwässerungen" durchgeführt. Dazu bedient man sich meist der Sauna, aber auch medikamentöse Versuche mit Abführmitteln oder Saluretika sind gar nicht so selten. Aus den im vorigen Abschnitt besprochenen Gründen ist eine Gewichtsreduktion, welche durch Wasser- und Elektrolytentzug bewerkstelligt wird, sicher nicht leistungsfördernd. Im Extremfall ist ein Kreislaufkollaps im Wettkampf möglich, wie Untersuchungen von *Nöcker* (18) ergaben. Wenn schon innerhalb kürzester Zeit eine Gewichtsreduktion erreicht werden muß, dann geschieht dies noch am günstigsten durch Verabreichung einer eiweiß-und kohlenhydratreichen Kost von wenigstens 2000 bis 3000 kcal mit weitgehendem Flüssigkeitsentzug, einer Kostform also, die maximal nur 2 bis 3 Tage durchgeführt werden sollte. Eine geringe Leistungsminderung läßt sich jedoch mit diesem Kostregime auch nicht verhindern, doch kann der Vorteil eines Starts in der niedrigeren Gewichtsklasse somit noch meistens wahrgenommen werden. Gut trainierte Sportler vertragen einen solchen Flüssigkeitsentzug offensichtlich besser als schlecht trainierte. In der Praxis wird dann ohnehin häufig zwischen Abwaage und Wettkampfbeginn eine geringe Flüssigkeitsmenge von etwa 100 bis 200 ml zugeführt. Gewichtsreduktionen sollten jedoch prinzipiell nicht am letzten Tag durchgeführt werden, sondern schon rechtzeitig durch Umstellung im Ernährungsplan eingeleitet werden.

Alkohol im Sport

Durch einschlägige Untersuchungen ist ausreichend belegt, daß Alkohol zu einer Abnahme der körperlichen Leistungsfähigkeit führt. Erstes Zeichen ist die Verlangsamung der Reaktionszeit, gefolgt von Koordinationsstörungen. Blutalkoholspiegel von etwa 0,6 bis 0,7‰ führen nach Untersuchungen von *Schürch* et al. (25, 26) im submaximalen Belastungsbereich zu keiner Beeinträchtigung der Leistung und des Energiestoffwechsels. Anders liegen die Verhältnisse bei höheren Alkoholdosen. Als Beispiel darf der Belastungsversuch bei einem 21jährigen Probanden angeführt werden, welcher nach 3 Flaschen Bier eine Leistungsabnahme um 33% aufwies und bei dem eine zusätzliche Gabe von 150 ml 40%igen Branntweines sogar zu einer Halbierung der ursprünglichen Leistungsfähigkeit führte (3). Bei Jugendlichen ist die Reduktion der Leistungsfähigkeit ausgeprägter als bei Erwachsenen. Dieser objektiv meßbaren Leistungseinbuße steht meist das subjektive Befinden der Athleten gegenüber, die nach Alkoholgenuß fälschlicherweise meinen, leistungsfähiger zu sein. Dies beruht lediglich auf dem trügerischen Gefühl, besser oder mutiger zu sein. Bekannt geworden ist in diesem Zusammenhang auch der Alkohol im Schießsport als sogenanntes „Zielwasser", eine sicherlich obsolet gewordene Maßnahme zum Erreichen guter Schußresultate. Jeder Athlet, der echte Höchstleistungen bringen will, sollte daher wegen der eingangs erwähnten negativen Auswirkungen auf das Leistungsverhalten sowie die Reaktions- und Koordinationsfähigkeiten auf Alkoholgenuß verzichten.

Anhang

Im Anhang zu den bisherigen Ausführungen ist in Tabelle 16 der Nährstoff- und Kaloriengehalt der gebräuchlichsten Nahrungsmittel und Getränke zusammengestellt.

Tab. 16. Nährstoff- und Kalorientabelle. Die angeführten Werte wurden bis auf wenige Ausnahmen auf- bzw. abgerundet und stellen Durchschnittswerte dar. Die Berechnung erfolgte nach folgenden Richtwerten: 1 g Kohlenhydrate = 4,1 Kalorien = 17 Joule, 1 g Fett = 9,3 Kalorien = 39 Joule, 1 g Eiweiß = 4,1 Kalorien = 17 Joule, 1 g Alkohol = 7,0 Kalorien = 30 Joule, 1 g organische Säure = 4,1 Kalorien = 17 Joule, 1 g Zitronensäure = 3,4 Kalorien = 14 Joule. Das Zeichen + bedeutet, daß der entsprechende Nährstoff nur in Spuren, das Zeichen –, daß er nicht oder in kaum nachweisbaren Mengen vorhanden ist.

100 g Nahrungsmittel enthalten	KH (g)	Fett (g)	EW (g)	Kal.	Joule
Fleisch:					
Rindfleisch, mager	1	4	21	125	520
Rindfleisch, fett	+	25	19	310	1300
faschiertes Rindfleisch	+	16	18	225	940
Kalbfleisch, mager	+	3	22	120	500
Kalbfleisch, mittelfett	+	7	20	145	610
Schweinefleisch, mager	–	6	20	140	590
Schweinefleisch, mittelfett	–	21	16	260	1090
Schweinefleisch, fett	–	35	10	365	1530
Schaffleisch, mager	–	6	20	140	590
Wild:					
Hase	–	1	23	105	440
Hirsch	–	3	21	115	480
Reh	–	2	21	105	440
Wildschwein	–	3	22	120	500
Geflügel:					
Brathuhnfleisch, mager	–	6	20	140	590
Suppenhuhnfleisch	–	9	19	160	670
Truthahnfleisch	–	8	20	155	650
Gansfleisch, mager	–	10	17	165	690
Gansfleisch, fett	–	43	10	440	1850
Entenfleisch, mager	–	14	18	205	860
Entenfleisch, fett	–	40	14	430	1800
Hühnerleber	6	7	15	150	630
Gansleber	4	10	18	180	750
Innereien:					
Kalbsleber	4	4	18	125	520
Rindsleber	6	3	18	125	520
Schweinsleber	1	5	19	130	550
Bries	–	1	28	125	520

Tab. 16 (Fortsetzung).

100 g Nahrungsmittel enthalten	KH (g)	Fett (g)	EW (g)	Kal.	Joule
Speck	-	85	3	805	3380
Speck, durchwachsen	-	60	8	590	2480
Rollschinken	-	24	17	295	1240
Schinken, gekocht, mager	-	10	19	170	710
Würste:					
Augsburger	6	18	11	325	1360
Blutwurst	5	32	14	370	1550
Braunschweiger	2	36	10	385	1610
Extrawurst	1	24	10	270	1130
Frankfurter	1	25	12	290	1220
Knackwurst	2	25	11	290	1220
Krakauer	0	13	17	195	810
Leberkäse	6	17	11	230	970
Mettwurst	-	56	15	585	2460
Mortadella	-	24	17	295	1240
Polnische	-	33	14	360	1510
Salami	-	47	27	550	2310
Schinkenwurst	-	8	18	150	630
Fische:					
Aal	-	26	13	295	1240
Heringsfilet	-	18	17	240	1010
Bückling	-	14	22	220	920
Kabeljau-, Dorschfilet	-	1	18	74	310
Scholle	-	2	16	85	360
Thunfisch	-	15	21	225	940
Ölsardinen, abgetropft	-	16	24	255	1070
Forelle	-	1	19	90	380
Karpfen	-	7	19	145	610
Zander, Schill	-	1	19	90	380

100 g Nahrungsmittel enthalten	KH (g)	Fett (g)	EW (g)	Kal.	Joule
Ei, 1 Stück	+	6	7	85	360
Eigelb, 1	+	6	3	70	290
Eiklar, 1	-	-	4	15	63
Milch und Milchprodukte:					
Vollmilch	4,8	3,6	3,4	65	270
Buttermilch	3,2	1,0	3,4	35	150
Joghurt	4,2	3,6	3,4	60	250
Magermilch	4,6	-	3,6	35	150
Fruchtmilch	11,0	3,2	3,2	87	360
Kaffeeobers	4,0	10,0	3,5	125	520
Schlagobers	3,0	36,0	2,7	360	1510
Sauerrahm	3,2	15,0	3,5	170	710
Butter	1,0	82,0	1,0	770	3230
Topfen, 10 % i. T.	4,0	3,0	18,0	120	500
Topfen, 20 % i. T.	4,0	6,0	18,0	145	610
Topfen, 40 % i. T.	4,0	13,0	16,0	205	860
Gervais, 55 % i. T.	4,0	23,0	13,0	285	1200
Brie, 45 %	2,0	22,0	19,0	290	1220
Camembert, 45 %	2,0	22,0	19,0	290	1220
Edamer, 34 %	2,0	21,0	28,0	320	1340
Emmentaler, 45 %	2,0	32,0	27,0	420	1760
Rahmkäse	2,0	27,0	16,0	325	1360
Schmelzkäse, vollfett	2,0	26,0	25,0	355	1490
Schmelzkäse, halbfett	2,0	11,0	25,0	215	900
Fette und Öle:					
Butter	1,0	82,0	1,0	770	3230
Margarine	+	81,0	1,0	760	3190
Schweineschmalz	+	99,0	+	920	3860
Speiseöle	-	100,0	-	930	3900

Tab. 16 (Fortsetzung).

100 g Nahrungsmittel enthalten	KH (g)	Fett (g)	EW (g)	Kal.	Joule
Getreideprodukte:					
Weizenmehl	72	2	11	360	1510
Roggenmehl	74	1	8	345	1450
Reis, poliert	79	1	7	360	1510
Haferflocken	66	7	14	390	1640
Semmelbrösel	72	1	13	360	1510
Eierteigwaren	79	2	10	385	1620
Grießteigwaren	74	1	10	355	1490
Puddingpulver	80	2	5	365	1530
Brote:					
Vollkornbrot	52	1	8	255	1070
Roggenmischbrot	53	1	6	150	1050
Weißbrot	53	+	7	245	1030
Knäckebrot	70	2	10	350	1470
Pumpernickel	50	1	6	240	1010
Weißgebäck	58	1	7	275	1160
Mürbgebäck	57	7	7	330	1390
Zwieback	76	4	10	390	1640
Konditoreiwaren:					
Keks, fettarm	82	5	9	420	1760
Keks, fettreich	62	24	11	520	2180
Kaffeekuchen	47	9	8	310	1300
Geleewaren	84	–	–	345	1450
Zuckerl	96	–	–	395	1660
Speiseschokolade	62	27	8	540	2270
Zucker	100	–	–	410	1720
Honig	81	–	+	335	1410
Traubenzucker	99	–	–	405	1700
Kakao, vollfett	31	26	22	460	1930

100 g Nahrungsmittel enthalten	KH (g)	Fett (g)	EW (g)	Kal.	Joule
Hülsenfrüchte:					
Bohnen	47	2	26	320	1340
Erbsen	53	2	23	330	1390
Linsen	53	2	26	340	1430
Erbswurst	32	34	16	515	2160
Nüsse:					
Walnuß	13	59	17	670	2810
Haselnuß	7	63	17	685	2880
Mandeln	13	53	21	630	2650
Erdnüsse, geröstet	16	45	28	600	2520
Gemüse:					
Bohnen, grün	10	+	5	50	210
Broccoli	4	+	3	30	130
Erbsen, grün	12	+	6	75	310
Endiviensalat	2	+	2	15	60
Gurken	1	–	1	10	40
Karfiol, Blumenkohl	5	+	2	30	130
Karotten	7	+	1	35	150
Kartoffeln, alt	21	+	2	95	400
Kartoffeln, heurige	17	+	2	80	340
Pommes frites	40	10	3	270	1130
Pommes chips	50	38	5	560	2350
Kohl	5	+	5	35	150
Kohlrabi	6	+	3	40	170
Kohlsprossen	7	+	4	45	190
Kraut, weiß	4	+	1	20	80
Kraut, rot	5	+	1	25	100
Kürbis	6	+	1	30	130
Mais	19	1	3	100	420
Paprika	5	+	1	25	100
Radieschen	4	+	1	20	80

Tab. 16 (Fortsetzung).

100 g Nahrungsmittel enthalten	KH (g)	Fett (g)	EW (g)	Kal.	Joule
Rettich	8	-	-	40	170
Rote Rüben	7	+	1	35	150
Salat, grün	7	+	1	15	60
Chinakohl	3	+	2	20	80
Vogerlsalat	3	+	2	20	80
Sauerkraut	4	+	2	25	100
Sellerie, knolle	7	+	2	40	170
Spargel	2	+	2	15	60
Spinat	3	+	3	25	100
Tomaten	4	+	1	20	80
Zwiebeln	9	+	1	45	190
Pilze:					
Champignon	5	+	5	45	190
Eierschwämme	3	+	2	20	80
Steinpilze	5	+	5	40	170
Obst:					
Ananas	12	+	+	50	210
Äpfel	10	+	+	40	170
Marillen, Aprikosen	12	+	1	50	210
Bananen	20	+	1	85	360
Birnen	13	+	+	55	230
Grapefruit	5	1	1	30	130
Datteln	66	+	2	280	1180
Erdbeeren	8	2	1	45	190
Feigen, frisch	18	+	1	80	340
Feigen, getrocknet	64	2	4	285	1200
Heidelbeeren	14	2	1	70	290
Himbeeren	8	+	1	40	170
Ribisel, Johannisbeeren rot	8	4	1	50	210
Ribisel, schwarz	10	3	1	55	230
Kirschen	11	+	1	50	210

100 g Nahrungsmittel enthalten	KH (g)	Fett (g)	EW (g)	Kal.	Joule
Orangen	7	1	1	40	170
Pflaumen	12	1	1	55	230
Pflaumen, getrocknet	60	+	2	260	1100
Pfirsiche	10	1	1	45	190
Preiselbeeren	9	2	+	45	190
Rosinen	73	+	3	310	1300
Weintrauben	16	+	1	70	290
Zitronen	5	3	1	35	150
Obstsäfte:					
Apfelsaft	11	1	+	50	210
Grapefruitsaft	10	3	+	45	190
Himbeersirup	69	1	+	285	1200
Ribiselsaft, rot	12	1	+	50	210
Ribiselsaft, schwarz	13	1	+	60	250
Orangensaft	12	1	1	50	210
Traubensaft	15	+	+	60	250
Zitronensaft	8	6	+	50	210
Cola-Getränke	±1	1	-	50	210

Alkoholika (100 ml):	KH (g)	Alk. (g)	Kal.	Joule
Bier, normal, hell	4,3	3,7	45	190
Bier, normal, dunkel	6,3	3,6	50	210
Bier, Export	4,8	4,4	50	210
Weißwein, herb	1,2	6,8	50	210
Weißwein, mild	2,1	8,1	65	280
Rotwein, herb	2,0	9,0	70	290
Rotwein, mild	2,2	9,5	70	290
Dessertwein, süß	17,0	13,0	160	670
Sekt, halbsüß	6,0	10,0	95	400
Sekt, süß	11,0	9,0	110	460
Sekt trocken	1,0	10,0	75	310
Liköre, süß	30,0	30,0	330	1390
Branntweine	-	26,0-48,0	180-335	760-1400

Literatur

(1) Åstrand, P.-O., Rodahl, K.: Textbook of work physiology. McGraw-Hill, New York 1970.
(2) Bergström, J., Hultman, E.: A study of the glycogen metabolism during exercise in man. J. clin. Lab. Invest. 19, 218 (1967).
(3) Biener, K.: Sport und Ernährung. Habegger, Derendingen 1976.
(4) Christensen, E. H., Hansen, O.: Arbeitsfähigkeit und Ernährung. Scand. Arch. Physiol. 81, 160 (1939).
(5) Consolazio, C. F., Johnson, H. L., Nelson, K. A., Damise, J. G., Skala, J. H.: Protein metabolism during intensive physical training in the young adult. Amer. J. clin. Nutr. 28, 29 (1978).
(6) Documenta Geigy, Wissenschaftliche Tabellen, 7. Aufl., Basel 1968.
(7) Donath, R., Schüler, K.-P.: Ernährung der Sportler. Sportverlag, Berlin 1972.
(8) Felig, P., Wahren, J.: Amino acid metabolism in exercising man. J. clin. Invest. 50, 2703 (1971).
(9) Glatzel, H.: Die Ernährung des Leistungssportlers des zweiten Weges. Med. Klinik 65, 126 (1970).
(10) Gräfe, H.-K.: Optimale Ernährungsbilanzen für Leistungssportler. Akademie-Verlag, Berlin 1964.
(11) Gräfe, H.-K., Jakowlew, N. N.: Zitiert nach Donath, R., Schüler, K.-P. (7).
(12) Howarth, R. E.: Influence of dietary protein on rat skeletal muscle growth. J. Nutr. 102, 37 (1972).
(13) Jakowlew, N. N.: Ernährung des Sportlers am Wettkampftag. Sportverlag, Berlin 1956.
(14) Keul, J., Haralambie, G.: Die Wirkung von Kohlenhydraten auf die Leistungsfähigkeit und die energieliefernden Substrate im Blut bei langwährender Körperarbeit. Dtsch. med. Wschr. 98, 1806 (1973).
(15) Konopka, P., Obergfell, W.: Die gesunde Ernährung des Sportlers. Central-Druck-Verlagsgesellschaft, Stuttgart 1980.
(16) Lang, K., Schoen, R.: Die Ernährung. Physiologie, Pathologie, Therapie. Heidelberg 1952.
(17) Nöcker, J.: Physiologie der Leibesübungen. 3. Aufl. Enke, Stuttgart 1976.
(18) Nöcker, J.: Ernährung des Sportlers. 2. Aufl. Hofmann, Schorndorf 1978.
(19) Poortmans, J. R.: Effects of long lasting physical exercise and training on protein metabolism. In: Metabolic adaptation to prolonged physical exercise. Hrsg.: H. Howald, J. R. Poortmans. Birkhäuser, Basel 1975.
(20) Rogoskin, V. A.: The effect of the number of daily training sessions on skeletal muscle protein synthesis. Med. Sci. Sports 8, 223 (1976).
(21) Saltin, B.: Aerobic work capacity and circulation at exercise in man. Acta physiol. Scand. 62, Suppl. 230 (1964).
(22) Saltin, B., Hermansen, L.: Glycogen stores and prolonged severe exercise. In: Physical activity and nutrition. Almqvist & Wiksell, Uppsala 1967.
(23) Saltin, B., Karlsson, J.: Die Ernährung des Sportlers. In: Zentrale Themen der Sportmedizin. Hrsg.: W. Hollmann. Springer, Berlin 1977.
(24) Schneider, F.: Die Ernährung des Sportlers. Med. und Sport 19, 321 (1979).
(25) Schürch, P. M., Neumann, A., Hollmann, W.: Über den Einfluß von Alkohol auf den Kreislauf bei einer einstündigen Fahrradergometerarbeit. Sportarzt, Sportmed. 28, 14 (1977).
(26) Schürch, P. M., Reinke, A., Hollmann, W.: Über den Einfluß von Alkohol auf einige Stoffwechselgrößen bei einer einstündigen Fahrradergometerbelastung. Med. Welt 29, 169 (1978).
(27) Stucke, K., Fischer, V., Feldmeier, H., Heun, L.: Förderung des Trainingsniveaus durch hochkonzentrierte Eiweißzufuhr. Münch. med. Wschr. 114, 496 (1972).
(28) Stucke, K., Fischer, V., Schmidtlein, C.: Zur psychischen Leistungsfähigkeit des trainierenden Sportlers unter hochkonzentrierter Eiweißzufuhr. Sportarzt u. Sportmed. 24, 227 (1973).
(29) Zobel, M., Wnuck, A.: Neuzeitliche Gemeinschaftsverpflegung. Leipzig 1964.

Kapitel 7

Vitaminhaushalt des Sportlers

A. Aigner

Vitamine sind lebensnotwendige, physiologisch hochaktive organische Verbindungen, welche dem Organismus entweder als fertiges Produkt oder bei einigen Vitaminen auch in Form leicht umwandelbarer Vorstufen, den Provitaminen, zugeführt werden müssen. Vitamine sind normalerweise Bestandteil unserer täglichen Nahrung, sie können aber auch zusätzlich in Form von Tabletten, Brausentabletten, Säften und dergleichen eingenommen werden, um relativen oder absoluten Mangelzuständen vorzubeugen. Eine weitere Anwendungsmöglichkeit besteht darin, sie in meist sehr hohen Dosen zu therapeutischen Zwecken einzusetzen, was im Sport jedoch von untergeordneter Bedeutung ist.

Der normale tägliche Bedarf an den verschiedenen Vitaminen ist sehr unterschiedlich und hängt unter anderem auch vom aktuellen Gesundheitszustand und der körperlichen Aktivität ab, doch handelt es sich insgesamt um sehr geringfügige Mengen. Auch die Nahrungszusammensetzung wirkt sich auf den Vitaminbedarf aus, da beispielsweise mit einer Zunahme der Kohlenhydrate in der Nahrung auch eine vermehrte Vitamin-B_1-Zufuhr einhergehen sollte. Der Bedarf kann zum Teil aus pflanzlichen, zum Teil aus tierischen Nahrungsbestandteilen gedeckt werden, wobei jedoch zu beachten ist, daß manche Vitamine durch Kochen, Lagerung, Konservierungsmittel oder Lichteinfluß zerstört werden können.

Eine vollwertige Nahrung sollte alle nötigen Vitamine in genügender Menge enthalten. In bestimmten Situationen kann jedoch die üblicherweise durch die Nahrung zugeführte Menge nicht zur optimalen Versorgung des Organismus ausreichend sein wie etwa im Wachstum oder in der Schwangerschaft bzw. beim Sport. Gerade beim Sport ist der Bedarf an Vitaminen der B-Gruppe und an Vitamin C größer als beim Nichtsportler und es verwundert daher nicht, daß die Versuche von *Jakowlew* (2) zeigen, daß Trainierte gegenüber einer Unterversorgung empfindlicher reagieren als Untrainierte. Der durchschnittliche tägliche Vitaminbedarf von nicht sporttreibenden Erwachsenen, Athleten von Kraft- und Schnellkraftdisziplinen bzw. Ausdauersportarten ist in Tabelle 1 angeführt.

Die Vitamine werden entsprechend ihrer Löslichkeit in fettlösliche – Vitamin A, D, E und K – und wasserlösliche – Vitamin-B-Komplex und Vitamin C – eingeteilt. Auf alle Vitaminwirkungen bzw. Mangelerscheinungen einzugehen, ist in dieser Darstellung nicht möglich, doch sollen nachfolgend die wichtigsten Eigenschaften der Vitamine und ihre speziellen Bezugspunkte zum Sport kurz erläutert werden.

Fettlösliche Vitamine

1. Vitamin A (Retinol)

Vitamin A (Abb. 1) kommt als solches nur in tierischen Produkten vor, wo es sich besonders reichlich im Lebertran, aber auch Milch, Butter, Fettkäse und in der

Tab. 1. Täglicher Bedarf des Sportlers an Vitaminen und vitaminähnlichen Substanzen.

VITAMIN	NICHTSPORTLER	KRAFT - UND SCHNELL-KRAFTSPORTLER	AUSDAUERSPORTLER
A (Retinol)	1,5 mg (5000 IE)	2 mg (6500 IE)	2 mg (6500 IE)
B_1 (Aneurin)	1,5 mg	4 - 6 mg	6 - 10 mg
B_2 (Riboflavin)	2 mg	3 mg	4 mg
B_6 (Pyridoxin)	2 mg	4 mg	5 mg
B_{12} (Cobalamin)	2 µg	2 µg	5 µg
B_{15} (Pangamsäure)	2 mg	unbekannt	unbekannt
Niacinamid (PPF)	10 - 20 mg	25 mg	25 - 30 mg
Folsäure	1 - 2 mg	vermutlich↑	vermutlich↑
Biotin (Vit. H)	0,1 - 0,3 mg	0,1 - 0,3 mg	0,1 - 0,3 mg
Pantothensäure	10 - 15 mg	vermutlich↑	vermutlich↑
C (l-Ascorbinsäure)	70 mg	200 - 300 mg	300 - 400 mg
D (Calciferol)	2,5 µg (100 IE)	3 µg (120 IE)	3 µg (120 IE)
E (Tocopherol)	25 - 30 mg	50 mg	50 mg
K	1 - 2 mg	1 - 2 mg	1 - 2 mg
myo-Inosit	1 g (gesch.)	unbekannt	unbekannt
Cholin	150 - 500 mg (geschätzt)	unbekannt	unbekannt
Polyensäuren (Vit.F)	7 - 8 g (geschätzt)	unbekannt	unbekannt

Säugetierleber findet. Die Vorstufen des Vitamin A kommen als β-Carotine sowohl in tierischen Produkten wie Milch und Tierfetten vor als auch in pflanzlichen Nahrungsbestandteilen wie Karotten, Spinat, Erbsen und Tomaten. Durch Erhitzen beim Kochen und Braten werden rund 20% des Vitamins inaktiviert.

Bei Vitamin-A-Mangel treten Degenerationen von Epithelzellen auf und die Haare werden brüchig bzw. fallen aus. Daneben zählen als Augenmanifestation die Xerophthalmie und Keratomalazie zu den bedeutendsten Folgeerscheinungen sowie auch die Verschlechterung der Dunkeladaptation, da Vitamin A in Form des 11-Cis-Vitamin-A-Aldehyds Bestandteil des Sehpurpurs (Rhodopsin) ist.

Bei einem Überangebot von Vitamin A gibt es Vergiftungserscheinungen, die bei akuten Formen als Kopfschmerzen, Erbrechen, Diarrhoe und etwas verzögert als Abstoßen größerer Hautareale in Erscheinung treten. Die chronische Vergiftung äußert sich in Wachstumsstörungen und vermehrt auftretenden Knochenbrüchen.

Tagesbedarf: Kinder benötigen 2000 IE, Erwachsene 5000 IE pro Tag (1000 IE Vitamin A entsprechen 0,3 mg).

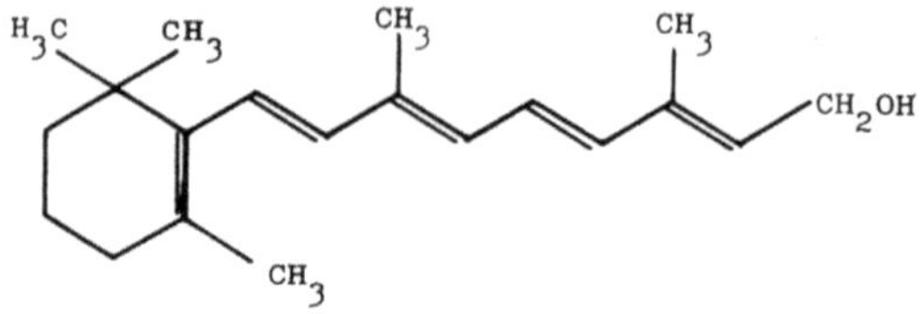

Abb. 1. Vitamin A (Retinol).

Für den Sportler mit seiner erhöhten Beanspruchung der Haut ergibt sich die Notwendigkeit einer ausreichenden, im Vergleich zu Normalpersonen auf etwa 6500 IE (2 mg) gesteigerten Zufuhr von Vitamin A.

2. Vitamin D (Calciferol)

Vitamin D (Abb. 2) kommt in Form des Vitamin D_3 (Cholecalziferol) im Thunfisch-Lebertran vor, das Provitamin Ergosterin in Pilzen und im Hefefett. Aus dem Ergosterin und anderen Provitaminen wird in der Haut durch UV-Bestrahlung Vitamin D gebildet. Geringe Mengen von Vitamin D_3 sind auch im Eidotter, in der Milch, Milchprodukten und Butter vorhanden. Vitamin D_2 (Ergocalciferol) findet sich in kleinen Mengen in Fischleberölen. Diese beiden D-Vitamine unterscheiden sich chemisch nur sehr geringfügig in der Seitenkette, hinsichtlich ihrer Wirksamkeit für den Menschen besteht jedoch kein Unterschied.

Vitamin D fördert die Resorption von Kalzium aus dem Darm und zusammen mit dem Parathormon die Kalziumablagerung in den Knochen. Die klassische Vitamin-D-Mangelerkrankung ist die Rhachitis, welche auf einer Störung des Kalzium- und Phosphatstoffwechsels beruht. Bei einer Überdosierung von Vitamin D kommt es zu einer Kalziummobilisierung aus den Knochen, Anstieg des Serum-Kalziumspiegels und zu Kalziumablagerungen in anderen Organen, vornehmlich in Gefäßwänden und Nieren.

Tagesbedarf: Für Kinder und Erwachsene beträgt der Tagesbedarf rund 400 IE (1000 IE entsprechen 25 µg Vitamin D_3).

Im Sport sind Vitamin-D-Mangelzustände nicht bekannt, da die Athleten einerseits durch die Nahrung und andererseits durch die Sonnenbestrahlung der Haut über genügend Vitamin D verfügen.

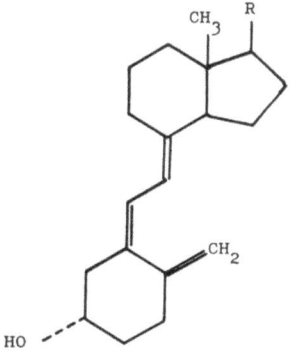

Abb. 2. Vitamin D (Calciferol).

3. Vitamin E (Tokopherole)

Vitamin E (Abb. 3) besteht aus einer Gruppe von Tokopherolen, von denen das α-Tokopherol biologisch am wirksamsten ist. Vitamin E ist gegenüber UV-Licht und oxydierenden Substanzen sehr empfindlich. Es kommt besonders in Getreidekeimlingen, Reis und verschiedenen Ölsorten vor und findet sich daher reichlich in Weizenkeimöl, Maisöl und Sojaöl.

Vitamin E ist bei der oxydativen Phosphorylierung mitbeteiligt und verbessert dadurch die Verwertung des Sauerstoffs in der Muskelzelle, was sich bei Belastungen auch in einer Verminderung der Sauerstoffschuld ausdrückt. Außerdem unterstützt es die Nukleinsäuresynthese und somit den Eiweißaufbau.

Echte Vitamin-E-Mangelerscheinungen sind beim Menschen im Gegensatz zu Ergebnissen aus Tierexperimenten bisher nie beobachtet worden.

Tagesbedarf: Der Tagesbedarf des Erwachsenen liegt bei 25 bis 30 mg.

Für den Sportler ist auf Grund des Wirkungsprofils von Vitamin E der Bedarf im Vergleich zu Normalpersonen als erhöht anzunehmen und es werden daher bis zu 50 mg/Tag und mehr gefordert (3).

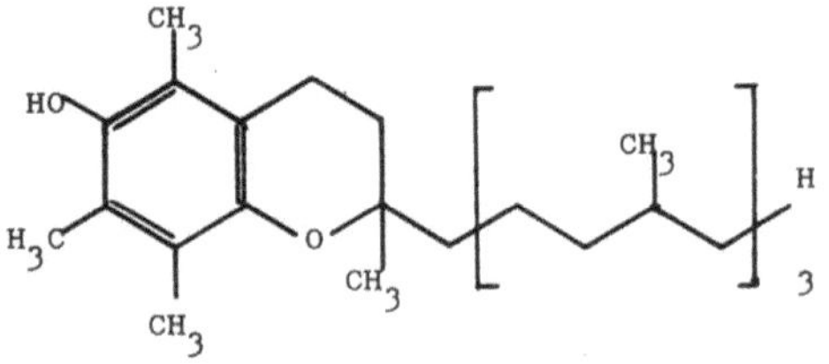

Abb. 3. Vitamin E (Tokopherol).

4. Vitamin K

Vitamin K (Abb. 4) besteht aus einer Reihe von Naphthochinonderivaten, die sowohl in tierischen Zellen als auch in grünen Blättern, vor allem in Kohlgemüse und Spinat, vorkommen. Reich an Vitamin K sind auch Erbsen, Leber und in geringerem Umfang die Kuhmilch.

Vitamin-K-Mangel führt zu einer gesteigerten Blutungsneigung, weil dabei in der Leber die Bildung von Prothrombin und der Gerinnungsfaktoren V, IX und X gestört ist.

Tagesbedarf: Der Tagesbedarf des Erwachsenen von 1 bis 2 mg kann normalerweise aus der Nahrung leicht gedeckt werden und zudem ist die Darmflora in der Lage, diese Menge zu synthetisieren (1).

Für den Sportler ergeben sich hinsichtlich des Vitamin-K-Bedarfes keine Besonderheiten.

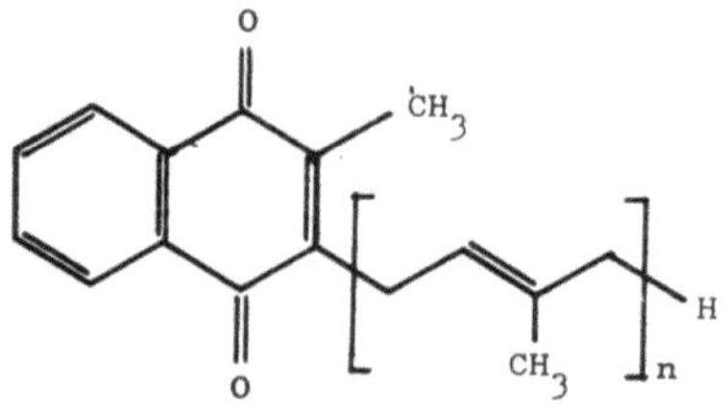

Abb. 4. Vitamin K (n = 6 bis 9).

Wasserlösliche Vitamine

1. Vitamin B_1 (Aneurin, Thiamin)

Vitamin B_1 (Abb. 5) wurde als erstes Vitamin bereits 1897 entdeckt. Es ist hitzelabil und kommt besonders in Hefe, Fleisch, Getreideprodukten und Hülsenfrüchten vor, aber auch Kartoffeln, Milch und Milchprodukte enthalten dieses Vitamin. Interessant ist, daß Vitamin B_1 auch von der Darmflora synthetisiert werden kann, diese Mengen aber nicht resorbiert werden und daher dem Organismus auch nicht zur Verfügung stehen können (1). Vitamin B_1 kommt in den Zellen hauptsächlich als Thiaminpyrophosphat vor und ist in dieser Form Bestandteil von Codecarboxylasen (früher Cocarboxylasen genannt) wie z. B. der Pyruvatdecarboxylase.

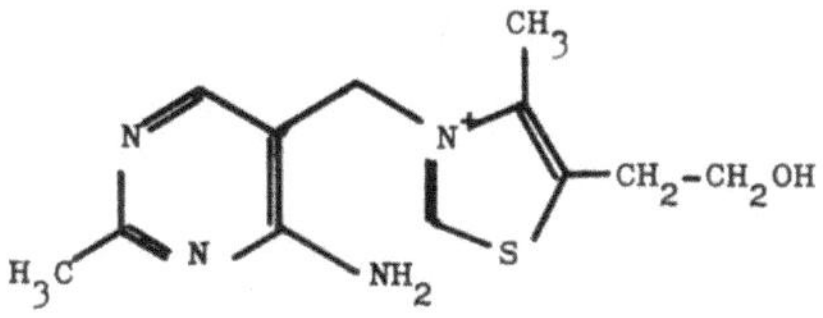

Abb. 5. Vitamin B_1 (Aneurin, Thiamin).

Auf Grund der Stellung von Vitamin B_1 im Stoffwechsel steigt bei Thiaminmangel der Serumspiegel der Brenztraubensäure an und die Bildung der aktivierten Essigsäure, einer Startersubstanz des Zitronensäurezyklus, wird gebremst. In der Folge nimmt die Umwandlung von Pyruvat zu Laktat zu, was zu einer Gewebsanhäufung von Milchsäure mit allen negativen Auswirkungen auf die Leistungsfähigkeit führt. Die Beteiligung von Vitamin B_1, aber auch anderer Vitamine aus dem B-Komplex am Zwischenstoffwechsel ist schematisch in Abbildung 6 dargestellt.

Leichter Thiaminmangel führt zu Appetiteinschränkung, Depressionen und Leistungsabnahme, stärkerer Mangel zu Blutdruckabfall, Ruhe-Bradykardie und Belastungs-Tachykardie. Chronischer Thiaminmangel ruft das Krankheitsbild der Beriberi mit neuritischen oder auch zerebralen Symptomen bzw. Myokardinsuffizienz hervor.

Tagesbedarf: Der Tagesbedarf des Erwachsenen beträgt im Durchschnitt 1 bis 2 mg, doch hängt dies von der Zusammensetzung der Nahrung ab. So bedingt eine kohlenhydratreiche Ernährung einen gesteigerten Bedarf an Vitamin B_1. Der Tagesbedarf ist am besten nach folgender Formel zu berechnen:

1000 Nicht-Fettkalorien benötigen 0,47 mg Vitamin B_1

Für den Sportler, vor allem für den Ausdauerathleten ist wegen der in diesen Disziplinen notwendigen kohlenhydratreichen Ernährung ein gesteigerter Bedarf zu veranschlagen, der gegebenenfalls durch Vitamin-B_1-hältige Präparate gedeckt werden muß.

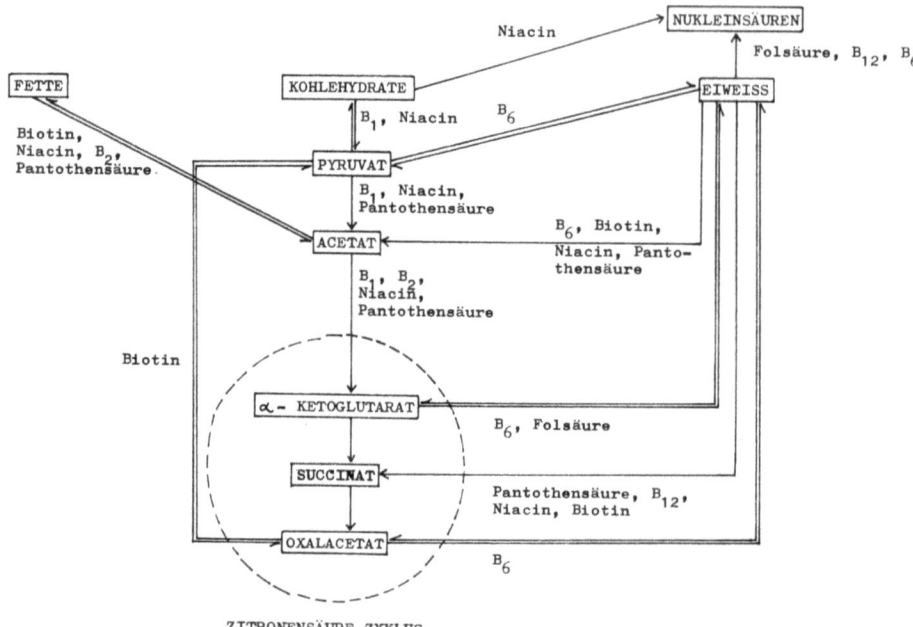

Abb. 6. Beteiligung verschiedener B-Vitamine am Zwischenstoffwechsel (modifiziert nach *Weber* und *Wiss* [6]).

2. Vitamin B_2 (Riboflavin)

Vitamin B_2 (Abb. 7) ist eine relativ hitzestabile Substanz, die jedoch bei alkalischer Reaktion durch Sonnenlicht schnell zerstört wird. Riboflavin kommt besonders in Leber, Fleisch, Milch, Eiern, Hefe, Kartoffeln und Gemüsen vor. Es wirkt bei den Codehydrogenasen als reversibles Redoxsystem und ist wichtig für den Aufbau der gelben Atmungsfermente (FAD, FMN) in den Mitochondrien.

Bei Vitamin-B_2-Mangel kommt es zur Entzündung der Haut und Schleimhäute, Glossitis, Stomatitis sowie zu Mundwinkelrhagaden. Im Kindesalter tritt zusätzlich eine Wachstumsverlangsamung auf.

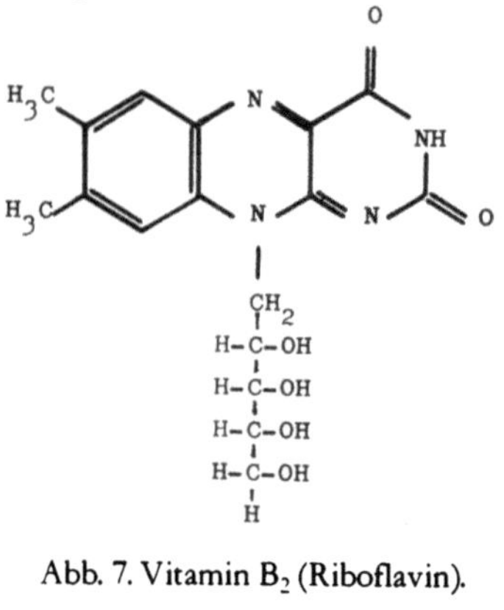

Abb. 7. Vitamin B_2 (Riboflavin).

Tagesbedarf: Der Tagesbedarf des Erwachsenen beträgt 2 bis 3 mg. Für den Sportler wird wegen der Wichtigkeit von Riboflavin für die Fermente der Atmungskette ein gesteigerter Bedarf an Vitamin B_2 angenommen.

3. Vitamin B_6

Vitamin B_6 (Abb. 8) besteht aus einem Gemisch von Pyridoxin, Pyridoxal und Pyridoxamin und ist in der Natur weit verbreitet, weswegen ein Mangel relativ selten auftritt. Diese Substanz ist ziemlich hitzestabil, wird jedoch durch Licht zerstört. Vitamin B_6 kommt vor allem in Fleisch, Hefe, Weizen, Vollkornbrot, Eigelb und Kuhmilch vor.

Vitamin B_6 ist ein Cofaktor bei der Decarboxylierung von Aminosäuren und wird ebenso für Desaminierungsprozesse sowie für die Aminierung von Ketosäuren benötigt und spielt somit im Eiweißstoffwechsel eine große Rolle. Beim Menschen treten als Mangelerscheinungen epileptiforme Krämpfe und neuritische Symptome mit nachfolgender Einschränkung der Koordinationsfähigkeit auf sowie in seltenen Fällen eine hypochrome mikrozytäre Anämie.

Tagesbedarf: Der Tagesbedarf liegt bei etwa 2 mg, er wird jedoch vom Ausmaß des Eiweißumsatzes beeinflußt, weil phosphoryliertes Vitamin B_6 wie erwähnt als Cofaktor bei der Decarboxylierung von Aminosäuren benötigt wird. Für den Sportler und hier wiederum für den Kraftsportler ist daher ein erhöhter Bedarf an Vitamin B_6 gegeben. Wird Vitamin B_6 jedoch längere Zeit in enorm hohen Dosen von 2 g täglich und mehr eingenommen, ist mit dem Auftreten einer Neuropathie (Gangunsicherheit, Taubheitsgefühl perioral sowie an Händen und Füßen) zu rechnen. Die Rückbildung dieser Symptomatik benötigt nach Absetzen der exzessiven Vitaminzufuhr einige Monate (5).

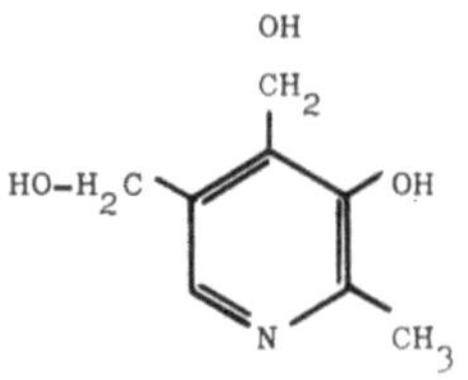

Abb. 8. Vitamin B_6 (Pyridoxin).

4. Vitamin B_{12} (Cyanocobalamin)

Vitamin B_{12} findet sich besonders in Fleisch, Leber, Fisch und Eidotter, nicht jedoch in Pflanzen. Außer in der Hauptsubstanz Cyanocobalamin liegt Vitamin B_{12} auch noch in Form von Hydroxy-, Chloro- und Nitrocobalamin vor. Im Darm können nicht unbedeutende Mengen an Vitamin B_{12} synthetisiert werden, doch ist dieser Teil für den Organismus offensichtlich nicht verwertbar (1). Die Resorption von Vitamin B_{12} aus der Nahrung ist bei Fehlen des von der Magenschleimhaut gebildeten Intrinsic Factor stark reduziert. Vitamin B_{12} ist am Methylstoffwechsel beteiligt und wird als Coenzym bei der Synthese von Methionin und Thymin benötigt.

Vitamin-B_{12}-Mangel führt zur perniziösen Anämie, deren Begleitsymptome eine Glossitis und wegen inadäquater Myelinsynthese auch Nervenstörungen sind.

Tagesbedarf: Der Tagesbedarf liegt bei etwa 2 µg. Für den Sportler ist eine ausreichende Versorgung mit Vitamin B_{12} selbstverständlich von großer Bedeutung, vor allem, wenn im Rahmen eines Höhentrainings eine Steigerung der Erythropoese erzielt werden soll. Aus diesem Grunde werden für Hochleistungs-Ausdauersportler etwa 5 µg pro Tag als zweckmäßig angesehen.

5. Niazinamid (Nikotinsäureamid)

Dieses Vitamin (Abb. 9) ist auch als Pellagra-preventing-factor (PPF) bekannt und kommt sowohl in tierischen als auch pflanzlichen Nahrungsbestandteilen vor. Besondes gehaltreich sind Leber, Fleisch, Weizen, Vollkorn, Hefe und Erbsen, aber auch die Kuhmilch enthält dieses Vitamin in geringen Mengen. L-Tryptophan kann als Provitamin angesehen werden.

Niazinamid vermag die Hirndurchblutung über eine Erweiterung der Hirngefäße zu steigern. Am wichtigsten ist jedoch der Einfluß des Niazinamid als Teil von Codehydrogenasen (NAD, NADP), wodurch es vor allem in den Kohlenhydratabbau integriert ist.

Bei Niazinmangel tritt das Krankheitsbild der Pellagra auf, welches sich in Hauterscheinungen an den lichtexponierten Stellen, gastrointestinalen Störungen und Symptomen einer Polyneuropathie äußert.

Tagesbedarf: Der Tagesbedarf des Erwachsenen liegt bei 10 bis 20 mg. Für den Sportler ergeben sich keine wesentlichen Steigerungen des täglichen Bedarfes mit Ausnahme von extremen Dauerleistungen, weil bei diesen ein entsprechender Umsatz von Kohlenhydraten notwendig ist.

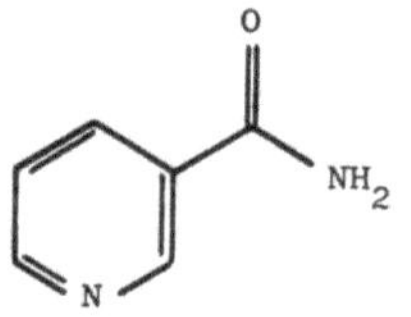

Abb. 9. Niazinamid.

6. Pantothensäure

Dieses Vitamin (Abb. 10) ist in der Natur außerordentlich weit verbreitet und kommt besonders in Hefe, Leber, Eidotter, Fleisch, Bohnen und Weizen vor. Die Pantothensäure ist im Stoffwechsel für die Entgiftung toxischer Stoffe und speziell für die Aktivierung von Essigsäureresten wichtig, da sie Bestandteil des Coenzym A ist.

Mangelerscheinungen an Pantothensäure sind bei einer normalen Ernährung nicht zu erwarten.

$$HO-CH_2-\underset{\underset{CH_3}{|}}{\overset{\overset{CH_3}{|}}{C}}-CHOH-CO-NH-CH_2-CH_2-COOH$$

Abb. 10. Pantothensäure.

Tagesbedarf: Der Erwachsene benötigt täglich etwa 10 bis 15 mg. Für den Sportler dürfte der Bedarf höher liegen, genauere Angaben liegen jedoch nicht vor.

7. Folsäure (Pteroylglutaminsäure)

Folsäurederivate (Abb. 11) sind in der Natur sehr zahlreich und werden erst in der Leber in die wirksame Form übergeführt. Hauptvorkommen der Folsäure sind Hefe, Leber und grüne Blattgemüse. Die Folsäure ist für die Übertragung von C_1-Resten nötig.

Bei intakter Darmflora gibt es praktisch keine Folsäuremangelzustände (1). Tritt dennoch ein Mangel auf wie etwa in der Schwangerschaft, im Wachstum oder bei Alkoholabusus und Dünndarmerkrankungen, dann sind Störungen in der Bildung von Erythrozyten, Leukozyten und Thrombozyten zu beobachten. Wegen dieser makrozytären Anämie – ähnlich jener bei Vitamin-B_{12}-Mangel – kann es zu einer erheblichen Leistungsminderung kommen.

Tagesbedarf: Der Tagesbedarf der Erwachsenen wird mit 1 bis 2 mg angenommen. Der Mensch kann zudem seinen Bedarf an Folsäure durch die Darmflora synthetisieren (1). Für den Sportler ergeben sich für den täglichen Bedarf keine Besonderheiten, es wird allerdings ein etwas gesteigerter Umsatz vermutet.

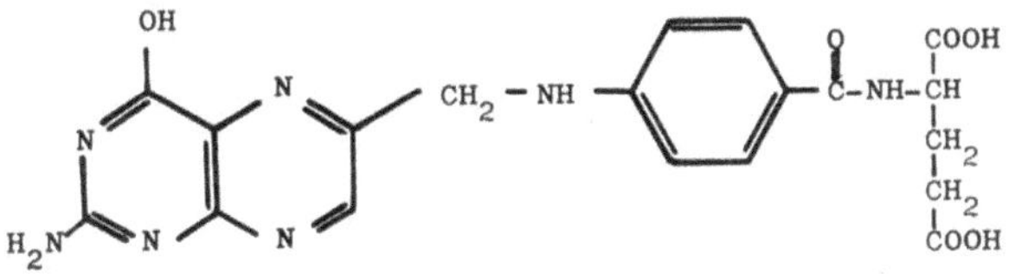

Abb. 11. Folsäure (Pteroylglutaminsäure).

8. Biotin

Biotin (Abb. 12) wurde früher auch als Vitamin H bezeichnet und kommt als schwefelhältiges Molekül in Gemüse, Früchten, Ei, Milch und Käse vor, desgleichen in Fleisch. Biotin bewirkt eine Aktivierung der Kohlensäure, welche dann für Cocarboxylierungsvorgänge zur Verfügung steht. Natürliche Biotinmangelerscheinungen sind sehr selten und bestehen in Muskelschmerzen, trockener Haut und Hypercholesterinämie.

Tagesbedarf: Der Tagesbedarf des Erwachsenen wird mit 0,1 bis 0,3 mg angegeben, doch ist auch für Biotin eine bedeutende Syntheserate durch die Darmflora anzunehmen (1). Für den Sportler genügt die gleiche Aufnahmemenge wie für den nicht-sporttreibenden Erwachsenen bzw. die Eigensynthese durch die Darmflora.

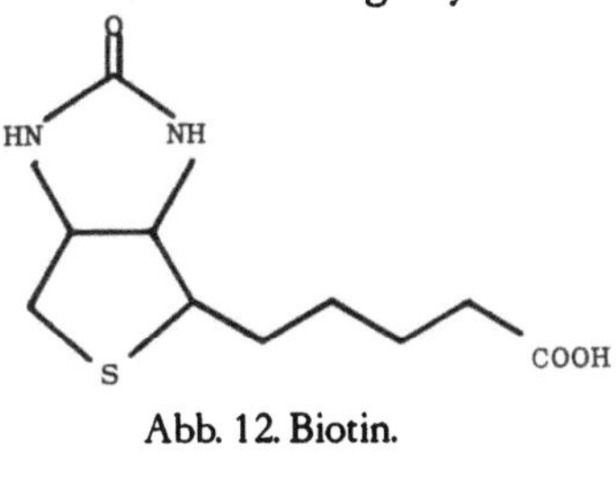

Abb. 12. Biotin.

9. Vitamin B_{15} (Pangamsäure)

Vitamin B_{15} (Abb. 13) ist bei uns nur sehr wenig bekannt und kommt in der Natur hauptsächlich in Obstkernen vor. Es ist ein Methylgruppendonator und daher für die Synthese von Kreatin, Cholin und Methionin wichtig. Die Sauerstoffaufnahme der Zellen insbesondere im Gehirn und Herzen wird verbessert. In Tierexperimenten führt die Gabe von Pangamsäure zu einer Erhöhung des Kreatinphosphats im Muskel, zu einer Vermehrung des Muskel- und Leberglykogens, zu vermindertem Laktatanstieg bei Belastung und Verzögerung der Ermüdung (4, 8, 9). Aus diesem Grunde ist die Pangamsäure auch für den Sportler von Interesse und wird von Spitzenathleten mancher Länder vermehrt eingenommen.

Tagesbedarf: Der tägliche Bedarf wird mit 2 mg angegeben und für den Sportler genügen mit Ausnahme von Wettkampfperioden diese Mengen offensichtlich ebenfalls.

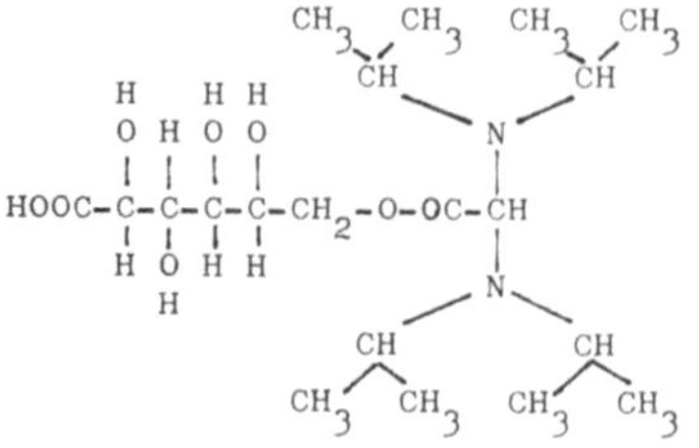

Abb. 13. Vitamin B_{15} (Pangamsäure).

10. Vitamin C (l-Ascorbinsäure)

Vitamin C (Abb. 14) ist eine hitzelabile, durch Schwermetalle leicht oxydierbare Substanz, die vornehmlich in Pflanzen vorkommt. Nur wenige Tierarten und der Mensch können Vitamin C nicht selbst synthetisieren. Sehr reich an Vitamin C sind schwarze Johannisbeeren, Zitrusfrüchte, frische Gemüse und Kartoffeln. Auch in der Kuhmilch ist diese Substanz enthalten.

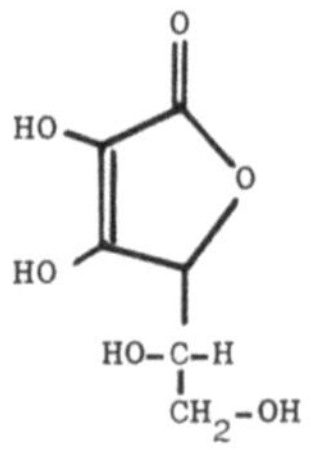

Abb. 14. Vitamin C (l-Ascorbinsäure).

Vitamin C stellt ein Redoxsystem dar; es ist beim Abbau aromatischer Aminosäuren beteiligt, was für den Aufbau des Bindegewebes und der Knorpelsubstanz von Wichtigkeit ist. Vitamin C fördert die Synthese von Nebennierenrinden-Kortikoiden und erlangt dadurch bei Belastungssituationen eine zusätzliche Bedeutung, desgleichen wird die intestinale Eisenresorption begünstigt.

Geringer Vitamin-C-Mangel führt zu Müdigkeit, Abgeschlagenheit, Zahnfleischbluten und Schlafstörungen sowie gesteigerte Infektanfälligkeit. Ausgeprägter Vitamin-C-Mangel bewirkt das Krankheitsbild des Skorbuts mit Hämorrhagien, Anämie, Bindegewebsstörungen, Zahnlockerungen und Zahnausfall. Daß Vitamin C die Resistenz gegenüber viralen Infekten zu steigern vermag, wird zwar immer wieder behauptet, ist jedoch noch nicht allgemein anerkannt (6).

Wenngleich auch schwere Formen des Vitamin-C-Mangels in unseren Breiten praktisch nicht vorkommen, so gibt es doch eine Reihe von Umständen, die im Sport zu beachten sind, da sie zu einem latenten Mangel an Vitamin C führen können. So werden unter länger dauernder Einnahme von Antikonzeptiva subnormale Plasmaspiegel von Vitamin C beobachtet, wofür die Östrogenkomponente dieser Präparate verantwortlich ist. Tetrazykline wiederum fördern die Vitamin-C-Ausscheidung im Urin, während Barbiturate die metabolische Elimination steigern. Kortikoide erniedrigen ebenfalls die Plasmaspiegel von Vitamin C und Acetylsalicylsäure hemmt seine Aufnahme aus dem Darm.

Tagesbedarf: Der Tagesbedarf an Vitamin C wird nicht einheitlich beurteilt, häufig werden jedoch Mengen um rund 70 mg angegeben.

Für den Sportler ergibt sich die zwingende Notwendigkeit einer ausreichenden Versorgung mit Vitamin C, besonders im Winter und Frühjahr, wenn die natürlichen Quellen an Obst und Gemüse etwas spärlich geworden sind. Da mit dem Schweiß ebenfalls Vitamin C verlorengeht, ist eine erhöhte Zufuhr dieser Substanz anzustreben, welche für den Sportler um 200 bis 400 mg pro Tag betragen sollte.

Substanzen mit vitaminähnlichem Charakter

Charakteristisch für die nachfolgend besprochenen Substanzen ist, daß sie zwar im tierischen Organismus synthetisiert werden können, relative Mangelzustände aber möglich sind und durch Gabe der Wirkstoffe behoben werden können. Eine ausreichende Zufuhr ist daher zur Leistungssteigerung im Sport notwendig.

1. Carnitin

Diese Substanz (Abb. 15) ist in der Natur weit verbreitet und kommt besonders im Fisch sowie Hühner- und Kaninchenfleisch vor. Carnitin ist für den Transport von Fettsäuren durch die Mitochondrienwand an den Ort ihrer Verwertung nötig und spielt wahrscheinlich auch im Stoffwechsel des zentralen Nervensystems eine Rolle. Echte Mangelsymptome sind beim Menschen bislang nicht bekanntgeworden.

2. Cholin

Cholin (Abb. 16) kommt besonders reichlich in Eigelb, Fleisch, Gerste, Hafer, Weizen und der Milch vor. Es ist Bestandteil des Neurotransmitters Acetylcholin. Mangelsymptome an Cholin sind beim Menschen nicht bekannt.

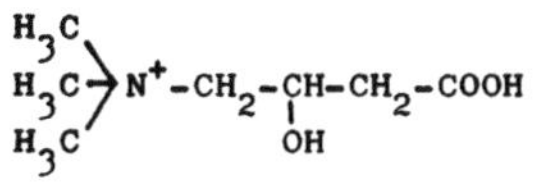

$$(H_3C)_3 N^+ - CH_2 - CH(OH) - CH_2 - COOH$$

Abb. 15. Carnitin.

$$(H_3C)_3 N^+ - CH_2 - CH_2 - OH$$

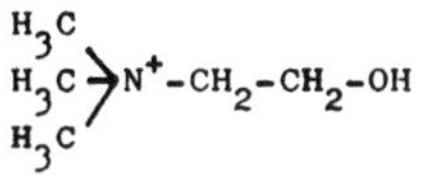

Abb. 16. Cholin.

3. Myo-Inosit

Im Zentralnervensystem des Menschen ist Myo-Inosit (Abb. 17) wichtiger Bestandteil der Phosphatide. Diese Substanz kommt in vielen Pflanzen zum Teil auch in Form der phosphorreichen Phytinsäure vor. Ob dieser Wirkstoff für den Menschen Vitamincharakter besitzt, ist noch nicht restlos geklärt.

4. Liponsäure (Thioctansäure)

Diese schwefelhältige organische Säure (Abb. 18) kommt praktisch in allen tierischen und pflanzlichen Zellen vor, besonders jedoch in der Leber und Niere. Liponsäure wirkt bei der Decarboxylierung von Pyruvat und anderen α-Ketosäuren mit. Mangelsymptome sind beim Menschen nicht bekanntgeworden. Eine besondere Bedeutung dieser Substanz für den Sportler ist bislang nicht festgestellt worden.

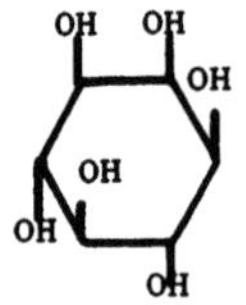

(oxydierte Form)

Abb. 17. Myo-Inosit. 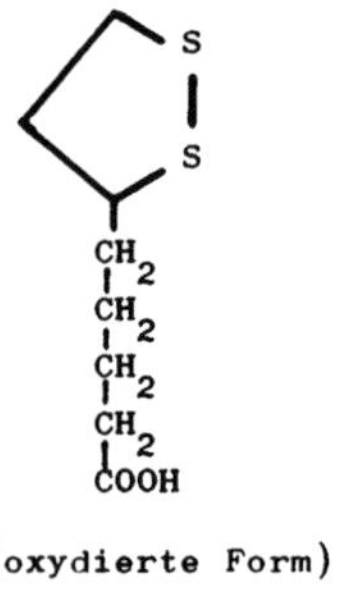   Abb. 18. Liponsäure.

5. Essentielle Fettsäuren (Vitamin F)

Vitamin F ist eine überholte Bezeichnung für die „essentiellen Fettsäuren", also von mehrfach ungesättigten Fettsäuren (Linol-, Linolen- und Arachidonsäure). Diese Fettsäuren sind Bestandteile biologischer Membranen und dienen zudem als Ausgangsmaterial für die Bildung der Prostaglandine. Ein bestimmter Tagesbedarf ist für den Menschen nicht bekannt. Die Gabe von mehreren Gramm pro Tag führt zu einer Reduzierung des Cholesterinspiegels. Durch die Aufnahme ungesättigter Fettsäuren nimmt gleichzeitig der Bedarf an Vitamin E zu.

Ein spezieller Mehrbedarf des Sportlers an diesen Wirkstoffen mit vitaminähnlichem Charakter ist bislang nicht bekanntgeworden.

Wie bei den einzelnen Vitaminen bereits besprochen wurde, liegen die für den Sportler empfohlenen Dosen oft beträchtlich über jenen einer Normalpopulation. Solche erhöhte Vitamingaben sind jedoch nicht generell über das ganze Jahr hindurch erforderlich, sondern nur in Zeiten erhöhter Trainingsarbeit oder an Wettkampftagen. Zur Verabreichung der erwünschten Mengen eignen sich Vitamin-Kombinationspräparate in den verschiedensten Handelsformen. So sehr verständlicherweise eine ausreichende Zufuhr an Vitaminen notwendig ist, so muß dennoch vor einer Überschätzung des Einflusses der Vitamine auf die Leistungsfähigkeit gewarnt werden. Vitamine sind sicher kein Zaubermittel, sondern können nur dann eine Funktion steigern, wenn zuvor ein absoluter oder relativer Mangel bestanden hat. Auf Grund unserer üblichen Nahrungszusammensetzung sind absolute Mangelzustände wohl kaum anzunehmen. Durch die in manchen Sportarten enorme Steigerung der Trainingsintensität und des Trainingsumfanges ist es jedoch durchaus möglich, daß relative Mangelzustände auftreten, die das Erreichen einer optimalen Leistung verhindern. In solchen Situationen ist daher die zusätzliche Vitamingabe angebracht. Werden hingegen Vitamine auch nach der Auffüllung eines möglichen Defizits weiterhin verabreicht, so führt dies, wenn man von der Möglichkeit einer Hypervitaminose bei Vitamin A und D sowie neuerdings bei Vitamin B_6 absieht, zwar zu keiner Schädigung des Organismus, jedoch auch zu keiner weiteren Leistungssteigerung mehr. Es gilt also das richtige Maß zu finden, um auf diesem Teilgebiet der Leistungsoptimierung gute Voraussetzungen für den Sportler zu schaffen.

Literatur

(1) Domagk, G. F.: Vitamine. In: Ernährung und Verdauung. 2. Auflage. Physiologie des Menschen Bd. 8. Hrsg.: G. F. Domagk, K. Kramer. Urban & Schwarzenberg, München 1977.
(2) Jakowlew, N. N.: Sportbiochemie. Barth, Leipzig 1977.
(3) Prokop, L.: Vitamin E und Leistungsfähigkeit. Österr. J. Sportmed. 11, H. 3, 26 (1981).
(4) Richardson, J. H., Fuller, N.: The effects of Vitamin B_{15} on contraction of striated muscle. J. Sports Med. 19, 129 (1979).
(5) Schaumburg, H., Kaplan, J., Windebank, A., Vick, N., Rasmus, St., Pleasure, D., Brown, M. J.: Sensory neuropathy from pyridoxine abuse. New Engl. J. Med. 309, 445 (1983).
(6) Strohmeyer, G.: Vitaminstoffwechsel. In: Klinische Pathophysiologie. 4. Auflage. Hrsg.: W. Siegenthaler. Thieme, Stuttgart 1979.
(7) Weber, F., Wiss, O.: Veränderungen von Enzymaktivitäten durch Vitamin-B_6-Mangel. In: Vitamine 1968. Hoffmann-La Roche, Grenzach 1968.
(8) Yakovlev, N. N.: Influence of training and of biological active substances on carbohydrate metabolism and oxidizing processes during muscular activity under various thermal conditions. Sechenov. Physiol. Zh. 55, 1035 (1969).
(9) Yakovlev, N. N.: Influence of Vitamin B_{15} on the biochemical processes under muscular activity. Vop. med. Khim. 11, 44 (1965).

Kapitel 8

Körperliche Belastung und Hormonregulation

A. Aigner

Die Aktivität vieler Enzyme des Stoffwechsels wird von Hormonen beeinflußt und von ihnen wird auch die Freisetzung von Substraten sowie deren Transport in die Zellen und zu den Mitochondrien gesteuert. Eine körperliche Belastung führt zu Veränderungen der Plasmaspiegel vieler Hormone, ein Vorgang, der nicht nur von der Art, Dauer und Intensität der Belastung abhängt, sondern auch davon, ob eine akut einsetzende kürzere Belastung vorliegt oder eine länger einwirkende, wie sie etwa das Training darstellt. Bei akuten körperlichen Anstrengungen steigt die Konzentration vieler Hormone im Plasma an, während über Jahre durchgeführtes körperliches Training meist eine reduzierte Steigerung der Plasmakonzentrationen im Belastungsfall bewirkt.

Hypophysenhormone

Die Gonadotropine follikelstimulierendes Hormon (FSH) und luteinisierendes Hormon (LH = ICSH) lassen unter akuten Belastungsbedingungen teils Anstiege, teils auch gleichbleibende Werte erkennen (1, 21, 24). Es liegen jedoch auch Untersuchungen vor, in denen sowohl bei kurzdauernden als auch länger währenden Maximalbelastungen ein Abfall von FSH und LH beobachtet wurde (6, 21). Es ist noch nicht ganz klar, ob diese Hormonveränderungen bei Frauen Auswirkungen auf den Menstruationszyklus haben bzw. sogar eine Amenorrhoe bewirken können, wie das bei intensivem Training immerhin vorkommen kann.

Der Plasmaspiegel von ACTH steigt unter Belastungen an (13).

Das Wachstumshormon (STH) wird bei körperlichen Belastungen vermehrt sezerniert (12, 28). Durch die Freisetzung dieses Hormons wird die Lipolyse gefördert und die Verwertung von Glukose durch den Muskel reduziert (18). Entgegen der bekannten Ansicht, daß STH nur bei körperlichen Belastungen im Plasma zunimmt, nicht jedoch bei psychischen oder konzentrativen Anspannungen, können offensichtlich auch psychische Belastungen zu einer vermehrten Sezernierung von STH führen (15).

Das thyreotrope Hormon (TSH) erfährt durch eine akute Belastung eine leichte Erhöhung des Serumspiegels, während chronische Belastungen wie z. B. das körperliche Training zu keinen Veränderungen der Plasmakonzentrationen führen (26).

Hormone des Nebennierenmarkes

Körperliche und psychische Belastungen führen zu einem Anstieg der Katecholaminspiegel im Plasma, deren Höhe sich nach dem Grad und der Dauer der Anstrengung richtet. Nach Gabe von β-Rezeptorenblockern (9) finden sich bereits in

Ruhe erhöhte Noradrenalinspiegel, während der Adrenalinspiegel praktisch unverändert bleibt. Die Katecholamine beeinflussen nicht nur die Hämodynamik, sondern auch den Stoffwechsel und ermöglichen so eine Anpassung des Organismus an eine geforderte höhere Belastung. Durch Ausdauertraining werden die Adrenalin- und Noradrenalinspiegel sowohl in Ruhe als auch auf gegebenen submaximalen Belastungsstufen auf einem niedrigeren Niveau einreguliert, im Maximalbereich ist jedoch kein Trainingseinfluß mehr zu erkennen. Selbst bei gleicher Herzfrequenz zeigen Ausdauertrainierte geringere Noradrenalin-Plasmaspiegel als untrainierte Personen (3).

Nebennierenrindenhormone

Die Glukokortikoide, deren Hauptvertreter das Cortisol ist, nehmen bei Maximalbelastungen nach eigenen Untersuchungen (2) und Literaturangaben (10, 28) im Plasma zu, während bei lange dauernden submaximalen Belastungen im Gegensatz dazu sogar ein Abfall vermerkt werden kann. Auch der Aldosteronspiegel steigt bei langdauernder intensiver Belastung an (16).

Pankreashormone

Die Plasmaspiegel des Insulins nehmen sowohl unter leichter als auch starker Belastung ab (17, 19, 20, 28), was teils durch eine verminderte Sekretion bedingt ist, teils durch eine vermehrte Aufnahme in die Gewebe, vor allem in die Muskulatur. Im venösen Blut können dabei offensichtlich infolge einer Freisetzung von Insulin aus peripheren Bindungsstellen höhere Spiegel gemessen werden als im arteriellen Blut. Die Insulinsensitivität kann offensichtlich nicht nur durch Ausdauertraining gesteigert werden, sondern ist auch nach Kurzbelastungen gebessert.

Der Glukagonspiegel verhält sich unter Belastung gegensinnig zum Verlauf der Insulinkonzentration, in dem er während der Arbeit unterschiedlich stark ansteigt (5, 27). Durch diese Reaktion werden die Glukoneogenese und die Glykogenolyse gesteigert, wodurch dem erhöhten Glukosebedarf der arbeitenden Muskulatur entsprochen wird. Auch die Lipolyse wird durch die geänderte Insulin/Glukagon-Relation gesteigert, wodurch in der Folge mehr freie Fettsäuren für die Energiegewinnung zur Verfügung stehen.

Schilddrüsenhormone

Thyroxin (T_4) und das aus diesem durch Dejodierung gebildete hochaktive Trijodthyronin (T_3) stimulieren die Enzyme des Zitronensäurezyklus und der Atmungskettenphosphorylierung, woraus eine erhöhte aerobe Energiebereitstellung resultiert. Bei körperlichen Belastungen steigt der Plasmaspiegel von Thyroxin an (11, 14), desgleichen der Umsatz von T_3, während der Serumspiegel von T_3 keine signifikanten Veränderungen erfährt (14). Belastungsinduzierte Zunahmen von Thyreotropin (TSH) als Ursache der erhöhten T_4-Konzentration im Serum konnten nicht gefunden werden (25).

Sexualhormone

Unter akuter körperlicher Belastung kommt es zu einem leichten Anstieg der Testosteron-Konzentration, der von einem anschließenden, länger dauernden Abfall gefolgt ist (8, 21). Bei Langzeitbelastungen finden sich bei gut Ausdauertrainierten meist deutliche belastungsinduzierte Testosteronanstiege (7, 23), wohingegen wenig trainierte Personen eine Testosteronabnahme zeigten (23, 27).

Von den beiden weiblichen Geschlechtshormonen Östradiol und Progesteron gelten analoge Verhältnisse. Unter akuten Belastungsbedingungen steigen die Spiegel beider Hormone an (4, 22), wohl bedingt durch den Gonadotropinanstieg. Während der Menstruation kann es jedoch unter einer Belastung zu einem Abfall von Östradiol kommen (4).

Gastrointestinale Hormone

Die Serumspiegel von Sekretin, pankreatischem Polypeptid und vasoaktivem intestinalem Polypeptid (VIP) steigen bei kurzfristigen Belastungen deutlich an. Über Einflüsse eines Dauertrainings auf diese Hormone ist zur Zeit nichts Sicheres bekannt (26).

Literatur

(1) Adlercreutz, H., Härkönen, M., Kuoppasalmi, K., Kosunen, K., Näveri, H., Rehunen, S.: Physical activity and hormones. Fortschr. Kardiol. 18, 144 (1976).
(2) Aigner, A., Baumgartl, P., Knapp, E., Raas, E.: Plasma-11-Hydroxycorticoidspiegel bei Ergometerbelastung. Schweiz. Z. Sportmed. 20, 103 (1972).
(3) Berg, A., Keul, J.: Körperliche Aktivität bei Gesunden und Koronarkranken. Forum, Bd. 4, Witzstrock, Baden-Baden 1980.
(4) Bonen, A., Ling, W. Y., MacIntire, K. P., Neil, R., MacGrail, J. C., Belcastro, A. N.: Effects of exercise on the serumconcentrations of FSH, LH, Progesterone and Estradiol. Europ. J. appl. Physiol. 42, 15 (1979).
(5) Böttger, I., Schlein, E. M., Faloona, G. R., Knochel, J. P., Unger, R. H.: The effects of exercise on glucagon secretion. J. clin. Endocr. 35, 117 (1972).
(6) Brisson, G. R., Volle, M. A., Helie, R., Lefrancois, C., DeCarufel, D., Carpentier, J. P., Brault, J., Audet, A., Desharnais, M.: Delta^4-Androstendione, FSH, LH and PRL in trained male athletes submitted to light (55%), medium (70%) und heavy (85% of VO$_2$max.) bicycle work loads. 4th International Symposion of Biochemistry on Exercise, p. 5. Bruxelles 1979.
(7) Dufaux, B., Hoederath, A., Heck, H., Hollmann, W.: Serum testosterone levels during the first hours and days after a prolonged physical exercise and the influence of physical training. 4th International Symposion of Biochemistry on Exercise, p. 8. Bruxelles 1979.
(8) Galbo, H., Hummer, L., Petersen, I. B., Christensen, N. J., Bie, N.: Thyroid and testicular hormone responses to graded and prolonged exercise in man. Europ. J. appl. Physiol. 36, 101 (1977).
(9) Grobecker, H., Planz, G., Wiethold, G., Simrock, R., Becker, H. J., Lutz, E., Peterson, P.: Spezifische und unspezifische Wirkungen von Beta-Sympatholytika am Menschen. Klin. Wschr. 54, 783 (1976).
(10) Keibel, D.: Nebennierenrindenhormone und sportliche Leistung. Med. u. Sport 14, 65 (1974).
(11) Kraus, H., Kinne, R.: Regulation der bei langdauerndem körperlichen Training beobachteten metabolischen Adaptation und Leistungssteigerung durch Thyroid-Hormone. Pflügers Arch. ges. Physiol. 321, 332 (1970).
(12) Kuoppasalmi, K., Näveri, H., Rehunen, S., Härkönen, M., Adlercreutz, H.: Effect of strenous anaerobic running exercise on plasma growth hormone, Cortisol, LH, Testosterone, Androstendione, Estrone and Estradiol. J. Steroid Biochem. 7, 823 (1976).
(13) Liddle, G. W., Island, D., Meador, C. K.: Normal and abnormal regulation of Corticotropin secretion in man. Recent Progr. Hormone Res. 18, 125 (1962).
(14) Métivier, G., Gauthier, R.: The effects of acute exercise on the level of blood serum tri-iodothyronine (T$_3$), thyroxine (T$_4$) and free thyroxine index (FTI) in the aging male. J. Sports Med. 21, 371 (1981).
(15) Mikulaj, L., Komadel, L., Vigas, M., Kvetnamsky, R., Starka, L., Venzel, P.: Some hormonal changes

after different kinds of motorstress in trained and untrained young men. In: Metabolic adaptation to prolonged physical exercise. Eds.: H. Howald, J. R. Poortmans. Birkhäuser, Basel 1975.
(16) Müller, A. F., Mannig, E. L., Riondel, A. M.: Influence of position and activity on the secretion of aldosterone. Lancet I, 711 (1958).
(17) Nikkilä, E. A., Taskinen, M. R., Miettinen, A. T., Pelkonen, R., Poppius, H.: Effect of muscular exercise on insulin secretion. Diabetes 17, 209 (1968).
(18) Rabinowitz, D., Klassen, G. A., Zierler, K. L.: Effect of human growth hormone on muscle and adipose tissue metabolism in the forearm of man. J. clin. Invest. 44, 51 (1965).
(19) Rennie, M. J., Johnson, R. H.: Alteration of metabolic and hormonal responses to exercise by physical training. Europ. J. appl. Physiol. 33, 215 (1974).
(20) Schelle, K., Herzog, W., Ritthaler, G., Wirth, A., Weicker, H.: Metabolic adaptation to prolonged exercise. Europ. J. appl. Physiol. 41, 101 (1979).
(21) Schmid, P., Wolf, W., Schwaberger, G., Pessenhofer, H.: FSH, LH, Testosteron, Östradiol, Prolactin und Progesteron bei Männern unter maximalen und submaximalen Belastungen. Teil I: FSH, LH, Testosteron. Österr. J. Sportmed. 11, H. 4, 9 (1981).
(22) Schmid, P., Wolf, W., Schwaberger, G., Pessenhofer, H., Pürstner, P., Goebel, R.: FSH, LH, Testosteron, Östradiol, Prolactin und Progesteron bei Männern unter maximalen und submaximalen Belastungen. Teil II: Östradiol. Prolactin, Progesteron. Österr. J. Sportmed. 11, H. 4, 19 (1981).
(23) Schmitt, W. M., Kindermann, W., Schnabel, A., Biro, G.: Metabolismus und hormonelle Regulation bei Marathonläufern unter besonderer Berücksichtigung von Lebensalter, Trainingszustand und Geschlecht. Dtsch. Z. Sportmed. 32, 1 (1981).
(24) Sutton, J. R., Coleman, M. J., Casey, J. H.: The adrenal cortical contribution to serum androgens in physical exercise. Med. Sci. Sports 6, 72 (1974).
(25) Terjung, R. L., Tipton, C. M.: Plasmathyroxin and thyroid-stimulating hormone levels during submaximal exercise in human. Armer. J. Physiol. 220, 1840 (1971).
(26) Wirth, A., Diehm, C.: Hormonregulation bei körperlicher Belastung. Dtsch. Z. Sportmed. 31, 84 (1980).
(27) Wolf, W., Schmid, P., Schwaberger, G., Pessenhofer, H.: Hormonverhalten während eines 36 km-Skilanglaufes. Österr. J. Sportmed. 11, H. 2, 15 (1981).
(28) Wolf, W., Schmid, P., Schwaberger, G., Pessenhofer, H.: Cortison, Insulin, STH und Glucagon unter maximalen und submaximalen physischen Belastungen. Österr. J. Sportmed. 11, H. 4, 28 (1981).

Kapitel 9

Sport bei verschiedenen Erkrankungen

A. Aigner

Sportfähigkeit während bzw. nach verschiedenen Erkrankungen

Die Frage der Sportfähigkeit während und/oder nach den verschiedensten Erkrankungen bzw. Operationen rückte in den letzten Jahren in den Vordergrund des Interesses. Einerseits ist dies durch die allgemeine Entwicklung bedingt, welche sportliche Aktivitäten weiten Kreisen der Bevölkerung ermöglicht hat, andererseits liegt es auch am ärztlichen Bemühen, Sport in geeigneter Form bei bestimmten Indikationen als Therapiemaßnahme zu nützen. Die folgenden Ausführungen können verständlicherweise nur einen Ausschnitt aus der Vielzahl der Fragestellungen bringen und die Beantwortung muß notgedrungenerweise oft recht knapp ausfallen. Auf akute Krankheitsbilder wurde kaum eingegangen, weil sich sportliche Aktivitäten in diesen Situationen von selbst verbieten, genauso wie bei aktiven Schüben chronischer Erkrankungen.

Die dargestellten Vorschläge für die Beurteilung der Sportfähigkeit bzw. die Notwendigkeit von Sportpausen bauen auf eigene Erfahrungen, vornehmlich jedoch auf Angaben aus der Literatur. Es sollte damit lediglich ein Rahmen abgesteckt werden, der noch genügend Spielraum für persönliche medizinische Verantwortung zuläßt.

Erkrankungen des Herz-Kreislaufsystems

Endo-Myokarditis

Nach einer Endo-Myokarditis sollte unbedingt eine Schonfrist von 6 Monaten eingehalten werden, bevor wieder mit sportlichen Aktivitäten begonnen wird. Besteht zu diesem Zeitpunkt noch der Verdacht auf einen persistierenden Schaden, so kann erst nach etwa weiteren 6 Monaten an die langsame Wiederaufnahme körperlicher Belastungen gedacht werden und auch das zweckmäßigerweise nur unter ärztlicher Überwachung.

Perikarditis

Die körperliche Belastbarkeit nach einer Perikarditis hängt überwiegend davon ab, ob und gegebenenfalls wie stark das Myokard von der Entzündung betroffen war und welche Schäden eventuell zurückgeblieben sind. Nach Perikardektomien, auch wegen Pericarditis constrictiva (Panzerherz), hängt die postoperative Sportfähigkeit wiederum hauptsächlich von der Myokardfunktion ab, so daß die Beratung nur individuell erfolgen kann und allgemeine Regeln praktisch nicht aufgestellt werden können, vielleicht mit der Ausnahme, daß alle Belastungen, die mit Pressen einhergehen, vermieden werden sollten (96).

Reizbildungs- und Erregungsleitungsstörungen

1. Extrasystolen

Supraventrikuläre Extrasystolen, die vor allem bei Jugendlichen gar nicht so selten auftreten, geben immer wieder Anlaß zur Frage nach der Sportfähigkeit. In den meisten Fällen handelt es sich dabei um harmlose Abweichungen von der Norm ohne jeden Krankheitswert, die bei körperlichen Belastungen nicht mehr zu beobachten sind. Auch ventrikuläre Extrasystolen können eine harmlose Ursache haben. Generell sollte jedoch zunächst durch entsprechende Untersuchungen bzw. Belastungstests die Ursache der Rhythmusstörungen geklärt werden, weil die Konsequenzen eines „Unfuges des Herzens" andere sind, als wenn eine entzündliche oder toxische Genese bzw. auch eine Koronarsklerose vorliegt.

2. Totaler AV-Block

Bei totalem AV-Block sind nur jene Aktivitäten erlaubt, für die der Ersatzrhythmus ein ausreichendes Herzminutenvolumen ermöglicht, Leistungssport ist jedoch zu unterlassen. Wurde ein Schrittmacher implantiert, dann sind Sportarten zu meiden, welche das subkutan eingepflanzte Aggregat durch Stöße oder Schläge schädigen können. Je nach der dem totalen AV-Block zugrunde liegenden Herzerkrankung und dem verwendeten Schrittmachertyp (starrfrequenter, vorhofgesteuerter, kammergesteuerter Typ und dergleichen) kann eine Herzfrequenzzunahme unter Belastung in ausreichendem Maße möglich sein oder auch nicht. Aus diesem Grunde sollten sich Schrittmacherträger bei der sportlichen Betätigung nicht überfordern und keinen Leistungssport betreiben.

3. Sick-Sinus-Syndrom

Besteht ein sogenanntes Sick-Sinus-Syndrom (Sinusknotensyndrom) mit dem bekannten Wechsel von bradykarden und tachykarden Rhythmusstörungen (16), so ist wegen der damit verbundenen hämodynamischen Folgen die Sportfähigkeit zeitweise deutlich reduziert. Körperliche Belastungen sollten bei diesen Patienten nie den submaximalen Bereich übersteigen. Nicht selten wird bei diesem Syndrom ein permanenter Schrittmacher nötig, womit die oben angeführten Einschränkungen gelten.

4. Kongenitale QT-Verlängerung

Das Romano-Ward-Syndrom (100, 128) zeigt als elektrokardiographische Besonderheit eine QT-Verlängerung und ist mit synkopalen Anfällen auf dem Boden von Kammerflimmern verbunden, welche meist durch körperliche oder psychische Belastungen ausgelöst werden.

Eine andere Variante der kongenitalen QT-Verlängerung stellt das Jervell-Lange-Nielsen-Syndrom dar, bei dem ebenfalls paroxysmales Kammerflattern/-flimmern bekannt ist. Beide Syndrome stellen eine Kontraindikation für Leistungssport dar, auch Schulsport sollte nicht betrieben werden (57).

5. Wolff-Parkinson-White-Syndrom (WPW-Syndrom)

Das WPW-Syndrom (132) ist durch eine vorzeitige Erregung vorhofnaher Kammerabschnitte gekennzeichnet, weswegen man auch von einem Präexzitations-Syndrom spricht. Die Häufigkeit dieses elektrokardiographischen Bildes wird von *Thorspecken* und *Hassenstein* (123) mit 1 bis 2%o aller EKG-Registrierungen angegeben, *Holzmann* (54) berichtet über eine Häufigkeit von 1,6%o. Das WPW-Syndrom ist wohl hauptsächlich angeboren, kann aber auch erworben sein und äußert sich klinisch weder objektiv noch subjektiv in merkbarer Weise. Seine Bedeutung gewinnt es jedoch dadurch, daß in rund zwei Dritteln der Fälle paroxysmale Tachykardien auftreten (54), überwiegend supraventrikulären Ursprungs. Führt ein WPW-Syndrom unter körperlichen Belastungen zu Tachykardieanfällen, ist sicherlich vom Leistungssport abzuraten und auch Gesundheitssport ist in diesen Fällen nicht ganz risikolos.

6. Lown-Ganong-Levine-Syndrom (LGL-Syndrom)

Diese Form des Präexzitationssyndroms unterscheidet sich vom klassischen WPW-Syndrom elektrokardiographisch durch das Fehlen der Delta-Welle, die Kammerkomplexe sind also normal breit (80). Nachdem das LGL-Syndrom ebenfalls mit dem Auftreten paroxysmaler Tachykardien vergesellschaftet ist, gelten für die Beurteilung der Sportfähigkeit die gleichen Richtlinien wie für das WPW-Syndrom (Tab. 1).

Tab. 1. Sportfähigkeit bei Reizbildungs- und Erregungsleitungsstörungen (modifiziert nach *H. Richter* [96]).

Extrasystolen	
neurovegetative ES	keine Sportbefreiung nötig
organisch bedingte ES	Sportverbot bis 3 - 6 Monate nach Abheilen der Grundkrankheit bzw. auf Dauer (z.B. Koronarsklerose).
totaler AV-Block	kein Leistungssport, nur leichte Übungen.
Schrittmacherträger	kein Leistungssport, Gesundheitssport je nach zugrunde liegender Herzerkrankung und Schrittmacher-Type.
Sick-Sinus-Syndrom	kein Leistungssport, nur leichte Übungen erlaubt.
WPW- und LGL-Syndrom	
ohne Tachykardieanf.	Leistungssport erlaubt.
mit Tachykardieanf.	kein Leistungssport, Verbot der auslösenden Sportart sowie von Sportarten mit Gefahrenmomenten
Kongenitale QT-Verlängerung	
ohne Taubheit (Romano-Ward-Syndrom)	
mit Taubheit (Jervell-Lange-Nielsen-Syndrom)	kein Leistungs- und Schulsport

Mitralklappenprolaps-Syndrom

Obwohl der Name dieses Syndroms erst in der neueren Literatur aufscheint, ist ein Teil davon, nämlich ein mittelsystolischer Klick und ein spätsystolisches Geräusch schon sehr viel länger bekannt und reicht, was den Klick betrifft, bis ins vorige Jahrhundert zurück (23). Es ist das Verdienst von *Barlow* et al. (5, 6), die Eigenschaften des Syndroms genauer beschrieben zu haben, zu denen neben Klick und/ oder Spätsystolikum auch das angiokardiographische und echokardiographische Bild eines Mitralklappenprolapses in den linken Vorhof zählt (25). Die Häufigkeit wird in der Literatur sehr unterschiedlich angegeben und schwankt etwa zwischen 0,33% (99) und 17,0% (56). Frauen überwiegen mit 58% (42) bis 72% (93) gegenüber den Männern.

Für den Sportmediziner ist dieses Syndrom deshalb interessant, weil es häufig mit supraventrikulären und ventrikulären Arrhythmien vergesellschaftet ist (56). Ein plötzlicher Herztod kommt bei diesen Patienten zwar selten vor, er kann aber nach Berichten von *Jeresaty* (56) nicht nur in Ruhe auftreten, sondern auch durch körperliche oder psychische Belastungen ausgelöst werden. Leistungssport sollte daher unserer Ansicht nach unterbleiben und das Ausmaß des Gesundheitssportes sollte sich an der Häufigkeit der dabei auftretenden Rhythmusstörungen orientieren.

Herzfehler

Die Sportfähigkeit von Personen mit Herzfehlern läßt sich zwar in groben Zügen in ein Schema bringen (Tab. 2), doch ist gerade bei diesen Erkrankungen ganz die individuelle Situation ausschlaggebend dafür, ob Sport betrieben werden kann. Der hämodynamische Schweregrad weist bei einem Herzfehler eine große Variationsbreite auf, von relativ geringfügigen Fällen mit beinahe normaler Belastbarkeit bis zu schwersten Veränderungen mit Bettlägerigkeit. Um solche Patienten richtig beraten zu können, bedarf es der genauen Kenntnis nicht nur der pathologisch-anatomischen Verhältnisse, sondern auch der myokardialen Funktion und der resultierenden hämodynamischen Situation. Bei erworbenen Vitien ist im mittleren Lebensalter auch noch auf eine möglicherweise bestehende Koronarsklerose Bedacht zu nehmen. Exakte Befunde sind nur mit entsprechenden invasiven diagnostischen Verfahren zu bekommen und sind daher für eine fundierte Sportberatung unerläßlich. Besondere Vorsicht ist bei Patienten mit hämodynamisch wirksamen Aortenostiumstenosen angebracht, weil in diesen Fällen bei schwereren Anstrengungen ein plötzliches Herzversagen möglich ist. Kinder mit angeborenen Herzfehlern weisen nicht selten eine geringere Körpergröße und ein niedrigeres Gewicht auf, als es der Altersnorm entspräche. Aus diesem Grund wäre für diese Kinder die Leistungsforderung nicht nach dem kalendarischen Alter, sondern nach dem aktuellen Entwicklungsstand zu bemessen.

Zustand nach Herzoperationen

Die operative Sanierung eines Herzfehlers führt zwar meist zu einer Normalisierung der Hämodynamik, doch paßt sich die myokardiale Funktion unterschiedlich schnell den neuen Verhältnissen an. Liegen noch keine merklichen Auswirkungen auf die Ventrikelfunktion vor, so erfolgt die Anpassung an die geänderten hämodynamischen Bedingungen schneller, als wenn z. B. ein Vitium erst nach langjährigem Verlauf und entsprechenden klinischen Beschwerden operiert wurde. Tabelle 3 gibt Anhaltspunkte für die Beurteilung der Sportfähigkeit nach Herzoperationen besonders auch für Schulsportbefreiungen.

Tab. 2. Sportfähigkeit bei Herzfehlern.

ANGEBORENE VITIEN OHNE SHUNT
- angeborene Aortenstenose: kein Leistungssport, keine belastenden Übungen
- Aortenisthmusstenose: kein Leistungssport, bei leichten Formen ist Gesundheitssport möglich.
- Pulmonalstenosen: kein Leistungssport, bei leichten Formen ist Gesundheitssport möglich.

ANGEBORENE VITIEN MIT PRIMÄREM LINKS-RECHTS-SHUNT
- Vorhofseptumdefekt mit Shunt unter 30% des LZV: kein Leistungssport, jeder Gesundheitssport möglich.
- Ventrikelseptumdefekt mit Shunt unter 30% des LZV: kein Leistungssport, jeder Gesundheitssport möglich.
- Pink Fallot: kein Leistungssport, leichte Übungen erlaubt.
- Ductus Botalli apertus: bei Shunt unter 30% des LZV kein Leistungssport, doch Gesundheitssport erlaubt.

ANGEBORENE VITIEN MIT GEKREUZTEM SHUNT BZW. SHUNTUMKEHR
- Vorhofseptumdefekt mit Shunt über 40% des LZV und sekundärer pulmonaler Hypertonie: kein Leistungssport, keine Kraftübungen, keine Schnelligkeits- und Ausdauerübungen.
- Ventrikelseptumdefekt mit Shunt über 40% des LZV und sekundärer pulmonaler Hypertonie: wie oben.
- Fallot-Gruppe mit Shunt über 40% des LZV und sekundärer pulmonaler Hypertonie: wie oben.
- Ductus Botalli apertus mit Shunt über 40% des LZV und sekundärer pulmonaler Hypertonie: wie oben.

Koronare Herzkrankheit

Die Erkrankungen des Herz-Kreislaufsystems und deren Folgen haben ein derart schwerwiegendes Ausmaß angenommen, daß sie in den Todesursachen-Statistiken der meisten zivilisierten Länder an erster Stelle stehen. Von eminenter Bedeutung ist dabei jener Anteil, welcher der koronaren Herzkrankheit zugesprochen werden muß. Ihr Auftreten wird bekanntlich durch sogenannte Risikofaktoren, zu denen Hypertonie, Diabetes mellitus, Fettstoffwechselstörungen, Gicht, Nikotinkonsum und größeres Übergewicht zählen, stark begünstigt. Bewegungsarmut wirkt sich indirekt über eine meist damit verbundene Fettleibigkeit als fördernder Faktor auf diese Erkrankung aus.

Tab. 3. Sportpausen bzw. Sportbefreiung nach Herzoperationen (nach *H. Richter* [96]).

Günstiges OP-Ergebnis	nach 1/2 bis 1 Jahr Gymnastik möglich, Radfahren und Schwimmen (kurze Strecken und geringe Intensität). Im Normalfall bis zu 2 Jahren Sportpause.
postoperativ persistierende Druckerhöhung in Vorhöfen oder Kammern, Reststenosen, Restdefekte, sekundäre pulmonale Hypertonie	weiterhin teilweise bis völlige Sportbefreiung.
verschlossener D. Botalli ohne pulm. Hypertonie	1/2 Jahr Vollbefreiung
mit pulm. Hypertonie	1 Jahr Vollbefreiung, dann Teilbefreiung.
OP. am offenen Herzen mit Herz-Lungen-Maschine und Resektion einer Aortenisthmusstenose	2 Jahre Vollbefreiung, dann Teilbefreiung.

Durch dynamische körperliche Belastungen von geeigneter Dauer und Intensität gelingt es, Anpassungsvorgänge am Herz-Kreislaufsystem, im Muskelstoffwechsel sowie in der hormonalen Regulation auszulösen, wodurch auch die allgemeine Leistungsfähigkeit der Patienten angehoben werden kann. Diese wichtigen Umstellreaktionen sind bereits durch Belastungsintensitäten induzierbar, wie sie im Breitensport üblich sind. Sportliche Spitzenleistungen sind daher gar nicht nötig, ja sie sind als Therapieform sogar zu riskant und daher höchst unerwünscht.

Für die Verbesserung der kardiozirkulatorischen Leistungsfähigkeit ist es wichtig, im Rahmen einer Ausdauerbelastung große Anteile der Skelettmuskulatur – mehr als ein Sechstel bis ein Siebentel – in die Bewegung miteinzubeziehen, was z. B. beim Laufen, Radfahren oder Schwimmen sicher erreicht wird (Tab. 4). Zudem ist eine Mindestintensität erforderlich, die wenigstens 50% der individuellen maximalen Sauerstoffaufnahme beansprucht. Die Belastungsdauer sollte mit dieser Intensität mehr als 3 bis 5 Minuten betragen. Die geforderte Belastungsintensität führt zu einem Anstieg der Herzfrequenz auf Werte um 120 bis 140 Schläge pro Minute, wie sie von mehreren Autoren anhand verschiedener Berechnungsgrundlagen als zweckmäßig eruiert wurden (Tab. 5). Korrekturen für unterschiedliche Altersstufen sind bei Benützung dieser Formeln nicht mehr nötig, weil dies durch die rechnerische Einbeziehung der altersabhängigen maximalen Herzfrequenz bzw. maximalen Sauerstoffaufnahme bereits berücksichtigt ist. Bei Anwendung der in Tabelle 5 angeführ-

Tab. 4. Minimalanforderungen für das Ausdauertraining.

1. Dynamische Belastungsform
2. Beanspruchung von mehr als 1/6 bis 1/7 der gesamten Skelettmuskulatur
3. Beanspruchung mit mehr als 50% der maximalen Leistungsfähigkeit
4. Belastungsdauer von mehr als 3 bis 5 Minuten

Tab. 5. Empfehlungen für die Belastungs-Herzfrequenz von Koronarkranken. HF_B = Belastungs-Herzfrequenz, HF_R = Ruhe-Herzfrequenz, HF_{max} = maximale Herzfrequenz, max. VO_2 = maximale O_2-Aufnahme.

BAUM (7)	HF_B = 170 Schl./min - Lebensjahre
BERG (11)	Laufband: $HF_B = HF_R + 0{,}7 \; (HF_{max} - HF_R)$
	Ergometer liegend: $HF_B = HF_R + 0{,}8 \; (HF_{max} - HF_R)$
HELLERSTEIN (45)	$HF_B = HF_R$ + 60 bis 70 Schl./min
HÜLLEMANN (55)	HF_B = 120 bis 140 Schl./min
KÖNIG (71)	$HF_B = HF_R + 0{,}7 \; (HF_{max} - HF_R)$
MELLEROWICZ (85)	HF_B = 70 bis 90% der HF_{max}
WEIDENER (130)	HF_B = 70% der HF_{max}
W.H.O. (134)	HF_B = HF bei 60 bis 70% der max. VO_2

ten Formeln kommt man vereinfacht dargestellt jeweils auf Belastungspulswerte von rund 120 bis 140 Schlägen pro Minute, so daß für die Praxis die einfache Formel von *Baum* (7) ausreichend ist, nach welcher die Belastungs-Herzfrequenz 170 minus Jahre des Lebensalters betragen soll. Ergänzend dazu sind in Tabelle 6 die Herzfrequenzrichtwerte für verschiedene submaximale Belastungsintensitäten angeführt.

Als globaler Parameter der Leistungsfähigkeit des Herz-Kreislaufsystems darf die Größe der maximalen Sauerstoffaufnahme angesehen werden, deren Ausmaß durch ein Ausdauertraining gesteigert werden kann. Interessanterweise zeigt sich, daß der größte prozentuelle Zuwachs – wenn auch verständlicherweise nicht Weltspitzenwerte – durch körperliche Ausdauerbelastungen erreicht wird, deren Dauer und Intensität noch zu keiner merklichen Vergrößerung der Herzdimensionen geführt hat, wie dies eben für den Breitensport im Gegensatz zum Spitzensport charakteristisch ist. Es handelt sich dabei somit um rein regulatorische Veränderungen. Nach den Untersuchungen von *Keul* et al. (60) ist der größte Zuwachs der maximalen Sauerstoffaufnahme bis zu einem korrelativen Herzmaß von 13 ml/kg Körpergewicht zu beobachten, während die weitere Zunahme bei den vergrößerten Herzen von Leistungssportlern deutlich geringer ausfällt.

Tab. 6. Pulsffrequenzrichtwerte zur Bemessung der relativen Belastungsstärke.

Alter (Jahre)	ca. 80% VO_2max.	ca. 70% VO_2max.	ca. 60% VO_2max.
30 - 35	170	150	130
36 - 40	165	145	125
41 - 45	160	140	120
46 - 50	155	135	115
51 - 55	150	130	110
56 - 60	145	125	105
61 - 65	140	120	100
66 - 70	135	115	95
71 - 75	130	110	90
Faustregel:	200 minus Alter	180 minus Alter	160 minus Alter

Die wichtige Ökonomisierung des Herz-Kreislaufsystems durch Herabsetzung des Sympathikustonus und Ausbildung einer Vagotonie mit konsekutiver Abnahme der Herzfrequenz sowohl in Ruhe als auch auf vergleichbaren Belastungsstufen gelingt ebenfalls bereits durch Ausdauerübungen, welche mit rund 50% des maximalen Leistungsvermögens absolviert werden. Die Verminderung des sympathischen Antriebes führt auch dazu, daß bereits im Ruhezustand die Plasmakonzentrationen der Katecholamine niedriger sind als bei Untrainierten und daß unter Belastungsbedingungen mit Ausnahme der Maximalbelastung ebenfalls deutlich geringere Plasmaspiegel auftreten. Die Belastungsintensitäten bewegen sich in der Prävention wie auch in der Rehabilitation weit im submaximalen Bereich, desgleichen die üblichen Anstrengungen im Alltagsleben und bewirken somit nur geringe Zunahmen der Plasmakatecholamine. Das ist insofern von großer Bedeutung, als hohe Anstiege der Katecholaminspiegel zu einem stark gesteigerten myokardialen Energieverbrauch führen, der im Krisenfall nicht mehr gedeckt werden kann, desgleichen zu Rhythmusstörungen mit allen daraus resultierenden Folgen. Interessanterweise zeigen Ausdauertrainierte nicht nur auf vergleichbaren Belastungsstufen, sondern auch bei gleichen Herzfrequenzen niedrigere Katecholaminspiegel als untrainierte Personen (43, 64, 76). Das bedeutet in der Praxis, daß der Ausdauertrainierte bei einer gegebenen Belastung erstens eine niedrigere Herzfrequenz hat als der Untrainierte und zweitens bei dieser Herzfrequenz noch dazu niedrigere Plasmakonzentrationen der Katecholamine aufweist. Die Abnahme des Sympathikustonus bewirkt des weiteren eine Reduzierung der myokardialen Kontraktilität, die ihrerseits eine Hauptdeterminante für den Sauerstoffverbrauch des Herzens darstellt und eine Verminderung des Blutdruckes, dessen Mittelwert als Maß für die Nachbelastung des Herzens gelten kann. Die Reduzierung aller dieser Faktoren bewirkt nun die Möglichkeit, den Sauerstoffbedarf des Myokards für eine gegebene Belastung zu vermindern bzw. die absolute Belastungsintensität zu steigern. In dieser Hinsicht wirkt sich ein Ausdauertraining nach *Heiss* et al. (44) sogar stärker leistungssteigernd aus als eine Therapie mit β-Rezeptorenblockern, woraus wiederum der hohe Stellenwert der Bewegungstherapie abzulesen ist. Da Ausdauerbelastungen außerdem zu wesentlich geringeren Anstiegen der Plasmakonzentration der Katecholamine führen als kurze Sprints, ergibt sich daraus die Forderung, in der medizinischen Prävention und Rehabilitation den Dauerlauf einzusetzen und von intervallartigen Belastungen abzusehen. Im Gegensatz zu den Ausdauersportarten führen Kraftsportdisziplinen zu keinerlei Verbesserung der Kreislaufökonomie und des maximalen Sauerstoffaufnahmevermögens.

Die geschilderten günstigen Anpassungsvorgänge bleiben jedoch nicht auf das Herz-Kreislaufsystem beschränkt, sondern treten auch in der peripheren Muskulatur auf, was sich in einer entsprechenden Aktivitätszunahme der Stoffwechselenzyme widerspiegelt (62, 77).

Die Verknüpfung des Cholesterins mit dem Risiko des Auftretens einer koronaren Herzkrankheit ist schon lange bekannt. Erst jüngeren Datums ist jedoch die Erkenntnis, daß nicht das Cholesterin generell für die Steigerung dieses Risikos anzuschuldigen ist, sondern nur derjenige Teil, der in den LD- und VLD-Lipoproteinen transportiert wird. Dem HDL-Cholesterin wird demgegenüber sogar eine Schutzwirkung gegen das Auftreten gefäßsklerotischer Prozesse zugeschrieben (133). Eine Zunahme dieser HDL-Fraktion und damit des Anteiles von Apolipoprotein A kann unter anderem durch Ausdauerbelastungen induziert werden. Wiederum ist die Beobachtung interessant und stellt für die Bewegungstherapie eine wichtige weitere Untermauerung dar, daß die Vermehrung der HD-Lipoproteine überwiegend durch diejenigen Belastungsintensitäten bewirkt wird, welche mit einer maximalen Sauerstoffaufnahme bis zu 60 ml/kg/min bzw. einer relativen Herzgröße bis zu 13 ml/kg Körpergewicht verbunden ist, wie das für den Breitensport gelten kann (59). Kraftsportarten führen zu keiner Zunahme der HD-Lipoproteine. Während Ausdauertraining in der Lage ist, der altersbedingten Reduzierung der HDL-Fraktion entgegenzuwirken, verstärkt Krafttraining sogar diese Tendenz (133).

In den vorhergehenden Absätzen wurde mehrmals vom „Breitensport" gesprochen. Es sollte dadurch zum Ausdruck gebracht werden, daß in der Prävention von Herz-Kreislauferkrankungen besonders diese Art der Sportausübung Vorrang erhalten sollte. Dafür wären pro Woche 3mal etwa 30 bis 60 Minuten zu veranschlagen, wobei wie eingangs erwähnt eine Belastungsintensität von wenigstens 50% des maximalen Leistungsvermögens notwendig ist, entsprechend einer Herzfrequenz von 120 bis 140 Schlägen pro Minute.

Von diesem in der Prävention von Herz-Kreislauferkrankungen bewährten Ausdauertraining führt ein direkter Weg zur körperlichen Betätigung der ambulanten Koronar-Sportgruppen. Der theoretische Unterbau ist für beide Trainingsgruppen ident, desgleichen die Zielsetzung, nämlich der Gesundheit zu dienen, sie zu erhalten oder – wo nötig – in möglichst großem Ausmaß wieder zu gewinnen. In der Therapiekette nach einem Herzinfarkt stellt nämlich die körperliche Bewegung in Form eines überwachten Trainings ein wichtiges Glied dar. Sie beginnt bereits im Akut-Krankenhaus mit leichten Übungen, wird über die Aufbaumaßnahmen der Rehabilitationszentren weiter fortgeführt und erstreckt sich bis zu den ambulanten Koronartrainingsgruppen nach Wiedereingliederung in das Berufs- oder Privatleben (Tab. 7).

Ist bei Koronarkranken eine Bewegungstherapie geplant, so muß man vorher deren Belastbarkeit kennen, die sehr gut mittels eines Ergometertests unter gleichzeitiger Blutdruckkontrolle abgeschätzt werden kann. Unter Belastbarkeit versteht man jene Belastungsintensität, die dem Patienten ohne Gefährdung zugemutet werden kann. Sie ist streng von der „Leistungsfähigkeit" des Patienten zu unterscheiden, worunter jene maximale körperliche Leistung gemeint ist, bei der wegen Erschöpfung oder subjektiver Beschwerden eine Belastung abgebrochen werden muß. Für ärztliche Präventions- und Rehabilitationsmaßnahmen spielt die Leistungsfähigkeit daher keine Rolle. Im Privatleben gehen jedoch manche Herzkranke nicht selten sogar bis an die Grenze ihrer Leistungsfähigkeit.

Die Aufnahme in eine ambulante Koronar-Trainingsgruppe ist an bestimmte Voraussetzungen gebunden: so sollte der Patient eine Mindestbelastung von 75 Watt bzw. 1 Watt/kg Körpergewicht tolerieren, ohne daß es dabei zu polytopen, gekoppelten oder salvenartigen Extrasystolen kommt oder ein R-auf-T-Phänomen auftritt. Zudem dürfen bis zu dieser Belastungsstufe weder objektive elektrokardiographische noch subjektive Zeichen einer koronaren Minderperfusion oder einer Myokardinsuffizienz auftreten. Der arterielle Blutdruck sollte während dieser Bela-

Tab. 7. Rehabilitationsphasen nach Herzinfarkt. Die in den verschiedenen Phasen notwendigen medikamentösen Behandlungen wurden der Übersichtlichkeit halber weggelassen.

PHASE	SYMPTOMATIK	ORT / BELASTBARKEIT
Mobilisierungs-Phase	Stabilisierung von Herzrhythmus und Kreislauf, Normalisierung von Enzymen und Leukozyten	Akutkrankenhaus: Frühmobilisation, Therapie und Überwachung nach Notwendigkeit. Belastbarkeit: 0 bis 25 W während 3 bis 6 Minuten
Aufbauphase A	Leistungsbreite noch deutlich eingeschränkt, Zeichen der Koronar- bzw. Herzinsuffizienz bei sitzender Alltagsbeschäftigung	Rehabilitationszentrum: Beginn von Übungs- und Trainingsprogrammen. Belastbarkeit: 25 bis 50 W während 3 bis 6 Minuten
Aufbauphase B	Zeichen der Koronar- bzw. Herzinsuffizienz bei Alltagsbeschäftigung, die mehr als Sitzen erfordert	Rehabilitationszentrum oder Koronar-Sportgruppe: Übungs- und Trainingsprogramm mit gesteigerter Belastung. Belastbarkeit: 75 bis 100 W während 3 bis 6 Minuten
Phase der "Gesundung"	keine Einschränkung der Leistungsbreite im Alltag, auch bei ungewohnter Belastung beschwerdefrei	Ausdauertraining, wo möglich Teilnahme an Koronar-Sportgruppen. Belastbarkeit: 125 bis 150 W während 3 bis 6 Minuten

stung unter Berücksichtigung der jeweiligen Therapie (z. B. β-Rezeptorenblocker) regelrecht ansteigen, jedoch 210 mm Hg (15,8 kPa) systolisch nicht überschreiten.

Unter Bedachtnahme auf diese Kriterien wird es allerdings immer wieder Patienten geben – vor allem ältere –, welche diese geforderte Minimalbelastung nicht bewältigen können. Diese Koronarpatienten sollten daher nicht in den Trainingsgruppen, sondern zweckmäßigerweise in Koronar-Übungsgruppen betreut werden, deren Bewegungsprogramm viel leichter gestaltet werden muß. Diese Gruppenunterscheidung ist physiologisch begründet, versteht man doch unter Üben die systematische Wiederholung gezielter Bewegungsabläufe mit dem Ziel einer Leistungssteigerung ohne morphologisch faßbare Adaptationen, während Training eine systematisch betriebene überschwellige Muskelanspannung zum Zweck einer Leistungssteigerung mit morphologisch faßbaren Anpassungserscheinungen bedeutet.

Vor Aufnahme eines Koronarpatienten in eine Trainingsgruppe sind die Kontraindikationen genau zu beachten. Dazu zählen neben der Ruheherzinsuffizienz eine arterielle Hypertonie mit Blutdruckwerten über 200 mm Hg (15,0 kPa) systolisch und/oder 110 mm Hg (8,3 kPa) diastolisch bereits in Ruhe, weiters eine instabile Angina pectoris, ein hämodynamisch bedeutsames Herzwandaneurysma und eine mit einer Koronarsklerose vergesellschaftete Aortenostiumstenose. In den Tabellen 8 und 9 sind die Kontraindikationen für eine Bewegungstherapie zusammengefaßt.

Vor Beginn des Trainingsprogramms ist unbedingt eine eingehende kardiologische Untersuchung durchzuführen, die selbstverständlich neben dem Ruhe-EKG auch einen Belastungstest beinhaltet, der entweder symptomlimitiert durchgeführt wird oder bei subjektiver und objektiver Unauffälligkeit bei 150 Watt beendet werden kann, da üblicherweise in den dargebotenen Trainingsformen keine höheren Belastungen aufscheinen. Ob für den Belastungstest ein Fahrradergometer oder ein Laufband benützt wird bzw. ob die Belastung im Sitzen oder Liegen durchgeführt

Tab. 8. Kontraindikationen für eine Bewegungstherapie.

Dauernde Kontraindikationen
– Herzinsuffizienz in Ruhe bzw. bei Belastungen von weniger als 50 Watt
– schwere Koronarinsuffizienz mit Angina pectoris in Ruhe bzw. bei Belastungen von weniger als 50 Watt
– Kardiomyopathien
– belastungsabhängige, therapieresistente Rhythmusstörungen wie polytope bzw. salvenartige Extrasystolen
– höhergradige Blockierungen im Reizleitungssystem
– therapeutisch nicht beeinflußbare, maligne Hypertonie (Stadium IV)
– hämodynamisch merklich wirksame angeborene und erworbene Herzfehler (z.B. Aortenstenose, Shuntvitien mit Linke-rechts-Shunt von über 40% und sekundärer pulmonaler Hypertonie)
– Lungenerkrankungen mit chronischem Cor pulmonale und Diffusionsstörungen

wird ist von sekundärer Bedeutung, sofern man nur aus diesen unterschiedlichen Belastungsformen die entsprechenden Rückschlüsse hinsichtlich der vorzuschlagenden Trainingsherzfrequenz zieht. Die Belastung kann auf dem Fahrradergometer mit 50 Watt begonnen und in Form eines rektangulär-triangulären Tests alle 3 Minuten um 25 Watt gesteigert werden bzw. auch mit 25 Watt begonnen und alle 2 Minuten um 25 Watt verstärkt werden, wie es dem Vorschlag der Österreichischen Gesellschaft für Kardiologie entspricht. In Einzelfällen werden diese Befunde jedoch nicht ausreichen und sind dann durch invasiv gewonnene Daten (Herzkatheter, Koronarangiogramm, Ventrikulographie) zu ergänzen, damit ein Höchstmaß an Sicherheit geboten werden kann. Da in den meisten Fällen die Teilnahme am Training durch viele Jahre erfolgt, sind in geeigneten Abständen – etwa alle 6 bis 12 Monate, im Bedarfsfalle selbstverständlich in kürzeren Intervallen – Kontrolluntersuchungen indiziert.

Wie vorhin erwähnt, ist zwischen Koronar-Trainingsgruppen und Koronar-Übungsgruppen zu unterscheiden, deren körperliche Belastungen der unterschiedlichen Leistungsfähigkeit und Belastbarkeit Rechnung tragen. In der Trainingsgruppe steht die Ausdauerbelastung im Mittelpunkt allen Bemühens. Sie wird meist in Form des Laufens gestaltet, kann aber auch das Schwimmen miteinbeziehen, allerdings mit entsprechenden Vorsichtsmaßnahmen, da Zwischenfälle im Wasser viel leichter zu schweren Komplikationen führen können als auf dem Lande. Es versteht sich von selbst, daß eine Belastungsdauer von rund 15 bis 20 Minuten langsam aufgebaut werden muß, wozu der in der Eingangsuntersuchung ermittelte Trainingspulswert als Richtschnur für die Belastungsintensität dient.

Tab. 9. Kontraindikationen für eine Bewegungstherapie.

```
Zeitweise Kontraindikationen
```
- rezenter Myokardinfarkt, instabile Angina pectoris (drohender Infarkt)
- unbehandelte bzw. auf Therapie noch unzureichend ansprechende Herzrhythmus-Störungen (Extrasystolen, Vorhofflimmern, Vorhofflattern, Tachykardien), die unter Belastung auftreten oder sich verstärken
- Verdacht auf größeres Herzwand-Aneurysma (bis zur Abklärung)
- unbehandelte arterielle Hypertonie mit Belastungswerten über 240/120 mm Hg (32/16 kPa)
- bis sechs Monate nach einem apoplektischen Insult
- Zustand nach tiefen Beinvenenthrombosen zur Vermeidung einer Lungenembolie (8 bis 12 Wochen)
- akute und aktive chronische Erkrankungen des Herzens und/oder anderer Organe

Ergänzend zu den Ausdauerbelastungen werden in den Koronar-Trainingsgruppen auch gymnastische Übungen aus der Bewegung und mit Geräten sowie Spiele in das Training miteinbezogen, so daß insgesamt etwa ein bis eineinhalb Stunden körperliche Betätigungen durchgeführt werden. Zu den Spielen ist anzumerken, daß echte Wettkampfsituationen unbedingt vermieden werden müssen, um die oft sehr ehrgeizigen Patienten nicht zu überfordern. Aus diesem Grunde hat sich z. B. als Spiel Volleyball dem sehr populären Fußball gegenüber als vorteilhafter erwiesen.

Da der Trainingseffekt einer einzigen Sportstunde pro Woche sicher unzulänglich ist, sollte von den Patienten noch etwa 2mal wöchentlich ein privates, etwa 10 Minuten währendes Ausdauertraining durchgeführt werden. Dafür bieten sich wieder Laufen, Schwimmen, Radfahren oder auch Skiwandern an. In Ergänzung zur Sportstunde haben sich zusätzliche Gruppengespräche über die allgemeine Lebensführung bzw. persönliche Probleme und das Heim-Übungsprogramm als äußerst wertvoll erwiesen.

Der Bedarf an ambulanten Koronar-Trainingsgruppen ist sicher nicht zu gering angesetzt, wenn man annimmt, daß für etwa 25.000 bis 50.000 Einwohner eine ambulante Koronar-Sportgruppe notwendig wäre. In dieser Berechnung ist bereits berücksichtigt, daß sich nur ein geringer Teil der Koronarkranken bzw. Postinfarktpatienten — etwa 10 bis 20% — für eine solche Therapie eignet bzw. sie mitmachen will und daß eine solche Sportgruppe womöglich nicht mehr als 15 Personen umfassen sollte, um eine optimale ärztliche Betreuung zu gewährleisten (27). Für eventuelle Notfälle muß in der Sportstätte unbedingt eine technische Ausrüstung wie ein Defibrillator und Beatmungsgerät zur Verfügung stehen, desgleichen die üblichen Notfallmedikamente. Selbstverständlich muß der betreuende Gruppenarzt auch beim Training anwesend sein und darf die Verantwortung für seine Patienten nicht auf einen auch noch so gut ausgebildeten Sportlehrer abwälzen.

Kardiomyopathien

1. Kongestive Kardiomyopathie

Von den primären Kardiomyopathien scheidet die kongestive (dilatative) Form aus den Betrachtungen über eine mögliche Sportfähigkeit aus, besteht doch zum Zeitpunkt der Diagnosestellung meist neben Herzrhythmusstörungen, pektanginösen Beschwerden und Schwäche auch eine Belastungsdyspnoe (73). Neben der medikamentösen Therapie steht daher die Empfehlung, körperliche Anstrengungen unbedingt zu vermeiden, im Vordergrund der therapeutischen Maßnahmen.

2. Hypertrophische obstruktive Kardiomyopathie

Bei dieser Form der Kardiomyopathie besteht eine Verdickung der Kammerwände, die überwiegend den linken Ventrikel und häufig im besonderen Maße das Ventrikelseptum betrifft. Durch die Obstruktion des linksventrikulären Ausflußtraktes in der Systole wird eine starke Druckbelastung des Ventrikels bewirkt. Zudem ist die diastolische Dehnbarkeit der Kammermuskulatur eingeschränkt und liegt häufig auch eine Mitralinsuffizienz vor (75). Bei jüngeren Personen kann es zum plötzlichen Herztod kommen, der zeitlich oft in einem engen Zusammenhang mit schweren körperlichen Belastungen steht (72, 82, 83). Zum Zeitpunkt der Diagnosestellung stehen neben pektanginösen Beschwerden auch Synkopen und Schwindelerscheinungen sowie eine Belastungsdyspnoe im Vordergrund. Sportliche Betätigungen sollten daher nur relativ beschwerdearmen Patienten erlaubt werden und auch dann zweckmäßigerweise nur leichte dynamische Belastungen. Statische Belastungen und mit Preßatmung verbundene Übungen sind unbedingt zu vermeiden.

3. Hypertrophische nichtobstruktive Kardiomyopathie

Diese Form ist durch eine zum Teil massive Hypertrophie der Kammermuskulatur ohne Obstruktion des linksventrikulären Ausflußtraktes gekennzeichnet. Die klinische Symptomatik ist bei Diagnosestellung ähnlich wie bei der hypertrophischen obstruktiven Kardiomyopathie, so daß sich hinsichtlich der Beurteilung der körperlichen Belastbarkeit und Sportfähigkeit ebenfalls kein Unterschied zu diesem Krankheitsbild ergibt.

In Zusammenhang mit den hypertrophischen Kardiomyopathien ist erwähnenswert, daß vereinzelt Berichte von asymmetrischen Septumverdickungen bei Athleten mit Sportherzen vorliegen (86, 126). Den Verdacht einer hypertrophischen, nicht-obstruktiven Kardiomyopathie wird man bei einem Sportler dann aussprechen müssen, wenn zur echokardiographisch nachgewiesenen Septumhypertrophie noch elektrokardiographische Hinweise wie abnorme Q-Zacken und T-Negativierungen kommen. Wie Untersuchungen von *Maron* et al. (82) ergaben, ist in einigen Fällen von plötzlichem Herztod bei Leistungssportlern eine vorher nicht bekannt gewesene hypertrophische nichtobstruktive Kardiomyopathie als Ursache anzuschuldigen.

Hyperkinetisches Herzsyndrom

Bei diesem Krankheitsbild, das meist bei jugendlichen asthenischen Personen zu beobachten ist, besteht sowohl in Ruhe als auch unter Belastungsbedingungen eine zu hohe Herzfrequenz und ein erhöhter systolischer Blutdruck. Das Herzminutenvolumen ist vermehrt, der periphere Gefäßwiderstand reduziert und auffällig ist auch eine merkliche Leistungsschwäche. Daneben klagen die Patienten über eine Reihe von subjektiv unangenehmen, auf das Herz bezogenen Beschwerden wie Herzstechen, Herzstolpern und Palpitationen (38, 53, 81). Dieses Beschwerdebild beruht auf einem durch Abnahme des Vagustonus relativ gesteigerten oder auch absolut vermehrten Sympathikusantrieb (54 a) und stellt daher zunächst eine Indikation für eine Behandlung mit β-Rezeptorenblockern dar, aber auch für eine zusätzliche sportliche Betätigung, um die Fehlreaktion des Vegetativums zu normalisieren. Der β-Rezeptorenblocker dient hier als Einstiegshilfe in den Sport, ist doch für diese Personen eine sportliche Betätigung meist erst dann in angemessener Weise möglich, wenn zuvor auf medikamentösem Wege eine Reduzierung des gesteigerten adrenergen Antriebes erfolgt ist (3) (Abb. 1).

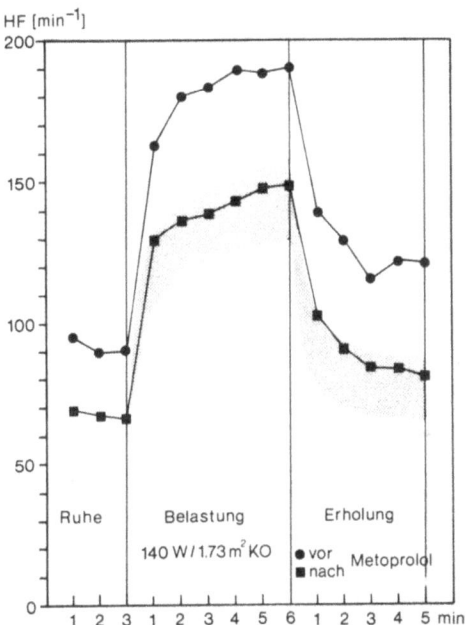

Abb. 1. Herzfrequenzprofil eines 19jährigen Patienten mit hyperkinetischem Herzsyndrom während einer Fahrrad-Ergometrie vor und nach Gabe von 100 mg Metoprolol. Die schraffierte Fläche kennzeichnet den bei einer vergleichbaren Normalbevölkerung ermittelten Streubereich der Herzfrequenz.

Arterielle Hypertonie

Die arterielle Hypertonie zählt heute zu den häufigsten Kreislaufkrankheiten und ist zugleich einer der wichtigsten Risikofaktoren für das Auftreten kardiovaskulärer Folgeerkrankungen. Die Häufigkeit der Hypertonie beträgt in der Gesamtbevölkerung etwa 15 bis 25%, doch ist mit zunehmendem Lebensalter mit einer Erhöhung dieses Prozentsatzes zu rechnen, so daß in der Altersstufe von 50 bis 70 Jahren rund 30 bis 40% einen erhöhten Blutdruck aufweisen. Der Frage nach der Sportfähigkeit von Hypertonikern kommt daher eine große praktische Bedeutung zu.

Körperliches Training in Form von Ausdauerübungen bewirkt bei gesunden Personen im Vergleich zu einer nicht trainierenden Gruppe einen niedrigeren Blutdruck (131). Beim Hypertoniker ist jedoch das Blutdruckverhalten auf Trainingseinflüsse etwas differenzierter. Besonders günstig sind die Einflußmöglichkeiten eines Bewegungstrainings in den frühen Stadien der Hypertonie mit vermehrtem Herzminutenvolumen und noch normalem Gefäßwiderstand. Bei diesen Patienten ist durch körperliches Training eine Reduktion des Blutdruckes sowohl in Ruhe als auch während körperlicher Belastung zu erzielen (107). Dagegen fehlt der zwingende Nachweis, daß durch Training auch der Blutdruck von Patienten mit normalem bis erniedrigtem Herzminutenvolumen und erhöhtem Gefäßwiderstand gesenkt werden kann. Unter Berücksichtigung dieser Tatsache kann dynamisches Ausdauertraining als gute zusätzliche Therapiemaßnahme für Hypertoniker der Schweregrade I bis maximal III angesehen werden.

Ein solches Ausdauertraining sollte wenn möglich jeden Tag 10 Minuten lang oder auch 2 bis 3mal wöchentlich durch 20 bis 30 Minuten durchgehalten werden. Aus Sicherheitsgründen sollte eine Herzfrequenz von 200 minus Jahre des Lebensalters nicht überschritten werden. Das Ausdauertraining kann z. B. in Form von Langlauf, Skilanglauf, Radfahren, Schwimmen oder auch Bergwandern durchgeführt werden.

Bei Mannschaftsspielen wie Fußball, Handball und anderen mehr wird teilweise zwar auch die Ausdauer trainiert, doch treten dabei oft Situationen auf, in denen vom Spieler seine Höchstleistung erbracht wird. In solchen Situationen steigt der Blutdruck natürlich enorm an, weswegen die Spielsportarten nur bedingt für Hypertoniker geeignet sind.

Als gefährlich sind für Hypertoniker alle jene Übungen einzustufen, die viele oder ausschließlich statische Momente aufweisen oder mit einer Preßatmung verbunden sind wie z. B. Gewichtheben, Wurf- und Stoßdisziplinen, Liegestütze, Kniebeugen und auch manche Übungen auf Fitneßparcours (Trimmpfaden) wie Klimmzüge und Klettern. Schnell ausgeführte Liegestütze lassen nach Untersuchungen von *Rost* und *Hollmann* (51) selbst bei Normotonikern den Blutdruck auf Spitzenwerte über 250/150 mm Hg ansteigen. Alle isometrischen Belastungen sind daher wegen der damit einhergehenden unkontrollierten Blutdrucksteigerung abzulehnen.

Um das Risiko durch sportliche Betätigung für Hypertoniker möglichst gering zu halten, ist vor Trainingsbeginn die Kontrolle des Blutdruckverhaltens anhand einer standardisierten Ergometerbelastung unbedingt notwendig. Ergibt die Ergometrie einen erhöhten Belastungs-Blutdruck, so ist vor Beginn der sportlichen Betätigung eine medikamentöse Therapie einzuleiten. Erweist sich bei einer Kontrollergometrie die gewählte Behandlung als suffizient, darf mit dem Sport, bei dem es sich um dynamische Disziplinen handeln sollte, begonnen werden.

Abbildung 2 und 3 zeigen die positiven Auswirkungen einer antihypertensiven Therapie mit einem β-Rezeptorenblocker auf das Herzfrequenz- und Blutdruckverhalten eines Hypertonikers, dem nach erfolgreicher Behandlung wieder die Aufnahme seines Sportes (Hobbyfußball) erlaubt werden konnte (2).

Wenngleich auch dynamische Bewegungsformen wie oben erwähnt für Hypertoniker segensreich sein können, so sind auf der anderen Seite auch die Kontraindikationen zu beachten. Dazu zählen vor allem eine schwere fixierte Ruhehypertonie mit Blutdruckwerten über 200/120 mm Hg (26,7/16,0 kPa) oder eine unbehandelte Hypertonie mit Belastungswerten über 240/120 mm Hg (32/16 kPa) (2). Bezüglich weiterer Kontraindikationen für die Bewegungstherapie darf auf den Abschnitt über die koronare Herzkrankheit verwiesen werden (Tab. 8 und 9).

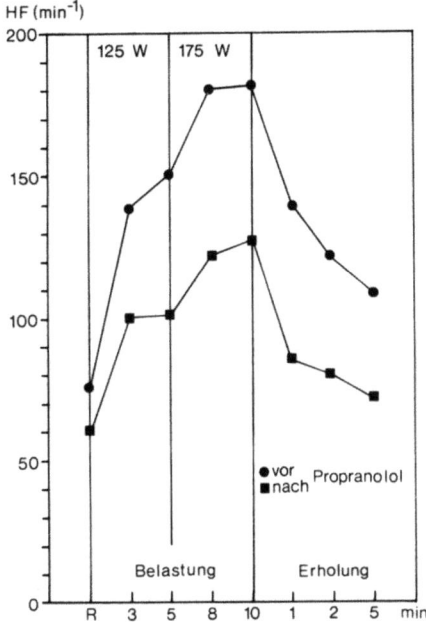

Abb. 2. Herzfrequenzprofil eines 31jährigen Hypertonikers während einer Fahrrad-Ergometrie vor und nach einer 3wöchigen Therapie mit täglich 120 mg Propranolol.

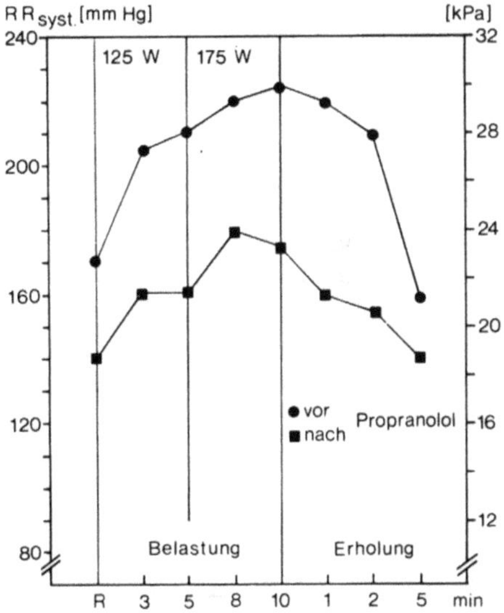

Abb. 3. Verhalten des systolischen Blutdruckes eines 31jährigen Hypertonikers während einer Fahrrad-Ergometrie vor und nach einer 3wöchigen Therapie mit täglich 120 mg Propranolol.

Hypotonie/Orthostasesyndrom

Eine Hypotonie liegt vor, wenn der systolische Blutdruck bei Männern dauernd unter 110 mm Hg und bei Frauen unter 100 mm Hg liegt bzw. der diastolische Blutdruck unter 60 mm Hg (22). Solche Werte sind bei trainierten Sportlern als physiologische Variante bekannt. Ein niedriger Blutdruck ohne klinische Beschwerden ist weder behandlungsbedürftig noch stellt er die Sportfähigkeit in Frage. Sportliche Aktivitäten können umgekehrt jedoch sehr wohl zur Therapie einer behandlungswürdigen Hypotonie herangezogen werden, wenngleich auch der Erfolg nicht überbewertet werden darf. Das gilt sowohl für die Früh- als auch die Spätform einer orthostatischen Dysregulation (98).

Orthostatische Kreislaufregulationsstörungen kommen hauptsächlich, aber nicht ausschließlich, bei schlanken asthenischen Kindern und Jugendlichen vor. Sie werden ausgelöst, wenn die Verlagerung von Blut in die unteren Extremitäten, die etwa 500 bis 800 ml betragen kann (94), nicht durch Mobilisierung des intrathorakalen Blutvolumens, eine Steigerung der Herzfrequenz und Zunahme des peripheren Gefäßwiderstandes ausgeglichen werden kann. Das typische Beschwerdebild besteht in Neigung zu Schwindel, rascher Ermüdbarkeit oder sogar Kreislaufkollaps. Durch ein richtig dosiertes körperliches Aufbautraining kann sehr häufig eine deutliche Besserung oder sogar Beschwerdefreiheit erzielt werden. Ein orthostatischer Kreislaufkollaps wird leider auch hin und wieder nach anstrengenden Laufbewerben gesehen, wenn ein Sportler nach dem Ziel einfach stehen bleibt, anstatt locker auszulaufen. Diese Form des Kreislaufkollapses wäre zu verhindern, wenn man sich nur immer daran erinnerte, daß nach einem erschöpfenden Lauf die Gefäße der zuvor stark beanspruchten Extremitäten noch einige Zeit weitgestellt sind und das plötzliche Fehlen der Muskelpumpe ein Versacken größerer Blutvolumina in die Beine ermöglicht. Jedem orthostatisch labilen Menschen muß daher zur Betätigung seiner Wadenmuskelpumpe geraten werden, wenn nach Lagewechsel oder längerem Stehen die ersten Symptome einer orthostatischen Dysregulation auftreten. Auch eine vertiefte Atmung ist in der Lage, über die inspiratorische Sogwirkung den venösen Rückstrom zum Herzen anzuheben. Bei leichten und mittelschweren Verlaufsformen orthostatischer Dysregulationen kann für Jugendliche und jüngere Erwachsene ein dosiertes Ausdauer-, aber auch Krafttraining als zusätzliche therapeutische Maßnahme empfohlen werden (24). Daß Krafttraining wirksam sein soll, überrascht zunächst, doch gibt es Untersuchungen, denen zufolge die trainingsbedingte Querschnittszunahme der Muskulatur in den unteren Extremitäten den Dehnungswiderstand der intramuskulären Venen erhöht, wodurch das versackende Blutvolumen reduziert werden kann (65).

Sklerose der Zerebralgefäße

In mehr als der Hälfte der Bevölkerung lassen sich bei einem Lebensalter von über 50 Jahren zerebrale Gefäßsklerosen nachweisen. Symptome einer fortschreitenden zerebralen Sklerose sind mangelnde Leistungsfähigkeit, Ermüdbarkeit, Konzentrationsschwäche, aber auch Kopfschmerzen, Schwindel und Schlafstörungen. Eine Besserung der Herz-Kreislaufleistung bringt auch eine Besserung der zerebralen Zirkulation mit sich, weswegen ein Ausdauertraining in den Therapieplan der Zerebralsklerose eingebaut werden kann. Je besser noch die Funktionen des zentralen Nervensystems erhalten sind, desto günstiger sind auch die zu erwartenden Resultate (119). Bevor ältere Menschen jedoch am Wettkampfsport teilnehmen, ist die Erkennung zerebraler Gefäßprozesse wichtig, um eine Überbeanspruchung mit den Folgen eines apoplektischen Insultes zu vermeiden. Die Auswirkungen starker körperlicher Belastungen auf die Durchblutungsverhältnisse des Gehirns sind nämlich noch nicht gänzlich geklärt, weshalb immerhin die Möglichkeit besteht, daß die Versorgung von schon in Ruhe mangelhaft durchbluteten Bezirken unter Belastungsbedingungen völlig zusammenbricht.

Venenerkrankungen

Sport kann sich bei Venenerkrankungen einerseits als Therapiefaktor erweisen, andererseits begünstigen bestimmte Disziplinen jedoch die Ausbildung von venösen Beschwerden.

1. Paget-von-Schroetter-Syndrom

Dieses Krankheitsbild ist relativ selten und besteht in einem akuten Verschluß der Vena subclavia und/oder Vena axillaris durch eine primäre Thrombose (90, 115). Auslösend können plötzliche extreme Schulterbewegungen sein, wie dies etwa beim Tennis oder Kugelstoßen möglich ist, weswegen man auch von einer „Thrombose par effort" spricht. Dieses Syndrom wurde auch bei eher leicht anmutenden Verletzungen im Schulterbereich beobachtet, wie der Fall einer Skiläuferin zeigt, bei der es nach einem Sturz auf die Schulter bei in der Achselhöhle eingeklemmtem Skistock zur Venenthrombose kam. Therapeutisch verspricht in solchen Situationen eine umgehend eingeleitete Fibrinolyse-Therapie sehr gute Erfolge.

2. Varikositas

Manche Sportarten begünstigen durch ihr spezifisches Bewegungsmuster, ihre abflußbehindernden Gelenkstellungen und technische Notwendigkeiten das Auftreten einer primären Varikosis. So können durch maximale Beugestellungen im Knie- und Hüftgelenk die Venen der unteren Extremität stark in Mitleidenschaft gezogen werden, steigt doch infolge der stellungsinduzierten Abflußbehinderung der Druck in den abhängigen Venenregionen stark an, so daß sogar Einrisse in den Venenklappen entstehen können. Zu solchen die Venen strapazierenden Sportarten zählen Gewichtheben, Rudern und der Kanusport. Vor allem in der letzteren Disziplin ist die extreme Sitzposition, nämlich der Hocksitz auf den Fersen, Ursache der venösen Abflußbehinderung aus den Beinen. Bei Sprungdisziplinen oder Sportarten, in denen Sprünge häufig vorkommen, wie etwa im Basketball, ist ebenfalls ein vermehrtes Auftreten einer Sprungbein-betonten Varikosis im Bereich der Vv. saphena magna et parva zu beobachten.

Bekannt sind auch die sogenannten „Fußballer-Varizen", die bei entsprechender Prädisposition im Bereich der Wade entstehen. Ursache dürften hier neben einer immer möglichen mechanischen Abflußbehinderung durch fest verschnürte Stutzen vor allem die plötzlichen Drucksteigerungen beim Schießen sein, wobei Blut aus den tiefen Venen schlagartig über die Vv. perforantes in die oberflächlichen Venen entleert wird (34).

Günstig wirken sich auf die Venen Kältereize wie das Gehen im kühlen Wasser und ganz besonders Schwimmen aus. Auch Laufen – vorzüglich auf weichen Böden – führt über die Aktivierung der Muskelpumpe zu einer Verbesserung des Gefäßtonus und einer deutlichen Abnahme des Venendruckes (34).

3. Zustand nach tiefer Beinvenenthrombose

Nach Abklingen einer Thrombose der tiefen Beinvenen ist zur Vermeidung einer möglichen Lungenembolie eine Sportpause von 8 bis 12 Wochen angezeigt.

Lungenerkrankungen

Chronisch obstruktive Lungenerkrankungen

Bei Patienten mit chronischen oder rezidivierenden obstruktiven Lungenerkrankungen wie etwa chronisch obstruktiver Bronchitis, chronischem Asthma bronchiale oder Lungenemphysem liegt eine erhöhte Reagibilität des Bronchialsystems vor.

Asthmaanfälle können nicht nur durch bekannte Allergene wie Pollen, Schimmel, Staub, Haare, Nahrungsmittel und dergleichen ausgelöst werden, sondern auch durch unspezifische Reize wie kalte Luft und andere Witterungsfaktoren. Gar nicht selten kann auch durch körperliche Belastung ein Bronchospasmus ausgelöst werden, so daß man auch von einem Belastungsasthma spricht. Auslösend dürfte dabei der hyperventilationsbedingte Wärme- und Wasserentzug aus der Bronchialschleimhaut sein. Die Leistungsfähigkeit einer asthmatischen Lunge wird in erster Linie von den obstruktionsbedingten Strömungswiderständen im Bereich der peripheren Atemwege und erst sekundär von den Ventilations-Perfusionsverhältnissen bestimmt (39). Während eine körperliche Belastung bis zu 2 Minuten Dauer meist gut toleriert wird, tritt bei einer Belastungsdauer von mehr als 4 Minuten sehr häufig eine Bronchokonstriktion auf, deren Höhepunkt etwa 5 bis 10 Minuten nach der Belastung erreicht wird. Daraus ergibt sich, daß für Kinder und Jugendliche eine Teilbefreiung vom Schulsport für Läufe von mehr als 3 bis 4 Minuten Dauer notwendig wird. Wie Untersuchungen von *Thümmler* an Kindern (125) und von *Haber* an Erwachsenen (Kapitel 4) jedoch zeigen, ist die Ausdauerleistungsfähigkeit von Patienten mit chronisch obstruktiven Lungenerkrankungen durch ein körperliches Training ohne weiteres zu verbessern. Ein akuter Schub der Bronchialerkrankung oder eine kardiale Dekompensation sind selbstverständlich als Kontraindikation für das Bewegungstraining anzusehen. Die näheren Einzelheiten sind ausführlich in Kapitel 4 dargestellt.

In Abhängigkeit von der Jahreszeit kann die Häufigkeit von Asthmaattacken stark schwanken, so daß ein starres Schema für das Maß der Sportfähigkeit nicht angegeben werden kann und zweckmäßigerweise die Leistungsanforderung nach dem aktuellen Stand des Leistungsvermögens auszurichten ist. Eine Teilbefreiung vom Schulsport ist auch nach Jahren von Beschwerdefreiheit nötig, da die erhöhte Reagibilität der Bronchialmuskulatur noch sehr lange Zeit erhalten bleiben kann (78). Für Erwachsene mit chronischem Asthma bronchiale gilt ebenfalls, daß Leistungssport kontraindiziert ist und Gesundheitssport nur je nach dem Zustand des rechtsventrikulären Myokards ausgeübt werden kann (39).

Interstitielle fibrosierende Lungenerkrankungen

Unter dieser Bezeichnung sind verschiedene Krankheitsbilder subsumiert, deren Gemeinsamkeit in der letztlich auftretenden interstitiellen Lungenfibrose mit Diffusionsstörung für die Atemgase besteht. Dazu zählen neben den allergischen Alveolitiden auch interstitielle Pneumonien und die Sarkoidose. Für Patienten mit diesen Erkrankungen ist die Sportfähigkeit je nach dem Schweregrad der Erkrankung nur eingeschränkt gegeben. Eine genauere Darstellung ist dem Kapitel 4 zu entnehmen.

Erkrankung der Zähne und des Zahnhalteapparates

Karies und Parodontose sind in allen zivilisierten Ländern weit verbreitet und werfen auch für den Sportmediziner einige Fragen auf, besteht doch zwischen dem Gesundheitszustand der Zähne und der körperlichen Leistungsfähigkeit ein Zusammenhang. Der Sportarzt sieht sich meistens mit folgenden Krankheitsbildern konfrontiert:

Karies

Die Sanierung kariöser Zähne – auch des Milchgebisses – sollte an sich eine Selbstverständlichkeit sein. Dazu gehört auch eine systematische Zahn- und Mundpflege, die möglichst sowohl am Morgen als auch am Abend durchzuführen wäre. Auch auf die richtige Technik des Zähneputzens – vom Zahnfleisch zum Zahn in kreisenden Bewegungen – sollte geachtet werden. Zudem wäre es angebracht, in der Kostzusammenstellung kariesbegünstigende Nahrungsmittel wie etwa Süßigkeiten zurückzudrängen und vor allem bei Kindern und Jugendlcihen auf die präventive Fluoridgabe nicht zu vergessen. Außerdem sind gerade beim Hochleistungssportler regelmäßige Kontrollen beim Zahnarzt geboten.

Parodontitis apicalis

Nicht nur die akuten, sondern auch die chronischen Entzündungen der Zahnwurzel bzw. des umgebenden Kieferknochens gehören beim Leistungssportler saniert. Die chronischen Verlaufsformen auch unter dem Gesichtspunkt einer Prophylaxe, damit Exazerbationen zu trainings- oder wettkampfmäßig ungünstigen Zeitpunkten von vornherein verhindert werden. Chronisch beherdete Zähne kommen auch als Foci für rheumatoide Beschwerden und andere Störungen in Betracht, weswegen eine Sanierung ebenfalls anzustreben ist. Bei akuten Prozessen ist eine Trainingspause und sofortige Therapie anzustreben. Bei Fieber und Gesichtschwellungen ist die Teilnahme an einem Wettkampf nicht möglich (4).

Baropulpitis

Unter Baropulpitis versteht man von der Zahnpulpa ausgehende Schmerzen, welche durch Veränderungen des Umgebungsdruckes ausgelöst werden. Die Beschwerden können bei Tauchern oder Fliegern, Fallschirmspringern und Hochgebirgsalpinisten beobachtet werden. Zusätzliche schmerzverstärkende Faktoren sind Temperaturänderungen und bei Flugsportlern die Beschleunigung. Eine spezielle Zahnbehandlung ist in diesen Fällen nicht nötig, weil die Schmerzen praktisch immer nach Rückkehr in den gewohnten Umgebungsdruck sistieren.

Gingivitis und Stomatitis

Schwere akute Verlaufsformen bedingen eine Trainingspause bzw. ein Fernbleiben von Wettkampf und sollten unverzüglich behandelt werden (4).

Sport nach abdominellen Operationen

Mehrere Faktoren beeinflussen die Belastbarkeit nach Operationen. So spielen der Allgemeinzustand und das Alter des Sportlers eine Rolle, aber auch die Art und das Ausmaß des Eingriffes sowie die operationsbedingte Veränderung des Verdauungsablaufes. Entscheidend für den Zeitpunkt der Wiederaufnahme des Trainings sind der postoperative Heilungsverlauf und das sportartspezifische Bewegungsmuster. Operationen mit ausgedehnten Organresektionen wie größere Dünndarmresektionen oder Hemikolektomien führen zu einer drastischen Einschränkung der Sporttauglichkeit, wenn nicht gar zur Sportunfähigkeit.

Schnitte, welche in der Längsrichtung von Muskelbündeln durchgeführt werden und bei denen die Faserzüge eher stumpf getrennt werden können, führen schneller zu einer Wundfestigkeit als Querschnitte, Rippenbogenrand- oder Flankenschnitte. In den ersten 5 postoperativen Tagen ist die Wundfestigkeit gering, sie nimmt anschließend bis zum Ende der zweiten postoperativen Woche durch rasche Zunahme der Kollagenfasern stärker zu, erreicht aber erst nach Monaten ihre maximale Stärke. Immerhin wird zwar nach rund 80 Tagen das Maximum des Kollagenfasergehaltes im Narbengewebe erreicht, die Wundfestigkeit steigt jedoch noch weiter an, was auf eine Ausrichtung der Kollagenfasern zurückgeführt wird.

Magenresektion nach Billroth II

Um die Wundfestigkeit nicht unnötig aufs Spiel zu setzen, werden bis zum Trainingsbeginn postoperative Pausen von 8 bis 12 Wochen und bis zur neuerlichen Teilnahme an Wettkämpfen Pausen von 4 bis 6 Monaten empfohlen. Eine $2/3$-Magenresektion führt vor allem dann zu einer Leistungsabnahme, wenn sich in der Folge Störungen bei der Eiweiß- und Fettverdauung einstellen. Außerdem besteht die Möglichkeit, daß sich postoperativ ein Eisenmangel mit allen seinen Folgen einstellt.

Dumping-Syndrom

Nach einer Magenteilresektion kann eine zu rasche Entleerung des hyperosmolaren Nahrungsbreies aus dem Restmagen in das Jejunum auftreten, wodurch ein Flüssigkeitsstrom aus der Darmschleimhaut in das Lumen verbunden mit einem Abfall des Plasmavolumens bewirkt wird. Bei dieser Frühform des Dumping-Syndroms kommt es in der Folge auch zu einer Freisetzung von gefäßaktiven Kininen, welche unter Umständen einen hypovolämischen Schock auslösen können.

Ist der rasch entleerte Speisenbrei sehr reich an schnell resorbierbaren Kohlenhydraten, kommt es über eine reaktive Insulinausschüttung zu Hypoglykämien. Man spricht dann auch vom „alimentären Spätsyndrom". Die körperliche Leistungsfähigkeit ist bei beiden Formen des Dumping-Syndroms eingeschränkt.

Herniotomien

Damit nach einer Herniotomie sich das Narbengewebe im Bereich der Bassini-Naht konsolidieren und den großen Beanspruchungen standhalten kann, muß länger mit dem Sport pausiert werden. Nach Ansicht von *Schenker* et al. (108) sollten Wettkämpfe, welche auf Grund ihres Bewegungsmusters das Operationsgebiet strapazieren, erst nach 6 Monaten erlaubt werden.

Appendektomie

Die spezielle Schnittführung und die rasche Heilungstendenz von Serosanähten führen bereits nach 2 Wochen zu einer guten Wundfestigkeit. Eine Trainingsbelastung ist deswegen schon nach 2 bis 4 Wochen möglich, eine Wettkampfbeteiligung nach etwa 6 bis 8 Wochen.

Cholezystektomie

Wird ein Paramedianschnitt ausgeführt, so scheint ein Training nach 6 bis 8 Wochen und eine Wettkampfteilnahme nach 4 bis 6 Monaten kein Risiko mehr darzustellen.

Tabelle 10 gibt in Anlehnung an *Schenker* et al. (108) einen Überblick über die Dauer von postoperativen Sportpausen nach einigen wichtigen Abdominaloperationen. Für die Beurteilung der Sportfähigkeit ist es auch von Belang, ob bei Sportübungen die Bauchpresse eingesetzt werden muß oder nicht. Ist dies der Fall, dann verlängern sich verständlicherweise die Schonungszeiten. Die in der Tabelle 10 enthaltenen Zeitangaben gelten nur bei primärer Wundheilung, treten jedoch Wundheilungsstörungen auf, muß das postoperative sportfreie Intervall je nach der konkreten Situation verlängert werden.

Tab. 10. Postoperative Pause für sportliche Belastungen. BP = Bauchpresse, M = Monat, W = Woche.

Operation	Trainingspause		Wettkampfpause	
	ohne BP	mit BP	ohne BP	mit BP
Appendektomie (Wechselschnitt)	2 W	4 W	6 W	8 W
Herniotomie (Leistenhernie)	2 - 4 W	10 W	6 M	6 M
Cholecystektomie (Paramedianschnitt)	6 W	8 W	4 M	6 M
2/3-Magenresektion (Oberbauchschnitt)	8 W	12 W	4 M	6 M

Lebererkrankungen

Bei einer nicht besonders trainierten Durchschnittsbevölkerung ist die Leberdurchblutung bei einer Leistung, die 80 bis 85% der maximalen Leistungsfähigkeit entspricht, bereits rund um die Hälfte reduziert. Dieses Perfusionsverhalten ist bei Lebererkrankungen zu bedenken, wenn es darum geht eine sportliche Betätigung zu gestatten oder zu verbieten (52).

Hepatitis A

Es gibt bislang keine überzeugenden Hinweise darauf, daß strenge Bettruhe die Heilung der akuten Hepatitis beschleunigt. Aus diesem Grunde kann nach Ansicht einiger Autoren (21, 95) den Patienten eine leichte körperliche Betätigung durchaus erlaubt werden. Es gibt aber auch gegenteilige Meinungen, welche die Bettruhe für äußerst zweckmäßig erachten (73, 74). Einigkeit herrscht jedoch darüber, daß während der akuten Phase stärkere körperliche Arbeiten vermieden werden sollten. Nach einer Normalisierung der Leberbefunde steht einer schrittweisen Wiederaufnahme der körperlichen Betätigung sicher nichts mehr im Wege.

Hepatitis B

Im Gegensatz zur Hepatitis A kann eine akute Hepatitis B chronisch werden bzw. können Personen auch chronische Virusträger sein, ohne daß die Erkrankung je sichtbar geworden wäre. Bei Patienten mit Hepatitis B sollte ebenfalls bis zur Normalisierung der Leberfunktionsproben kein Sport betrieben werden. Als ein weiteres Zeichen der Ausheilung dieser Erkrankung kann das Auftreten von HB_s-Antikörpern angesehen werden, doch ist dieses Phänomen nicht in allen Fällen zu beobachten. Abbildung 4 zeigt das Schema einer Hepatitis-B-Infektion mit dem unterschiedlichen zeitlichen Auftreten der verschiedenen Marker. HB_s-Antigen-positive Sportler ohne manifeste Erkrankung sind selbstverständlich sportfähig. Die Frage, ob diese Athleten, die für andere Sportler infektiös sind, am gemeinsamen Sport mit gesunden Personen teilnehmen dürfen, ist mehr ein ethisches Problem. In der Praxis wird nämlich ein Sportler wohl eher auf anderen Wegen (Zahnarzt, Intimkontakt usw.) als über seinen Sportkameraden hepatitisgefährdet sein, so daß die Teilnahme von HB_s-Antigen-positiven Sportlern an Gemeinschaftsveranstaltungen eher großzügig gehandhabt werden kann.

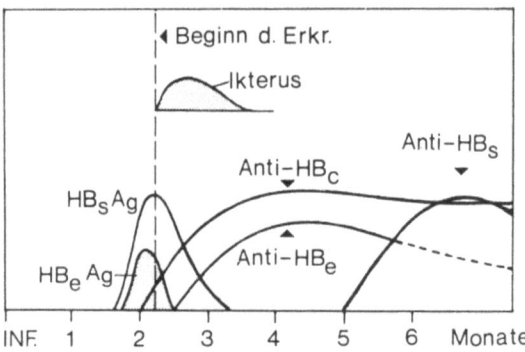

Abb. 4. Schema des zeitlich unterschiedlichen Auftretens der verschiedenen Serum-Marker im Rahmen einer Hepatitis-B-Infektion. INF = Zeitpunkt der Infektion.

Hepatitis Non-A-Non-B

Das klinische Bild und die Gefahr des Übergehens in einen chronischen Verlauf ist bei dieser Form der Hepatitis sehr ähnlich wie bei der Hepatitis B, so daß sinngemäß die in diesem Abschnitt angeführten Einschränkungen und Bedenken gelten (66).

Chronisch-persistierende Hepatitis

Immer wieder stellt sich auch die Frage, ob eine chronisch verlaufende Hepatitis durch sportliche Aktivitäten eine Verschlechterung ihres Verlaufes erfährt. Schwere körperliche Belastungen sind bei chronisch-persistierender Hepatitis sicher zu vermeiden. Nachdem diese Patienten prinzipiell arbeitsfähig sind, ist auch gegen eine leichte sportliche Betätigung nicht unbedingt ein Einwand zu erheben, doch ist dabei die Überwachung der Leberfunktion angezeigt und sollte bei der geringsten Verschlechterung die sportliche Betätigung eingestellt werden.

Chronisch-aggressive Hepatitis

Bei rasch progredienten Formen und Exazerbationen mit hohen Serumtransaminasen und starker Hypergammaglobulinämie sowie bei hochgradigen histologischen Aktivitätszeichen wird üblicherweise zu Liegekuren geraten und ist daher Sport in jeglicher Form streng kontraindiziert. Bei nicht so schwerem Verlauf genügt die körperliche Schonung mit einem geregelten Tagesablauf, doch ist auch in diesem Fall eine sportliche Betätigung kontraindiziert (111).

Leberzirrhose

Nach Untersuchungen von *Hempel* et al. (46) ist es möglich, sogar bei Leberzirrhose ein körperliches Training durchzuführen, ohne daß sich deswegen die Leberfunktion verschlechtern müßte. Wegen der Gefahr einer Ammoniakintoxikation sind verständlicherweise keine höheren Eiweißgaben möglich und daher Kraftsportarten nicht sinnvoll. Insbesondere ist vor dem in diesen Sportarten üblichen Anabolikagebrauch zu warnen. Auch Vitaminmangelerscheinungen sind bei Zirrhotikern nicht selten, so daß von dieser Seite ebenfalls einer gesteigerten sportlichen Betätigung Grenzen gesetzt sind (8). Bei schweren Stadien der Leberzirrhose mit akutem entzündlichem Schub und Dekompensation der Leberfunktion sind jedoch körperliche Schonung und Bettruhe am Platz und ist daher jeglicher Sport streng kontraindiziert.

Gestörte Leberfunktionsproben

Es gibt vereinzelt Fälle von Erhöhung des Serumbilirubins oder auch der SGOT bzw. der alkalischen Phosphatase bei offensichtlich sonst gesunden Personen (19). Liegt in diesen Fällen tatsächlich keine Lebererkrankung vor, dann kann durch eine Sportpause von etwa einer Woche eine Normalisierung der Serumenzyme erreicht werden. Solche Personen brauchen dann nicht weiterhin vom Sport ferngehalten zu werden.

Erkrankungen der Niere, der ableitenden Harnwege und der männlichen Adnexe

Wanderniere

Bei asthenischen Personen, vor allem Jugendlichen, ist gelegentlich eine Senk- oder Wanderniere zu beobachten. Klinisch kommt es dabei meist zu Schmerzen in den Lenden bzw. im Unterbauch, welche besonders im Stehen, Gehen oder Sitzen auftreten und vereinzelt mit einer Funktionseinschränkung verbunden sind. Manchmal werden die Schmerzen auch kolikartig empfunden. Bei Entleerungsstörungen auf Grund von Harnleiterknickungen kann es außerdem zu einer Pyelitis oder Pyelonephritis kommen. In solchen behandlungswürdigen Fällen besteht keine Sporteignung. Fehlen jedoch die vorhin erwähnten Funktionseinschränkungen bzw. Komplikationen, dann ist gegen eine sportliche Betätigung mit Ausnahme von Sprungübungen kein Einwand zu erheben. Eine sportliche Belastung kann sogar zur Straffung des muskulären Nierenlagers beitragen und ist daher eher erwünscht (92).

Solitärniere

Wird durch Krankheit oder Unfall eine Niere verloren, dann ermöglicht die verbliebene gesunde Niere durch kompensatorische Hypertrophie im Verlauf von etwa einem halben Jahr eine normale Nierenfunktion; bei Personen über dem 25. Lebensjahr dauert dieser Prozeß jedoch etwa ein Jahr.

Nachdem sich eine Erkrankung oder Traumatisierung der einzigen Niere unter Umständen katastrophal auswirken kann, ist bei der Beurteilung der Sporttauglichkeit besondere Vorsicht am Platz. Aus diesem Grund sind Kampfsportarten wie Boxen, Ringen und dergleichen strikte abzulehnen, ebenso Geräteturnen, wogegen Schwimmen erlaubt werden kann. Bis zu einem Jahr nach Nierenverlust ist eine generelle Sportbefreiung nötig, um die Funktionsentwicklung abzuwarten, weil erst dann anhand entsprechender Befunde und Tests ein eindeutiges Urteil gefällt werden kann (92).

Nephrolithiasis

Befindet sich die Erkrankung in keinem fortgeschrittenen Stadium und liegen keine entzündlichen Begleiterscheinungen vor, so ist eine Sportbefreiung nicht notwendig. Übungen, die jedoch zu starken Flüssigkeitsverlusten durch Schwitzen führen, sind zu vermeiden, um eine neuerliche Steinbildung hintanzuhalten und zudem ist immer darauf zu achten, daß genügend Flüssigkeit aufgenommen wird. Kalziumreiche und alkalisierende Mineralwässer sollten nicht im Übermaß getrunken werden (84, 92).

Pyelitis und Pyelonephritis

Wird bei einer Pyelitis die körperliche Belastung zu früh wieder aufgenommen, besteht die Gefahr des Entstehens einer Pyelonephritis. Eine körperliche Schonung ist bis zur Normalisierung des Harnsedimentes angezeigt, wozu mindestens 3 Wochen zu veranschlagen sind. Besondere Zurückhaltung ist gegenüber dem Schwimmsport geboten. Ist einmal eine Pyelonephritis aufgetreten, so besteht ein generelles Sportverbot bis zum Ausheilen dieser Erkrankung (84).

Chronische Nierenerkrankungen

Chronisch nierenkranke Patienten haben, bedingt durch die renale Anämie, kardiovaskuläre und neuromuskuläre Störungen sowie Veränderungen im Elektrolyt- und Säure-Basenhaushalt eine reduzierte Leistungsfähigkeit. Die Muskelkraft chronisch niereninsuffizienter Personen ist in Abhängigkeit vom Grad der Niereninsuffizienz unterschiedlich stark eingeschränkt, mehr in der unteren Extremität als in der oberen bzw. im Rumpf. Die prozentuelle Kraftverminderung variiert im Vergleich zu gesunden Personen je nach untersuchter Muskelgruppe und betrug z. B. bei Dialysepatienten nach den Angaben von *Bös* (17) für die Armbeuger 18%, die Armstrecker 28% und die Beinbeuger 38%. Interessanterweise ließen sich in der erwähnten Studie keine wesentlichen Unterschiede in der Abnahme der Muskelkraft zwischen Prädialytikern, Dialysepatienten oder Trägern von Nierentransplantaten feststellen. Trotz aller dieser Einschränkungen kann dennoch bei chronisch niereninsuffizienten Patienten durch ein sorgfältig aufgebautes körperliches Training sogar noch im Stadium der präterminalen Niereninsuffizienz oder bei Notwendigkeit einer Dialysebehandlung ein Leistungsanstieg erzielt werden, der vorteilhafterweise auch mit einer psychischen Stabilisierung einhergeht. In einschlägigen Untersuchungen (104) konnte selbst bei Dialysepatienten mit durchschnittlichen Kreatininwerten von 9,5 mg% durch ein zweimaliges wöchentliches Training von jeweils 30 Minuten Dauer in 15 Wochen ein Leistungszuwachs von 27,5% erzielt werden, ohne daß sich die Nierenfunktion dabei verschlechtert hätte. *Maue* berichtet sogar von einer Steigerung der Ausgangsleistung um 70%, wenn Dialysepatienten 1 Jahr lang an einer wöchentlichen Sportstunde teilnahmen (83 a). Es gibt bisher auch keine Anhaltspunkte dafür, daß eine körperliche Belastung bei persistierender Hämaturie die Progredienz der Grunderkrankung fördert und gleiches gilt für die Proteinurie. In Tabelle 11 ist die Belastbarkeit für Schul- bzw. Freizeitsport und Leistungssport nach verschiedenen Nierenerkrankungen zusammengefaßt.

Status nach Nierentransplantation

Bei Nierentransplantation wird die Niere meist in die Beckenschaufelregion implantiert. Nach etwa 2 bis 4 Wochen ist das Transplantat durch eine perirenale Bindegewebeschwiele fixiert, so daß Schleuderbewegungen keine Gefahr mehr bedeuten. Direkte stumpfe oder spitze Traumata – besonders von vorne und seitlich – können jedoch weiterhin zu einer Gefährdung der ektopischen Niere führen.

Wenngleich auch häufig die Leistung des Transplantates für den Träger völlig ausreichend ist, kann unter körperlichen Belastungen doch gelegentlich eine gewisse Funktionseinschränkung manifest werden. Außerdem ist an die Möglichkeit von aseptischen Knochennekrosen zu denken, welche auf die immunsuppressive Therapie mit Steroiden zurückzuführen ist und die bei einer Kombinationsbehandlung mit Steroiden und Azathioprin mit 5 bis 13% angegeben wird (15) und hauptsächlich das Hüft- und Kniegelenk betrifft.

Tab. 11. Körperliche Belastbarkeit bei Nierenerkrankungen.

	Schulsport – Freizeitsport	Leistungssport
Akute Glomerulonephritis	ab 4 Wochen nach Ausheilung	frühestens nach 2 Monaten
Chronische Glomerulonephritis	eingeschränkt	nein
Nephrotisches Syndrom	nicht bei Ödemen, sonst möglich	in Remissionen möglich
Pyelonephritis	nach Entfieberung möglich, Schwimmen erst bei keimfreien Harn	möglich
Chronische Niereninsuffizienz	eingeschränkt möglich	nein
Hämodialyse	in begrenztem Umfang möglich	nein
Z. nach Transplantation	möglich (siehe Tabelle 13)	begrenzt möglich

Aus all diesen Gründen sollten daher Sportarten gemieden werden, in denen die Verletzungsgefahr erhöht ist (Tab. 12), während andere risikoarme Sportarten durchaus betrieben werden können (Tab. 13) (18). Wichtig ist auf alle Fälle, daß die Spenderniere schon mindestens ein halbes Jahr implantiert ist, die Funktion als ausreichend angesehen werden kann, keine plötzliche Abstoßungsreaktion zu erwarten ist, der Blutdruck und die Herzfunktion normal sind und außerdem keine Osteopathie vorliegt.

Akute Prostatitis

Sportliche Betätigung ist in Fällen von akuter Prostatitis nicht erlaubt und wird schmerzbedingt meist auch nicht ausgeübt. Anders verhält es sich bei den Kongestionen, bei denen es durch Sport und die damit verbundene Verbesserung der Durchblutung gelingen kann, die Kongestionsprostatitis auszuheilen. Reiten und Radfahren werden allerdings wegen der bei diesen Sportarten besonderen Sitzposition nicht gut vertragen (84).

Akute Epididymitis

Bei diesem Krankheitsbild besteht während der akuten Phase selbstverständlich ein absolutes Sportverbot und auch nachher sollte noch eine Schonung verordnet werden, um den Heilungsverlauf nicht zu stören und eine eventuell mögliche postinfektiöse Azoospermie zu verhindern (84).

Tab. 12. Ungünstige Sportarten für Transplantatträger.

UNGÜNSTIGE SPORTARTEN FÜR TRANSPLANTATTRÄGER
Spielsportarten: Fußball, Handball, Hockey
Kampfsportarten: Karate, Judo, Ringen, Boxen
Kraftsportarten: Gewichtheben
Sportarten mit erhöhter Sturzgefahr: alpiner Skilauf, Rollschuh, Eislaufen
Sportarten mit langdauernder Gelenksbelastung wie etwa Langstreckenlauf und Joggen

Tab. 13. Günstige Sportarten für Transplantatträger.

GÜNSTIGE SPORTARTEN FÜR TRANSPLANTATTRÄGER
Schwimmen, Tischtennis, Tennis, Golf, Wandern
Laufen (kürzere Strecken), Radfahren

Hodenschmerz

Leichte, kurzdauernde Schmerzen im Hoden- oder Samenstrang kommen besonders im Kindes- und Jugendalter vor, ursächlich wohl durch eine kurze partielle Hodentorsion mit spontaner Detorsion ausgelöst. Treten solche Beschwerden gehäuft auf, ist an eine operative Behandlung (Orchidopexie) zu denken und ist nach Ansicht von *Pirlich* (92) nur Schwimmen als Sport zu gestatten.

Zustand nach urologischen Operationen

Nach Nierenoperationen ist eine herniensichere Wundheilung erst nach 8 bis 10 Wochen gegeben. Gymnastik und mäßiges Laufen sind allerdings schon früher erlaubt.

Refluxoperationen erfordern eine Schonung für 5 bis 6 Wochen. Bei Kindern kann Sport nach dieser Zeit sogar als Hilfsmittel therapeutisch genützt werden, weil davon günstige psychologische Effekte erwartet werden können.

Nach Kryptorchismus-Operationen ist eine Schonung durch 3 Wochen angezeigt, nach einer Varikozelen-Operation (Wechselschnitt) eine solche von 4 Wochen.

Bei Operationen von Phimosen, Hydrozelen und Spermatozelen liegt nach Wundheilung keine Kontraindikation für eine sportliche Betätigung mehr vor (84).

Stoffwechselkrankheiten

Diabetes mellitus

Die Glukoseaufnahme der arbeitenden Muskulatur hängt einerseits vom Ausmaß der Insulinwirkung und andererseits auch von der Dauer und Intensität der Belastung ab (1, 33). Während körperlicher Arbeit ist die Insulinkonzentration niedriger als im Ruhezustand, was eine Verlangsamung des Membrantransportes von Glukose bedeuten würde mit daraus resultierendem Blutzuckeranstieg. Tatsächlich kommt es jedoch während körperlicher Belastungen zu einer Abnahme des Glukosespiegels (47) und gelegentlich sogar zu einer Hypoglykämie (Abb. 5). Diese offensichtlich erhöhte Insulinwirkung trotz reduzierter Plasmaspiegel erklärt man mit einer verstärkten Bindung des Insulins an seinen Rezeptor. Diese Ansicht wird durch Untersuchungen gestützt, in denen gezeigt werden konnte, daß die Insulinbindung an den Monozytenrezeptor bei Leichtathleten um 70% höher war als bei inaktiven Kontrollpersonen. Außerdem wurde eine positive Beziehung zwischen der Insulinbindung an die Rezeptoren und der maximalen Sauerstoffaufnahme festgestellt (69, 70). Während also einerseits körperliches Training zu einer Erhöhung der Insulinbindung und zu einem deutlichen Anstieg der insulinabhängigen Glukoseaufnahme in den Muskel führt (118), verschlechtert sich andererseits die Glukosetoleranz bereits nach 3 Tagen Bettruhe merklich (79) (Tab. 14).

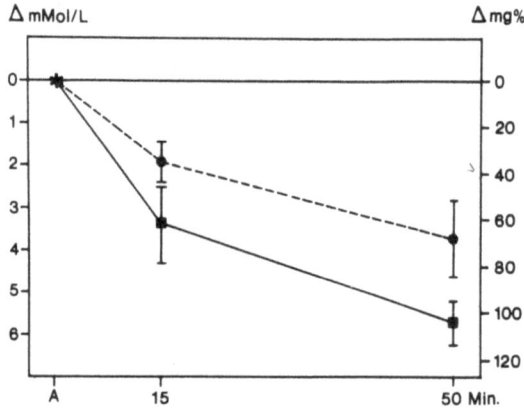

Abb. 5. Abnahme des Blutglucosespiegels bei jugendlichen insulinpflichtigen Diabetikern mit guter Stoffwechselkontrolle 15 und 50 Minuten nach einer Fahrrad-Ergometrie mit 30 bis 40% der max. VO_2 (-----) bzw. 45 bis 55% der max. VO_2 (———) (modifiziert nach *Tantón* und *Nazar* [122]).

Während bei auch noch so geringer Insulin-Eigenproduktion Glukose in die Muskelzelle eingeschleust werden kann, ist dies bei völligem Fehlen des Hormons nicht mehr möglich. Unter solchen Bedingungen, die meist bei jugendlichen Diabetikern vorkommen, steigt unter Belastung der Blutzuckerspiegel sogar an, was im Extremfall eine komplette Stoffwechselentgleisung zur Folge haben kann, weil zusätzlich wegen des fast oder zur Gänze fehlenden Insulins die Fettmobilisation erhöht ist, was schließlich zu einem Anstieg der Ketonkörper führt (13, 127). Bei höhergradigem Insulinmangel wurde beim Menschen sogar eine belastungsinduzierte Glukoseabgabe aus der Muskelzelle in das Blut festgestellt (28, 29, 30).

Nimmt man den Blutzuckerwert vor einer sportlichen Betätigung als indirekten Parameter für die Höhe des Insulinspiegels, dann kann man nach den Untersuchungen von *Berger* et al. (12) annehmen, daß bei Blutzucker-Ausgangswerten von mehr als 320 mg% (17,8 mmol/l) sich die Hyperglykämie unter Belastungsbedingungen verstärken wird, während bei niedrigeren Ausgangswerten eine Tendenz zur Blutzuckerabnahme besteht (Abb. 6). Der Diabetiker sollte sich aus all diesen Gründen

Tab. 14. Günstige und ungünstige Einflüsse körperlichen Trainings bei juvenilen Diabetikern.

GÜNSTIGE EINFLÜSSE
Erhöhte Insulin-Empfindlichkeit verminderter Insulin-Bedarf reduzierter Insulin-Plasmaspiegel bessere Stoffwechselkontrolle
UNGÜNSTIGE EINFLÜSSE
Hypoglykämie-Gefahr Schneller Anstieg gegenregulatorischer Hormone (Katecholamine, Glucagon, Cortisol, Somatotropin) bei Kurzzeit- belastungen

nur dann sportlich betätigen, wenn er über ausreichend vorhandenes endogenes oder exogen zugeführtes Insulin verfügt, wobei zu beachten wäre, daß Depot-Insulin erst 2 bis 3 Stunden nach der Injektion das Wirkungsoptimum erreicht. Außerdem ist wegen der verbesserten Insulinwirkung unter Belastungen zur Vermeidung von Hypoglykämien entweder eine vorherige zusätzliche Kohlenhydratgabe erforderlich (etwa 2 bis 4 BE pro sportlichem Halbtag oder 1 bis 2 BE pro Sportstunde) oder es sollte die übliche Insulindosis reduziert werden z. B. um 2 bis 6 IE pro Sportstunde oder sogar um die Hälfte bis zwei Drittel der Tagesdosis, wenn etwa bei einem

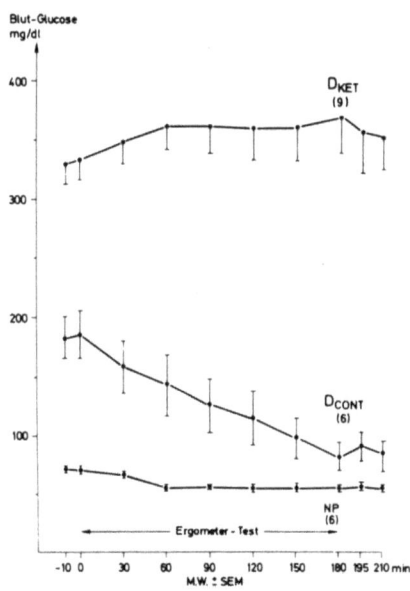

Abb. 6. Effekt einer Fahrrad-Ergometrie auf den Blutglucosespiegel von Normalpersonen (NP) und Patienten mit Diabetes mellitus in kompensierter Stoffwechsellage (D_{cont}) und in dekompensierter Stoffwechsellage (D_{ket}). Anzahl der Beobachtungen in Klammern (aus M. Berger et al. [14]).

Skiurlaub den ganzen Tag über Ski gelaufen wird (48) (Abb. 7). Daß für den Notfall immer ein schnell resorbierbarer Zucker mitgeführt werden sollte, darf ebenfalls nicht vergessen werden.

Wenn bei einem Patienten Insulin injiziert werden muß, dann ist zu beachten, daß der belastungsbedingte Abfall des Blutzuckerspiegels noch verstärkt wird, wenn das Insulin in Regionen appliziert wurde, die an der Arbeit aktiv teilnehmen (68), wie z. B. nach Injektionen in den Oberschenkel vor Beinbelastungen. In solchen Situationen wird durch die vermehrte lokale Durchblutung die Resorption von Insulin gesteigert, was zu erhöhten Plasmakonzentrationen mit der Möglichkeit von Hypoglykämien führt. Aus diesem Grunde sollten keine Insulininjektionen in jene Extremitäten erfolgen, die bei der Sportausübung besonders beansprucht werden.

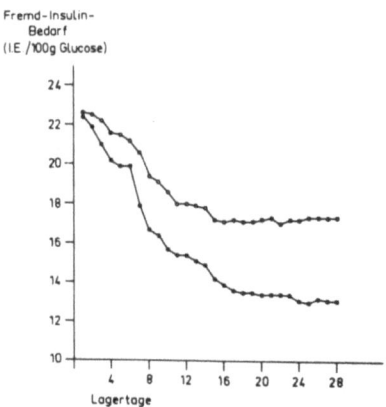

Abb. 7. Veränderungen des Insulinbedarfs diabetischer Kinder in Sommerferienlagern. Mittelwerte des Bedarfs an exogenem Insulin in IE. bezogen auf je 100 g zugeführter, als Glucose verwertbarer Kohlenhydrate. Obere Kurve: 16 motorisch passive Mädchen, untere Kurve: 25 motorisch aktive Mädchen (aus *Fr. E. Struwe* [121 a]).

Regelmäßige sportliche Betätigung kann mithelfen, die Kontrolle des Diabetes mellitus zu verbessern, was besonders auch hinsichtlich der diabetischen Angiopathien von großer Bedeutung wäre, ist doch bekannt, daß eine gute Diabeteseinstellung die Gefäßkomplikationen zu verzögern oder sogar zu verhindern vermag (117). Bezüglich der Sportausübung muß jedoch sowohl das Ausmaß als auch die Art des gewünschten Sportes kritisch beurteilt werden. Der Anreiz, auf bestimmten sportlichen Gebieten erstklassige Leistungen zu vollbringen und deswegen ein normales Körpergewicht sowie eine trainierte Muskulatur anstreben zu müssen, ist besonders dazu angetan, bei diabetesgefährdeten Personen oder bei Patienten in einem Vorstadium des Diabetes die Manifestation der Zuckerkrankheit zu vermeiden. Bei insulinbedürftigen Diabetikern ist jedoch zu beachten, daß Sportarten mit extremen und nicht vorhersehbaren körperlichen Anstrengungen wie z. B. Tennis, Boxen, Laufdisziplinen über längere Strecken oder Fußball sicherlich weniger geeignet sind. Diese Diabetiker sollten in der Regel ihre sportliche Betätigung außerhalb des eigentlichen Wettkampfes suchen, z. B. in Gehen, Laufen von übersehbaren Distanzen, Schwimmen, Skiwandern und ähnlichen Sportarten. Als Leistungssport sind am ehesten noch einzelne Wurf- oder Sprungdisziplinen der Leichtathletik möglich, wobei aber während des vorbereitenden Trainings ebenfalls der Grundsatz der Mäßigkeit und Regelmäßigkeit zu gelten hat. Insulinpflichtige Diabetiker sollten nach Möglichkeit nie allein Sport betreiben und wie schon erwähnt immer schnell resorbierbare Kohlenhydrate wie etwa Traubenzucker mit sich führen. Hypoglykämien treten meist nämlich nur dann auf, wenn Mahlzeiten ausgelassen bzw. verspätet nach Insulininjektionen eingenommen wurden oder vor körperlichen Mehrbelastungen keine zusätzliche Kohlenhydratzufuhr erfolgte. Wenngleich es unter Diabetikern Höchstleistungssportler im Tennis oder Eiskunstlauf gegeben hat, so ist dennoch in der Regel ein Leistungssport für den Diabetiker nicht sinnvoll.

Nicht unerwähnt bleiben soll, daß unter der allerdings eher seltener gewordenen Biguanid-Therapie die körperliche Leistungsfähigkeit eingeschränkt ist, weil Biguanide die mitochondriale Atmung hemmen, wodurch früher als normalerweise auf die anaerobe Glykolyse zur Energiebereitstellung umgeschaltet werden muß (112).

Für Diabetiker mit manifester Angiopathie haben noch strengere Vorsichtsmaßnahmen zu gelten, da auch kurz andauernde körperliche Belastungen bereits zu gefährlichen Komplikationen führen können, wie etwa zu Netzhautblutungen bei bestehender diabetischer Retinopathie. Diese Einschränkungen sollen aber nicht die Regel vergessen lassen, daß grundsätzlich jede ausgewogene körperliche Betätigung eine wichtige Behandlungsgrundlage für alle Diabetiker darstellt. So fordert das Komitee „Muskelarbeit" der deutschen Diabetes-Gesellschaft tägliche Übungen von 10 bis 20 Minuten Dauer bzw. 2- bis 3mal wöchentlich Trainingsprogramme von 45 bis 60 Minuten. Die Belastung sollte dabei 70% der maximalen Herzleistung betragen und die Höhe der Pulsfrequenz nach der Formel

$$HF (Schl./min) = 180 \text{ bis } 200 \text{ minus Lebensjahre}$$

gewählt werden. Ein festes Trainingsprogramm empfiehlt sich allerdings erst ab etwa dem 10. Lebensjahr, denn vorher steht das spielerische Element ganz im Vordergrund. Bei allen Bemühungen um eine sportliche Betätigung von Diabetikern dürfen aber auch die Kontraindikationen nicht außer acht gelassen werden. So stellt eine höhergradige Hypertonie, eine schwere Retinablutung oder gar eine manifeste Herzinsuffizienz klarerweise eine Kontraindikation für ein regelmäßiges Körpertraining dar.

Hypercholesterinämie

Die Hypercholesterinämie führt klinisch unter anderem zum Auftreten von schweren atherosklerotischen Gefäßveränderungen, vor allem im Bereich der Koronararterien, der Aorta, der Femoralarterien und der Gehirngefäße. Diese Veränderungen treten bei homozygoten Erbträgern bereits im jugendlichen bis mittleren Lebensalter auf, doch können Myokardinfarkte schon im Kindesalter beobachtet werden. Der Erkrankungsverlauf wird in allererster Linie durch die atherosklerotischen Gefäßveränderungen bestimmt. Eine sportliche Betätigung hat daher besonders den Gefäßstatus zu berücksichtigen und ist ganz individuell zu gestalten. Generell sollte kein Leistungssport betrieben werden, außerdem sind Kraftsportarten wegen der in diesen Disziplinen üblichen eiweißreichen und damit auch relativ fettreichen Ernährung nicht sinnvoll, ganz abgesehen von den oft beträchtlichen Blutdrucksteigerungen während der Sportausübung in Kraftsportarten.

Körperliche Belastungen verändern die Konzentration des Gesamtcholesterins praktisch nicht, wenn nicht gleichzeitig eine Gewichtsreduktion erfolgt. Bedeutsam ist jedoch die Tatsache, daß konsequent durchgeführtes Ausdauertraining in der Lage ist, die HDL-Fraktion des Cholesterins zu erhöhen und gleichzeitig die LDL- und VLDL-Cholesterinfraktion zu reduzieren (10, 133). Je besser ausdauertrainiert eine Person ist, desto deutlicher treten die Veränderungen zutage. Nach heutigem Wissensstand darf diese Verschiebung im Verhältnis der einzelnen Cholesterinfraktionen zueinander als Ausdruck einer Reduzierung des koronaren Risikos angesehen werden (9, 87). Während Ausdauertraining in der Lage ist, auch der altersbedingten Reduzierung der HD-Lipoproteine entgegenzuwirken, verstärkt Krafttraining sogar diese Tendenz (133).

Hypertriglyzeridämie

Die endogene Hypertriglyzeridämie stellt ebenfalls einen bedeutenden Risikofaktor für das Auftreten der Atherosklerose dar. Nachdem im Rahmen der diätetischen Therapie das Durchschnittsgewicht unterschritten und das Idealgewicht erreicht werden sollte, kommen Kraftsportarten ohnehin für diese Patienten nicht in Frage. Andere Sportarten sind wiederum individuell je nach dem Gefäßstatus zu beurteilen. Kurzzeitbelastungen führen über eine Sympathikusaktivierung zu einem leichten Anstieg der Triglyzeride (63), während als Folge eines lange währenden Trainings eine Abnahme der Plasmatriglyzeride beobachtet werden kann (61).

Hyperurikämie/Gicht

Die Hyperurikämie bzw. die manifeste Gicht gilt als Risikofaktor zweiter Ordnung für die koronare Herzkrankheit. Patienten mit dieser Stoffwechselstörung kann nicht einfach körperliches Training empfohlen werden, weil dadurch anfänglich sogar ein Gichtanfall ausgelöst werden kann, steigt doch bei Arbeit der Serum-Harnsäurespiegel weiter an. Die Ursache dieses Geschehens liegt zum Teil in einer Hämokonzentration, zum anderen Teil aber auch in einem vermehrten Anteil der Harnsäure aus dem Purinabbau und weiters in einer verminderten Harnsäureclearance der Nieren, die ihrerseits durch den belastungsinduzierten erhöhten Laktat- und Ketonkörperspiegel bedingt ist. Dies bedeutet, daß Patienten mit einem erhöhten Harnsäurespiegel nur wohldosiert trainieren und die Belastung nur langsam steigern sollten. Besonders geeignet erscheinen dafür Sportarten wie Radfahren, Dauerlauf und Schwimmen in einer täglichen Dauer von etwa 10 bis 30 Minuten. Werden diese Ausdauersportarten konsequent durchgeführt, resultiert daraus langfristig eine Abnahme des Harnsäurespiegels, haben doch gut trainierte Personen auf jeder Gewichtsstufe einen niedrigeren Harnsäurespiegel als untrainierte (89).

Hals-Nasen-Ohren-Erkrankungen

Chronische Otitis externa

Unter diesem Sammelnamen werden verschiedene Krankheiten des äußeren Gehörganges wie Ekzeme, bakterielle Entzündungen und Pilzerkrankungen zusammengefaßt. Gehäuft kommen Gehörgangsentzündungen bei Schwimmern vor, spielen doch unter anderem auch die Verschmutzung des Wassers und sein Chlorgehalt bei der Entstehung der chronischen Otitis externa eine Rolle. Gutes Austrocknen der Ohren nach dem Schwimmen ist daher sehr vorteilhaft. Eine Behandlung der chronischen Otitis externa führt meist erst dann zum Erfolg, wenn der Wassersport unterbrochen wird. Sportarten auf dem Lande sind dagegen ohne weiteres durchführbar.

Otitis media acuta

Im Falle einer akuten Mittelohrentzündung ist auf Grund der subjektiven Symptomatik eine sportliche Betätigung durch etwa 1 bis 2 Wochen nicht möglich.

Otitis media chronica

Bei dieser Erkrankung muß die Therapie rechtzeitig einsetzen, um Dauerhörschäden zu vermeiden sowie intrakraniellen Komplikationen vorzubeugen. Auf Grund des bestehenden Trommelfelldefektes ist von Wassersportarten abzuraten, weil unter Wasser die Gefahr des Verlustes der Orientierung besteht. Wasserspringen und Tauchen sind daher verboten. Auch bei trockenen Trommelfellperforationen und nach Radikaloperationen des Ohres ist der Schwimmsport ungeeignet. Sportler mit einer chronischen Otitis media können jedoch alle anderen als die genannten Wassersportarten betreiben und sind durch ihre Krankheit in der Leistungsfähigkeit anscheinend nicht eingeschränkt. Eine gewisse Vorsicht ist bei Übungen am Platze, die eine besondere Beanspruchung des Gleichgewichtsorgans erfordern, wie etwa beim Geräteturnen oder Klettern (105).

Zustand nach Radikaloperation des Ohres bzw. Tympanoplastik

In diesen Fällen gelten die gleichen Einschränkungen wie für die chronische Otitis media, weil das Mittelohr auch hier entweder nicht gegen Wassereintritt geschützt ist, bzw. die Tympanoplastik nicht so widerstandsfähig gegen den Wasserdruck ist wie das normale Trommelfell. Auch das Verschließen des Gehörganges mit eingefetteter Watte und eng anliegender Badehaube bietet keinen sicheren Schutz (105).

Schwerhörigkeit

Mit Ausnahme von Sportdisziplinen, welche das Hörvermögen weiter schädigen können, wie etwa Boxen oder Schießen, sind alle anderen Sportarten erlaubt.

Akuter Hörsturz

Bei dieser plötzlich auftretenden, durch verschiedene Viren verursachten einseitigen Schwerhörigkeit oder Ertaubung ist ein Sportverbot nicht notwendig (105).

Akute Sinusitis

Während der akuten Phase von Nasennebenhöhlenentzündungen verbietet sich auf Grund des Beschwerdebildes Sport durch etwa 2 Wochen, vor allem aber während einer Spülbehandlung (105).

Chronische Sinusitis

Auf diese Krankheit, die auch die sportliche Leistungsfähigkeit beeinträchtigt, ist besonders bei Wassersportlern zu achten. Oft wird es notwendig sein, zur Ausheilung des chronischen Infektes den Schwimmsport vorübergehend zu unterbrechen. In schwierigen, sonst nicht beherrschbaren Fällen wird man um einen Wechsel von Wasser- zu Landsportarten nicht herumkommen. Bei Vorliegen eines sinubronchialen Syndroms sollte die Operation erwogen werden. Nach einer operativen Sanierung von chronischen Nasennebenhöhlenentzündungen sollten jedoch Wassersportarten weiterhin gemieden werden, weil das mehr oder weniger verschmutzte Wasser leicht in alle Nasennebenhöhlen eindringen und zu neuen Entzündungen führen kann (105).

Behinderte Nasenatmung

Folge einer behinderten Nasenatmung sind oft Nasennebenhöhleninfektionen, chronische Pharyngitiden und Tonsillitiden sowie auch tracheobronchiale Entzündungen. Hauptursachen einer verlegten Nasenatmung sind die Septumdeviation sowie bei Kindern adenoide Wucherungen. Durch die vorhin genannten häufigen Folgeerkrankungen wird die sportliche Leistungsfähigkeit beeinträchtigt. Eine operative Sanierung ist daher sowohl vom klinischen als auch vom sportlichen Standpunkt aus zweckmäßig.

Allergische Rhinitis

Die allergischen Reaktionen im Respirationstrakt werden hauptsächlich durch Inhalationsallergene verursacht, doch können auch chemische, toxische, physikalische oder psychische Faktoren zu einer ähnlichen Symptomatik führen. In der Therapie sind Schwierigkeiten insofern möglich, als bei medikamentöser Behandlung die entsprechenden Dopingbestimmungen beachtet werden müssen, was besonders für abschwellende Nasentropfen gilt. Antihistaminika können zwar eine subjektive Besserung der Rhinitis bewirken, jedoch als Nebeneffekt eine unangenehme Sedierung herbeiführen. Gelegentlich wird man daher um die Gabe von Glukokortikoiden – vor allem bei der Pollinose – nicht herumkommen (116).

Akute Tonsillitis

Bei einer akuten Angina verbietet sich jeder Sport durch rund 2 bis 3 Wochen.

Chronische Tonsillitis

Eine chronische Tonsillitis ist zweifelsfrei in der Lage, das Allgemeinbefinden und Leistungsvermögen zu beeinträchtigen. In geeigneten Fällen ist daher die Tonsillektomie anzustreben. Als Folge einer Tonsillektomie können jedoch später gehäuft Pharyngitiden und Seitenstranganginen (Pharyngitis lateralis) auftreten, weswegen die Indikation zur Tonsillektomie wohlüberlegt zu stellen ist (58).

Zustand nach Tonsillektomie

Nach einer Tonsillektomie ist eine Sportpause von 3 Wochen angezeigt (105).

Augenerkrankungen

Ein gutes Sehvermögen spielt im Sport eine große Rolle, da es wichtig für das Erkennen von Hindernissen ist, ebenso für die Koordination der Bewegungsabläufe, bei Schätzung von Entfernungen, für die Orientierung im Gelände und das Erkennen von gegnerischen Aktionen bzw. Spielsituationen.

Akute und chronisch entzündliche Augenerkrankungen

Akute entzündliche Augenerkrankungen bedingen Sportunfähigkeit, desgleichen subakute Verlaufsformen, selbst wenn das subjektive Befinden nur mäßig oder gering beeinträchtigt ist.

Bei chronisch entzündlichen Augenerkrankungen spielt die Rezidivneigung, bei chronisch degenerativen Prozessen die Progredienz eine bedeutende Rolle, wenn es um die Beurteilung der Sporttauglichkeit geht. Die Sportfähigkeit wird beeinträchtigt durch Verminderung der Sehschärfe, Einengung des Gesichtsfeldes, Störungen des Farbsinnes und der Augenmotorik sowie auch durch die Monokularität mit konsekutiver Störung des räumlichen Sehens. Inwieweit allerdings diese Augenerkrankungen tatsächlich wirksam werden, hängt auch von der Sportart ab, die betrieben wird. Wird durch eine Sehbehinderung die Unfallgefahr erhöht, ist ein besonders strenger Maßstab bei der Beurteilung der Sportfähigkeit anzulegen und dies vornehmlich bei Sportlern mit nur einem funktionstüchtigen Auge.

Fehlsichtigkeit

Nach *Sachsenweger* (106) ist eine Fehlsichtigkeit von über 5 Dioptrien, aber auch eine Visusminderung unter 0,4 als Kontraindikation für fast alle Leistungssportdisziplinen und weite Bereich des Schulsportes anzusehen. Die Berechnung des Visus erfolgt anhand der Sehprobentafel nach folgender Formel

$$V = \frac{\text{Ist-Entfernung (m)}}{\text{Soll-Entfernung (m)}}$$

Wird eine Sehhilfe – Brille oder Haftschalen – nötig, dann ergeben sich daraus im Sport manche Nachteile. Bei Brillen sind dies neben der Einengung des Gesichtsfeldes (scharfes Sehen ist nur im Zentrum möglich) und dem Beschlagen der Gläser die Verletzungsgefahr und bei höherer Dioptrienzahl auch das Gewicht der Brille.

Neben dem Ausmaß der Visusveränderung muß man sich auch an der Sportart orientieren, wenn über die Sportfähigkeit entschieden werden soll. Manche Sportarten wie etwa Judo, Ringen, Boxen oder Wasserspringen erlauben keine Brillen, desgleichen sind manche Ballspiele dafür ungeeignet. Für einige Sportarten erweisen sich spezielle Sportbrillen als vorteilhaft, für andere wiederum das Tragen von Haftschalen. Bei Verwendung von Haftschalen gelingt es allerdings nur einem Teil der Sportler, ohne subjektive Beschwerden wie Mißempfindungen und Tränen des Auges durchzukommen. Im Wasser geht die natürliche Haftung der Schalen verloren, wodurch sich Haftschalen lösen können. In diesen Fällen bietet sich als Alternative das Tragen von Haftschalen unter einer Schwimm- oder Taucherbrille an.

Um an allen Schulsportdisziplinen teilnehmen zu können wird von *Busch* (20) eine Mindestsehschärfe ohne Korrektur von 0,6 binokular gefordert, wobei der Visus des besseren Auges nicht weniger als 0,5 betragen sollte. Bei höhergradigen Visuseinschränkungen sollte, um Unfälle zu vermeiden, im Schulsport eine Teilbefreiung von einigen Geräteübungen und Kampfspielen ausgesprochen werden. In Tabelle 15 sind Anhaltspunkte angeführt, um die Sporttauglichkeit bei Augenerkrankungen einschätzen zu können (91, 101, 102).

Störungen des binokularen Sehens

Ein normales beidäugiges Sehen ist die Voraussetzung für das räumliche Sehen und damit für die Möglichkeit, Entfernungen richtig einschätzen zu können. Trotzdem kann man sich mit einem Auge im Raum orientieren. Dies beruht unter anderem auf der Bewegungsparallaxe, der perspektivischen Verkürzung sowie auf Schattenverteilungen und anderen Faktoren. Für manche Sportarten wie etwa Skispringen, Wasserspringen, Motorsport, Segelfliegen, Fechten oder Geräteturnübungen ist die Qualität der Tiefenschärfe jedoch ein wesentlicher Faktor, weil ansonsten entweder die Unfallgefährdung zunimmt oder eine Benachteiligung gegenüber anderen Sportlern vorliegt. Besteht eine funktionelle Einäugigkeit, d. h. daß auf einem Auge die Sehkraft weniger als ein Zehntel beträgt oder daß auf Grund motorischer, sensorischer oder zentraler Störungen kein binokularer Seheindruck möglich wird, so kann über Kompensationsmechanismen dennoch eine gewisse Anpassung erreicht werden, die jedoch nicht das Ausmaß einer Normalisierung erreicht. Eine solche Störung liegt beispielsweise beim Begleitschielen, der häufigsten Form im Kindes- und Jugendalter, vor, bei dem durch Unterdrücken der Doppelbilder eine funktionelle Einäugigkeit entsteht. Gleiches gilt auch für das im Erwachsenenalter auftretende Lähmungsschielen (102).

Einäugige sind jedoch nicht nur für die oben angeführten Sportarten ungeeignet, sondern sollten alle Sportdisziplinen vermeiden, bei denen eine Verletzung des verbliebenen Auges in erhöhtem Maße möglich ist. Kampfsportarten wie Boxen, Ringen und dergleichen sollten daher nicht betrieben werden. Eine Zusammenstellung der wichtigsten Hinweise für die sportliche Eignung und körperliche Belastungsfähigkeit bei Störungen des beidäugigen Sehens ist in der Tabelle 15 angeführt.

Augenverletzungen

In der akuten Phase von Augenverletzungen besteht Sportuntauglichkeit. In der

Folge richtet sich die Möglichkeit Sport zu betreiben danach, ob durch die Verletzung eine Funktionseinschränkung eingetreten ist bzw. ob diese von Dauer ist. Zur Beurteilung der Sportfähigkeit ist somit die Restfunktion des verletzten Auges heranzuziehen. Als Spätkomplikationen sind nach Verletzungen Netzhautablösungen, der posttraumatische graue Star und das Glaukom bekannt. Je nach Schwere der Augenverletzung ist unter Umständen erst nach Wochen eine langsame Steigerung der sportlichen Aktivität möglich. Bei Verätzungen und Verbrennungen wird die Sportfähigkeit von der nachfolgenden Visusminderung bestimmt. Prellungsverletzungen des Auges können die Sportfähigkeit vermindern, wenn beispielsweise eine posttraumatische Ptose zu einer stärkeren Visusbeeinträchtigung führt. Starke Prellungen können außerdem zu Trübungen von Hornhaut, Linse und Glaskörper führen, wodurch eine Abnahme der Sehschärfe, Gesichtsfeldausfälle und Blendungserscheinungen möglich werden. Auch hier ist die verbliebene Restfunktion und der Grad der subjektiven Behinderung ausschlaggebend für die weitere Sportfähigkeit (103).

Nach Schädigung des Ziliarkörpers besteht die Gefahr einer Glaukomentstehung, wodurch sich eine Beeinträchtigung für die sportliche Belastbarkeit ergibt.

Alle am Augenhintergrund sichtbaren Kontusionsfolgen wie Blutungen, Ödeme und Rupturen führen zu einer Sportunfähigkeit, die bis zu Monaten dauern kann. Nach ausgedehnten massiven Fundusveränderungen sollte man vom Leistungssport Abstand nehmen, in Ausnahmefällen kann Rudern, Schwimmen oder Laufen erlaubt werden.

Nach einer Netzhautoperation wegen Ablatio retinae besteht für 6 bis 12 Monate Sportunfähigkeit und auch später sollte Leistungssport vermieden werden.

Bei Zuständen nach Contusio orbitae kommt es meist zu schweren Verletzungsfolgen mit Störungen der Bulbusmotilität. Hinsichtlich der Sportfähigkeit sind daher die Beurteilungskriterien funktionell Einäugiger heranzuziehen.

Verletzungen des Sehnerven führen je nach Schweregrad vom herabgesetzten Visus oder Farbsehen bis zur völligen Blindheit. Die Beurteilung der Sportfähigkeit ist daher nur individuell möglich. Auf alle Fälle sollte etwa ein Jahr nach der Verletzung die Restfunktion des Auges bestimmt werden und diese der Entscheidung über die Sportfähigkeit zugrunde gelegt werden. Grundsätzlich ist bei jeder Augenverletzung auch nach ihrer Abheilung die Möglichkeit von Spätkomplikationen zu erwägen und bei der Beurteilung mit zu bedenken (103). Eine Zusammenfassung der wichtigsten Hinweise für die Beurteilung der Sportfähigkeit nach Augenverletzungen ist in Tabelle 16 gegeben.

Zur Frage der Kontaktlinsen im Sport

Die Zahl jener Sportler, welche einer Sehhilfe bedürfen, ist gar nicht gering und beträgt nach einschlägigen Untersuchungen etwa 25 bis 30%. Das Tragen von Brillen ist verständlicherweise bei der Sportausübung häufig nicht praktikabel, so daß zunehmend die Anwendung von Kontaktlinsen bevorzugt wird. Harte Kontaktlinsen haben einen Durchmesser von etwa 7 bis 8 mm, die biegsamen weichen sind etwas größer. Daß weiche Materialien zur Anfertigung von Kontaktlinsen bevorzugt werden, liegt in der geringeren mechanischen und chemischen Belastung der Hornhaut

Tab. 15. Sportfähigkeit bei Augenerkrankungen. + = möglich, (+) = bedingt möglich, − = nicht möglich, (−) = bedingt unmöglich.

Erkrankung	Schulsport	Leistungssport	Eignung für ausgewählte Sportarten	ungeeignete Sportarten
Chronisch-entzündliche Erkrankungen der vorderen Augenabschnitte	+ Schwimmen (+) Ballspiele (+) Wintersport (+)	(+)		
Chronisch-entzündliche Erkrankungen der mittleren und hinteren Augenabschnitte	(+)	(+)	Gymnastik, Wandern, leichte Laufübungen	
Degenerative Erkrankungen der brechenden Medien und der hinteren Augenabschnitte	(+)	(−)		
Glaukom	(+)	−	Laufen, Rudern, Schwimmen, Ballspiele	Gewichtheben, Judo, Ringen, Boxen, Tauchen
Hochgradige Myopie, Z.n. idiopathischer Netzhautablösung	−	−	Schwimmen, Wandern, Gymnastik, Dauerläufe, leichte Ballspiele	Sprung- und Preßübungen, Schwerathletik
Z.n. Katarakt-Operation (Aphakie)	−	−	Wandern, Gymnastik, Dauerläufe, Schwimmen Mit Haftschale: Leichtathletik (+) Ballspiele (+) Wintersport (+)	Sprung- und Preßübungen, Schwerathletik
Fehlsichtigkeit bis 5 Dioptrien	+	(+)		
Farbuntüchtigkeit	+	(+)		

Fehlsichtigkeit ab 6 Dioptrien oder Visusminderung unter 0,4	(+)	Schwimmen, Wandern, Gymnastik, teilweise Leichtathletik	Kampfsportarten, Wintersport, Geräteturnen, Sprung- und Preßübungen
Einäugigkeit, einseitige Blindheit	+ Wintersport (+) Ballspiele (+) Geräteturnen (+)	(-) möglich: Rudern, Schwimmen, Gewichtheben, Laufen, Wurf-u.Stoßdisziplinen	Kampfspiele, Boxen, Judo, Fechten, Ringen, Skispringen, Segelflug, Fallschirmspringen, Wassersport, Motorsport
Begleitschielen und/oder funktionelle Einäugigkeit z.n. Schieloperationen	+	(+)	Boxen, Fechten, Segelflug, Skispringen, Fallschirmspringen, Wassersport, Motorsport
Lähmungsschielen mit Doppelbildern	-	-	
Lähmungsschielen ohne Doppelbilder	(+)	(+)	Schwimmen, Gymnastik, Wandern leichte Läufe / wie bei Begleitschielen

Tab. 16. Sportfähigkeit nach Augenverletzungen (modifiziert nach *H. Römbild* [103]).

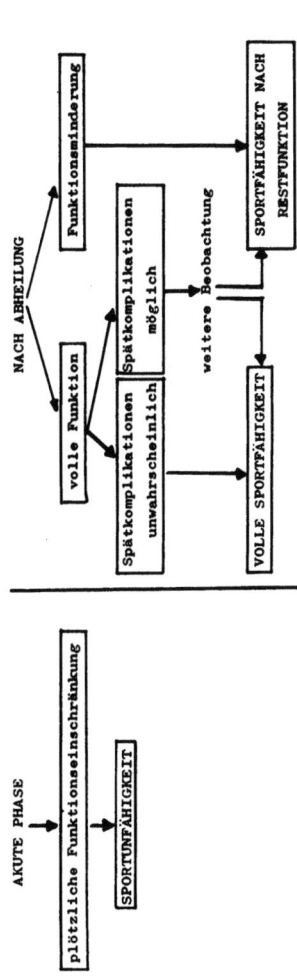

213

und auch in der geringeren Verlustgefahr, sie weisen jedoch den „Nachteil" auf, daß sie genauestens gereinigt werden müssen, damit sich keine Keime ansiedeln. Interessant ist, daß die Verträglichkeit weicher Kontaktlinsen zwischen dem 12. und 18. Monat nach Anpassung abnimmt. Die häufigsten auftretenden Beschwerden sind Lichtscheu und Blendung, die bei rund 20% der Fälle beobachtet werden, gefolgt von Sehverschlechterungen, Brennen im Auge und auch Nebelsehen. Zu diesem Zeitpunkt wird daher häufig ein Linsenaustausch oder eine Neuanpassung notwendig. Nach 18 bis 24 Monaten ist dann ein deutlicher Anstieg der Zufriedenheit mit den Kontaktlinsen festzustellen (114).

Für die Schwimmsportler ist von Bedeutung, daß der Sitz von Hema-Linsen durch Einträufeln von Chlorwasser deutlich fester wird, während Tesicon-Linsen dadurch in ihrem Sitz nicht beeinflußt werden. Bei Tauchsportarten hat sich eine Silicon-Kautschuk-Linse bewährt, ebenso können die kleineren Hema-Linsen verwendet werden (114).

Rheumatisches Fieber

Die Sportfähigkeit nach einem rheumatischen Fieber ist heute im Vergleich zu früher etwas anders zu beurteilen. Wurde früher ein Sportverbot erteilt, um die Entstehung eines Herzfehlers zu vermeiden und auch um Rezidiven vorzubeugen, so hat für den letzten Punkt die Langzeitprophylaxe mit Penicillin doch eine geänderte Situation geschaffen. Die Beurteilung der Sportfähigkeit nach rheumatischem Fieber hat vor allem zu berücksichtigen, ob überhaupt eine Herzbeteiligung vorlag und ob gegebenenfalls in der Folge ein Herzfehler entstanden ist. Zur Orientierung über die Sportbefreiung kann in Anlehnung an *Döring* und *Schmitz* (31) das in der Tabelle 17 angeführte Schema benützt werden. Wird eine Teilbefreiung vom Sport ausgesprochen, so müssen gewisse Ausdauersportarten und Wettkämpfe mit unvermeidlichem Auftreten von Preßdruck ausgeschieden werden. Dazu zählen unter anderem Langstreckenlaufen und -schwimmen, Tauchen, Wasserspringen, Wurf- und Stoßdisziplinen, Kampfsportarten, Ballspiele und auch mehrere Turnübungen am Boden sowie an Geräten. Geeignet erscheinen hingegen Gymnastik, Kurzstreckenschwimmen, kurze Läufe und Wanderungen. Bei Patienten mit erworbenem Vitium ist die Sportfähigkeit ganz individuell je nach der hämodynamischen Wirksamkeit und der myokardialen Situation zu beurteilen (siehe auch Abschnitt 1: Herz-Kreislaufsystem).

Tab. 17. Sportbefreiung bei rheumatischem Fieber (nach *E. Döring* und *H. H. Schmitz* [31]).

| Sportbefreiung | Rheumatisches Fieber | | |
	ohne Herzbeteiligung	mit passagerer Herzbeteiligung	mit erworbenem Vitium
Vollbefreiung	6 Monate	12 Monate	24 Monate
Teilbefreiung	6 Monate	6 Monate	individuell je nach kardialer Situation
volle Teilnahme	nach 1 Jahr	nach 2 Jahren	---

Zerebrale Anfallsleiden

Vom Beginn einer zerebralen Anfallserkrankung bis zur ausreichenden medikamentösen Einstellung ist eine Sportfähigkeit nicht gegeben, was beispielsweise im Schulsport eine Ganzbefreiung notwendig macht, auch wenn die Anfälle ohne Bewußtseinsverlust einhergehen. Diese Anbehandlungsphase dauert mit größeren Schwankungen im Mittel etwa 3 bis 6 Monate. Körperliche Aktivitäten, die eine besondere Belastung oder erhöhte Gefährdung für den Kranken darstellen, müssen grundsätzlich vermieden werden, auch wenn durch eine Therapie eine Anfallsfreiheit erzielt werden konnte. Gleiche Richtlinien wie für den Schulsport gelten auch für den Freizeitsport. Die Tabelle 18 gibt in Anlehnung an *Gebelt* und *Sack* (36) eine Zusammenstellung von verbotenen, bedingt geeigneten und möglichen Sportarten für Personen mit zerebralen Anfallserkrankungen.

Tab. 18. Auswahl von Sportarten für Personen mit zerebralen Anfallsleiden.

VERBOTENE SPORTARTEN
Übungen an Hochgeräten, Tauen, Kletterstangen und Sprossenwand, Kampfsportarten (Ringen, Judo, Boxen), Gewichtheben, Skispringen, Langlauf, Abfahrtslauf, Slalom, Eishockey, Eisschnellauf, Wasserspringen, Tauchen, Schwimmen ohne Aufsicht, Motorsport, Flugsport, Fallschirmspringen, Reiten, Schießen, Klettern und Radrennen.
BEDINGT GEEIGNETE SPORTARTEN
Fußball, Handball, Volleyball, Basketball (zu lange Belastungen meiden, eventuell Spielzeit verkürzen), einfaches Schlittschuhlaufen, Schwimmen unter Aufsicht (keine zu lange Sonnenbestrahlung).
MÖGLICHE SPORTARTEN
Bodenübungen (ohne Salto und Überschlag), Gymnastik, Laufübungen ohne Mittel-und Langstreckenlauf (kein Zeitlimit !), Wurf-und Stoßdisziplinen, Wanderungen unter 10 km, Skiwandern, Rodeln.

Hormonelle Störungen

Minderwuchs

Minderwuchs ist kein Grund vom Sport fernzubleiben, nur muß die Belastungsstärke der effektiven Körpergröße bzw. Körperoberfläche angepaßt und nicht nach dem kalendarischen Alter festgelegt werden.

Schilddrüsenerkrankungen

Die Leistungsfähigkeit wird bei Schilddrüsenerkrankungen durch mechanische Beeinträchtigung der Atemwege und/oder hormonelle Störungen eingeschränkt.

1. Hyperthyreose

Bei unbehandelter klinisch relevanter Hyperthyreose ist Sport kontraindiziert, befinden sich doch die Aktivität des Herz-Kreislaufsystems, der Energieverbrauch und die Wärmeproduktion bereits im Ruhezustand auf einer erhöhten Leistungsstufe. Erst nach entsprechender medikamentöser oder chirurgischer Normalisierung der Schilddrüsenfunktion kann an die Wiederaufnahme sportlicher Betätigung gedacht werden, doch sollte nach Normalisierung der klinischen Symptomatik noch etwa 3 bis 6 Monate zugewartet werden, bis die Leistung wieder schrittweise aufgebaut wird (65 a). Eine volle Belastbarkeit im Leistungssport ist nach *Müller* (89 a) erst etwa 2 Jahre später gegeben.

2. Hypothyreose

Personen mit Schilddrüsenunterfunktion verspüren normalerweise keinen Drang zur körperlichen Betätigung. Die Verlangsamung der geistigen und körperlichen Reaktionsabläufe läßt nur bescheidenere Leistungen zu. Das Hormondefizit kann durch entsprechende therapeutische Maßnahmen ausgeglichen werden, wodurch es schließlich doch zu einer guten Leistungsfähigkeit kommen kann. Besteht die Hypothyreose im Rahmen einer floriden akuten oder subakuten Thyreoiditis, so gilt wie bei jeder akuten entzündlichen Erkrankung zunächst ein generelles Sportverbot.

3. Struma

Bislang gibt es keine Hinweise darauf, daß sportliche Betätigung zu einer Größenzunahme einer euthyreoten Struma führen oder eine Änderung der hormonellen Situation in Richtung auf eine Hyperthyreose bewirken würde (89 a). Kleine Strumen ohne mechanische Auswirkungen schränken die normale Belastbarkeit nicht ein, bei deutlicher Atemwegsobstruktion ist jedoch von Ausdauer- und Kraftsportarten Abstand zu nehmen.

Nach Strumateilresektion ist bei regelrechter hormoneller Situation eine normale Belastbarkeit etwa 3 bis 6 Monate nach der Operation wieder gegeben.

Cushing-Syndrom

Beim Cushing-Syndrom ist die allgemeine Leistungsfähigkeit eingeschränkt und für Schulkinder eine Sportbefreiung angebracht (97).

Chronische Nebennierenrinden-Insuffizienz

Wenn Patienten, deren Nebennierenrinden-Insuffizienz stabil substituiert ist, einer Belastung durch besondere Anstrengungen, Verletzungen oder eine fieberhafte Zweiterkrankung ausgesetzt sind, steigt ihr Steroidbedarf. In solchen Situationen werden Kortisoldosen von 60 bis 100 mg oral oder auch noch höhere intravenöse Dosen notwendig. Sportliche Betätigung ist für diese Patienten daher nicht zweckmäßig, insbesondere sind Ausdauersportarten und überhaupt jeder Leistungssport kontraindiziert (37). Bei Schulkindern kommt man wohl kaum um eine völlige Sportbefreiung herum.

Adrenogenitales Syndrom

Kinder mit adrenogenitalem Syndrom sind auch bei guter medikamentöser Einstellung für den Leistungssport nicht geeignet und sollten keine Ausdauerdisziplinen betreiben (49). Weitere Anmerkungen zu diesem Syndrom sind im Kapitel 13 über Intersexualität im Sport enthalten.

Diabetes mellitus

Dieses Krankheitsbild wird in Abschnitt 7 ausführlicher besprochen.

Orthopädische Erkrankungen

Morbus Scheuermann

Der M. Scheuermann (109) stellt wohl die häufigste Erkrankung der jugendlichen Wirbelsäule dar und ist mit einer Minderung der Tragfähigkeit der Wirbelkörper verbunden, die bei zu großer Belastung zu einer keilförmigen Deformierung führen kann. Neben den typischen röntgenologischen Zeichen sieht man klinisch eine Kyphose der unteren Brustwirbelsäule eventuell mit einer Skoliose oder auch mit einer vermehrten Lendenlordose verbunden. Zur Beurteilung der Wirbelkörperbelastbarkeit werden die Röntgenbefunde herangezogen. Die Floridität des Prozesses kann zusätzlich noch durch Bestimmung der Hydroxyprolinausscheidung im Harn bzw. der alkalischen Serum-Phosphatase beurteilt werden. Nach Abschluß der Knochenreife besitzt der M. Scheuermann klinisch keinen Krankheitswert mehr, doch bestehen häufig irreversible Veränderungen an den Wirbelkörpern. Die schwerwiegendste Form ist die Keilwirbelbildung nach ventral und die konsekutive BWS-Kyphose mit Verschmälerung der Bandscheiben und daraus resultierender falscher Statik.

Das therapeutische Bemühen besteht allgemein darin, die vermehrte Kyphosierung auszugleichen, was z. B. durch ein Krafttraining für die Rückenmuskeln oder Brustschwimmen gelingen kann. Sportmedizinisch ergibt sich bei floriden Prozessen die Notwendigkeit einer konservativen orthopädischen Behandlung, auf die an dieser Stelle nicht näher eingegangen werden kann. Anhand von röntgenologischen Verlaufsbeobachtungen können schließlich Aussagen über die Belastungsfähigkeit der Wirbelsäule gemacht werden. Kann eine sportliche Betätigung wieder aufgenommen werden, dann sind Wirbelsäulenbelastungen, vor allem Stauchungen und kyphose-fördernde Übungen, zu vermeiden. Wenn bei Sportlern nach Abschluß des Knochenwachstums und Ausreifung der Wirbelsäule bei röntgenologisch gesichertem M. Scheuermann keine Beschwerden bestehen, kann auch ein intensives Training durchgeführt werden. Bei deutlicher fixierter BWS-Kyphose bzw. Veränderungen in der LWS sollten jedoch nur reduzierte Wirbelsäulenbelastungen erlaubt werden (32).

Schulter-Arm-Syndrom

Dem Schulter-Arm-Syndrom als Ausdruck einer Wirbelblockierung im Bereich der HWS oder BWS kommt sportmedizinisch eine gewisse Bedeutung zu, weil beispielsweise in Wurfdisziplinen, bei Judo, Ringen oder Rudern eine derartige Beeinträchtigung bestehen kann, daß in diesen Sportarten pausiert werden muß. Bei richtiger Behandlung ist nach Deblockierung sehr schnell eine deutliche Besserung der Beschwerden zu erwarten. Kommt es jedoch, was gar nicht so selten ist, belastungsinduziert immer wieder zu Rezidiven, dann muß an die Aufgabe intensiver Belastungen in der auslösenden Sportart gedacht werden (32).

Spondylolisthese und Spondylolyse

Die Spondylolisthese ist durch eine anlagebedingte Vorwärtsverschiebung des ventralen Teiles eines Wirbels über den nächstfolgenden tieferen Wirbel gekennzeichnet. Dadurch treten auch die vorderen Bogenhälften, die Querfortsätze und die superioren Gelenkfortsätze nach vorne, während die hinteren Bogenhälften mit den inferioren Gelenkfortsätzen und dem Dornfortsatz an normaler Stelle verbleiben, was durch eine Verlängerung im Bogensegment ermöglicht wird (113). Von der echten Spondylolisthese ist die Pseudospondylolisthese zu trennen, welche durch degenerative Veränderungen an den kleinen Wirbelgelenken und gleichzeitiger Diskusdegeneration entsteht, wodurch der ganze Wirbel gering nach vorne verschoben wird.

Unter Spondylolyse versteht man hingegen das Auftreten von Spaltbildungen in den Interartikularabschnitten ohne Ventralisation des Wirbels. Die Häufigkeit der Spondylolyse wird mit 4 bis 7% angegeben, das männliche Geschlecht ist rund doppelt so häufig betroffen als das weibliche. Die Prädilektionsstellen der Spondylolyse und Spondylolisthese sind der 5. und 4. Lendenwirbelkörper (113).

Durch sportliche Betätigung, vor allem wenn sie gehäufte Hyperlordosierungen aufweist, kann das Wirbelgleiten verstärkt werden. Solche Übungen kommen besonders beim Geräteturnen und in der Leistungsgymnastik vor. Möglicherweise stellt in diesen Disziplinen die Spondylolisthese sogar einen Auslesefaktor dar, weil sie eine überdurchschnittliche Wirbelsäulenbeweglichkeit erlaubt. Wenn jedoch bei einer Spondylolisthese mit Spondylolysenspalt oder Bogendysplasie Beschwerden bestehen, ist eine Mehrbelastung durch Sport nicht mehr zumutbar. In diesen Fällen ist eine Verbesserung der Sportfähigkeit weder von konservativen noch operativen Verfahren zu erwarten, ein Teilerfolg kann durch ein Training zur Kräftigung der Rückenmuskulatur erzielt werden. Als operative Maßnahmen kann zwar die Spondylodese angewendet werden, doch ergeben sich dann hinsichtlich sportlicher Betätigung verständlicherweise Einschränkungen.

Zustand nach Wirbelsäulenoperationen

Die Wirbelsäule wird bei manchen sportlichen Übungen bis an die Grenze ihrer Belastbarkeit beansprucht. Am meisten gefährdet sind die Bandscheiben am thorakolumbalen und lumbosakralen Übergang. In diesen Bereichen wirken zu den Druckkräften noch häufig hohe Scherkräfte auf die Bandscheiben ein und können zu einem vorzeitigen Verschleiß führen.

Wird etwa bei Spondylolisthese oder bei progredienter Skoliose eine Spondylodese vorgenommen, so kommt es zum Funktionsverslut im operativ versteiften Abschnitt der Wirbelsäule. Nach Operationen wegen eines Diskusprolapses kann durch die Entfernung von Bandscheibenmaterial und daraus resultierender Höhenminderung eine Störung des Gelenkspieles der kleinen Wirbelgelenke entstehen, die zu neuerlichen sensiblen Irritationen führen. Es gilt daher für die Wirbelsäulen-Patienten eine Auswahl geeigneter Sportarten zu treffen. Ganz allgemein ist es sehr zweckmäßig, die Rumpfmuskulatur zu kräftigen, damit diese die Wirbelsäule besser stabilisieren kann. Will man die Ausbildung einer kräftigen Rumpfmuskulatur durch eine Hippotherapie erzielen, ist eine gute Reittechnik Voraussetzung. Häufig wird man zwar den Patienten ihre bisher ausgeübte Sportart nicht gänzlich verbieten können, wenn sie den angeführten Bedingungen halbwegs entspricht, doch wird man einen verminderten Umfang und auch eine geringere Intensität empfehlen müssen. Sportarten mit Stauchungsbelastungen, vor allem aber mit Überstreckungen, starken Beugemomenten und Rotationsbelastungen der Wirbelsäule sollten vermieden werden. Zu solchen Sportarten zählen Turnen, Rudern, alle Sprungdisziplinen, Wurfdisziplinen sowie Kampf- und Kraftsportarten. Auch Brustschwimmen über längere Strecken kann wegen der damit verbundenen andauernden Lordosierung der Lendenwirbelsäule zu Rückenschmerzen führen. Gänzlich ungeeignet ist Delphin-Schwimmen, nur bedingt geeignet wegen der Rotationsbelastung der Wirbelsäule das Kraulen, am günstigsten jedoch Rückenschwimmen. Auch der alpine Skisport und Spielsportarten wie Fußball, Handball und dergleichen können nur bedingt empfohlen werden. Dieser mehr zur Vorsicht mahnenden Ansicht von *Höhndorf* (50) stehen Untersuchungsergebnisse von *Mohssenipour* und *Fischer* (88) gegenüber, denen zufolge postoperativ eine ganze Reihe von Sportarten (Alpinistik, Skifahren, Schwimmen, Eislaufen, Eishockey, Fußball, Turnen, Judo, Handball, Radfahren, Reiten, Tennis) wieder beschwerdefrei betrieben werden können. Dies gilt somit auch für den alpinen Skilauf auf harten Pisten, was einigermaßen überraschend kommt. Von großer Bedeutung dafür, ob nach einer Diskusoperation Sport wiederum beschwerdefrei betrieben werden kann ist unter anderem der Zeitpunkt des postoperativen Sportbeginnes; für den alpinen Skilauf muß diese Wartezeit mit 4 bis 12 Monaten angesetzt werden.

Echt empfehlenswert für Diskusoperierte sind Sportarten wie Wandern, Radfahren, Skiwanderungen und Gymnastik unter Vermeidung von wirbelsäulenbelastenden Übungen.

Hüftgelenkdysplasie

Das dysplastische Hüftgelenk mit seinen Variationen von der einfachen Dysplasie bis zur Luxation ist bei etwa 10 bis 20% aller Neugeborenen zu finden – davon die Luxation selbst bei rund 2%o – wobei die Mädchen etwa 5- bis 8mal häufiger betroffen sind als Knaben (110, 129). Für die Prognose des dysplastischen Hüftgelenkes spielen neben endogenen auch exogene Faktoren eine Rolle, zu welch letzteren auch der Sport zählt, der sich jedoch belastungsmäßig dem Grad der Hüftgelenkdysplasie anpassen läßt. In allen Fällen sollte möglichst frühzeitig eine orthopädische Behandlung eingeleitet werden. Gelingt weder auf konservativem noch auf chirurgischem Wege ein befriedigender therapeutischer Erfolg, so ist die Belastbarkeit des Gelenkes wegen der abnormen Mechanik reduziert und die Entwicklung einer Koxarthrose ist die zwangsläufige Folge.

Hinsichtlich der Sporttauglichkeit von Patienten mit Hüftluxationen ist festzuhalten, daß generell eine Schonung dieses Gelenkes angebracht ist, was jedoch nicht automatisch ein allgemeines Sportverbot nach sich zieht. Hat eine Hüftgelenkluxation so günstig auf die Behandlung angesprochen, daß röntgenologisch ein normaler Befund vorliegt, ist ein Sportverbot nicht indiziert, doch sollte eine orthopädische Langzeitüberwachung durchgeführt werden, um neuerliche Veränderungen des Gelenkes rechtzeitig aufdecken zu können (41). Eine Erlaubnis zum Hochleistungssport kann jedoch auch unter diesen Bedingungen wohl kaum gegeben werden. Tabelle 19 gibt einen vereinfachten Überblick über die sportliche Belastbarkeit von Kindern und Jugendlichen mit Hüftgelenkdysplasien in Abhängigkeit vom Behandlungsergebnis, wobei jedoch selbstverständlich jeder Fall gesondert zu beurteilen ist. Beim Kind ist der Gelenkknorpel noch regenerationsfähiger, weswegen nach gelegentlicher leichter Überbeanspruchung keine bleibenden Schäden zu erwarten sind (121). Mit beginnender Pubertät werden je nach der anatomischen Gelenksituation immer mehr Übungen aus dem Schulsportprogramm gestrichen werden müssen und im Extremfall muß sogar eine gänzliche Sportbefreiung gefordert werden. Beschwerden und röntgenologische Zeichen der Arthrose treten bekanntlich mit einer viele Jahre dauernden Verzögerung auf, so daß sie dann weniger ein sportmedizinisches Problem darstellen, sondern vielmehr eine orthopädische Angelegenheit geworden sind. Aus diesem Grunde sollte der Orthopäde gleich zu Beginn in die sportmedizinischen Untersuchungen mit einbezogen werden, um Spätschäden möglichst gering zu halten oder gar zu verhindern. Wenngleich auch viele Sportarten für Patienten mit Hüftgelenkdysplasien nicht geeignet sind, so gibt es doch auch einige empfehlenswerte Ausgleichssportarten wie etwa Schimmen, Radfahren oder Reiten. Auch Gymnastik kann unter Vermeidung von Sprüngen bzw. Überbeanspruchungen diesen Patienten durchaus empfohlen werden.

Tab. 19. Sportliche Belastbarkeit von Kindern und Jugendlichen mit Hüftgelenksdysplasien.

Behandlungs-ergebnis	Schulsport 6 - 10 Jahre	Schulsport 11 - 18 Jahre	Freizeitsport	Leistungssport
anatomisch richtig	tauglich	tauglich bzw. Befreiung von Sprüngen, Hüftgelenkdauerbelastungen	tauglich bzw. Befreiung von Sprüngen, Hüftgelenkdauerbelastungen	nicht geeignet
geringe Inkongruenzen	tauglich bis Teilbefreiung	tauglich bis Teilbefreiung	ausgesuchte Sportart	nicht geeignet
deutliche Inkongruenzen	Teil-bis Ganzbefreiung	Teil- bis Ganzbefreiung	nicht geeignet	nicht geeignet

Totalendoprothese des Hüftgelenkes

Eine Totalendoprothese des Hüftgelenkes wird normalerweise nur bei älteren Menschen implantiert, einerseits um die Gehfähigkeit zu verbessern und andererseits auch um die Schmerzen zu beseitigen. Muß jedoch in jüngeren Jahren eine Totalendoprothese eingesetzt werden, dann ergibt sich oft zwangsläufig die Frage nach der Möglichkeit auch nach der Operation noch Sport zu betreiben. Auf Grund der unterschiedlichen sportartspezifischen Belastungen der Totalendoprothese unterscheidet man zweckmäßigerweise Gruppen von Sportarten, welche praktisch risikolos ausgeübt werden können von solchen, die nur bedingt für Totalendoprothesen-Träger geeignet sind und solchen, die tunlichst zu vermeiden sind. In der Tabelle 20 sind die gängigsten Sportarten unter diesen Gesichtspunkten aufgelistet (120).

Tab. 20. Eignung verschiedener Sportarten für Totalendoprothesen-Träger.

	geeignet	bedingt geeignet	nicht geeignet
SPORTARTEN	Schwimmen Gymnastik Radfahren Wandern Rudern Paddeln	Schiwandern Golf Laufen	Tennis Ballspiele alpiner Schilauf Reiten Fitness-Parcours
GEFAHRENMOMENTE	nur sehr geringes Sturz- und Verletzungsrisiko	Überstrecken des Schubbeines beim Langlauf, zu starke Torsion im Hüftgelenk bei Golf, harter Boden und schlecht stoßdämpfende Laufschuhe	hohe Stoß-und Druckbelastungen des Hüftgelenkes, erhöhte Sturzgefahr mit Frakturmöglichkeit, hohes Verletzungsrisiko.

Chondropathia patellae

In diesen Fällen liegt meist eine deutliche Funktionsminderung des Femuropatellargelenkes vor. Fehlstellungen und Fehlbildungen der Patella wie Patellahochstand (Patella alta), Patellalateralisation und hypoplastische Patella müssen bei der Beurteilung der Belastungsfähigkeit berücksichtigt werden. Das klinische Bild besteht in Schmerzen beim Sitzen, Treppensteigen sowie aus einem Patelladruckschmerz und Reibegeräuschen. Im akuten Stadium ist eine generelle Befreiung vom Sportunterricht für etwa 4 bis 8 Wochen nötig. Nach Besserung der Beschwerden sind noch immer für rund 2 Monate Lauf- und Sprungdisziplinen zu untersagen (67).

Morbus Schlatter

Beim M. Schlatter liegt eine aseptische Nekrose des Knochenkernes im Bereich der Tuberositas tibiae vor. Die mitunter erheblichen Schmerzen lassen eine Teilbefreiung von Lauf- und Sprungdisziplinen im Sportunterricht als günstig erscheinen, außerdem sind Hockübungen zu vermeiden (67).

Apophysitis calcanei

Die aseptische Nekrose der schalenförmigen Apophyse des Tuber calcanei kommt bei Knaben häufiger vor als bei Mädchen. Klinisch äußert sie sich in Schmerzen an der Ferse beim Bergaufgehen bzw. Treppensteigen sowie durch Druck- und Klopfempfindlichkeit. Die Behandlung besteht in einer Entlastung der Achillessehne durch eine Erhöhung des Schuhabsatzes bzw. in hartnäckigen Fällen auch in einem Stützverband. Eine Teilbefreiung von Lauf- und Sprungdisziplinen ist unbedingt notwendig (67).

Klumpfuß

Der angeborene Klumpfuß ist mit einem Vorkommen von 1 bis 4%₀ eine gar nicht so seltene Mißbildung. Es lassen sich 4 Teilformen unterscheiden: Pes equinus (Spitzfuß), Pes varus, Pes adductus und Pes excavatus. Die orthopädische Behandlung hat so früh wie möglich zu erfolgen und besteht zunächst in konservativen Maßnahmen wie Redressement und Gipsfixation. Erst wenn diese Methoden nicht zum Ziele führen, werden operative Eingriffe durchgeführt. Meist findet man nach Operationen noch eine deutliche Atrophie der Unterschenkelmuskulatur. Eine generelle Befreiung vom Schulsport ist nicht nötig, doch sollten Langlaufen, Sprünge und der übliche Geräteabgang beim Turnen ausgespart bleiben.

Wichtig wäre auch die Versorgung dieser Kinder mit einem funktionsgerechten, orthopädisch richtig geformten Sportschuh (124).

Chirurgische Erkrankungen und Unfälle

Bei vielen chirurgischen Erkrankungen und Unfällen ist ein generelles Sportverbot nicht nötig. Für Leistungssportler ist sogar ein individuell angepaßtes Programm von Übungen zusammenzustellen, um die krankheitsbedingte Leistungsabnahme möglichst gering zu halten. Tabelle 21 nach *Franke* (35) gibt einen großen Überblick und Anhaltspunkte für die Beurteilung der Sportfähigkeit bzw. Sportbefreiung vom Schulsport nach den verschiedensten chirurgischen Erkrankungen und Unfällen. Die darin angegebenen Verhaltensweisen und Zeitangaben beziehen sich auf unkomplizierte Heilungsverläufe und sind im konkreten Einzelfall bei Notwendigkeit zu modifizieren.

Tab. 21. Beurteilung der Sporttätigkeit bei verschiedenen Erkrankungen geordnet nach der anatomischen Lokalisation (aus: K. Franke [55]).
KG = Krankengymnastik, LA = Leichtathletik.

	voll befreit	teilbefreit	von	zuerst erlaubt
1	2	3	4	5
Haut				
Wunden, genäht	bis zu 14 Tagen	insgesamt 2–3 Wochen	Schwimmen, sonst nach Sitz	Gymnastik, Wanderungen, Radfahren
Wunden, granulierend	evtl. bis zur Epithelisierung	insgesamt 2–4 Wochen		
Narbenkontrakturen	–	bis zur Korrektur	je nach Sitz	Schwimmen
Verbrennung Verbrühung	bis zur Epithelisierung	bis zur Bildung einer mechanisch widerstandsfähigen Haut		Schwimmen, Gymnastik, Wanderungen, Radfahren
Erfrierung	je nach Grad		Übungen mit Unterkühlungsgefährdung	Gymnastik
Panaritium Paronychie Furunkel Karbunkel Phlegmone Schweißdrüsenentzündung	bis zum Abklingen der akuten Erscheinungen, d. h. meist bis zum Granulationsbeginn	bis zur Epithelisierung oder bis zur funktionellen Wiederherstellung	je nach Sitz	Gymnastik, Wanderungen; Schwimmen erst nach Epithelisierung (aus hygienischen Gründen); Radfahren (außer bei Gesäßfurunkulose)
weitere chirurgische Infektionen				
Osteomyelitis	bis zum Abschluß des Heilverfahrens, außer KG	meist dauernd	Turnen, Leichtathletik, Kampfsportarten	Gymnastik, Schwimmen, evtl. Radfahren
Tuberkulose, extrapulmonal	bis zum Abschluß des Heilverfahrens, außer KG	meist dauernd	Turnen, Leichtathletik, Kampfsportarten	Gymnastik, Schwimmen, evtl. Radfahren

Tab. 21 (Fortsetzung).

1	2	3	4	5
Tetanus	4 Wochen nach Krankenhausentlassung, bei evtl. Komplikationen (z. B. Wirbelfraktur, Bronchopneumonie) entsprechend länger	weitere 4–8 Wochen	Laufen, Dauerbelastungen (EKG!, Ergometrie)	Gymnastik, Radfahren, Schwimmen; wenig belastende Spiele
Gefäße				
Varizen	–	nur kurzdauernd, sonst chirurgische Therapie erforderlich	Langstreckenlauf	Gymnastik, Schwimmen
nach Operation	2–4 Wochen	weitere 2–3 Monate nach der chirurgischen Therapie	lange Wanderungen	Gymnastik, Schwimmen
Hämorrhoiden nach Operation	evtl. 1–2 Wochen 2–3 Wochen	2–4–6 Wochen	je nach Beschwerden	Gymnastik, evtl. Schwimmen
Kopf				
Platzwunde	maximal 1 Woche	1–2 Wochen	Schwimmen, Turnen	Gymnastik, Laufen, Werfen, Radfahren
Schädel-Hirntrauma I	1–2 Wochen	2–4 Wochen	Turnen, evtl. Spiele, Wasserspringen, Tauchen, Springen	Gymnastik, Wandern, Schwimmen unter Aufsicht
Hirntrauma II	2–4 Wochen (außer KG)	bis 8 Wochen		
Hirntrauma III	bis zu 2 Monaten (außer KG)	bis zu 6 Monaten	Dauerübungen Kampfsportarten, vor allem Boxen	Gymnastik
Hirntrauma IV	bis zum Abschluß des Heilverfahrens (außer KG)	dauernd	wie bei I–III	Gymnastik

Tab. 21 (Fortsetzung).

1	voll befreit 2	teilbefreit 3	von 4	zuerst erlaubt 5
Nasenbeinfraktur	1–2 Wochen	4 Wochen	Boxen, Kampfspiele	Gymnastik, Schwimmen, Laufen, Radfahren
Kieferfraktur	2–6 Wochen	2–4 Monate		
Hals				
Struma ohne mechanische und toxische Beschwerden	–	nur selten erforderlich	Dauerleistungen, evtl. Sprint	Leichtathletik (Wurf, Sprung), Turnen, Schwimmen
Struma mit mechanisch bedingten Beschwerden	4–8 Wochen nach chirurgischer Therapie (außer KG)	8–12 Wochen post op.		
Struma mit toxischen Erscheinungen	während interner oder 8–12 Wochen nach chirurgischer Therapie (außer KG)	1–6 Monate post op.	Dauerleistungen, evtl. Sprint	Schwimmen ohne Zensur, Gymnastik, Turnen, Ballspiele, Springen, Werfen
Tracheotomie	bis zur Epithelisierung; Grundleiden beachten, HNO-Befund! (außer KG)	weitere 2–3 Monate		Gymnastik
Thorax				
Prellung	evtl. 1–2 Wochen außer KG	2–4–6 Wochen	Turnen, Kampfspiele, Werfen	Laufen, evtl. Springen, Radfahren, Schwimmen ohne Wasserspringen
Fraktur einer Rippe	2–4 Wochen außer KG	2–6 Wochen		
Rippenserienbruch	3–4 Wochen außer KG	6–8 Wochen		
Pneumothorax Lungenoperation Herzoperation	je nach Ursache 1–3 Monate über die klinische Behandlung hinausreichend, außer KG	je nach Ursache 1–3 Monate, evtl. dauernd (Facharztbefund)	LA, Turnen, Ballspiele mit Wettkampfcharakter	nach Funktionsprüfung Gymnastik, Wanderungen, leichtes Radfahren, evtl. Schwimmen ohne Zensur

Tab. 21 (Fortsetzung).

1	2	3	4	5
Schultergürtel				
Schlüsselbeinbruch	–!	etwa 4–6 Wochen	Kampfspiele, Turnen, evtl. Werfen, evtl. Springen, Wasserspringen	Laufen, Gymnastik, Wandern, Radfahren, Schwimmen
Schultereckgelenkluxation	zur evtl. Operation	4–8 Wochen		
Schulterluxation	zur Operation	4–8 Wochen	Werfen, Ballspiele, Turnen, Wasserspringen	Laufen, Radfahren, Gymnastik, Wandern, nach Gipsabnahme: Schwimmen
Schulterluxation (habituell)		1–2–4 Monate nach der Operation		
Korakoiditis	keine	4–8 Wochen	Werfen, Ballspiele, Turnen	Laufen, Springen, Radfahren, Schwimmen
Periarthritis humeroscapularis	keine	4–8 Wochen		
Obere Extremität				
Amputation	3–6 Wochen, außer KG	dauernd, evtl. Versehrtensport	Turnen, evtl. Werfen	Gymnastik, Laufen, Schwimmen, Radfahren
Insertionstendinosen	keine, evtl. zur Operation	2–3 Monate	Turnen, Werfen, Boxen, Fechten, Tennis, Tischtennis	Gymnastik, Laufen, Springen, Radfahren
Sehnenriß, -verletzung	zur Operation	2–3 Monate	je nach Sitz: Turnen, Leichtathletik	je nach Sitz: Laufen, Schwimmen, Radfahren, Gymnastik
Nervenverletzung	3–6 Wochen post op.	3–6 Monate		
Oberarmfrakturen				
subkapital	3–6–8 Wochen außer Gymnastik und Hometrainer	2–4 Monate	Werfen, Turnen, Ballspiele	Gymnastik, später Laufen, Schwimmen, Radfahren
Schaft				
suprakondylär			Boxen	
perkondylär				

Tab. 21 (Fortsetzung).

	voll befreit	teilbefreit	von	zuerst erlaubt
1	2	3	4	5
Unterarmfrakturen				
Olekranon-Abriß	3–6–8 Wochen, außer Gymnastik und Hometrainer	2–3 Monate	Werfen, Turnen, Ballspiele, Radfahren	Gymnastik, später Laufen, Schwimmen, Radfahren
Radiusköpfchen				
Schaft-				
einfach		8–12 Wochen		Gymnastik, Wandern, Laufen, Radfahren, Schwimmen nach Gipsabnahme oder mit wasserdichter Hülle
doppelt		3–6 Monate	Turnen, Werfen Boxen, Ballspiele	
Radius in loco typ.	1–2 Wochen	6–8 Wochen		
Navikularefraktur		6–8 Wochen		
Mittelhandfraktur		2–3 Wochen	Ballspiele, Werfen, Turnen	
Fingerfraktur				
Fingernagelentfernung	maximal 1 Woche			
Gelenke				
Ellenbogendistorsion	vom Prinzip her nicht erforderlich	1–3 Monate	Werfen, Turnen, Handball, Volleyball, Basketball, Boxen	Gymnastik, Wandern, Laufen, evtl. Springen, Schwimmen, Radfahren
Ellenbogenluxationen		1 Monat		
Handgelenkdistorsion				
Fingerdistorsion				
Fingerluxation				
Wirbelsäule				
Prellung	1–2 Wochen	2–4 Wochen	Turnen, Werfen Springen	Leichte Gymnastik, Schwimmen
Zerrung	1–2 Wochen			
Frakturen/Luxationsfrakturen				
HWS ohne Lähmung	bis zum Abschluß des Heilverfahrens, das Gymnastik und Schwimmen einschließt	evtl. dauernd	Turnen, Kampfsportarten, Wasserspringen	Gymnastik, Schwimmen
mit Lähmung				
BWS ohne Lähmung				
mit Lähmung				
LWS ohne Lähmung				
mit Lähmung				

Tab. 21 (Fortsetzung).

1	2	3	4	5
Lumbago	Dauer der akuten Beschwerden			Schwimmen nach Abklingen der akuten Beschwerden
Bandscheibenschaden				
Bandscheibenschaden nach Operation	2–3 Monate außer KG	evtl. länger	Turnen, Werfen, Lauf und Sprung, Kampfsportarten	
Abdomen				
Appendektomie mit glattem Verlauf	2 Wochen post op. (außer KG)	weitere 4 Wochen	Turnen, Werfen, Springen, evtl. Ballspiele	Gymnastik, Schwimmen, Laufen, Radfahren
Nabelbruch	3–4 Wochen post op. (außer KG)	weitere 4–8 Wochen	Turnen, Werfen, Kampfsportarten	Radfahren n. 3–4 Wochen
Leistenbruch				Schwimmen, Laufen, Springen nach 4–6 Wochen
Leistenhoden nach Operation	2 Wochen post op.	weitere 4 Wochen	Turnen, Werfen, Kampfsportarten	Radfahren, Schwimmen, Laufen, Springen nach 3–4 Wochen
Phimose nach Operation	1 Woche post op.	weitere 2–3 Wochen	Ballspielen, Kampfsportarten	Gymnastik, Schwimmen, evtl. Radfahren
Im Kindes- und Jugendalter relativ seltene Operationen				
Ileus				
Ulcus perfor.				
Magenresektion	3–6 Wochen post op. (außer KG)	2–3 Monate	Dauerübungen, Kraftübungen	Gymnastik nach 4 Wochen, leichte Wanderungen auch mit dem Fahrrad nach
Cholecystektomie				
Milzexstirpation nach Trauma				
Nephrektomie nach Trauma				
Nephrektomie bei organ. Befund	je nach Grundleiden (Facharztbefund)	evtl. dauernd	Dauerleistungen, evtl. Schwimmen	Gymnastik, Wanderungen

Tab. 21 (Fortsetzung).

1	voll befreit 2	teilbefreit 3	von 4	zuerst erlaubt 5
Becken				
Insertionstendinosen	–	2–4–8 Wochen	Laufen, Springen, Bodenturnen, Ballspiele	Schwimmen, evtl. Geräteturnen } sofort evtl. Werfen, evtl. Radfahren
Prellung	1–2 Wochen (außer KG)	2–4 Wochen	LA, Turnen, Spiele	Schwimmen nach 2–4 Wochen
Abrißfrakturen	2–4 Wochen (außer KG)	3–6–8 Wochen	LA, Turnen, Spiele	Schwimmen nach 2–4 Wochen
Fraktur, rel. leicht, z. B. Schambeinast	3–4 Wochen (außer KG)	2–4 Monate	LA, Turnen, Ballspiele, Kampfsportarten, Lauf u. Sprung	Gymnastik, evtl. im Liegen oder Sitzen, Schwimmen sofort nach Ende der Vollbefreiung
Fraktur, schwer, z. B. Beckenring	2–4 Monate (außer KG)	4–6–8 Monate, evtl. dauernd		
Untere Extremität				
Hüftgelenk				
Zerrung Prellung	evtl. 1–2 Wochen	2–4 Wochen	LA, Bodenturnen, Spiele	Schwimmen sofort
Luxation, posttraumatisch	bis zum Abschluß des Heilverfahrens (außer KG)	weitere 2–4 Monate	LA, Turnen, evtl. Ballspiele	Schwimmen und Gymnastik noch während des Heilverfahrens
Oberschenkel				
Muskelzerrung Muskelriß	– 4 Wochen post op. außer KG	2–4 Wochen 8–12 Wochen post op.	Leichtathletik, Ballspiele	Gymnastik, Schwimmen, Radfahren
Muskelhernie	4 Wochen post op. außer KG	8 Wochen post op.	evtl. Turnen, Wasserspringen	

Tab. 21 (Fortsetzung).

1	2	3	4	5
Amputation	bis zum Abschluß des Heilverfahrens	dauernd		Gymnastik und Schwimmen noch während des Heilverfahrens
Frakturen				
med. Schenkelhals petrochantär subtrochantär	bis zum Ende der klinischen Behandlung, außer KG	3–4–6 Monate	Leichtathletik, Turnen, Ballspiele, Kampfsportarten	Gymnastik, auch im Sitzen oder Liegen sowie Schwimmen nach Gipsabnahme bzw. 4–6 Wochen post op., Radfahren; alles zunächst ohne Zensur
Schaft, kons. u. op. suprakondylär perkondylär				
Kniegelenk				
Distorsion				
ohne Erguß	1–3 Wochen außer KG	1–3 Monate	Leichtathletik, Ballspiele, Turnen, Fußball, Ringen, Volleyball; Tiefkniebeugen mit Gewichten	Gymnastik (auch mit Gips); Schwimmen und Radfahren nach Gipsabnahme bzw. 3–4 Wochen post op. Schwimmen, Radfahren
mit Erguß	2–4 Wochen außer KG			
Chondropathie	2–6 Wochen außer KG	1–6 Monate, evtl. dauernd		
Seitenbandschaden				
kons.	4–8 Wochen außer KG		Wintersport, Kampfsportarten	zunächst ohne Zensur
op.	8–10 Wochen außer KG			
Meniskusschaden				
op.	4–6 Wochen außer KG	1–3–6 Monate		krankengymnastische Beübung aller nicht ruhiggestellten bzw. nicht betroffenen Gelenke dringend erforderlich, dazu Gymnastik als Hausaufgaben
Kreuzbandschaden				
kons.	8–10 Wochen außer KG	1–3–6 Monate	wie bei SB/Meniskus	
op.	8–10 Wochen außer KG			
Kombinierter Knie-Binnenschaden	8–10 Wochen außer KG			

Tab. 21 (Fortsetzung).

	voll befreit	teilbefreit	von	zuerst erlaubt
1	2	3	4	5
Patellafraktur	2 Wochen	1–3 Monate	Leichtathletik, Turnen, Ballspiele – Fußball	Gymnastik
Patellaluxation	4 Wochen } außer KG	1–3 Monate		Schwimmen
Abriß lig. patellae	4–6 Wochen	1–3 Monate	Lauf, Sprung,	
Mb. Schlatter	2–4 Wochen post op., außer KG	1–3 Monate	Fußball	
Unterschenkel				
Amputation	1–3 Monate außer KG	dauernd	Turnen, Leichtathletik	Gymnastik, Schwimmen
Muskelzerrung	1–2 Wochen außer KG	2–4 Wochen	Leichtathletik z. T. Turnen	Gymnastik, Schwimmen
Insertionstendinosen	–	1–3 Monate	Lauf, Sprung, Ballspiele, Abgänge vom Gerät	Gymnastik im Liegen und Sitzen, Schwimmen
Achillodynie	–	1–3 Monate	Lauf, Sprung, Bodenturnen, Ballspiele	
Achillessehnenriß	2 Wochen post op., außer KG	3–6 Monate	Leichtathletik, Turnen, Ballspiele	Gymnastik nach 2–4 Wochen, Radfahren nach 4 Wochen, Schwimmen nach Gipsabnahme, zunächst ohne Zensur
Frakturen				
Tibiakopf Abriß Tub. tibiae Tibiaschaft Fibulaschaft komplette US-Fraktur Knöchelfrakturen mit und ohne Bandzerreißung	bis zum Abschluß des Heilverfahrens mit Hinweis auf die Wichtigkeit der Gymnastik; gleichzeitige aktive Bewegung aller nicht betroffenen oder ruhiggestellten Gelenke	2–4–6 Monate	Leichtathletik, Turnen, Ballspiele, Kampfsportarten	Gymnastik mit Gips nach 2–4 Wochen Schwimmen und Radfahren nach Gipsabnahme; evtl. zunächst ohne Zensur

Tab. 21 (Fortsetzung).

1	2	3	4	5
Fußwurzel Mittelfuß Grundglied 1. Zehe	2 Wochen außer KG	4–6 Wochen		
Zehen 2–5 Endglied 1. Zehe	1 Woche außer KG	2–4 Wochen	Leichtathletik, Spiele	Schwimmen, Gymnastik, Radfahren, Turnen ohne Abgang
Sprunggelenksdistorsion	1–3–4 Wochen außer KG	4–8 Wochen	Lauf, Sprung, Abgang vom Gerät, Kampfsportarten, Ballspiele	Gymnastik, Schwimmen, Radfahren, Turnen ohne Abgang

Sport für Behinderte und Versehrte

Die Einführung moderner Rehabilitationsprogramme hat in den letzten Dezennien dazu geführt, daß den Behinderten von der Gesellschaft mehr Verständnis als früher entgegengebracht wird. Behinderung kann angeboren oder erworben sein und führt zu einer mehr oder minder starken Beeinträchtigung der normalen Bewegungsformen. Es ist daher notwendig, spezielle Sportgruppen aufzubauen, die den intellektuellen Fähigkeiten und körperlichen Möglichkeiten der Behinderten angepaßt sind. Sport kann nicht nur helfen körperliche Gebrechen leichter zu überwinden, sondern ist auch in der Lage, das Wohlbefinden von geistig erkrankten Menschen zu steigern. Durch Sport soll außerdem die geistige Aktivität und das Selbstbewußtsein von Behinderten angehoben werden und die soziale Reintegration in eine Gemeinschaft erleichtert werden.

Von den vielen Sportarten sind individuell abgestimmt jene auszuwählen, die bei den vorliegenden Behinderungen am besten ausgeübt werden können. Wie sehr Behinderte durch geduldiges jahrelanges Üben noch zu großen persönlichen Leistungen fähig sind, beweist am besten wohl die Tatsache, daß es neben den schon lange bekannten Stoke-Mandeville-Spielen für Gelähmte seit 1960 auch Olympische Spiele für Behinderte gibt, die mit einer Ausnahme jeweils in dem Land stattfanden, das auch die regulären Olympischen Spiele durchführte. Die bei solchen Veranstaltungen erreichten Leistungen sind in jeder Hinsicht bewundernswert. In der Tabelle 22 sind einige herausragende Leistungen, die von Behinderten bzw. Versehrten erbracht wurden, zusammengefaßt und legen Zeugnis von den großen Trainingsbemühungen ab.

Für die Bewertung von sportlichen Leistungen von Behinderten ist es notwendig, neurologische Ausfälle und funktionelle Störungen zu berücksichtigen, um faire

Tab. 22. Zusammenstellung einiger sportlicher Rekorde von Querschnittsgelähmten nach Angaben von L. Guttmann (40). Klassen: 1 a: Läsion im oberen Zervikalmark, Triceps völlig gelähmt oder nur schwache Funktion. 1 c: Läsion im unteren Zervikalmark, gute Tricepsfunktion, starke Fingerbeuger und -strecker, keine Funktion der Mm. interossei oder lumbricales. 2: Läsion unterhalb Th_1 bis Th_5 (keine Balance im Sitzen). 5: Läsion von L_3 bis L_5.

Sportart	Klasse		Rekord	
			Männer	Frauen
25-m-Schwimmen	1 a	Brust	0:42,56	0:37,30
		Rücken	0:30,23	0:35,80
		Freistil	0:31,50	0:35,78
	1 c	Brust	0:27,8	0:31,21
		Rücken	0:26,6	0:26,50
		Freistil	0:25,2	0:25,90
50-m-Schwimmen	2	Brust	0:53,30	1:00,2
		Rücken	0:44,30	0:51,5
		Freistil	0:44,7	0:50,6
Speerwurf (m)	1 c		14,32	8,34
	2		21,57	12,43
	5		31,60	19,76
Kugelstoßen (m)	1 c		7,10	4,49
	2		8,87	5,28
	5		10,48	7,17
Diskuswurf (m)	1 c		17,95	11,97
	2		26,31	14,99
	5		37,80	24,97

Voraussetzungen für den Wettkampf zu schaffen. Zu diesem Zwecke wurden z. B. für Para- und Tetraplegiker Klasseneinteilungen geschafffen, welche auf die verschieden stark ausgeprägten Behinderungen abgestimmt sind.

Als eine äußerst beliebte Sportart hat sich bei den Behinderten vor allem für Paraplegiker und Beinamputierte das Bogenschießen erwiesen. Diese Sportart erfordert neben Konzentrationsvermögen und Geschicklichkeit ein sicheres Auge und Schätzungsvermögen sowie eine ruhige Hand. Bogenschießen ist sogar für Tetraplegiker möglich, wenn noch eine gute Funktion der Handstrecker vorhanden ist. Durch verschiedene technische Hilfsmittel kann diese Sportart auch von einarmigen Behinderten ausgeführt werden.

Seit der Einführung des Schwimmens in die Rehabilitation hat sich diese Sportart auch bei den Behinderten in zunehmendem Maße durchgesetzt. Verständlicherweise benötigt man dazu entsprechende Hilfseinrichtungen, um die Gefahren für den Behinderten so gering wie möglich zu halten. Durch die aktive Bewegung im Wasser können verbliebene Funktionen im motorischen und sensorischen Bereich verbessert werden. Die ideale Wassertemperatur beträgt für das Behindertenschwimmen 30 °C, wodurch auch der Muskeltonus im Sinne einer Entspannung beeinflußt werden kann. Durch Schwimmen kann auch die Kontrolle über das Gleichgewicht besser erfühlt und erlernt werden, was besonders bei Querschnittsgelähmten von Bedeutung ist. Wasser mildert zudem ruckartige Bewegungen und fördert gleichzeitig durch seinen Widerstand gegen die Bewegung die Zunahme der Muskelkraft. Die Schwimmtechniken müssen sich verständlicherweise nach der Art der Behinderung richten, doch werden immerhin Rückenschwimmen, Brustschwimmen und Kraulen, ja sogar der Schmetterlingsstil in ein Schwimmprogramm aufgenommen. Querschnittsgelähmte bis zu einer Höhe von Th_5 können nach den Erfahrungen von *Flemming* das Tauchen im Becken oder sogar im offenen Meer erlernen, wenn bestimmte Vorsichtsmaßregeln und Einschränkungen beachtet werden.

Leichtathletische Disziplinen erfreuen sich im Behindertensport ebenfalls großer Beliebtheit, wobei naturgemäß einzelne Sportarten wie etwa Speerwurf, Kugelstoßen, Diskuswerfen, Rollstuhlschnell- bzw. -slalomfahren besonders in den Vordergrund treten (Abb. 8). Von Gehörlosen und zum Teil auch von Blinden werden auch noch Sprung- und Laufdisziplinen bevorzugt.

Eine große Rolle spielt in den letzten Jahren bei den Paraplegikern, aber auch Tetraplegikern das Tischtennisspiel (Abb. 9). Diese Sportart weist den Vorteil auf, daß sie auch zu Hause durchgeführt werden kann. Es mag zunächst überraschen, daß Tetraplegiker diesen Sport ausüben, doch gelingt es wiederum durch geeignete technische Hilfsmittel den Schläger so zu fixieren, daß damit ein Spiel möglich wird. Voraussetzung ist jedoch wiederum, daß die Mm. deltoides, biceps und triceps funktionieren. In extremen Einzelfällen gelingt es jedoch auch selbst dann noch diese Sportart zu pflegen, wenn die genannten Muskeln gelähmt sind. So ist der Fall eines Tetraplegikers bekannt, der den Schläger mit dem Mund hielt und sogar Angaben machen konnte, wenn der Ball auf den Schläger gelegt wurde.

Weitere Sportarten, die von Behinderten mit Erfolg ausgeführt werden können sind Kegeln, Fechten, ebenso Gewichtheben und in unseren alpinen Ländern selbstverständlich der Skilauf (Abb. 10).

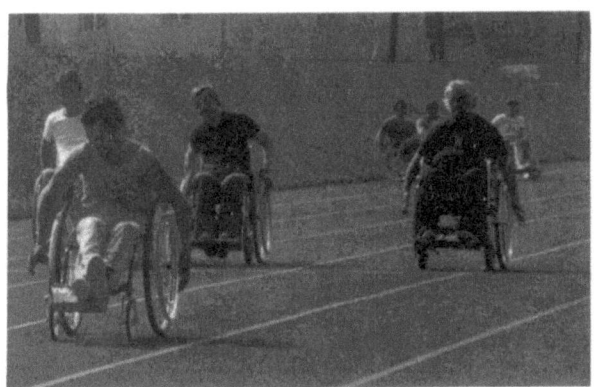

Abb. 8. Wettkampf im Rollstuhlfahren für Paraplegiker.

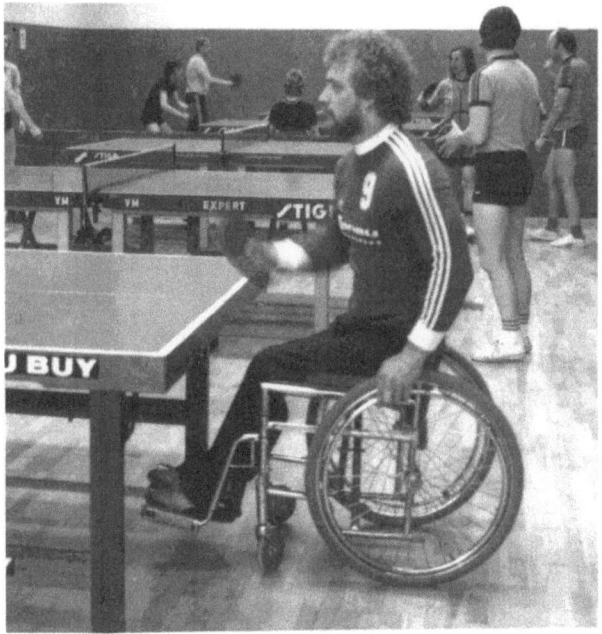

Abb. 9. Tischtennis für Paraplegiker.

An Mannschaftsspielen wird vor allem Rollstuhl-Basketball ausgeübt, eine Sportart, bei der es auf einen hohen Grad an Bewegungsintegration, Gefühl, Geschicklichkeit und Selbstbeherrschung ankommt.

Für Amputierte ist die Teilnahme an vielen Sportarten möglich, wenn eine geeignete Prothese zur Verfügung steht und diese durch Übung geschickt eingesetzt werden kann. Diesen Bestrebungen kommt die Entwicklung immer besserer technischer Hilfen entgegen. Ähnlich den Klasseneinteilungen für Paraplegiker gibt es

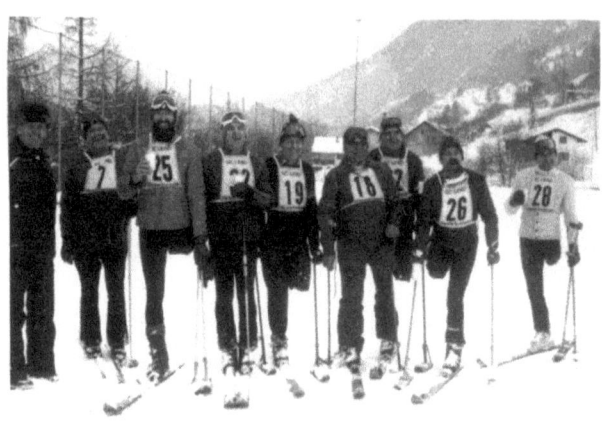

Abb. 10. Versehrtensport: Skimeisterschaften für Beinamputierte.

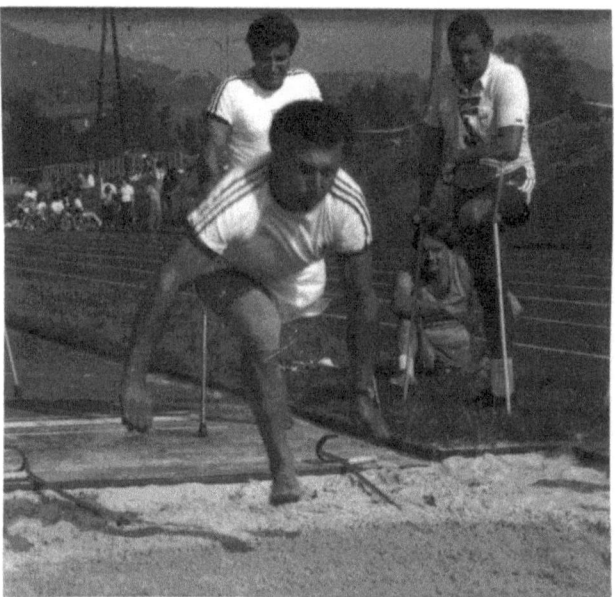

Abb. 11. Versehrtensport: Weitspringen für Beinamputierte.

auch für Amputierte eine entsprechende Einteilung in Abhängigkeit von der Lokalisation der Amputation. Von vielen Amputierten wird gerne der Schwimmsport ausgeübt, vor allem dann, wenn diese Behinderten zuvor bereits geübte Schwimmer waren. Neben Rückenschwimmen, das besonders für Armamputierte geeignet ist, wird wiederum Brustschwimmen sowie Kraulen bzw. auch Tauchen gepflogen.

Von den leichtathletischen Disziplinen können je nach Art der Amputation die verschiedensten Sportarten ausgeübt werden. So können einseitig Amputierte im Speerwerfen, Kugelstoßen, Keulenwerfen oder Diskuswerfen sehr gute Leistungen erzielen, wozu selbstverständlich entsprechende Übungen zur Stärkung der Muskelkraft notwendig sind. Tennis, Tischtennis, Golf und neuerdings auch Squash können ebenfalls von Armamputierten ausgeübt werden. Neben Medizinball- und Federballspielen werden auch Mannschaftsspiele wie Volleyball und Basketball durchgeführt und ähnlich den Paraplegikern nimmt auch Fechten einen besonderen Rang im Sportprogramm ein. Daß Armamputierte an allen Formen des Laufsportes teilnehmen können ist verständlich, doch gilt es zu berücksichtigen, daß durch das Fehlen eines Armes die Schulter- und Brustmuskeln als Atemhilfsmuskulatur stark beansprucht werden, was sich besonders bei Langzeitbelastungen auf die Atmung auswirkt. Sprungdisziplinen, Eislauf und selbstverständlich auch der alpine Skilauf sind bei entsprechender Anpassung durchaus durchzuführen (Abb. 11). Generell gesehen gibt es somit kaum Sportdisziplinen, die nicht durch entsprechendes intensives und langdauerndes Üben und Zuhilfenahme technischer Hilfsmittel erlernt werden können.

Der Sport für Blinde und Sehbehinderte bringt sicherlich einige Schwierigkeiten mit sich, doch wurden auch diese gemeistert, so daß eine ganze Reihe von Sportarten zur Verfügung steht. Die Orientierung wird dabei durch Zurufe von Begleitpersonen ermöglicht. Unter diesen Umständen werden nicht nur Schwimmdisziplinen, sondern auch leichtathletische Sportarten wie Laufen, Hochsprung, Weitsprung, Speerwerfen und der alpine Skilauf bewältigt.

Der Zweck dieser kurzen Ausführungen war nicht, auf alle möglichen Sportdisziplinen einzugehen, die von Behinderten ausgeübt werden können, sondern nur aufzuzeigen, daß diesen Mitmenschen die Teilnahme am Sport auch unter schwierigsten persönlichen Bedingungen offensteht und daß unter fachkundiger Anleitung und geeigneter Auswahl von Sportdisziplinen erstaunliche und bewundernswürdige Leistungen vollbracht werden können. Für nähere Einzelheiten technischer und praktischer Art darf auf die ausgezeichnete Monographie von *Guttmann* verwiesen werden, in der die jahrzehntelange Erfahrung des Autors mit sporttreibenden Körperbehinderten ihren Niederschlag findet (40).

Tabellarische Richtlinien zur Befreiung vom Schulsport

Die Tabellen 23 geben ein vereinfachtes Schema jener Erkrankungen und der dabei empfohlenen Voll- oder Teilbefreiung vom Schulsport wieder, wie sie auf Grund internationaler Erfahrungen gewonnen wurden. Diese Angaben von *Derka* und *Schinzel* (26) stellen auch die Grundlage für die Sportfähigkeitsbeurteilung der österreichischen Schulärzte dar und können somit als guter Anhaltspunkt für die eigene individuelle Sportlerberatung dienen. Wie immer muß bei solchen Übersichtstabellen bedacht werden, daß der konkrete Einzelfall unter Umständen beträchtlich vom angeführten Durchschnittswert abweicht, so daß dem eigenen Ermessen und der persönlichen Erfahrung noch ein weiter Spielraum bleibt.

Tab. 23. Tabellarische Richtlinien zur Beurteilung der Sportfähigkeit im Schulsport.
Die nun folgenden Diagnosegruppen sind – sofern möglich – in kraniokaudaler Ordnung gereiht. + = ja, – = nein, () = Einschränkung dem Umfang nach, [] = Einschränkung zeitlich, AB = Antibiotika, AZ = Allgemeinzustand, BSR = Blutsenkungsreaktion, BWS = Brustwirbelsäule, CP = kardiopulmonal, DD = Differentialdiagnose (n), FA = Facharztbeurteilung, HB = Harnbefund, HWS = Halswirbelsäule, J = Jahre, KI = Kontraindikation, LWS = Lendenwirbelsäule, M = Monate, NB = Nebenbemerkungen, OE = obere Extremität, OP = Operation, p. op. = post operationem, T = Tage, TB = Teilbefreiung, UE = untere Extremität, Ü = übertragbar, VB = volle Befreiung, w = weitere, W = Wochen; ASL = alpiner Skilauf, ADZ = Ausdauerdisziplinen, BT = Bodenturnen, B = Ballspiele, DL = Dauerleistung, EL = Eislaufen, G = Gymnastik, GH = Gewichtheben, GT = Geräteturnen, K = Kraftsport, L = Laufen, RD = Rudern, RF = Radfahren, RG = Ringen, RRD = Rennrudern, RRF = Rennradfahren, RT = Reiten, SCHW = Schwimmen, SLL = Skilanglauf, SPR = Sprungübungen, TS = Tennis, TT = Tischtennis, T = Turnen, W = Wandern, WK = Wettkampf, WF = Wurfübungen, Z. n. = Zustand nach.

1. Neurologisch-psychiatrische Erkrankungen

Diagnose			VB	TB	NB
Z. n. Commotio			3 W	–	
Z. n. Hirntrauma					
Stadium	Bewußtlosigkeit	neurolog. Ausfälle			
1	bis 1 h	bis 4 T	2 W	w 2 W	erlaubt: G
2	1–24 h	4 T – 3 W	2–4 W	w 4–8 W	erlaubt: SCHW (Aufsicht)
3	1–7 T	3 W	2 M	w 3–6 M	erlaubt: W
4	7 T	dauernd	+	+	erlaubt: G, W, ev. SCHW
nach Encephalitis			FA		
nach Meningitis			FA		
nach Poliomyelitis Polyradiculitis Polyneuritis			Sonderturnen	Sonderturnen	
Neuritis			(–)	+, je nach Dauer und Grad der Funktionsstörung	
Epilepsie während Einstellung			+		
bei gehäuften Anfällen			+		
bei Therapieresistenz			+		
alle übrigen bis 1 Jahr nach Absetzen der Therapie			–	+ von Übungen mit Absturz- und Ertrinkungsgefahr, unter Sonnenbestrahlung, Zeit- u. Leistungsdruck (z. B. Benotung)	
Psychopathie solange schulfähig			–		

Tab. 23 (Fortsetzung)

2. Augen

Diagnose		VB	TB von, NB
Träger weicher Kontaktlinsen		–	Tauchen
Träger harter Kontaktlinsen		–	alle Sportarten mit ruckartigen Kopf- und Blickbewegungen (z. B. Torwart), zum SCHW entfernen
Brillenträger		–	Bei Bruchgefahr der Gläser Alternative: Sportbrillen mit organischem Glas Kontaktlinsen
Hohe Myopie		–	Erschütterungen und Schleuderbewegungen der Augen, des Kopfes und des Körpers, Preßdruck, Prellungsgefahr
Schielen Einäugigkeit		–	Übungen, bei denen genaues Tiefensehen erforderlich ist
Conjunktivitis	acuta	+	–
	allergica	–	je nach Allergen: Pollen: Freiluftturnen M 5, 6 Hausstaub: Turnsaalturnen Chlor: SCHW nur mit Schwimmbrille NB: echte Chlorallergie selten, meist chemische Reizung von kurzer Dauer
Innere Augenentzündung		+	Kurzfristige FA-Kontrolle zur Erfassung der Heilung
Z. n. Operationen (Schiel-, Netzhaut-, Katarakt-operationen, Wundversorgung		+	p. op. Schonungsdauer individuell und Op abhängig, wird vom Operateur bestimmt
Glaukom		–	+ eventuell bei Gesichtsfeldausfällen, FA

3. HNO-Erkrankungen

Diagnose		VB	TB von	NB
Z. n. Tonsillitis		3 W T 4 W SCHW		HB nach 6 W
Z. n. Adenektomie Z. n. Tonsillektomie		2–3 W T 4 W SCHW		
Rhinitis acuta		–	2 W SCHW	
Rhinitis chronica		3 W T 6 W SCHW		sofern in FA-Therapie (AB, Lichtkasten)
Rhinitis allergica		–	Freiland-T bei Pollenallergie (25 %) SCHW bei Chlorallergie (selten!)	
Nasentamponade nach Blutung		1 W nach Entfernung		
Otitis externa	Ekzem	–	4 W SCHW	bei 40 % der Leistungsschwimmer
	Furunkel	+		
Traumatische Trommelfellruptur		–	2 W SCHW	Spontanheilung binnen 1 W
Otitis media serosa		2–3 W		
Otitis media perf.	zentral	4 W	SPR, SCHW	bei großen atropischen Narben
	peripher (Cholesteatom)	–	SCHW	
Z. n. Radikaloperation		–	SCHW	
Z. n. Mastoidektomie		–	–	

4. Zahn-, Mund- und Kiefererkrankungen

Diagnose		VB	TB
Z. n. Zahnextraktion		1 W	–
Z. n. Wurzelresektion		1 W	–
Z. n. dentogenem Abszeß und	Innenincision	1 W	–
	Außenincision	2 W	–

Tab. 23 (Fortsetzung)
5. Herz-Kreislauf-System

	Diagnose		VB	TB von	NB
	RR J 60 70 80 90 100 110 120 130 mm Hg				
Normalwerte ♂ ♀	6 / 8 / 10 / 12 / 14 / 16				
	Hypotonie (100 syst. und subj. Beschw.)		−	SCHW, GT	allmähliche Belastungssteigerung trotz geleg. Schwindels, Akrozyanose und rascher Ermüdung
	Orthostasesyndrom		−	WK, DL	wie oben ohne TB
	Hypertonie = Normalwerte + 25/15 ♂ / + 20/20 ♀				
Puls	J 50 60 70 80 90 100 110 120/min				
Normalwerte ♂ ♀	6 / 8 / 10 / 12 / 14 / 16 / 18				
	Frequenzabweichungen				FA
	Rhythmusstörung (außer respirat. Arrhythmie)				FA
	Paroxysmale Tachycardie		+ im Anfall sonst −		FA
Herz	Accidentelle Geräusche		−		häufig, meist syst. leise an Basis, abhängig von Körperlage, Atemphase, Belastung
	Organische Geräusche		FA jährlich		selten, meist diastolisch, abhängig von Hämodyn.
	Z. n. Klappenop.		1 J, FA	w 2−3 J WK, DL	
	Myocarditis		1 J		
	Myocardschaden nach Tonsillitis, Diphtherie		3 M	w 6 M DL, WK	
Blut	Hämophilie		+		
	Leukämie	im akuten Stadium	+	−	
		im Remissionsstadium	−	+	erlaubt: G, SCHW, SLL, W
	Anämie < 12,0 g % Hb		+		
	Hämorrhagische Diathese		+	bei Normalisierung des Befundes	

Tab. 23 (Fortsetzung)
6. Atmungsorgane

Diagnose	VB	TB von	NB
Bronchitis chronica	-	SCHW, DL	bei feuchtkaltem Wetter
Asthmoide Bronchitis	-	DL	wie oben
Asthma bronchiale	-	DL	2 % aller Kinder betroffen Allergenorte meiden (Pollen, Turnsaalstaub, Chlorwasser). Prämedikation!
Belastungsasthma	-	DL > 5'	SCHW, RF als DL erlaubt
Mucoviscidose	-	+	Körperliches Training senkt Anfallshäufigkeit und Medikamentenverbrauch durch Expektorationsförderung. Durchschnittliche Lebenserwartung von 4 auf 19 Jahre gestiegen. Erlaubt DL, FB, RF, RT, SCHW, SLL, T.
Z. n. Pleuritis (Schwartenbildung)	-	DL 6 M	
Z. n. Pneumonie	-	DL 6 M	
Z. n. Tbc-Pulmonum	bis zu 2 J		FA
Z. n. Pneumothorax	1–3 M		
Z. n. Kontusio thoracis	-	+ von schmerzhaften Übungen	

7. Bauchorgane: Urologie, Chirurgie, Interne Medizin

Diagnose	VB	TB von
Nephritis acuta	bis 1 M nach Abklingen aller klin. Symptome	weitere 3 M SCHW, DL, Ballnachlaufen
Harnwegsinfektion akut chronisch		
Glomerulonephritis chron. (mit klin. Symptomen: Hypertonie, Albuminurie, Anämie, Azotämie)	+	[T, G, B]
Glomerulonephritis chron. ohne klinische Symptome	-	
Lipoidnephrose	wie Nephritis acuta	
Orthostatische Albuminurie	-	NB: DL nur mit Überwachung des HB
Nierenstein	-	Erschütterungen, sofern kein Ausgußstein
Z. n. Phimoseoperation Z. n. Urethrastrikturoperation	2 W	-
Hodentrauma		
Leistenhoden		
Z. n. Appendektomie	4–6 W	w 6 W: WK, T, SP
Z. n. Herniotomie	6–8 W	w 6 W: WK, T, SP
Narben- und Bauchwandbrüche	-	K, Preßdruckübungen
Gastritis acuta	+	
Hepatitis infect.	3 M	w 9 M SCHW, DL, KSP, WK, T, GT bei komplikationsloser Heilung
Hepatitis chron. persistens	6 M	wie oben auf Dauer
Chron.-progressive Hepatitis Leberzirrhose	+	-
Hyperbilirubinämie (angeboren, posthepatitisch)	-	-

Tab. 23 (Fortsetzung)
8. Gynäkologie

Diagnose	VB	TB von	NB
Menses	–	SCHW	bei dysfunktionellen juvenilen Blutungen mit starken, verlängerten Menorrhagien volle Befreiung, ev. Hospitalisierung
Gravidität	+	–	ab Sichtbarwerden bzw. sofort bei Störungen aller Art
Entzündungen äußeres Genitale	+	–	beengende Kleidung vermeiden, FA
inneres Genitale	+	–	FA

9. Infektionskrankheiten

Diagnose		VB	TB von,	NB
nach Angina tonsillaris			s. HNO	
nach Diphtherie			3 M	w 3 M DL, K
nach Enteritis			–	1 W DL, WK, K
nach Impfung Poliomyelitis Diphtherie, Tetanus			+ am Impftag 2–3 T	2 W SCHW –
nach Pertussis			2 W	w 2 W DL, K
nach Pfeiffer'schem Drüsenfieber			4 W	2 M GT (cave Milzruptur), K
Rheumatisches Fieber	ohne Herzbeteiligung		6 M	w 6 M von DL, Druck- u. Preßübungen [B, TS, RD, L 3–5 min., SCHW 3–5 min. bei Wassertemp. > 23° C] erlaubt
	mit passagerer Herzbeteiligung		12 M	w 12 M wie oben, FA
	mit erworbenem Vitium			
Rheumatische, chronische Mono-, Oligo- und Polyarthritis			+ im akuten Stadium	von allen Synovialtraumen (WK, DL etc.) erlaubt: TT, ebene Wanderung, SLL, isometr. Übungen, [B] ohne FB
Z. n. Synovektomien				mit Eltern: RF, Ski, SCHW > 25°
nach Rubeolen			–	–
nach viralen (Masern-, Mumps-, Varicellen-, Grippe-)Infektionen			4 W	–

Nach allen akuten Infektionskrankheiten orthostatische Insuffizienz in der Rekonvaleszenz möglich; Intervallbelastung vorteilhaft.

10. Hormonelle Störungen

Diagnose			VB	TB von	NB
Diabetes mellitus			–	SCHW bei Komagefahr LL, WK, Hochleistungssport	regelmäßige tägliche Körperbelastung vorteilhaft
Thyreoidea	Überfunktion		+	–	
	Unterfunktion	mit psych. Symptomen		Sonderturnen	
		medikamentös kompensiert	–	–	
Z. n. Strumektomie			2 M	–	
Dystrophia adiposo-genitalis			–	Teilnahme soweit Motilität es ermöglicht	
Hypogonadismus			–	–	psychologische Führung während der verlangsamten Pubertät
Gynäkomastie			– p. op. 6 W	eventuell SCHW aus psychologischen Gründen	eventuell OP bei starker Ausbildung
Intersexualität			–	–	

Tab. 23 (Fortsetzung)

Diagnose	VB	TB von	NB
Turner-Syndrom	–	–	bei vorhandenem Vitium (häufig) siehe 5
M. Cushing	–		
M. Addison	– s. NB	DL, WK	nur wenn suffiziente Corticoid-Substitution gewährleistet
Diabetes insipidus	–		
Minder- und Hochwuchs	–	–	WK nur mit Mitschülern gleicher Konstitution

11. Dermatologie – Parasitologie – Venerologie (in jeweils alphabetischer Ordnung)

Diagnose	Ü	VB	TB von,	NB
Akne		(+)	(+) je nach Ausdehnung und Intensität	
Akrocyanose		–	–	
Balanitis erosiva		+	FA	
Cutis marmorata		–	–	
Dermatitis acuta (allergica)		+		
Dermatomykose	+	+	FA	
Eiterungen (Impetigo, Furunkel, Pyodermie)	+	+		
Ekzem endogen			Teilnahme je nach Möglichkeit, FA	
Erysipel		+	–	
Erythrocyanosis		–	–	
Herpes simplex		–		
Herpes zoster		+		
Ichthyosis		–	–	
Lichtdermatosen		–	Vermeidung besonderer Sonnen- u. Lichtexposition	
Molluscum cont.	+	–	–	
Mykose Fingernägel	+	–	–	
mäßig an Fuß- u. Zehennägeln	+	–	Turnschuhtragepflicht	
Neurodermitis / Pemphigus / Psoriasis / Sklerodermie		wie Ekzem endogen		
Trauma (therm., chem., mechan.)		+ bis Epithelisierung	+ unter Berücksichtigung der Narbenbelastbarkeit	
Ulcus vulvae acutum		+	FA	
Urticaria		+ im akuten Stadium	–	
Warzen Fuß	+	–	Turnschuhtragepflicht	
Warzen Hand	+	–	Barren, Ringe, Reck etc. p. op.	
Läuse	+	+	bis Freisein, voraussichtlich 2 W Therapie	
Scabies	+	+	bis Freisein, voraussichtlich 4 W Therapie	
Zeckenbefall		geimpft – / ungeimpft 1 W	–	
Gonorrhöe	+	2 W		
Lues	+	4 W	nach abgeschlossener Behandlung	
Ulcus molle	+	4 W		

Tab. 23 (Fortsetzung)
12. Traumatologie

	Diagnose	VB	TB	bei TB erlaubt	NB
Gelenke	Distorsion der Finger des Handgelenkes	1–2 W 1–2 W	2–4 W 2–6 W	[L, SCHW]	
	Luxation der OE	6–8 W	6–8 W	[G, W, L, RF], Brustschwimmen	
	Beckenringlockerung	+ für Zeitraum stärkerer Schmerzen	+ für Zeitraum leichterer Schmerzen	SCHW, RF, [L, W], (G)	
	Z. n. Hüftgelenksluxation	16 W	16 W	SCHW, RF	
	Knie Z. n. Luxation Kapsel- u. Bandverletzung	12–16 W	8 W	SCHW, G, [RF, W]	
	nach Prellung, Stauchung	2–3 W	4–6 W SPR		
	Z. n. Meniskusoperation	8–12 W	8 W	w. o.	
	Kapsel-Bandverletzung oberes Sprunggelenk	8–12 W	8 W	w. o.	
	Luxation der UE	16 W	16 W	SCHW, G, [RF]	
Muskel	Fascienriß	s. NB			bis zum Ver- schwinden druckempfind- licher Härten
	Muskelfaserriß	Ø 2 W, max. 6 W			
	Muskeldurchriß	2–3 M	3 M von T		selten im Schul- sport, ev. lange Bizepssehne. OP!
Sehnen	Tendovaginitis	–	3–4 W	isometrische Belastung	
	Fingerstrecksehnenriß	–	3 M von T, WF		
	Großsehnenriß (z. B. Achillessehne)	OP und 3–4 M	w 2 M von muskel- spezif. Belastung		
Nerven und Gefäße	Nervenverletzung	OP und 6 W	6 M	L, G, SCHW, W	
	Z. n. Amputation	+ während Rehabilitation	+ je nach verblie- bener funktionel- ler Behinderung		
	Hämatome	1–2 M			ev. chirurgische Ausräumung
Knochen (craniocaudale Ordnung)	Z. n. Bruch von		von frakturbe- lastenden Übungen		
	Schädel	4 W	w 24 W		
	Nasenbein	2 W	w 2 W		
	Acromion	4–6 W	w 2–3 M		
	Clavicel	4–6 W	w 2–3 M		
	Sternum	6 W	–		
	Rippe	6 W	–		
	Oberarm	10–12 W	w 3 M		
	Radius	8–10 W	w 3 M		
	Ulna				
	Naviculare	3 M	w 6 M		
	Metacarpale	–	w 8 W		
	Wirbeldeckplatte	3 M	–		
	Wirbelkörper	12 M			
	Wirbelfortsatz	6 W	w 3 M		
	Z. n. Diskus-OP	2–3 M			
	Beckenring	3–4 M	w 6 M		

Tab. 23 (Fortsetzung)

	Diagnose	VB	TB	bei TB erlaubt	NB
Knochen (craniocaudale Ordnung)	Oberschenkel	2–3 M	w 1–3 M		je nach Frakturtyp und Versorgungsart verschieden
	Unterschenkel	4–6 M			
	Knöchel	10 W	w 3 M		
	Sprunggelenk	4 M			
	Metatarsus	4–6 M	w 6 M SPG		
DD	Gliederschmerzen, meist abends, UE	–	–		Periostspannungsschmerz nach körperlicher Anstrengung
	„Gelenk"-Schmerzen an einzelnen oder mehreren Apophysen	–	–		

13. Orthopädie (Diagnosen in craniocaudaler Richtung)

Diagnose	VB	TB von	zuerst erlaubt	verboten
Schiefhals muskulär ossär	–	3 M p. op. von allen Sportarten mit schneller Rotation der HWS, WK	SCHW, G, W, RF, L, RD, Ski, T	WK: SCHW BT SPR K
Halsrippe	b. Beschw., p. op.	4 M p. op.	wie oben	wie oben
Spondylose Spondylolisthese Spondyloptose Lumbo-sacrale Übergangsstörung WS-Mißbildung ohne neurologische Störungen	nur bei ev. OP und p. op.	nur bei klinischen Beschwerden, für Erkrankungsdauer und p. op. Phase (z. B.: schwere Listhese + leichte Listhese –)	RF, L, G SCHW (ohne Delphin) W, DZ	alle Übungen, welche die WS max. flektieren, torquieren, reklinieren: T, SPG, B, RD, K
Haltungsfehler: Hohlrücken Rundrücken Flachrücken	–	asymmetrischen Belastungen	SCHW, G, W, SPR, B, L, Ski, T [W, ADZ]	RRF, RG, RRD, Hantel- und Gewichtstraining
Adoleszentenkyphose (M. Scheuermann) = aseptische Deckplattennekrose der BWS und HWS	–	im floriden Stadium 6 M von allen LWS hyperlordosierenden, BWS hyperkyphosierenden Übungen. K nur im Liegen mit angezogenen Knien, Schwimmen ohne Startsprung und ohne Delphin	G, Rücken-SCHW L: kurze Schritte auf weichem Boden	RRF, GH, RD, WK, GT, WS-Stauchung
Skoliose < 20°	–	+ bis Wachstumsabschluß bei Progredienz, + in Wachstumsschüben bei schlechtem AZ + bei Korsettversorgung (cave CP-Funktion)	SCHW, G [T, RF, B, L, SPR, W, Ski]	K, RD, T, ADZ
Skoliose > 20°	nur bei OP, prä- und post op.			
M. Bechterew	+ im entzündlichen Stadium + bei Schmerzen + bei erhöhter BSR	+ oft jahrelang	SCHW, G, RF, (L, W)	alles übrige
Trichterbrust	– + bei OP und w 3 M p. op.	w 8 W nach VB	W, SCHW, G, T, B, L, SPR [K] im Liegen (ADZ)	RF, RD
Mißbildung der OE	–	Übungen, die Stütz- und Greiffunktion der OE voraussetzen	W, SCHW, G, L [RF, Ski]	T, B, K der OE SPR
Luxatio coxae cong.	–	+, sofern nicht schon Endzustand vorliegt und Behandlungsmaßnahmen zur Besserung der Gelenksfunktion noch sinnvoll	G, SCHW, T	

Tab. 23 (Fortsetzung)

Diagnose	VB	TB von	zuerst erlaubt	verboten
Coxa valga Coxa vara	– –	+, bei subj. Beschwerden, bei erheblich ungünstiger Kopf-Pfannen-Relation	[RF, B, T, W]	SPR, L, ADZ, RRD
Coxa saltans	bei ev. OP 3 M p. op.	+ bei subj. Beschwerden + bei ev. OP w 2 M		
M. Perthes (aseptische Femurkopfnekrose)	– + bei OP	6 M zur Gelenkentlastung p. op. weitaus länger	SCHW, G	
Epiphysiolysis capitis	+ im floriden Stadium + bei Schmerzen + OP und w 4 M	+ bis Epiphysenschluß am proximalen Femur	SCHW, G [RF, W]	alles andere
Genu varum Genu valgum Genu recurvatum Crus varum	–	nur bei Beschwerden	SCHW, G [RF, W, L]	WK: K, RD, L
M. Osgood-Schlatter (asept. Nekrose d. Tuberositas tibiae)	–	6 M Entlastung der kranken Zone	SCHW, G	
Z. n. Meniskusoperation	8 W	w 8 W	SCHW, G [W, RF]	
Chondropathia patellae	+ im aktuten Stadium	–		alles übrige
Femuro-patellare Dysplasie	–	nur bei Beschwerden		
Luxatio pat. habit.	–	4 M p. op.		
Platt-, Knick-, Senk- und Spreizfuß	–	+ bei Beschwerden	SCHW, G, T, RF W, RD, Ski, T [B, K, ADZ]	LF, SPR
Krallen- und Hammerzehe	–	+ p. op., selten im Schulalter		
Spitz-, Haken- und Hohlfuß	– 3 M p. op.	w 8 W	SCHW, G [RD, L, W]	T, B, ASL, SPR ADZ, K, RD, T
Klumpfuß	+ bei ev. OP + bei völlig unbe- handeltem Fuß + bei schwerster Schädigung	+ bei Residuen nach Therapie + 2 bis 3 M p. op.	SCHW, G, RF (T) [ADZ, L, W, RD]	SPR, B
M. Köhler I (asept. Nekrose des Kahnbeines) M. Köhler II (asept. Nekrose Metatarsale II)	– –	6 M Entlastung	SCHW, G	alles übrige
M. Haglund (aseptische Fersenbeinnekrose)	–	6 M Entlastung	RF, SCHW, G	
Osteochondritis dissecans	+ im floriden Stadium (Gelenkssperre, Erguß, Be- lastungs- schmerz)	3 M nach klin. Heilung bzw. p. op. Konsolidierung	SCHW, (G)	alles übrige
Osteomyelitis		4 bis 6 M nach Sanierung	SCHW, G, RF (L, W)	
Knochentuberkulose	+ im floriden Stadium	12 M nach Inaktivwerden		
Rachitis		4 M nach Heilung	SCHW, G	T, B, L SPR, K, ADZ
M. Recklingshausen	–	+ auf Dauer		
Tumor des Haltungs- und Bewegungsapparates Benign: (Chondrom, Fibrom, Osteom, eosinophiles Granulom, Exostose)	+ bei OP + p. op.	3 bis 4 M bis zum Erreichen der vollen Restfunktion	SCHW, G (RF, W, L)	T, B, TS, K, SPR, ADZ, RD, ASL, Ski
Malign: (Sarkom, Myelom, Metastase, Synovialiom)	+ bei Spontan- frakturgefahr + bei Schmerzen	+ auf Dauer	SCHW, G (RF)	alles übrige

Literatur

(1) Ahlborg, G., Felig, P., Hagenfeldt, L., Hendler, R., Wahren, J.: Substrate turnover during prolonged exercise in man. J. clin. Invest. 53, 1080 (1974).
(2) Aigner, A.: Arterielle Hypertonie und Bewegungstherapie. Herzmedizin 2, 53 (1979).
(3) Aigner, A.: Sport und Beta-Rezeptorenblocker. Herzmedizin 4, 71 (1981).
(4) Apt, H.: Die Erkrankungen der Zähne und des Zahnhalteapparates unter sportmedizinischen Aspekten. Med. u. Sport 19, 375 (1979).
(5) Barlow, J. B., Bosman, C. K., Pocock, W. A., Marchand, P.: Late systolic murmur and non-ejection (mid-late) systolic clicks: An analysis of 90 patients. Brit. Heart J. 30, 203 (1968).
(6) Barlow, J. B., Pocock, W. A., Marchand, P., Denny, M.: The significance of late systolic murmurs. Amer. Heart J. 66, 443 (1963).
(7) Baum, K. V.: Trainingsherzfrequenz: 170 minus Lebensalter. Sportarzt u. Sportmed. 22, 20 (1971).
(8) Beck, K.: Leberzirrhose. In: Innere Medizin in Praxis und Klinik. Bd. IV, 2. Aufl., S. 15.249. Hrsg.: H. Hornbostel, W. Kaufmann, W. Siegenthaler. Thieme, Stuttgart 1978.
(9) Berg, K., Borresen, A.-L., Dahlen, G.: Serum-high-density-lipoproteine and atherosclerotic heart disease. Lancet I, 499 (1976).
(10) Berg, A., Keul, J., Stippig, L., Huber, G.: Effekte eines ambulanten Trainingsprogrammes auf Herz, Kreislauf und Stoffwechsel bei Patienten mit koronarer Herzkrankheit. Herz/Kreislauf 11, 236 (1979).
(11) Berg, A., Stippig, J., Keul, J., Huber, G.: Bewegungstherapie und ambulante Coronargruppen. I. Zur Beurteilung der Leistungsfähigkeit und Belastbarkeit von Patienten mit koronarer Herzkrankheit. Dtsch. Z. Sportmed. 31, 199 (1980).
(12) Berger, M.: Stoffwechseleffekte einer Arbeitsbelastung bei Diabetikern. 11. Kongr. Dtsch. Diabetes-Ges., Braunlage 1976.
(13) Berger, M., Berchtold, P., Cuppers, H. J., Drost, H., Kley, H. K., Muller, W. A., Wiegelmann, W., Zimmermann-Telschow, H., Gries, F. A., Kruskemper, H. L., Zimmermann, H.: Metabolic and hormonal effects of muscular exercise in juvenile type diabetics. Diabetologia 13, 355 (1977).
(14) Berger, M., Berchtold, P., Cüppers, H.-J., Schäfer, U., Gries, F. A., Zimmermann, H.: Effekte einer Fahrradergometer-Belastung auf das Stoffwechselverhalten bei juvenilen Diabetikern: Abhängigkeit von der jeweiligen Einstellung des Patienten. 2. wissenschaftl. Arbeitstagung der Dtsch. Diabetes-Ges., Bad Neuenahr 1975, S. 219. Schattauer, Stuttgart 1977.
(15) Bewick, M., Graaf, P. de: Avascular necrosis of bone after renal transplantation. Netherlands J. Med. 22, 190 (1979).
(16) Bleifeld, W., Rupp, M., Fleischmann, D., Effert, S.: Syndrom des kranken Sinusknotens („Sick-Sinus"-Syndrom). Dtsch. med. Wschr. 99, 795 (1974).
(17) Bös, K.: Vergleichende Untersuchungen zur Struktur und Ausprägung der Muskelkraft bei chronisch niereninsuffizienten Patienten. Dtsch. Z. Sportmed. 32, 157 (1981).
(18) Buchholz, B., Zastrow, F., Lison, A. E.: Der Sport des Nierentransplantierten. Dtsch. Z. Sportmed. 33, 153 (1982).
(19) Bunch, T. W.: Blood test abnormalities in runners. Mayo Clin. Proc. 55, 113 (1980).
(20) Busch, K.-Th.: Augenärztliche Indikationen zur Befreiung vom Sportunterricht. In: Ärztliche Grundlagen der Befreiung vom Sportunterricht. Hrsg. A. Arnold, D. Kabisch. 4. Aufl. Johann Ambrosius Barth, Leipzig 1967.
(21) Chalmers, T. C., Eckardt, R. K., Reynolds, W. E., Cigarroa, J. G., Neane, N., Reifenstein, R. W., Smith, C. W., Davidson, C. S.: The treatment on acute infectious hepatitis. Controlled studies of the effects of diet, rest and physical reconditioning of the acute course of the disease and on the incidence of relapses and residual abnormalities. J. clin. Invest. 34, 1163 (1955).
(22) Christian, P.: Vegetative Regulationsstörungen. In: Innere Medizin. Hrsg.: G. Schettler. Bd. I, 4. Aufl. Thieme, Stuttgart 1976.
(23) Cuffer, B.: Nouvelles recherches sur le bruit galop. Arch. Gen. Med. I, 131 (1887).
(24) De Marées, H.: Diagnose orthostatischer Regulationsstörungen. Kurzmonographie, Sandoz 1977.
(25) De Maria, A. N., King, J. F., Bogren, H. G., Lies, J. E., Mason, D. T.: The variable spectrum of echocardiographic manifestations of the mitral valve prolaps syndrom. Circulation 50, 33 (1974).
(26) Derka, H., Schinzel, E.: Tabellarische Richtlinien zur Befreiung vom Schulsport. Öst. Ärztezg. 37, 425 (1982).
(27) Deutscher Sportärztebund: Empfehlungen des Deutschen Sportärztebundes zur Leitung ambulanter Koronargruppen. Dtsch. Z. Sportmed. 31, 222 (1980).
(28) Dexel, Th., Janka, H.-U., Standl, E., Wicklmayr, M., Czempiel, H., Dietze, G., Henftling, H.-G., Kolb, H. J.: Untersuchungen über den Stoffwechsel der Skelettmuskulatur an der unteren Extremität bei Diabetikern und Gesunden in Ruhe und unter Arbeit: Der Kohlehydratstoffwechsel. IV. Internat. Donausymposium über Diabetes mellitus, Dubrovnik 1975, S. 68.

(29) Dieterle, P., Bachl, J., Henner, J., Minkus, P., Frommelt, D., Dieterle, C.: Glucose production from working human forearm muscle in diabetics and in obese during complete starvation. Diabetologia 11, 338 (1975), Abstr. Nr. 51..
(30) Dietze, G.: Effekte der Muskelarbeit auf den Stoffwechsel des Skelettmuskels (in vitro und in vivo). 11. Kongreß d. Dtsch. Diabetes-Ges., Braunlage 1976.
(31) Döring, E., Schmitz, H. H.: Sporttauglichkeit des Kindes bei Erkrankungen des rheumatischen Formenkreises. Med. u. Sport 16, 235 (1976).
(32) Ehricht, H.-G.: Die Wirbelsäule in der Sportmedizin. S. 152 u. 175. Johann Ambrosius Barth, Leipzig 1978.
(33) Felig, P., Koivisto, V.: The metabolic response to exercise: implications for diabetes. In: Therapeutics through exercise. Eds.: T. Lowenthal, K. Bharadwaja, W. W. Oahs, p. 3. Grune & Stratton, New York 1979.
(34) Fischer, H.: Venensystem und Sport. Therapiewoche 26, 6808 (1976).
(35) Franke, K.: Traumatologie des Sports. VEB Volk und Gesundheit, Berlin 1977.
(36) Gebelt, H., Sack, G.: Schulsportbefreiung bei zerebralen Anfallserkrankungen. Med. u. Sport 18, 242 (1978).
(37) Geyer, G.: Krankheiten der Nebenniere im Zusammenhang mit Glucocorticosteroiden und Androgenen. In: Innere Medizin in Praxis und Klinik. 2. Aufl. Bd. I., S. 4.105. Hrsg.: H. Hornbostel, W. Kaufmann, W. Siegenthaler. Thieme, Stuttgart 1977.
(38) Gorlin, R.: The hyperkinetic heart syndrome. J. Amer. Med. Ass. 182, 823 (1962).
(39) Gronemeyer, W., Werner, M., Fuchs, E.: Asthma bronchiale. In: Innere Medizin in Praxis und Klinik. 2. Aufl., S. 3.103. Bd. I. Hrsg.: H. Hornbostel, W. Kaufmann, W. Siegenthaler. Thieme, Stuttgart 1977.
(40) Guttmann, L.: Sport für Körperbehinderte. Urban & Schwarzenberg, München 1979.
(41) Hähnel, H., Ehricht, H.-G.: Zur sportlichen Belastung des dysplastischen Hüftgelenkes bei Kindern und Jugendlichen. Med. u. Sport 19, 289 (1979).
(42) Hancock, E. W., Cohn, W. K.: The syndrome associated weith midsystolic click and late systolic murmur. Amer. J. Med. 41, 183 (1966).
(43) Hartley, L. H.: Growth hormone and catecholamine response to exercise in relation to physical training. Med. Sci. Sports 7, 34 (1975).
(44) Heiss, H. W., Barmayer, J., Wink, K., Keul, J., Reindell, H.: Trainingseinflüsse auf Durchblutung und Energieversorgung des Herzens. Sportarzt u. Sportmed. 28, 1 (1977).
(45) Hellerstein, H. K.: Exercise therapy in coronary disease. Bull. N. Y. Acad. Med. 44, 1028 (1968).
(46) Hempel, G., Hlicsc, R., Kühne, E., Renger, F., Entling, J., Dude, H.: Zur Trainierbarkeit Leberkranker unter Berücksichtigung der hepatischen Ruhedurchblutung. Med. u. Sport 21, 359 (1981).
(47) Henrichs, H. R.: Muskeltraining für Diabetiker, praktische Erfahrungen. 2. wissenschaftl. Arbeitstagung der Deutsch.-Diabetes Ges. – Ausschuß Ernährung, Bad Neuenahr 1975, S. 317. Schattauer, Stuttgart 1977.
(48) Henrichs, H. R.: Einfluß körperlicher Aktivität auf Stoffwechsel und hormonale Regulation bei Diabetes mellitus. Sportarzt u. Sportmed. 28, 255 (1977).
(49) Hinkel, G. K.: Endokrine Erkrankungen. In: Die Langzeitbetreuung des chronisch kranken Kindes. Hrsg.: K. Lorenz. „Moderne Pädiatrie". VEB Georg Thieme, Leipzig 1977.
(50) Höhndorf, H.: Sportfähigkeit nach Wirbelsäulenoperationen. Med. u. Sport 19, 307 (1979).
(51) Hollmann, W., Hettinger, Th.: Sportmedizin – Arbeits- und Trainingsgrundlagen. Schattauer, Stuttgart 1976.
(52) Hollmann, W., Liesen, H., Rost, R., Mader, A., Dufaux, B., Heck, H.: Gefahren im Breitensport, insbesondere für den älteren Menschen, aus internistischer Sicht. Dtsch. Z. Sportmed. 33, 147 (1982).
(53) Holmgren, A., Jonsson, B., Levander, L., Linderholm, A., Sjöstrand, T., Ström, G.: Low physical working capacity in suspected heart cases due to inadequate adjustment of peripheral blood flow (vasoregulatory asthenia). Acta med. Scand. 158, 437 (1957).
(54) Holzmann, M.: Klinische Elektrokardiographie. 5. Aufl. Thieme, Stuttgart 1965.
(54 a) Hörtnagl, H., Magometschnigg, D., Prager, J.: Hyperkinetic heart syndrome: the role of sympathetic nervous system. Cardiology 69, 74 (1982).
(55) Hüllemann, K.-D.: Prävention und Rehabilitation der koronaren Herzkrankheit. In: Leistungsmedizin, Sportmedizin für Klinik und Praxis. Hrsg.: K.-D. Hüllemann. Thieme, Stuttgart 1976.
(56) Jeresaty, R. M.: Mitral valve prolapse. Raven Press, New York 1979.
(57) Jervell, A., Lange-Nielsen, F.: Congenital deaf mutism, functional heart disease with prolongation of the Q-T interval and sudden death. Amer. Heart J. 54, 59 (1957).
(58) Kessler, L., Oeken, F.-W.: Sportausübung der Kinder bei chronischen Erkrankungen im HNO-Bereich. Med. u. Sport 16, 232 (1976).
(59) Keul, J.: Muscle metabolism during long lasting exercise. In: Metabolic adaptation to prolonged physical exercise. Eds.: E. Howald, J. R. Poortmans. Birkhäuser, Basel 1975.

(60) Keul, J., Dickhut, H.-H., Berg, A., Lehmann, M.: Verbesserungen der Ausdauer im Breiten- und Leistungssport. Mat. Med. Nordmark 32, 138 (1980).
(61) Keul, J., Doll, E., Haralambie, G.: Freie Fettsäuren, Glycerin und Triglyceride im arteriellen und femoralvenösen Blut vor und nach einem vierwöchigen körperlichen Training. Pflügers Arch. 316, 194 (1970).
(62) Keul, J., Doll, E., Keppler, D.: Energy metabolism of human muscle. Karger, Basel 1972.
(63) Keul, J., Haralambie, G.: Lipidstoffwechsel und Körperarbeit. Med. Welt 21, 1689 (1970).
(64) Keul, J., Kindermann, W., Simon, G.: Die aerobe und anaerobe Kapazität als Grundlage für die Leistungsdiagnostik. Leistungssport 8, 22 (1978).
(65) Kilbom, A.: Physical training in women. Scand. J. clin. Lab. Invest., Suppl. 119 (1971).
(65 a) Klein, E.: Krankheiten der Schilddrüse. In: Praktische Endokrinologie. Hrsg.: A. Jores, H. Nowakowski. Thieme, Stuttgart 1976.
(66) Knodell, R. G., Conrad, M. E., Ishak, K. G.: Development of chronic liver disease after acute Non-A, non-B post-transfusion hepatitis: role of gamma globulin prophylaxis in its prevention. Gastroenterology 72, 902 (1977).
(67) Kohn, H., Bringmann, W.: Sportmedizinische Aspekte bei der Befreiung vom Sportunterricht bei orthopädischen Erkrankungen. Med. u. Sport 17, 301 (1977).
(68) Koivisto, V. A., Felig, P.: Effects of leg exercise on insulin absorption in diabetic patients. New Engl. J. Med. 298, 79 (1978).
(69) Koivisto, V. A., Soman, V., Conrad, P., Hendler, R., Nadel, E., Felig, P.: Insulin binding to monocytes in trained athletes: changes in the resting state and after exercise. J. clin. Invest. 64, 1011 (1979).
(70) Koivisto, V. A., Soman, V., Nadel, E., Tamborlane, W. V., Felig, P.: Exercise and insulin: insulin binding, insulin mobilization, and counterregulatory hormone secretion. Fed. Proc. 39, 1481 (1980).
(71) König, K.: Körperliche Belastung in der Rehabilitation von Koronarerkrankungen. Verh. Dtsch. Ges. Kreislaufforschg. 37, 133 (1971).
(72) Krelhaus, W., Kuhn, H., Loogen, F.: Analysis of deaths in the course of hypertrophic obstructive cardiomyopathy. In: Cardiomyopathy and myocardial biopsy. Eds.: M. Kaltenbach, F. Loogen, E. G. J. Olsen, p. 300. Springer, Berlin 1978.
(73) Krikler, D. M.: Hepatitis and activity. Postgrad. med. J. 47, 490 (1971).
(74) Krikler, D. M., Zilberg, B.: Activity and hepatitis. Lancet II, 1046 (1966).
(75) Kuhn, H., Loogen, F.: Erkrankungen des Myokards. In: Kardiologie in Klinik und Praxis. Bd. II, Hrsg.: H. P. Krayenbühl, W. Kübler. Thieme, Stuttgart 1981, S. 481.
(76) Lehmann, M., Keul, J.: Plasma catecholamine levels at variable degrees of exercise in trained and untrained volunteers. 4th Internat. Symposium on Biochemistry of exercise, Brussels 1979, Abstr. p. 15.
(77) Lehmann, M., Kindermann, W., Schmitt, M., Keul, J.: Sympathische Regulation des Herz-Kreislaufsystems bei körperlicher Belastung. Z. Kardiol. 69, 281 (1979).
(78) Leupold, W.: Sport bei obstruktiven Lungenerkrankungen im Kindesalter. Med. u. Sport 16, 225 (1976).
(79) Lipman, R. L., Raskin, P., Love, T., Triebwasser, J., Lecoof, F. R., Schnure, J. J.: Glucose intolerance during decreased physical activity in man. Diabetes 21, 101 (1972).
(80) Lown, B., Ganong, W. E., Levine, S. A.: Syndrome of short P-R interval, normal QRS complex and paroxysmal rapid heart action. Circulation 5, 693 (1952).
(81) Lydtin, H., Schnelle, K., Lohmöller, G., Kusus, T.: Über Diagnose und Therapie des hyperkinetischen Herzsyndroms. Verh. d. 75. Tgg. d. Dtsch. Ges. f. inn. Med., Wiesbaden 1969.
(82) Maron, B. J., Roberts, W. C., McAllister, H. A., Rosing, D. R., Epstein, S. E.: Sudden death in young athletes. Circulation 62, 218 (1980).
(83) Maron, B. J., Roberts, W. C., Edwards, J. E., McAllister, H. A., Fooley, D. D., Epstein, S. E.: Sudden death in patients with hypertrophic cardiomyopathy: characterization of 26 patients without functional limitation. Amer. J. Cardiol. 41, 803 (1978).
(83 a) Maue, M.: Untersuchungen zur Leistungsfähigkeit von chronisch nierenkranken und niereninsuffizienten Patienten und ihre Beeinflußbarkeit durch Training. Med. u. Sport 33, 155 (1983).
(84) Meesmann, D.: Belastung nach urologischen Erkrankungen. Sportarzt u. Sportmed. 28, 94 (1977).
(85) Mellerowicz, H.: Ergometrie. Urban & Schwarzenberg, München 1975.
(86) Menapace, F. J., Hammer, W. J., Kessler, K. K., Ritzer, T., Bove, A. A., Warner, H. H., Spann, J. F.: Echocardiographic measurements of left ventricular wall thickness in weight lifters: A problem with the definition of ASH. Amer. J. Cardiol. 39, 276 (1977).
(87) Miller, N. E., Førde, O. H., Thelle, D. S., Mjos, O. D.: The Tromsø heart-study. High-density lipoprotein and coronary heart-disease: a prospective case-control study. Lancet I, 965 (1977).
(88) Mohssenipour, I., Fischer, J.: Wintersportliche Leistungsbreite Diskus-Operierter. Z. f. Allgemeinmed. 52, 1421 (1976).

(89) Moser, B.: Sport als Prävention und Therapie. Med. Welt 31, 207 (1980).
(89 a) Müller, P.: Zur körperlichen Belastbarkeit bei Schilddrüsenerkrankungen. Med. u. Sport 22, 380 (1982).
(90) Paget, J.: Chir. Lectures and Essays. Longmans Green & Co., London 1875.
(91) Pfeifer, M., Fleischer, E.: Die Beurteilung der Sportfähigkeit bei Visusherabsetzung. Med. u. Sport 18, 334 (1978).
(92) Pirlich, W.: Probleme der Sporttauglichkeitsbeurteilung beim Vorliegen urologischer Erkrankungen. Med. u. Sport 17, 307 (1977).
(93) Pocock, W. A., Barlow, J. B.: Etiology and electrocardiographic features of the billowing posterior mitral leaflet syndrome: Analysis of a further 130 patients with a late systolic murmur or nonejection click. Amer. J. Med. 51, 731 (1971).
(94) Rau, G.: Krankheitswert und Therapiebedürftigkeit der arteriellen Hypertonie. Z. Allg. Med. 53, 419 (1977).
(95) Repsher, L. H., Freehern, R. K.: Effects of early and vigorous exercise on recovery from infectious hepatitis. New Engl. J. Med. 281, 1393 (1969).
(96) Richter, H.: Die körperliche Belastbarkeit von Kindern und Jugendlichen mit angeborenen Herzfehlern und erworbenen Störungen des Herz-Kreislauf-Systems. Med. u. Sport 20, 234 (1980).
(97) Richter, H.: Belastbarkeit des chronisch kranken Kindes. Med. u. Sport 18, 326 (1978).
(98) Rieckert, H.: Die Kreislaufregulation bei jugendlichen Sportlern unter orthostatischer Belastung. Med. Welt 23, 362 (1972).
(99) Rizzon, P., Biasco, G., Campagna, G. M.: The praecordial honk. Brit. Heart J. 22, 707 (1971).
(100) Romano, C., Gemme, G., Pongiglione, R.: Aritmie cardiache rare dell'età pediatrica. II. Accessi sincopali per fibrillazione ventricolare parossistica. Clin. pediat. (Bologna) 45, 656 (1963).
(101) Römhild, H.: Die Beurteilung der Sportfähigkeit und körperlichen Belastbarkeit bei akuten, chronischen, degenerativen und angeborenen Augenerkrankungen. Med. u. Sport 18, 329 (1978).
(102) Römhild, H.: Beurteilung der Sportfähigkeit und körperlichen Belastbarkeit bei Störungen des beidäugigen Sehens (Einäugigkeit, Begleitschielen und Lähmungsschielen). Med. u. Sport 18, 337 (1978).
(103) Römhild, H.: Beurteilung der Sportfähigkeit und körperlichen Belastbarkeit nach Verletzungen des Auges. Med. u. Sport 18, 341 (1978).
(104) Rössler, E., Aurich, E., Strangfeld, D., Schimmelpfennig, R.: Der Einfluß körperlichen Trainings auf die physische Leistungsfähigkeit chronisch niereninsuffizienter Patienten. Z. Urol. u. Nephrol. 72, 119 (1979).
(105) Rotermundt, F., Behnke, K.: Gesundheitssport und Erkrankungen im Hals-, Nasen- und Ohrenbereich. Med. u. Sport 20, 53 (1980).
(106) Sachsenweger, R.: Das Auge in Begutachtung und Gesetzgebung. S. 27. VEB Georg Thieme, Leipzig 1973.
(107) Sannerstedt, R.: Rehabilitation in arterial hypertension. Cardiology 62, 78 (1977).
(108) Schenker, U., Albert, H., Schenker, E., Gottschalk, K.: Zur Beurteilung der Sportfähigkeit nach abdominalchirurgischen Operationen. Med. u. Sport 18, 314 (1978).
(109) Scheuermann, H.: Kyphosis dorsalis juvenilis. Z. orthop. Chir. 41, 305 (1921).
(110) Schlegel, K. F.: Die angeborene Hüftluxation. In: Handbuch der Orthopädie, Bd. IV, Teil I. Thieme, Stuttgart 1961.
(111) Schmid, M.: Chronische Hepatitis. In: Innere Medizin in Praxis und Klinik. Bd. IV, 2. Aufl., S. 15.229. Hrsg.: H. Hornbostel, W. Kaufmann, W. Siegenthaler. Thieme, Stuttgart 1978.
(112) Schmid, P., Pilger, E., Goebel, R., Pessenhofer, H., Schwaberger, G.: Ergospirometrische Untersuchungen bei Patienten mit Diabetes mellitus und der Einfluß der Biguanide auf die körperliche Leistungsfähigkeit. Acta med. Austriaca 5, 93 (1978).
(113) Schmidt, H.: Spondylolisthesis und Sport – Übersicht. Med. u. Sport 19, 73 (1979).
(114) Schnell, D.: Verwendbarkeit verschiedener Kontaktlinsenmaterialien und -größen bei einigen Disziplinen des Hochleistungssports. Dtsch. Z. Sportmed. 31, 40 (1980).
(115) von Schroetter, L. V.: Erkrankungen der Gefäße. In: Handbuch der Pathologie und Therapie. Bd. 15/II. Hrsg.: Nothnagel. Holder, Wien 1884.
(116) Schuchardt, P.: Zur Diagnostik und Therapie allergischer Rhinitiden beim Sportler. Med. u. Sport 18, 51 (1978).
(117) Skyler, J.: Complications of diabetes mellitus. Relationships to metabolic dysfunction. Diabetes Care 2, 499 (1979).
(118) Soman, V., Koivisto, V. A., Deibert, D., Felig, P., DeFronzo, R.: Increased insulin sensitivity and insulin binding to monocytes after physical training. New Engl. J. Med. 301, 1200 (1979).
(119) Steinbach, M.: Chancen und Gefahren sportlicher Betätigung bei zerebralen Gefäßprozessen. Med. Welt 21, 1699 (1970).

(120) Steinbrück, K., Gärtner, B. M.: Totalendoprothese und Sport. Münch. med. Wschr. 121, 1247 (1979).
(121) Stohr, A.: Die sportliche Belastbarkeit von Kindern mit nicht ausgeheilten Luxationshüften. Med. u. Sport 16, 88 (1976).
(121 a) Struwe, F. E.: Stoffwechselführung diabetischer Kinder unter körperlicher Belastung. In: Muskelstoffwechsel, körperliche Leistungsfähigkeit und Diabetes mellitus. 2. wissenschaftl. Arbeitstgg. d. Dtsch. Diabetes-Ges., Bad Neuenahr 1975. Hrsg.: K. Jahnke, H. Mehnert, H. E. Reis. S. 313. Schattauer, Stuttgart 1977.
(122) Tantón, J., Nazar, K.: Exercise tolerance in insulin treated juvenile diabetics. In: Muskelstoffwechsel, körperliche Leistungsfähigkeit und Diabetes mellitus. 2. wissenschaftl. Arbeitstgg. d. Dtsch. Diabetes-Ges., Bad Neuenahr 1975. Hrsg.: K. Jahnke, H. Mehnert, H. E. Reis. S. 259. Schattauer, Stuttgart 1977.
(123) Thorspecken, R., Hassenstein, P.: Rhythmusstörungen des Herzens. Thieme, Stuttgart 1975.
(124) Thoss, P., Kober, G.: Die Belastung des klumpfußoperierten Kindes im Schulsport. Med. u. Sport 17, 304 (1977).
(125) Thümmler, M.: Sport bei chronischen Bronchitiden im Kindesalter. Med. u. Sport 16, 223 (1976).
(126) Turcot, J., Laurenceau, J. L., Dumesmil, J. G.: Echocardiographic findings in olympic athletes. Proceedings of the 30th annual meeting of the Canadian cardiovascular Society, p. 40. Toronto 1977.
(127) Wahren, J., Felig, P., Hagenfeldt, L.: Physical exercise and fuel homeostasis in diabetes mellitus. Diabetologia 14, 213 (1978).
(128) Ward, O. C.: A new familial cardiac syndrome in children. J. Irish med. Ass. 53, 104 (1964).
(129) Weickert, H.: Empfehlungen für die Diagnostik und Therapie der Luxationshüfte. Dtsch. Ges.-wesen 27, 952 (1972).
(130) Weidener, J.: Quantität und Qualität des Trainings bei Koronarinsuffizienz und nach Herzinfarkt. In: Rehabilitative Kardiologie. Hrsg: H. Mellerowicz, J. Weidener, E. Jokl. Karger, Basel 1974.
(131) Weidener, H., Mellerowicz, H.: Dosiertes Training bei hypertonen Regulationsstörungen. Internist 11, 287 (1970).
(132) Wolff, L., Parkinson, J., White, P. D.: Bundle-branch block with short P-R interval in healthy young people prone to paroxysmal tachycardia. Amer. Heart J. 5, 685 (1930).
(133) Wood, P. D., Haskell, W., Klein, H., Lewis, St., Stern, M. P., Fraquhar, J. W.: The distribution of plasma lipoproteins in middle-aged male runners. Metabolism 25, 1249 (1976).
(134) World Health Organisation: Exercise test in relation to cardiovascular function. WHO Techn. Rep. Ser. 388 (1968).

Kapitel 10

Beeinflussung von Laborbefunden durch Sport

A. Aigner

Beeinflussung labordiagnostischer Befunde durch sportliche Betätigung

Die Beurteilung von laborchemischen Untersuchungen nach körperlichen Belastungen kann sowohl bei Sportlern als auch bei untrainierten Personen Schwierigkeiten bereiten, sind doch häufig noch am Tage nach dem Wettkampf bei einigen Enzymen, Elektrolyten und anderen Plasmabestandteilen Abweichungen vom Normalverhalten zu erkennen. Das Wissen um diese Veränderungen ist notwendig, um diagnostische Fehlschlüsse zu vermeiden. Gegebenenfalls müssen daher Laborbestimmungen wiederholt werden oder erst im Abstand von etwa 2 Tagen nach einem Wettkampf bzw. harten Training durchgeführt werden.

Serumenzyme

Den nachhaltigsten Einfluß übt eine körperliche Belastung auf den Serumspiegel der Kreatinkinase (CK) aus. Mit zunehmender Belastungsdauer steigen die Werte in Bereiche an, die normalerweise als hochpathologisch angesehen werden. So fanden wir bei einem Sportstudenten noch zwei Tage nach einem intensiven Krafttraining folgende Enzym-Plasmakonzentrationen (Normgrenzen in Klammern): SGOT 160 U/L (18 U/L), SGPT 67 U/L (22 U/L), LDH 650 U/L (240 U/L), CPK 9.820 U/L (80 U/L), CPK-MB über 556 U/L (18 U/L), γ-GTP 11 U/L (28 U/L). Bei Ausdauerbelastungen kommt es auch zu einem Anstieg des Serumspiegels der SGOT und in geringerem Maße der SGPT, während bei kürzeren Belastungen die SGPT praktisch unverändert bleibt. Die γ-GTP wird durch Ausdauerbelastungen eigentlich nicht beeinflußt, der LDH-Spiegel steigt jedoch an (11). Tabelle 1 gibt einen Überblick über Enzymveränderungen nach Langzeit-Ausdauerbelastungen (3, 4, 10, 13).

Die Ursache dieses differenten Enzymverhaltens liegt darin, daß Enzyme mit hoher intramuskulärer Aktivität wie die CK einen hohen, Enzyme mit niedriger intramuskulärer Aktivität wie etwa die SGPT einen niedrigen Ausstrom aus der Muskelzelle aufweisen. Als Ursache für den Enzymflux werden in der Literatur ein zentraler Temperaturanstieg, die erhöhte Muskeldurchblutung mit vermehrtem intravasalem Druck und Permeabilitätsänderungen der Muskelzellmembran angegeben (1, 3, 4).

Blutfette

Bei Ausdauerbelastungen fällt die Konzentration der Triglyzeride im Serum ab, weil die in ihnen enthaltenen Fettsäuren zur Energiegewinnung benötigt werden. Der Serumspiegel der freien Fettsäuren, vor allem jedoch des Glyzerols, steigt daher verständlicherweise mit zunehmender Lipolyse an. Die Cholesterin-Werte erfahren

Tab. 1. Körperbelastung und Serumenzyme (nach *A. Berg* und *J. Keul* [4]).

	Marathonlauf		100-km-Lauf	
	vor	nach	vor	nach
CK (U/L)	36,4 ± 8,5	76,4 ± 21,3	39,0 ± 17,8	629,2 ± 320,8
SGOT (U/L)	12,8 ± 4,2	15,3 ± 4,2	11,5 ± 1,0	55,6 ± 42,0
SGPT (U/L)	13,5 ± 4,6	14,1 ± 5,2	11,9 ± 1,5	20,5 ± 6,7
LDH (U/L)	165 ± 39,8	227 ± 48,5	---	---
γ-GT (U/L)	12,0 ± 2,6	12,1 ± 3,0	8,7 ± 3,5	8,9 ± 3,5

durch Ausdauerbelastungen keine wesentlichen Änderungen, im Gegensatz zu psychischen Belastungen, nach denen eine Zunahme beobachtet werden kann (9, 14). Die Betrachtung des Cholesterins ohne Einbeziehung der Lipoproteine ist heute nicht mehr ausreichend, nachdem feststeht, daß Apolipoprotein A, welches fast nur in den High-density-Lipoproteinen (HDL-Fraktion) vorkommt, eine Art Schutzfaktor gegen arteriosklerotische Gefäßveränderungen darstellt. Regelmäßiges Ausdauertraining hat eine Vermehrung der HDL-Proteine zur Folge, wodurch diesen Sportarten auf indirektem Wege eine Schutzwirkung zugeschrieben werden kann (5, 18).

Blutzucker

Der Blutzuckerspiegel kann unter langdauernder submaximaler Belastung entweder gleich bleiben (7, 15, 17) oder er nimmt mit zunehmender Belastungsdauer ab (7, 25), bzw. steigt gelegentlich sogar an (25). Nach Beendigung der Belastung läßt sich zunächst noch ein weiterer Anstieg des Blutzuckerspiegels feststellen, weil die auslösenden hormonellen Faktoren wie Katecholamine, Wachstumshormon und Glukokortikoide noch weiter wirken. Sogar einige Stunden nach Belastungsende sind noch deutlich erhöhte Werte möglich (7, 25).

Harnpflichtige Substanzen

Die Serumspiegel von Kreatinin und Harnstoff liegen bei Sportlern üblicherweise im Normbereich, können jedoch vereinzelt bereits im Ruhezustand geringfügig erhöht sein. Ausdauerbelastungen, aber auch Kurzstreckenläufe lassen den Kreatininspiegel ansteigen (26), meist jedoch nur in einem geringen Ausmaß. Die Ursachen liegen bei Kurzstreckenläufen im stark gesteigerten Kreatininstoffwechsel im Rahmen der anaerob-alaktaziden Energiebereitstellung, während bei Ausdauerbelastungen dieses Verhalten wahrscheinlich durch ein geändertes Gleichgewicht zwischen Kreatininbildung und Kreatininausscheidung durch die Nieren bedingt ist (26).

Der Harnstoffspiegel steigt bei Langzeit-Ausdauerbelastungen stärker an. Nach Maximalbelastungen ist auch nach Sistieren der körperlichen Tätigkeit noch mit einem weiteren Harnstoffanstieg zu rechnen und sogar am nachfolgenden Tag kann der Normbereich immer noch überschritten werden. Die Ursachen sind unter anderem darin zu suchen, daß nach Ausdauerbelastungen der Proteinabbau hormonbedingt noch anhält, werden doch während der Belastung unter anderem vermehrt Glukokortikoide ausgeschüttet, außerdem tritt eine Freisetzung proteolytischer Enzyme auf (19) und wird der renale Blutfluß sowie die Harnstoffclearance durch Ausdauerbelastungen deutlich reduziert. Alle diese Veränderungen brauchen zu ihrer Normalisierung unterschiedlich lange Zeit (21, 22).

Die Harnsäure kann bei Kraftsportlern im Ruhezustand bereits etwas über der Normgrenze liegen, während sie sich bei Ausdauersportlern im Normbereich einer Durchschnittsbevölkerung befindet. Unter Belastungen kommt es zu einem Anstieg der Harnsäurekonzentration im Serum, die bei Trainierten auf jeder gegebenen Belastungsstufe weniger stark ausfällt als bei untrainierten Personen und die nach Belastungsende noch etwa durch einige Stunden beobachtet werden kann. Während die erhöhten Ruhewerte meist durch die sehr proteinreiche Ernährung bzw. Zusaternährung der Sportler erklärt werden kann, entstehen die belastungsinduzierten Anstiege des Harnsäurespiegels durch Hämokonzentration, aber auch durch eine reduzierte Harnsäureclearance, welche durch den Laktat- und Ketonkörperanstieg bedingt ist sowie auch durch einen vermehrten Purinabbau (20).

Elektrolyte

Nach Langzeitausdauerbelastungen sind leichte Anstiege der Serumspiegel von Natrium und Kalium möglich, doch wird der Referenzbereich kaum überschritten. Daß es trotz vermehrter Kaliumausscheidung durch die Nieren zu einem Anstieg des Serum-Kaliums kommt, liegt daran, daß unter Belastungsbedingungen der Kaliumausstrom aus den Zellen stark zunimmt (2). Intrazellulär liegt somit eine Verminderung des Kaliumgehaltes vor, woraus sich die Gabe kaliumreicher Flüssigkeiten als Substitution zur Erhaltung der körperlichen Leistungsfähigkeit selbst bei normalen bis leicht erhöhten Serum-Kaliumwerten ableiten läßt. Die Schweiß- und Harnverluste an Natrium werden durch gleichzeitigen Verlust an intravasaler Flüssigkeit verschleiert.

Der Serumeisenspiegel kann bei Ausdauersportlern erniedrigt sein, wenn durch zu fettreiche oder proteinarme Nahrung die Eisenresorption vermindert wird. Auch die Erhöhung des Serumkatecholaminspiegels im Wettkampf oder bei forciertem Training führt zu einer Abnahme der Serumeisenkonzentration. Eine Modifizierung der Ernährung sowie eine Substitutionstherapie können in diesen Fällen Abhilfe schaffen.

Blutbild

Nach körperlicher Belastung kann manchmal eine geringe Erhöhung der Erythrozytenzahl gefunden werden, gelegentlich aber auch eine leichte Abnahme oder gleichbleibende Werte (12, 16).

Im weißen Blutbild zeigt sich, daß nach Kurzzeitbelastungen die Lymphozyten absolut und relativ zunehmen, während die Granulozyten relativ abnehmen. Nach Langzeitbelastungen ist eine relative und absolute Zunahme der neutrophilen Granulozyten zu beobachten, gelegentlich treten sogar Myelozyten im peripheren Blut auf (12). Die Monozyten sind meist vermindert und die eosinophilen Granulozyten können sogar gänzlich fehlen (12, 16). Als Hauptursache für die Zunahme der Leukozyten wird die Wirkung des vermehrt ausgeschiedenen Adrenalins auf das Knochenmark angesehen (12). Tabelle 2 gibt einen Überblick über die wichtigsten Veränderungen des weißen Blutbildes unter körperlicher Belastung.

Auch am Tage nach einer Belastung können die Änderungen des weißen Blutbildes noch nicht völlig rückgebildet sein, was bei der Auswertung von Blutausstrichen bedacht werden muß.

Tab. 2. Einfluß unterschiedlicher Laufdisziplinen auf die Zusammensetzung des weißen Blutbildes.

Laufstrecke	Granulozyten		Lymphozyten	Phase
	neutrophile	eosinophile		
bis 200 m	abs. ∼	abs. ∼	abs. ↑	LYMPHOZYTÄRE
	rel. ↓	rel. ↓	rel. ↑	PHASE
über 10 km	abs. ↑	abs. ∼(↓)(0)	abs. ↓	NEUTROPHILE
	rel. ↑	rel. ↓ (0)	abs. ↓	PHASE

Der Hämatokrit steigt zu Belastungsbeginn durch die Hämokonzentration im Rahmen der Verschiebung von Flüssigkeiten aus dem intravasalen in den extravasalen und intrazellulären Raum an (24). Nach Belastungsende ist dann mit einer Abnahme des Hämatokrits sogar unter den Ausgangswert zu rechnen, nachdem die vorhin erwähnten Mechanismen nun rückläufig einsetzen. Diese im Verhältnis zum Ausgangswert etwas überschießende Reaktion kann sogar noch bis zu einer Stunde nach Belastungsende nachgewiesen werden.

Harnbestandteile

Nach forciertem Training oder schweren Wettkämpfen können im Harn von Athleten Erythrozyten und andere geformte Elemente auftreten, ähnlich wie bei Erkrankungen der Niere und Harnwege. Diese Veränderungen haben daher auch zur Bezeichnung „Pseudonephritis des Sportlers" geführt. Im Gegensatz zu den schweren renalen Erkrankungen normalisiert sich jedoch der pathologische Harnbefund beim gesunden Sportler nach Reduktion der Belastung, was gegebenenfalls bis zu einigen Tagen dauern kann. Hämaturie, Hämoglobinurie und Myoglobinurie kommen entweder isoliert oder in Kombination vor und zusätzlich können im Einzelfall noch eine Proteinurie, Leukozyten und verschiedene Formen der Harnzylinder beobachtet werden. Die Erstbeschreibung einer Hämaturie bei Langstreckenläufern stammt von *Dickinson* und datiert bereits aus dem Jahre 1894 (8). Später wurden vergleichbare Harnveränderungen bei vielen Ausdauersportlern beobachtet. Während etwa durch Schläge beim Boxen oder durch die Erschütterungen beim Bobfahren eine direkte Schädigung des Nierengewebes besteht, können solche Mechanismus bei anderen Sportarten als Entstehungsursache ausgeschlossen werden. Gelegentlich konnte nach schweren Belastungen als Ursache einer Hämaturie bioptisch eine Tubulusnekrose gesichert werden. So wird ein zu geringes perirenales Fettpolster und damit verbunden eine verminderte Dämpfung der Niere gegen Bewegungseinflüsse als Ursache angeschuldigt, ebenso ein erhöhter Nierenvenendruck durch

Kompression der unteren Hohlvene in aufrechter Körperhaltung. Dazu kommt noch, daß die Gefäßpermeabilität mit steigender Ansäuerung des Blutes ebenfalls zunimmt. Bei Langstreckenläufern wird außerdem als ursächliche Möglichkeit für die Hämaturie eine Traumatisierung des Blasenbodens bzw. der Blasenhinterwand durch gegenseitiges Reiben bei leerer Blase angeführt. In der Mehrzahl der Fälle bleibt jedoch die Ätiologie der Sportler-Hämaturie unklar (6, 23). Wird also bei Sportlern bei anstrengenden Belastungen ein pathologischer Harnbefund erhoben, so ist eine weitere Harnkontrolle nach etwa 1 bis 2 Tagen notwendig, die dann ein normales Bild bringen sollte.

Literatur

(1) Åstrand, P.-O., Rodahl, K.: Textbook of work physiology. McGraw-Hill, New York 1970.
(2) Berg, A.: Skilanglauf und Elektrolytveränderungen. Schweiz. Z. Sportmed. 25, 185 (1977).
(3) Berg, A., Haralambie, G.: Changes in serum creatinekinase and hexose phosphate isomerase activity with exercise duration. Europ. J. appl. Physiol. 39, 191 (1978).
(4) Berg, A., Keul, J.: Körperbelastung und Serumenzyme. Dtsch. Z. Sportmed. 30, 128 (1979).
(5) Berg, A., Keul, J.: Körperliche Aktivität bei Gesunden und Koronarkranken. Forum, Bd. 4. Witzstrock, Baden-Baden 1980.
(6) Blacklock, N. J.: Bladder trauma in the long-distance runner: 10,000 metres haematuria. Brit. J. Urol. 49, 129 (1977).
(7) Buhl, H., Lorenz, R., Israel, S., Neumann, G., Kuppardt, H.-J.: Komplexe Untersuchungen über die Wirkung einer erschöpfenden Extensivbelastung bei Männern mittleren Alters. II. Mitteilung: Untersuchungen verschiedener Stoffwechselgrößen. Med. u. Sport 14, 231 (1974).
(8) Dickinson, L.: Zit. nach Sheehan, G.: Runner's World 10, 39 (1976).
(9) Glatzel, H.: Sinn und Unsinn in der Diätetik. V. Nahrungsfett und Blutcholesterin. Med. Welt 24, 1245 (1973).
(10) Griffiths, P. D.: Serum levels of ATP: Creatine phosphotransferase (Creatine kinase). The normal range and effect of muscular activity. Clin. chim. Acta 13, 413 (1966).
(11) Haralambie, G.: Serum γ-glutamyl transpeptidase and physical exercise. Clin. chim. Acta 72, 363 (1976).
(12) Israel, S., Köhler, E., Scheibe, J., Maue, M.: Die Veränderungen des Blutbildes durch einen 88-km-Lauf. Med. u. Sport 16, 360 (1976).
(13) Israel, S., Scheibe, J., Köhler, E., Stumpe, H.: Enzymaktivitäten im Serum nach einem 88-km-Lauf. Med. u. Sport 16, 363 (1976).
(14) Keul, J., Doll, E., Keppler, D.: Muskelstoffwechsel. Barth, München 1969.
(15) Keul, J., Haralambie, G.: Die Wirkung von Kohlehydraten auf die Leistungsfähigkeit und die energieliefernden Substrate im Blut bei langwährender Körperarbeit. Dtsch. med. Wschr. 98, 1806 (1973).
(16) Klein, G., Hilmer, W., Moser, B.: Weißes Blutbild bei Ergometrie und Langstreckenlauf. Dtsch. Z. Sportmed. 29, 8 (1978).
(17) Kuppardt, H., Buhl, H., Israel, S., Lorenz, R., Schmidt, W.: Untersuchungen der Kreislauf-und Stoffwechselregulation bei Dauerläufen verschiedener Intensität und Dauer. Med. u. Sport 13, 215 (1973).
(18) Lehtonen, A., Viikari, J.: Serum triglycerides and cholesterol and serum high-density lipoprotein cholesterol in highly physically active men. Acta med. Scand. 204, 111 (1978).
(19) Liesen, H., Dufaux, B., Hollmann, W.: Ausdauertraining und natürliche Proteinaseninhibitoren: Der Einfluß auf die Plasmavolumenregulation in Ruhe und bei dosierter körperlicher Belastung. Dtsch. Z. Sportmed. 29, 37 (1978).
(20) Lun, A., Friedemann, H., Hoffmann, H.-D., Wagenknecht, C.: Veränderungen der Serum-Harnsäure unter Fahrradergometerbelastung bei untrainierten und trainierten Männern. Med. u. Sport 15, 229 (1975).
(21) Refsum, H. E., Strömme, S. B.: Urea and creatinine production and excretion in urine during and after prolonged heavy exercise. Scand. J. clin. lab. Invest. 33, 247 (1974).
(22) Refsum, H. E., Strömme, S. B.: Relationship between urine flow, glomerular filtration, and urine solute concentrations during prolonged heavy exercise. Scand. J. clin. Lab. Invest. 35, 775 (1975).
(23) Riess, R. W.: Athletic hematuria and related phenomena. J. Sports Med. 19, 381 (1979).
(24) Scharschmidt, F., Kirsten, H.: Zur Belastungsproteinurie bei sporttreibenden Kindern. Med. u. Sport 13, 187 (1973).

(25) Schüler, K.-P., Schneider, F., Kässner, R., Morgenstern, K.: Leistungsverhalten und Verlaufsdynamik physiologischer Kenngrößen bei erschöpfender Langzeitdauerbelastung auf dem Fahrradergometer. Med. u. Sport 15, 1 (1975).

(26) Schuster, H. G., Neumann, G., Buhl, H.: Kreatin- und Kreatininveränderungen im Blut bei körperlicher Belastung. Med. u. Sport 19, 235 (1979).

Kapitel 11

Sportverletzungen und Sportschäden

R. Suckert

Jede sportliche Tätigkeit kann gesundheitliche Schäden am Bewegungs- und Stützapparat hervorrufen. Bei akutem Auftreten sprechen wir von Sportverletzungen, daneben kennen wir die Sportschäden, die durch Überbelastung, als Fehlbelastungsfolgen, langsam entstehen können.

Durch die Zunahme der sportlichen Tätigkeit in allen Bevölkerungsgruppen kann es zum gehäuften Auftreten von Sportverletzungen kommen. Im Vordergrund stehen die kleinen Verletzungen (Wunden, Prellungen und Verstauchungen), die etwa 70% aller Verletzungen ausmachen. Im folgenden sollen die verschiedenen Verletzungen angeführt, auf die Erste Hilfe eingegangen und die bestmöglichen Therapiemaßnahmen vorgestellt werden.

Sportverletzungen

- Hautverletzungen (Wunden)
- Prellungen
- Verstauchungen
- Muskelverletzungen
- Sehnenverletzungen
- Bandverletzungen
- Verrenkungen
- Knochenbrüche.

Hautverletzungen

Diese können durch äußere Gewalteinwirkung, Sturz, Schlag, Stoß oder Stich hervorgerufen werden. Wir unterscheiden daher Schürfwunden, Quetsch- und Platzwunden, Schnittwunden und Stichwunden. Es können durch bestimmte Wunden tiefer gelegene Nerven, Gefäße, Muskeln, Sehnen und auch der Knochen verletzt werden. Daher ist neben einer genauen Funktionsprüfung auch eine Röntgenuntersuchung erforderlich.

Bei Wunden sollte die Wundblutung näher kontrolliert werden. Tritt dunkelrotes Blut gleichmäßig aus der Wunde, so handelt es sich um eine venöse Blutung, während bei einer arteriellen Verletzung das Blut in hellrotem, spritzendem Strahl im Rhythmus des Herzschlages aus der Wunde heraustritt.

Therapie: Steriler Verbandstoff wird auf die Wunde gelegt und mit einer elastischen Binde ein Druckverband durchgeführt; zusätzlich die Gliedmaße hochgelagert oder hochgehoben. Durchblutet der Verbandstoff, so ist Verstärkung des Druckverbandes notwendig. Bei arteriellen Blutungen ist ein Abbinden der Gliedmaße zwischen dem Herzen und der Wunde notwendig. Man kann aber auch durch Abdrücken der zur Wunde führenden Arterie die Blutung zum Stehen bringen.

Oberflächliche Wunden: Eine Wunde soll niemals ausgespült oder ausgewischt werden, sie darf auch nicht mit den Fingern berührt werden. Alle oberflächlichen Wunden, auch kleine Schnitt-, Stich- und Platzwunden, bei denen keine größeren Blutungen vorliegen, werden mit einem sterilen Verband versorgt. Zu beachten ist: Ausreichender Schutz vor Wundstarrkrampfinfektion. Bei Verletzten, die nicht geimpft sind, ist die passive Schutzimpfung notwendig und muß nach 4 Wochen, sowie nach 6 bis 12 Monaten wiederholt werden. Wir empfehlen daher als besten Schutz gegen Wundstarrkrampf die aktive Impfung, die heute fast bei jedem Sportler durchgeführt wird.

Prellungen

Durch direkte Einwirkung, Stoß oder Schlag kommt es zur Quetschung der Weichteile mit teilweiser Zerreißung von Blutgefäßen, dadurch entstehen mehr oder minder ausgedehnte Blutergüsse. Sie können sich im Unterhautfettgewebe verbreiten und führen zu einer blau-violetten Hautverfärbung, können aber auch innerhalb der Muskulatur liegen. Diese Blutergüsse verursachen mehr oder minder starke Schmerzen und Bewegungsbehinderungen. Prellungen können auch an den Gelenken auftreten und dann zu mehr oder minder ausgedehnten Blutergüssen innerhalb des Gelenkes führen.

Diagnose: Druckschmerzhaftigkeit mit deutlicher Schwellung oder aber auch Bewegungsschmerz bei nicht sichtbarem Bluterguß in der Muskulatur.

Therapie: Kälteanwendung in Form von Kältespray, Eispackungen, feuchte Umschläge mit Druckverband. Eventuell Ruhigstellung oder Hochlagerung der verletzten Gliedmaßen. Diese Therapie kann 24 bis 36 Stunden durchgeführt werden. Falsch ist frühzeitige Massage, frühzeitige Verwendung gerinnungshemmender Salben und zirkuläre Kompression, Umschnürung mit Stauung des Blutrückflusses sowie Wärmebehandlung. Zum Abbau des Blutergusses können später Salbenbehandlungen, feuchtwarme Umschläge und eventuell warme Bäder von Vorteil sein. Zusätzlich sind als Weiterbehandlung selbständige Anspannungs- und Bewegungsübungen sowie Elektrotherapie angezeigt.

Verstauchungen

Sie können beispielsweise beim Umknicken im Sprunggelenk oder Überstreckung im Handgelenk entstehen. Es kommt hier zu einer Zerrung des Kapselbandapparates mit mehr oder minder größeren Gewebsdurchtrennungen und anschließenden Gelenkergüssen. Die Stabilität des Gelenkes sollte nicht beeinträchtigt sein.

Diganose: Schwellung oder intraartikulärer Erguß mit Druckschmerzhaftigkeit des Gelenkes und der Umgebung und Bewegungseinschränkungen; um Knochenknorpelabsprengungen bzw. Bänderrisse nicht zu übersehen ist Röntgenuntersuchung mit gehaltenen Aufnahmen angezeigt.

Therapie: Kälteanwendung in Form von Spray, Eis, feuchtkalten Umschlägen innerhalb von 24 bis 36 Stunden.

Nach Abklingen der akuten Erscheinungen kann mit Wärmeanwendungen in Form von feuchtwarmen Umschlägen begonnen werden, desgleichen können selbständige Bewegungsübungen im warmen Bad durchgeführt werden. Die Sportpause sollte nicht länger als 2 bis 3 Wochen dauern, eine Wiederaufnahme des Trainings sollte mit Tapeverbänden durchgeführt werden.

Wichtig: Die Behandlung sollte in allen diesen Fällen vom Arzt durchgeführt werden, da mehr oder minder ernstere Begleitverletzungen vorliegen können.

Muskelverletzungen

Diese können durch direkte Gewalteinwirkung oder auch indirekte plötzliche unkoordinierte Muskelaktionen entstehen.

Bei der *Muskelzerrung* kommt es zur plötzlichen Überdehnungen des Muskels mit kleinsten Muskelfasereinrissen und teilweise örtlichem Bluterguß.

Diagnose: Neben lokalem Druckschmerz besteht Bewegungseinschränkung und Belastungsschmerz sowie Verspannung der Muskulatur.

Therapie: Die ersten 24 bis 36 Stunden Kälteanwendung mit Ruhigstellung oder Stützverband, Sportfähigkeit nur bei schmerzfreier Funktion, sonst Unterbrechung für mehrere Tage. Keine Massagen. Nach Schmerzfreiheit Beginn mit isometrischen Übungen und zusätzlichen diadynamischen Strömen.

Muskelriß

Hier kommt es entweder zu kleinen Muskelfaserrissen, oder auch zu größeren intramuskulären und intermuskulären Verletzungen. Bei der intermuskulären Verletzung sind relativ oberflächliche Muskelfasern verletzt. Hier verschwindet das Hämatom rasch und die Muskelkraft kehrt bald wieder zurück. Bei der intramuskulären Verletzung liegt der Bluterguß tief im Muskelbauch, während die Schwellung über der Muskelfaszie ganz fehlt. Es dauert längere Zeit bis sich der Bluterguß aufsaugt und die Muskelkraft wiederkehrt.

Diagnose: Bei allen Muskelverletzungen tritt meistens ein heftiger stichartiger Schmerz mit mehr oder minder großem Bluterguß auf. Zusätzlich besteht eine Funktionsbehinderung und Belastungsunfähigkeit. Zeitweilig kann man eine Dellenbildung zwischen den eingerissenen Muskelenden tasten.

Therapie: 24 bis 36 Stunden Eispackung, feuchtkalte Umschläge, keine Massagen, keine Wärmebehandlung. Nach Abklingen der akuten Phase kann mit isometrischen Übungen begonnen werden und zusätzlich Unterwassergymnastik durchgeführt werden. Die Wiederaufnahme der sportlichen Tätigkeit muß unter langsamer Belastungssteigerung begonnen werden, besondere Vorsicht ist bei intramuskulären Hämatomen angebracht. Zu frühe Aktivierung kann neue Blutergüsse hervorrufen und auch unter Umständen zu einer kompletten Ruptur des Muskels führen.

Muskelfaszieneinriß

Dieser kann durch direkten Schlag oder Stoß entstehen.

Diagnose: Es besteht eine Schwellung mäßigen Grades sowie Druck- und Bewegungsschmerz. Später, nach Abklingen der Schwellung, tritt eine tastbare Vorwölbung des Muskels im Sinne einer Muskelhernie auf.

Therapie: Kälteanwendung und feuchtkalte Umschläge mit Druckverband. Bei Beschwerden ist operative Behandlung durch Naht mit 4 Wochen Ruhigstellung angezeigt. Eine vollkommene Sportfähigkeit ist erst bei schmerzfreier Muskelfunktion gegeben.

Muskelkrämpfe

Ohne Verletzungsursache können Verkrampfungen in Muskelgruppen nach sportlicher Belastung auftreten. Sie können infolge von Durchblutungsstörungen bei nicht genügendem Aufwärmen oder feuchter, kalter Witterung, aber auch durch Überanstrengung bzw. durch Störungen im Wasser- und Elektrolythaushalt hervorgerufen werden. Am häufigsten sind die Muskelgruppen des Oberschenkels und der Wade betroffen.

Diagnose: Es treten plötzliche Schmerzen mit Verspannungen auf, die zu einer erheblichen Funktionsbeeinträchtigung führen.

Therapie: Leichte, lockernde Massagen, Wärmeanwendungen, Bewegungsbäder, Ausgleich der Störung des Wasser- und Elektrolythaushaltes.

Sehnenverletzungen

Am schwierigsten sind die Knochenausrisse am knöchernen Ursprung oder an den Ansatzstellen.

Diagnose: Druckschmerz und erheblicher Bewegungsschmerz mit Funktionsbeeinträchtigung. Das Röntgenbild zeigt eine mögliche Knochenabsprengung.

Therapie: Ruhigstellung, 24 bis 36 Stunden Kälteanwendung, diadynamische Strombehandlung. Entlastung durch funktionelle Verbände.

Sehnenrisse

Sehnenrisse werden hauptsächlich im Bereiche der Achillessehne beobachtet, können z. B. aber auch am Ursprung oder Ansatz der Bizepssehne auftreten.

Therapie: Operative Behandlung mit Naht, anschließend Ruhigstellung mit Gipsverband für 6 bis 8 Wochen. Nach Gipsabnahme krankengymnastische Übungen, Unterwassertherapie, Elektrotherapie, isometrische Therapie. Bei Schmerzfreiheit leichtes Training mit Belastungen. Sportfähigkeit erst nach vollkommener Wiederherstellung der Gelenkfunktion.

Bandverletzungen

Bänderzerrung

Durch direkte und indirekte Gewalteinwirkung können an allen Gelenken die Bänder gezerrt werden, einreißen oder durchreißen. Bei der Zerrung ist die Kontinuität des Gewebes erhalten, beim Bandeinriß ist die Kontinuität des Bandes zum Teil unterbrochen, aber die Gelenkfunktion nicht wesentlich gestört.

Diagnose: Es besteht umschriebene Druckschmerzhaftigkeit, Bewegungsschmerz und mäßige Schwellung mit Funktionsbehinderung.

Therapie: Kälteanwendung, Druck- und Stützverband oder funktioneller Verband. Diadynamische Ströme und kurzfristige Sportpause.

Bänderriß
Es liegt eine Instabilität mit erheblicher Funktionsbehinderung vor.
Diagnose: Erheblicher intraartikulärer Gelenkerguß, starker Bewegungsschmerz mit weitgehender Einschränkung der Gelenkbeweglichkeit. In den ersten 24 Stunden Kälteanwendung; nach Möglichkeit aber sofortige operative Behandlung durch Naht und anschließender Gipsruhigstellung für 6 bis 8 Wochen. Eine Wiederaufnahme des Trainings ist erst dann möglich, wenn die Muskulatur entsprechend gekräftigt ist und eine uneingeschränkte Gelenkbeweglichkeit besteht. Das Training sollte aber mit einem funktionellen Verband und langsamer Belastungssteigerung durchgeführt werden.

Verrenkungen

Sie entstehen durch direkte oder indirekte Gewalteinwirkung. Es kommt zu einer mehr oder minder großen Verstellung der gelenkbildenden Knochen und dann zu einer ausgedehnten Kapselbandzerreißung. Am häufigsten betroffen sind Schultergelenke, Ellbogengelenke und Fingergelenke.
Diagnose: Neben Bewegungseinschränkungen und starken Schmerzen ist die Formveränderung des Gelenks auffallend. Die Röntgenuntersuchung bestätigt die Verrenkung.
Therapie: Ruhigstellung, möglichst rascher Transport in das nächste Krankenhaus, so daß baldige Einrenkung mit anschließender Röntgenkontrolle stattfindet. Ruhigstellung des Gelenkes für 8 bis 10 Tage, dann Beginn mit krankengymnastischen Übungen und Elektrotherapie.

Knochenbrüche

Durch direkte oder indirekte Gewalteinwirkung kann es zu Knochenbrüchen kommen, im Bereich der Gelenke auch zu Verrenkungsbrüchen.
Diagnose: Schwellung, abnorme Beweglichkeit, Deformierung und Verstellung der gebrochenen Gliedmaße sowie Funktionsbehinderung.
Therapie: Keine Einrichtungsversuche, sondern sofortiger Abtransport in die nächste chirurgische Klinik. Bei allen Brüchen sofortige Ruhigstellung mit Einschluß der benachbarten Gelenke. Bei offenen Knochenbrüchen zur Wundabdeckung steriler Verband, auch eventuelle Schockzeichen beachten. In der Klinik bei konservativer Therapie Einstellung der Bruchstücke unter Röntgenkontrolle und Ruhigstellung mit Spaltgipsverband. Nach Abschwellung zirkulärer Gipsverband. Ansonsten Operative Behandlung: Osteosynthese, Verschraubung, Verplattung, Marknagelung. Belastbarkeit erst nach knöcherner Bruchheilung.

Erste-Hilfe-Maßnahmen

Die richtigen Erste-Hilfe-Maßnahmen sind bei allen frischen Sportverletzungen für den weiteren Heilungsverlauf und die Wiederherstellung der Sportfähigkeit ausschlaggebend. Die Sofortversorgung zeichnet sich durch Kälteanwendung, Druckverband, Schonung bzw. Entlastung des verletzten Körperabschnittes aus. Bei allen mehr oder minder stark ausgeprägten Blutergüssen besteht die Erstbehandlung in Kälte und Kompressionsverband, um eine weitere Zunahme der Schwellung zu verhindern. Die Kälteanwendung kann durchgeführt werden, indem Blockeis zerschlagen wird und in einen Plastikbeutel gepackt wird. Diese Packung kann 2 bis 4 Stunden aufgelegt werden. Eine Abkühlung kann auch durch feuchtkalte Umschläge oder Alkoholverbände (30 bis 40%) erzielt werden, wobei jedoch auf nicht zu starke Abkühlung des Gewebes geachtet werden sollte. Bei leichten Prellungen und Zerrungen können Kältesprays angewendet werden. Die Verletzungsstelle darf aber nur einige Sekunden besprüht werden, damit es nicht zur Hautschädigung kommt. Außerdem sollte man immer daran denken, daß Verletzungen sowohl an der Gelenkkapsel, an den Bändern und am Knochen vorliegen können, weswegen klinische und röntgenologische Abklärung notwendig sind. Zur Kälteanwendung wird ein Druckverband angelegt, der jedoch nicht länger als 24 Stunden liegen sollte; außerdem darf der Verband nicht zu fest angezogen werden, damit es nicht zu einer Blutstauung kommt.

Bei allen Prellungen und Zerrungen ist der Druckverband die Sofortmaßnahme der Wahl. Zur Unterstützung ist oftmals eine Ruhigstellung mit Schiene oder Hochlagerung des verletzten Körperabschnittes notwendig. Erst nach 2 bis 3 Tagen, wenn die Schwellung im Abklingen ist, können zur Beseitigung von Restzuständen von Schwellungen und Ergüssen feuchtwarme Umschläge, Schlammpackungen sowie leichte Massagen und lokal heparinhältige Salben angewendet werden.

Kopf

Schädel-Hirnverletzungen können bei Fußballtorleuten, aber auch beim Skirennlauf, Rugby, Motorsport, Radrennen usw. vorkommen.

Schädelprellung

Kann durch Sturz, Schlag oder Zusammenstoß auftreten.
Diagnose: Unter Umständen kurze Benommenheit, Kopfschmerz, Übelkeit, Röntgenuntersuchung zum Ausschluß eines Schädelbruches angezeigt.
Therapie: Ruhe, kühle Umschläge. Bis zum Abklingen der Beschwerden keine sportliche Tätigkeit.

Schädelfraktur

Man unterscheidet Schädeldach- und Schädelbasisbrüche, die sowohl einfach als auch kompliziert (offen) auftreten können. Nach der Bruchform gibt es Spalt-, Trümmer- und Impressionsbrüche. Bei allen Schädelbrüchen kann das Gehirn entweder direkt oder durch Druck infolge Schwellung bzw. Blutung geschädigt werden.

Schädeldachfraktur

Kann durch Tritt oder Schlag bzw. durch Sturz auf den Kopf entstehen.
Diagnose: Kopfschmerzen, eventuell Weichteilschwellung, manchmal Bewußtseinsstörung. Röntgenuntersuchung angezeigt. Liegt eine Bewußtseinsstörung vor,

so ist der Verdacht einer Hirnschädigung bzw. Blutung gegeben und eine sofortige neurologische Untersuchung indiziert.

Therapie: Dringender Transport in ein Krankenhaus zur Abklärung der Diagnose. Im Einzelfall operative Behandlung.

Schädelbasisbruch

Kann oft kombiniert mit einer Hirnverletzung sein und entsteht als indirekter Bruch oder Berstungsbruch durch Stauchung.

Diagnose: Es kann sowohl Blut als auch Liquor aus Nase, Mund oder Ohr austreten. Später zeichnet sich oft ein Bluterguß im Bereiche des Ober- und Unterlides im Sinne eines Brillenhämatoms ab. Oft schwere Bewußtseinsstörung. Röntgenuntersuchung dringend angezeigt.

Therapie: Schneller schonender Abtransport in das nächstgelegene Krankenhaus, strikte Bettruhe und Abklärung, ob Begleitverletzungen vorliegen. Bei intrakraniellen Blutergüssen operative Maßnahmen dringend angezeigt.

Gehirnerschütterung

Durch Gewalteinwirkung kann eine mehr oder minder lange Bewußtlosigkeit auftreten.

Diagnose: Kürzer oder länger dauernde Bewußtseinsstörung. Verlangsamter Puls, oberflächliche Atmung, teilweise Erbrechen, Kopfschmerzen, Schwindelgefühl und eine gestörte Pupillenreaktion können vorliegen. Röntgenuntersuchung angezeigt.

Gehirnquetschung

Bei allen schweren Kopfverletzungen oder Schädelbrüchen kann es zu Gehirnquetschungen kommen.

Diagnose: Bewußtseinstrübung bis Bewußtlosigkeit, unregelmäßige Atmung, Herdsymptome mit Pupillendifferenz, neurologische Ausfälle. Röntgenuntersuchung dringend angezeigt.

Die Bewußtlosigkeit kann sofort oder erst nach einiger Zeit nach dem Unfall auftreten. Es kann aber auch die Bewußtseinstrübung vorübergehend abklingen und anschließend neuerlich eine tiefe Bewußtlosigkeit eintreten (Verdacht auf Hirnblutung).

Therapie: Sofortiger schonender Abtransport in das nächste Krankenhaus unter Seitlagerung und Kopftieflagerung. Freihalten der Atemwege, Absaugen, Sauerstoffzufuhr. Kontrolle von Puls, Blutdruck und Atmung.

Bei allen Schädel-Hirnverletzungen können lebensbedrohliche Komplikationen auftreten, weswegen jede Kopfverletzung bis zum Abklären der Diagnose einer sofortigen Krankenhausbehandlung zuzuführen ist.

Gesichtsschädelverletzungen

Sie können bei allen Mannschafts-Kampfsportarten und auch beim Boxen auftreten.

Verletzungen von *Auge, Nase und Ohr:* Fremdkörper im Auge werden unter Umständen mit einem Wattestäbchen nach Abheben des Augenlides bzw. Ausspülen mit warmem Wasser entfernt. Bei Blutergüssen und Schwellungen im Bereiche der Augenlider können feuchtkalte Umschläge angewendet werden. Bei Sehstörungen ist eine sofortige Überstellung in ein Krankenhaus mit Augenabteilung notwendig. Nasenbluten kann durch kalte Umschläge auf Stirn, Nacken und auch Nase bzw. durch Ausstopfen der Nasenlöcher mit blutstillender Watte beendet werden. Bei Ohrmuschelverletzungen kann das aufgetretene Hämatom abpunktiert werden. Besteht der Verdacht auf Trommelfellverletzung oder treten Schmerzen, Ohrensausen und Hörstörungen auf, so ist dringende Untersuchung und Behandlung durch einen Facharzt angezeigt.

Nasenbeinfraktur

Neben Verstellung der Nase oder Verschiebung der knorpeligen Nasenscheidewand besteht eine Schwellung, Nasenbluten und meist eine Behinderung der Nasenatmung. Nach Röntgenuntersuchung eventuell Einrichtung des Nasenbeinbruches.

Kiefergelenkluxation

Diese kann ein- oder doppelseitig auftreten, wobei meistens eine Kieferklemme auftritt, d. h. das Schließen des Mundes ist nicht mehr möglich. Außerdem besteht eine deutliche Dellenbildung vor dem Ohr. Röntgenuntersuchung angezeigt.
Therapie: Überstellung in ein Krankenhaus und Beseitigung der Verrenkung durch Reposition in Kurznarkose.

Jochbeinfraktur

Kann durch Zusammenstoß der Köpfe bei allen Mannschaftskampfsportarten auftreten.
Diagnose: Neben Schwellung und Schmerzen besteht meistens eine Abflachung der verletzten Gesichtshälfte mit Sensibilitätsstörungen. Bei Mitverletzung der Augenhöhle können Sehstörungen auftreten. Röntgenuntersuchung dringend angezeigt.
Therapie: In Kurznarkose operative Einrichtung, anschließend abschwellende Medikamente.

Oberkieferfraktur

Können durch direkte Gewalteinwirkung unter Mitverletzung der Augenhöhle und der Zähne auftreten.
Diagnose: Schwellung, Druckschmerzhaftigkeit, eventuell Formveränderung, Schmerzen beim Beißen, zeitweilig auch Reibegeräusche.
Therapie: Kieferchirurgische Behandlung.

Unterkieferfraktur

Entstehen durch seitliche Schläge auf Gesicht und Kinn.
Diagnose: Bewegungsschmerzen, Druckschmerz und Schwellung sowie Formver-

änderung. Kieferbeweglichkeit (Öffnen und Mundschluß) unvollständig. Neben Sprachbehinderung können auch Schluckbeschwerden auftreten.

Therapie: Notverband, Behandlung durch Kieferchirurgen. Wiederaufnahme der sportlichen Tätigkeit je nach Sportart und Abheilung der Fraktur (3 bis 4 Monate).

Obere Gliedmaßen

Schulter:
Schulterprellung

Kann durch Sturz bei allen Sportarten, hauptsächlich beim Skilaufen, Radfahren und Reiten entstehen.

Diagnose: Schwellungen und lokale Druckempfindlichkeit, Beweglichkeit kann mehr oder minder eingeschränkt sein.

Schulterzerrung

Hierbei kommt es zu Überdehnung oder Einrissen der umgebenden Muskelmanschette, der Gelenkkapsel und der Bänder.

Diagnose: Schmerzhafte Bewegungseinschränkung mit Druckempfindlichkeit der Muskelansätze am Oberarmkopf, Röntgenuntersuchung.

Therapie: 36 bis 48 Stunden Ruhigstellung, lokale Eisbehandlung, eventuell feuchtkalte Umschläge, vorsichtige Bewegungsübungen, Heißluft, Kurzwellenbestrahlung sowie isometrische Übungen.

Schulterluxation

Die normalen Konturen des Schultergelenkes sind verändert, die Schultergelenkpfanne ist leer, der Oberarm steht seitlich vom Körper ab, es besteht Druckschmerz mit Muskelverspannung und Bewegungseinschränkung.

Therapie: Schulterverrenkungen sollten nicht unmittelbar an der Sportstätte reponiert werden, denn beim Versuch des Einrenkens können Nerven und Gefäße in Mitleidenschaft gezogen werden. Röntgenuntersuchung angezeigt und Überprüfung, ob keine neurologischen Ausfallserscheinungen bestehen und die Durchblutung intakt ist. Möglichst frühzeitige Reponierung, anschließend Röntgenkontrolle, Überprüfung des neurologischen Befundes, Ruhigstellung in einem Desault-Verband mit Gips oder Kunststoff für 5 Tage, anschließend krankengymnastische Übungsbehandlung mit physiotherapeutischen Maßnahmen. Bei wiederholten Verrenkungen (habituell) ist operative Behandlung angezeigt. Es folgen 4 bis 6 Wochen Ruhigstellung in einem Gips-oder Kunststoffverband. Volle Sportfähigkeit kann nach 3 bis 5 Monaten erzielt werden.

Luxation im Schultereckgelenk

Tritt häufig durch Sturz auf die Schulter auf und geht meistens mit Bandverletzungen einher.

Diagnose: Örtliche Druckempfindlichkeit mit Schwellung und schmerzhafter Bewegungsbehinderung und deutliche Stufenbildung (Klaviertastenphänomen).

Die Röntgenaufnahme unter Belastung zeigt bei einer Sprengung ein weites Klaffen und Stufenbildung im Eckgelenk.

Therapie: Als Erste-Hilfe-Maßnahme Fixierung mit Tapeverband und Armtragetuch, dann operative Behandlung. Anschließend Abduktionsgips oder Desault-Verband für 3 bis 4 Wochen, später funktionelle Behandlung. Sportfähigkeit wird in 10 bis 12 Wochen erzielt.

Luxation im Brustbein-Schlüsselbeingelenk

Bei dieser seltenen Sportverletzung besteht meist eine Verrenkung des Schlüsselbeines nach vorne oben, selten nach unten oder hinten.

Diagnose: Neben Fehlstellung besteht eine schmerzhafte Bewegungseinschränkung und örtlicher Druckschmerz. Eine Röntgenuntersuchung bestätigt die Fehlstellung. Gefährlich ist die Luxation nach dorsal in die Thoraxapertur wegen des dadurch möglichen Druckes auf den Nervus vagus und die Luftröhre.

Therapie: Bei aktiv bleibenden Sportlern sollte die operative Versorgung durchgeführt werden, anschließend Ruhigstellung im Abduktionsgips für 3 bis 4 Wochen.

Schlüsselbeinfraktur

Die Fraktur erfolgt infolge Sturz auf den ausgestreckten Arm oder Schlag auf die Schulter, wobei die Bruchstelle meistens im mittleren Drittel oder am Übergang vom mittleren zum äußeren Drittel liegt.

Diagnose: Schwellung, Druckschmerz, Stufenbildung und Bewegungseinschränkung im Schultergelenk. Röntgenuntersuchung dringend angezeigt.

Therapie: Als erste Hilfe Dreiecktuch oder Desault-Verband, dann Überstellung in Krankenhaus dort Einrichtung und Anlegen eines Achterverbandes bzw. Rucksackverbandes für 3 bis 5 Wochen. Bei offenem Bruch oder neurologischen Ausfällen durch Druck auf den Armplexus ist eine operative Behandlung notwendig, im Anschluß daran krankengymnastische Übungen.

Schulterblattfraktur

Seltene Verletzung, die durch direkte Gewalteinwirkung entstehen kann.

Diagnose: Druckschmerz, Schwellung, eventuell Fehlstellung und Knochenkrachen mit schmerzhafter Bewegungseinschränkung im Schultergelenk. Röntgenuntersuchung angezeigt.

Therapie: Als erste Hilfe Armtragetuch, frühzeitiger Beginn mit Übungsbehandlung für Schulter-, Ellbogen- und Handgelenk. Bei Bruch des Schulterblatthalses Ruhigstellung durch 4 bis 5 Wochen mit Abduktionsschiene bzw. Abduktionsgips. Nach Abnahme der Schiene intensive krankengymnastische Übungen.

Oberarm:

Prellungen

Durch Quetschung der Weichteile und der Muskulatur kommt es zu mehr oder weniger ausgedehnten Blutergüssen.

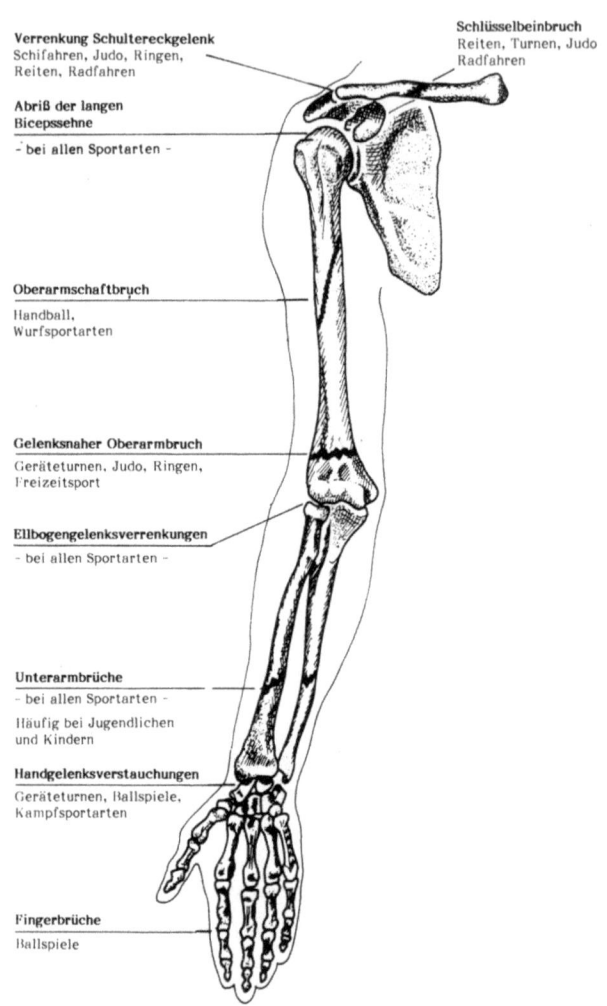

Abb. 1. Typische Sportverletzungen an den oberen Gliedmaßen.

Diagnose: Schwellungen, Bewegungsschmerz und heftiger Druckschmerz.

Therapie: Kälteanwendung, Druckverband für einige Stunden, 3 bis 5 Tage Sportpause, feuchtwarme Umschläge, Elektrotherapie (Diadynamik). *Keine* Massage bei frischen Verletzungen, ab 4. Tag krankengymnastische Übungsbehandlung, eventuell mit Tapeverband.

Muskelzerrungen und Risse

Muskelrisse im Bereiche des Oberarmes können infolge schlechten Trainingszustandes, Überanstrengung oder erheblicher Gewalteinwirkung auftreten. Hinsichtlich Diagnose und Therapie darf auf den Absatz „Muskelverletzungen" verwiesen werden.

Bizepssehnenriß

Beim Abriß der Bizepssehne am Ansatzpunkt des Unterarmes ist die Operation durchzuführen. Bei Riß der langen Bizepssehne am Ursprung wird ebenfalls operatives Vorgehen häufig empfohlen doch steht die Größe des Eingriffes in keinem Verhältnis zum Erfolg, da die Funktion von der übrigen Beugemuskulatur übernommen wird. Ruhigstellung im Desault-Verband für 2 Wochen, dann 2 bis 3 Wochen Abduktionsgips, anschließend krankengymnastische Übungsbehandlung und Unterwassergymnastik mit zunehmender Belastungssteigerung. Die Aufnahme der sportlichen Tätigkeit soll erst bei ausreichender Muskelfunktion und Funktion der Nachbargelenke vorgenommen werden.

Humeruskopffraktur

Entstehung durch Fall auf den Arm, am häufigsten beim Bergsport oder Radsport. Die Bruchformen können verschieden gestaltet sein und sind abhängig von der Stärke der Gewalteinwirkung.
Diagnose: Bewegungsbehinderung unter Umständen Deformität wie bei einer Schulterverrenkung, umschriebener Druckschmerz und Schwellung. Röntgenuntersuchung notwendig, desgleichen Kontrolle, ob Nervenschädigung vorliegt.
Therapie: Desault- oder Kunststoffgipsverband für 2 Wochen, oft genügt ein Trikotschlauchverband mit funktioneller Behandlung. Bei Verstellung Reposition und Abduktionsgipsverband, in besonderen Fällen operative Behandlung.

Humerusschaftfraktur

Schräg-, Quer- oder Spiralbrüche können durch Sturz auf die Hand oder durch Stoß oder Schlag auftreten.
Diagnose: Bewegungsschmerz und Schwellung, Funktionsbehinderung und Fehlstellung, Röntgenuntersuchung notwendig.
Therapie: In Narkose (Allgemein- oder Lokalanästhesie) Reposition, Ruhigstellung, im Oberarm-Brustkorbabduktionsgips oder Hängegips für 6 bis 8 Wochen, oftmals operative Behandlung notwendig. Besonderes Augenmerk ist auf Störung der Durchblutung sowie auf motorische oder sensible Nervenausfälle zu richten.

Ellbogengelenk

Prellungen und Zerrungen können durch Schlag oder Sturz entstehen und gehen häufig mit Kapsel- und Bandverletzung einher.
Diagnose: Bewegungseinschränkung, umschriebene Schwellung und Druckschmerzhaftigkeit, Röntgenuntersuchung notwendig.
Therapie: Kälteanwendung für 24 bis 36 Stunden, Druckverband, später Salbenverbände oder funktionelle Verbände. Bei Kapselverletzung ist eine vorübergehende Ruhigstellung mit dorsaler Gipsschiene für 2 bis 3 Wochen günstig, anschließend Übungsbehandlung und vorsichtige Trainingsbelastung.

Bänderrisse

Bei schwerer Gewalteinwirkung können die seitlichen Bänder des Ellbogengelenkes mit der Kapsel verletzt werden. Bei Jugendlichen sind zusätzlich noch knöcherne Ausrisse der Sehnen- und Seitenbandansätze möglich.

Diagnose: Bewegungseinschränkung, erhebliche Schwellung mit örtlichem Druckschmerz. Röntgenuntersuchung, eventuell gehaltene Aufnahme, um Bänderrisse nachzuweisen.

Therapie: Kälte, Ruhigstellung mit Oberarmgipsschiene für 3 bis 4 Wochen, dann beginnende Elektrotherapie und vorsichtige krankengymnastische Übungen. Knöcherne Ausrisse müssen operativ fixiert und mit einem Oberarmgips 4 bis 6 Wochen ruhiggestellt werden.

Die Aufnahme der sportlichen Tätigkeit ist erst bei vollkommener Beschwerdefreiheit und ausreichender Funktion möglich. Eine Röntgenkontrolle ist in Abständen von 1 bis 2 Jahre bei Jugendlichen notwendig, da unter Umständen Wachstumsstörungen und eine zunehmende Fehlstellung eintreten können.

Schleimbeutelentzündung

Die Entzündung des Schleimbeutels an der Ellbogenspitze ist Folge einer längeren Druckbelastung.

Diagnose: Entzündungszeichen, örtliche Schwellung mit Erguß. Beugebehinderung, Röntgenuntersuchung notwendig, um entzündlichen Knochenprozeß auszuschließen. Oftmals sieht man im Röntgenbild Kalkablagerungen.

Therapie: Ruhigstellung mit feuchtkalten Umschlägen, Ichthyolsalbenverbände, eventuell Punktion. Bei chronischen Veränderungen ist eine operative Entfernung des Schleimbeutels angezeigt.

Tennis- und Werferellbogen

Dies sind Reizerscheinungen bei Überanstrengung der Sehnenursprünge an der Außenseite (Tennisellbogen) oder an der Innenseite (Werferellbogen) des Ellbogengelenkes. Die Tendopathie an der Außenseite des Ellbogens kann sowohl beim Tennis als auch beim Bowling, Golf und Fechten entstehen. Der Werferellbogen entsteht meistens bei falscher Wurftechnik oder durch Überbeanspruchung.

Diagnose: Umschriebener Druckschmerz, bei Belastung in die Beuge- bzw. Streckmuskulatur des Unterarmes ausstrahlend. Besonders beim Zugreifen Kraftminderung, zeitweilig auch Schmerzen in Ruhe. Im Röntgenbild meistens keine krankhaften Veränderungen nachweisbar.

Therapie: Suchen nach Ursachen der Entstehung, verkehrte Technik beim Tennisspiel oder beim Werfen, Kontrolle des Sportgerätes. Medikamentös Antiphlogistika, eventuell Operation.

Ellbogenluxation

25% der Verrenkungen betreffen das Ellbogengelenk. Sie treten vornehmlich beim Geräteturnen, vor allem im Schulsport, und bei Judokas auf.

Diagnose: Charakteristische Fehlstellung, Schmerz, Schwellung, Bewegungsbehinderung. Röntgenuntersuchung notwendig. Als Komplikationen können Gefäß- und Nervenschädigung sowie Knochenabrisse auftreten, daher Durchblutung, Gefühl und Motorik kontrollieren.

Therapie: Sofortige Krankenhauseinlieferung notwendig. Einrenkung in Allgemein- oder Plexusanästhesie, Oberarmgipsverband für 3 bis 4 Wochen, anschließend Unterwassertherapie. Wiederaufnahme der sportlichen Tätigkeit bei vollständiger Gelenkbeweglichkeit, Muskelkräftigung und Beschwerdefreiheit.

Radiusköpfchenluxation

Diagnose: Bewegungseinschränkung, Schwellung und Beugehinderung. Röntgenuntersuchung notwendig.

Therapie: Einrenkung in Narkose, Oberarmgipsverband für 3 Wochen, anschließend aktive Bewegungsübungen und Unterwassertherapie. Bei Erwachsenen unter Umständen operative Behandlung notwendig.

Fraktur des Radiusköpfchens

Entstehung durch Sturz auf ausgestreckten Unterarm mit seitlicher Abwinkelung.

Diagnose: Druckempfindlichkeit und Schwellung über dem Speichenköpfchen. Einschränkung der Supination und Pronation, Röntgenuntersuchung notwendig.

Therapie: Reposition, Oberarmgipsverband für 3 Wochen, anschließend aktive Bewegungsübungen, Unterwassertherapie. Bei erheblicher Fehlstellung operative Behandlung notwendig.

Ellbogengelenkfraktur

Tritt meist bei Kindern- und Jugendlichen durch indirekte und direkte Gewalteinwirkung auf. Röntgenuntersuchung dringend notwendig. Zwei Bruchformen: 1. Überstreckungsbruch durch Sturz auf den ausgestreckten Arm. 2. Beugungsbruch durch direkten Sturz auf das Ellbogengelenk.

Diagnose: Schmerzhafte Bewegungseinschränkung, Schwellung, Bluterguß, Druckempfindlichkeit, Fehlstellung häufig mit Verkürzung.

Therapie: Sofortige Krankenhausbehandlung notwendig. Einrichtung in Narkose. Zur Sicherung der Reposition gekreuzte Bohrdrähte mit Ruhigstellung durch gespaltenen Oberarmgipsverband (Durchblutung und Sensibilität kontrollieren). Nach 6 bis 8 Tagen Anlegen eines zirkulären Oberarmgipsverbandes für 4 bis 6 Wochen, anschließend aktive Bewegungsübungen und Unterwassertherapie.

Fraktur des Ellbogenhöckers

Meistens durch direkten Sturz auf den Ellbogen, unter Umständen aber auch bei plötzlicher extremer Anspannung, z. B. beim Speerwurf.

Diagnose: Bluterguß, Bewegungseinschränkung, umschriebener Druckschmerz und Streckbehinderung. Röntgenuntersuchung notwendig.

Therapie: Wenn keine Fehlstellung Ruhigstellung durch 3 Wochen mit Oberarmgipsverband. Bei Fehlstellung Operation und anschließend Gipsverband für 4 Wochen, nach Gipsabnahme Übungsbehandlung und Unterwassertherapie.

Monteggia-Verletzung

Durch Sturz auf den gebeugten Unterarm kommt es zu einem Bruch im körpernahen Drittel der Elle in Kombination mit einer Luxation des Speichenköpfchens.
Diagnose: Schmerzhafte Bewegungseinschränkung, Schwellung, Druckempfindlichkeit. Röntgenuntersuchung notwendig.
Therapie: Reposition in Narkose, oftmals nur durch Operation möglich; Oberarmgips für 6 bis 7 Wochen nach der Operation, anschließend Übungstherapie und Unterwassergymnastik.

Freie Gelenkskörper im Ellbogengelenk (Osteochondrosis dissecans)

Es besteht eine lokalisierte Knochenknorpelerkrankung, wobei ein kleiner Knochenteil mit Knorpel abgelöst sein kann und zu einer Gelenksperre führt.
Diagnose: Bei freiem Gelenkskörper häufig Gelenkssperre, sonst ziehend Schmerzen bei Bewegung im Gelenk.
Therapie: Bei freiem Gelenkkörper operative Entfernung, Ruhigstellung im Gipsverband für 2 bis 3 Wochen, anschließend vorsichtige Übungsbehandlung und Unterwassertherapie. Wiederaufnahme der sportlichen Tätigkeit nach Beschwerdefreiheit und nach röntgenologisch beurteilter Ausheilung des Defektes.

Unterarm:

Prellung und Zerrung

Durch Schlag und Stoßen hervorgerufene Verletzung bei Mannschaftssportarten.
Diagnose: Bewegungsbehinderung, Druckschmerz und Schwellung. Röntgenuntersuchung zum Ausschluß einer Knochenverletzung notwendig.
Therapie: Kältespray oder feuchtkalte Umschläge, Stützverband. Bei schweren Fällen Ruhigstellung mit Gipsschiene. Nachbehandlung: Wärme, Elektrotherapie, Salbenverbände.

Tendovaginitis

Man unterscheidet zwischen Entzündungen der Sehnenscheide und solchen des Gleitlagers der Sehne. Bei beiden besteht eine schmerzhafte Einschränkung der Sehnengleitfähigkeit. Diese Erkrankungen sind am häufigsten im Bereich der Streck- und Beugeseite des Handgelenkes. Sie können Folge einer Entzündung oder Überanstrengung sein (Turnen, Rudern, Volleyball, Tennis usw.).
Diagnose: Örtliche Schwellung mit schmerzhaftem Reiben und Knistern bei Bewegungen der Hand und der Finger. Druckempfindlichkeit.
Therapie: Ruhigstellung mit Schiene oder Gipslonguette für die Dauer von 1 bis 2 Wochen, später Wärme, Ichthyolsalbe; unter Umständen auch durch Cortisoninjektionen (1 bis maximal 2) Behandlungserfolg.

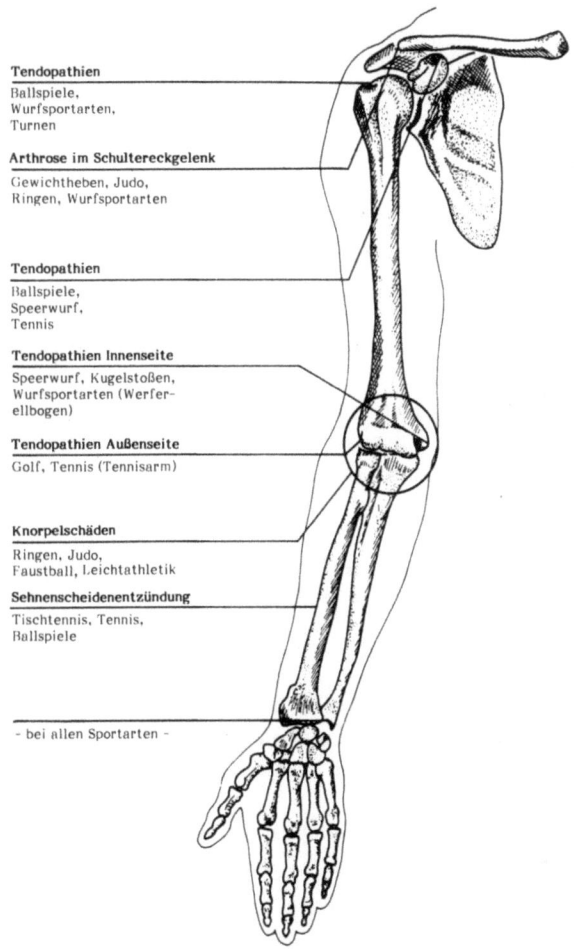

Abb. 2. Häufige Sportschäden an den oberen Gliedmaßen.

Ganglion

Kleine, prall-elastische Geschwulst an der Streckseite des Handgelenkes, die bei Anstrengungen schmerzhaft ist.

Therapie: Punktion, bei neuerlichem Auftreten operative Entfernung.

Entzündungen des Griffelfortsatzes von Radius und Ulna (Tendopathie)

Sie entstehen durch mechanische Überbelastung.

Diagnose: Bewegungs- und Druckschmerz sowie Belastungsschmerzen beim Abstützen des Handgelenkes.

Therapie: 1 bis maximal 2 Cortisoninjektionen, Ruhigstellung, lokal Ichthyolsalbe, Ionthophorese, Wärme und Diadynamik.

Federnde Elle

Bei Bindegewebsschwäche kann es durch Überanstrengung besonders beim Tennis oder Turnen zu Schmerzen im Radioulnargelenk kommen, wenn eine federnde Subluxation besteht. Auftreten häufig bei Mädchen.
Diagnose: Bewegungs- und Belastungsschmerzen bei Beugung des Handgelenkes und Außendrehen des Unterarmes.
Therapie: Örtliche Cortisoninjektionen, 1 bis maximal 2, funktioneller Verband, Elektrotherapie, Kräftigungsübungen der Unterarmmuskulatur.

Unterarmfraktur

Diese Sportverletzung ist sehr häufig, wobei entweder Radius und Ulna einzeln oder gemeinsam brechen können.
Diagnose: Fehlstellung, Bewegungseinschränkung, Schwellung und Druckempfindlichkeit. Röntgenuntersuchung notwendig.
Therapie: Sofortige Krankenhausbehandlung notwendig, Reposition in Lokal- oder Allgemeinanästhesie, gespaltener Oberarmgipsverband für 1 Woche, anschließend zirkulärer Gipsverband für 6 bis 10 Wochen, bei wiederholtem Abgleiten der Bruchstücke ist eine operative Behandlung erforderlich. Nach Gipsabnahme aktive Bewegungsübungen und Unterwassergymnastik.

Grünholzfraktur

Diese entstehen bei Kindern und Jugendlichen wobei es lediglich zu einer leichten Achsenknickung oder Kontinuitätstrennung unter Erhaltung des Periostes kommt.
Diagnose: Bewegungsschmerzen mit leichtem Druckschmerz und Anschwellung, keine sichtbare Fehlstellung.
Therapie: Bei Achsenfehlstellung Reposition, gespaltener Oberarmgips für 1 Woche, dann Oberarmgipsverband für 4 Wochen, nach Gipsabnahme aktive Bewegungsübungen und Unterwassertherapie.

Typische Radiusfraktur

Durch Sturz auf die überstreckte Hand kommt es dicht oberhalb des Handgelenkes zum Bruch der Speiche.
Diagnose: Fehlstellung, Druckschmerz und Schwellung, Bewegungseinschränkung am Handgelenk. Röntgenuntersuchung notwendig.
Therapie: Sofortige Krankenhausbehandlung angezeigt. Reposition, gespaltener Unterarmgipsverband oder Unterarmgipsschiene, nach 5 Tagen bei guter Stellung in der Röntgenkontrolle Anlegen eines zirkulären Gipsverbandes für 4 bis 6 Wochen. Nach Gipsentfernung Übungsbehandlung und Unterwassergymnastik. Als Komplikation kann eine sogenannte *Sudeck*sche Dystrophie auftreten, sie zeichnet sich durch Bewegungseinschränkung, Glanzhaut, Minderdurchblutung, Schwellung und Entkalkung am Skelettsystem aus.

Epiphysenlösung am Radius

Tritt bei Kindern durch Sturz auf, wobei die distale Radiusepiphyse abgleitet.

Diagnose: Schwellung, Druckschmerz, Bewegungsbehinderung am Handgelenk, Röntgenuntersuchung notwendig (Vergleich mit der gesunden Seite).
Therapie: Nach Reposition 3 bis 4 Wochen Ruhigstellung mit Unterarmgipsverband, anschließend Übungsbehandlung, Unterwassertherapie. Röntgenkontrolle in Abständen von 1 Jahr, um unter Umständen Wachstumsstörungen zu sehen.

Galeazzi-Verletzung

Hier kommt es zu einem Bruch des Radius mit einer Luxation im distalen Radioulnargelenk.
Diagnose: Bewegungsschmerz und Streckschmerz, Schwellung, unter Umständen Fehlstellung. Röntgenuntersuchung des ganzen Armes notwendig.
Therapie: Meist operative Versorgung mit anschließender Ruhigstellung im Oberarmgips für 8 bis 10 Wochen angezeigt. Nach Gipsabnahme aktive Übungsbehandlung mit Unterwassergymnastik.

Handgelenk und Hand:

Distorsion des Handgelenkes

Sie entsteht durch Sturz auf das Handgelenk.
Diagnose: Bewegungsschmerz, Schwellung und Funktionseinschränkung. Röntgenuntersuchung zum Ausschluß einer Knochenverletzung notwendig.
Therapie: Kälteanwendung, funktionelle Verbände, unter Umständen dorsale Gipsschiene für 8 bis 10 Tage, anschließend Neodynator und Kurzwellenbehandlung.

Handwurzelknochenluxation

Durch Sturz auf das überstreckte Handgelenk kann es zu einer Verrenkung der Handwurzelknochen (perilunäre Luxation) oder zu einer isolierten Mondbeinluxation kommen (seltene Sportverletzung).
Diagnose: Druckschmerz, Schwellung, Bewegungsbehinderung, unter Umständen ausstrahlender Nervenschmerz (Nervus medianus), Einschränkung des Faustschlusses. Genaue Röntgenuntersuchung in mehreren Ebenen notwendig.
Therapie: Reposition in der Narkose, Gipsschiene für 1 Woche, dann zirkulärer Unterarmgipsverband für 4 bis 6 Wochen, in besonderen Fällen operative Behandlung.

Distorsion der Fingergelenke

Bei Handballspielern, Torleuten, Volleyballspielern kann durch Sturz oder Schlag eine Verletzung der Fingergelenke auftreten, wobei neben der Kapsel auch häufig Bänder mitbeteiligt sind.
Diagnose: Druck- und Bewegungsschmerz sowie bei Bandreinrissen und Durchrissen Aufklappbarkeit des Gelenkes. Röntgenuntersuchung notwendig.
Therapie: Kälte, funktioneller Verband (Tape), angegipste Fingerschiene für 1 bis 3 Wochen, bei Bandverletzung Operation angezeigt. Nach Gipsabnahme aktive Bewegungsübungen und Fingergymnastik, Handbad.

Luxation der Fingergelenke

Entsteht häufig bei Ballspielen, nicht selten mit Knochenabsprengungen kombiniert. Bei Stürzen von Skiläufern kommt es mitunter zur Luxation im Daumengrundgelenk mit Bandrissen und Bruch des 1. Mittelhandknochens.

Diagnose: Druck- und Bewegungsschmerz mit Schwellung sowie Fehlstellung und federnder Fixation desgleichen Bewegungseinschränkung. Röntgenuntersuchung notwendig.

Therapie: Reposition in Leitungs- oder Lokalanästhesie durch Zug am Finger, Fingergipsschiene für 3 Wochen. Wenn Einrenkung nicht gelingt operative Behandlung, ebenso operative Behandlung bei Zerreißung des Bandapparates, anschließend Ruhigstellung mit angegipster Fingerschiene und Fingergipsverband. Nach Gipsabnahme Fingergymnastik im Warmbad. Bei ungenügender Ruhigstellung und zu früher Übungsbehandlung kommt es häufig zu Reizzuständen, Schwellung und Schmerzen an den verletzten Gelenken.

Fingerstrecksehnenriß

Häufige Verletzung bei Ballspielern wobei die Strecksehne durchreißen oder mit einem kleinen Knochenstück ausreißen kann.

Diagnose: Schwellung, Streckunfähigkeit des Fingerendgliedes, Schmerzen, Röntgenuntersuchung notwendig.

Therapie: Fingerschiene für 5 bis 6 Wochen oder Fixierung des Endgelenkes in Überstreckstellung mit Kirschner-Draht oder in Einzelfällen operative Naht.

Frakturen der Handwurzelknochen

Beim Sturz auf das Handgelenk kann es durch Überstreckung zu einem Bruch des Kahnbeins kommen. Dieser Bruch kann auch gleichzeitig mit einer Radiusfraktur auftreten.

Diagnose: Bewegungsschmerz besonders bei Überstreckung im Handgelenk, Stauchungsschmerz des Daumens und umschriebener Druckschmerz in der Tabatière (Basis des 1. Mittelhandknochens). Röntgenuntersuchung des Handgelenkes in 4 Ebenen unbedingt notwendig. Bei Nichterkennen des Bruches kann es zu einer Pseudarthrose kommen, die immer operativ behandelt werden muß. Der Kahnbeinbruch kann im Erströntgenbild oft nicht dargestellt sein, daher immer nach zweiwöchiger Ruhigstellung mit Einbeziehung des Daumengelenkes neuerliche Röntgenkontrolle in 4 Ebenen.

Therapie: Unterarmgipsverband mit Einbeziehung des Daumengrundgelenkes (Faustgips) für 8 bis 12 Wochen, nach Gipsabnahme krankengymnastische Übungsbehandlung, Unterwassergymnastik. Wiederaufnahme der sportlichen Tätigkeit je nach Sportart frühestens nach 3 bis 4 Monaten.

Frakturen der Mittelhand- und Fingerknochen

Am häufigsten ist der Bruch des 1. Mittelhandknochens als typische Boxverletzung.

Diagnose: Deutliche Schwellung, Druck- und Bewegungsschmerz, eventuell Fehlstellung.
Therapie: Reposition in Lokalanästhesie, angegipste Fingerschiene für den verletzten Mittelhandknochen für 3 bis 4 Wochen. Nach Gipsabnahme Bewegungsübungen, Fingergymnastik im Wasserbad.

Luxationsfraktur im Daumengrundgelenk (Bennettscher Bruch)

Diese seltene Verletzung besteht in einem Stauchungsbruch des 1. Mittelhandknochens mit Teilverrenkung im Daumengrundgelenk.
Diagnose: Schmerzen, Schwellung, Bewegungseinschränkung, Fehlstellung, Röntgenuntersuchung notwendig.
Therapie: Einrichtung in Lokalanästhesie und Ruhigstellung mit gespaltenem Unterarmgips unter Einbeziehung des Daumens für 4 bis 5 Wochen. Nach Gipsabnahme Übungsbehandlung, Fingergymnastik im Wasserbad. Bei Mißlingen der konservativen Therapie ist eine Fixation mit Drähten oder Schraube notwendig, anschließend Unterarmgipsverband für 4 bis 6 Wochen. Nachbehandlung nach Gipsabnahme durch krankengymnastische Übungen im Wasserbad.

Wirbelsäule

Wirbelsäulenverletzungen reichen von einfachen Prellungen oder Zerrungen, Verletzungen der kleinen Wirbelgelenke, Bandverletzungen und leichten Wirbelkörperkantenabbrüchen bis zu schweren Kompressionsbrüchen mit Verrenkungen. Die große Gefahr liegt in der Mitbeteiligung des Rückenmarkes; es muß daher jede Verletzung der Wirbelsäule als schwerwiegend betrachtet und daran gedacht werden, daß falsche Erste-Hilfe-Maßnahmen zu ernsthaften Komplikationen mit Lähmungen der unteren und oberen Gliedmaßen oder des ganzen Körpers führen können.
Erste-Hilfe-Maßnahmen: Zunächst den Verletzten liegen lassen und den Unfallhergang rekonstruieren, da aus diesem unter Umständen die Art der Verletzung festgestellt werden kann. Vorsichtige Prüfung, ob der Verletzte Arme und Beine bewegen kann. Weiters ist zu klären ob Sensibilitätsstörungen vorliegen und wo der Hauptpunkt der Schmerzen liegt. Der Verletzte ist auf harter Unterlage zu lagern. Bei Verdacht auf Halswirbelsäulenverletzung kann die Erste Hilfe nur durch geschultes Sanitätspersonal oder einen Arzt erfolgen, dann sofort liegender Abtransport im Krankenwagen an eine unfallchirurgische oder neurochirurgische Klinik. Es ist besser, einen Verletzten zuviel in ein Krankenhaus zu transportieren und untersuchen zu lassen als unter Umständen durch falsche oder leichtfertige Erste Hilfe dauernde Schädigungen herbeizuführen.

Zerrungen

Zerrung der Rückenstreckmuskulatur mit Überdehnung der Muskulatur, der Gelenkkapseln und Bänder kommt hauptsächlich beim Gewichtheben, Speerwerfen, Hammerwerfen, Hoch- und Weitspringen sowie Kunstturmspringen vor, desgleichen bei Stürzen von Geräten.

Diagnose: Umschriebener Druckschmerz, Bewegungsschmerz. Das Ausmaß der Verletzung ist vom Unfallhergang abhängig. Röntgenuntersuchung dringend notwendig.

Therapie: Bei leichteren Zerrungen Wärmeanwendung, Neodynator. Nach Abklingen der akuten Erscheinungen Massage, Unterwassermassage, krankengymnastische Übungen. Bei schweren Fällen, besonders im Bereich der Halswirbelsäule, Ruhigstellung mit Stützkrawatte.

Wirbelfrakturen

Es gibt einerseits Teilbrüche, z. B. Dornfortsatz-, Querfortsatzbrüche oder Einbrüche der Deck- bzw. Bodenplatte des Wirbelkörpers und andererseits die vollständigen Frakturen mit Unterbrechung der Kontinuität, Verstellung der Bruchstücke und Verrenkungen der Wirbelkörper gegeneinander. Am häufigsten ist der 1., 2., 5 und 7. Halswirbel gebrochen sowie der 3. und 5. Lendenwirbel, oft ist auch der Übergang von der Brust- zur Lendenwirbelsäule betroffen.

Diagnose: Bewegungsunfähigkeit oder starker Bewegungsschmerz, Verspannung der Rückenmuskulatur. Bei Mitverletzung des Rückenmarkes Sensibilitätsstörungen und/oder Lähmungen. Vorallen bei Halswirbelsäulenverletzungen ist wegen der Gefahr einer hohen Querschnittslähmung besonders auf sachgemäße Lagerung zu achten.

Tendopathien im Bereiche der Wirbelsäule

Diese Veränderungen können durch Überbeanspruchung oder Überbeweglichkeit bei unzureichender Kraftentwicklung der Rückenmuskulatur sowie durch Koordinationsfehler bei falschen Rumpfbewegungen entstehen (Kunstturnen, Trampolin-und Kunstturmspringen).

Diagnose: Anlagebedingten Haltungsfehler beachten, umschriebener Bewegungsschmerz und Verspannung der Rückenstreckmuskulatur. Zum Ausschluß knöcherner Verletzungen oder Veränderungen an der Wirbelsäule Röntgenuntersuchung notwendig.

Therapie: Elektrotherapie, Neodynator, Massagen der Muskulatur, Unterwassermassage, gezieltes Muskeltraining zur Kräftigung der Rückenstreckmuskulatur.

Traumatischer Bandscheibenschaden

Infolge Fehlbelastung treten bei einer Reihe von Sportlern relativ frühzeitig Degenerationen der Bandscheiben auf.

Diagnose: Bewegungsschmerzen sowie Druckschmerz besonders im Bereich der Zwischenwirbelbänder, Schmerzausstrahlung mitunter in Arme, Beine oder Brustkorb, eingeschränkte Beweglichkeit des Rumpfes. Dringende Röntgenuntersuchung zum Ausschluß einer knöchernen Veränderung.

Therapie: Wärme, Fangopackungen, leichte Massage, Neodynator.

Spondylolysthesis (Wirbelgleiten)

Meist angeborene Minderwertigkeit des knöchernen Gewebes. Auf Grund neuerer Erkenntnisse können auch Überbelastungen bei bestimmten Bewegungsabläufen in Sportarten wie Speerwerfen, Turmspringen, Schwimmen und Geräteturnen die Ursache sein.

Diagnose: Bewegungsschmerzen im betroffenen Wirbelsäulenabschnitt. Verspannung der Rückenstreckmuskulatur mit Druckempfindlichkeit, dringende Röntgenuntersuchung notwendig.

Therapie: Vermeidung von sportlicher Belastung im lumbosakralen Übergang, Kräftigungsübungen der Rückenstreckmuskulatur, Massagen, Neodynator.

Brustkorbprellung

Kommt häufig bei Kampfsportarten zustande. Bei starker Brustkorberschütterung kann ein reflektorischer Atemstillstand ohne oder mit Bewußtlosigkeit auftreten.

Diagnose: Umschriebener Druckschmerz mit Schwellung, zeitweilig Atembeschwerden und Atemnot. Eine Röntgenuntersuchung sollte immer durchgeführt werden.

Therapie: Bei leichten Prellungen nicht notwendig, bei Schwellung kalte Kompressen, bei Prellung und Quetschung der weiblichen Brust feuchtkalte Kompressen, später Wärme. Bei nachfolgender Brustdrüsenentzündung fachärztliche Behandlung erforderlich. Ein eventueller Atemstillstand klingt meist nach wenigen Sekunden ab, gegebenenfalls ist künstliche Beatmung erforderlich.

Rippenfrakturen

Diese Frakturen sind meistens harmloser Natur, bei Serienbrüchen können jedoch Komplikationen durch Mitverletzung innerer Organe, wie Lunge, Leber und Milz auftreten.

Diagnose: Umschriebener Druckschmerz, Atemschmerz und Brustkorbstauchungsschmerz. Transport in ein Krankenhaus, um Mitverletzung innerer Organe auszuschließen und bessere Kontrolle über den Verlauf zu haben. Röntgenuntersuchung dringend angezeigt, um Pneumothorax auszuschließen.

Therapie: Ruhigstellung durch Stützverband bzw. Rippengürtel für 3 bis 4 Wochen. Zusätzlich Elektrotherapie, Kurzwellenbestrahlung. Falls starke Atemschmerzen bestehen, schmerzlindernde Medikamente bzw. Blockade mit Lokalanästhetikum.

Sternumfraktur

Durch direkten Schlag oder Zusammenstoß mit einem Gegner kann vornehmlich in Kampfsportarten eine Sternalfraktur entstehen.

Diagnose: Umschriebener Druckschmerz, Atembehinderung, Bewegungsschmerzen bei Rumpfvorwärts- und Rumpfrückwärtsneigen, tastbare Stufenbildung. Röntgenuntersuchung notwendig.

Therapie: Kompressen, Stützverband, Rippengürtel, später krankengymnastische Übungen, Atemgymnastik, Wiederaufnahme des Sportes erst bei vollständiger Schmerzfreiheit.

Abdomen

Verletzungen innerer Organe (Milz, Leber, Darm) können bei Zusammenprall oder Sturz entstehen, wenn die Bauchmuskulatur nicht rechtzeitig angespannt werden kann.
Diagnose: Stechender Schmerz im Bauchraum. Schocksymptome reflektorisch oder durch innere Blutung bedingt (Bewußtlosigkeit, Blässe, feuchtkalte Haut). Abwehrspannung der Bauchmuskulatur, ausstrahlende Schmerzen in andere Körperteile, gelegentlich Erbrechen.
Therapie: Bei Verdacht auf innere Verletzung sofortiger Abtransport in ein Krankenhaus.
Erste-Hilfe-Maßnahmen: Schockprophylaxe, Hochlagerung der Beine, Kopftieflagerung, Vermeidung von Wärmeverlust durch Zudecken, *keine* Medikamente geben, *keine* Getränke, *keine* Nahrungszufuhr. Bei inneren Verletzungen an zweizeitigen Leber- oder Milzriß denken, der unter Umständen erst nach einigen Tagen auftreten kann.

Nierenverletzungen

Können durch Zusammenstoß bei Mannschaftssportarten, Sturz vom Gerät oder Fußtritt beim Fußballspiel entstehen. Neben einfachen Prellungen können Nierenkapsel- und Nierenrisse auftreten sowie Abrisse des Harnleiters.
Diagnose: Plötzlich stechender Schmerz im Nierengebiet mit zunehmender Ausstrahlung, Abwehrspannung der Bauchmuskulatur, Schockzeichen und oft blutiger Urin.
Therapie: Schocklagerung und sofortiger Abtransport ins Krankenhaus.

Tendopathien

Während Leistenbrüche oder Bauchwandbrüche im Sport verhältnismäßig selten sind, kommt es sehr häufig am Ursprung der Muskulatur im Bereich des Beckens und in der Leistengegend zu Schmerzen. Es handelt sich hier hauptsächlich um Tendopathien.
Diagnose: Umschriebener Druckschmerz am Ursprung der Muskulatur, Bewegungsschmerz.
Therapie: Dringende fachärztliche Untersuchung mit Röntgenuntersuchung notwendig. Lokal 1 bis 2 Cortisoninjektionen, Iontophorese, Neodynator, bei wiederholtem Auftreten operative Behandlung.

Becken und Hüftgelenke

Beckenprellung

Tritt verhältnismäßig selten bei sportlicher Betätigung auf.
Diagnose: Örtlicher Druckschmerz, Schwellung, Bluterguß. Röntgenuntersuchung notwendig, um Beckenbruch auszuschließen.
Therapie: Kalte Kompressen, später Wärme, Salben und Elektrotherapie.

Knöcherne Abrisse

Bei Jugendlichen kann es infolge plötzlicher kraftvoller Muskelanspannungen (Fußballspielen, Leichtathletik, Skifahren und Gewichtheben) gelegentlich zu Abrissen der knöchernen Muskelsehnenansätze kommen, beim Erwachsenen eher zu Muskelsehnenrissen, deren Lokalisation an der Beckenschaufel, am oberen und unteren Darmbeinstachel und am Sitzbeinhöcker liegt.

Diagnose: Umschriebener Druckschmerz, Schwellung, Bewegungseinschränkung, Röntgenuntersuchung zeigt Apophysenablösung.

Therapie: Ruhigstellung für 2 Wochen durch Bettruhe, Kälteanwendung, Elektrotherapie, nach 3 Wochen leichte Übungsbehandlung (Unterwassergymnastik) und Widerstandsübungen. Operative Behandlung bleibt seltenen Fällen vorbehalten. Wiederaufnahme des Trainings mit langsamer Belastungssteigerung erst nach Abklingen der Belastungsschmerzen.

Beckenknochenfraktur

Kommen hauptsächlich bei Motorradunfällen und im Reitsport vor.

Diagnose: Umschriebener Druckschmerz, Bewegungs- und Stauchungsschmerz, Schwellung, Bluterguß, Funktionsbehinderung, Röntgenuntersuchung notwendig.

Therapie: Sofortiger Transport ins Krankenhaus. Abhängig von der Art und Schwere des Knochenbruches, nach 3 bis 4 Wochen Bettruhe krankengymnastische Übungen, Unterwassergymnastik, langsame Gehübungen.

Kreuz- und Steißbeinverletzungen

Kreuz- und Steißbeinverletzungen sind im Sport nicht sehr häufig. Sie können durch Sturz auf das Gesäß auftreten und zum Bruch bzw. Prellung des Kreuz- und Steißbeines führen.

Diagnose: Umschriebener Druckschmerz, Schwellung, Belastungsschmerz, besonders Beschwerden beim Sitzen. Röntgenuntersuchung notwendig.

Therapie: Schonung, Wärmeanwendung, Neodynator, unter Umständen bei Fehlstellung Einrichtung in örtlicher Betäubung, Infiltrationen mit Lokalanästhetikum.

Hüftgelenkverletzung

Hüftgelenkverletzungen sind im Sport sehr selten. Luxationen treten nur durch extreme Gewalteinwirkung auf, Brüche durch Stauchung.

Diagnose: Bewegungs- und Belastungsschmerz, bei Verrenkung federnde Fixation. Röntgenuntersuchung notwendig, eventuell Tomographie, Computertomographie.

Therapie: Rascher Transport in das nächste Krankenhaus. Wiederaufnahme der Sportfähigkeit kann nur nach Art der Verletzung entschieden werden.

Hüftkopfepiphysenlösung

Bei Jugendlichen bis zum 15. Lebensjahr kann es unter Umständen zu Epiphysenlösung des Hüftkopfes kommen, wobei nicht immer ein wesentliches Trauma vorliegen muß.

Diagnose: Belastungsschmerzen nach längerem Gehen, oft ausstrahlend in das Bein. Ermüdungshinken, Röntgenuntersuchung notwendig. Bei länger anhaltenden Schmerzen nach Zerrung oder Prellung bei jugendlichen Fußballspielern ist an Epiphysenlösung zu denken.

Therapie: Operation, Ruhigstellung mit Beckenbeingipsverband, anschließend krankengymnastische Übungsbehandlung, Unterwassergymnastik. Wiederaufnahme der sportlichen Tätigkeit je nach Sportart nach Wiederherstellung der einwandfreien Gelenkfunktion und Kräftigung der Muskulatur, Sprungübungen bis zum knöchernen Durchbau der Wachstumsfuge verboten.

Oberschenkelprellung

Bei allen Sportarten, besonders Ballspielen, kann es durch Schlag oder Tritt gegen den Oberschenkel zu Quetschungen der Weichteile kommen. Blutergüsse innerhalb der Muskeln gehen meist mit erheblichen Schmerzen einher, da ein Ausweichen in die umgebenden Weichteile nicht möglich ist.

Diagnose: Spontan- und Druckschmerz mit erheblicher Bewegungseinschränkung, Schwellungen und Funktionsbeeinträchtigung.

Therapie: Kryotherapie, Druckverband für einige Stunden, später Stützverband, keine Massagen, Neodynator. Nach einigen Tagen örtliche Wärmeanwendung.

Muskelzerrung

Tritt durch unkoordinierte und kraftvolle Bewegungen bei Spurts in der Leichtathletik oder auch bei Ballspielen auf.

Diagnose: Bewegungseinschränkung, Belastungsschmerz, umschriebener Druckschmerz an den verletzten Muskelanteilen.

Therapie: Stützverband, funktioneller Verband, Neodynator, keine Massagen. Ausübung des Sports nur bei vollkommener schmerzfreier Bewegung. Bei anhaltenden Beschwerden 2 bis 3 Wochen Schonung, leichte Muskelanspannungsübungen, eventuell Unterwassergymnastik und Elektrotherapie, Lockerungsmassagen. Auf keinen Fall Vereisungsspray oder lokale Infiltrationen, da durch Schmerzausschaltung bei weiterer sportlicher Belastung eine Verschlimmerung eintreten muß. Die Folge ist dann Aussetzen der sportlichen Tätigkeit durch Wochen bis Monate.

Muskelriß

Durch unkoordinierte Bewegung oder äußere Gewalteinwirkung kann ein Muskelriß bewirkt werden.

Diagnose: Plötzlicher messerstichartiger Schmerz mit anschließender tastbarer Delle, Bluterguß mehr oder minder großen Ausmaßes, Funktionsbehinderung und Belastungsschmerzen.

Therapie: Eistherapie, Druckverband, Schonung und Entlastung in den ersten Tagen. Keine Wärme, keine Massagen. Nach 1 Woche Beginn mit funktioneller Übungsbehandlung (Muskelanspannungsübung, Wärmeanwendung, Elektrotherapie, Neodynator). Das Training kann nur unter langsam ansteigender Belastung aufgenommen werden. Eine Ausheilung ist erst erreicht, wenn volle Kraft, volle Dehnbarkeit und freie Extremitätenbeweglichkeit bestehen.

Myositis ossificans

Diese kann infolge einer Muskelverletzung mit mehr oder minder großem Bluterguß auftreten. Ursache ist meist eine zu frühzeitige Muskelmassage und übertriebene Übungsbehandlung.
Diagnose: Druckschmerzhaftigkeit und Hartspann der Muskulatur. Funktionsbehinderung. Röntgenuntersuchung zeigt Verkalkung der geschädigten Muskelabschnitte. Keine Massagen, keine Wärmeanwendung, nur aktive Bewegungsübungen, Elektrotherapie (Interferenzstrombehandlung). Bei Funktionsbehinderung kann nach eineinhalb Jahren an eine operative Entfernung der Kalkeinlagerung gedacht werden.

Tendopathien

Sehr häufig kommt es im Bereiche der Ursprünge der Adduktoren am Schambein bei Fußballspielern und Geräteturnern durch Überbelastung zu Beschwerden.
Diagnose: Druckschmerz an der Ansatzstelle bzw. am Ursprung der Muskulatur am Schambein, Bewegungs- und Belastungsschmerzen bei Abspreizbewegungen, Verspannung der umgebenden Muskulatur, in Ruhe keine Beschwerden.
Therapie: Sportpause und Vermeidung schmerzhafter Grätsch- und Abspreizbewegungen. Fangopackung, Heißluft, Elektrotherapie, Ionthophorese, Neodynator, Lockerungsmassagen der Oberschenkel-Unterbauchmuskulatur. Unter Umständen 1 bis 2 Injektionen mit einem Cortisonpräparat mit Lokalanästhetikum, bei Therapieresistenz operative Behandlung durch Einkerben der Sehnenansätze. Jede Fehl- und Überbelastung führt unter Umständen wieder zu Rezidiven mit langer Behandlungszeit.

Riß der Quadrizeps- und Patellarsehne

Bei älteren Läufern und Springern kann durch indirekte Gewalteinwirkung oder kraftvollen Einsatz der Kniestreckmuskulatur die vorgeschädigte Sehne einreißen.
Diagnose: Plötzlich stechender Schmerz oberhalb oder unterhalb der Kniescheibe, Streckbehinderung bis Streckunfähigkeit, tastbare Delle, Kniescheibenhochstand beim Riß der Patellarsehne, Kniescheibentiefstand bei Riß der Quadrizepssehne. Röntgenuntersuchung angezeigt.
Therapie: Operation durch Naht, anschließend 4 Wochen Ruhigstellung in Oberschenkelgipshülse, dann krankengymnastische Übungsbehandlung, Unterwassergymnastik, Elektrotherapie. Bei freier Beweglichkeit und Schmerzlosigkeit mit funktionellem Verband (Tape) kann mit langsam gesteigerter Trainingsbelastung begonnen werden. Wiederaufnahme der sportlichen Tätigkeit erst bei beschwerdefreier, einwandfreier Gelenkfunktion und seitengleicher Muskelkraft.

Oberschenkelfraktur

Diese ist bei sportlicher Tätigkeit nicht sehr häufig und tritt bisweilen beim Motorsport und Skisport auf.

Diagnose: Spontaner Bewegungsschmerz, Fehlstellung des Beines. Röntgenuntersuchung notwendig.

Therapie: Schockbekämpfung, Schienung des Beines und sofortiger Abtransport ins Krankenhaus, dort Behandlung konservativ durch Extension oder operativ durch Nagelung, Verplattung und Verschraubung. Vorerst für 14 Wochen Ruhigstellung, anschließend krankengymnastische Übungsbehandlung, Unterwassertherapie, Gehübungen unter zunehmender Belastung. Wiederaufnahme des Trainings bei vollkommener knöcherner Ausheilung und seitengleich kräftiger Muskulatur.

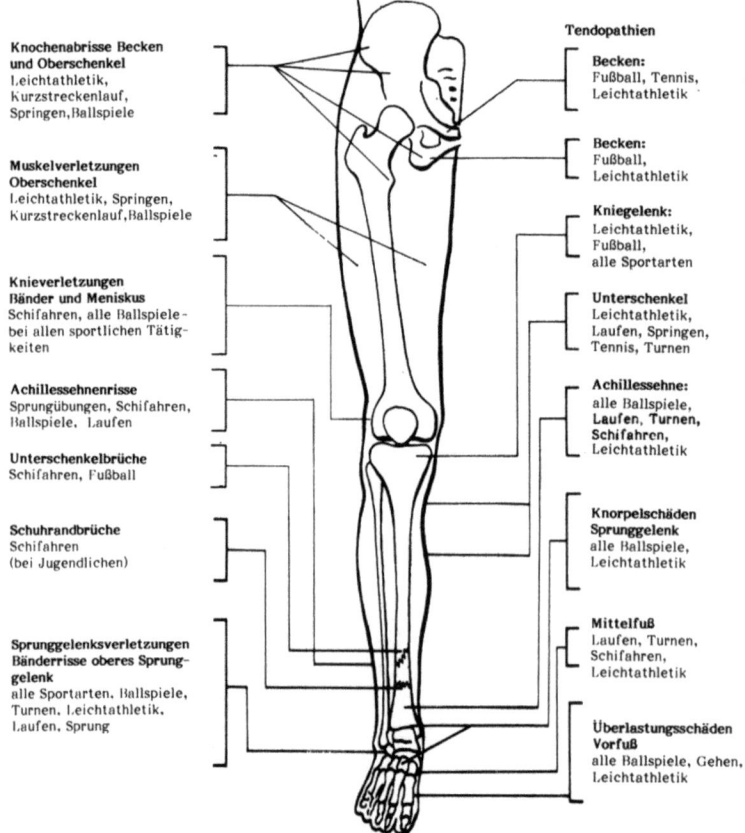

Abb. 3. Typische Sportverletzungen und Sportschäden an den unteren Gliedmaßen.

Kniegelenk

Bei Verletzungen am Kniegelenk können Bänder-, Kapsel-, Meniskus-, Knorpel- oder Knochenverletzungen auftreten. Auf Grund des komplizierten anatomischen Aufbaues ist jede Kniebinnenverletzung als schwere Verletzung zu betrachten und gehört in fachärztliche oder Krankenhausbehandlung.

Prellung

Hier kann die synoviale und auch die fibröse Kapsel sowie der *Hoffa*sche Fettkörper durch indirekte Gewalteinwirkung verletzt sein.

Diagnose: Umschriebene Schwellung, Druck- und Bewegungsschmerz mit leichter Funktionsbehinderung, eventuell leichter Gelenkerguß.

Therapie: Kälte, Druckverband, Schonung, resorptionsfördernde Salben, Elektrotherapie.

Distorsion

Durch Gewalteinwirkung kann die Gelenkkapsel und der Bandapparat einzeln oder gemeinsam geschädigt werden.

Diagnose: Umschriebener Druckschmerz, Schwellung, eventuell Kniegelenkerguß. Einschränkung der Bewegung und Sportfähigkeit.

Therapie: Kälteanwendung, bei intraartikulärem Erguß Punktion, anschließend 5 Tage Ruhigstellung, mit dorsaler Gipsschiene, dann funktioneller Verband (Sporttape), Elektrotherapie, Neodynator, Iontophorese. Sportpause bis Wiedererlangen der freien Beweglichkeit, dann vorsichtig zunehmende Trainingsbelastung.

Meniskusverletzung

Diese Verletzung tritt häufig beim Fußballspielern durch Drehbewegung des Körpers bei feststehendem Fuß und gebeugtem Kniegelenk auf, wobei der Meniskus gewaltsam zwischen Oberschenkel und Schienbein eingeklemmt wird und es zum Ein- bzw. Abriß kommt. Mediale Meniskusverletzungen sind wesentlich häufiger als laterale.

Diagnose: Spontaner Druckschmerz, Bewegungsschmerz, Blockierung des Gelenkes mit federnder Streckbehinderung bei Meniskuseinklemmung, Gelenkerguß. Eine nicht erkannte Meniskus-Schädigung führt zu wiederholten Einklemmungserscheinungen, zunehmender Schwäche und Umfangsminderung der Oberschenkelstreckmuskulatur, besonders am Musculus vastus medialis. Eventuell Gelenkschnappen und wiederholte Schwellung.

Therapie: Bei Meniskusabriß oder Einklemmung *sofortige* operative Behandlung. Bei Meniskuszerrung kalte Umschläge, Druckverband. Bei zunehmendem Erguß Punktion, Anlegen eines Druckverbandes, später einer Gipshülse für 3 Wochen, danach krankengymnastische Übungen, Kräftigung der Quadrizepsmuskulatur, lokale Wärmebehandlung, Neodynator. Bei einem Abriß soll die Operation möglichst frühzeitig durchgeführt werden und bringt die besten Resultate.

Nachbehandlung: Intensive krankengymnastische Übungen zur Kräftigung der Oberschenkelmuskulatur. Wiederaufnahme der sportlichen Tätigkeit bei freier Gelenkbeweglichkeit und einwandfreier Funktion sowie Kräftigung der Oberschenkelmuskulatur.

Bandverletzung des Kniegelenkes

Seiten- oder Kreuzbänder können durch direkte oder indirekte Gewalteinwirkung verletzt werden. Häufig sind kombinierte Verletzungen von Kreuz- und Seitenbändern mit Mitbeteiligung des Meniskus und der Gelenkkapsel zu beobachten.

Diagnose: Lokaler Druck- und Bewegungsschmerz, eingeschränkte Beweglichkeit, Gelenkerguß, Belastungsunfähigkeit. Dringende Einweisung ins Krankenhaus oder fachärztliche Behandlung. Röntgenuntersuchung möglichst mit gehaltene Aufnahmen, um komplette Bandrisse nachzuweisen.

Therapie: Erste-Hilfe-Maßnahme in Form von Kälteanwendung, Druckverband, eventuell Kniegelenkpunktion. Bei Bänderzerrung 3 Wochen Gipshülse, bei Bandrissen sofortige operative Behandlung mit anschließender gezielter Therapie (krankengymnastische Übungen, Unterwasser- und Elektrogymnastik). Wiederaufnahme der sportlichen Tätigkeit bei freier Gelenkbeweglichkeit und guter Muskelfunktion. Trainingsbeginn frühestens nach 4 bis 6 Monaten.

Hoffasche Erkrankung

Diese besteht in einem Reizzustand des intraartikulären Fettkörpers mit Bewegungsschmerzen sowie häufig blutigem Gelenkerguß.

Diagnose: Druckschmerzhaftigkeit des Fettkörpers hinter und unterhalb der Kniescheibe, Belastungsschmerzen bei Kniestreckung, kann ähnliche Zeichen wie bei einer Meniskusverletzung zeigen.

Therapie: Abschwellende Salben, nach Abklingen des Reizzustandes Wärmeanwendung, Fango-Moorpackung, Elektrotherapie, Mikrowelle, Iontophorese. Bei wiederholtem Auftreten operative Behandlung durch Teilentfernung des Fettkörpers. Nachbehandlung wie bei Meniskusoperation.

Osteochondrosis dissecans

Umschriebene Knochen-Knorpelerkrankung meistens im Bereiche des medialen, aber auch im lateralen Oberschenkelkondylus mit möglichem Auftreten freier Gelenkskörper (Gelenksmaus). Uncharakteristische Knieschmerzen, bei wiederholter Einklemmung des freien Gelenkskörpers häufig Gelenkergüsse. Röntgenuntersuchung dringend angezeigt.

Therapie: Bei Jugendlichen bis zum 12. Lebensjahr Entlastung durch Oberschenkelgipshülse oder eventuell operative Behandlung durch Anfrischen des osteochondrotischen Herdes, anschließend Entlastung für 6 Monate mit laufenden Röntgenkontrollen. Bei freiem Gelenkkörper sofortige operative Entfernung desselben.

Sportfähigkeit: Aufnahme der sportlichen Tätigkeit je nach Sportart. Sprung- oder Laufbelastungen erst nach Ausheilung des Knorpeldefektes sowie freier Gelenk- und Muskelfunktion, frühestens jedoch nach 6 bis 12 Monaten.

Chondropathia patellae

Knorpelschaden im Bereiche der Kniescheibengelenkfläche. Als Ursache kommen eine angeborene Gelenkflächenasymmetrie oder erhebliche Knieprellung sowie chronische Überbelastung (z. B. Schwerathletik) in Frage.

Diagnose: Schmerzen beim Aufrichten aus der Hocke, bei Kniebeugen, Treppenaufwärts- und Treppenabwärtsgehen, Anpreßschmerz im Patellofemoralgelenk.

Therapie: Wärmeanwendung, Fangopackung, Elektrotherapie, Neodynator, Iontophorese, intraartikuläre Injektionen mit Arteparon ®, Peroxinorm ®. Bei Therapieresistenz Operation.

Morbus Schlatter

Knochenentwicklungsstörung am Ansatz der Patellarsehne an der Tuberositas tibiae, häufig bei Jugendlichen zwischen dem 10. und 16. Lebensjahr.
Diagnose: Umschriebener Druckschmerz am Ansatz der Patellarsehne. Röntgenuntersuchung notwendig.
Therapie: Örtliche Wärmeanwendung, Fangopackung, Elektrotherapie, Mikrowellen, Iontophorese, funktioneller Verband zur Entlastung der Patellarsehne. 4 bis 6 Wochen Vermeidung von Sprung- und Laufübungen, eventuell lokale einmalige Injektion mit einem Cortisonderivat oder Peroxinorm ® mit anschließender Gipshülsenruhigstellung für 3 bis 4 Wochen.

Patellaluxation

Tritt bei sportlicher Tätigkeit sehr selten auf und entsteht durch plötzliche Anspannung der Oberschenkelstreckmuskulatur bei gebeugtem Kniegelenk und auswärts gedrehtem Unterschenkel.
Diagnose: Unfähigkeit der Kniebeugung und Streckung mit heftigen Schmerzen, zunehmende Schwellung und Fehlstellung der Kniescheibe. Oftmals Selbst-Reposition durch sofortiges Wiederhereinspringen der Patella.
Therapie: Sofortiger liegender Transport ins Krankenhaus, Reposition, Ruhigstellung durch dorsale Gipsschiene. Bei Gelenkerguß Punktion, anschließend Oberschenkelgipshülse für 3 Wochen. Nach Gipsabnahme Übungstherapie: Unterwassergymnastik, Kräftigungsübungen der Quadrizepsmuskulatur. Bei wiederkehrenden Verrenkungen operative Behandlung.

Frakturen im Bereiche des Kniegelenkes

Sie entstehen durch direkte und indirekte Gewalteinwirkung auf das Kniegelenk, sind bei sportlicher Tätigkeit sehr selten.
Diagnose: Schwellung, intraartikulärer Erguß, Bewegungs- und Belastungsschmerz, Streck- und Beugebehinderung, Röntgenuntersuchung notwendig.
Therapie: Ruhigstellung durch Schienung und sofortiger Transport in das nächstgelegene Krankenhaus. Je nach Bruchart, Extensionsbehandlung, Gipsbehandlung oder Operation. Zur Nachbehandlung aktive Bewegungstherapie, Unterwassergymnastik, Kräftigung der Oberschenkelstreckmuskulatur. Wiederaufnahme der sportlichen Tätigkeit bei freier Beweglichkeit, Kräftigung der Muskulatur und Schmerzfreiheit.

Tibiakopffraktur

Seltene Sportverletzung, die beim Sturz auf das überstreckte Kniegelenk zustandekommt.
Diagnose: Bewegungsschmerz, Belastungsunfähigkeit, Schwellung, Röntgenuntersuchung notwendig.

Therapie: Liegt keinerlei Fehlstellung der Bruchstücke vor funktionelle Behandlung und Extensionsverband für 3 Wochen bzw. Lagerung auf *Braun*scher Schiene mit Bettgymnastik. Bei Fehlstellung operative Rekonstruktion des Schienbeinkopfes, später vorsichtige Belastungsübungen, Unterwassertherapie. Wiederaufnahme der sportlichen Tätigkeit nach knöcherner Heilung der Fraktur bei freier Gelenksbeweglichkeit und seitengleicher Muskelkraft.

Unterschenkelprellung

Durch Schläge oder Tritt gegen den Unterschenkel kommt es zu Quetschungen der Weichteile, dadurch entstehen in der tiefer gelegenen Muskulatur mehr oder minder erhebliche Blutergüsse, besonders innerhalb der Wadenmuskulatur.
Diagnose: Bewegungs- und Druckschmerz, Schwellung mit Funktionseinschränkung.
Therapie: Eis, Druckverband für einige Stunden, nach Abklingen der akuten Erscheinungen Wärme. Bei Belastung funktioneller Verband (Tape), Elektrotherapie, keine Massagen.

Muskelzerrung und Muskelriß

Die diagnostischen und therapeutischen Maßnahmen wurden bereits besprochen.

Periostitis/Tendopathie

Im Bereiche des Schien- und Wadenbeins können am Ursprung der Muskulatur Überlastungsbeschwerden im Sinne von Tendopathien besonders nach Laufen und Spielen auf Kunststoffböden (asphaltharten Hallenböden) entstehen.
Diagnose: Druckschmerzhaftigkeit besonders am mittleren und unteren Abschnitt der Schienbein- und Wadenbeinkante. Verspannung der Muskulatur und Belastungsbeschwerden.
Therapie: Leichte Massagen der Muskulatur zur Lockerung, lokale Salbenanwendung. Veränderte Trainingsgestaltung sowie fachgerechte Behandlung können Rezidive vermeiden.

Tibialis-anterior-Syndrom

Akute bzw. chronische Überlastung der vorderen Schienbeinmuskulatur.
Diagnose: Muskelschwellung an der Vorderseite des Unterschenkels besonders beim Gehen sowie beim Abrollen und Anheben des Vorfußes.
Therapie: Dringende Behandlung notwendig, Kälteanwendung, Hochlagerung und Entlastung des Beines, Entzündungshemmung mit abschwellenden Medikamenten. Bei Anhalten der Schwellung und Fortschreiten der Bewegungseinschränkung operative Behandlung.

Achillessehnenriß

Dieser entsteht bei kräftiger Anspannung der Wadenmuskulatur oder durch plötzliche extreme und unkoordinierte Muskelbewegung. Meistens liegt durch chronische Überbelastung bereits ein Verschleiß des Sehnengewebes vor.

Diagnose: Messerstichartiger Schmerz unter Umständen mit deutlichem Geräusch, Druckschmerz, tastbare Delle an der Rißstelle, Schwellung und Bluterguß, Zehenstand nicht möglich. *Thomsen*sches Zeichen positiv (fehlende Fußstreckung beim Wadenkneiftest).

Therapie: Operation durch Naht, anschließend 6 bis 8 Wochen Ruhigstellung im Gipsverband. Nach Gipsabnahme krankengymnastische Übung, Unterwassergymnastik. Für 3 bis 5 Monate Entlastung durch Absatzerhöhung bis zu 1,5 cm, anschließend langsames Aufbautraining. Volle Sportfähigkeit je nach Sportart nach etwa 6 Monaten.

Achillodynie und Peritendinitis achillea

Reizzustand der Achillessehne oder des Sehnengleitgewebes vor allem bei Tennis-, Handball- und Fußballspielern, Langstreckenläufern, Spintern und Springern. Mögliche Ursache einer Überbeanspruchung der Achillessehne sind Kunststoffbeläge in den Hallen, Knick-Senkfuß oder Druck der Fersenkappe des Schuhes.

Diagnose: Druckschmerz im Verlaufe der Achillessehne besonders an der Außenseite. Bei Entzündung des Achillessehnengleitlagers Schwellung und häufig tastbares Knirschen.

Therapie: Sportpause für einige Tage, lokal entzündungshemmende und abschwellende Salben bzw. orale Medikamente. Daneben Elektrotherapie, Ionthophorese, Neodynator. Leichte Massagen der Wadenmuskulatur, eventuell Stäbchenmassage der Achillessehne und des Gleitlagers. Entlastung durch funktionellen Verband (Sporttape). Bei länger anhaltenden Schmerzen Gipsruhigstellung für 3 Wochen, unter Umständen operative Behandlung mit völliger Ruhigstellung im Gipsverband für 4 bis 6 Wochen. Auf Kunststoffböden volle Belastbarkeit erst nach 4 bis 6 Wochen. Eine lokale Cortisonbehandlung im Bereiche des Sehnengleitgewebes (maximal 1 bis 2 Injektionen) kann ebenfalls eine Besserung bringen doch darf niemals in das Sehnengewebe injiziert werden.

Unterschenkel-Frakturen

Entstehung durch direkte oder indirekte Gewalteinwirkung.

Diagnose: Starke Schmerzen und Fehlstellung, Bluterguß, Funktionsausfall, abnorme Beweglichkeit, Röntgenuntersuchung dringend notwendig.

Therapie: Schienung und sofortiger Transport ins nächste Krankenhaus. Behandlung konservativ. Einrichtung in Anästhesie und Ruhigstellung mit Gipsverband oder Extensionsbehandlung bzw. operative Behandlung. Nach konservativem Vorgehen Gips für 8 bis 12 Wochen. Nach Gipsabnahme Zinkleimverband für 2 Wochen, krankengymnastische Übungsbehandlung, Unterwassergymnastik.

Isolierte Wadenbeinfraktur

Sie kann durch direkte Gewalteinwirkung, z. B. Tritt beim Fußballspielen, hervorgerufen werden.

Diagnose: Schwellung, Druckempfindlichkeit mit Belastungsschmerzen, Bewegungsbehinderungen. Röntgenuntersuchung notwendig.

Therapie: Unterschenkelgipsverband nicht immer notwendig, eventuell Zinkleimverband für 3 Wochen. Anschließend funktionelle Nachbehandlung, Elektrotherapie, Interferenzstrom, Neodynator.

Knöchelfraktur

Diese wohl häufigste Bruchform an den unteren Gliedmaßen entsteht durch direkte oder indirekte Gewalteinwirkung. Zusätzlich kann es zur Verletzung des Bandapparates und Verrenkung des Sprunggelenkes kommen.

Diagnose: Erheblicher Bewegungs- und Spontanschmerz, Schwellung, Bluterguß, eventuell Fehlstellung, Funktionsbehinderung. Röntgenuntersuchung notwendig.

Therapie: Schienung, Hochlagerung des Beines, sofortiger Transport in das nächstliegende Krankenhaus. In Lokal- oder Allgemeinanästhesie Reposition und Fixation mit Gipsverband oder operative Behandlung je nach Bruchform, Verschiebung sowie Gabelsprengung. Anschließend Unterschenkelliegegipsverband und nach Wundheilung Gehgipsverband für 6 Wochen. Nach Gipsabnahme krankengymnastische Behandlung mit Unterwassergymnastik und Bewegungs- und Belastungsübungen.

Epiphysenverletzung

Diese Verletzung tritt bei Kindern bzw. Jugendlichen infolge direkter oder indirekter Gewalteinwirkung auf.

Diagnose: Schwellung, Spontan- und Druckschmerz, Bewegungseinschränkung, Gehunfähigkeit. Röntgenuntersuchung notwendig.

Therapie: Schienung, sofortiger Abtransport ins Krankenhaus, Reposition in Allgemeinanästhesie. Wenn exakte Einrichtung nicht möglich, operative Einrichtung, Fixation mit Unterschenkel-Liegespaltgipsverband, anschließend Gehgipsverband für 6 Wochen. Nach Gipsabnahme krankengymnastische Behandlung mit Bewegungs- und Belastungsübungen, Unterwassergymnastik, volle sportliche Belastbarkeit etwa nach einem halben Jahr.

Sprunggelenk und Vorfuß:

Prellung

Diagnose: Bewegungs- und Spontanschmerzen, Schwellung, Funktionsbehinderung, eventuell Gelenkerguß, keine wesentliche sportliche Einschränkung.

Therapie: Kälte, Druckverband, reduzierte Trainingsbelastung, funktioneller Verband (Tape-Verband), Neodynator.

Distorsion des Sprunggelenkes

Durch Umkippen kommt es zu einer mehr oder minder ausgeprägten Verletzung des Kapselbandapparates.

Diagnose: Druck- und Belastungsschmerz, erhebliche Schwellung, schmerzhafte Funktionsbehinderung. Eine gehaltene Aufnahme gibt Aufschluß über Aufklappbarkeit des Gelenkes (Bändereinrisse oder -durchrisse).

Therapie: In leichten Fällen Kälteanwendung, feuchte Umschläge für 8 bis 12 Stunden, Entlastung und Hochlagerung. Später funktioneller Verband mit Schaumgummi, langsam zunehmende Belastung möglich. Bei schwerer Verstauchung Ruhigstellung mit Unterschenkelgipsverband für 3 Wochen. Bei Zerreißung der Bänder mit Aufklappbarkeit des Gelenkes Operation mit Bandnähten möglichst innerhalb der ersten Stunden, anschließend Ruhigstellung mit Gipsverband für 4 bis 6 Wochen. Nach Gipsabnahme Zinkleimverband, krankengymnastische Übungsbehandlung, leichte Massagen, Unterwassergymnastik, Elektrotherapie, Sportfähigkeit je nach Sportart meistens 1 bis 3 Monate später. Bei wiederholten Reizzuständen des Kapselbandapparates funktionelle Verbände.

Fersenbeinprellung

Kann durch Sturz oder bei der Landung im Turnen auftreten.
Diagnose: Druck- und Belastungsschmerzen, Funktionsbehinderung, zeitweilig auch Schwellung, Röntgenuntersuchung notwendig.
Therapie: Kältetherapie, Schonung, Elektrotherapie. Später Wärmeanwendung, Ionthophorese, Einlagen.

Reizzustände im Bereiche des Fersenbeines

Bei lang andauernder oder übermäßiger falscher Fußbelastung und Fußdeformitäten entstehen Schmerzen besonders an Sehnen- und Muskelansätzen im Bereiche der Fußsohle.
Diagnose: Belastungs- und lokaler Druckschmerz, Funktionseinschränkung. Röntgenuntersuchung notwendig.
Therapie: Neodynator, Ionthophorese, Ultraschall. Bei anhaltenden Beschwerden eventuell 1- bis 2malige Cortisoninjektion am Schmerzpunkt. Entlastende Einlage. Bei Rezidiven Operation angezeigt.

Fersenbeinfraktur

Entsteht durch Sturz auf die Ferse aus großer Höhe.
Diagnose: Druckschmerz, Belastungsschmerz, zunehmende Schwellung, Funktionsbehinderung. Röntgenuntersuchung angezeigt.
Therapie: Schienung und Transport ins nächste Krankenhaus. Funktionelle Behandlung für 10 bis 12 Wochen bei nicht verstellter Fraktur. Bei Brüchen mit Verschiebung Einrichtung in Narkose, eventuell Operation. Anschließend Fixation für 10 bis 12 Wochen. Nach Gipsabnahme krankengymnastische Übungen, Bewegungsbäder, Einlageversorgung. Volle Belastung etwa 6 Monate nach dem Unfall.

Sprungbeinfraktur

Diese seltene Verletzung entsteht durch schwere Stauchung des Fußes.
Diagnose: Spontaner Druckschmerz mit Funktionsbeeinträchtigung, Belastungsunfähigkeit, Schwellung. Röntgenuntersuchung notwendig.

Therapie: Sofortiger Transport in das nächste Krankenhaus. Bei geringer Verschiebung funktionelle Behandlung, 2 Wochen Unterschenkelliegegips, dann Unterschenkelgehgipsverband für 10 Wochen. Bei erheblicher Verschiebung Operation mit Fixation, anschließend Ruhigstellung im Gipsverband. Nach Gipsabnahme krankengymnastische Übungsbehandlung, Unterwassergymnastik, Einlagenversorgung. Röntgenkontrolle später notwendig, um eine Knochennekrose auf Grund unzureichender Blutversorgung aufzudecken.

Distorsion der Fußwurzel

Durch direkte Gewalteinwirkung kann es zu einer Verletzung der Fußwurzelknochen kommen, die manchmal mit Ausrissen an den knöchernen Bandansätzen einhergehen.
Diagnose: Druckschmerz, Belastungsschmerz und Bewegungsschmerz sowie Schwellung. Röntgenuntersuchung angezeigt.
Therapie: Kältetherapie, Druckverband, funktioneller Verband (Sport-Tape). Schonung für 3 Wochen, bei schweren Distorsionen mit knöchernen Ausrissen Unterschenkelgehgipsverband für 4 bis 6 Wochen. Nach Gipsabnahme funktioneller Verband oder Zinkleimverband. Physikalische Behandlung mit Neodynator, Ionthophorese, Unterwassergymnastik.

Fußwurzelfraktur

Seltene Sportverletzung, welche durch schwere Stauchung oder durch Verdrehung des Fußes nach innen und außen entsteht.
Diagnose: Umschriebener Druckschmerz, Schwellung, Belastungsunfähigkeit, Röntgenuntersuchung angezeigt.
Therapie: Ruhigstellung, Unterschenkelgipsverband (2 Wochen Spaltgips), dann 4 bis 6 Wochen Gehgipsverband. Bei verschobenen Brüchen operative Behandlung notwendig, anschließend Ruhigstellung und Gipsverband. Nach Gipsabnahme krankengymnastische Übungen, Unterwassertherapie, Einlagenversorgung.

Mittelfußfrakturen

Entstehen durch direkte Gewalteinwirkung hauptsächlich am 4. und 5. Mittelfußknochen. In diesem Bereich kann es nach Überbelastung auch zu Ermüdungsbrüchen (Marschfraktur oder Streßfraktur) kommen.
Diagnose: Druckschmerz, Funktionsbehinderung beim Gehen, Stauchungsschmerz. Röntgenuntersuchung notwendig.
Therapie: Hochlagerung, feuchtkalte Umschläge, nach Abklingen der Schwellung Unterschenkelgehgipsverband für 4 bis 6 Wochen. Nach Gipsabnahme krankengymnastische Übungsbehandlung, Sporttapeverband, Einlagenversorgung. Bei Knochenbrüchen mit Verstellung: Einrichtung in Narkose und Fixation mit Kirschner-Drähten, anschließend Ruhigstellung mit Unterschenkelgips für 6 Wochen.

Distorsion der Zehengelenke

Durch direkte Gewalteinwirkung und Anschlagen an harte Gegenständen wird am häufigsten das Großzehengrundgelenk verletzt.

Diagnose: Bewegungsschmerz, Schwellung, Funktionsbehinderung, Röntgenuntersuchung zum Ausschluß einer Knochenverletzung notwendig.

Therapie: Kältetherapie, Schonung, funktioneller Verband (Sport-Tape), Neodynator. Bei Luxation der Zehengelenke Reposition in örtlicher Betäubung, anschließend Sporttapeverband oder Unterschenkelgehgipsverband für 2 Wochen.

Zehenfraktur

Entsteht durch direkte Gewalteinwirkung.

Diagnose: Bewegungs- und Druckschmerz, Schwellung und Bluterguß, Gehbehinderung. Röntgenuntersuchung notwendig.

Therapie: Kälteanwendung. Bei verschobenem Grundgliedbruch der 1. Zehe Einrichtung, 1 Woche Unterschenkelspaltgips, dann Unterschenkelgehgipsverband für 2 Wochen. Nach Abnahme des Gipsverbandes unter Umständen bei längerer Belastung Beschwerden und Beeinträchtigung der Sportfähigkeit in bestimmten Sportarten wie etwa Laufen und Springen. Bei Zehenbrüchen ohne Verstellung genügt ein Tapeverband.

Kapitel 12

Der plötzliche Tod im Sport

A. Aigner

Einleitung

Der plötzliche tödliche Zusammenbruch eines Sportlers im Wettkampf oder Training ist immer ein äußerst dramatisches Ereignis, tritt doch aus voller Leistungsfähigkeit und offensichtlicher Gesundheit völlig unerwartet die tödliche Katastrophe ein. Es gibt jedoch eine Reihe von möglichen Faktoren, die teils für sich allein, teils in Kombination den Zusammenbruch des Organismus bewirken können. Manche der plötzlichen Todesfälle sind traumatisch bedingt, für die Mehrzahl davon sind jedoch nicht-traumatische Ursachen verantwortlich (6, 12). Es stellt sich bei diesen Zwischenfällen immer die Frage, inwiefern nicht bereits vorhandene, aber nicht erkannte pathologische Veränderungen an verschiedenen Organen zum tödlichen Ausgang beigetragen haben. Sehr häufig gelingt es bei der Obduktion, eine Organerkrankung als Todesursache festzustellen, in manchen Fällen liegt jedoch kein entsprechendes pathologisch-anatomisches Korrelat vor. Für diese Todesfälle müssen andere Ursachen angenommen werden wie z. B. eine extreme körperliche Anstrengung verbunden mit zusätzlichen Faktoren wie Hitze, Kälte, Flüssigkeits- und Elektrolytmangel, oder auch Dopingmittel.

Traumatisch bedingte Todesfälle

Traumatisch bedingt sind jene Sport-Todesfälle, die nach Verletzung lebenswichtiger Organe durch Gewalteinwirkungen wie z. B. Genickbruch beim Trampolinspringen, Schädel-Hirntraumata bei Stürzen oder Pfählungsverletzungen durch Sportgeräte eintreten. Daneben können auch kleinere Gewalteinwirkungen zur Katastrophe führen, wenn z. B. durch einen Schlag oder Stoß in die Herzregion Verletzungen und/oder Thrombosen sklerotischer Koronargefäße verursacht werden, wie das vom Fußball oder Boxsport bekannt ist. Selbst wenn andere Körperregionen mit Wucht von Bällen oder Schlägen getroffen werden, kann reflektorisch bei vorgeschädigtem Herzen ein plötzlicher Herzstillstand eintreten. Traumatische Hirnblutungen bei Schädelverletzungen oder auch epi- und subdurale Hämatome nach äußeren Gewalteinwirkungen bzw. subarachnoidale Blutungen nach Ruptur eines Zerebralarterienaneurysmas sind ebenfalls als Todesursache im Sport bekannt.

Neben verletzungsbedingten Todesfällen mit organisch faßbaren Ursachen gibt es auch traumatische Zwischenfälle, bei denen Organveränderungen nicht nachgewiesen werden können. Dazu zählen unter anderem der Solarplexusschock durch einen festen Schlag in den Oberbauch oder, wenn auch äußerst selten, durch einen Sprung ins Wasser aus größerer Höhe, wenn man dabei mit dem Bauch flach auf dem Wasser auftrifft („Bauchfleck"). Weiters ist hier der Karotissinusschock nach einem Faust- oder Handkantenschlag anzuführen, wie auch der plötzliche Herzstillstand bzw. tödliche Rhythmusstörungen im Rahmen einer Commotio cordis bei stumpfer Gewalteinwirkung auf die Thoraxwand.

Besteht eine Trommelfellnarbe, dann ist beim Tauchen und Wasserspringen bereits in geringen Tiefen eine Perforation möglich, wodurch kaltes Wasser in das Mittelohr gelangen und einen Labyrinthschock bzw. Vestibularisreaktionen auslösen kann. Durch den nachfolgenden Orientierungsverlust, Nausea und Erbrechen besteht schließlich die große Gefahr des Ertrinkungs-Todes.

Nicht-traumatisch bedingte Todesfälle

Die Mehrzahl der plötzlichen Todesfälle im Sport ist, wie bereits erwähnt, auf nicht-traumatische Ursachen zurückzuführen. Viele Untersuchungen haben jeweils das Ergebnis gebracht, daß die meisten akuten nicht-traumatischen Todesfälle durch unerkannte oder falsch eingeschätzte Erkrankungen des Herz-Kreislaufsystems bedingt sind.

Jokl, der eine große Erfahrung auf dem Gebiet des plötzlichen Herztodes im Sport besitzt, gibt anhand von 106 klinisch und autoptisch ausgewerteten Fällen als Haupttodesursache eine Koronarsklerose an (5). Relativ häufig fand er auch eine chronische Myokarditis und in wenigen Fällen eine akute Endokarditis sowie angeborene Koronararterienanomalien als Ursache. Weitere, seltenere Ursachen waren eine Subaortenstenose, ein Fibrom des linken Ventrikels, obstruktive Kardiomyopathien sowie auch Aortenklappenverkalkungen. *Jokl* weist noch zusätzlich darauf hin, daß beim Fehlen dieser kardialen Ursachen auch das Versagen der Thermoregulation zum Tode führen kann, wobei möglicherweise auch bestehende Krankheiten anderer Organe oder vorausgehende Viruserkrankungen eine zusätzliche Rolle spielen können.

In einer ausgedehnten Untersuchung über die Ursachen des plötzlichen Todes bei sportlicher Betätigung in Deutschland kam *Munscheck* (12) zu dem Ergebnis, daß in 77% der Fälle eine nicht-traumatische Todesursache vorlag. Die Todesfälle verteilen sich in seiner Untersuchung auf die verschiedensten Sportarten wie Fußball, Leichtathletik, Turnen, Faustball, Schwimmen, Reiten und den alpinen Skilauf. Ganz im Vordergrund standen als Todesursache die Koronarsklerose und der Myokardinfarkt, doch trat in der Altersgruppe unter 30 Jahren ein mit Schwielenbildung einhergehender Zustand nach Myokarditis besonders gehäuft als auslösende Ursache auf. Erwähnenswert ist auch eine Untersuchung von *Maron* et al. (9, 10), in welcher der plötzliche Herztod von jungen Leistungssportlern der Disziplinen Basketball und American Football in vielen Fällen durch eine hypertrophe Kardiomyopathie bedingt war. Daneben konnten wiederum schwere Koronarstenosen, Anomalien der Kranzgefäße und eine Aortenruptur als Ursache festgehalten werden. In vorhergehenden klinischen Untersuchungen waren im EKG mancher dieser Athleten zwar T-Negativierungen festgestellt worden, diese jedoch als Ausdruck eines Sportherzens interpretiert worden und nicht als Zeichen einer myokardialen Erkrankung.

Die Feststellung, daß ein gesundes und trainiertes Herz durch sportliche Belastungen praktisch nicht geschädigt werden kann, ist sicherlich gültig. Die Frage ist jedoch die, ob in jedem Fall bei einem Sportler ein gesundes Herz vorliegt. Zur Illustration der Schwierigkeiten, die sich bei der Beantwortung dieser Frage ergeben können, sei die folgende Eigenbeobachtung (1) angeführt. Ein 21jähriger Basketballspieler, der schon viele Jahre Leistungssport betrieben hatte, brach während des Trainings plötzlich tot zusammen. Nach Angaben der Angehörigen des Verstorbenen war dieser nie ernstlich krank gewesen und habe deshalb auch nie eine sportärztliche Untersuchung angestrebt. Vor einigen Jahren sei einmal routinemäßig ein Thoraxröntgen angefertigt und dabei ein leicht vergrößertes Herz diagnostiziert worden, welches als Sportherz gedeutet wurde. Bei der Obduktion fand man nun ein vergrößertes Herz von 440 g Gewicht mit einer disseminierten und diffusen Myofibrose, die einen Übergang in eine Lipomatose bzw. lipomatöse Dystrophie erkennen ließ, augenscheinlich auf dem Boden einer „ausgebrannten", isolierten, viralen, nicht-eitrigen, myozytolytischen Myokarditis (*Fiedler*sche Myokarditis). Die Herzklappen waren unauffällig, die Koronargefäße zart und mit frei durchgängiger Lichtung. An den übrigen Organen waren keine auffälligen Befunde zu erheben. Daß es unter diesen Umständen zum tödlichen Zusammenbruch kommen konnte, ist daher nicht verwunderlich, viel eher die Tatsache, daß dieser Sportler so lange ohne jegliche Beschwerden den Leistungssport ausüben konnte. Durch diesen Fall wird wieder in Erinnerung gerufen, wie geringfügig oft die Symptomatik einer Myokarditis sein kann und wie notwendig daher sportmedizinische Untersuchungen im Leistungssport wären.

Tabelle 1 gibt einen Überblick über die möglichen Ursachen des plötzlichen, nicht-traumatischen Todes im Sport anhand einiger Literaturangaben sowie eigener Beobachtungen (10, 11, 12, 15, 16).

Neben diesen plötzlichen Todesfällen mit faßbaren organischen Ursachen gibt es auch solche, bei denen keinerlei pathologisch-anatomische Veränderungen gefunden werden können (Tab. 2). Eine Möglichkeit für derartige tödliche Zusammenbrüche liegt darin, daß extreme Belastungen bei weniger gut trainierten Personen zur Erschöpfung führen, was bei einem Zusammentreffen mit ungünstigen klimatischen Verhältnissen im Erschöpfungstod enden kann (6). Desgleichen besteht die Gefahr des plötzlichen Todes bei Einnahme von sympathomimetisch wirkenden Substanzen wie z. B. von Amphetaminen, da es in diesen Fällen wegen der eingeschränkten zerebralen Hemmung zu einer völligen Verausgabung kommen kann, welche schließlich den tödlichen Zusammenbruch heraufbeschwört.

Ein anderer exogener Faktor, der entweder für sich allein oder meist in Kombination mit starker Anstrengung zum Tode führen kann, ist die Hitze. Bei Versagen der Thermoregulation kommt es zunächst über einen Wärmestau zum Hitzekollaps, welcher schließlich in das tödliche Koma übergehen kann. Auch Rhythmusstörungen begünstigt durch Elektrolytverluste im Schweiß bzw. Elektrolytverschiebungen zwischen den verschiedenen Flüssigkeitskompartimenten des Organismus sind als Todesursache während bzw. kurz nach extremen Belastungen in Betracht zu ziehen. Besondere Aufmerksamkeit verdienen in dieser Hinsicht Personen mit Reizleitungsstörungen in Form eines bifaszikulären Blockes. Im Gegensatz zu Normalpersonen, die in etwa 3,7% ventrikuläre Extrasystolen aufweisen, treten diese Rhythmusstörungen bei Vorhandensein eines Rechtsschenkelblockes kombiniert mit einem linksanterioren Hemiblock in 13% auf und bei Kombination mit einem linksposterioren Hemiblock sogar in 19% (17). Dieses gehäufte Auftreten von ventrikulären Extrasy-

Tab. 1. Ursachen des plötzlichen nicht-traumatischen Todes im Sport.

	Maron (10)	Munscheck (11)	Munscheck (12)	Thompson (15)	Waller (16)	Eigene Fälle
Koronarsklerose	3		38	9	5	2
Infarkt/Kor.-Throm.			20	4		
Koronaranomalie	7					
Schwielenherz			18			1
Myokarditis		10	8	1		
Hypertrophe Kardiomyopathie	14					
Aortenstenose			1			1
Cor pulmonale			1			
Rupt. Hirnarterien-aneurysma			7			
Subdurale bzw. sub-arachnoid. Blutung			10			
Aortenruptur	2					
Gefäßanomalie			2			
Lungenembolie			1			
Virusinfekt			2			
Tonsillitis			1			
Pneumonie			1			
Enzephalitis			1			
Ependymom mit Hirnblutung			1			
Hitzschlag			1	1		
ungeklärt	3			3		3
Gesamtzahl	29	10	113	18	5	7

Tab. 2. Nicht-traumatische Todesfälle im Sport ohne organpathologische Veränderungen.

1. Erschöpfungs-Kollaps
2. Hitzschlag
3. Vasomotoren-Kollaps
4. Orthostatischer Kollaps
5. Rhythmusstörungen
6. Doping-Todesfälle
7. Hypoglykämischer Kollaps
8. Sauerstoffmangel-Kollaps

stolen stellt wahrscheinlich doch ein erhöhtes Risiko für Kammertachykardien dar. Zudem kann sich aus einem bifaszikulären Block ein trifaszikulärer entwickeln, ohne daß gleichzeitig ein tertiäres Reizbildungszentrum aktiv werden muß. Die Entwicklung eines solchen trifaszikulären Blockes aus einem Rechtsschenkelblock mit linksanteriorem Hemiblock ist bei etwa 10 bis 50% dieser Personen zu erwarten (4, 8, 13) und kann daher als Ursache des plötzlichen Zusammenbruches durchaus in Frage kommen. Ganz allgemein ist jedoch die Prognose eines bifaszikulären Blockes des Reizleitungssystems bei jungen Personen mit blander Anamnese relativ günstig (2, 3), im Gegensatz zu jenen Fällen, bei denen dieser Befund Ausdruck einer Koronarsklerose ist.

Gerade beim plötzlichen Tod während und knapp nach der körperlichen Belastung stellt sich immer wieder die Frage, ob nun primär das Herz versagt hat oder nicht ein Zusammenbruch des peripheren Kreislaufes vorgelegen hat. Zum Versagen der Regulation des peripheren Kreislaufes kommt es meist erst nach Belastungsende, wenn bei noch weit gestellten peripheren Blutgefäßen durch die nunmehr reduzierte bis aufgehobene Tätigkeit der Muskelpumpe zu wenig Blut zum Herzen retour fließt. Dadurch tritt bei aufrechter Körperhaltung eine Blutverlagerung in die Kapazitätsgefäße der unteren Extremitäten ein, mit der Folge eines akuten peripheren Kreislaufversagens. Tritt ein orthostatischer Kollaps z. B. beim Klettern auf, muß mit einem Absturz gerechnet werden. Der Tod wird in solchen Fällen zwar erst sekundär durch die erlittenen Sturzverletzungen bewirkt, die auslösende Ursache liegt jedoch im zuvor aufgetretenen Kollaps und ist daher nicht-traumatischer Art.

Nicht unerwähnt soll der Vasomotorenkollaps bleiben, wie er uns etwa als „Wasserschlag" bekannt ist, worunter man einen Reflextod im Wasser versteht (7). Langes Sonnen mit Erhitzung des Körpers, fehlende Abkühlung vor dem Sprung ins Wasser, Schwimmen oder gar Tauchen mit vollem Magen und dies wiederum vorzüglich in kalten Gewässern, sind als prädisponierende Faktoren bekannt (14).

Die Tatsache, daß es im Sport zu einem tödlichen Zusammenbruch kommen kann, wirft die Frage auf, inwiefern nicht durch vorbeugende Maßnahmen und sportmedizinische Untersuchungen solche Zwischenfälle verhindert werden könnten. Sicher wird durch bessere Trainingsvorbereitungen und bestmögliches Ausschalten von gefährdenden Umweltfaktoren sowie durch eingehende sportmedizinische Untersuchungen viel zur Bewältigung dieses Problems beigetragen werden können. Ein verbleibendes, wenn auch geringes Restrisiko wird sich aber ebenfalls nie gänzlich eliminieren lassen, weil viele, vor allem kardiale Organveränderungen in ihren Anfangsstadien weder Symptome verursachen noch einer vertretbaren Diagnostik zugänglich sind. Auch der Mensch selbst, dessen eiserner Wille, sich zu verausgaben und extrem zu belasten, immer wieder Grenzsituationen heraufbeschwören wird, bleibt als Risikofaktor eine unbekannte Größe. Der plötzliche tödliche Zusammenbruch im Sport wird sich daher zwar nie gänzlich verhindern lassen, doch sollte es durch exakte sportmedizinische Untersuchungen und durch sorgfältige Bewertung der erhaltenen Befunde gelingen, die Gefahr des Auftretens von nicht-traumatischen Todesfällen so gering wie möglich zu halten.

Literatur

(1) Aigner, A., Muß, N.: Der plötzliche, nicht-traumatische Tod im Sport. Dtsch. Z. Sportmed. 32, 83 (1981).
(2) Bahl, O. P., Walsh, T. J., Massie, E.: Left axis deviation. Brit. Heart J. 31, 451 (1969).
(3) Calleja, H. B., Esguerra, G. G., Valenzuela, F. P.: Abnormal left axis deviation. Cardiologia 46, 25 (1965).
(4) Gleichmann, U., Seipel, L., Grabensee, B., Loogen, F.: Häufigkeit und klinische Bedeutung uni-, bi- und trifaszikulärer Blockbilder. Dtsch. med. Wschr. 97, 539 (1972).
(5) Jokl, E.: Exercise and cardiac death. In: Sports Cardiology. Eds.: T. Lubich, A. Venerando, p. 379. Aulo Gaggi, Bologna 1980.
(6) Klaus, E.-J.: Tödliche Zusammenbrüche beim Sport. In: Sportmedizin. Hrsg.: H. Groh, S. 168. Enke, Stuttgart 1962.

(7) Lartique, M.: L'hydrocution chez le sportiv en surface et en plongée. Méd. Educat. phys. Sport 28, 171 (1954).
(8) Lasser, R. P., Haft, J. I., Friedberg, C. K.: Relationship of right bundle-branch block and marked left axis deviation (with left parietal or periinfarction block) to complete heart block and syncope. Circulation 37, 429 (1968).
(9) Maron, B. J., Roberts, W. C., Edwards, J. E., McAllister, H. A., Fooley, D. D., Epstein, S. E.: Sudden death in patients with hypertrophic cardiomyopathy: characterization of 26 patients without functional limitation. Amer. J. Cardiol. 41, 803 (1978).
(10) Maron, B. J., Roberts, W. C., McAllister, H. A., Rosing, D. R., Epstein, S. E.: Sudden death in young athletes. Circulation 62, 218 (1980).
(11) Munscheck, H.: Der plötzliche Herztod beim Sport infolge Myokarditis. Sportarzt u. Sportmed. 27, 201 (1976).
(12) Munscheck, H.: Ursachen des akuten Todes beim Sport in der Bundesrepublik Deutschland. Sportarzt u. Sportmed. 28, 133 (1977).
(13) Rosenbaum, M. B., Elizari, M., Lazzari, J. O., Nau, N. N., Levi, R. J., Halpern, M. S.: Intraventricular trifascicular blocks. Review of the literature and classification. Amer. Heart J. 78, 450 (1969).
(14) Stichnoth, E.: Über Todesfälle beim Baden in der Ostsee. Z. ärztl. Fortbild. (Jena) 52, 33 (1958).
(15) Thompson, P. D., Stern, M. P., Williams, P., Duncan, K., Haskell, W. L., Wood, P. D.: Death during jogging or running. J. Amer. Med. Ass. 242, 1265 (1979).
(16) Waller, B. F., Roberts, W. C.: Sudden death while running in conditioned runners aged 40 years or over. Amer. J. Cardiol. 45, 1292 (1980).
(17) Watanabe, Y., Pamintuan, J. C., Dreifus, L. S.: Role of intraventricular conduction disturbances in ventricular premature systoles. Amer. J. Cardiol. 32, 188 (1973).

Kapitel 13

Intersexualität und Sport

A. Aigner

Einleitung

Frauen besitzen im Mittel etwa 25 bis 30% weniger Muskelmasse als Männer, wodurch eine geringere Leistungsfähigkeit in Kraft- und Schnellkraftsportarten gegeben ist und auch die maximale Leistung des kardiopulmonalen Systems liegt im Vergleich zu Männern auf einer niedrigeren Höhe. So wird es verständlich, daß männliche Scheinzwitter im Leistungs- und Hochleistungssport der Frauen deutliche Vorteile besitzen. Noch im Jahre 1968 wurden viele Europa- und Weltrekorde in der Frauenleichtathletik von Intersextypen aufgestellt (5). Durch die nunmehr im Hochleistungssport der Frauen obligaten Geschlechtskontrollen sollte es eigentlich keine Übervorteilung der echten Frauen durch Scheinzwitter mehr geben. Von den verschiedenen Intersextypen sind nicht alle für den Sportarzt von Bedeutung, sondern praktisch nur der Pseudohermaphroditismus masculinus, die testikuläre Feminisierung, der echte Hermaphroditismus sowie das kongenitale adrenogenitale Syndrom. Alle anderen Intersextypen spielen im Spitzensport keine Rolle, weil von ihnen bestenfalls nur durchschnittliche Leistungen erzielt werden können.

Pseudohermaphroditismus masculinus

Männliche Scheinzwitter weisen chromosomal eine XY-Konstellation auf. Sie besitzen Hoden und zeigen phänotypisch vom weiblichen bis zum fast männlichen Genitale alle Übergangsformen. Dieselbe anatomische Variationsbreite sieht man ebenfalls beim echten Hermaphroditismus und den anderen vorhin erwähnten Intersextypen. Die Häufigkeit des Pseudohermaphroditismus in der Durchschnittsbevölkerung beträgt etwa 1 : 1000. Aus praktischen Erwägungen schlägt *Overzier* (7) eine Einteilung des Hermaphroditismus masculinus in 2 Hauptgruppen vor, die sich nach dem Aussehen des äußeren Genitale richtet:
1. Pseudohermaphroditismus masculinus mit vorwiegend weiblichem äußeren Genitale,
2. Pseudohermaphroditismus masculinus mit vorwiegend männlichem äußeren Genitale.

Beim männlichen Scheinzwitter mit vorwiegend weiblichem äußeren Genitale steht die mehr weiblich anmutende Form des bartlosen Gesichtes in einem gewissen Gegensatz zum eher männlich erscheinenden Körperhabitus. Eine Brustentwicklung fehlt in diesen Fällen. Auf die genauere Darstellung des Krankheitsbildes kann verständlicherweise an dieser Stelle nicht eingegangen werden, sondern muß auf die entsprechende Literatur verwiesen werden (5, 7).

Bei den männlichen Scheinzwittern mit vorwiegend männlichem äußeren Genitale handelt es sich um Personen mit einer XY-Konstellation und einem männlichen

Gesamteindruck des Gesichtes sowie des übrigen Körpers. Von der äußeren Erscheinung her wird dieser Typ des Pseudohermaphroditismus masculinus im Frauensport wahrscheinlich relativ bald entdeckt werden, während ein Typ mit vorwiegend weiblichem äußeren Genitale sicher längere Zeit unerkannt bleiben kann.

Testikuläre Feminisierung

Dieses Krankheitsbild kann auch als Reinform des Pseudohermaphroditismus masculinus angesehen werden. Personen mit testikulärer Feminisierung weisen einen XY-Karyotyp auf, phänotypisch besteht jedoch ein rein weibliches äußeres Genitale mit blind endender Vagina, kleiner Klitoris sowie fehlendem Uterus. Hoden sind vorhanden und liegen nicht selten in den großen Labien. Durch eine typische weibliche Brustentwicklung und das oft hübsche Aussehen werden diese Intersextypen zunächst nicht erkannt und meist erst anläßlich einer eingehenden Untersuchung wegen primärer Amenorrhoe entdeckt. Die Hoden von Personen mit testikulärer Feminisierung produzieren interessanterweise nicht unbedeutende Mengen von Testosteron. Als Ursache für das Nichtansprechen des Körpergewebes auf Androgene wird eine verminderte oder fehlende Aktivität der 5-α-Reduktase für Testosteron im Endorgan oder das Fehlen der spezifischen Androgenrezeptoren diskutiert (9). Die Häufigkeit dieser Anomalie in der Durchschnittsbevölkerung liegt bei etwa 1 : 20.000 (5). Nachdem diese Personen im allgemeinen weiblich empfinden, wird vom Sportarzt ein großes Einfühlungsvermögen verlangt, um starke psychische Belastungen durch die Mitteilung des tatsächlichen Geschlechtes zu verhindern.

Hermaphroditismus verus

Ein echter Hermaphroditismus wird äußerst selten beobachtet (etwa 1 : 80.000) und ist durch das gleichzeitige Vorkommen von Hoden und Ovarien bei dem gleichen Individuum gekennzeichnet. Für die Diagnose ist der histologische Nachweis von Gewebe aus beiden Keimdrüsen notwendig, während der Aspekt der äußeren Geschlechtsorgane, die ebenfalls anlagebedingte Abnormitäten aufweisen, dafür ohne Bedeutung ist. Der Erscheinungstyp dieser Personen ist zwar meist intersexuell, jedoch mit einer deutlichen Tendenz in die männliche Richtung, so daß diese Personen meist als männlich registriert werden. Interessant ist aber, daß nach *Overzier* (8) dennoch rund zwei Drittel eine weibliche Brustform sowie auch Menstruationsblutungen aufweisen. Geschlechtschromosomal sieht man beim Hermaphroditismus verus sowohl eine XX/XY-Kombination, aber auch XO-, XX-, XY-, X/XY-, XX/XY-Konstellationen und höhergradige Abweichungen im Muster der Geschlechtschromosomen (3).

Das psychische Verhalten dieser Personen ist uneinheitlich und oft stark von Erziehungsfaktoren sowie der behördlich vorgenommenen Geschlechtszuordnung geprägt. Echte Zwitter mit überwiegend weiblichem Genitale jedoch mehr männlich muskulärem Körperbau sind als erfolgreiche Sportlerinnen bereits bekannt geworden (4, 6).

Kongenitales adrenogenitales Syndrom

Ursache dieses Syndroms ist ein Enzymdefekt in der Nebennierenrinde mit Hemmung der Bildung von Cortisol aus seinen Vorstufen. In der Folge kommt es über eine vermehrte ACTH-Ausschüttung zu einem Anstieg der Steroidproduktion wodurch hauptsächlich Androgene entstehen (2), was eine Störung der Geschlechtsentwicklung nach sich zieht. Die Virilisierung betrifft nicht nur das äußere Genitale, sondern auch das Skelettsystem, die Muskulatur und den Haaransatz. Aufgrund einer niedrigen Gonadotropinausschüttung durch den Hypophysenvorderlappen, welche durch die hohen Androgen- und Östrogenspiegel des Blutes bewirkt wird, kommt es zu einer unzulänglichen Entwicklung der Keimdrüsen. Durch die Androgenwirkung bleibt bei den Mädchen die Entwicklung der Brust und auch die Menarche aus. Das verstärkte Muskelwachstum macht diese Personen bereits in der Kindheit ihren Altersgenossen kraftmäßig überlegen, weswegen man auch von einem kindlichen Herkulestyp spricht. Nachdem jedoch das Längenwachstum infolge des vorzeitigen Epiphysenschlusses früher sistiert als im Normalfall, wird nur eine unterdurchschnittliche Körperlänge erreicht, wodurch hinsichtlich der Leistungsfähigkeit im Spitzensport in den späteren Jahren sicherlich keine besonderen Vorteile mehr gegeben sind. So gibt es beispielsweise Berichte über Leichtathletinnen, deren zunächst bessere Leistungsfähigkeit in den „Erwachsenenjahren" nicht mehr ausreiche, um sich im Spitzensport halten zu können (1).

Neben diesen im Spitzensport möglicherweise hervortretenden Intersextypen gibt es auch solche, die auf Grund der nur durchschnittlichen oder sogar verminderten Leistung im Spitzensport kein Problem darstellen. Hiezu zählen folgende Intersextypen:

Pseudohermaphroditismus femininus

Diese Personen weisen geschlechtschromosomal eine XX-Konstellation auf. Das äußere Genitale ist wiederum weiten Schwankungen von vorwiegend weiblich bis vorwiegend männlich unterworfen. Weibliche Scheinzwitter wären selbstverständlich im Leistungssport der Frauen startberechtigt, doch liegen derzeit keine Berichte über sportlich besonders leistungsfähige feminine Pseudohermaphroditen vor. Die Bedeutung dieses Typs liegt eher darin, daß man bei Vorliegen eines Pseudohermaphroditismus differentialdiagnostisch auch an diese Form zu denken hat.

Gonadendysgenesie

Bei diesem Krankheitsbild handelt es sich um eine uneinheitliche Gruppe von angeborenen Entwicklungsstörungen der Keimdrüsen beider Geschlechter. Die häufigste Form ist das beim weiblichen Geschlecht vorkommende Turner-Syndrom (Karyotyp XO) mit seinen zahlreichen Mißbildungen (9). Bei solchen Patientinnen fehlen die Keimzellen, so daß primäre Amenorrhoe und Sterilität ein obligates Symptom darstellen. Unter den vielen fakultativen Symptomen sind der Kleinwuchs, Gesichtsanomalien, die mangelnde Sekundärbehaarung und auch eine geistige Retardierung zu erwähnen.

Bei der seltenen reinen Gonadendysgenesie sind nur die Ovarien betroffen. Es fehlt die Entwicklung der sekundären Geschlechtsmerkmale, der Wuchs ist eunuchoid und chromosomal bestehen neben XX- auch XY-Konstellationen sowie Mosaikformen (9).

Klinefelter Syndrom

Bei diesem Syndrom besteht chromosomal eine XXY-Konstellation. Das äußere Erscheinungsbild ist männlich, das Genitale meist unterentwickelt, der Habitus oft eunuchoid, die Intelligenz häufig reduziert bis hin zur Imbezillität, wenn das Y-Chromosom mit einer Mehrzahl von X-Chromosomen verbunden ist. Auf Grund der vielseitigen und unterschiedlich schweren Mißbildungen sind diese Personen zu keinen nennenswerten sportlichen Leistungen befähigt.

Methoden der Geschlechtsbestimmung

Bei den Olympischen Sommerspielen 1968 in Mexiko mußten sich erstmals alle teilnehmenden Sportlerinnen einer Geschlechtskontrolle unterziehen, die auf der bestimmung des Geschlechtschromatins (Barr-Körperchen) basierte. Diese Methode ist heute wohl am meisten verbreitet, wenngleich damit ein Hermaphroditismus verus sowie Personen mit kongenitalem adrenogenitalem Syndrom nicht erfaßt werden können. Es sind daher im Einzelfall noch weiter reichende Untersuchungen an entsprechenden Kliniken notwendig, um zu einer endgültigen Klärung der Geschlechtszugehörigkeit zu kommen. Das Sexchromatin kann in Abstrichen der Mundschleimhaut bestimmt werden oder auch in Blutausstrichen sowie in den Zellen der äußeren Haarwurzelscheide. Während bei der Auswertung von Abstrichen der Mundschleimhaut sowie der Haarwurzelzellen der Nachweis von Barr-Körperchen als Beweis für das Vorliegen eines weiblichen Geschlechts dient, wird bei der Untersuchung von Blutausstrichen auf das Vorhandensein von trommelschlegelförmigen Kernanhängsel der segmentkernigen neutrophilen Leukozyten geachtet *(Drumstick)*, welche normalerweise bei der Frau in 0,6 bis 8,8% dieser weißen Blutkörperchen vorkommen (5).

Aufwendigere Methoden der Geschlechtsbestimmung bestehen im Nachweis von X- bzw. Y-Chromosomen in Interphasekernen von Zellausstrichen mittels der Fluoreszenzmethode bzw. in der direkten Bestimmung und Präparierung von Chromosomen aus Blutkulturen, Knochenmarkspunktaten oder aus Fibroblastenkulturen, welche speziellen Laboratorien vorbehalten sind.

Die Erkennung von Intersextypen im Sport ist sicherlich aus dem Wunsche nach Fairness zu verstehen und zu unterstützen. Für den Sportarzt kann sich daraus unter Umständen eine äußerst heikle Situation ergeben, wenn auf Grund einer medizinisch eindeutig festgelegten Geschlechtszugehörigkeit die bisher durch Erziehung und Behördenregistrierung vorgegebene Geschlechtsrolle, die psychisch oft fest verankert ist, geändert werden soll. Hier bedarf es eines großen Einfühlungsvermögens bei der Mitteilung des Befundes und der weiteren Beratung der betroffenen Person, um schwere psychische Schäden, die sogar in einem Suizidversuch kummulieren können, abzuwenden. Wenn vorhin darauf hingewiesen wurde, daß verschiedene

Intersextypen für den Leistungssport auf Grund ihres körperlichen und manchmal auch geistigen Zustandes nicht in Frage kommen, so bedeutet dies nicht, daß diese Personen dem Sport entzogen werden müssen oder sollen. In diesen Fällen kann Sport vielmehr als therapeutischer Faktor angewendet werden und zur persönlichen Stabilisierung beitragen.

Literatur

(1) Bausenwein, L: Intersexualität und Frauenleistungssport. Sportarzt u. Sportmed. 19, 269 (1968).
(2) Geyer, G.: Krankheiten der Nebennierenrinde im Zusammenhang mit Glucocorticosteroiden und Androgenen. In: Innere Medizin in Praxis und Klinik, Bd. I, 2. Auflage. Hrsg.: H. Hornbostel, W. Kaufmann, W. Siegenthaler. Thieme, Stuttgart 1977.
(3) Hienz, A.: Chromosomen-Fibel. Thieme, Stuttgart 1971.
(4) Jores, A.: Zit. nach Jörgensen und Eberle (5), S. 73.
(5) Jörgensen, G., Eberle, P.: Intersexualität und Sport. Thieme, Stuttgart 1972.
(6) Lauterwein, C., Kladetzky, J.: Hermaphroditismus glandularis (H. verus) mit Ovotestis. Z. Geburtsheilk. 143, 257 (1955).
(7) Overzier, C.: Pseudohermaphroditismus. In: Die Intersexualität. Hrsg.: C. Overzier. Thieme, Stuttgart 1961.
(8) Overzier, C.: Hermaphroditismus verus. In: Die Intersexualität. Hrsg.: C. Overzier. Thieme, Stuttgart 1961.
(9) Wyss, H. I.: Krankheiten der Ovarien. In: Innere Medizin in Praxis und Klinik, Bd. I, 2. Auflage. Hrsg. H. Hornbostel, W. Kaufmann, W. Siegenthaler. Thieme, Stuttgart 1977.

Kapitel 14

Doping – Sportmedizinische Aspekte
30 Jahre Erfahrungen mit dem Dopingproblem

L. Prokop

So vielseitig die Motivation des Dopings von kommerziellen Interessen bis zur nationalen Indikation ist, so vielseitig sind auch die Methoden und vor allem die Vorstellungen der Athleten und Betreuer über einen möglichen Wirkungsmechanismus. Von dem 1865 nachgewiesenen ersten Dopingfall bei einem Kanalschwimmer und dem 1886 erfolgten authentischen ersten Dopingtodesfall bei einem Radrennfahrer bis zu den Olympischen Spielen in Montreal zieht sich eine Kette von Vorkommnissen, die gleichzeitig irgendwie auch die Entwicklung des Hochleistungssports widerspiegeln.

Nachdem ich bereits 1950 erste Untersuchungen mit Dopingmitteln durchgeführt hatte, fällt mein erster persönlicher Kontakt mit dem Dopingproblem in das Jahr 1952. Bei den Olympischen Winterspielen in Oslo fand ich in den Kabinen der Eisschnelläufer zerbrochene Ampullen und Spritzen und mußte aus dem aggressiven Verhalten einiger Läufer auf eine Manipulation schließen. Interessanterweise konnte ich bei den Eisschnelläufern während der Olympischen Winterspiele in Innsbruck 1964 die gleiche Entdeckung machen. Als ich 1954 bei den Gewichtheberweltmeisterschaften einen klassischen Strychninkrampf auf offener Straße erlebte, war mein besonderes Interesse für das Dopingproblem geweckt, das mir später leider viele persönliche Schwierigkeiten einbrachte.

Angeregt durch verschiedene Meldungen über leistungssteigernde Drogen und mehrere Dopingskandale, vor allem im Radsport, begannen wir bereits im Jahre 1952, verschiedene Mittel, wie sie üblicherweise zur Leistungssteigerung Verwendung fanden, auf ihren leistungsfördernden Wert zu prüfen.

Tatsächlich konnten bei über 60% der untersuchten Sportler zum Teil recht deutliche Leistungsverbesserungen gefunden werden. Allerdings wurde dieser Optimismus durch die von uns 1955 erstmals durchgeführten Untersuchungen mit Scheinmitteln sofort sehr gedämpft, als sich herausstellte, daß die gefundenen Verbesserungen zum allergrößten Teil auf einen reinen Placebo-Effekt zurückzuführen waren. Bei diesen Placebo-Versuchen wurden damals 100 Sportler mit und ohne Milchzuckertabletten genormten physischen und psychischen Prüfungen unterzogen. Dabei zeigte sich nach Gabe der Scheinmittel statistisch signifikant bei 63% der Versuchspersonen eine Vermehrung der Handkraft und bei 72% eine Verbesserung der Steigleistung bei einem Step-Test, gemessen an der Senkung der Puls- und Blutdruckwerte. Ein Gegenversuch mit echten Dopingmitteln, die den Sportlern als unwirksames Placebo hingestellt wurden, brachte dagegen praktisch keinen Erfolg.

Es entspricht leider der Mentalität des Menschen und speziell jener der Spitzenathleten, daß die unglaubwürdigsten Versprechungen, besonders in der Flüsterpropaganda der Athleten, immer den größten Eindruck machen, vor allem, wenn diese noch einen gewissen mystischen Anstrich erhalten. Diesen Umstand verstehen dann jene auszunützen, die sich durch Verkauf dieser Mittel zum Teil erhebliche kommerzielle Vorteile verschaffen, wie manche Masseure und Manager.

Leider spielen bei der Verbreitung von Dopingmitteln auch immer wieder sogenannte Sportärzte eine recht unrühmliche Rolle. Sie distanzieren sich zwar offiziell von Dopingmitteln, unterstützen aber auf Umwegen das Doping und lassen es wissentlich geschehen. Als größtes Problem für ein Einschreiten gegen das Dopingwesen erwies sich lange Zeit das Fehlen einer hieb- und stichfesten Definition für den Begriff „Doping". Interessanterweise war mit gesundheitlichen oder ethischmoralischen Argumenten hierbei kaum ein Erfolg zu erzielen. Außerdem wurden und werden immer wieder Dopingsubstanzen über den Umweg einer als unbedingt notwendig hingestellten ärztlichen Therapie eingeschleust. Daher wurde bereits 1963 in Madrid von der Dopingkommission des Europarates festgestellt: „Wird eine notwendige Behandlung mit Mitteln durchgeführt, die auf Grund ihrer pharmakodynamischen Natur die körperliche Leistung über das normale Niveau zu heben imstande sind, so gilt dies als Doping und schließt die Wettkampffähigkeit aus." Es stellte sich aber bald heraus, daß die beste Definition des Dopings in einer konkreten Liste der verbotenen Substanzen besteht. Diese damals erstellte Liste, die auch später auf dem Dopingkongreß während der Olympischen Spiele 1964 in Tokio bestätigt wurde, war aber noch zu umfangreich. Sie enthielt z. B. auch Alkohol, Digitalis, alle Hormone, Nitrite und psychotropen Substanzen, wie sie heute nicht mehr auf den Dopinglisten aufscheinen. Seit 1968 gilt international die Liste der medizinischen Kommission des IOC, die die Dopingmittel ihrem pharmakologischen Effekt nach in vier Gruppen einteilt, zu denen dann 1974 noch die anabolen Hormone als 5. Gruppe kamen.

Diese Gruppen umfassen:
1. Psychomotorisch stimulierende Substanzen wie Amphetamine, Phenmetrazin, Cocain,
2. sympathikomimetische Substanzen wie Ephedrin und Oxyphenamin,
3. zentral-nervös stimulierende Substanzen wie Strychnin, Leptazol, Nikethamid und schließlich
4. die Narkotika und schweren Analgetika wie Heroin, Morphin, Methadon,
5. anabole Substanzen wie Stanozolol und Nandrolon-decanoat.

Entscheidend dabei ist, daß es sich hier um keine abgeschlossene Liste handelt, sondern daß alle pharmakologisch ähnlichen Substanzen – wörtlich „related compounds" – miterfaßt sind. Das ist deswegen notwendig, weil durch relativ einfach durchzuführende kleine chemische Variationen zahlreiche Substanzen mit gleichbleibender pharmakologischer Wirkung erzeugt werden können. Diese alle namentlich in den Listen zu erfassen, ist praktisch unmöglich. Diese Liste, die in dieser Form bereits bei den Olympischen Spielen in Sapporo 1972 gültig war, wurde inzwischen von fast allen internationalen Fachverbänden ohne Einschränkung akzeptiert. Damit konnte eine Vereinheitlichung der Dopingbestimmungen erreicht werden, wie sie als Voraussetzung für gemeinsame internationale Aktionen notwendig war.

Von dieser Seite her besteht damit seit Jahren praktisch keine Möglichkeit einer Ausrede für den Gebrauch von Dopingmitteln. Daher konzentrieren sich die Aktivitäten jener, die am Doping interessiert sind, immer mehr darauf, neue Dopingmittel zu finden, die mit Sicherheit nicht nachgewiesen werden oder durch andere Substanzen so verschleiert werden können, daß ihre Identifizierung nicht gelingt. So arbeitet nach Angaben von *Dirix* in Belgien ein Chemiker im Auftrag von Radfahrern daran, solche Möglichkeiten zur Umgehung der Dopingbestimmung zu finden. Die Chancen solcher Bestrebungen sind jedoch praktisch Null, da letztlich gewisse biochemisch wirksame Moleküle auftreten müssen, die auch mit ihren Metaboliten ausgeschieden werden, unabhängig von der Ausgangssubstanz. Bei der Weltmeisterschaft im Fechten in Wien lieferte ein späterer Weltmeister bei der Dopingkontrolle einen blauschwarzen Harn ab, wobei er als Erklärung dafür angab, Methylenblau gegen seine Cystitis eingenommen zu haben. Da Methylenblau für diese Indikation seit mehr als 30 Jahren nicht mehr verwendet wird, andererseits aber als sauerstoffübertragende Substanz den Abbau verschiedener Stoffe beschleunigen kann, war die Absicht klar. Tatsächlich konnten bei ihm im Harn Spuren von Amphetaminen nachgewiesen werden. Trotzdem gelang es dem sofort herbeigeholten Spezialisten dieses Landes, mit allen möglichen Tricks und dem Hinweis auf theoretisch mögliche Manipulationen, den Betreffenden vor einer Disqualifikation zu schützen. Sehr oft werden dann die höchsten medizinischen und wissenschaftlichen Gremien eines Landes bemüht, Gutachten zu erstellen, um zu beweisen, daß der des Dopings überführte Athlet völlig unschuldig sei. Dafür werden die überprüfenden Funktionäre, Ärzte und Chemiker schwerer Verfehlungen beschuldigt, was unseriöse Journalisten dann mit Absicht entsprechend dramatisieren. So erstellte die holländische Akademie der Wissenschaften für einen während der Europameisterschaften in Athen 1969 des Dopings überführten Zehnkämpfer unter Hinweis auf einen kleinen formalen Fehler bei der chemischen Untersuchung ein ausführliches Gutachten, durch das die Unschuld des Athleten erwiesen werden sollte. Es ist für die Sportärzte dann immer schwierig und oft auch mit einem persönlichen Risiko verbunden, gegen solche offizielle Stellen und Autoritäten ihren fachlichen und ethisch-moralischen Standpunkt durchzusetzen.

Das bedeutet – wofür auch die Erfahrungen in Montreal wieder sprechen –, daß das Dopingproblem immer mehr eine juristische Frage wird und die medizinischen Aspekte letztlich in den Hintergrund treten. Das hat wiederum zur Folge, daß die Harnabnahmebestimmungen bis in die kleinsten Details ausgearbeitet werden müssen, um alle möglichen, oft ausgesprochen sophistischen Einwände ausschalten zu können. Das beginnt bei einem korrekten Auswahlmodus der Athleten durch das Los bzw. auf Grund der erreichten Plätze. Trotzdem müssen die verantwortlichen Funktionäre immer noch die Möglichkeit haben, bei schweren Zusammenbrüchen und Unfällen zusätzliche Kontrollen vornehmen zu können. Der Sinn dieser Maßnahme besteht jedoch nicht darin, ein Doping nachweisen zu können, sondern darin, den Athleten vor einem möglichen Dopingverdacht zu schützen. Dazu ist es notwendig, daß jeder Handgriff auch im nachhinein noch überprüft werden kann und daher bestätigt werden muß. So müssen die Abnahmegefäße ganz bestimmten Bedingungen entsprechen, müssen frei wählbar sein, nachweislich aus einer verschlossenen Verpackung entnommen werden können, der Verschluß so beschaffen sein, daß er durch Versiegeln oder Verplomben nicht geöffnet und wieder verschlossen werden kann, die Codenummer muß unverfälschbar angebracht sein und der Transport sowie die Weitergabe eigens bestätigt werden. Die Geheimhaltung der Codenummer ist durch ein kompliziertes System gewährleistet und überdies müssen die Harnproben zur Ausschaltung irgendwelcher Manipulationen in Tresoren aufbewahrt werden. Daß sich dadurch enorme Kosten ergeben, bestätigt die Tatsache, daß die Dopingkontrollen einschließlich aller Nebenkosten in München etwa 2 Millionen DM und in Montreal etwa 1 Million Dollar ausgemacht haben. Damit erwachsen kleineren Veranstaltern von Kontinental- oder Weltmeisterschaften heute zusätzlich so große finanzielle Probleme, daß in Zukunft die Austragung mancher Wettkämpfe in Frage gestellt sein wird.

Aufklärung und verschiedene andere Maßnahmen haben in den letzten Jahren endlich dazu geführt, daß die Dopingfälle enorm reduziert werden konnten und Dopingtodesfälle nicht mehr auftraten. Dies gilt vor allem für die Fälle von planmäßigem Doping mit den klassischen Substanzen, z. B. Amphetaminen. Wenn die Ursache bei den Athleten selbst liegt, dann sind es eher unbeabsichtigte Pannen durch Einnahme relativ harmloser Medikamente, z. B. ephedrinhaltiger Nasentropfen, wie es bei den Olympischen Winterspielen in Innsbruck durch eine sowjetische Eisschnelläuferin geschah. Viel häufiger liegt heute die Ursache für positive Fälle in dem Umstand, daß Ärzte, die von den Dopingbestimmungen keine Ahnung haben, bei der Behandlung von Spitzenathleten Pharmaka verordnen, deren Zusammensetzung sie nicht kennen. Damit kommen die so behandelten und subjektiv unschuldigen Sportler um den Erfolg ihrer Bemühungen, weil bei ihnen verbotene Mittel nachgewiesen werden, die noch dazu meist keinen nachweislichen positiven Einfluß auf die Leistung haben. Dies war der Fall bei dem amerikanischen Goldmedaillengewinner *Demont* während der Olympischen Spiele in München, dem bundesdeutschen Eishockeyspieler *Schloder* in Sapporo und dem tschechischen Eishockeyspieler *Pospischil* bei den Olympischen Spielen in Innsbruck. Gewisse Schwierigkeiten brachte der Wunsch der UIPMB in München, auch die Tranquilizer zu testen. Durch mangelnde Information der Athleten kam es dann im Modernen Fünfkampf zu 14 positiven Fällen. Diese wurden aber nicht geahndet und das Verbot der Tranquilizer wieder aufgehoben, weil sich herausstellte, daß die Ausscheidung mehrere Tage benötigt und damit auch Schlafstörungen nicht behandelt hätten werden können.

Drei Indikationsgruppen liefern dabei erfahrungsgemäß den Grund für medizinisch indizierte Behandlung mit sympathikomimetischen Substanzen, und zwar die Hypotonie bzw. hypotone Regulationsstörungen, verschiedene asthmatische Zustände sowie die Rhinitis. Obwohl die Sportärzte bei den offiziellen Mannschaftsärztebesprechungen immer darauf hingewiesen werden, die Zusammensetzung der für diese Erkrankungen indizierten Medikamente genau zu überprüfen, wird hier sehr großzügig und sorglos umgegangen. Dabei kann jedes dieser problematischen Medikamente durch ein anderes und unter Umständen sogar noch besseres ersetzt werden, wie z. B. das Ephedrin durch Kortikosteroide. Ist aber tatsächlich ein Athlet nur mit Dopingsubstanzen wettkampffähig zu machen, dann erhebt sich die Frage, ob er überhaupt startfähig ist und der Arzt nicht gegen den primitivsten Grundsatz ärztlichen Handelns, das „Primum nil nocere", verstößt.

Andererseits werden die kleinsten Chancen konsequent ausgenützt. So waren in Montreal zwei sympathikomimetische Asthmamittel (Terbutalin, Salbutamol) erlaubt, die in großen Dosen etwas stimulierend wirken. Ihre Anwendung mußte jedoch vorher der medizinischen Kommission des IOC mitgeteilt werden. Das führte zu der kuriosen Situation, daß ein Land, von dem man im Schwimmen besondere Leistungen erwartete, an einem Tag 19 chronische Asthmakranke meldete, die angeblich der Behandlung durch diese Mittel bedurften.

Die grundsätzliche Überlegung, daß Doping nicht eine Frage der aufgenommenen Menge einer Substanz ist, sondern nur der chemischen Wirksubstanz, wurde leider im Falle des Coffeins durchbrochen. Obwohl Kaffee ein allgemein übliches Genußmittel ist und bei längeren Belastungen die Kreislaufleistung unökonomisch macht, gilt die Ausscheidung von 15 µg/ml Harn als Dopingnachweis. Diese Entscheidung der medizinischen Kommission des IOC ist deswegen problematisch, weil nach unseren Untersuchungen diese strafbare Kompensation bei Genuß einiger Tassen stärkeren Kaffees leicht erreicht werden kann.

Das derzeit heißeste Eisen in der Dopingfrage stellt immer noch die Verwendung der anabolen Hormone dar. Einige der über 50 bekannten Abarten anaboler Steroide haben dabei manchmal sogar eine echte ärztliche Indikation in der Sportmedizin. Da sie lokal die katabole Wirkung der Kortikosteroide kompensieren können, werden sie im Zusammenhang mit intensiveren Kortikosteroid-Behandlungen, wie sie im Spitzensport vielfach notwendig sind, angewendet. Abgesehen davon, daß eine abnormale Muskelhypertrophie ein Mißverhältnis zwischen aktivem und passivem Bewegungsapparat und damit zwangsläufig Überlastungsschäden an den bradytrophen Geweben und Verletzungsdispositionen schafft, sind die Nebenwirkungen medizinisch äußerst bedenklich. Zu den schweren Schädigungen des Magen-Darmkanals, der Leber und Niere, die schon zu mehreren Todesfällen geführt haben, ergeben sich nicht zuletzt durch die Wasserretention, die gewichtsmäßig zu Unrecht oft als Muskelzuwachs gedeutet wird, die verschiedensten Stoffwechselprobleme. Das wesentlich größere Problem, das sich bei Tagesdosen von 2 bis 3 mg an einstellt, ist jedoch die unphysiologische Hormonwirkung, da ein Teil der Anabolika im Stoffwechsel in Androgene umgewandelt wird. Die Folge davon sind, vor allem bei Frauen, die irreversible Virilisierung und die dadurch ausgelösten Störungen im Menstruationszyklus. Beim Jugendlichen kommt es außerdem durch vorzeitigen Schluß der Epiphysenfugen zu einer Hemmung des Längenwachstums, die angeblich zur Verbesserung der Hebelwirkung bei Gewichthebern und Turnern in einigen Fällen bewußt herbeigeführt worden sein soll. Neben Substitutionserscheinungen mit verschiedenen Störungen der Sexualsphäre kommt es beim Mann später zu einer Verminderung der Spermatozoenbildung, Hodenatrophie, Prostataveränderungen und Potenzstörungen. Die seit 1960 durchgeführten wissenschaftlichen Untersuchungen über die Wirkung der Anabolika auf die sportliche Leistung zeigen, wenn sie im Doppelblindversuch durchgeführt wurden, nur eine sehr bescheidene echte Kraftvermehrung. Dadurch, daß lange Zeit keine sicheren Nachweismöglichkeiten gegeben waren, war auch ein Verbot der Anabolika nicht zielführend. Die Anordnung der Kontrolle in Montreal wurde daher von vielen Athleten und Betreuern nicht ernst genommen, zumal der sichere Nachweis damals nur etwa 2 Wochen rückwirkend möglich war. Obwohl aber allgemein bekannt ist, daß eine Woche nach Absetzen der anabolen Steroide schon ein Rebound-Phänomen mit Rückbildung der vermehrten Muskulatur und länger dauernden psychischen und physischen Konditionsstörungen einsetzt, versuchten viele Athleten, bis – nach ihrer Meinung – zum letztmöglichen Zeitpunkt Anabolika weiterzunehmen. Das Ergebnis dieser kurzfristigen Umstellung war ein Leistungsabbau, der bis zum völligen Versagen führte. Es ist kein Zufall und sicher auf das „ungekonnte" Absetzen der Anabolika zurückzuführen, wenn bei den angetretenen 131 Gewichthebern 36 Totalversager zu verzeichnen waren und nur 22% der Gewichtheber ihre Bestleistungen erreichten oder überboten.

Der in diesem Zusammenhang an die Adresse von einigen östlichen Ländern gerichtete Vorwurf, sie würden Anabolika verwenden, die nicht nachweisbar wären bzw. so rasch abgebaut würden, daß sie schon nach einigen Tagen nicht mehr zu finden sind, entbehrt sicher jeder wissenschaftlichen Grundlage. Wenn ein Athlet schon die verbotenen anabolen Hormone nimmt, und dafür sprechen auch Erfahrungen, die mir 2 Olympiasieger vertraulich mitteilten, dann erscheint es notwendig, etwa 2 Monate vor dem kontrollierten Wettkampf die Aufnahme einzustellen. Damit bleibt noch genügend Zeit, den erwarteten Leistungsabfall durch Training zu kompensieren und den Muskelstoffwechsel wieder auf ein normales Maß einpendeln zu lassen. Das im Zusammenhang mit der Nachweismöglichkeit von anabolen Hormonen notwendige Umdenken hat dazu geführt, daß man versucht, auf Androgene – z. B. Testosteron – umzusteigen. Die Androgene weisen zwar verschiedene Nachteile der Anabolika, z. B. die Virilisierung, vermehrt auf, besitzen aber eine, wenn auch wesentlich geringere muskelstimulierende Wirkung. Obwohl der Nachweis der Androgene bzw. Testosterone möglich ist, war es lange nicht mit Sicherheit möglich zu unterscheiden, ob im Harn ausgeschiedene Androgene aus körpereigener oder fremder Produktion stammen. Über die enorm schwankende normale Ausscheidungsbreite war es nicht möglich einwandfrei festzustellen, ob auffallend große Mengen auf eine mißbräuchliche Anwendung von Testosteron zurückzuführen sind. Für die Olympischen Spiele von Sarajevo und Los Angeles stand Testosteron aber bereits auf der offiziellen Dopingliste, da es möglich geworden war, aus dem Verhältnis des ausgeschiedenen Testosterons und Epitestosterons den Nachweis der Verwendung von Testosteron zu führen. Diskutiert über die Qualifikation als Dopingsubstanz wird noch über die sogenannten Beta-Rezeptorenblocker, die derzeit besonders von Schützen und einigen Wintersportlern genommen werden und die nervösen Spannungen reduzieren. Da sie die Kreislaufleistung limitieren, sind sie für bestimmte Belastungen, vor allem im Ausdauerbereich, nicht ungefährlich.

Ein schwieriges Problem, das viel Unruhe unter den Athleten und Sportärzten erregt hat, ist das sogenannte Blutdoping, das aus Schweden kommt. Dabei werden dem Athleten mehrere Wochen vor dem entscheidenden Wettkampf bis zu 500 ml Blut abgenommen, die dann kurz vor dem Start reinfundiert werden. Durch die damit erzielte kurzfristige Vermehrung der Erythrozyten wird die Sauerstoffaufnahme und damit die aerobe Kapazität über das normale Maß verbessert und damit die Ausdauerleistung erhöht. Die volumsmäßige und qualitätsmäßige Veränderung des strömenden Blutes wirft über z. B. mögliche Überempfindlichkeitsreaktionen, vermehrte Hämolyse und nicht zuletzt die psychische Belastung der Infusion verschiedene medizinische Probleme auf. Es ist daher eher unwahrscheinlich, daß diese Autotransfusion in Montreal eine entscheidende Rolle gespielt hat. Die mehrfach beobachteten Einstichstellen in den Ellenbeugen einiger Athleten, denen man ein Blutdoping nachsagte, können ebensogut von anderen üblichen Injektionen mit Kortikosteroiden, Laevulose, Vitaminen und ähnlichem herrühren. Ein gewisses Problem stellte die vom internationalen Fünfkampfverband (UIPMB) und Fechtverband (FIE) geforderte Alkoholkontrolle dar. Dabei war für das im Pistolenschießen des Fünfkampfs geforderte Alkoholverbot mit 0,0 Promille Blutalkohol nicht ein möglicher sportlicher Vorteil ausschlaggebend, sondern die Sicherheit der Beteiligten. Ausgelöst wurde dieses Verbot dadurch, daß bei einer Weltmeisterschaft ein österreichischer Fünfkämpfer im angetrunkenen Zustand mit seiner Pistole in gefährlicher Weise um sich herumzuschießen begann.

Betrachtet man die Entwicklung des Dopingproblems in den letzten Jahren, so ist, wenn man von den Anabolika absieht, ein sehr erfreulicher Fortschritt erkennbar. Sowohl im Amateur- wie im Professionalsport ist der Prozentsatz der positiven Fälle mit den klassischen Substanzen weitgehend zurückgegangen.

Die Tatsache, daß bei den Olympischen Spielen in Lake Placid und Moskau keine Dopingfälle zu finden waren, muß als großer Erfolg der Antidopingbemühungen gewertet werden. Vermutungen, daß in Moskau bei 2468 Kontrollen keine Dopingfälle gefunden werden durften, um eine Skandalisierung der Spiele zu verhindern, halte ich aber für unglaubwürdig.

Nach wie vor am meisten gefährdet sind immer noch Radfahren, Gewichtheben und Fußball bzw. jene Sportarten, die durch einen möglichen kommerziellen Gewinn zum Gebrauch von Dopingmitteln verleiten. Darüber hinaus sind wahrscheinlich auch sportliche Entwicklungsländer gefährdet, in denen der Ausbildungsstand der Athleten, Trainer, aber auch der Ärzte noch nicht sehr gut ist. Das bedeutet, daß eine wirksame Aufklärung immer noch die wichtigste Forderung bei der Bekämpfung des Dopings, als einem gefährlichen Betrug und Selbstbetrug, sein muß. Durch internationale Zusammenarbeit und konsequente Maßnahmen ohne Rücksicht auf Namen und Land des Athleten gilt es zu verhindern, daß über einen entarteten Hochleistungssport die positiven Werte des Sports für den Menschen von heute immer mehr verlorengehen.

Die Kenntnis jener Wirkstoffe, die als Dopingsubstanzen gelten, ist für den Arzt in der Betreuung von Sportlern äußerst wichtig, damit nicht im Falle einer notwendigen Behandlung der Athlet durch eine zwar wohlgemeinte aber falsch getroffene Medikamentenwahl zu einem „iatrogenen" Dopingsünder wird. Zur genaueren Information sind daher in Tabelle 1 jene Wirkstoffgruppen dargestellt, die nach den Richtlinien der medizinischen Kommission des Internationalen Olympischen Komitees (IOC) als Dopingsubstanzen gelten. Diese Liste ist nicht als abgeschlossen zu betrachten, sondern kann jederzeit erweitert werden.

Tab. 1. Doping-Liste der Medizinischen Kommission des IOC.

1. *Psychomotorische Stimulantien*, z. B.:

Amphetamin	Methylamphetamin
Äthylamphetamin	Methylphenidat
Benzphetamin	Norpseudoephedrin
Coffein *)	Pemolin
Chlophentermin	Phendimetrazin
Cocain	Phenmetrazin
Djäthylaminopropiophenon	Phentermin
Dimethylamphetamin	Pipradol
Fencamphamin	Prolintan
Meclophenoxat	und verwandte Verbindungen

2. *Sympathomimetische Amine*, z. B:

Chlorprenalin	Isoprenalin
Ephedrin	Methoxyphenamin
Etafedrin	Methylephedrin
Isoetharin	und verwandte Verbindungen

3. *Verschiedene Stimulantien des Zentralnervensystems*, z. B.:

Amiphenazol	Nikethamid
Bemegrid	Pentylentetrazol
Doxapram	Picrotoxin
Ethamivan	Strychnin
Leptazol	und verwandte Verbindungen

4. *Narkotika und Analgetika*, z. B.:

Anileridin	Morphin
Äthylmorphin	Oxocodon
Codein	Oxomorphon
Dextromoramid	Pentazocin
Dihydrocodein	Pethidin
Dipipanon	Phenazocin
Heroin	Piminodin
Hydrocodon	Thebacon
Lävorphanol	Trimeperidin
Methadon	und verwandte Verbindungen

5. *Anabole Steroide*, z. B.:

Clostebol	Nandrolon
Dehydrochlormethyltestosteron	Norethandrolon
Fluoxymesteron	Oxymesteron
Mesterolon	Oxymetholon
Metenolon	Stanozolol
Methandienon	Testosteron
Methyltestosteron	und verwandte Verbindungen

6. *Beta-Rezeptorenblocker*, z. B.:

Alprenolol	Oxprenolol
Atenolol	Propranolol
Labetalol	und verwandte Verbindungen
Metoprolol	

*) Als Doping gilt erst eine Harnausscheidung von mehr als 15 µg/ml.

Kapitel 15

Ärztliche Psychohygiene im Sport

G. S. Barolin

Einleitung

Psychische Faktoren spielen eine wesentliche Rolle im Rahmen sportlicher Leistungen, welche sich auch wissenschaftlich erfassen und in Prozenten ausdrücken lassen, wie im folgenden noch gezeigt werden wird.

Zumindest ebenso relevant (und wahrscheinlich von allgemein noch größerer Wichtigkeit) ist die umgekehrte Kausalbeziehung, nämlich die Auswirkung sportlicher Tätigkeit auf psychische Konstellationen wie Leistungsfähigkeit, Charakterbildung, Durchsetzungsvermögen usw.

Trotz dieser evidenten und wichtigen Wechselbeziehungen zwischen Sport und Psyche hat sich die sportmedizinische Literatur bisher überwiegend mit den körperlichen Gegebenheiten befaßt, und entsprechende Bearbeitungen unseres Themas sind spärlich und kursorisch. – Hingegen hat sich die aufstrebende Psychologie in verstärktem Maße auch mit dem Sport befaßt, und wenn hier ein Artikel über ärztliche Psychohygiene im Sport (geschrieben von einem Arzt) und ein Artikel über Sportpsychologie (geschrieben von einem Psychologen) nebeneinanderstehen, so entspricht dies den Intentionen des Autors, der einerseits durchaus an die Ersprießlichkeit einer engen Kooperation der Medizin mit der Psychologie glaubt, andererseits aber den medizinischen Anspruch für verschiedene (auch psychische) eingreifende Wege der Menschenbehandlung gewahrt sehen möchte.

Im folgenden wurde der Weg gewählt, aus vieljähriger Eigenerfahrung im ärztlichen Umgang mit Sportlern, möglichst konkret das Thema zu beleuchten. Dadurch soll vor allem Praxisnähe und plastische Verständlichkeit vermittelt werden. Gleichzeitig muß der Leser jedoch gebeten werden, als Preis dafür eine gewisse Subjektivität in Kauf zu nehmen; denn Eigenerfahrungen spiegeln auch eigene Vorbildung, eigene Ansicht, eigene Auswahl und damit persönliche Auffassung wider.

Ein Schwerpunkt der Darstellung wird bei den psychohygienischen Möglichkeiten für den Spitzensportler liegen. Dies entspricht den praktischen Gegebenheiten und Erfahrungen. Wenn auch die zweitangeführte Sport-psychische Relation, nämlich die Rückwirkung des Sports auf psychische Konstellationen im Breitensport besonders zum Tragen kommt.

Wir müssen uns jedoch klar sein, daß es einen Breitensport ohne Spitzensport (wegen dessen Vorbild- und Popularisierungsfunktion) nicht geben kann. Dazu kommen menschliche Werte, welche sich für den Ausübenden direkt ergeben. Neben dem generellen „Ja" zum Spitzensport soll es aber mit unser Anliegen sein, verschiedene moderne Auswüchse, welche drohen, den Sport zweckzuentfremden und damit gesundheitsschädlich zu machen, ärztlicherseits auch zu erkennen und darauf hinzuweisen.

Es spricht also hier ein Arzt mit positiver Einstellung zum Sport (allgemein und auch zum Spitzensport), der sich jedoch keineswegs als bedingungsloser Erfüllungsgehilfe des modernen Sportgetriebes sieht und sich auch erlaubt, neben Aufzählung von Fakten einiges an eigener Meinung in den folgenden Artikel miteinfließen zu lassen.

Abgrenzungsfragen

„*Hygienische" Maßnahmen* sind solche, welche gesunde Personen betreffen. Sie sollen dazu beitragen, einerseits die Lebensbedingungen zu optimieren und andererseits vorbeugend gegen Schädigungsgefahr zu wirken. Damit ist die wesentliche Abgrenzung gegen „*therapeutische" Maßnahmen* gegeben. Diese beziehen sich auf Individuen, welche bereits an Krankheitssymptomen leiden, und zielen auf deren Besserung oder Behebung ab.

Die Vorsilbe „Psycho-" (Psycho-Therapie, ebenso wie Psycho-Hygiene) gibt auch in Fachkreisen immer wieder Anlaß zu Irrtümern. Sie bedeutet nämlich keineswegs, daß die betreffende Maßnahmen sich ausschließlich auf die Psyche zu beziehen haben, sondern sagt nur aus, daß psychische Mittel angewandt werden (im Gegensatz zu körperlichen, medikamentösen usw.). – Bekanntlich bedeutet Hydro-Therapie auch nicht die Behandlung des Wassers, sondern Behandlung mittels Wassers.

Da man primär beim Sportler weitgehend davon ausgeht, daß es sich um eine gesunde Persönlichkeit handelt, können unsere betreffenden Maßnahmen daher nur in den Bereich des Psychohygienischen eingestuft werden. Allerdings ist die Methodik dabei weitgehend aus dem Erfahrungsgut der Psychotherapie übernommen und unterscheidet sich auch nicht wesentlich davon. Ebenso sind eine Reihe der menschlichen Grundvoraussetzungen für die jeweils anzutreffende Aktualsituation, welche in die psychohygienischen Betrachtungen miteinzubeziehen sind, gleich für Gesunde und Kranke, so: die Kindheitsentwicklung, die Problematik der Umweltsituation, die geistige Einstellung zum Leistungsstreben usw. – Wenn wir also auch aus prinzipiellen Gründen beim Sportler von Psychohygiene zu sprechen haben, so werden sich im folgenden eine Reihe von Querverbindungen zur Psychotherapie ergeben.

Unsere psychohygienischen Maßnahmen (ebenso wie psychotherapeutische) haben mehrere Angriffspunkte:

a) *Die psychotrope Wirkung* wirkt sich direkt auf psychische Gegebenheiten aus.

b) *Als somatotrope Wirkung* bezeichnen wir die direkte Auswirkung psychotherapeutischer Maßnahmen auf körperliche Funktionen. Der Weg geht vor allem über Vegetativum und Muskeltonus.

c) Schließlich muß man eine dauernde Wechselwirkung zwischen psychischen und körperlichen Befindlichkeiten annehmen *(psychosomatische Brücken),* d. h. daß die in a und b angeführten psychotropen und somatotropen Maßnahmen jeweils eine zusätzliche Wechselwirkung aufeinander ausüben. Eine derartige Wechselwirkung zwischen körperlichen und psychischen Funktionen über psychosomatische Brücken entspricht dem heute bekannten Grundwissen.

Eine dualistische Auffassung: „Hie Psyche, hie Soma" gehört der Historie an. Die moderne Medizin kann nur mit einer ganzheitlichen Betrachtungsweise des Organismus arbeiten. Um so mehr ist es aber wichtig, eben für jede Betrachtung und Behandlung des Menschen sowohl psychische als auch körperliche Komponenten in die Überlegungen miteinzubeziehen.

Da beim Spitzensportler natürlich ein Hauptziel der ärztlich-psychohygienischen Maßnahmen auch in einer meßbaren Leitungssteigerung liegt, wird immer wieder die Frage gestellt, ob und wie sich *unsere Maßnahmen von Doping unterscheiden* (12, 13).

Beim Doping werden die durch den Körper gesetzten Sicherheitsschranken gegen Überforderung auf unphysiologischem Wege beseitigt. Dadurch kann vorübergehende Leistungssteigerung erreicht werden, es kommt dadurch aber zur Gefahr der akuten oder chronischen Gesundheitsschädigung.

Im Gegensatz dazu sollen psychohygienische Maßnahmen helfen, Hemmnisse zu beseitigen, die nicht als körperliche Sicherheitsschranken, sondern auf Grund persönlicher Fehleinstellungen vorhanden sind und den Spitzensportler daran hindern können, seine volle in der Trainingsarbeit gewonnene Leistungsfähigkeit im Wettkampf spielen zu lassen; dies durch Mobilisierung der Eigenmittel der Gesamtpersönlichkeit ohne unphysiologische Maßnahmen. Dadurch können wir folgendes erreichen:

a) Es kann die körperliche Leistungsfähigkeit voll ausgeschöpft werden, ohne die körpereigenen Sicherheitsbarrieren gegen Überforderung zu durchbrechen.

b) Es können dadurch fallweise Gefahrenquellen des körperlichen und/oder psychischen Bereiches entschärft werden.

c) Darüber hinaus haben die psychohygienischen Maßnahmen – wie schon gesagt – neben dem Ziel der Leistungssteigerung auch eine Reihe von anderen Effekten im Sinne der Hilfe zur Persönlichkeitsreifung, Selbstfindung usw., welche sie auch über die mögliche (aber keineswegs obligate und immer erreichbare) Leistungssteigerung hinaus für den Betroffenen wertvoll machen können.

Psychohygiene im Sport: warum und wo?

Da gezielte psychohygienische Anwendungen einen beträchtlichen Aufwand persönlichen und zeitlichen Engagements durch fachlich Hochqualifizierte bedingen, scheint es berechtigt, die Frage an den Anfang zu stellen: Brauchen wir das überhaupt? Wenn ja: Wo und wie ist es sinnvoll einzusetzen?

Meines Erachtens sind die wesentlichsten Gebiete für aktiv ärztlichen Einsatz psychohygienischer Maßnahmen im Sport:
1. der Spitzensport und
2. der Kindersport.

Das besagt nicht, daß der Breitensport keiner Berücksichtigung psychohygienischer Gesichtspunkte bedarf, soll nur ausdrücken, daß dort die direkte Anwendung gezielter ärztlicher Methodik auf psychohygienischem Gebiet nicht so im Vordergrund steht. Die Sonderfragen des Altersportes und insbesondere des Versehrtensportes bedürfen eigener Betrachtung. Darauf wird im folgenden noch kurz eingegangen.

Ad 1: *Der Spitzensport* ist heute keine Privatsache des Einzelnen mehr, sondern ein wesentliches Anliegen nationalen Prestiges sowie wirtschaftlichen Interesses und damit neben Krieg und Technik wohl zum wesentlichsten Auseinandersetzungsmittel zwischen den Nationen und Ideologien geworden. Dadurch wird jedoch der einzelne Spitzensportler auch wesentlich belastet, da er – je nach etwa wenigen Prozentbruchteilen auf oder ab – entweder als Held glorifiziert oder als Versager mit öffentlichen Vorwürfen überhäuft wird.

Das trifft zum Teil einfache Persönlichkeiten, die „entdeckt" an die Spitze „herantrainiert" und nun mit völlig ungewohnten Umweltsituationen konfrontiert werden. Andererseits tendieren auch spannungsgeladene Extrempersönlichkeiten zu einer Laufbahn, die den ständigen Wettkampf bietet und verlangt. − Somit ist die Klischeevorstellung vom „gesunden Naturburschen" für den betreffenden Personenkreis weitgehend unzutreffend, und es handelt sich vielmehr überwiegend um relativ sensible und zusätzlich sensibilisierte Persönlichkeiten in einem extremen Spannungsfeld.

Ob und wie weit diese Situation des Spitzensports und des Spitzensportlers begrüßenswert oder abzulehnen, veränderbar oder unabänderlich ist, steht hier nicht zur Diskussion. In eine realistische und aktuelle Betrachtung ist sie als gegebenes Faktum einzubeziehen.

Es besteht also eine weitgehend von außen her mitbedingt unphysiologische Extremsituation für die Einzelpersönlichkeit, und es entspricht daher auch allgemeinen ärztlichen Gesichtspunkten, dabei nach Tunlichkeit ärztliche Hilfe anzubieten. Die ökonomische Basis dafür ist meist relativ unproblematisch, da in Hinblick auf das große nationale und/oder ökonomische Interesse meist auch entsprechende Geldmittel vorhanden sind. Allerdings wird dadurch auch immer die Tendenz bestehen, den Arzt zum bedingungslosen Erfüllungsgehilfen des Geldgebers zu machen, unabhängig von den ethischen Werten, welche einem ärztlichen Postulat entsprechen. Darauf wird noch eingegangen.

Ad 2: *Der Kindersport* bedarf aus mehreren Gründen heute vermehrter Beachtung.

a) Die weitgehende Motorisierung und Technisierung hat es − insbesondere im großstädtischen Bereich − mit sich gebracht, daß der Bewegungsmangel auch schon im Kindesalter Ausmaße annimmt, welche − insbesondere in der plastischen Kindheitsphase − gesundheitsabträglich sein können. So sollte der Schulsport ein Minimum der Bewegungserfordernisse erfüllen, welche für die normale körperliche Entwicklung des Kindes nötig sind.

b) Der Spitzensport greift heute in immer niedrigere Alterskategorien und verlangt den Kindern teilweise einseitige Hochleistungen ab, unter gleichzeitiger Hintanstellung sonstiger für die kindlichen Entwicklung essentieller körperlicher und geistiger Erfordernisse.

c) Neben den rein körperlichen Auswirkungen des Sports im Kindesalter muß auch seine wesentliche Rolle in der Sozialentwicklung beachtet werden, im Sinne der sozialen Integration, der sozialen Rollenbildung usw.

Einige menschliche Grundgesetzmäßigkeiten

Die menschliche körperliche Leistung ist stark von der momentanen psychischen Situation mitabhängig. Dies stellen *Hollmann* und *Hettinger* in ihrem Diagramm eindrücklich dar: „Die Motivation" quasi als Dirigent der gesamten sportlich gebrauchten körperlichen Funktionen. Von denselben Autoren stammt dazu auch ein Beispiel, welches klare Prozentzahlen angibt (zitiert auch bei *Kleinmann*).

Sportstudenten hatten in einer Versuchsanordnung meßbare Muskelaktionen im Sinne der Unterarmbeugung zu liefern, mit dem Auftrag, das Bestmögliche zu geben. Am nächsten Tag zur gleichen Uhrzeit wurde ihnen von einem kanadischen Kollegen erklärt, daß er von diesem

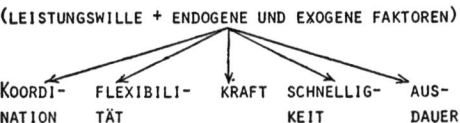

Abb. 1. Grundschema der motorischen Beanspruchungsformen nach *Hollman, Hettinger*.

Meßergebnis enttäuscht sei, da er an russischen Studenten in Kiew 20% höhere Werte gemessen habe. Er wollte den „germanischen Kleiderschränken" jedoch noch eine Möglichkeit zur Resultatverbesserung geben.

Die registrierten Kraftwerte lagen daraufhin um 13% höher als am Vortag.

Wieder am nächsten Tag wurde eine ausgesuchte, besonders attraktive Studentin zwischen dem Dynamometer und dem Anzeigegerät mit der Aufgabe postiert, ihre Blicke zwischen dem Muskelspiel des Probanden und der Nadel des Kraftregistriergerätes ständig bewundernd schweifen zu lassen.

Neuerliche Kraftsteigerung um weitere 8%.

Weitere Illustrationen für die Wichtigkeit der psychischen Situation zur körperlichen Leistung sind Leistungssteigerungen unter Plazebo-Medikation (*Prokop* [12]), gleichzeitig mit vegetativem Funktionsänderungen, weiters Katalepsie-Versuche unter Hypnose, welche im wachen Zustand kraftmäßig nicht zu leisten sind.

Es scheint so zu sein, daß durch den Komplex: Motivation + zusätzliche psychische Faktoren, gewisse Reserven über das Unbewußte her mobilisiert werden können, welche dem willentlichen Zugriff direkt nicht zur Verfügung stehen: Psychodynamische Auswirkungen.

Unter Psychodynamik verstehen wir die Summe der psychischen Gegebenheiten, welche (weitgehend über das Unbewußte) einen dauernden Einfluß auf unser gesamtes menschliches Leben ausüben. Die Psychodynamik setzt sich zusammen aus den von der Frühkindheit bis zur Gegenwart gespeicherten Erfahrungen plus zusätzlichen Faktoren aus der Aktualsituation.

Alle Ergebnisse, Handlungen, Entscheidungen werden von jedem von uns auf dem (unbewußten) Hintergrund dieser Psychodynamik erlebt, entschieden, abgehandelt. Die Basis dafür bilden eine Reihe menschlicher Grundvoraussetzungen. Diese treffen praktisch bei jedem von uns zu. Sie sind also „physiologisch". Sie können aber auf Grund besonderer Konstellationen überstark zur Wirkung kommen und dadurch dann auch „pathogen" wirken. Dies ist uns vor allem aus der Neurosen-Psychologie her bekannt.

Im folgenden werden einige dieser *menschlichen Grundsituationen mit Schlüsselwert* angesprochen, welche erfahrungsgemäß gerade beim Sportler (auf Grund seines Alters und seiner Situation) relativ häufig auch zu Störfaktoren werden können. – Natürlich sind die angeführten Schematismen nur als ein Gerüst zu sehen, nach welchem wir unsere Beurteilung des menschlichen Verhaltens zwar primär gliedern können, welches aber jeweils der kritischen individuellen Ergänzung und Modifikation bedarf.

1. *Die Kind-Eltern-Beziehung* ist das erste Bezugssystem, in welches der Mensch hineinkommt, in einer besonders plastischen und empfindlichen Situation des kindlichen Ausgeliefertseins. Hierbei können verschiedene Störfaktoren unter Umstän-

den auch späterhin noch psychodynamisch zum Tragen kommen.

a) Die Ablehnung, Distanzierung von dem Kind, unter Umständen (in grobpathologischen Fällen) mit Aggressionsakten usw.

b) Die Überfürsorge. Übergroße Liebe und Stellen des Kindes „unter einen Glassturz".

c) Zu einem späteren Zeitpunkt der Kindesentwicklung gibt es auch eine zusätzlichen wichtigen Wirkungsfaktor, der von den Eltern ausgeht, nämlich das Prinzip der „Überforderung". Eltern wollen mit Hilfe ihrer Kinder das erreichen, was sie selbst nicht erreicht haben, respektive die dunklen Punkte ihrer eigenen psychodynamischen Entwicklung mit dem Kind als Medium kompensieren.

2. *Die Ablösung* aus dem elterlichen und familiären Verband ist für jeden Menschen ein obligates und physiologisches Geschehen, das jedoch besonders geeignet ist, auch zu kritischen Fehlentwicklungen und psychodynamischen Störungen zu führen. Man denke an Aggressionshandlungen gegen die Eltern, an das Davonlaufen der Kinder, an völligen Bruch zwischen den Generationen usw.

3. „*Minderwertigkeitskomplexe*" *und deren* „*Überkompensation*" können sehr wohl mit obigen Grundphänomenen in Zusammenhang stehen und von dort herkommen. Gerade im sportlichen Bereich können sich daraus einerseits beträchtliche Störfaktoren, wie andererseits auch zusätzliche Stimuli und Leistungsförderungen ergeben.

4. Die *Vorgesetztenbeziehung* ist nach der Elternbeziehung (mit dem Lehrer als Zwischenglied) meist eine sehr wichtige und prägende. Sie kann ebenfalls stark konfliktbeladen sein.

5. Dies verbindet sich überdies mit der gesamten *Berufsproblematik*, welche gerade für den jungen Spitzensportler unter Umständen große Relevanz haben kann, im Sinne der primären Verdrängung zum Zwecke der vollen Integration in den Sport und sekundären Sorgen dazu, wie es weitergehen soll.

6. Der Aufbau einer *tragfähigen Partnerbeziehung* ist eine kritische Lebenssituation für jeden Menschen mit einer Reihe von Störmöglichkeiten. Sie bedarf daher im psychotherapeutisch-psychohygienischen Sinn ebenfalls besonderer Bedeutung. Hier spielt natürlich die Rolle des Sexualverhaltens mit hinein; doch liegen auftretende Probleme beim Sportler häufiger im Rahmen der Fragen: Tragfähigkeit, Planung für längere Zeit, usw.

7. *Die Aggression und überschießende Aktivität* kann einerseits leistungsfördernd, im Extrem aber auch wieder leistungsmindernd wirken.

8. *Der Rückgang der körperlichen Fähigkeiten* meist auch in Zusammenhang mit vermindertem Training, spielt besonders im Alterssport eine Rolle, hat aber auch beim jungen Sportler, in Zusammenhang mit dem Ausscheiden aus den Spitzeneliten, Relevanz.

9. *Prüfungsängste,* also überschießende Nervosität in Entscheidungssituationen spielen nicht nur beim akademischen Prüfling, sondern auch beim Sportler im Rahmen der Startnervosität eine wesentliche Rolle. – Ebenso wie schon bei Überkompensation und Aggression gesagt, kann dabei ein gewisses Maß der adrenergen Stimulierung leistungsfördernd wirken, bei Überschreiten eines gewissen Punktes kann durch die genannten Mechanismen aber auch eine wesentliche Leistungshemmung auftreten (*Yerkes-Dodson-Gesetz,* 17).

Grundsätze zur Behandlungsstrategie

Die Behandlung der aus diesen und anderen menschlichen Grundsituationen resultierenden Störungen erfolgt *nach den Regeln der Psychotherapie*. Das heißt

a) Daran denken, ansprechen, im Gespräch erfassen und herauskristallisieren.

b) Keineswegs nun benennen und dem Betroffenen „erklären wollen" („konfrontieren"). Dies sind typische Anfängeraktionen des in Psychotherapie Unerfahrenen. Unsere Aufgabe ist es vielmehr, den Betroffenen im Gespräch vorsichtig so hinzuführen, daß er selbst gewisse Fehlhaltungen und Fehleinstellungen erkennt. Nur so kommt es dann zur Annahme. – *Hauptfunktion des Psychotherapeuten ist nicht die des Beraters, sondern die des Spiegels, der die Selbsterkenntnis ermöglicht.*

c) Die Behandlung der erkannten Störfaktoren kann mit und ohne rationales Erkennen durch den Betroffenen erfolgen. Das Gespräch und das Erkennen selbst kann bereits therapeutischen Wert haben. Darüber hinaus ergeben sich die Möglichkeiten des gezielten Einsatzes psychotherapeutischer Mittel, im eigenen Erfahrungsgut insbesondere der formelhaften Vorsatzbildung des Autogenen Trainings (siehe folgend).

d) In Ausnahmefällen kommen auch konkrete Besprechungen mit der Umgebung des Betroffenen in Fragen (natürlich nur mit seiner Zustimmung) und Versuch der Regelung belastender Faktoren.

Konkret etwa: Bei einem minderjährigen Spitzenläufer kassiert der Vater das gesamte Geld, hält ihn unter Vorgabe pädagogischer Notwendigkeit äußerst knapp. Er hat praktisch überhaupt keinen finanziellen Freiraum. – Also Ablösungssituation + Elternproblematik ergänzt durch spezielle, etwas in die Irre gehende pädagogische Maßnahmen.

Ärztliche Psychohygiene und der Spitzensport

Beim Spitzensportler kommen die angeführten simplen menschlichen Grundsituationen in dem situationsspezifischen Spannungsfeld besonders zum Tragen, sei es positiv, sei es negativ. Jenes Spannungsfeld kann näher definiert werden wie folgt.

1. Die direkt psychosomatisch wirksame Spannung der Wettkampfsituation.

2. Die Spannungen, welche sich aus dem Zusammentreffen der eigenen Psychodynamik mit der Umwelt ergeben. – Da auch Extrempersönlichkeiten besonders in die Spitzensportlersituation drängen, werden fallweise vermehrte Spannungsmomente aus der eigenen Psychodynamik in die Sportsituation miteingebracht.

3. Die Ausdehnung dieser Situation speziell über die Jahre, welche als Reifungszeit eine kritische Phase des Lebens darstellen *(Langen, Stolze)*.

4. Die wesentlichen sozialen Konsequenzen, welche sich aus den Resultaten des Wettkampfes ergeben (Berufschancen, Vermögensbildung, gesellschaftliche Stellung) erhöhen naturgemäß die Spannungsmomente.

Methodik allgemein

Allgemein ist zu sagen, daß es verschiedene Möglichkeiten psychohygienischer Betreuung beim Spitzensportler gibt. Die meisten Methoden bedienen sich jedoch der gezielten Umschaltung ins Hypnoid als neurophysiolgisch faßbarem dritten menschlichen Grundzustand neben Schlafen und Wachen (4). Dieser hypnoide Zustand geht mit einer muskulären Entspannung und vegetativen Umschaltung zum Vagotonus einher. Darüber hinaus ergeben sich dabei eine Reihe von Möglichkeiten, welche auch aus der Hypnosetherapie bekannt sind. Sie beruhen weitgehend auf der Vermittelbarkeit von Suggestivinhalten. Daneben findet Methodik der Gesprächstherapie und der Verhaltenstherapie Anwendung.

Folgende übliche Anwendungen seien erwähnt.

a) Heterohypnosen. Das sind Hypnosen durch einen anderen, welcher dann in den hypnotischen Grundzustand gewisse gezielte Suggestionen einbringt.

b) Suggestivtherapie mittels Tonbandgeräten. Auch dabei kommt es (meist unterstützt durch monotonisierende Musik und Anwendung am Abend vor dem Schlafengehen) zu einem konditionierten Hypnoid, in welchem dann die Suggestivinhalte des Tonbandes angebracht werden.

c) Muskuläre Entspannungsübungen stellen ebenfalls Vorstufen zur hypnoiden Umschaltung dar. Sie werden weitgehend auch beim sogenannten mentalen Training und bei den aus der Verhaltenstherapie entnommenen Ansätzen verwendet.

Beim „mentalen Training" erfolgt Erlernen von Bewegungsabläufen durch Vorstellung im entspannten Zustand ohne gleichzeitiges Üben. Bei der Verhaltenstherapie werden auf Grund eines lerntheoretischen Ansatzes bestimmte Inhalte positiv bestärkt, respektive im Sinne sogenannter Desensibilisierung entschärft.

d) Das Yoga findet den Einstieg ins Hypnoid vor allem über Atemübungen und verwendet dann in diesem Zustand Selbstsuggestionen.

Selbstverständlich hat auch das einfache gütliche Zureden oder das fallweise „Hartanfassen", welches manche Trainerpersönlichkeiten (je nach Begabung und Intuition richtig oder falsch mit gutem oder schlechtem Erfolg einsetzen) auch gewisse psychohygienische Dimensionen.

f) Gezielter sollte das schon näher besprochene ärztliche Gespräch nach pschotherapeutischen Regeln wirken können.

Als wissenschaftlich am breitesten fundierte und genau erforschte Methode hat sich am besten das Autogene Training nach *Schultz* (AT) bewährt in Zusammenhang mit ärztlichem Gespräch. Im Rahmen der eingangs festgelegten weitgehenden Beschränkung auf Eigenerfahrung wird im folgenden darüber weiter berichtet (2, 5).

Dieser Bericht basiert auf 8jähriger Erfahrung mit über 200 männlichen und weiblichen Spitzensportlern verschiedener Disziplinen: Alpine Schiläufer, Schützen, Tennisspieler, Turm- und Kunstspringer, Fußballer, Bogenschützen, Wildwasserfahrer. Die meisten davon waren Mitglieder offizieller Nationalmannschaften, Studentenmannschaften, Teilnehmer an Olympischen Spielen, Weltmeisterschaften und ähnlichem.

Der Schreiber dieser Zeilen hat die betreffende Tätigkeit (als Facharzt für Neurologie und Psychiatrie mit zusätzlicher psychotherapeutischer Ausbildung) neben ständiger klinischer und akademischer Tätigkeit als Teilzeitprojekt durchgeführt und zwar weitgehend integriert in die gesamte sportmedizinische Betreuung der betreffenden Athleten, jedoch nicht in Kombination mit dieser. D. h. also, daß der sportmedizinisch-körperliche Teil von einem anderen Arzt (respektive einer anderen Ärztegruppe) wahrgenommen wurde, wobei natürlich getrachtet wurde, jeweils in engem wechselseitigen Kontakt zu bleiben, ohne daß dies allerdings immer völlig voll befriedigend gelang (auch aus den noch später dargelegten Gründen).

Drei wesentliche Komponenten des AT seien herausgestellt.

a) Durch eine Reihe systematisch aufgebauter Übungen lernt der Trainierte es, sich selbst in einen hypnoiden Zustand zu versetzen, mit der dazugehörigen muskulären Entspannung und vegetativen Umschaltung.

b) Trainiert wird dazu ein Mechanismus des „Zurücknehmens". Dies sind exzessive willkürliche Muskelkontraktionen. Sie führen zu einer Rückumschaltung in einen adrenergen leistungsfördernden Akutspannungszustand nach der relaxierenden Erschlaffungsphase.

c) Das Hypnoid ergibt die Möglichkeit, die sogenannten „formelhaften Vorsatzbildungen" mit psychodynamisch wirksamen Inhalten zu plazieren (3).

Eigen-Methodik und Wirkungsweise

Die Teilnahme an der psychohygienischen Betreuung war für die Sportler freiwillig, ergab sich jedoch durch entsprechenden Einbau in den allgemeinen Trainingsstundenplan weitgehend ziemlich vollzählig.

AT wurde überwiegend als Gruppen-Instruktion vermittelt. Dazu kamen individuelle Aussprachen, welche sich einerseits bezogen auf familiäre, berufliche und persönliche Probleme (Biographik, Psychodynamik), sowie andererseits auf die unmittelbare Problematik bei der betreffenden Sportausübung. Im Sinne des möglichst sinnvollen Einbaues in weitere psychohygienische Maßnahmen wurde die Information über den einzelnen, neben dem individuellen Zwiegespräch systematisch ergänzt werden durch

a) Informationsgespräche mit den Trainern und
b) persönliche eigene Beobachtung des Sportlers bei der aktuellen Sportausübung.

Darüber wurden jeweils entsprechende Karteieintragungen geführt.

Die Informationen flossen in die weiteren Einzelaussprachen mit den Sportlern ein. Das Gespräch wurde von Fall zu Fall variabel, mehr analytisch oder psychagogisch geführt.

Aufbauend darauf wurden dann (ebenfalls individuell mit dem einzelnen) die Möglichkeiten der Einbringung formelhafter Vorsatzbildungen ins AT besprochen.

In Einzelfällen wurde mit katathymen Bilderleben *(Leuner)* kombiniert *), weiters mit Hypnose.

Vom AT an sich konnte folgendes erwartet werden und traf auch zu:

1. *Die muskuläre und psychische Entspannung* und die schlafanstoßende Wirkung zeigten sich im Rahmen der interkontinentalen Reisen von Bedeutung, wo die Störung von Schlaf- und Entspannungsrhythmus für manche Betroffene ein Handicap für Höchstleistungen darstellen kann, weiters auch im Rahmen der Vortags-Nervosität und Schlafstörung.

2. *Der dynamisierende Effekt* nach der muskulären Entspannung im Rahmen des „Zurücknehmens", kann dazu beitragen, genau zu einem gewünschten Zeitpunkt in persönlicher Höchstform zu sein. Daher muß das energische Zurücknehmen besonders geübt werden, um nicht einen protrahierten und dann im Rahmen der Sportausübung unerwünschten Relaxationseffekt vom AT mitzunehmen.

3. *Die Konzentrations- und Gedächtnishilfe* bewährte sich besonders bei den Slalomläufern, welche vielfach Schwierigkeiten haben, sich die etwa 60 Tore auswendig zu merken. Als besonders wertvoll wurde die Konzentrationshilfe auch von den Schützen angegeben.

---

*) Spezielle psychotherapeutische Methodik „gelenkter Tagträume", deren nähere Beschreibung hier den Rahmen sprengen würden.

4. *Die „formelhafte Vorsatzbildungen"*, des AT wurden entsprechend den allgemein in der Psychotherapie gängigen Regeln angewandt.

Beispielhaft erwähnt sei in diesem Zusammenhang ein alpiner Skiläufer, bei welchem sich die persönliche Psychodynamik einer etwas grüblerischen zurückhaltenden Persönlichkeit mit einer typischen sportspezifischen Problematik insofern verband, als er nämlich bei den alpinen Torlauf- und Riesentorlaufbewerben immer erst nach dem ersten Drittel des Laufes „in Schwung kam" und dadurch bei sonst ausgezeichneter Technik und besonders gutem Körpergefühl sehr häufig unter seinem eigentlichen Wert abschnitt. Es wurden mit ihm mehrere Formeln versucht, welche auf Elastizität und Dynamik hinarbeiteten, doch kam man mit nichts richtig weiter. Im Gespräch über die häuslichen Verhältnisse kamen wir dann einmal auf den Kraftwerkbau in der Nähe seines Wohnorts, mit dem er sehr vertraut schien. Ich schlug ihm dann die bildhaft einprägsame Formel „Schleusen auf beim Start" vor. Diese wurde angenommen und in weiteren Gesprächen auch als hochwirksam bezeichnet.

Eine Woche später gewann er erstmalig den nationalen Meistertitel.

Dies zeigt insbesondere einiges über die Art der formelhaften Vorsatzbildung (deren Redaktion spezieller psychotherapeutischer Kenntnisse bedarf). Sie muß persönlichkeitskonform sein, entsprechend kurz, positiv einprägsam und den wichtigen Komplex in geeigneter Weise ansprechen.

Vor allem ist eine autohypnotisch wirksame Formel nur im individuellen Zwiegespräch mit dem Betroffenen sozusagen „maßgeschneidert" brauchbar und sinnvoll einzuführen. Sie bedarf der Kenntnis der individuellen Situation aus Vorgesprächen und Vorkontakten und ihrer Verwertung im Rahmen solider psychotherapeutischer Grundkenntnisse. Sonst kann mehr Schaden als Nutzen entstehen. Dies ist auch der Grund, warum der immer wieder an mich herangetragene Wunsch eines „Formelkataloges" unerfüllt bleiben muß, da dabei die Individualität der Formelerarbeitung verlorengehen müßte.

Prinzipiell kommen zweierlei Arten von autohypnotischen Formeln in Frage.

a) *„sportspezifische" Formeln* (entspechend obigem Beispiel). Hauptinhalte dabei sind die maximale Dynamik zum richtigen Zeitpunkt bei Sprintsportarten; Durchhaltemöglichkeit und Schöpfung von Kraftreserven bei Dauersport (lange Tennismatches, Langstreckenlauf usw.); Konzentration und Merkfähigkeit (etwa bei Slalomläufern, Schützen usw.).

b) Noch wichtiger haben sich Formeln erwiesen, welche *„persönlichkeitsspezifisch"* weniger direkt auf die Sportsituation, sondern mehr auf die menschliche Grundhaltung des Sportlers eingehen. Sie ergeben sich aus der „Haltungsanalyse" (Gespräch, Beobachtung usw.); etwa Selbstbehauptungsformeln bei Minderwertigkeitskomplexen und Selbstunsicherheit; Gleichgültigkeitsformeln gegen überstarke Nervosität, Kontinuitätsformeln bei Sprunghaftigkeit und Übersensibilität usw.

Natürlich fließen diese beiden Prototypen für Formelgebung fallweise individuell ineinander über.

Zeitlich gelegt wurde die psychohygienische Betreuung der Sportler weitgehend *in die Trainingsaufbau- und Vorbereitungsphasen* und Zeitphasen zwischen den größeren Wettkämpfen. Direkt beim Wettkampf zeigte sich bei einigen wenigen eigenen Versuchen eine zu große Hektik und auch zeitliche Gedrängtheit, um effektiv eingreifen zu können.

Allerdings ist von einigen speziellen Fällen bekannt, daß auch sportpsychologische Betreuer bis direkt in die Wettkampfsituation mitgegangen sind. Zur Erfolgsbeurteilung sind mir keine verläßlichen Kriterien bekannt geworden. In einer recht gründlichen Arbeit von *Steiner* wird zwar auch eine direkte sportpsychologische Betreuung in der Wettkampfsituation gemacht, dort aber auch wiederum nicht direkt Wettkampf-bezogen, sondern nur hinsichtlich der Gruppendynamik der Reaktion auf Umfeld usw.

Es scheint somit eher empfehlenswert, eine konzentrierte Arbeit in die Trainings- und Aufbauphase zu legen und den Sportler dann mit einem entsprechenden „Proviant" in seinen Wettkampf gehen zu lassen, ohne zu glauben, daß man ihn bis zuletzt gängeln müsse. Dazu gehört natürlich auch eine aus der Psychotherapie in ihrer Problematik sehr wohl bekannte zusätzliche Dimension, nämlich die ärztliche *Mithilfe zur Verselbständigung des Betreuten*.

Ergebnisse und Beurteilungskriterien

Allgemein kann festgestellt werden, daß bei etwa der Hälfte der so erfaßten Spitzensportler ein deutlich positiver Effekt vorlag. Es zeigten sich bessere Erfolge bei den effektiv bereits im Spitzenkader Stehenden, im Vergleich zu den jugendlichen Nachwuchskräften.

Es zeigten sich hingegen keine deutlichen Unterschiede im Ansprechen je nach verschiedenen Sportdisziplinen. Dementsprechend ist anzunehmen, daß das Ansprechen auf die dargebotenen Maßnahmen *weitgehend persönlichkeitsspezifisch ist, nicht sportspezifisch* und vor allem mit der Motivationsproblematik gekoppelt.

Die Auswertung stützte sich auf folgende Kriterien:
a) persönliche Gespräche,
b) retrospektive Fragebogen, welcher nach der Betreuungszeit ausgesandt wurden.

Die berichteten günstigen Resultate bezogen sich einerseits auf direkten Fortschritt in der betreffenden Sportdisziplin, andererseits aber auch auf neue Möglichkeiten im Alltagsleben, respektive außerhalb der Wettkampfsituation. Genannt seien:
- Einschlafhilfe
- Hilfe gegen Stuhlschwierigkeiten
- Beruhigung und Ausgleich in exogen belastenden Situationen
- Hilfe beim Austritt aus der aktiven Rennläuferkarriere von einem Läufer (der dabei offensichtlich echte Pensionierungsschwierigkeiten mit Verstimmungszuständen hatte) als „letzter Rettungsanker" bezeichnet.

Unter den spezifisch für die Sportausübung als günstig berichteten Erfolgen war bei den hier besprochenen Sportlern, auch der Gewinn von 2 olympischen Goldmedaillen, 3 Silbermedaillen und einer Bronze-Medaille, weiters eine Reihe von europäischen und nationalen Meisterschaften. Teilweise wurde expressis verbis ausgedrückt, daß unsere Behandlung zu den wesentlichsten Vorbereitungsmaßnahmen gehört haben, welche zu dem betreffenden Rekord geführt habe.

Allerdings müssen wir uns methodisch klar darüber sein, daß es keinerlei objektive Maßstäbe dafür gibt, ob tatsächlich unsere Behandlung einen günstigen Effekt gehabt habe, noch weniger, ob sie speziell zum Erreichen eines bestimmten sportlichen Zieles geholfen hat. Hierbei sind wir jedoch in der gleichen Situation wie in der Psychotherapie allgemein, wo man zwar auch gewisse neurophysiologische Parameter objektivieren (etwa Hauttemperatur, EEG, Herz, Atmung) sowie psychologische Tests vergleichend einsetzen kann. Der wesentlichste Maßstab zur Erfolgsbeurteilung ist der subjektive Eindruck des Individuums.

Deswegen glaube ich, daß man sich zwar methodisch-kritisch über die *Unmöglichkeit der Erfolgsobjektivierung* klar sein muß, daß sie uns andererseits aber nicht zu sehr betrüben sollte, da es ja für das Individuum nicht auf die Objektivierbarkeit, sondern auf die Subjektivierbarkeit des Erfolges ankommt, nämlich auf seine eigenen Empfindungen über den positiven Effekt der betreffenden Maßnahmen.

Interessieren müssen natürlich auch *eventuelle negative Auswirkungen* der beschriebenen Maßnahmen. *Steinbach* spricht kursorisch von möglichen leistungsschädigenden Auswirkungen. Dies wird allerdings nicht genauer definiert. Im gesamten eigenen Erfahrungsgut kamen Leistungsminderungen im Rahmen des AT nur durch fehlerhafte Anwendung zustande und haben nichts mit etwaigen Persönlichkeitstypen oder Formelgebungen zu tun. Dies illustrieren die folgenden Beispiele.

Einige Slalom-Läufer klagten darüber, daß sie nach dem Autogenen Training beim Start schlapp und müde wurden und somit eigentlich einen deutlich negativen Effekt erzielten. Bei näherer Besprechung zeigte sich dann jeweils, daß diese Läufer das AT immer nur abends als Einschlafhilfe verwandt und morgens sich nie Zeit dazu genommen hatten. Sie waren also (durch falsches Üben) darauf konditioniert, nach dem Autogenen Training einzuschlafen und diese Konditionierung wirkte natürlich auch dann fort, als sie es jeweils nur in der akuten Notstandsituation vor dem Start anwendeten. Nach Aufklärung und entsprechenden Gegenmaßnahmen verloren sich die unliebsamen Nebenerscheinungen.

Ein Läufer teilte seinem Trainer mit, er fürchte sich vor dem Autogenen Training, da er nicht mehr richtig daraus auftauchen könne. In der Exploration konnte dann in Erfahrunge gebracht werden, daß er selbst den gedächtnissteigernden Wert des Autogenen Trainings entdeckt hatte. Er versetzte sich daheim beim Lernen für seine Berufsschule stundenlang in einen autohypnotischen Trancezustand, um mehr Gedächtnisstoff zu bewältigen. Es traten vegetative Störungen, Schwindelt, Schweißausbrüche auf. – Es war, wie sich denken läßt, ein etwas verschrobener schizothymer Typ. Es fanden sich aber keinerlei psychotische Kriterien bei ihm.

Gerade aus solchen Zwischenfällen ist jedoch vermehrt die Forderunge der *kontinuierlichen und fachgerechten ärztlichen Überwachung* des AT auch bei gesunden Spitzensportlern abzuleiten, (worauf im betreffenden späteren Kapitel noch einmal eingegangen wird). Dazu gehört auch die entsprechende Aufklärung und Einführung für die Sportler zu den beteffenden Maßnahmen. Es dürfte nicht der Eindruck aufkommen, daß diese etwa trainingssparend oder trainingsersetzend sind, denn daraus kann natürlich eine leistungsmindernde Bequemlichkeitshaltung resultieren. Die absolute Klarstellung, daß alle psychohygienischen Maßnahmen nur als ergänzend zum konditionellen und technischen Training zu sehen sind, im Sinne der möglichen Leistungsverbesserung auf zusätzlichem anderen Weg, gehört obligatorisch mit zur ärztlichen Instruktion.

Ärztliche Psychohygiene und der Schulsport

In Hinblick auf die schon eingangs erwähnte Wesentlichkeit de Sports für das Kind in unserer Zeit, scheint es wichtig, auch den allgemeinen Schulsport (welcher ja den durchgehenden Breitensport des Kindes weitgehend darstellt) unter ärztlich-psychohygienischen Gesichtspunkten zu betrachten. Wiederholt sei die Wichtigkeit des Kindersports

a) zum mindestens teilweisen und minimalen Ausgleich des chronischen Bewegungsmangels unserer Zeit und

b) für die allgemeine Sozialintegration.

Somit bedarf im Kindesalter keineswegs nur der Spitzensport, sondern auch der allgemeine Breitensport und Schulsport besonderer psychohygienischer Betrachtung, mehr als im Erwachsenenalter, wo wir unsere psychohygienischen Überlegungen mehr auf den Spitzensport zentriert haben.

1. Unter diesem Blickpunkt werden leider auch ärztlicherseits *die Schulturnbefreiungen* manchmal zu leichtfertig gehandhabt. Dies sollen einige folgende Beispiele aus dem nervenärztlichen (eigenen) Fach erläutern. Der Facharzt auf anderem Gebiet respektive Allgemeinarzt und Kinderarzt mag daran auch manche andere Gründe für Schulturnbefreiung revidieren.

Bei *Kindern mit Epilepsie* wird häufig (fälschlich) Schulturnbefreiung ausgesprochen, weil man sich fürchtet, sie könnten beim Geräteturnen einen Anfall bekommen. Dies widerspricht völlig den neurophysiologischen Gegebenheiten, denn der epileptische Anfall erfolgt typischerweise nicht in der adrenergen Phase (wie sie extrem etwa während einer Turnübung vorliegt), sondern in der Relaxationsphase. Die Gefahr des Anfallsauftretens beim Geräteturnen ist somit minimal. Auch die im Sport auftretende physiologische Hyperventilation sollte nicht mit der bewußten Hyperventilation in Ruhe verwechselt werden. Letztere kann manchmal anfallsauslösend wirken, das physiologische Mehr-Atmen entsprechend höherer Beanspruchung hat keine anfallsauslösende Wirkung. – In unseren Entlassungsbefunden für Epileptiker wird deshalb auch immer ausdrücklich darauf hingewiesen, daß keine ärztliche Beschränkung des Schulturnens besteht.

Zu vermeiden für epileptische Kinder raten wir nur Hochgebirgsklettern (wo in der Rastphase an exponierter Stelle durch einen Anfall natürlich eine Gefährdung besteht), systematisches Sporttauchen (mit einer brüsken Veränderung des Blutsauerstoffgehaltes und sich daraus ergebenden Gefahren), weiters Langstreckensportarten, welche durch Monotonisieren und Stoffwechselverschiebungen ebenfalls unter Umständen anfallsauslösend wirken können, und ähnliches.

Unter den Kopfschmerzkindern gibt es vereinzelte, die ihre vasomotorischen Beschwerden bei vermehrter körperlicher Anstengung bekommen (sowohl Migräneanfälle wie auch Hypotoniekopfschmerz). Trotzdem sehen wir hier keine Indikation für Befreiung vom Schulturnen, sondern eher im Gegenteil, die Indikation für sytematisch aufbauendes Körper- und Kreislauftraining zur Besserung einer bestehenden überschießenden Vasolabilität.

Es gibt *verschiedene Infektionskrankheiten* mit Beteiligung des zentralen Nervensystems (im Sinne von Enzephalopathien oder Meningoenzephalitiden, welche nicht selten undiagnostiziert bleiben), die eine verlängerte Rekonvaleszenzphase mit erhöhter Vasolabilität über Monate nach sich ziehen. Dazu gehören Grippe, verschiedene Kinderinfektionskrankheiten, insbesondere Mumps und auch andere virale Erkrankungen. Auch gilt das Gleiche für Polyneuritiden, wie etwa auch für das kindliche *Guillain-Barrée*-Syndrom. Hier ist fraktionierte Wiederaufnahme des Schulsports angezeigt. Man soll das Kind nur bis zur eigenen Ermüdung mitmachen lassen und gestatten, aufzuhören, wenn es nicht mehr will.

Besondere Flexibilität und eventuell Ausdehnung der individuellen teilweisen Schonungsphase bis über Jahre ist (im Gegensatz zu den anderen genannten Erkrankungen, wo es sich um Zeitspannen von mehreren Monaten handelt) bei Zuständen nach Tb-Meningitis am Platz.

Beim kindlichen Schädel-Hirn-Trauma gilt es ebenfalls die vegetative Labilisierungsphase, welche oft über einige Monate nach der eigentlichen Erkrankungszeit besteht, durch langsam aufbauendes individuelles Turnen überwinden zu helfen. Ebenso wie man heute die Bettruhe im akuten Stadium so kurz wie möglich hält, ist nach modernen Gesichtspunkten dabei auch längerdauernde Schulturnbefreiung zu vermeiden.

Mit diesen wenigen Beispielen sei auch gezeigt, daß es natürlich fließende Übergänge gibt zwischen psychohygienischer Betreuung und eigentlicher medizinischer Betreuung von Sportlern. Das Psychohygienische spielt dabei aber insofern sehr wesentlich hinein, da es gilt, von seiten des Arztes her wesentliche Ängste bei den Lehrern und bei den Eltern zu überwinden, Ängste, welche auch im Rahmen der eingangs genannten menschlichen Grundgesetzmäßigkeiten häufig überschießend sein können und dadurch in ihrer Auswirkung das Kind weit über die eigentliche mögliche organische Erkrankung zusätzlich schädigen können.

Zur Frage des Schulsports gehört überdies aber auch eine Neuorientierung des Lehrkörpers und der zuständigen öffentlichen Stellen, welche die Wesentlichkeit des Schulsports anerkennt und entsprechend fördert. Es dürfte nicht sein, daß zwischen 39 und 90 (!) Prozent der vier Wochenstunden an den Schulen aus verschiedenen Gründen ausfallen (Angaben von *Kleinmann*), daß Ausfall einer Schulsportstunde teilweise auch als Strafe für unordentliches Verhalten verwendet wird, usw.

Ärztliche Psychohygiene und der kindliche Spitzensport

Beim kindlichen Spitzensport hingegen gilt es teilweise ärztlicherseits dem anderen Extrem entgegenzuarbeiten, nämlich der körperlichen und psychischen Überforderung der Kinder. Hier spielen häufig Überkompensationsmechanismen ehrgeiziger Eltern mit, und eine sinnvolle Betreuung der Kinder wird nur dann möglich sein, wenn man auch mit den Erziehungsberechtigten den entsprechenden Kontakt aufnehmen kann.

Erwähnung verdient darüber hinaus auch die ärztliche und pädagogisch *wünschenswerte möglichste Vielseitigkeit* des Kindersports.

Bei einem Kind können sehr unterschiedliche Begabung für verschiedene Sportarten vorliegen und sich daraus auch sehr unterschiedliche soziale Rollenmuster sowie persönliche Erfolgs- und Mißerfolgserlebnisse ergeben, welche durchaus entwicklungsrelevant im Sinne der Selbstfindung sein können.

Dies stellt ein zusätzliches wesentliches Problem für den kindlichen Spitzensport dar, da dieser zwangsläufig eine gewisse Einseitigkeit bedingt. Moderne Sportpädagogik wird deshalb auch bei kindlichen Spitzensportlern es als ihr Anliegen betrachten, weitgehend zusätzlich für Vielseitigkeit und „*Ausgleichssport zum Spitzensport*" (so paradox das im ersten Moment auch klingen mag) zu sorgen.

Gerade im einseitigen Leistungsstreben (vor allem auch überehrgeiziger Eltern für ihre Kinder) wird dies häufig übersehen.

Ein weiteres Problem ist das häufige *vorzeitige „Ausbrennen" von Kindern,* welche schon sehr früh Höchstleistungen erreicht haben und dann in dem Alter, wo andere erst zu solchen Höchstleistungen gelangen, bereits die Motivation zur weiteren Sportausübung verloren haben. Diesbezüglich stellt *Steiner* das systematisch programmierte Kindertraining zur Diskussion, welches die Höchstleistungserreichung mit einem Verzögerungseffekt erst in höhere Altersstufen verlegen möchte. Doch liegt das den heute üblichen Sportpraktiken beim Kinderleistungstraining (noch!) durchaus ferne. Auch die von *Hahn* geforderten kindgerechten eigenständigen Wettkampfbedingungen stehen derzeit nur auf dem Papier. Weitgehend wird sowohl das Training wie der Wettkampf bei Kindern heute nach den Regeln des Erwachsenensportes durchgeführt.

Zur *systematischen Einführung hypnoider Maßnahmen* in der Psychohygiene des kindlichen Leistungssports:

Angeblich wurde bei kindlichen Rekordschwimmern seinerzeit mit der hypnotischen Suggestion gearbeitet, von Haien verfolgt zu sein (13). – Derartiges ist natürlich strikte abzulehnen, da es

a) die Möglichkeit der neurotisierenden Schädigung mit Langzeiteffekt in sich birgt und
b) übrigens auch unter den weiteren Begriff des verbotenen Dopings fällt (12).

Aber auch die vordem beschriebenen systematisch angewendeten selbsthypnotischen Maßnahmen sind im kindlichen Leistungssport problematisch. Es besteht dabei die Gefahr, daß die Methode nur oberflächlich übernommen wird, wenig bringt und dadurch auch desavouiert wird, für einen eventuell späteren besseren nutzbringenderen Einsatz.

Meines Erachtens sollten sich psychohygienische Maßnahmen bei Spitzensport treibenden Kindern weitgehend auf den pädagogischen Sektor und die Umweltsanierung, insbesondere auch unter Einbeziehung des schulischen und elterlichen Milieus beschränken, und es scheint nur in besonders gelagerten Ausnahmefällen berechtigt, und langfristig sinnvoll, auch gezielte psychotherapeutische Methodik im kindlichen Spitzensport zum Einsatz zu bringen.

Dies steht im Gegensatz zu meiner Empfehlung der systematischen Anwendung hypnoider Maßnahmen, etwa bei erethisch und/oder spastisch hirngeschädigten Kindern, wo in Zusammenarbeit mit Eltern und Erziehern eine starke Motivation und auch eine starke Wirkung zu erzielen ist (1).

Moderner Spitzensport fußt heute obligatorisch auf kindlichem Spitzensport. Kindlicher Spitzensport hinwiederum hat heute eine derartige Intensität, daß wesentliche andere Dimensionen der Kindheit und der Kindlichkeit dadurch verlorengehen müssen. Dafür eingehandelt werden allerdings eine Reihe positiver Werte, welche im Spitzensport liegen.

Es scheint notwendig, daß der mit der Betreuung befaßte Arzt sich über dieses „*Bilanzproblem*" im klaren ist, und es mit den Erziehungsberechtigten sowie mit den Kindern selbst bespricht.

Gerade aber wo derart wesentliche und für die Entwicklung der Gesamtpersönlichkeit hochrelevante Überlegungen und Entscheidungen zur Diskussion stehen, scheint es um so wichtiger, auch vom testpsychologischen und vom körperlichen Blickpunkt her primär festzustellen, wo die eigentlichen Eignungen des Kindes liegen, um nicht a fonds perdue zu investieren, d. h. große Energieaufwendungen zu machen, ohne daß ein positives Resultat auf sportlicher Ebene rein von der Substanz her überhaupt möglich ist (siehe *Weingartens* nebenstehendes Referat). Auch jene Auswahlmaßnahmen sind allerdings nur cum grano salis zu betrachten. Sie stellen gewisse Erfahrungskriterien ohne Absolutheitswert dar, und darüber hinaus ist die Änderungsbreite des Kindes im Laufe seiner Entwicklung eine sehr große.

Also ist auch diesbezüglich zu empfehlen: Flexibles Anpassen und Eingehen auf die Gegebenheiten, keine apodiktischen Entscheidungen!

Ein sehr wichtiger Maßstab für vertretbare Belastungen des Kindes scheint mir auch *die simple Dimension „Freude"*, zu sein, die das Kind am Sport haben soll und die auf jeden Fall den Gewinn eines positiven Wertes darstellt, der unverlierbar ist.

Alterssport – Versehrtensport

Neben vielem Unsinnigen im modernen Sportgetriebe gibt es auch eine Reihe von sehr guten Einrichtungen. So sind etwa die verschiedenen *„Altersklassen"* bei den diversen Sportarten von großem psychohygienischem Wert.

Sie erlauben nämlich dem älterwerdenden Sportler anstatt resignierenden sportlichen Niedergang zu erleben, im Rahmen neuer Gruppierungen, wiederum neue Erfolgserlebnisse zu haben und im Rahmen dieser Erfolgserlebnisse den ständigen Stimulus zum Sporttreiben (mit Eigenwert, Vorbildwert, Familien-Breitenwirkung usw.) zu behalten. Derartige altersmäßige Gruppenintegration ist auch ein wesentliches Vorbeugungsmittel gegen schwere Gesundheitsschäden beim älterwerdenden Sportler, welche durch das *„Nicht-Altwerden-Können"* sonst leichter fallweise auftreten.

Dazu das Beispiel des früher einmal sehr aktiven Sportlers, der an Alter und Gewicht zu-, an Trainingsmenge jedoch abgenommen hat. Er kommt in einem Urlaub aus dem Berufsstress direkt und leicht mit der Seilbahn auf 3000 m. Dort erfolgt dann unter Überanstrengung der Herzinfarkt.

Analog erfolgen auch manche äußerlich scheinbar rein zufallsbedingte Bergunfälle der alten routinierten Sportler, weil diese ihre verschlechterte körperliche Kondition, Technik und Reaktion nicht realisieren. Sie wollen noch immer zur Jugend gehören, was ja kein schlechter Zug ist. Aber man muß daneben auch seine eigenen Grenzen erkennen. – Altersspezifische Gruppenintegration ist dazu eine wesentliche psychohygienische Hilfe.

Die psychohygienische Bedeutung des Versehrtensports an sich sei hier besonders hervorgehoben. Der Sport ist dabei ein wesentliches und auch geeignetes Instrument zur Bewältigung der neuen, durch die Versehrtheit entstandene Umweltsituation.

Die eigene ärztliche Erfahrung auf dem betreffenden Gebiet kennt praktisch nur Positives. Die kommerzialisierten Übertreibungen des modernen Spitzensports mit ihren vielfachen negativen Auswirkungen fehlen beim Versehrtensport (bisher zumindest). Trotzdem hat man es teilweise mit echten ambitionierten Spitzenathleten zu tun, welche neben ihrer beruflichen Tätigkeit großen Ernst und große Energie in den Sport einbringen und so zu ganz hervorragenden Leistungen kommen. Die psychohygienische Ausstrahlung auf den gesamten Rehabilitationsbetrieb sind gar nicht hoch genug einzuschätzen.

Das Motto unter das *Nöcker* seine Sportphysiologie kürzlich gestellt hat, trifft auf den Versehrtensport besonders zu: „Es darf nicht die Frage gestellt werden, was leistet der Mensch sportlich, sondern man muß auch die Frage stellen, was leistet der Sport menschlich". – Der Versehrtensport leistet psychohygienisch sehr wichtiges und sehr viel und auch dieser Zusammenhang zwischen Psychohygiene und Sport verdient besonderer Betonung.

Die Übergänge von der Rehabilitationsgymnastik zum eigentlichen Versehrtensport mit ihren vielfachen wichtigen ärztlichen Aufgaben seien hier nur gestreift. Sie stellen ein eigenes Gebiet dar, welches gesonderte Bearbeitung verdient.

Bei den Spitzenathleten des Alters- und Versehrtensportes besteht prinzipiell die Möglichkeit gleicher methodischer Anwendung ärztlich-psychohygienischer Maßnahmen wie beim sonstigen Spitzensport. Nur sind natürlich die Motivationssituation und die Situation der persönlichen Problematik eine, alters- und situationsspezifisch, andere, wie auch die eigentlichen Sportprobleme (Prothesendruck, Asymmetrie usw.). Sie bedürfen mutatis muntandis auch entsprechend individuell angepaßter Vorgangsweisen.

Die sehr günstige Möglichkeit Anwendung hypnoider Maßnahmen und formelhafter Vorsatzbildung auch *bei spastischen Kindern* im Rahmen von Heilgymnastik und Psychagogik, konnte schon erwähnt werden. Auch hierbei sind natürlich eine Reihe von wesentlichen zusätzlichen Gesichtspunkten zu beachten (wie im eigenen Arbeitskreis an anderer Stelle ausführlich dargestellt [1]).

Der Arzt und die Sportler

Arbeitet man psychohygienisch mit Sportlern, so ergeben sich einige wesentliche Grundgesetzmäßigkeiten, welche am besten auch in Hinblick auf die sonst bekannten Gegebenheiten der Psychotherapie besprochen werden.

1. Dem Sportler fehlt die wesentliche Motivation des „Leidensdruckes", welcher bei „Patienten" zur kontinuierlichen Verfolgung der psychotherapeutischen Maßnahmen anregt. Zwar besteht beim Sportler der Ehrgeiz, als wesentliche Motivation, sehr wohl noch unterstützt durch die Möglichkeit wesentlicher finanzieller und Prestigemäßiger Vorteile. Doch hat sich gezeigt, daß dies doch keine so starke Triebfeder darstellt, wie der erwähnte Leidensdruck. Daraus hat sich ergeben, daß man es sich angelegen sein lassen muß, die entsprechenden psychohygienischen Maßnahmen in periodischen Abständen immer wieder mit den Betroffenen zu wiederholen, damit sie nicht wieder in Vergessenheit versinken.

Dazu kommt auch noch, daß moderne Spitzensportler gewohnt sind, alles notwendige materielle und organisatorische Beiwerk ständig wie auf dem Servierteller nachgetragen zu bekommen (wofür die Sportorganisationen weitgehend zuständig und auch mit ihrem Prestige daran interessiert sind), und die Spitzensportler sind in dieses Verhaltensmuster hineingewöhnt. Dementsprechend hat sich gezeigt, daß nur bei besonders motivierten, wenigen Personen ein kontinuierliches eigenes Fortfahren auf dem psychohygienisch beschrittenen Weg (mit Hilfe des AT) erfolgte, während bei den anderen Sportlern – wo nicht *laufend Wiederholungsstunden eingeschaltet wurden* – sehr bald erworbene Fortschritte im AT wieder verlorengingen.

2. Im Gegensatz zur üblichen Patientengruppe ist es völlig *untunlich, mit Sportlern innerhalb der Gruppe analytisch orientierte Gespräche zu führen.* Diese können nur im individuellen Gespräch stattfinden. Das ergibt sich das daraus, daß in den Mannschaften (trotz und neben aller Kameradschaft und Freundschaft) jeder in psychodynamischem Sinn doch ein „Feind" des anderen ist. Das bezieht sich nicht nur auf den Einzelsport, sondern auch auf den Mannschaftssport, denn selbst dort – wo ja letztlich die Mannschaftsleistung gesamthaft entscheidet – strebt jeder danach, sich durch besondere Besserleistung gegenüber dem anderen Prestige-mäßig in den Vordergrund zu spielen. Somit kommt also das in der allgemeinen Psychotherapie äußerst fruchtbare und wertvolle analytische Gruppengespräch bei den Sportlern praktisch nicht in Frage.

3. In der Selbsteinschätzung der Sportler betreffend den Erfolg unserer Maßnahmen konnte man eine regelhafte Verlaufsform erkennen, welche von der bei Patientengruppen deutlicht abweicht, nämlich *drei typische Phasen:*

a) großer Enthusiasmus und große Hoffnungen bei erstem Kennenlernen des AT und erstem Verspüren der damit verbundenen körperlichen Sensationen,

b) nach etwa 1 Jahr, wenn der Sportler neuerlich zum Therapeuten kommt und bereits alle möglichen Gewinne aus der Betreuung gezogen hat, ist er enttäuscht, daß nichts wesentlich Neues mehr kommt, denn er hat sich ja wieder neue Fortschritte erwartet und kann leicht abfällig dann urteilen, daß es eben nur „der alte Käs" ist und „überhaupt nichts hilft".

c) Nach einem gewissen weiteren Zeitintervall kommen dann diese konträren Meinungen meistens in eine gewisse Balance mit einer realistischen Einschätzung der Möglichkeiten des AT ohne enthusiastische Überwertung und enttäuschte Abwertung.

Wenn Sportler, welche in unterschiedlichen drei Entwicklungsphasen dieser Einschätzung ihrer psychohygienischen Betreuung stehen, sich nun in einer Gruppe treffen, kann das fallweise zu Spannungen innerhalb der Gruppe selbst führen. Dazu kommt noch, daß Sportler darüber hinaus auch fallweise aus der Konkurrenzsituation dazu tendieren, zwar selbst sehr eifrig sich am AT zu beteiligen und es zu üben, aber die anderen durch abfällige Bemerkungen eher zu entmutigen und davon abzuhalten. Daraus können manchmal gruppendynamisch wesentliche Störungen im Übungsverlauf resultieren, welche es praktisch in einer Patientengruppe nicht gibt.

4. In den persönlichen Gesprächen mit den Sportlern hingegen ergeben sich keine wesentlichen Unterschiede zu dem, was wir aus der allgemeinen Psychotherapie kennen. Es geht um die biographische Anamnese, Konflikt- und Haltungsanalyse.

5. Auch bei den sich aus diesen Gesprächen dann ergebenden autohypnotischen Formeln des AT entstehen weder im Inhalt noch in der Art der Formelfindung wesentliche Unterschiede zu dem aus der Psychotherapie Bekannten. Dies bezieht sich vor allem auf die persönlichen und haltungsmäßigen Faktoren, welche im sportlichen Fortkommen ebenso störend sein können, wie im Allgemeinleben oder in der Berufssituation.

Daneben werden fallweise spezielle Formeln angewandt, welche sich direkt auf die Sportsituation und sportliche Problematik beziehen und die sich damit natürlich von der allgemeinen Psychotherapie unterscheiden.

6. Typischerweise ist bei den Sportlern der Fortschritt im Erlernen der Standardübungen des AT wesentlich rascher, als bei anderen gesunden Versuchspersonen oder Patienten. Wahrscheinlich hängt das mit der täglichen Routine der Konzentration auf das Körperschema und die ständige intensive (auch „narzistische") Befassung mit dem Körper überhaupt zusammen.

Arzt – Sportler und Institution

Im heutigen Sportgetriebe wird der Arzt nur ausnahmsweise auf individueller Basis zur psychohygienischen Betreuung des Sportlers kommen. Meist wird er von einer der maßgebenden Sportinstitutionen darum ersucht werden, die Betreuung zu übernehmen. Dies hat einige wesentliche Konsequenzen.

1. Der Arzt muß sich darüber im klaren sein, daß er trotzdem *dem Sportler, als Individuum, selbst gegenüber verantwortlich* ist und nicht der ihn auffordernden (meist auch bezahlenden) Institution. Der Sportler als ganzer Mensch hat immer im Vordergrund unserer ärztlichen Betrachtung zu stehen. Dies ist deshalb wichtig, weil es fallweise auch ärztliche Beratung und Entscheidungen nötig macht, welche keineswegs im Interesse der beauftragenden Sportorganisation sind und unter Umständen auch die Popularität des Arztes bei dieser Organisation sehr stark beeinträchtigen können.

Ein Turmspringer in sehr guter Spitzenposition der nationalen Rangordnung bekam plötzlich den sogenannten „Springerkomplex", d. h. er konnte nicht umhin, sich beim Sprung vom 10-m-Turm plötzlich in der Luft zusammenzukrümmen. Er tauchte dann wohl richtig ins Wasser ein, aber jede Sprung-Figur war dadurch natürlich völlig ruiniert. Da er seiner Sportorganisation sehr wertvoll war, wurde er von dieser zur Behandlung geschickt. In einigen Aussprachen zeigte sich eine äußerst gespannte Familiensituation, eine sehr ambivalente Partnerliaison und schließlich auch ein sehr banaler und massiver äußerer Konflikt, nämlich: entweder die Abschlußprüfung im Studium fertig zu machen oder sich ganz dem Training zu widmen.

Es wurde das Autogene Training erlernt und dann nach der *Leuner*'schen Methode gebildert *). Es kam zu massiver Widerstandssymptomatik: Unübersteigbare Mauern bauten sich auf und so weiter. In therapeutischen Gesprächen wurden Fragen des eventuellen Ausscheidens aus dem Spitzensport und des „nachher" ebenso wie die Familien- und Partner-Situation behandelt.

Nach einigen Wochen kam der Patient – wie ich ihn in diesem Falle nennen muß – plötzlich mit dem Entschluß, es sei sinnlos, so weiterzumachen, er werde sein Training abbrechen, primär einmal fertigstudieren und dann werde man weitersehen.

Man kann sich vorstellen, daß dies nicht gerade große Freude bei der Sportorganisation auslöste, die den Sportler zu mir geschickt hatte und auch für seine Behandlung bezahlte. Doch entsprach es meiner ärztlichen Überzeugung, daß man den Klärungsprozeß beim Patienten zu fördern habe und ihn keinesfalls etwa persuasiv in den Sport zurücktreiben dürfe.

Die Geschichte hat, trotz allem, auch noch sportlich ein Happy-End. Der Betreffende bestand seine Prüfungen, da er – wie manche Spitzensportler – es verstand, auch den Lernstoff mit großem Ehrgeiz und mit Zielstrebigkeit rasch zu bewältigen. Er schuf in seinen persönlichen Beziehungen Klarheit und nahm ein halbes Jahr später wieder das Training auf. Es gelang ihm, den Rückstand aufzuholen, und er nahm dann doch noch an dem großen internationalen Wettkampf teil, für den man ihn unbedingt hatte fit machen wollen. Dort nahm er sogar auch den guten Platz ein, den man sich von ihm erhofft hatte.

---

*) Vergleiche Abschnitt „Eigenmethodik".

2. Kann man somit zwar keineswegs immer voll die Wünsche und Strebungen der Sportorganisation nachvollziehen, so muß man andererseits doch es sich angelegen sein lassen, nicht etwa zum Outsider im Rahmen der Sportorganisation zu werden, sonst wird man sehr bald keine Gelegenheit mehr haben, mit Spitzensportlern zu arbeiten. Dazu ist es nötig, daß man sich nicht nur – gruppendynamisch gesehen – in die Gruppe der Sportler entsprechend integriert, sondern auch in das, was ich die „Managergruppe" nenne, das ist der gesamte Tross der Sportfunktionäre (natürlich reduziert auf die Wesentlichen: Trainer, Präsidenten, Kassiere, Masseure usw.). Nur bei *Gelingen der gruppenmäßigen Zweifachintegration* ist ersprießliches Arbeiten mit den Sportlern möglich.

Ich habe es mir daher zum Grundsatz gemacht, primär mit der „Manager-Gruppe" zu arbeiten, entweder sie nach Möglichkeit selbst ins AT einzuführen oder zumindest längere Gruppengespräche mit ihnen zu führen.

Bei einer Fußballmannschaft mißlang mir diese Integration in die Manager-Gruppe, da Zeitdruck herrschte, und ich daher sofort mit der Mannschaft zu arbeiten begann. Sehr bald wurde die Antipropaganda gegen die medizinische Supervision der Sportler von seiten der Manager-Gruppe so stark, daß jede weitere Arbeit unmöglich wurde, trotzdem sich schon bei den ersten Zusammenkünften gezeigt hatte, daß die Sportler selbst stark motiviert waren und mit großer Freude die neue Möglichkeit begrüßt hatten.

Taktisch wichtig zeigte sich immer die Besprechung folgender zweier Punkte im Rahmen jener „vorbereitender Behandlung" der „Manager-Gruppe", um gewisse regelhaft auftretende (Konkurrenz-)Ängste, Bedenken und Aversionen a priori auszuschalten und darüberhinaus den Sportfunktionär zu einem „Verbündeten" zu machen.

a) Mein Versprechen, keine eigene „Publicity" aus den Erfolgen der Mannschaft zu machen (insbesondere keine Pressemitteilungen abzugeben) und

b) die Erklärung, daß ich die Trainer nicht laufend über die Sportler und ihre psychischen Probleme informieren könne. Das hätte mich natürlich mehr in die Rolle des Gutachters, als des Therapeuten gedrängt und hätte mich völlig des Vertrauens der Sportler entblößt. Dies muß man aber dem Trainer speziell erklären, denn er neigt immer dazu, den Arzt, welchen er nun an der Hand hat, nach Ratschlägen zu fragen, welche sich auch auf die Aufstellung an bestimmten Tagen und in bestimmten Situationen beziehen, und er kann leicht Aggressionen gegen den Therapeuten entwickeln, wenn ihm diese Auskünfte verweigert werden, ohne daß er weiß, warum es unmöglich ist, sie zu geben.

Damit ist also auch klargestellt, daß es absolut wichtig ist, die psychohygienische Betreuersituation *nicht mit der eines sportärztlichen Begutachters durcheinanderbringen* zu lassen. Nur wenn man jede Begutachtungstätigkeit ablehnt, wird man die Möglichkeit haben, im Vertrauen der Mannschaft zu verbleiben. – Im Gegensatz dazu möchte *Steiner* den psychologischen Betreuer auch in der Mannschaftsaufstellung mitbeteiligt wissen, wofür wir uns aus genannten Gründen keineswegs erwärmen können.

Persönlichkeits- und Ausbildungsvoraussetzungen für die psychohygienische Arbeit mit Sportlern

Aus der eigenen Erfahrung scheint folgendes zur unabdingbaren Voraussetzung für die psychhygienische Arbeit mit Spitzensportlern zu gehören:

a) Entsprechende psychotherapeutische Ausbildung, sowohl im algemeinen tiefenpsychologischen Sinn wie auch in Hinblick auf AT und auf die gezielte Anwendung der formelhaften Vorsatzbildungen.

b) Entsprechende Kenntnisse auf sportlichem Gebiet. Es scheint mir diesbezüglich nicht nötig, selbst Hochleistungssportler zu sein (wenn es sich auch im Falle des Schreibers dieser Zeilen möglicherweise zusätzlich hilfreich erwiesen hat). Überdies kann man ja sowieso nicht in mehreren Sportdisziplinen in der Spitze rangieren. – Sicher ist es aber notwendig, daß man die speziellen Probleme der Sportarten, mit denen man sich auseinanderzusetzen hat, genau studiert und sich darüber Gedanken macht, worum es dabei hauptsächlich geht. Erwähnt seien die Konzentrationsprobleme, Gedächtnisprobleme, Probleme des Bewegungsablaufes, der Ausdauer, des Sprintvermögens, der Stabilität usw.

c) Ohne besondere persönliche Liebe zum Sport sollte man jedem abraten, sich mit derlei Arbeit zu befassen, denn große Dankbarkeit sollte keiner davon erwarten. Man muß wissen, daß der erfolgreiche Sportler immer dazu neigt, die Verdienste sich selbst und die Mißerfolge dem anderen zuzuschreiben. In dieses Verhaltensschema wird auch der Therapeut immer und gerne miteinbezogen werden, und er dürfte nicht enttäuscht sein, wenn es so ist.

d) Hier ist zwar von ärztlicher Psychohygiene im Sport die Rede, doch sollte ausgesprochen werden, daß meines Erachtens ausgebildete und motivierte Psychologen sehr wohl ebenfalls geeignet sind, diese Aufgaben zu übernehmen, Betonung liegt dabei einerseits auf der entsprechenden Zusatzausbildung (das Psychologie-Doktorat genügt dafür genauso wenig wie das Medizin-Doktorat), weiters jedoch auf einer klaren Zusammenarbeit mit den medizinischen Betreuungsinstanzen, damit keine wichtigen allgemein-medizinischen Punkte übersehen werden.

e) Abzulehnen ist es meines Erachtens, derartige Betreuungsaufgaben an andere Personenkreise der Sportbetreuung (Masseure, Trainer usw.) weiterzugeben. Die Fälle, wo das geschehen ist und trotzdem zum Erfolg geführt hat, können nur als Regel-bestätigende Ausnahmen angeführt werden. Der systematische und gezielte Umgang mit der menschlichen Psychodynamik ist meines Erachtens etwas zumindest ebenso verantwortungsvolles wie der Umgang mit Drogen und Injektionen. Er sollte im Regelfalle denjenigen vorbehalten bleiben, welche die bestmögliche Qualifikation dafür aufzuweisen haben.

Zusammenfassung

Einzug psychohygienischer Gesichtspunkte in die gesamte moderne Sportbetrachtung scheint mir von großer Wichtigkeit. Besonders klar wird das im Rahmen des Versehrtensports und des Rehabilitationssports. Diese Sparten stellen ein eigenes großes Gebiet dar, welches hier nur gestreift werden konnte.

Der allgemeine Breitensport bedarf zwar sehr wohl psychohygienischer Betrachtungsweise im Rahmen eines Allgemeinkonzepts. Individuelle psychohygienische Betreuung des Breitensportlers kommt jedoch kaum in Frage.

Beim Kindersport gilt es im Schulsport einerseits zu großer Ängstlichkeit und andererseits auch noch immer bestehender allgemeiner Gleichgültigkeit gegenüber dem Sport entgegenzuarbeiten. Der kindliche Spitzensport bedarf besonderer psychohygienischer Betreuung und vor allem auch Einbeziehung der Eltern und Erziehungsberechtigten in die gezielte Betreuung. Hingegen kommt die ärztliche Anwendung von gezielten hypnoiden Techniken im kindlichen Sport nur ausnahmsweise in Frage.

Diese Anwendungen ärztlich-psychohygienischer Maßnahmen beziehen sich sinnvollerweise überwiegend auf den erwachsenen Spitzensportler. (Die Möglichkeiten des zusätzlichen Einsatzes im Versehrtensport und im Rehabilitationssport sollte darüber hinaus besonders betont werden, wenn sie auch hier nicht in extenso abgehandelt wurden.)

Wichtig ist es dabei, menschliche Grundgesetzmäßigkeiten zu kennen, diese in die Untersuchung gezielt miteinzubeziehen, um sie dann auch gezielt angehen zu können. Jene menschlichen Grundgesetzmäßigkeiten sind vor allem auch Neurosenpsychologisch relevant und dementsprechend sollten psychotherapeutische Kenntnisse für systematische Befassung mit der psychohygienischen Sportler-Betreuung eine der Grundvoraussetzungen darstellen.

Der Spitzensport nimmt heute die Persönlichkeit mehr als ein Hauptberuf in Beschlag. Berufliche plus soziale Position hängen für den Sportler weitgehend von seinem Erfolg ab. Teils tendieren auch psychodynamisch unter Spannungen stehende Extrempersönlichkeiten gerade in jene Karriere. Öffentliches Interesse und nationales Presitge erhöhen situativ die Spannung von außen her. Das betrifft nicht nur die aktuelle Wettkampfsituation, sondern, protrahiert, Jahre einer kritischen Lebensperiode.

Dies begründet die Sinnhaftigkeit des Einsatzes psychohygienischer Maßnahmen. Dabei geht es nicht nur darum, siegen zu helfen; sondern im Rahmen der Förderung einer allgemeinen Persönlichkeitsreifung kann jeder Nutzen ziehen, auch über die Wettläuferkarriere hinaus ins zivile Leben reichend. Psychohygienische Maßnahmen wollen nicht wie ein Doping die Sicherheitsbarrieren des Körpers überschreiten lassen, sondern einerseits physiologisch-körperliche Steigerung mittels vegetativer Umschaltung erreichen, und andererseits Komplexe aus der Psychodynamik entschärfen helfen, die den Spitzensportler weit unter seiner mühsam erarbeiteten Form abschneiden lassen.

Das Autogene Training (AT) in Gruppeninstruktion, zusammen mit ärztlichem Einzelgespräch für biographische (Kurz-)Anamnese und therapeutischen Ansatz, hat sich dabei gut bewährt. Für Ausnahmsfälle konnten auch andere psychotherapeutische Maßnahmen angewandt werden (Hypnose, Katathymes Bilderleben).

Es zeigte sich bei etwa der Hälfte der so behandelten Spitzensportler ein günstiges Ansprechen.

Literatur

(1) Barolin, G. S., Dongier, M.: Das autogene Training beim epileptischen Kind. Wiener Zeitschrift für Nervenheilkunde und deren Grenzgebiete. 19, 88 (1962).
(2) Barolin, G. S.: Rückblick auf 8 Jahre psychohygienische Arbeit mit Spitzensportlern. Psychotherapie - Med. Psychologie 28, 205 (1978).
(3) Barolin, G. S.: Autogenes Training heute. Münch. med. Wschr. 120, 1289 (1978).
(4) Barolin, G. S.: Hirnelektrische Korrelate in hypnoiden Zuständen. Fortschr. Neurol. Psychiat. 4, 227 (1968).
(5) Barolin, G. S.: Psychohygienische Maßnahmen bei Spitzensportlern. Münch. med. Wschr. 34, 1499 (1970).
(6) Hahn, E.: Schlagwort „Kindertraining". Leistungssport 6, 512 (1979).
(7) Hollmann, W., Hettinger, Th.: Sportmedizin – Arbeits- und Trainingsgrundlagen. Schattauer, Stuttgart-New York 1980.
(8) Kleinmann, D.: Sportmedizin für die Praxis. Hippokrates, Stuttgart 1980.
(9) Langen, D., Stolze, H. (Hrsg.): Die Pubertät als kritisches Stadium. Lehmann, München 1967.
(10) Leuner, H.: Katathymes Bilderleben. Thieme, Stuttgart 1970.
(11) Nöcker, J.: Physiologie der Leibesübungen. Enke, Stuttgart 1980.
(12) Prokop, L.: Einführung in die Sportmedizin. 2. Aufl. (UTB), Fischer, Stuttgart-New York 1979.
(13) Prokop, L.: Das Problem des Doping im Sport. Österreichische Ärztezeitung 22, 2429 (1967).
(14) Schultz, I. H.: Das autogene Training. Thieme, Stuttgart 1970.
(15) Steinbach, M.: Das autogene Training als Streßmodell. Therapiewoche 2, 2613 (1971).
(16) Steiner, H.: Gedanken zur Konzeption einer praxisorientierten Sportpsychologie. Leistungssport 10, 336 (1980).
(17) Weingarten, P.: Siehe nachfolgendes Kapitel 16.

Kapitel 16

Aspekte der Sportpsychologie

P. Weingarten

Einführung

Die Sportpsychologie ist erst einige Jahrzehnte alt und selbst vielen Psychologen noch gar nicht als eigenständiges wissenschaftliches Arbeitsgebiet bekannt. Dennoch haben bereits in dieser kurzen Zeit die zahlreichen Anwendungsmöglichkeiten der Psychologie im Bereich des Sports zu einer nahezu unübersehbaren Menge von Einzeldaten und Arbeiten geführt. Ein auch nur annähernder Überblick über den heutigen Stand der Sportpsychologie würde den Rahmen dieses Kapitels bei weitem sprengen.

Zur Veranschaulichung der Vielfalt sportpsychologischer Fragestellungen sind nachfolgend aus den über 70 (nur deutschsprachigen) angemeldeten Referaten des sportpsychologischen Symposiums 1981 in München wahllos einige Themen angeführt:

„Werteinstellungen zum Phänomen Sport",
„Handlungspsychologische Aspekte des Freizeitsports",
„Sportmotivation aus der Sicht der Aggressionstheorie",
„Aggressives Verhalten bei Schülern im Sportunterricht",
„Über die Beziehung von Gruppenstruktur und Leistungsmotivation bei Fußballspielern",
„Einfluß des Sports auf die Persönlichkeitsentwicklung von Kindern im Vorschulalter",
„Psychologische und physiologische Reaktionen bei Belastung",
„Angst und motorisches Verhalten",
„Gedächtnispsychologische Grundlagen der Verarbeitung von Anschauungsmaterial",
„Elektromyographische Untersuchungen während des mentalen Trainings",
„Rehabilitationspsychologie und Sport",
„Psychovegetative Selbstregulation als Instrument der Leistungsbeeinflussung",
„Grundlagen affektiven Lernens im Sportunterricht",
„Leistungsdiagnostik bei jugendlichen Sportlern" und viele mehr.

Der interessierte Leser sei an dieser Stelle auf die recht umfassenden Überblickarbeiten von *Thomas* (22), *Cratty* (3) oder *Gabler* (6) hingewiesen. Eine Dokumentation von über 6000 sportpsychologischen Einzelarbeiten findet sich in „Bibliographie zur Psychologie des Sports 1972–1975" (Verlag Karl Hofmann, Schorndorf).

Wie schon aus dem Titel ersichtlich, können im vorliegenden Abschnitt lediglich einige Aspekte der Sportpsychologie besprochen werden, wobei aus eigenen Erfahrungen berichtet werden kann. (Der Autor ist sportpsychologischer Berater im österreichischen Leistungszentrum für jugendliche Spitzensportler, Bundessportzentrum Südstadt bei Wien).

Es erscheint in Anbetracht des Gesamtkonzeptes dieses Buches als nützlich, über die Tätigkeit des Sportpsychologen bzw. über den Einsatz der Psychologie im Sport zu referieren. Notgedrungen kommt damit die Diskussion nach dem Sinn und der Auswirkung des Sports ebenso zu kurz, wie auch die sicher interessanten gesellschaftspolitischen Fragen betreffend die Rolle des Sports nicht erörtert werden können. Obwohl selbstverständlich auch der Breitensport (Freizeitsport), der Versehrtensport und andere Formen sportlicher Aktivitäten ihre „psychologischen Aspekte" aufweisen, werden im folgenden doch vorwiegend Probleme des Leistungssports und insbesondere die des jugendlichen Hochleistungssportlers besprochen. Nicht, weil diese Art des Sports die am meisten kommentierte und durch die Medien auch am meisten beachtete ist, sondern weil hier die Verantwortung für die „Beteiligten" (Mediziner, Psychologen, Eltern, Trainer, Clubs usw.) am größten ist.

Was nun die praktische Arbeit eines Sportpsychologen betrifft, läßt sich seine Tätigkeit in drei Schwerpunktbereiche gliedern:
1. Sportpsychologische Diagnostik,
2. individuelle Sportlerbetreuung,
3. Umfeld-Beratung.

Der erste Teilbereich umfaßt die testpsychologischen und diagnostischen Anwendungen, sowohl für Talentauslese als auch für aktuelle Zustandsbilder (psychische Fitness).

Zu dem zweiten Teilbereich gehören alle Arten von psychologischen Interventionen zum Zwecke der individuellen Trainingsoptimierung, Wettkampfvorbereitung, Angststeuerung usw.

Der dritte Bereich hat vorwiegend die psychologische Beratung der Trainer, Erzieher, Eltern und Betreuer zum Inhalt (Umfeld).

Für alle drei Arbeitsbereiche sollen einige Beispiele vorgestellt werden, an denen man die Möglichkeiten, aber vor allem auch die Grenzen einer verantwortungsvollen sportpsychologischen Tätigkeit erkennen kann.

Sportpsychologische Diagnostik

Die testpsychologische Diagnostik kann in vielen Bereichen relativ verläßliche Prognosen liefern und man findet ihre ständige Präsenz in Anwendung bei der Industrie, Verkehrspsychologie, Bundesheer, Pilotenauslese, Schulpsychologie usw. Lediglich im sportlichen Bereich kommt es bei der Frage nach dem Zusammenhang zwischen dem sportlichen Erfolg und der Persönlichkeitsstruktur eines Athleten zu unterschiedlichen Aussagen.

In der sportpsychologischen Literatur findet man zahlreiche Untersuchungsergebnisse, die vermuten lassen, daß es testpsychologisch erfaßbare Faktoren gibt, durch welche sich Sportler verschiedener Sportarten ebenso wie Sportler unterschiedlicher Leistungsstärke bzw. Sportler von Nicht-Sportlern unterscheiden lassen. So postuliert etwa *Malane* (13) eine Differenzierungsmöglichkeit anhand verschiedener Persönlichkeitsmerkmale; insbesondere sind in dieser Arbeit Dimensionen wie Selbstbehauptung, Aggression, emotionale Stabilität, soziale Anpassungsfähigkeit und Hypochondrie angeführt. Auch betont der Autor, daß die Motivationsstruktur von Spitzensportlern eine besondere Ausprägung aufweisen muß, da durch intensives Training auf zahlreiche Verstärkermöglichkeiten des normalen Alltagslebens verzichtet werden müsse.

Zu einer ähnlichen Schlußfolgerung gelangt auch *Ryan* (19), der bei einer Untersuchung über die wesentlichen Aufgaben der Trainer besonders die Notwendigkeit einer richtigen Motivierung der Sportler betont. Ebenso weisen *Heckhausen* (9) und *Feige* (5) auf den Einfluß der Motivationsstruktur von Sportlern auf deren Zielsetzung, Risikoverhalten und Gesamtleistung hin.

In einer Untersuchung über die Beziehung sportmotorischer Leistungen zu Persönlichkeitsmerkmalen postulierten *Seitz* und *Bäumler* (20), „daß die Varianz sportlicher Leistungen zu einem hohen Ausmaß durch die Varianz der verschiedenen psychomotorischen Dimensionen erklärt wird" (17).

Trotz der großen Zahl von Einzelarbeiten sind jedoch übereinstimmende und gesicherte Ergebnisse relativ selten vorzufinden. Selbst bei augenscheinlich so gewichtigen Persönlichkeitsvariablen wie Intelligenz oder Wahrnehmungsleistung eines Sportlers ergeben sich zum Teil widersprüchliche Befunde zwischen Testresultat und Außenkriterium.

Soll man nun daraus die Schlußfolgerung ziehen, daß speziell auf dem Gebiete des Sports eine psychologische Diagnostik versagt? Eine solche Deutung ist angesichts der bereits erwähnten anderen Anwendungsgebiete der psychologischen Diagnostik wenig wahrscheinlich. Viel eher kann die in der Literatur vorgefundene Divergenz verschiedener Untersuchungsergebnisse in einer zu geringen Differenzierung der jeweiligen Variablen, der Testsituation und der Meßmethoden begründet sein. Die Notwendigkeit differenzierter Testuntersuchungen soll am Beispiel der Variablen „Intelligenz" und am Beispiel der Variablen „Kanalkapazität" illustriert werden.

In der Geschichte der Intelligenzforschung hat der Intelligenzbegriff in den letzten 50 Jahren eine deutliche Wandlung durchgemacht. War man zunächst der Ansicht, den Ausprägungsgrad der individuellen Intelligenz mit einer einzigen Zahl charakterisieren zu können (*Spearmans* Generalfaktortheorie), stellte sich bald heraus, daß die Annahme eines einheitlichen „Begabungsniveaus" unrichtig ist. Die Intelligenz besitzt eine wesentlich differenziertere Struktur und läßt sich in mehrere, voneinander völlig unabhängige Grunddimensionen zerlegen. *Thurstone* postulierte eine solche Mehrfaktorentheorie und konnte sieben derartige Intelligenzfaktoren verifizieren, die bei jedem Menschen höchst unterschiedlich und voneinander unabhängig ausgeprägt sind (Raschheit der Wahrnehmung, numerischer Faktor, Wort-Fluency, sprachlicher Faktor, Raumfaktor, Gedächtnisfaktor, Problemlösen). So kann beispielsweise bei durchschnittlicher Gesamtbegabung ein einseitig stark ausgeprägter Begabungsschwerpunkt vorhanden sein, oder es können auch einzelne isolierte Begabungsausfälle auftreten, ohne daß deswegen die durchschnittliche Gesamtbegabung negativ auffällt.

In weiterführenden Arbeiten wurde das Konstrukt „Intelligenz" von *Guilford* noch weiter zerlegt und schließlich in 120 Einzelfacetten aufgesplittert.

Es erscheint daher wenig sinnvoll, für die Untersuchungen von Zusammenhängen zwischen der Intelligenz einer Person und ihrem sportlichen Leistungsniveau einen Pauschalwert wie z. B. den IQ heranzuziehen. Wohl aber können einzelne Faktoren oder Intelligenzstrukturen insbesondere im Zusammenhang mit anderen Persönlichkeitsmerkmalen zur Differenzierung zwischen Sportlern und/oder auch Sportarten herangezogen werden (24).

Ergopsychometrie

Als zweites Beispiel für die Notwendigkeit einer differenzierten Testung soll die Variable „Kanalkapazität" angeführt werden.

Dieser Begriff stammt aus der Informationstheorie und bezeichnet die größtmögliche Transinformation (maximale Informationsmenge in bit/sec), die man störungsfrei über einen Kanal (z. B. optischen) übertragen kann. Nun erscheint es zunächst evident, daß etwa Tischtennisspieler für eine gute sportliche Leistung über eine entsprechende Informationsverarbeitungskapazität (z. B. visuelle Kanalkapazität) verfügen müssen. Eigene Untersuchungen (25) bei Tischtennisspielern und Judokas zeigten jedoch zunächst bezüglich des Merkmals Kanalkapazität keine eindeutige Differenzierungsmöglichkeit zwischen Sportlern (Versuchsgruppe) und Nicht-Sportlern (Kontrollgruppe). Erst unter einer körperlichen Belastungssituation (Fahrradergometer, 150 bis 200 Watt über 10 Minuten, Pulsfrequenz 120/min) zeigten die Probanden plötzlich Unterschiede (Abb. 1).

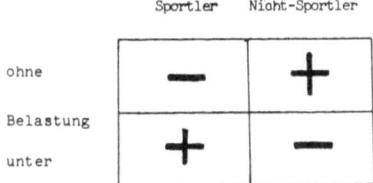

Abb. 1. Veränderung der Kanalkapazität (Präzision). + = ss. Verbesserung, − = ss. Verschlechterung.

In der Belastungssituation fällt die Kanalkapazität des Nicht-Sportlers deutlich ab, während die der Sportler ebenso hochsignifikant ($p \leq 0{,}01\%$) verbessert wird.

Ähnliche Resultate waren bei den Variablen „Lösungszeit bei geistigen Aufgaben", „Simultankapazität" und „Risikobereitschaft" (beim Pokerspielen) zu beobachten.

Weitere Untersuchungen zeigten, daß mit dieser Testung unter körperlicher Belastung, die wir mit *Ergopsychometrie* bezeichnen wollen (8), nicht nur „Nicht-Sportler" und „Sportler", sondern auch Sportler unterschiedlicher Leistungsstufen differenziert werden können.

Teilt man z. B. die Tischtennisspieler und Judokämpfer nach ihrem sportlichen Erfolg in zwei Gruppen: „weniger erfolgreiche" versus „sehr gute" (wobei die Trainings- und Umfeldbedingungen weitgehend parallelisiert sind), dann zeigt sich bei den sehr guten Sportlern unter Belastung ein merklicher Leistungsanstieg, während „weniger erfolgreiche" unter körperlicher Belastung einen ebenso deutlichen Leistungsverlust aufweisen.

Abbildung 2 verdeutlicht diesen Sachverhalt am Beispiel des unterschiedlichen Leistungsniveaus von Judokas bei einer Aufgabe, die das rasche Auffassen optischer Reize prüft (visual search).

Eine Erklärung für dieses Phänomen mag am ehesten in einer unterschiedlichen allgemeinen Aktivierungslage des Sportlers begründet sein; darauf wird noch an anderer Stelle näher eingegangen.

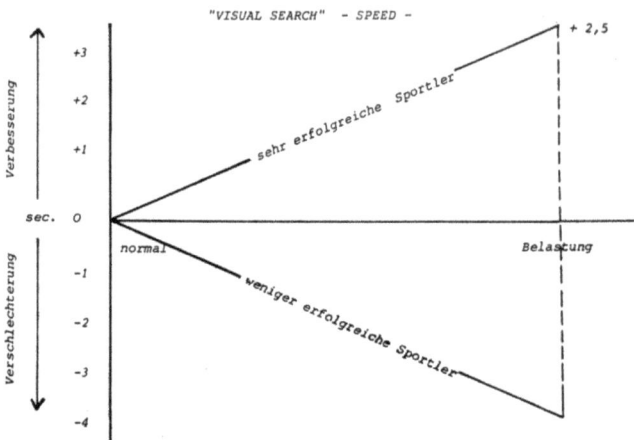

Abb. 2. Leistungsveränderung sehr erfolgreicher und weniger erfolgreicher Sportler bei einer optischen Suchaufgabe; normal und unter körperlicher Belastung (Weingarten, 1980).

Vorstehendes Beispiel sollte zeigen, daß sich bei genügender Differenzierung einzelner, psychologisch relevanter Größen durchaus leistungsdiagnostische Aussagen treffen lassen. Die methodische Einengung durch eine Testvorgabe in einer für die Versuchsperson neutralen entspannten Ruhebedingung wird allerdings um eine Erweiterung (Testung unter verschiedenen Situationsbedingungen, zum Teil in vivo) zu bereichern sein. Wir wissen heute, daß sich bei einigen Menschen bei gleichzeitiger körperlicher Belastung, nach Ermüdung oder unter psychischem Streß das Leistungsniveau massiv verändert, während bei anderen Personen kaum merkliche Veränderungen des Testscores zu beobachten sind.

Am Wiener Psychologischen Institut konnte gezeigt werden, daß solche Unterschiede auch beim Coping (Problembewältigen) zu beobachten sind. Die Ursachen dafür sehen wir in einer unterschiedlichen Approach-Motivation (Annäherungsmotivation). Wie Skalierungen während einer „In-vivo"-Situation beim Klettern zeigen (10), können zwei Typen von Sportlern unterschieden werden: bei einer Gruppe sinkt die Motivation mit der Annäherung an das kritische Ereignis und steigt nach Bewältigung der Situation deutlich an = V-Typ; während bei der anderen Gruppe mit der Annäherung an das kritische Ereignis auch die Motivation deutlich ansteigt und nach Durchlaufen der Belastungssituation stark absinkt = A-Typ.

Eine moderne sportpsychologische Diagnostik wird daher bestrebt sein, den Probanden betreffende Informationen über möglichst viele Beobachtungsebenen zu erhalten.

Neben der rein kognitiven Ebene wird hier vor allem die Beobachtung auf der Verhaltensebene, der Ergopsychometrie und im physiologischen Bereich zu beachten sein. Geeignete apparative Hilfsmittel vorausgesetzt, lassen sich Augenbewegungsanalysen ebenso wie Aufzeichnungen des menschlichen Hirnstrombildes (EEG-Verlaufsformen, Gleichspannungsverschiebungen, evozierte Potentiale usw.) als Diagnosehilfsmittel einsetzen.

Nach diesen – zum Teil kritischen Bemerkungen – zur Methodik sportpsychologischer Diagnostik sollen zum Abschluß dieses Kapitels wenigstens schlagwortartig jene (psychologischen) Variablen aufgezählt werden, die bei einer Eignungsauslese bzw. einer Talentsuche am häufigsten überprüft werden. Dabei ist zu bemerken, daß nachfolgende Aufzählung bewußt keinem Ordnungsprinzip unterliegt, selbstverständlich nicht vollständig ist, und daß natürlich je nach Sportart und Fragestellung jeweils nur ein Teil der angeführten Variablen bei einer sportpsychologischen Untersuchung berücksichtigt wird. Auch die Durchführung ergopsychometrischer Untersuchungen bezieht sich jeweils nur auf einzelne Variablen.

Häufige Untersuchungsvariablen

Intelligenz, Intelligenz-Struktur, optische und/oder akustische Reaktionsgeschwindigkeit, Reaktionsverhalten bei Mehrfachwahlreaktionen, Streßtoleranz, psychische Belastbarkeit und Frustrationsreaktionen, kinästhetische Wahrnehmung, Motivationsstruktur, Neurotizismus, Aggressivität, Dominanzstreben, Extraversion, Kanalkapazität, kognitive Belastbarkeit unter verschiedenen Bedingungen, Simultankapazität, Konfliktlösungsverhalten, Risikobereitschaft, Lernbereitschaft, emotionale Stabilität, Imagery, sensomotorische Koordinationsfähigkeit, Konzentrationsleistung, Visual search, Eigenständigkeit, Kreativität, Entspannungsfähigkeit, Kausalattribuierung, Flimmerverschmelzungsfrequenz und viele mehr.

Außer diesen „persönlichen" Variablen, die sich aufgliedern lassen in emotionaler, motivationaler, sozialer, kognitiver, physischer, motorischer und konstitutioneller Bereich, gehören auch noch die Bereiche der unmittelbaren Umwelt einbezogen. Eine fundierte Leistungsprognose wird ohne die Berücksichtigung der Bereiche: Freunde, Familie, Schule, Freizeit, Training, Geld, Fördermittel, Bevölkerung, sowie allgemeine gesellschafts- und wirtschaftspolitische Umstände nicht möglich sein.

Wozu dieser große Aufwand? Sportpsychologische Diagnostik in ihrer ganzen Tragweite wird erst vor dem Hintergrund des Hochleistungssports verständlich. Erst wenn man gesehen hat, mit welchem ungeheuren Einsatz heute eine Spitzenleistung erkämpft wird, wie viele Jahre an schwerer Arbeit, Entsagungen und Selbstüberwindung vor dem eigentlichen Sieg liegen, und wie hoch die Quote derer ist, die es nie schaffen, erst dann wird verständlich, daß beinahe jeder Aufwand in Kauf genommen werden sollte, sofern es damit möglich ist, einem „künftigen Spitzensportler" eine wahrscheinlich negative Bilanz zu ersparen.

Individuelle Sportlerbetreuung

Wie schon eingangs erwähnt, fallen unter diesen Bereich die zahlreichen Anwendungen der psychologischen Lerntheorien. Vorwiegend das von *Pawlow* entdeckte klassische Konditionieren, also die Ausformung einer bedingten Reaktion, ist hier zu erwähnen. Die Tatsache, daß beim Menschen jede physiologische Funktion nach diesem Prinzip des klassischen Konditionierens von der Umwelt gesteuert werden kann, bedingt zum Teil jene Probleme und Schwierigkeiten, die wir alle bei Sportlern kennen unter den Begriffen Startfieber, Wettkampfangst, Aggression, Schlafstörungen, Durchfall, Muskelverkrampfungen, Blutdruck- und Pulssensationen u. v. m. (2).

Andererseits ist es jedoch gerade das klassische Konditionieren, welches uns Mittel und Wege eröffnet, willkürlich und willentlich in den Ablauf physiologischer Funktionen einzugreifen. Immer dann, wenn es um die Steuerung des Aktivierungsniveaus geht, also die jeweilige Wachheit oder auch Entspannung zu einem bestimmten Zeitpunkt vorprogrammiert eintreten soll – unbeschadet etwaiger gegenläufiger Situationsbedingungen aus der Umwelt –, kann durch den Einsatz von Konditionierungstechniken eine Optimierung des physiologischen Aktivierungsniveaus erreicht werden. Dieses Aktivierungsniveau spielt bei der Leistung eines Menschen eine entscheidende Rolle.

Angst (Aktivierung) und Leistung

Die Auswirkungen von Angst auf die Leistung sind Gegenstand zahlreicher psychologischer Untersuchungen. In den meisten Fällen wurde festgestellt, daß ein erhöhter Aktivierungszustand (der mit Angst zwangsläufig gegeben ist) einfache motorische und kognitive Leistungen erleichtert (15). Übersteigt die Angst jedoch ein gewisses Ausmaß, dann ist mit einem deutlichen Abfall der Leistungen zu rechnen. Hierbei ist es gleichgültig, ob die Angst beispielsweise durch sozialen Druck entsteht, also „Angst vor Versagen" darstellt, oder ob mit Angst die Furcht vor Bedingungen, die Schaden verursachen können, gemeint ist, also „Angst vor Schaden".

Wie subtil die Auswirkungen solch einer „sozialen Angst" sein können, beschreibt unter anderem *Weingarten* (27) anhand einer Feldstudie, durchgeführt in einem österreichischen Industriebetrieb: Es verändert sich dort die durchschnittliche Zahl der Wortmeldungen von Arbeitnehmern, die an betriebsinternen Diskussionsrunden teilnahmen signifikant in Abhängigkeit zum jeweiligen subjektiven Angstniveau bzw. „Bedrohtheitsgefühl". Die Mitarbeiter mußten erst sukzessive lernen, ihre Angst vor Blamage oder Strafe abzubauen, bevor sie effektiv in und mit der Gruppe Lösungsvorschläge für eine Verbesserung des Arbeitsklimas realisieren konnten.

Wir sehen also, daß als Resultat großer Angst oftmals eine deutlich erhöhte Aktivierungslage besteht, so daß dadurch auch die kognitive Leistungsfähigkeit negativ beeinflußt wird.

Da bei Angst auch die Spannung der quergestreiften Muskulatur zunimmt, ist bei komplizierten Aufgaben eine ineffiziente Leistung das erwartungsgemäße Resultat (3).

Stark vereinfacht und unter Vernachlässigung der jeweiligen Aufgabenschwierigkeit kann der Zusammenhang zwischen Aktivierung und Leistung in Form einer verkehrt U-förmigen Kurve nach dem *Yerkes-Dodson*-Gesetz dargestellt werden (Abb. 3).

Abschließend zum Thema Aktivierung und Leistung sei noch kurz die „Vorstarterregung" bei Sportlern angesprochen. Es konnte gezeigt werden, daß die Situation vor einem Wettkampf nicht nur unter den Aspekten der Belastung und Leistungsbeeinträchtigung zu sehen ist. Die Vorstartsituation kann auch eine Art Anlasserfunktion für extreme Leistungen haben. Dabei wird eine maximale, nach außen gerichtete Energieentfaltung durch eine ergotrope Umschaltung der vegetativen Funktionen möglich (21). Dieser Vorgang dokumentiert sich in einem erhöhten Herz-

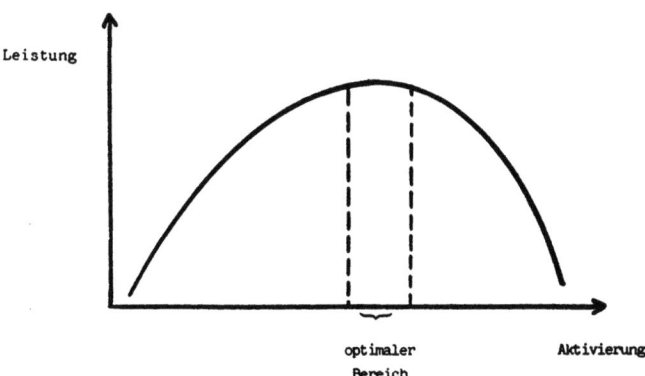

Abb. 3. Yerkes-Dodson-Gesetz. Kurvilinearer Zusammenhang zwischen Aktivierung und Leistung.

minutenvolumen, verbesserter Kontraktilität der Muskulatur und generell vermehrter Einsatzbereitschaft. Wie man sieht, kann demnach eine gewisse Vorstarterregung auch einen positiven Einfluß auf die Leistungsentfaltung eines Athleten haben.

Es gehört nun mit zu den Aufgaben eines Sportpsychologen, gegebenenfalls eine erforderliche Verschiebung des Aktivierungsniveaus bei einem Sportler zu ermöglichen. Dies geschieht jedoch nicht in Form einer Fremdeinwirkung (Medikamente, Fremdsuggestion usw.), sondern dadurch, daß dem Sportler Mittel und Wege gezeigt werden, wie er *selbst* steuernd in sein Aktivierungsniveau eingreifen kann (Selbstkontrolle).

Psychoregulative Verfahren

Hier sei an erster Stelle die progressive Muskelentspannung, wie sie auf *Jacobson* (11) zurückgeht, erwähnt. Diese Relaxationstechnik dürfte für Athleten von besonderer Bedeutung sein, weil sie vor allem über die (viszerale) Wahrnehmung der Muskelspannung bzw. des Muskeltonus auf das Erleben und Verhalten einwirkt. Aber auch andere psychoregulative Verfahren wie etwa das Autogene Training, das Relaxations-Mobilisationsverfahren (7), Biofeedbacktechniken, Psychotonisches Training (29), Desensibilisierungsverfahren (30) oder Yoga können zur Selbststeuerung der Aktivierungslage eingesetzt werden (siehe hiezu auch *Eberspächer* [4]).

Ohne in diesem Rahmen nun näher auf die Vor- oder Nachteile der einzelnen Verfahren eingehen zu können, seien hier doch kurz einige kritische Gedanken zur Anwendung psychoregulativer Verfahren wiedergegeben, wie sie etwa *Eberspächer* (4) darlegte; sportliche Trainingsziele erhalten ihren Wert und ihren Sinn durch ihre Einordnung in ein Bezugssystem. Da sportliche Leistungen – so wie die meisten kulturellen Taten – keinen Wert an sich darstellen, wird die Anwendung psychoregulativer Trainingsmaßnahmen abhängig vom gesellschaftspolitischen Standort des Handlungsfeldes, in dem sie angewendet werden, hier also in einem Leistungs- und Hochleistungssport.

Es wäre wünschenswert, wenn zunächst einmal überregional bzw. international eine generelle Standortbestimmung durchgeführt würde. „... zumal psychoregulative Trainingsmaßnahmen nicht mit einer Art Dopingkontrolle nachgeprüft und nachgewiesen werden können, während andererseits ihr Wirkungsspektrum das der physiologischen Trainings- und Dopingsmaßnahmen bei weitem übertreffen dürfte" (4). Eine weitere Problematik könnte unter Umständen darin bestehen, daß mit psychoregulativen Verfahren systematisch darauf abgezielt wird, die Bewertung von Situationen zu verändern. Bewußtseinseinengungen bis hin zum „Bewußtseinsverlust" – etwa durch suggestive Maßnahmen – setzen gleichermaßen beim Therapeuten wie auch beim Therapierten einen hohen Grad an Reflexion sowie die Kenntnis möglicher Konsequenzen voraus. Es kann angenommen werden, daß diese Kenntnis bei Kindern und Jugendlichen nicht im notwendigen Ausmaß vorhanden ist, woraus sich eine Ablehnung psychoregulativer Verfahren zur Leistungssteigerung bei diesen Gruppen (Jugendliche) ergibt. Schließlich wird zu bedenken sein, daß bestimmte emotionelle und affektive Prozesse oder Zustände unter Umständen eine gewisse Schutzfunktion haben können (Furcht, Schmerz, Angst, Zorn usw.), deren Eliminierung nicht immer unproblematisch ist.

Eine etwas andere, weit mehr spezifische Art der individuellen Sportlerbetreuung ist die

Therapeutische Hilfestellung

Darunter verstehen wir die konkrete Anwendung einer anerkannten Therapieform durch einen entsprechend ausgebildeten Fachmann (Arzt oder Psychologen). Die primäre Zielsetzung ist hier sicher nicht in einer Leistungssteigerung zu sehen, sondern besteht in einer (Wieder-)Herstellung des psychischen Gleichgewichtes bzw. Wohlbefindens des Sportlers; d. h. Abbau des persönlichen Leidensdruckes. Die Probleme können hierbei vielfältigster Natur sein wie etwa: Kontaktschwierigkeiten, Ängste (soziale, materielle, sexuelle, leistungsthematische); berufliche Probleme, Vorgesetztenprobleme, Partnerprobleme, Phobien, Zwänge, Neurosen, Abhängigkeiten usw.

Als konkretes Beispiel ist im nachfolgenden die Rangreihe der innerhalb eines Jahres themenmäßig häufigsten Problembereiche der jugendlichen Spitzensportler des BSZ-Wien wiedergegeben (26).

1. Sportspezifische Probleme beim Wettkampf und/oder Training (Angst, Konzentrationsstörungen, Zwangsdenken, Schlaflosigkeit usw.)
2. Schulische Probleme
3. Fragen im Zusammenhang mit der persönlichen Lebensführung (Freizeit, soziale Kontakte, Internatsleben, Elternhaus)
4. Entwicklungsspezifische Probleme (Pubertät, Selbstunsicherheit, sexueller Bereich)
5. Zukunftsbezogene Probleme (Berufsaussichten, Fortbildung usw.)

Der Unterschied etwa zwischen einer Verhaltensauffälligkeit, einer Verhaltensstörung oder einer manifesten Psychose ist oft nicht augenscheinlich und für einen Laien kaum erkennbar. Demgemäß ist in der Praxis immer wieder ein gut gemeintes „Helfen" durch die Umwelt (Trainer, Masseure, Freunde usw.) zu beobachten. Eine gezielte therapeutische Hilfestellung wäre in diesen Fällen für den Sportler sicher von Vorteil.

Lernen

Eine weitere Anwendungsmöglichkeit der Erkenntnisse der psychologischen Lerntheorien im Sport, insbesondere auch das operante Konditionieren betreffend, liegt auf dem Gebiet des Lernens.

Sowohl beim Erwerb und/oder der Perfektion neuer Bewegungsabläufe als auch beim (kognitiven) Einprägen von Bewegungsabfolgen, taktischen Strategien usw. ist unter Berücksichtigung der gesicherten lernpsychologischen Fakten eine wesentliche Effizienzsteigerung beim Lernen möglich. Dabei soll allerdings nicht verschwiegen werden, daß nach dem heutigen Stand der Psychologie zum Teil recht unterschiedliche wissenschaftstheoretische Ausgangspunkte einer Analyse von Lernprozessen zugrunde liegen und Lernen sich über alle Leistungsbereiche als ein multifaktoriell bedingter Prozeß darstellt (22). Selbst bei einem so offensichtlichen „kognitiven Vorgang" wie dem Auswendiglernen eines Gedichtes wird die Lernleistung letztlich mitbeeinflußt durch emotionale und motivationale Prozesse, durch Gefühle, Interessen, Einstellungen und vieles mehr. Spricht man also vom kognitiven, sprachlichen, motorischen, sozialen, analytischen, kreativen usw. Lernen, ist damit zwar die Hauptrichtung des jeweiligen Lernvorganges bezeichnet, doch sollte diese eindimensionale Bezeichnung nicht über die multifaktorielle Grundstruktur des Lernprozesses hinwegtäuschen. Trotz der eingangs schon erwähnten Bedeutung des klassischen Konditionierens etwa beim Zustandekommen neuer Reiz-Reaktionsverbindungen und unbeschadet der Möglichkeiten, welche mittels des operanten Konditionierens für einen Erwerb neuer Verhaltensweisen gegeben sind, kann nicht alles Lernen auf Konditionierungsvorgänge zurückgeführt werden.

Schon unsere Alltagserfahrung lehrt uns, daß es ein höchst mühseliges und zeitraubendes Unterfangen wäre, wollte man alle komplexen Verhaltensweisen nach dem Versuch-Irrtum-Prinzip erlernen. Wesentlich effektiver ist hier das auf *Bandura* (1) zurückgehende Beobachtungslernen (auch Imitationslernen und Modellernen genannt). Der Erwerb neuer, auch komplexer, Verhaltensweisen kann auf diesem Wege gleichsam „en bloc" erfolgen, wobei insbesondere die Beobachtung und/oder die Erwartung über positive, negative oder neutrale Verhaltensfolgen für den Beobachter eine nicht unbedeutende Rolle spielen.

Für den Sportler sind insbesondere drei von *Bandura* (1) formulierte Haupteffekte beim Lernen am Modell bedeutsam:

1. *Das Verhaltensrepertoire kann erweitert werden; d. h. ein Sportler kann Bewegungen oder andere (z. B. soziale) Verhaltensweisen beobachten und erlernen, die er bisher noch nicht kannte.*
2. *Vorhandene Verhaltenstendenzen können verstärkt oder abgeschwächt werden. Der Sportler sieht bei seinem Vorbild, welche Verhaltensmuster zu unterdrücken sind und welche Verhaltensweisen noch mehr zu forcieren wären.*
3. *Auf Grund eines beobachteten Verhaltens wird ein eigenes, bereits erlerntes Verhalten ausgelöst; d. h. der Sportler beobachtet zuerst z. B. die Techniken der neuen Mannschaft und durch das Modellernen werden bei ihm bestimmte Verhaltensreaktionen abgerufen.*

Auf weitere, die Effizienz des Modellernens beeinflussende Faktoren wie etwa die soziale Distanz zwischen Modell und Lernendem, die affektive Komponente usw. kann hier nicht näher eingegangen werden. Bei einer individuellen Lernberatung werden sie jedoch zu berücksichtigen sein.

Als weiteres Beispiel eines recht wirkungsvollen Verfahrens sei hier noch kurz das Mentale Training erwähnt. In der Sportpsychologie wird darunter das Erlernen oder Üben eines Bewegungsablaufes durch intensives Vorstellen ohne tatsächliches gleichzeitiges Ausführen verstanden. Die Trainingswirkung der Bewegungsvorstellung ist hierbei unter bestimmten Umständen ähnlich wie beim realen Training. Als Erklärung für die Wirkungsweise des mentalen (Bewegungs-)Trainings wird zum Teil der „Carpenter-Effekt" herangezogen, nach welchem das Wahrnehmen und/ oder Vorstellen von Bewegungen zu sensomotorischen Kreisprozessen führt, die muskel- und neurophysiologisch nachgewiesen werden könnten (22).

Eine Erweiterung erfährt der Begriff des Mentalen Trainings dann, wenn man das „geistige Üben" nicht nur auf Bewegungsabläufe spezifiziert, sondern auch Situationen, Gefühle, Reaktionen anderer usw. in der Vorstellung vorwegnimmt. Damit lassen sich komplexe Situationen „geistig trainieren" und das eigene Reaktionsverhalten entsprechend einüben und automatisieren.

Anders als bei den verhaltensanalytischen (behavioristischen) Lerntheorien, wo im wesentlichen mit dem Lernenden (passiv) etwas geschieht, er z. B. verstärkt, bestraft, gelöscht usw. wird, geht der kognitive Ansatz in der Lernpsychologie davon aus, daß das Lernmaterial vom Lernenden nach bestimmten Kriterien aktiv verarbeitet wird. Dementsprechend beschäftigt sich die kognitive Lernpsychologie bei der Untersuchung von Lernprozessen mit der Strukturierung des Reizmaterials, mit Problemen des Gedächtnisses, der Aufmerksamkeit, der Speicherung und Abgabe von Information, mit der Urteils- und Begriffsbildung, Transferwirkung usw. (16).

Zu den bisher vorliegenden lerntheoretischen Ansätzen kamen in jüngster Zeit noch informationspsychologisch-kybernetische Modellvorstellungen dazu (12). Es ist nun kaum möglich und auch sicher nicht sinnvoll, einen aktiven Sportler mit all diesem Grundwissen zu belasten; auf der anderen Seite steht die berechtigte Forderung nach der Berücksichtigung von Lerngesetzmäßigkeiten und psychologischen Erkenntnissen sowohl durch den Lernenden (Sportler) als auch durch den Lehrenden (Coach, Trainer). Der Ausweg wird wohl in einem Kompromiß zu suchen sein.

Im Rahmen einer individuellen Sportlerbetreuung durch einen Psychologen sollten dem Athleten zumindest gewisse Grundkenntnisse auf nachfolgenden Gebieten vermittelt werden:

Aktivierungslage, Konditionierung, Lernhemmungen, Löschung, mentales Training, Modellernen, Motivation, Pausengestaltung, Plateau- und Reminiszenzeffekt, Sättigung, sensomotorische Lernfähigkeit, Transferwirkung, Umlernen, Vergessensverlauf, Verlernen.

Umfeld-Beratung

Ein Großteil der bereits im Abschnitt „individuelle Sportlerbetreuung" angesprochenen lernpsychologischen Erkenntnisse gehören auch im Bereich „Umfeld-Beratung" vermittelt. Es ist evident, daß nicht nur der lernende Sportler, sondern auch – und in manchen Bereichen vorwiegend – der Lehrende oder Betreuende seine Arbeitsweise mit den Lerngesetzmäßigkeiten abzustimmen hat.

Darüber hinaus gibt es eine Reihe von gruppendynamischen und sozialpsychologischen Überlegungen, die beispielsweise beim Mannschaftssport oder bei einem Wettkampf für den Trainer wichtig werden. Man denke etwa an Aufbaumotivation bei „Mißerfolgsvermeidern"; an durchgeführten, angedrohten oder unterlassenen Spieleraustausch; an Nachbesprechungen mit (ohne) Fehlersuche; an Schwierigkeiten in der Mannschaft auf Grund zwischenmenschlicher Spannungen; Gruppendruck; Außenseiterposition; Mannschaftsdynamik usw.

Wie eine erst unlängst abgeschlossene Studie über „die Arbeit des Sporttrainers aus psychologischer Sicht" (28) belegte, wird dem psychologischen Basiswissen bei der praktischen Trainerarbeit ein viel zu geringer Stellenwert eingeräumt. In dieser Untersuchung sollte die Frage geklärt werden, in welchem Ausmaß Sporttrainer in Österreich über psychologische Grundlagenkenntnisse verfügen und inwieweit das tatsächliche Verhalten bei der Trainerarbeit mit den jeweiligen subjektiven Selbsteinschätzungen der Trainer übereinstimmt.

Eine Zufallsstichprobe von 101 Trainern der Sportarten Judo, Tischtennis, Radfahren, Schießen, Leichtathletik, Golf, Bogenschießen und Tennis wurde einem psychologischen Wissenstest und einer Selbsteinschätzungs-Skalierung unterzogen, wobei grundlegende Fragen aus den Gebieten der Motivation, der Verhaltenssteuerung, des Lernens, der psychoregulativen Techniken, der Einstellungsänderung sowie der vermeintlichen eigenen Arbeitsweise zu beantworten waren.

Das tatsächliche Verhalten beim Training, Coaching und der Nachwettkampfbetreuung ist im Anschluß daran bei einem kleinen Prozentsatz dieser befragten Trainer (N = 20) über einen längeren Zeitraum hinweg beobachtet worden. Die Methoden der Verhaltensbeobachtung waren eine direkte Beobachtung durch zwei Psychologen und Mehrfachskalierungen von etwa 30 Stunden Videoaufzeichnungen durch 60 eingeschulte Studenten.

Die Ergebnisse zeigten, daß bei der befragten Stichprobe, die für eine effektive Trainingsarbeit relevanten psychologischen Grundkenntnisse kaum vorhanden sind, und vorwiegend nach Intuition gearbeitet wird. Angesichts der Tatsache, daß nur 10% der Trainer mehr als die Hälfte der 21 Fragen richtig beantworten konnten, kann hier mit Recht von einem eklatanten psychologischen Wissensdefizit gesprochen werden.

Anders verhielt es sich bei der Verhaltensbeobachtung der Trainer. Bei all jenen Aspekten, die nicht die kommunikative und unmittelbare Interaktion Trainer-Athlet betrafen, arbeiteten die Trainer zum größten Teil konform mit modernen sportwissenschaftlichen Erkenntnissen.

Die Studie legte den Schluß nahe, daß für eine erfolgreiche psychologische Intervention bei der Trainerarbeit neben einer gründlichen theoretischen Wissensvermittlung *vor allem* Aspekte des konkreten Verhaltens- und Interventionstrainings berücksichtigt werden müssen.

Wenden wir uns nun einem anderen, häufig recht emotionsreich abgehandelten Problembereich zu:

Sportliche Frühförderung

Warum Menschen im Alter Sport betreiben, war bereits Gegenstand zahlreicher wissenschaftlicher Untersuchungen. Eine erst unlängst fertiggestellte Motivationsanalyse „Sport im Alter" (23) zeigte, daß die Motivationshierarchie in Österreich sich nicht wesentlich von jenen unserer Nachbarländer (BRD, Schweiz) unterscheidet.

An erster Stelle steht meist „Freude an der Bewegung" oder der Gesundheitsaspekt; während Leistungsmotivation, Selbstbestätigung und Vorbeugen gegen Vereinsamung die letzten Rangplätze darstellen.

Im Rahmen gerade dieses Buches darf eine andere Tatsache, nämlich daß bei über 100 befragten Alterssportlern kein einziger über Anraten seines Arztes zum Sporttreiben animiniert wurde, nicht verschwiegen werden.

Das wichtigste Ergebnis voran zitierter Arbeit stellt jedoch die Erkenntnis dar, daß der sicherste Weg zu einem „Sport im Alter" über einen „Sport in der Jugend" führt.

Nicht zuletzt auch aus diesem Grund ist die Frage nach sportlicher Frühförderung von allgemeinem Interesse.

Bei der Diskussion nach der Berechtigung einer sportlichen Frühförderung wird man unwillkürlich an die vermeintlich alte Kontroverse: „Spitzensport versus Breitensport" erinnert. Wie bei anderen Gebieten auch (z. B. Anlage-Umwelt-Diskussion in der Psychologie) gehört es heute beinahe schon zum guten Ton, Anhänger einer der beiden Richtungen zu sein – in diesem Falle entweder vehement für den Breitensport oder ebenso engagiert für den Spitzensport einzutreten. Beide Seiten haben treffende Beweggründe und Argumente für ihre jeweilige Überzeugung und geben daher nur ungern nach.

Wenn man aber diese postulierte Kontroverse zwischen Breitensport und Spitzensport nicht als Polarität zwischen Generalisation und Diskrimination sieht, sondern als notwendige Wechselwirkung, dann verlagert sich die Diskussion mehr zu einer Frage nach dem jeweiligen Stellenwert. Denn ebenso wie z. B. die Kunst ihre Virtuosen braucht um Fortschritte zu erzielen, braucht auch der Sport seine Spitzenleistungen – die Frage ist nur, zu welchem Preis?

Es wäre unrealistisch zu leugnen, daß für bestimmte Spitzenleistungen ein hoher Preis bezahlt werden muß. Natürlich ist das Virtuosenkind, welches mit 6 Jahren sein erstes Konzert gibt, in mancher Weise geschädigt, ebenso wie ein jugendlicher Ballettstar oder Schachmeister nicht spurlos zu seinem Ruhm gelangen kann. Der Tag hat auch für diese Kinder nur 24 Stunden und irgendwo wird es zwangsläufig zu einem Defizit kommen. Letztlich reduziert sich somit die Frage auf ein Bilanzproblem: zahlt es sich aus bzw. war es den Aufwand wert? Hier eine richtige Antwort zu finden bzw. schon in frühen Jahren die Weichen so zu stellen, daß die Bilanz am Ende für den Jugendlichen in irgendeiner Weise positiv ausgeht, das dürfte – wie schon erwähnt – eine der wesentlichen Aufgaben der sportpsychologischen Diagnostik sein.

Was ist, wenn eine Mutter mit ihrem kleinen Kind an der Hand kommt und sagt „er" wolle unbedingt ein Weltmeister werden? Wie kommt ein Kind zu diesen zum

Teil schon recht gefestigten Überzeugungen? Warum will es unbedingt Überdurchschnittliches leisten?

Vielleicht an dieser Stelle ein paar Worte zur Genese der Leistungsmotivation: eine Leistungsmotivation ist dann gegeben, wenn ein Individuum die eigene Tüchtigkeit in all jenen Tätigkeiten steigern oder hoch halten kann, in denen es einen Gütemaßstab für verbindlich hält und wo die Ausführungen deshalb gelingen oder mißlingen können. Für das Auftreten leistungsmotivierten Verhaltens müssen demnach 3 Voraussetzungen erfüllt sein:

1. *Ein Kind muß die nötige motorische und kognitive Reife besitzen, um mit den ihm gegebenen Mitteln Effekte erzielen zu können.*
2. *Es muß in der Lage sein, Schwierigkeitsgrade zu unterscheiden – nur dann kann es individuelle Gütemaßstäbe für Leistungsvollzüge erkennen und setzen.*
3. *Es muß sich selbst als verantwortlich für seine Effektproduktionen erleben. Es muß die Ursache von Erfolg und Mißerfolg im eigenen Handeln erkennen. Erst dann wird Erfolgsfreude und Mißerfolgsbeschämung möglich und damit die Determinanten einer überdauernden Leistungsmotivation ausdifferenziert.*

Allgemein sagt man (14), daß die Ausprägung eines Leistungsmotivs so etwa zwischen dem 6. und 8. Lebensjahr beendet ist. Natürlich beginnt die Ausdifferenzierung schon viel früher, aber ein Abschluß ist erst ab einer gewissen Reife möglich. Nehmen wir zum Beispiel die Unterschiede zwischen 4- und 5jährigen: während 4jährige meist vor schwierigen Tätigkeiten kapitulieren, ist es oft gerade eine in ihrem Ausgang unsichere Aufgabe, welche 5- bis 6jährige erst zur Tätigkeit reizt. Generell kann man die Stadien der Genese vielleicht so beschreiben:

Ab dreieinhalb Jahren beginnen Kinder Mißerfolge auf ihr eigenes Handeln zurückzuführen. Das Resultat dieses Eingeständnisses ist ein starker Konflikt zwischen dem Wunsche nach Erfolg und dem tatsächlich erzielten Mißerfolg. Zugleich wird deutlich, daß sich die Aufmerksamkeit der Kinder vom unrealistischen Erfolgswunsch auf die Realität verschiebt. Allerdings bleibt dies auf die Vergangenheitsperspektive beschränkt und wird noch nicht auf zukünftige Leistungen übertragen. Daher werden trotz erlebter Mißerfolge nur Erfolge erwartet. Die Zukunftsperspektive wird also immer noch durch unrealistische Wünsche und nicht durch gemachte Erfahrungen strukturiert.

Ab etwa 5 Jahren werden nun Mißerfolge durchwegs eingestanden und erlebte Erfolge und Mißerfolge führen beim Kind jetzt auch zu ersten Versuchen, zukünftige Erfolgs- und Mißerfolgschancen abzuschätzen.

Hier beginnt also der eigentliche Kreisprozeß: Anspruchsniveau – Motivation – Leistung – korrigiertes Anspruchsniveau usw. Dieser Prozeß – also die Motivationsgenese läuft allerdings nicht unabhängig und automatisch ab, sondern ist in höchstem Maße von Umweltfaktoren abhängig. Besondere Bedeutung hat dabei die sogenannte „Selbständigkeitserziehung" (nach Arbeiten z. B. von *Rosen* [18] gibt es hier sozial bedingte Unterschiede: niedere Schichten neigen bei Routinefertigkeiten zur frühen Selbständigkeitserziehung).

Zu frühe Selbständigkeitsforderungen, die den kognitiven und körperlichen Entwicklungsstand eines Kindes übersteigen, führen zu Mißerfolgserlebnissen. Diese

Mißerfolgserlebnisse können nun bei häufiger Verstärkung zu einer Mißerfolgsmotivation führen und damit Leistung (auch oder trotz vorhandenem Talent) auf Dauer unterbinden.

Werden allerdings die Fähigkeiten eines Kindes dauernd unterfordert, erfolgt die Selbständigkeitserziehung zu spät. Es erlebt zunächst zwar dauernd Erfolge, da ihm leichte, problemlos lösbare Aufgaben gestellt werden, es wird aber wegen der permanenten Unterforderung auf einem niedrigeren Funktionsreifeniveau stehenbleiben. Die Erfolgserlebnisse werden sich zunehmend auf das häusliche Milieu beschränken und bei anderen Umweltbereichen (Schule, Freizeit usw.) werden um so zahlreicher Mißerfolgserlebnisse auftreten. Im Leistungsvergleich mit den Bezugspersonen gleichen Alters wird sich das unterforderte Kind häufig unterlegen fühlen, da es auf Grund seiner niedrigen Funktionsreife den Bezugsstandard nicht erreichen kann. Die erfahrenen Mißerfolge werden wiederum mit „mangelnder Begabung" attribuiert und tragen schließlich zur Ausbildung eines negativen Fähigkeitskonzeptes – somit einer Mißerfolgsmotivation – bei.

Warum dieser kleine Ausflug in die Motivationspsychologie? Es sollte schon an dieser Stelle die ungeheuer große Beeinflussungsmöglichkeit aufgezeigt werden, die Eltern und Umwelt auf die Kinder haben. Es ist eben nicht so, daß ein Kind selber die Entscheidung trifft und meint „ich will ein Meister werden", und die Eltern bestenfalls bestätigend agieren, sondern – wie schon angedeutet – werden ab der frühesten Kindheit (absichtlich oder unbewußt) durch die Bezugspersonen geprägte Einflüsse auf die Motivgenese des Kindes wirksam.

Welche Eltern sehen es nicht gerne, daß ihr Kind mehr kann als die anderen? Und gerade bei den kleinen Kindern bietet die Vorschule noch nicht so augenfällige Vergleichsmöglichkeiten wie später. Hinzu kommt noch, daß die Umwelt diese Leistungen viel schneller sieht und verstärkt: es gibt erste Pokale, erste Bundesländerreisen, Nachrichten im Lokalblatt usw.

Abgesehen von diesem daraus resultierenden Gefühl des Stolzes ist es nicht selten eine Verwirklichung vergangener, vielleicht nicht erreichter früher Wünsche, welche die Eltern veranlassen, ihrem Kinde das eine oder andere Ziel vorzugeben. Betrachtet man die Gesichter bei den Preisverteilungen, ist nicht leicht zu unterscheiden, wer nun eigentlich ausgezeichnet wurde – der 7jährige Sportler oder die ehemalige Sportlerin und nunmehrige Mutter?

Nun – obwohl dies prinzipiell nichts Schlechtes ist, sollte damit doch auf das häufige Problem des übertriebenen elterlichen Ehrgeizes hingewiesen werden.

Obwohl bisher nur von Frühförderung die Rede war, scheint es doch so, daß Förderung weiter zu verstehen ist und nicht nur Jugendliche betreffen soll. Es wurde eingangs schon erwähnt, daß man das Problem des Hochleistungssports als Bilanzproblem sehen kann: solange zumindest irgend etwas Außergewöhnliches erreicht wird, der Sportler sich Namen und Anerkennung erwarb, ja eventuell sogar für später berufliche Chancen sichern konnte, solange ist die Bilanz letztlich positiv und die Sache somit in Ordnung.

Was aber, wenn infolge von Verletzungen oder mangelnder Leistung keine Spitzenposition erreicht wurde? Was geschieht mit den Sportlern, die jahrelang im Blickpunkt der Öffentlichkeit standen und nun plötzlich abtreten wollen? Welche flankierenden Maßnahmen könnten für ausscheidende Sportler geschaffen werden?

All diese Fragen müssen letztlich in ein Konzept der Förderung einbezogen werden und nur damit können auf Dauer negative Aspekte vermieden werden.

Es bleibt somit letztlich nicht so sehr die Frage, ob es eine sportliche Frühförderung geben soll oder nicht, sondern mehr die Frage nach dem wann und für wen. Die oftmals angeführten Polaritäten Breitensport oder Spitzensport stellen sich somit nicht als Problem einer Kontroverse dar, sondern beide sind als notwendige, einander wechselweise bedingte Inhalte aufzufassen. Über längere Zeit oder für eine größere Population gesehen, wird hierbei der Zuordnung des jeweils richtigen Stellenwertes entscheidende Bedeutung zukommen.

Ist man demnach nicht prinzipiell gegen jedwede sportliche Frühförderung, stellt sich für den Psychologen sehr bald die Frage nach negativen Konsequenzen.

Jugendlicher Leistungssport und psychische Belastung

Es sei hier kurz aus einer eigenen Arbeit referiert: Im Rahmen einer sportwissenschaftlichen Untersuchung wurde an einer Stichprobe von 59 Versuchspersonen überprüft, ob und inwieweit sich Internatsangehörige des Sport-Leistungsmodells Südstadt (Spitzensportler) von etwa gleichaltrigen sporttreibenden Wiener Jugendlichen (keine Internatszöglinge, keine Hochleistungssportler) bezüglich wichtiger Persönlichkeitsmerkmale unterscheiden. Eine objektive Beantwortung dieser Frage scheint gerade zum heutigen Zeitpunkt recht aktuell, da in jüngster Zeit häufig, zum Teil emotional gefärbte, persönliche Meinungen laut wurden über Sinn und Unsinn von Leistungszentren für Jugendliche. Ohne hier näher auf die Untersuchung eingehen zu können, sei nachfolgend doch ein Detailergebnis in Form zweier Testprofile der beiden untersuchten Stichproben aufgezeigt. Es handelt sich hierbei um die vergleichende Darstellung von Durchschnittswerten eines geeichten und normierten Tests zur Erfassung der Persönlichkeitsstruktur von Jugendlichen (HSPQ von *Schuhmann* und *Cattell*) (siehe Abb. 4.).

Wie man erkennen kann, verlaufen die beiden Profile recht ähnlich:
──────── Jugendliche des Leistungsmodells Südstadt,
- - - - - - - Vergleichsgruppe Wiener jugendlicher Sportler

so daß zum heutigen Zeitpunkt von einer „psychischen Schädigung" der untersuchten jugendlichen Hochleistungssportler wohl kaum gesprochen werden kann.

Natürlich wird gerade bei jugendlichen Spitzensportlern das Problem der Doppelbelastung Schule und Training immer ein Bilanzproblem darstellen – doch damit letztlich diese Bilanz für den einzelnen Sportler positiv ausgeht, dafür arbeitet die Sportpsychologie und dafür lohnt sich der hohe Einsatz.

Zusammenfassung

Sportpsychologische Tätigkeit wird in drei Schwerpunktbereiche gegliedert:
1. Sportpsychologische Diagnostik,
2. individuelle Sportlerbetreuung,
3. Umfeld-Beratung.

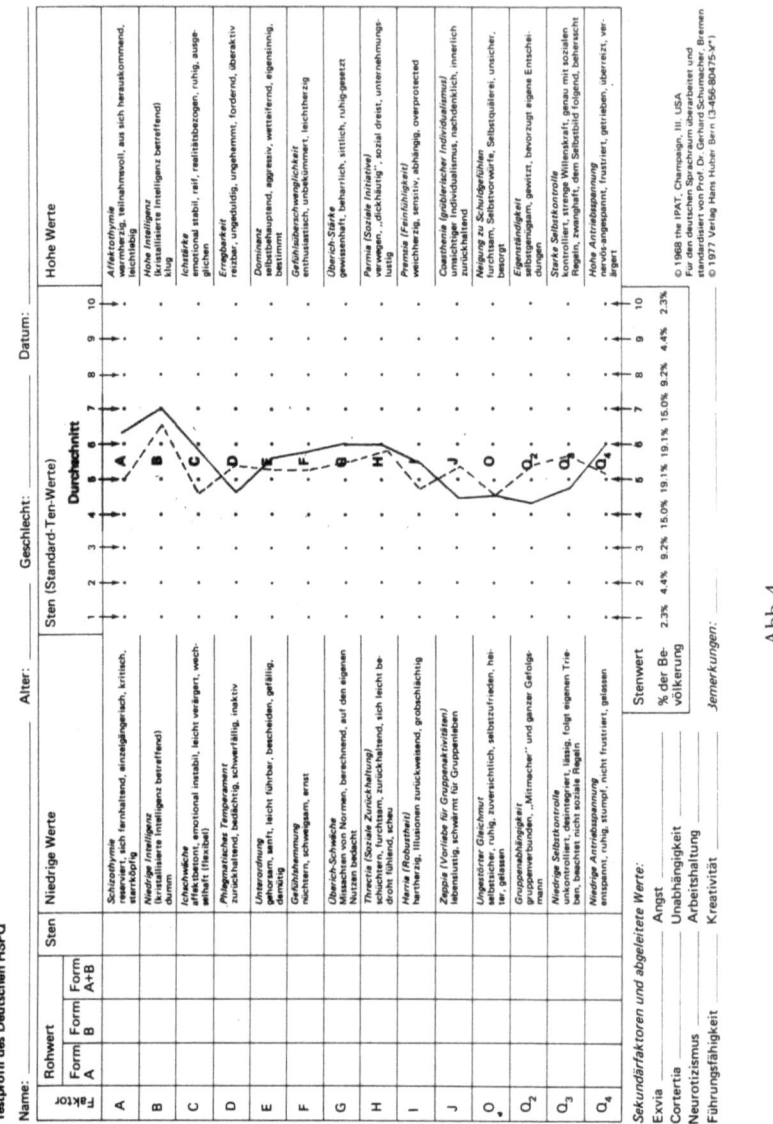

Abb. 4.

Nach einer kurzen Aufzählung der wichtigsten sportpsychologisch-diagnostischen Untersuchungsvariablen wird vor allem auf die Bedeutung einer differenzierten Untersuchungstechnik hingewiesen, wie sie die Ergopsychometrie (Testung unter Belastung oder Streß) darstellt.

An Hand zum Teil eigener Untersuchungsergebnisse wird gezeigt, daß die Ergopsychometrie relativ verläßliche Vorhersagen sportlicher Leistungen erlaubt.

Der Abschnitt „individuelle Sportlerbetreuung" hat vorwiegend die Anwendung der Erkenntnisse der modernen Lernpsychologie zum Inhalt, wobei hier die Durchführung von psychoregulativen Verfahren und die Möglichkeiten therapeutischer Hilfestellung kritisch besprochen wird.

Eine Diskussion der vielfältigen Probleme einer jugendlichen Frühförderung sowie Gedanken zum jugendlichen Hochleistungssport bilden den Abschluß des Kapitels.

Der Autor sieht das Problem der Doppelbelastung Schule und Training bei jugendlichen Spitzensportlern letztlich als ein Bilanzproblem und damit den Schwerpunkt der sportpsychologischen Tätigkeit darin gelegen, diese Bilanz für den einzelnen Sportler positiv zu beeinflussen.

Literatur

(1) Bandura, A.: Lernen am Modell: Ansätze zu einer sozialkognitiven Lerntheorie. Klett, Stuttgart, 1976.
(2) Barolin, G.: Referat in diesem Buche (Kapitel 15).
(3) Cratty, B. J.: Motorisches Lernen und Bewegungsverhalten. Limpert, Frankfurt/Main 1975.
(4) Eberspächer, H.: Psychoregulatives Training. In: Praxis der Psychologie im Leistungssport. Hrsg. H. Gabler, H. Eberspächer, E. Hahn, J. Kern, G. Schilling. Bartels, München 1979.
(5) Feige, K.: Wesen und Problematik der Sportmotivation dargestellt anhand eines mehrdimensionalen Strukturmodells. Sportunterricht 1, 4 (1969).
(6) Gabler, H., et al.: Praxis der Psychologie im Leistungssport. Bartels & Wernitz, München 1979.
(7) Giessen, L. D.: Psychologie und Psychohygiene im Sport. Theor., Prax., Körperkult. 22, Beiheft 2 (1973).
(8) Guttmann, G., Thuri, R., Weingarten, P.: Ergopsychometry – Testing under physiological and psychological stress. Fifth World Sport Congress. Canada 1981.
(9) Heckhausen, H.: Leistungsmotivation im Sport. In: ADL Kongress, Motivation im Sport. Hoffmann, Schorndorf, 1971.
(10) Heitzlhofer, K.: Der Appetenz-Aversions-Konfliktverlauf beim Klettern: eine Typenanalyse. Phil. Diss., Wien 1979.
(11) Jacobson, E.: You must relax. McGraw Hill, New York 1934.
(12) Klix, F.: Information und Verhalten. Verlag der Wissenschaften, Berlin 1971.
(13) Malane, G.: The Sportsman Personality. Olympic Review March-April 1973, No. 64–65. Originally published in "The Touch", Luxenburg Olympic Committee.
(14) McClelland, D. C., et al.: The achievement motiv. New York 1953.
(15) Matarazzo, R., Matarazzo, J. D.: Anxiety level and pursuit-rotor performance. J. Consult. Psychol. 20, 70 (1956).
(16) Neisser, U.: Kognitive Psychologie. Klett, Stuttgart, 1974.
(17) Rieder, H., Bäumler, G., Seitz, W. (Hrsg.): Sportpsychologie. Hofmann, Schorndorf 1975, S. 129.
(18) Rosen, B. C.: Social class and the child perception of the parents. Child Development 35 (1964 a).
(19) Ryan, D. E.: Competitive performance in relation to achievement motivation and anxiety. Paper presented to the National Convention, Minneapolis, Minnesota, 1963.
(20) Seitz, W., Bäumler, G.: Über die Beziehung von sportmotorischen Leistungen zu Persönlichkeitsmerkmalen bei Gymnasiasten. In: Sportpsychologie. Hrsg. G. Bäumler, H. Rieder, W. Seitz. Hofmann, Schorndorf 1975.
(21) Steinbach, M.: Sport und Charakter. Zit. nach A. Thomas (22).
(22) Thomas, A.: Einführung in die Sportpsychologie. Hogrefe, 1978.
(23) Thuri, R., Weingarten, P.: Sport im Alter. Forschungsprojekt des Instituts für Altersforschung der Ludwig Boltzmann Gesellschaft. Eigenverlag, 1983, und 6. Europäischer Kongress für Sportpsychologie (FEPSAC), Magglingen/Schweiz 1983.
(24) Vanek, H., Hosek, V.: Zur Persönlichkeit des Sportlers: Untersuchung diagnostischer Methoden zur Erforschung der Persönlichkeit des Sportlers. In: Beiträge zur Lehre und Forschung im Sport, 61, Hofmann, Schorndorf 1971, 1973, 1977.
(25) Weingarten, P.: Leistungsverhalten jugendlicher Sportler (Tischtennis, Judo). Forschungsprojekt des Bundesministeriums für Unterricht und Kunst, Eigenverlag BMfUK 1980.
(26) Weingarten, P.: 5 Jahre Sportleistungsmodell Südstadt: Ein Leistungsbericht des BSZ-Wien, Eigenverlag 1981.
(27) Weingarten, P.: Kontaktgruppe Arbeitsklima. Anpassungsgruppen zur Integration bedingt arbeitsfähiger Arbeitnehmer. Schriftreihe arbeitswissenschaftliche Forschung, 5 (1982).
(28) Weingarten, P., Preisinger, J.: Die Arbeit des Sporttrainers aus psychologischer Sicht. Projektbericht des BMfUK, Eigenverlag 1983.
(29) Winter, E. de: Aspects Psychologiques de la Fatique du Sportiv. Med. Educ. Phy. Sport 26, 38 (1968).
(30) Wolpe, J.: Psychotherapy by Reciprocal Inhibition. Stanford University Press, 1954/1974.

Kapitel 17

Grundlagen der Trainingslehre

N. Bachl

In allen Bereichen menschlicher Lebensäußerungen bedarf das Erreichen einer Zielvorstellung einer geplanten und organisierten Vorgangsweise, die im allgemeinen Sprachgebrauch als Training oder Übung bezeichnet wird. Dieser Prozeß, der letztlich eine Zustandsänderung (z. B. physisch, psychisch, geistig, technisch-motorisch) herbeiführen soll (8, 24, 30), impliziert aus Gründen der individuellen Ausgangssituation, der Vorgangsweise und Zielvorstellung graduelle Unterschiede des zu erreichenden und erreichbaren Niveaus.

So soll im Bereich Rehabilitation, Prävention, Breiten- und Freizeitsport das Training eine Steigerung bzw. Optimierung der körperlichen Leistungsfähigkeit und Leistungsbreite bewirken, deren Ursache hauptsächlich durch Ökonomisierung und Funktionsverbesserung des kardiopulmonalen Systems, der Hämodynamik, neuromuskulärer Funktionsabläufe und zellulärer metabolischer Prozesse in der Muskulatur begründet ist.

Im Hochleistungssport will man durch den planmäßigen und strengen Gesetzmäßigkeiten folgenden Trainingsprozeß unter dem Aspekt der Maximierung die individuelle Höchstleistung erzielen, wofür neben funktionellen auch morphologische und dimensionelle Veränderungen verschiedener Organe und Organsysteme Voraussetzung sind.

Im Bereich des Sports versteht man unter *sportlichem Training* die regelmäßige körperliche Belastung im Rahmen der planmäßigen Vorbereitung zur Verbesserung der sportlichen Leistungsfähigkeit (8). Obwohl im Sprachgebrauch der Sportpraxis die Begriffe Übungsprozeß und Trainingsprozeß vielfach synonym verwendet werden, bedeutet Üben eigentlich das Wiederholen bestimmter Bewegungsabläufe zur Leistungssteigerung durch Verbesserung der neuromuskulären Koordination (7, 11). Zumeist ist jedoch das Üben als grundlegende Tätigkeitsform im komplexen Trainingsprozeß miteingeschlossen.

Biologisch-physiologische Grundlagen des Trainings

Unzählige, von Sensoren und Rezeptoren gesteuerte Regelmechanismen sind im menschlichen Organismus notwendig, um in verschiedenen Situationen die Homöostase zu gewährleisten, die als eine Art isodynamisches Gleichgewicht verschiedener biochemischer Regulationsprozesse zur Aufrechterhaltung des inneren Milieus angesehen werden kann. Auf jede Störung dieser Homöostase reagiert der Organismus mit verschiedenen Adaptationsreaktionen, um mit einem minimalen Aufwand einen maximalen Effekt in der Anpassung zu erreichen. Als Sofortreaktion stehen dem Organismus die Aktivierung des pulmonalen, kardio-zirkulatorischen und vegetativ-hormonellen Systems sowie verschiedener Stoffwechselvorgänge zur Verfügung (8, 14, 30).

Als längerfristige vorsorgende Anpassung versucht der Organismus, die jeweils belasteten Strukturen und Funktionsabläufe morphologisch-dimensionell und funktionell so zu verbessern, daß eine weitere Homöostasestörung von einem erhöhten (verbesserten) Adaptationsniveau leichter bewältigt werden kann. Als Beispiel einer spezifischen, vorsorgenden Adaptation kann die Reaktion des Organismus auf eine Entleerung der muskulären Glykogenreserven nach einer intensiven Ausdauerbeanspruchung angeführt werden: In der Regenerationsphase werden diese Depots bei adäquater Ernährung nicht nur wieder aufgefüllt, sondern sogar vergrößert. Damit superkompensiert der Organismus und schafft damit gleichzeitig die Voraussetzung für eine Vergrößerung der Leistungsreserven.

Im Bereich des *sportlichen Trainings* werden daher gezielt und wiederholt spezifische, überschwellige Belastungsreize gesetzt, um diese Reaktionsweise des Organismus im Sinne funktioneller und morphologischer Anpassungserscheinungen bis zur individuellen Leistungsgrenze zu provozieren. Diese Adaptationsreaktion wird mit zunehmendem Niveau immer geringer. Ihr Verhalten entspricht annähernd einem parabolischen Kurvenverlauf (Abb. 1). Während einseitige Trainingsbelastungen schon relativ früh keine weitere Steigerung des Anpassungsniveaus (Trainingszustandes) zulassen, kann durch eine spezielle Belastungsgestaltung, wie z. B. Änderung der Trainingsmittel, des Umfanges oder der Intensität ein weiterer Leistungszuwachs erzielt werden (8, 30).

Die *individuelle maximale sportliche Leistungsfähigkeit*, die vom Leistungsvermögen und der Leistungsbereitschaft abhängt, ist ein multifaktoriell bedingtes Komplexmerkmal. Es schließt physische Leistungsfaktoren (motorische Grundeigenschaften), konstitutionelle und gesundheitliche Faktoren, technisch-taktische Fähigkeiten und Fertigkeiten sowie Persönlichkeitseigenschaften (intellektuelle, moralische und psychische Merkmale) mit ein.

Unter dieser Vielzahl leistungsdeterminierender exogener und endogener Faktoren kommt der genetischen Prädisposition eine besondere Bedeutung zu. So kann z. B. die Schnelligkeit durch Training prozentuell weniger gesteigert werden als die Kraft und Ausdauer. Allerdings ist der durch den Genotyp festgelegte Anteil der verschiedenen Leistungsmerkmale derzeit nicht exakt beurteilbar und wird auch von verschiedenen Autoren (7, 11, 23, 32) verschieden hoch angegeben.

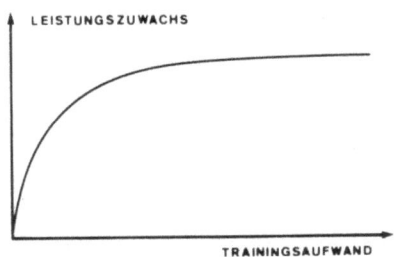

Abb. 1. Wechselwirkung zwischen Trainingsaufwand und Leistungszuwachs.

Ziele des Trainingsprozesses

Im Rahmen des langjährigen sportlichen Trainingsprozesses sind nach *Harre* (8) folgende Hauptaufgaben zu lösen:
1. Die *körperliche Vorbereitung* muß sowohl die Entwicklung der motorischen Grundeigenschaften Kraft, Schnelligkeit, Ausdauer, Beweglichkeit und Koordination als auch die Ausbildung der für die Spezialdisziplin erforderlichen Mischformen wie z. B. Schnellkraft, Schnelligkeitsausdauer oder Kraftausdauer umfassen. Voraussetzungen für diesen Entwicklungsprozeß sind ein hohes allgemeines physisches Leistungsvermögen auf der Basis einer stabilen Gesundheit und einer hohen Leistungsbereitschaft.
2. Hand in Hand mit der körperlichen Vorbereitung geht im Rahmen des Trainingsprozesses die *sporttechnische* und *taktische Vorbereitung*, da die erworbenen physischen Fähigkeiten nur mittels rationeller Technik und unter Beherrschung taktisch richtiger Verhaltensweisen optimal eingesetzt werden können.
3. Die *intellektuell-psychische Vorbereitung* ist für die Leistungsbereitschaft eine wesentliche Voraussetzung. Zur bewußten Realisierung der Trainingsaufgabe, die im Hochleistungssport wiederholt bis an die biologischen Grenzen führt, gehören als Vorbedingung Kenntnisse über Gründe und Zielvorstellungen dieser Aufgaben sowie solche über die zu erwartenden Reaktionen des Organismus. Dies ist umso wichtiger, da vom Athleten im Rahmen des Trainingsprozesses ein hohes Maß an Selbständigkeit verlangt wird. Neben der intellektuellen Vorbereitung muß auch auf eine der Spezialdisziplin adäquate psychische Vorbereitung Bedacht genommen werden. Dies ist zusammen mit der Kenntnis der physiologischen Vorgänge im Organismus einerseits zur Motivation für das Training, andererseits zur Vorbereitung und Bewältigung der psychischen Streßsituation des Wettkampfes notwendig.

Beziehungen zwischen Belastung, Erholung und Adaptation

Ursache des Anpassungsphänomens des Organismus bzw. einzelner Organsysteme ist das Phänomen der *Superkompensation* (= Überkompensation) (8, 14, 24, 25, 30). Nach Setzen einer in Intensität und Dauer überschwelligen Belastung kommt es durch die „Reduktion energetischer und funktioneller Potentiale" (8) zur Ausbildung eines Ermüdungszustandes mit vorübergehend herabgesetzter Leistungsfähigkeit. In der folgenden Regenerationsphase versucht der Organismus nicht nur, den Ausgangszustand wiederherzustellen, sondern ihn zu verbessern und ein höheres Anpassungsniveau zu erreichen (Abb. 2). Dieser Vorgang wird als Superkompensation bezeichnet. Werden keine weiteren Belastungsreize gesetzt, für deren Bewältigung der Organismus durch die Superkompensation vorsorgen will, wird das Ausgangsniveau allmählich wieder erreicht.

Unter Kenntnis dieser gesetzmäßigen Zusammenhänge zwischen Belastung und Erholung können in der Phase der Superkompensation gesetzte weitere Reize ein kontinuierliches Ansteigen der Leistungsfähigkeit (8, 25, 30) bewirken (Abb. 3). Folgen weitere Belastungen in zu kurzem Zeitabstand, also in der Phase der unvollständigen Erholung, kann daraus eine Abnahme der Belastungsfähigkeit resultieren (8,

30). Dieses Prinzip läßt sich auch im Trainingsprozeß gut trainierter Sportler ausnützen (8, 25, 30), wenn durch kurz aufeinanderfolgende Belastungen ein Aufstocken der Ermüdung mit anschließender völliger Erholung zu einer erhöhten Leistungs- und Belastungsfähigkeit führen soll (Abb. 4). Bei längerfristiger Mißachtung dieser Wechselbeziehungen zwischen Belastung und Erholung kann es allerdings durch chronische Überbelastung (Überforderung) vielfach zu einem Übertraining mit Abnahme der Leistungsfähigkeit kommen (8, 24, 25, 28).

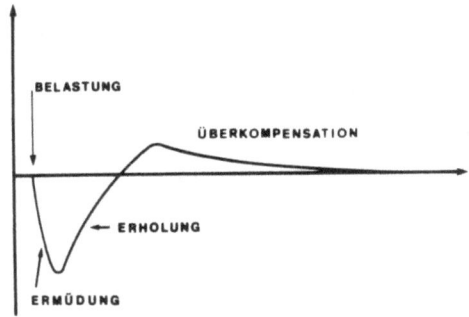

Abb. 2. Schema der gesetzmäßigen Beziehung zwischen Belastung, Ermüdung, Erholung und Überkompensation (nach *Jakowlew* [15] und *Harre* [8]).

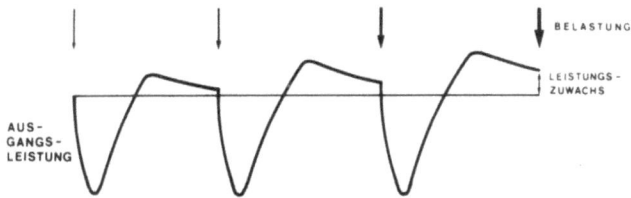

Abb. 3. Schematische Darstellung des Leistungszuwachses durch Summation der Trainingseffekte. Da sich die Effekte der Überkompensation allmählich zurückbilden, ist der Leistungszuwachs umso geringer, je später ein weiterer Trainingsreiz erfolgt (nach *Harre* [8]).

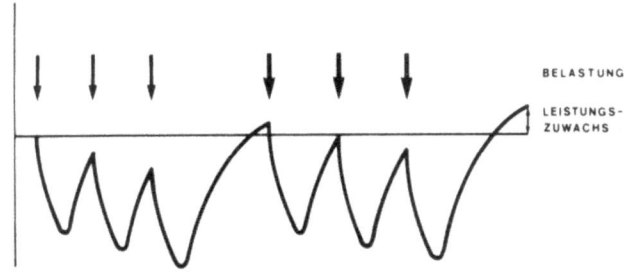

Abb. 4. Schematische Darstellung des Leistungszuwachses durch Aufstockung der Ermüdung mit anschließender Erholung (nach *Harre* [8]).

Komponenten der Belastungsanforderung (Belastungsfaktoren)

Optimale Anpassungsvorgänge werden nur dann ausgelöst, wenn die Einzelkomponenten der Belastungsanforderung (Trainingsbelastung) richtig dosiert werden (8, 10, 24, 25, 30).

Die *Belastungsintensität* beschreibt die Stärke eines einzelnen Reizes pro Zeiteinheit, gemessen an der höchstmöglichen individuellen Intensität (= 100%). Während im Hochleistungssport die Intensität nach den physikalischen Maßeinheiten der jeweiligen Spezialdisziplin bestimmt wird, können für Trainingsanweisungen in allen anderen Bereichen relative Quantifizierungen verwendet werden (24, 30). Hierbei werden Bereiche zwischen 30 und 50% der höchstmöglichen individuellen Intensität als geringes, zwischen 50 und 60% als leichtes, zwischen 60 und 75% als mittleres, zwischen 75 und 85% als submaximales und zwischen 85 und 100% als maximales Intensitätsmerkmal bezeichnet.

Unter *Belastungsdauer* versteht man die Einwirkungsdauer einzelner Belastungsreize bzw. einer Serie von Belastungswiederholungen auf den Organismus.

Die *Belastungsdichte* charakterisiert das zeitliche Verhältnis von Belastungs- und Erholungsphasen innerhalb einer Trainingseinheit. Je höher Intensität und Dauer der Einzelbelastung sind, desto länger muß im allgemeinen die Erholungsphase sein, um einer Ermüdung vorzubeugen und die Trainingswirksamkeit der folgenden Belastung zu ermöglichen.

Unter *Belastungsumfang* versteht man die Menge der Belastungsanforderungen einer Trainingseinheit, die sich aus der Zahl aller Wiederholungen ergibt.

Die *Trainingshäufigkeit* charakterisiert schließlich die Zahl der Trainingseinheiten pro Tag bzw. pro Woche.

Um Anpassungsvorgänge im Sinne eines Zuwachses oder einer Festigung des Entwicklungszustandes herbeizuführen, muß die Belastungsanforderung überschwellig sein, also gewisse Mindestkriterien der erwähnten Belastungskomponenten besitzen. In Abhängigkeit des bestehenden Trainingszustandes, der jeweiligen Trainingsperiode und der zu erstrebenden Zielvorstellung müssen außerdem die einzelnen Belastungskomponenten variiert werden, wobei der Wechselwirkung zwischen Intensität und Umfang, zwischen denen ein umgekehrt proportionales Verhältnis besteht (24), eine spezielle Bedeutung zukommt. Dies gilt besonders für die zeitliche Steuerung des Leistungszuwachses, der bei extensiven Belastungen mit niedriger Intensität langsam, aber mit einem hohen Festigkeitsgrad erfolgt, während bei intensiven Belastungen mit hoher Intensität ein rascher, aber instabiler Entwicklungszuwachs erfolgt.

Die Summe aller Belastungskomponenten wird auch als *äußere Belastung* bezeichnet und charakterisiert die jeweilige Trainingsaufgabe bzw. Trainingsmethode. Die Reaktion des Organismus, die durch alle psychophysischen (teils meßbaren) Veränderungen den Anstrengungsgrad ausdrückt, charakterisiert die *innere Belastung* des Sportlers.

Eine optimale Trainingswirkung zur Leistungsmaximierung im Hochleistungssport kann nur erreicht werden, wenn die Zusammenhänge zwischen *äußerer* und *innerer Belastung* und der Anpassungsvorgänge beachtet werden, wobei auf die individuelle Leistungs- und Belastungsfähigkeit sowie Leistungsbereitschaft Rücksicht genommen werden muß. Die Überwachung dieser Gesetzmäßigkeiten mittels elektrophysiologischer und biochemischer Parameter (EKG, Polykardiographie, Myographie, Laktat, Harnstoff, Elektrolyte usw.) ist eine unabdingbare Voraussetzung zur Erzielung einer sportlichen Höchstleistung. Die dargestellten Prinzipien und Komponenten der Trainingsgestaltung müssen aber auch im Bereich der Rehabilitation und Prävention sowie im Breiten- und Freizeitsport angewendet werden, um ohne Risiken einen optimalen Leistungszuwachs zu ermöglichen. Aus diesen Zusammenhängen erklärt sich demnach auch die Forderung nach einer größeren Trainingshäufigkeit (3- bis 4mal pro Woche) mit einer individuellen Abstimmung von Belastungsumfang und -intensität gegenüber *einer* einzigen erschöpfenden Trainingsbelastung pro Woche.

Trainingsformen

In Abhängigkeit des Trainingsalters und der Trainingsperiode müssen im Rahmen des langjährigen Trainingsprozesses verschiedene Trainingsformen je nach Zweckmäßigkeit und Effektivität in verschiedenen Kombinationen angewandt werden. Im Vergleich zum sportlichen Wettkampf mit seinen spezifischen Anforderungen können von seiten der Trainingslehre *allgemein entwickelnde Trainingsformen, spezielle Trainingsformen* und *wettkampfspezifische Trainingsformen* unterschieden werden (8, 25).

Allgemein entwickelnde Trainingsformen sollen die physische Leistungsfähigkeit, die Leistungsbereitschaft und technisch-taktische Fertigkeiten auf breiter Basis für eine nachfolgende Spezialisierung verbessern. Sie werden daher vor allem im Nachwuchstraining eingesetzt. Die Beachtung der allgemein entwickelnden Übungen in dieser Phase bringt eine gleichmäßige, lang anhaltende Leistungsentwicklung mit hohem Festigkeitsgrad und verminderter Verletzungsanfälligkeit mit sich. In der Hochleistungsphase sind allgemein entwickelnde Trainingsformen, vor allem in azyklischen Sportarten zur Stabilisierung eines erhöhten, allgemeinen Leistungsniveaus wichtig, wodurch Regenerationsprozesse nach speziellen oder wettkampfspezifischen Trainingsformen beschleunigt werden. Ferner sind sie in Sportarten mit einseitiger Belastung des Haltungs- und Bewegungsapparates als Ausgleich einseitiger Überbeanspruchung zur Haltungsprophylaxe notwendig.

Spezielle Trainingsformen, die auf das allgemeine Grundlagentraining aufbauen und üblicherweise ganzjährig eingesetzt werden, haben die Aufgabe, die sportart- oder disziplinspezifischen, komplexen sportmotorischen Eigenschaften zielgerichtet als Teilkomponenten der Wettkampfübung zu schulen. Mit einbezogen werden hierbei Teilbereiche der psychischen und technisch-taktischen Ausbildung.

Wettkampfspezifische Trainingsformen sollen die komplexe Anpassung der einzelnen Leistungskomponenten im psychophysischen, technischen und taktischen Bereich im Sinne eines „Wettkampfstereotyps" herbeiführen. Die Anwendung von wettkampfspezifischem Training am Ende der Vorbereitungsperiode und in der Wettkampfperiode bedarf auf Grund der hohen inneren Belastung einer exakten Steuerung mit nicht zu großem Umfang im Verhältnis zum Gesamtumfang.

Allgemeine Trainingsgrundsätze

Zur Erzielung sportlicher Höchstleistungen muß das Training vom Anfänger bis zum Hochleistungssportler ein einheitlicher Prozeß sein, der langfristig, systematisch und zielstrebig geplant werden muß.

Dieser langfristige Trainingsprozeß wird unabhängig von einer Alterseinteilung in mehrere Ausbildungsabschnitte gegliedert (8, 25, 30). Der erste Abschnitt ist das *Nachwuchstraining*, in dessen erster Phase, dem *Anfänger-* oder *Grundlagentraining*, durch den Einsatz allgemein bildender Trainingsformen die grundlegenden motorischen und technischen Fertigkeiten für die sportliche Leistungsfähigkeit erworben werden sollen. In der zweiten Phase, dem *Fortgeschrittenen-* oder *Aufbautraining*, müssen darauf aufbauend durch zunehmende Spezifizierung der eingesetzten Trainingsmethoden und -mittel die sportartspezifischen Voraussetzungen für die sportliche Höchstleistung entwickelt werden. Dazu gehört auch die Schulung der psychischen Belastbarkeit, der Technik und Taktik.

Schließlich folgt der zweite Abschnitt, das *Hochleistungstraining*, durch das der Athlet mittels weiterer Spezifizierung der Trainingsmethoden und -mittel an seine individuelle Höchstleistung (psycho-physische Leistungs- und Belastungsfähigkeit, Technik und Taktik) herangeführt werden soll. Eine weitere Aufgabe des Hochleistungstrainings ist die Stabilisierung der für die Sportart leistungsbestimmenden Merkmale sowie die Festigung der variablen Verfügbarkeit der Leistungsfähigkeit und Leistungsbereitschaft (8, 30).

Bei der Planung des langfristigen Trainingsprozesses müssen vom Beginn an prospektiv folgende Trainingsgrundsätze beachtet werden (8, 25, 30).

Prinzip der ansteigenden Belastung

Jede Trainingsbelastung muß die individuelle Leistungs- und Belastungsfähigkeit des Sportlers berücksichtigen. Da Standardbelastungen bald ihren Trainingseffekt verlieren, muß daher zur weiteren Verbesserung der Leistungsfähigkeit die Belastung nach den Gesetzen der Reiztheorie (Belastung – Ermüdung – Überkompensation) ansteigend dosiert werden.

Im Nachwuchstraining wird der Belastungsanstieg im allgemeinen allmählich und stufenförmig mit einer Erhöhung der Trainingshäufigkeit und des Umfanges vor Anhebung der Intensität geschehen. Im Hochleistungstraining werden weitere Verbesserungen der Leistungsfähigkeit neben einem stufenförmigen oft nur durch einen sprunghaften, intensitätsbezogenen Anstieg der Trainingsbelastung erreicht, da nur eine deutliche Homöostasestörung weitere Regulations- und Anpassungsprozesse hervorruft (8). Mangelnde Leistungsstabilität und erhöhte Verletzungsanfälligkeit können dabei Symptome einer zu schnellen und zu hohen Belastungssteigerung gewesen sein (8).

Prinzip der kontinuierlichen (ganzjährigen) Belastung

Die gesetzmäßigen Beziehungen zwischen Belastung und Anpassung machen einen ganzjährigen, kontinuierlichen Trainingsprozeß notwendig, da Unterbrechungen eine Rückbildung des Adaptationsniveaus und damit eine negative Leistungsentwicklung bewirken. In den Erholungsphasen, die im Rahmen des langfristig geplanten Trainingsjahres zur psycho-physischen Regeneration unbedingt einzuplanen sind, müssen wohl die Belastungsfaktoren verändert, nicht aber die Kontinuität des Trainings unterbrochen werden, um einen Abfall der Leistungsfähigkeit zu verhindern.

Prinzip der Zyklisierung und Periodisierung

Der langfristige Trainingsprozeß erfährt im Rahmen eines Trainingsjahres eine weitere Unterteilung in verschiedene Zyklen und Perioden. Dies entspricht der Tatsache, daß die physische Höchstleistung und die Leistungsbereitschaft nicht ganzjährig ein Plateau bilden können, sondern gewisse Schwankungen (Anstieg – Stabilität – Abfall) zeigen. Diesem Wandel hat auch die Trainingsbelastung zu entsprechen.

I. Makrozyklus

Ein Makrozyklus (Jahres- oder Halbjahreszyklus) wird im allgemeinen in drei Perioden unterteilt (8, 25, 30):

1. Vorbereitungsperiode

In der ersten Phase der Vorbereitunsperiode soll durch eine breite, allgemein konditionelle Vorbereitung die Belastungsfähigkeit des Sportlers erhöht und stabilisiert werden. Darauf aufbauend werden in der zweiten Phase, die unmittelbar in die Wettkampfperiode übergeht, durch Überwiegen der speziellen und wettkampfspezifischen Trainingsformen unter Verringerung des Umfanges und Erhöhung der Intensität die unmittelbaren Voraussetzungen für die Wettkampfleistung geschaffen. Der jeweilige Leistungsstand des Sportlers in Bereichen des Nachwuchs-, Leistungs- bzw. Hochleistungstrainings beeinflußt natürlich die Auswahl und Dosierung von allgemein entwickelnden, speziellen und wettkampfspezifischen Trainingsformen in dieser längsten Periode des Jahreszyklus (3 bis 4 Monate bei Halbjahreszyklen, 5 bis 7 Monate bei Jahreszyklen, 25).

2. Wettkampfperiode

In der Wettkampfperiode muß nach Erreichung und Stabilisierung der Wettkampfleistung die Leistungsbereitschaft so gesteuert werden, daß bestmögliche Resultate erzielt werden können. In dieser Phase dominieren spezielle und wettkampfspezifische Belastungen, während allgemein entwickelnde Trainingsformen nur der aktiven Erholung dienen. Je nach Steuerung zu Anfang der Wettkampfperiode wird die Phase der Bestleistung etwa 6 bis 10 Wochen nach deren Beginn erreicht (8).

In manchen Sportarten ist, wie z. B. durch die Hallen- und Freiluftsaison in der Leichtathletik, eine Gliederung des Trainingsjahres in zwei Makrozyklen notwendig („Doppelperiodisierung"), wobei die Übergangsperiode I sehr kurz oder von der Vorbereitungsperiode II überlagert ist (Abb. 5).

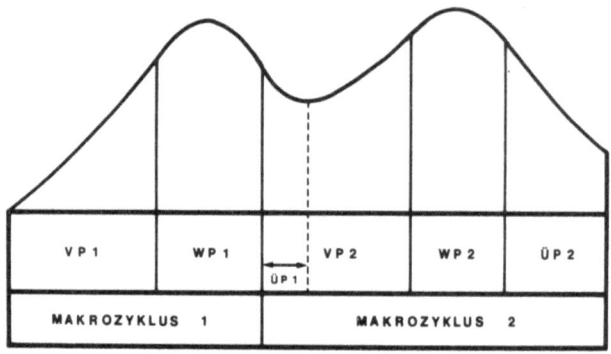

Abb. 5. Schema der Periodisierung bei zwei Makrozyklen („Doppelperiodisierung"); die Übergangsperiode 1 geht in die Vorbereitungsperiode 2 über (in Anlehnung an *Weineck* [30]).

3. Übergangsperiode

Der Verbrauch psycho-physischer Energiepotentiale in der Wettkampfperiode bedarf einer aktiven Erholung und vollständigen Regeneration, bevor eine neue Vorbereitungsperiode begonnen wird. In dieser Übergangsperiode, die nicht länger als 3 bis 4 Wochen dauern soll (8), stehen allgemein entwickelnde Trainingsformen und Ausgleichssportarten im Vordergrund, wobei durch richtige Dosierung dieser Trainingsformen, gemischt mit speziellen Belastungen ein zu starkes Absinken der Leistungsfähigkeit vermieden werden muß, da von diesem Niveau aus in der nächsten Vorbereitungsperiode ein erhöhtes Adaptationsniveau anzustreben ist. Vielfach wird deshalb die Übergangsperiode auch sehr kurz gehalten (kurzer Mesozyklus = Wiederherstellungsmesozyklus oder Mikrozyklus) oder kann mit anderen Perioden verschmelzen (Abb. 5).

II. Mesozyklen

Mesozyklen dauern in der Vorbereitungsperiode meist 4 bis 6 Wochen, in der Wettkampfperiode 2 bis 4 Wochen und setzen sich aus Mikrozyklen verschiedenen Typs (25) zusammen. Durch das charakteristische Verhältnis zwischen Umfang und Intensität werden jeweils Phasen erhöhter und erniedrigter durchschnittlicher Belastung bestimmt (Abb. 6). Nach *Matwejew* (25) können Einführungs-, Basis-, Kontroll-, Vorwettkampf-, Wettkampf- und Wiederherstellungsmesozyklen unterschieden werden, die sowohl durch ihre Länge als auch die Anwendung der verschiedenen Trainingsformen charakterisiert werden.

III. Mikrozyklen

Mikrozyklen umfassen den Zeitraum von etwa 1 Woche und ermöglichen durch die exakte Steuerung der Belastungsanforderung eine optimale Leistungsentwicklung. So setzt sich z. B. ein Wettkampfmesozyklus aus einem Wettkampfvorbereitungs-, Wettkampf- und Wiederherstellungsmikrozyklus zusammen (25). Ein Mikrozyklus hat mindestens eine Stimulationsphase und eine Wiederherstellungsphase, wobei sich diese Phasen gewöhnlich mehrmals wiederholen (Wochenzyklus mit 2 Kumulationsphasen) und die grundlegende Regenerationsphase am Zyklusende liegen kann (25). Der Mikrozyklus ist also durch einen Wechsel der Strukturen der Belastungsanforderung (z. B. Umfang, Intensität), des Belastungsgrades sowie der Hauptaufgaben der Trainingseinheit (8) gekennzeichnet.

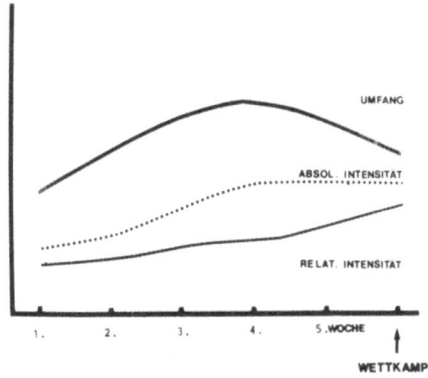

Abb. 6. Darstellung des prinzipiellen Verhaltens von Umfang, absoluter und relativer Intensität in einem Vorwettkampfmesozyklus (nach *Harre* [8]).

Prinzip der wechselnden Belastung bzw. der richtigen Belastungsfolge

In Sportarten, bei denen mehrere motorische oder komplex-motorische Grundeigenschaften eine Bedeutung haben, ist es notwendig, verschiedene Belastungsformen einzusetzen. Bei jeder Belastungsform gibt es gesetzmäßige Beziehungen zwischen Belastung und Erholung zur Erzielung eines optimalen Anpassungsgrades (Heterochronismus). Wenn in einer Trainingseinheit mehrere Leistungskomponenten geschult werden sollen, muß unter Beachtung der Erholungszeit folgende Reihenfolge eingehalten werden (8, 25, 30):

Zu Beginn stehen Trainingsformen, deren Effektivität von einer vollständigen psycho-physischen Regeneration abhängt, wie z. B. für Koordination, Schnelligkeit, Schnellkraft, Maximalkraft. Anschließend können Schnelligkeitsausdauer und Kraftausdauer entwickelt werden, bei denen der Leistungszuwachs durch unvollständige Pausengestaltung bewirkt wird (30). Schließlich folgen alle Trainingsformen zur Verbesserung der allgemeinen Ausdauer.

Ausdauertraining

Als *Ausdauer* definiert man im Sport die Widerstandsfähigkeit des Sportlers gegenüber Ermüdung, also die Fähigkeit, eine Belastung bei möglichst gleichbleibender Qualität möglichst lange ausführen zu können (6, 8, 11, 16, 20). Von manchen Autoren (25, 30) wird auch zwischen einer *allgemeinen Ausdauer* oder *Grundlagenausdauer* und der *speziellen Ausdauer* unterschieden. Der Begriff „allgemeine Ausdauer" beinhaltet alle organischen und funktionellen Eigenschaften des Organismus, die als nichtspezifische Voraussetzung der Ausdauer für verschiedene Sportarten notwendig sind (25). Die allgemeine Ausdauer umfaßt vor allem trainingsbedingte Veränderungen des Herz-Kreislauf- und Atmungssystems, der Kapillarisierung und Sauerstoffverwertung der peripheren Muskulatur sowie des vegetativ-hormonellen Systems. Die allgemeine Ausdauer ist daher im langjährigen Aufbautraining zum Leistungssport sowie in den Vorbereitungsperioden des Leistungssportlers von Bedeutung, da sie die funktionelle Basis für die verschiedenen Arten der wettkampfspezifischen Ausdauer ist.

Der Begriff „*spezielle Ausdauer*" bezeichnet die Gesamtheit jener Merkmale, deren Ausprägungsgrad der konkreten Wettkampfanforderung entspricht. Die spezielle Wettkampfausdauer beinhaltet daher neben der allgemeinen Ausdauer Komponenten der Schnelligkeitsausdauer und Kraftausdauer (Abb. 7), spezielle Kraftformen sowie unterschiedliche Qualitäten wettkampfspezifischer neuromuskulärer Koordination (Technik) und Streckeneinteilung (7, 8, 25, 30). Als äußere integrative

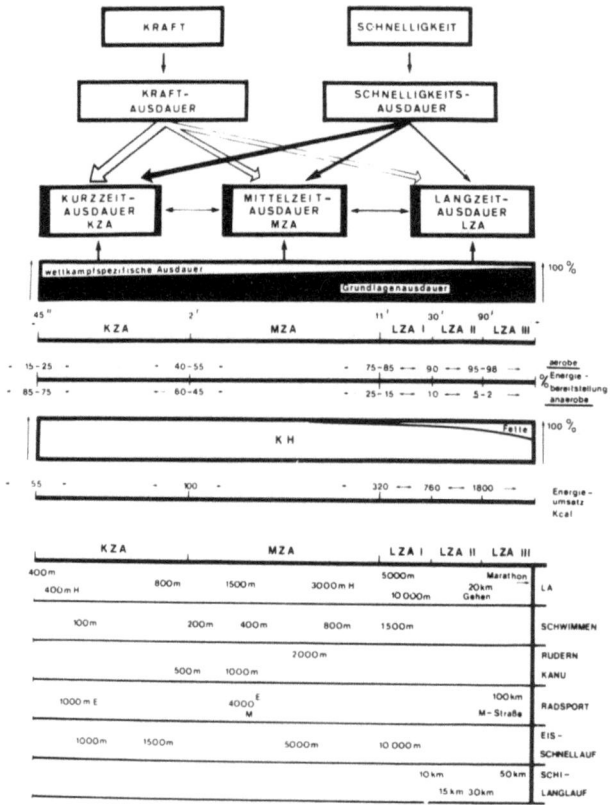

Abb. 7. Darstellung der Ausdauerleistungsbereiche und deren wechselseitige Beeinflussung durch Kraft und Schnelligkeit; den zeitlich definierten Ausdauerleistungsbereichen sind schematisch verschiedene Kennziffern der Energiebereitstellung sowie ausgewählte Disziplinen verschiedener Sportarten gegenübergestellt. E = Einzelbewerb, M = Mannschaftsbewerb (nach Angaben von *Åstrand* [2], *Harre* [8] und *Weineck* [30]).

Kennziffern der speziellen Wettkampfausdauer können nach *Matwejew* (25) je nach Sportdisziplin die Minimalzeit zur Überwindung einer standardisierten Wettkampfstrecke sowie das Geschwindigkeits-Teilstrecken-Verhältnis, die Erhaltung oder Erhöhung der jeweiligen motorischen Aktivität im Wettkampfverlauf sowie die Stabilität der sportlichen Technik charakterisiert werden.

Neben den von *Hollmann* (11) angegebenen Untergruppen der *statischen* und *dynamischen* sowie *lokalen* (Muskelmasse unter einem Siebentel bis einem Sechstel der gesamten Skelettmuskulatur) und *allgemeinen* Ausdauer wird besonders aus der Sicht der Leistungsdiagnostik zwischen der *aeroben* und *anaeroben Ausdauer* unterschieden.

Die *aerobe Ausdauer* wird einerseits durch den maximalen aeroben Energieumsatz (maximale Sauerstoffaufnahme), andererseits durch den aeroben Energieumsatz an der Dauerleistungsgrenze charakterisiert.

Für die *anaerobe Ausdauer* sind die anaeroben Prozesse der Energieumwandlung und -ausnutzung im Sinn der alaktaziden und laktaziden anaeroben Energiebereitstellung maßgeblich, woraus abzuleiten ist, daß die anaerobe Ausdauer einen der limitierenden Faktoren für die Schnelligkeitsausdauer und Kurzzeitausdauer darstellt.

Begriffsdefinitionen der Ausdauer

Harre (8):
- Kurzzeitausdauer: 45 sec bis 2 min
- Mittelzeitausdauer: 2 bis 11 min
- Langzeitausdauer I: 11 bis 30 min
- Langzeitausdauer II: 30 bis 90 min
- Langzeitausdauer III: über 90 min

Hollmann (11) (physiologische Begriffsdefinition):
- Allgemeine anaerobe dynamische Ausdauer (Schnelligkeitsausdauer, Stehvermögen): 20 bis 120 sec
- Allgemeine aerobe Kurzzeitausdauer: 3 bis 10 min
- Allgemeine aerobe Mittelzeitausdauer: 10 bis 30 min
- Allgemeine aerobe Langzeitausdauer: mehr als 30 min

In Abbildung 7 sind den von Kraft und Schnelligkeit beeinflußten Merkmalen der Kurzzeit-, Mittelzeit- und Langzeitausdauer die zeitlichen sowie energetischen Äquivalente in Zusammenhang mit verschiedenen Disziplinen einiger Sportarten gegenübergestellt. Abbildung 8 zeigt an Hand der maximalen Sauerstoffaufnahme, der Sauerstoffaufnahme an der Dauerleistungsgrenze und der laktaziden Energiebereitstellung die jeweiligen Anforderungen für einige ausgewählte Sportarten. Die Gegenüberstellung der aeroben und anaeroben Kapazitäten, deren morphologische und funktionelle Korrelate einander diametral gegenüberstehen, weist auch auf die Komplexheit des Trainingsaufbaues und Trainingsprozesses hin, um in den einzelnen Sportarten die dafür spezifische Höchstleistung erreichen zu können.

Trainingsmethoden zur Entwicklung der Ausdauer:

In Tabelle 1 sind in einem Schema nach *Harre* (8) die Methoden und Varianten des Ausdauertrainings zusammengefaßt dargestellt.

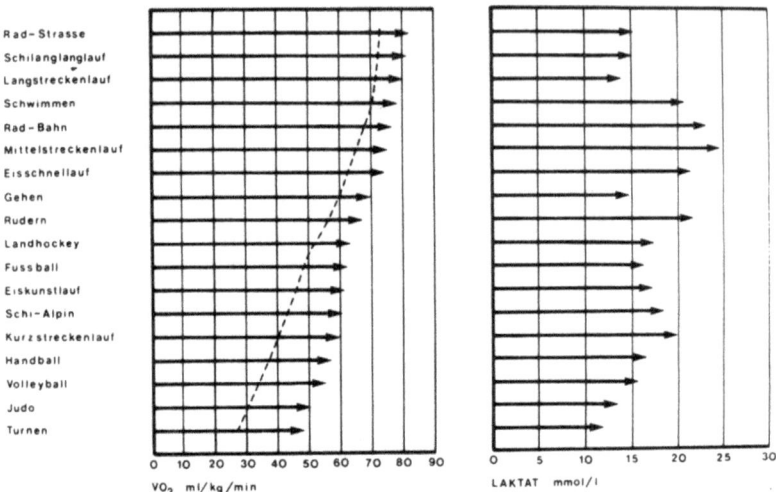

Abb. 8. Kennziffern der aeroben und anaeroben Leistungsfähigkeit in verschiedenen Sportarten. Die Pfeile stellen die jeweiligen durchschnittlichen Mindestanforderungen der aeroben Kapazität dar, die punktierte Linie gibt einen Hinweis auf die absolute und relative Höhe der Dauerleistungsgrenze (nach eigenen Ergebnissen, Angaben von *Åstrand* [2], *Hollmann* [11], *Kindermann* [21] und *Matwejew* [25]).

Tab. 1. Methoden des Ausdauertrainings (aus *Harre* [8]).

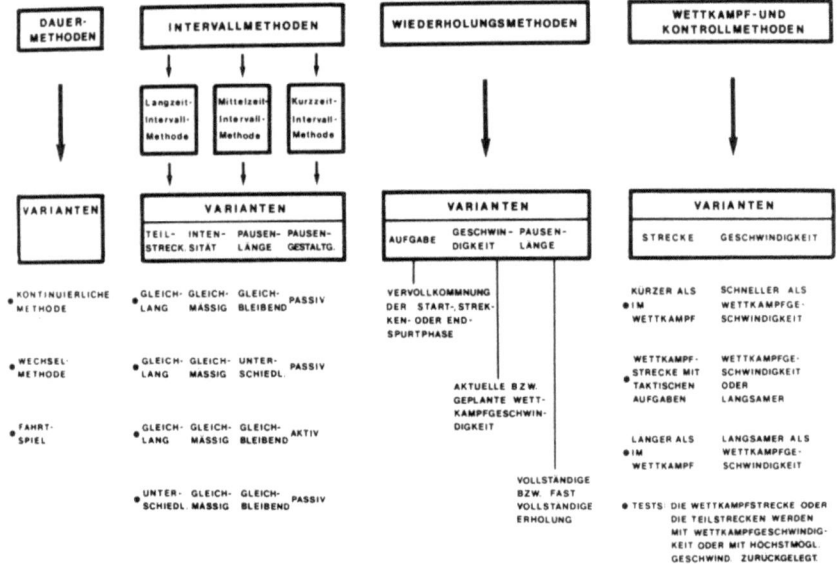

Wirkung der Dauermethode

- Beeinflussung des kardiozirkulatorischen Systems: Herzgröße, Funktionsökonomisierung
- Beeinflussung der Kapillarisierung der Arbeitsmuskulatur
- Beeinflussung der enzymatischen Ausprägung der Muskelfasern (vor allem aerober Enzyme in den ST-Fasern)
- Beeinflussung der Glykogenspeicher bzw. Triglyzeridspeicher der Arbeitsmuskulatur
- Beeinflussung der Laktatutilisation
- Beeinflussung vegetativ-hormoneller Adaptationsreaktionen

Die an Hand der Laktatleistungskurve oder ventilatorisch-respiratorischen Bestimmung gefundenen Stoffwechselkennpunkte (aerobe und anaerobe Schwelle) können ebenso wie die Bereiche innerhalb dieser Kennpunkte (Abb. 9) zur Trainingssteuerung herangezogen werden:

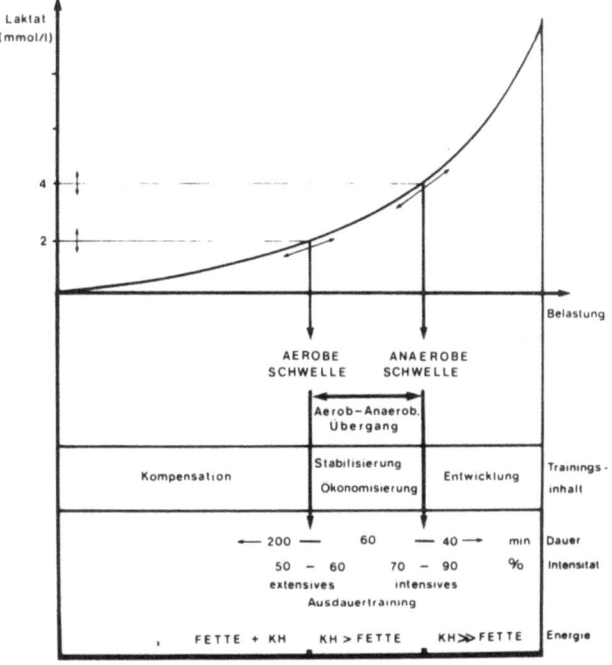

Abb. 9. Schematische Darstellung der Laktat-Leistungskurve bei ansteigender Belastung mit Berücksichtigung der Kennpunkte des aerob-anaeroben Überganges; die Pfeile weisen auf die Möglichkeit individueller Verschiebungen dieser Kennpunkte hin. Den sich aus der Laktat-Leistungskurve ergebenden Bereichen und Kennpunkten sind schematisch die Trainingsinhalte und einige Komponenten der Belastungsanforderungen zugeordnet.

Trainingsbelastungen mit hohem Umfang und relativ niedriger Intensität (aerobe Schwelle) bewirken neben kardiozirkulatorischen Veränderungen vor allem Anpassungen im Bereich des Fettstoffwechsels (oxydativer Fettsäureabbau). Sie werden daher trainingsmethodisch nur im Konzept für „ultralange Strecken" (80 bis 100 km, 24-Stunden-Läufe) eingesetzt und dienen ansonsten nur als Basis im allgemeinen Grundlagentraining sowie als Regenerationsmaßnahme.

Für alle anderen Bereiche der Langzeitausdauer muß für den Großteil der Trainingsbelastungen die Trainingsintensität wesentlich höher (Bereich der anaeroben Schwelle) liegen, da nur dadurch eine Beeinflussung der intramuskulären Substratreserve (Glykogen) und deren Metabolisierungskapazitäten erreicht wird. Je nach kontinuierlicher Methode (gleichbleibende Geschwindigkeit), Wechselmethode (vorherbestimmte Geschwindigkeitswechsel mittlerer und höherer Intensität) oder Fahrtspiel (individuell bestimmter Geschwindigkeitswechsel) werden dabei Bereiche an und über der anaeroben Schwelle (etwa 3 bis 6 [bis 8] mmol/l) erfaßt.

Wirkung der Intervallmethode:

- Beeinflussung des kardiozirkulatorischen Systems, besonders bei Langzeit- und Mittelzeitintervallmethode
- Beeinflussung der zellulären Energiebereitstellung je nach Kurzzeit-, Mittelzeit- oder Langzeitintervallmethode
- Beeinflussung des Niveaus der Enzymkapazitäten des aeroben und anaeroben Stoffwechsels (bei Kurzzeit- und Mittelzeitintervallmethoden vorwiegend Verbesserung der anaeroben dynamischen Ausdauer, erst in zweiter Linie der allgemeinen aeroben Ausdauer: intensives Intervalltraining beeinflußt vor allem aerobe Enzyme der FT-Faser).
- Beeinflussung des aeroben Energieflusses
- Beeinflussung der Laktatutilisation
- Beeinflussung der Pufferkapazität und Azidosetoleranz

Je nach Durchführung eines extensiven (hoher Umfang, relativ geringe Intensität) oder intensiven Intervalltrainings kommt es zu einer wechselseitigen Beeinflussung kardiozirkulatorischer und metabolischer Kapazitäten: Kurzzeitintervallmethoden (Einzelbelastung zwischen 0,15 und 2 min) und Mittelzeitintervallmethoden (Einzelbelastung zwischen 2 und 8 min) dienen vor allem zur Entwicklung der Schnelligkeitsausdauer oder wettkampfspezifischer Ausdaueranforderungen, während hingegen Langzeitintervallmethoden (Einzelbelastungen zwischen 8 und 15 min) vor allem zur Ausbildung der Grundlagenausdauer verwendet werden (8). Speziell zu dieser Wirkung gab es eine lange dauernde Diskussion über die Vorteile von kontinuierlichen Belastungen (Dauermethode) gegenüber der Intervallmethode. Aus den bisherigen Erfahrungen läßt sich ableiten, daß die kontinuierliche Methode zur Verbesserung der allgemeinen aeroben Ausdauer beim Leistungssportler vorzuziehen ist, zumal sie auch ein stabileres Entwicklungsniveau bedingt. Prinzipiell haben beide Trainingsformen jedoch ihre Bedeutung und müssen je nach den Anforderungen der Ausdauerbeanspruchung (Kurzzeit-, Mittelzeit- oder Langzeitausdauer) unterschiedlich kombiniert werden.

Wirkung der Wiederholungsmethode:

Die Wiederholungsmethode führt auf Grund ihrer Konzeption, eine gewählte Strecke nach jeweils vollständiger Erholung mit maximal möglicher Geschwindigkeit zu absolvieren, zu einer Beeinflussung aller der für die spezielle Ausdauer erforderlichen Qualitäten durch das reibungslose Ineinandergreifen der leistungsbestimmenden Funktions- und Regulationsmechanismen.

Wirkung der Wettkampfmethode:

Mittels Wettkampf- und Kontrollmethoden wird die wettkampfspezifische Ausdauer entwickelt. Durch Orientierung auf die Wettkampfstrecke werden nicht nur alle physiologischen, sondern auch psychologische, technische und taktische Bedingungen optimal eingestellt.

Anforderungen der Kurzzeitausdauer

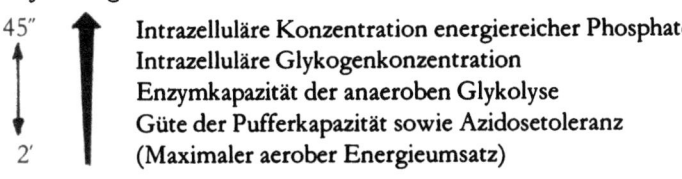

45″   Intrazelluläre Konzentration energiereicher Phosphate
      Intrazelluläre Glykogenkonzentration
      Enzymkapazität der anaeroben Glykolyse
      Güte der Pufferkapazität sowie Azidosetoleranz
2′   (Maximaler aerober Energieumsatz)

Trainingsmethoden:

Intensive Kurzzeitintervallmethode
Tempowechselläufe, Hügelläufe
Wiederholungsmethode mit einer Belastungsdauer zwischen 30 und 90 sec
Wettkampfmethode

Anforderungen der Mittelzeitausdauer

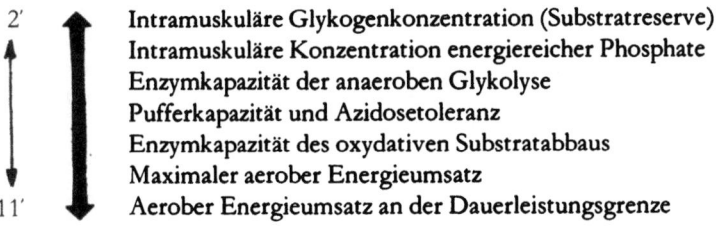

2′   Intramuskuläre Glykogenkonzentration (Substratreserve)
      Intramuskuläre Konzentration energiereicher Phosphate
      Enzymkapazität der anaeroben Glykolyse
      Pufferkapazität und Azidosetoleranz
      Enzymkapazität des oxydativen Substratabbaus
      Maximaler aerober Energieumsatz
11′   Aerober Energieumsatz an der Dauerleistungsgrenze

Trainingsmittel:

Tempowechselläufe
Intensive Mittelzeitintervallmethode
Wiederholungsmethode mit einer Belastungsdauer zwischen 90 sec und 6 min
Intervalldauerläufe
Intensive Dauerläufe, Fahrtspiel
Wettkampfmethode

Anforderungen der Langzeitausdauer

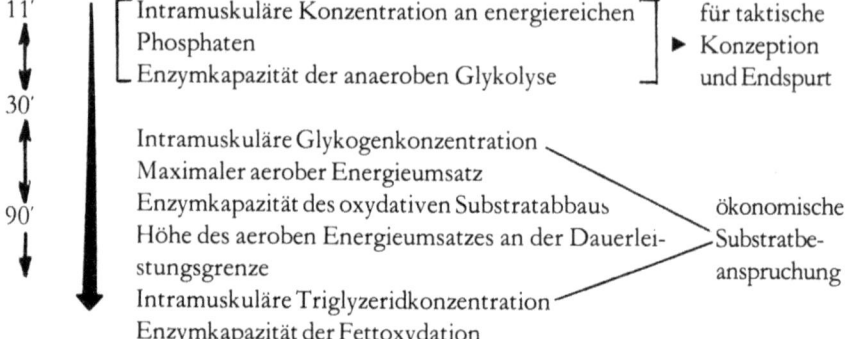

Trainingsmittel:
Intensive Mittelzeitintervallmethode
Extensive und intensive Langzeitintervallmethode
Tempowechselläufe
Fahrtspiel
Intensives Dauertraining
Extensives Dauertraining

Krafttraining

Die physikalisch als Masse × Beschleunigung definierte Kraft ist auf Grund ihrer vielfältigen Manifestationsformen (verschiedene Unterarten der Kraft, Muskelarbeit und Muskelspannung) im biologischen Bereich mit unterschiedlichen Begriffen terminologisch festzulegen.

Generell kann zwischen der *allgemeinen Kraft*, als der von Ausübung einer Sportart unabhängigen Kraft einzelner bzw. aller Muskelgruppen und der *speziellen Kraft*, die in Abhängigkeit spezieller Sportdisziplinen auch spezifische Muskelausprägungsgrade hervorruft, unterschieden werden.

Die Ausprägungsgrade der speziellen Kraft sind in den verschiedenen Sportdisziplinen nie in ihrer abstrakten Reinform (30), sondern stets in einer komplexen Kombination verschiedener motorischer Beanspruchungsformen (Abb. 10) vorhanden (6, 8, 11, 24, 30).

Maximalkraft

Als Maximalkraft wird jene höchste Kraft bezeichnet, die von der dazu notwendigen funktionellen Einheit bei maximaler willkürlicher Muskelkontraktion ausgeübt werden kann (8). Erfolgt diese Kraftanwendung gegen einen unüberwindlichen Widerstand, spricht man von statischer Maximalkraft (6), bei Einsatz innerhalb eines Bewegungsablaufes von dynamischer Maximalkraft (6, 30). Die Bedeutung der Ma-

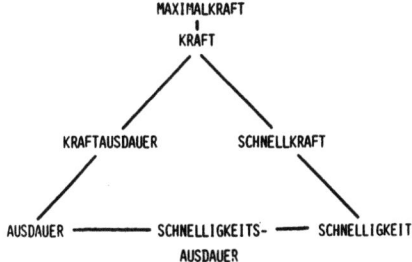

Abb. 10. Wechselbeziehungen zwischen Kraft, Schnelligkeit und Ausdauer.

ximalkraft ist in jenen Sportarten vorrangig, bei denen ein hoher Widerstand in kurzer Zeit überwunden werden muß, wie z. B. im Gewichtheben, Ringen, aber auch beim Kugelstoßen und Hammerwerfen.

Schnellkraft

Als Schnellkraft wird jene Fähigkeit des Funktionssystems Nerv-Muskel bezeichnet, mit der Widerstände mit höchstmöglicher Kontraktionsgeschwindigkeit überwunden werden können (6, 8). Der Ausprägungsgrad der Schnellkraft ist für alle leichtathletischen Wurf- und Sprungbewerbe, für Sportspiele, Zweikampfsportarten, Skisprung und alle Sportarten mit schneller Start- und Beschleunigungsphase leistungsbestimmend.

Kraftausdauer

Als Kraftausdauer wird die Ermüdungswiderstandsfähigkeit des Organismus bei langandauernder Kraftleistung bezeichnet (8). Innerhalb der Kraftausdauer kann zwischen *dynamischer* und *statischer* sowie *allgemeiner* und *lokaler* (Einsatz von weniger als einem Siebentel bis einem Sechstel der gesamten Skelettmuskulatur) unterschieden werden. Der Ausprägungsgrad der Kraftausdauer ist in Sportdisziplinen leistungsentscheidend, in denen Widerstände über längere Zeitdauer überwunden werden müssen, wie z. B. in Rudern, Kanu, Schwimmen u. a.

Ferner kann zwischen *absoluter* und *relativer* Kraft unterschieden werden. Die absolute Kraft ist jene vom Körpergewicht unabhängige höchstmögliche Kraft, die vor allem in jenen Sportdisziplinen entscheidend ist, bei denen große äußere Widerstände überwunden werden müssen (Schwerathletik, leichtathletische Wurfdisziplinen, Rudern). In Sportarten, bei denen der eigene Körper bewegt werden muß (Turnen, Springen, Sprint), ist hingegen mehr die relative Kraft als Quotient der absoluten Kraft und dem Körpergewicht leistungsentscheidend.

Arten der Muskelarbeit

- Nach *Harre* (8), *Martin* (24), *Weineck* (30), *Hollmann* (11) können als Manifestationsformen der Kraft anhand der Arbeitsweise *überwindende, nachgebende, verharrende* und *kombinierte* Arten der Muskelarbeit unterschieden werden.

Die *verharrende, statische Muskelarbeit* ist die Fähigkeit, bestimmte Körper- und Extremitätenhaltungen zu fixieren (haltende Kraftarbeit, 30). Sie ist durch eine Kontraktion, nicht aber durch die Verkürzung des Muskels charakterisiert (isometrisches Verhalten), d. h. die Muskellänge bleibt konstant, da die innere und die äußere Kraft einander entsprechen. Die isolierte Anwendung der verharrenden Muskelarbeit erfolgt nur sehr selten, wie z. B. in einigen Situationen beim Skisport, Gerätekunstturnen und Gewichtheben.

Bei der *überwindenden Arbeitsweise* (dynamisch-positive oder konzentrische Beanspruchung), die bei sportlichen Bewegungsabläufen am häufigsten vorkommt, überwiegt die innere Kraft, wodurch es durch eine Muskelverkürzung möglich wird, Fremdgewichte bzw. das eigene Körpergewicht zu bewegen oder Widerstände zu überwinden (8, 11, 30). Bei der überwindenden Arbeitsweise ist die auxotonische Kontraktion (spannungsveränderlich) im Sportbereich am häufigsten anzutreffen und wird durch wettkampfnahe Übungen trainiert.

Die *nachgebende Muskelarbeit* (dynamisch negative oder exzentrische Beanspruchung) kann als Bremskraft, als aktives Gegenwirken äußeren Kräften gegenüber im Zuge einer Muskelverlängerung verstanden werden. Mit der nachgebenden Arbeitsweise können z. B. Sprünge abgefedert oder Auftaktbewegungen ausgeführt werden. Nachgebender Muskelarbeit kann entweder eine auxotone (spannungsveränderliche) oder isotonische (spannungsgleiche) Kontraktionsart zugrunde liegen. Ein typisches Trainingsmittel für die nachgebende Muskelarbeit sind Tiefsprünge oder reaktive Sprünge (8, 10, 30).

Methoden des Krafttrainings

Nach *Harre* (8) kann zwischen *allgemeinen, speziellen* und *wettkampfspezifischen* Trainingsformen unterschieden werden. Allgemeine Trainingsformen im Krafttraining dienen der Kräftigung großer Muskelgruppen bzw. – bei genereller Anwendung – der Gesamtmuskulatur und werden hauptsächlich durch Überwinden des eigenen Körpergewichts, Partnerübungen und Übungen an Turngeräten durchgeführt. Allgemeines Krafttraining wird vorrangig als Basis im Nachwuchstraining im Rahmen der allgemeinen Ausbildung angewandt. Im Leistungssport dienen allgemeine Trainingsformen zur Kräftigung jener Muskelgruppen, die auf Grund der hohen Spezifität der Wettkampfbelastungen nicht ausreichend trainiert werden.

Allgemeine Krafttrainingsformen kommen auch im Rahmen der Rehabilitation nach Sportverletzungen zum Einsatz, da sie im Gesamtkonzept der physikalischen Therapie die Basis für therapeutisch geleitetes spezielles Krafttraining darstellen.

Spezielle Krafttrainingsformen werden von *Harre* (8) in zwei Gruppen eingeteilt. Gruppe II umfaßt alle jene Trainingsformen zur Ausbildung der Maximal-, Schnellkraft oder Kraftausdauerleistungsfähigkeit, die in ihrer Teilstruktur und im Kraft-Zeitverlauf im wesentlichen der Wettkampfbewegung entsprechen. Spezielles Krafttraining der Gruppe II dient der Kräftigung von disziplinspezifisch notwendigen Muskelpartien und wird vor allem während des Anfänger- und Nachwuchstrainings zur Erarbeitung der entscheidenden Voraussetzungen für die wettkampfspezifische Kraftentfaltung angewandt. Im Fortgeschrittenen- und Hochleistungstraining kommen diese Trainingsformen während der Vorbereitungsperiode zum Einsatz.

Spezielle Trainingsformen der Gruppe II, wie z. B. an speziellen Zuggeräten, werden zusammen mit speziellen isometrischen Übungen auch in der Rehabilitation nach Sportverletzungen therapeutisch eingesetzt.

Spezielle Krafttrainingsformen der Gruppe I gleichen in ihrer Struktur und dem Kraft-Zeitdiagramm den disziplinspezifischen Wettkampfbewegungsformen, unterscheiden sich jedoch davon durch überhöhte oder verringerte äußere Widerstandsgrößen (8). Ziel des Trainings mit erhöhtem Widerstand, wie z. B. Stoßen einer schwereren Kugel oder Sprünge mit einer Gewichtsweste, ist die Verbesserung der Schnellkraft bzw. Kraftausdauer unter besonderer Berücksichtigung des Maximalkraftanteils. Hingegen sollen bei Training mit verringerten Widerständen durch die höhere mögliche Kontraktionsgeschwindigkeit der Schnelligkeitsanteil innerhalb der Schnellkraft und die Bewegungsgeschwindigkeit erhöht werden (z. B. leichtere Geräte bei Werfen und Stoßen).

Spezielle Krafttrainingsformen der Gruppe I werden vor allem im Hochleistungstraining schwerpunktmäßig eingesetzt.

Wettkampfspezifische Trainingsformen entsprechen in ihrer Struktur und ihrem Kraft-Zeitverlauf der im Wettkampf notwendigen speziellen Bewegungsform und vervollkommnen die für den Wettkampf notwendige Kraftentfaltung sowie die dazu typische Teil- und Gesamtkoordination (8).

In einer Gliederung nach *Weineck* (30) können entsprechend der Anspannungsart folgende Methoden des Krafttrainings unterschieden werden:

I. Dynamisches Krafttraining

Beim dynamischen Krafttraining handelt es sich von seiten der Muskelanspannung hauptsächlich um auxotonische Kontraktionen, da in der Praxis rein isotonische Kontraktionen kaum vorkommen.

1. *Positiv dynamisches Krafttraining* (= überwindendes = konzentrisches = verkürzendes = beschleunigendes Krafttraining).

Bei der positiv dynamischen oder überwindenden Belastungsform kann die innere Kraft die äußere überwinden. Da es im Rahmen dieser Trainingsform durch richtige Wahl der Bewegungsgeschwindigkeit im Kraft-Zeitverlauf sowie des Widerstandes neben der Kraftentwicklung auch zu einer Verbesserung der neuromuskulären Koordination kommt, wird das positiv dynamische Training als Wettkampf- oder Imitationstraining in jenen Sportarten eingesetzt, bei denen die überwindende Arbeitsweise mit einem hohen Maß an Kraft, Bewegungsschnelligkeit und technischen Anforderungen (leichtathletische Würfe, Sprünge) überwiegt.

Als Nachteil des positiv dynamischen oder überwindenden Krafttrainings gelten die uneinheitlichen Kraft-Spannungsmomente im Bewegungsablauf gegen einen äußeren Widerstand, die sich durch eine Veränderung der Widerstandsbeschleunigung ergeben (8, 30).

2. *Negativ dynamisches Krafttraining* (= nachgebendes = exzentrisches = bremsendes = verzögerndes Krafttraining).

Beim negativ dynamischen Training wird einer überstarken äußeren Krafteinwirkung durch die höchstmögliche innere Kraft entgegengewirkt. Dazu sind im gesamten Bereich der Bewegungsamplitude maximale Muskelanspannungen (Kontraktionsstärken) notwendig (8). Nachgebende Belastungsformen können z. B. im Schnellkrafttraining zur Ausbildung der Sprungkraft (Tiefsprünge) angewandt werden.

3. *Positiv und negativ dynamische kombinierte Trainingsmischformen*

a) *Isokinetisches Krafttraining* ist eine Kombination zwischen positiv dynamischer und negativ dynamischer Arbeit. Da sich der Widerstand den veränderten Hebelverhältnissen anpaßt (30), kann während des gesamten Bewegungsvollzuges mit vollem Krafteinsatz gearbeitet und damit die Muskulatur in allen Bewegungsabschnitten gleichmäßig gekräftigt werden. Isokinetisches Krafttraining wird auf Grund dieses gleichförmigen Kraftverlaufs während der Kontraktion vor allem bei Sportarten eingesetzt, die dieser Bewegungsstruktur ähnlich sind, wie z. B. Schwimmen, Rudern oder Kanusport. Hingegen kann diese Trainingsform in Sportarten, bei denen Bewegungsbeschleunigungen mit unterschiedlichen Kraft-Zeitverläufen kombiniert sind (Sprung, Wurf), nur als Basistraining zur Entwicklung der allgemeinen Kraft, nicht jedoch zur Verbesserung der wettkampfspezifischen Kraft verwendet werden.

b) *Plyometrisches Training.* Bei dieser Trainingsform, die auch als reaktives Training bezeichnet wird, kommt es zu einer Kombination zwischen negativ dynamischem und positiv dynamischem Training. Dabei werden die bei der negativ dynamischen Arbeit auftretenden Momente der Muskelelastizität, des Dehnungsreflexes und der Vorinnervation für eine erhöhte Kraftentwicklung bei der nachfolgenden positiv dynamischen Arbeit ausgenützt (8, 30). Als Beispiel eines plyometrischen Trainings sei die Niedersprung-Hochsprungkombination erwähnt. Nach dem Niedersprung von einer erhöhten Startposition (negativ dynamische = nachgebende Phase) erfolgt aus dem Abfedern sofort der Hochsprung (positiv dynamische = überwindende Phase). Die Höhe der Startposition ist dann richtig eingestellt, wenn im anschließenden Hochsprung die maximale Sprunghöhe erreicht wird. Diese Einstellung muß im Rahmen des Trainingsprozesses laufend kontrolliert werden. Nach *Harre* (8) entstehen bei diesen Belastungsformen in der Phase der Bewegungsumkehr große Muskelzugspannungen, die eine Verbesserung der Maximalkraft und deren unmittelbare Umsetzung in eine erhöhte Schnellkraftleistung begünstigen. Die Anwendung des plyometrischen Trainings erfolgt als spezifische Trainingsform vor allem im Hochleistungstraining.

II. Statisches (isometrisches) Training

Beim statischen Krafttraining entsprechen einander die innere und die äußere Kraft, wobei es bei der Muskelkontraktion zu einer hohen Spannungsentwicklung kommt, ohne daß Ansatz und Ursprung einander genähert werden. Nach *Harre* (8) soll im Leistungssport nur die *funktionell statische Trainingsweise* eingesetzt werden, bei der die statische Anspannung nach einer vorhergegangenen dynamischen Belastung erfolgt (Heben der Hantel/Verharren gegen die Schwerkraft, Senken in den Kreuzhang u. a.). Als Vorteile des statischen Krafttrainings können der geringere zeitliche und apparative Aufwand, die zielgerichtete Beeinflussung beliebiger Muskelgruppen sowie die individuelle Dosierbarkeit in jeder Winkelstellung angeführt werden. Als

Nachteile gelten vor allem die Nichtberücksichtigung neuromuskulärer Koordinationsvorgänge sowie ein negativer Einfluß auf die Muskelelastizität und Dehnungsfähigkeit.

Im Hochleistungssport wird statisches Krafttraining zur Erhöhung der Maximalkraft vor allem in solchen Sportdisziplinen eingesetzt, bei denen ein maximaler Krafteinsatz sowie statische Kontraktionsbedingungen gegeben sind (Gewichtheben). Dafür kann nach Angaben von *Harre* (8) eine Anspannungsstärke zwischen 80 und 100% bei einer Anspannungsdauer zwischen 5 und 10 sec verwendet werden.

Statische Krafttrainingsformen sind auch im Rahmen der Rehabilitation nach Sportverletzungen von großer Bedeutung, da auch bei Ruhigstellung von Extremitäten bestimmte Muskeln selektiv belastet werden können. Dadurch kann einem Kraftverlust durch Muskelatrophie zumindest teilweise eintgegengewirkt werden.

Organisationsformen des Krafttrainings

Pyramidentraining

Beim Pyramidentraining (Abb. 11) verhält sich die Wiederholungszahl gegenläufig zur Belastungshöhe. Üblicherweise wird von einer Belastungshöhe von 70% ausgehend die Wiederholungszahl bei zunehmender Belastung verringert, um dann bei absteigender Belastungshöhe wieder zuzunehmen. Das Pyramidentraining, bei dem zwischen den einzelnen Serien Pausen von 3 bis 6 min erforderlich sind, dient vor allem zur Entwicklung der Maximalkraft (30).

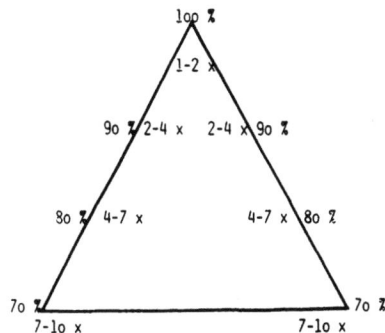

Abb. 11. Verhalten von Belastungsintensität und Wiederholungszahl beim Pyramidentraining (nach Angaben von *Harre* [8], *Holdhaus* [10], *Martin* [24] und *Weineck* [30]).

Stationstraining

Nach *Weineck* (30) können je nach Veränderung der Belastungs- bzw. Wiederholungszahl drei Arten des Stationstrainings unterschieden werden:
1. Gleichbleibende Belastung und gleichbleibende Wiederholungszahl,

z. B. $\frac{80\%}{7x} + \frac{80\%}{7x} + \frac{80\%}{7x}$

2. Veränderliche Belastungshöhe und gleichbleibende Wiederholungszahl,

z. B. $\frac{60\%}{10\times} + \frac{70\%}{10\times} + \frac{80\%}{10\times}$

3. Gleichbleibende Belastungshöhe und veränderliche Wiederholungszahl,

z. B. $\frac{80\%}{10\times} + \frac{80\%}{7\times} + \frac{80\%}{4\times}$

Je nach Variierung von Belastungshöhe, Wiederholungszahl, Serienzahl und Ausführungsform können die Maximalkraft (große Belastungshöhe, geringere Wiederholungszahl), die Schnellkraft (niedrigere Intensität, höhere Wiederholungszahl, explosive Ausführungsform) oder die Kraftausdauer (geringere Intensität, hohe Wiederholungszahl, gleichmäßige Ausführung) entwickelt werden (10, 30).

Training mit maximaler Wiederholungszahl

Bei dieser Variante kann bei geringerer Belastungshöhe (bis zu 50%) vor allem die Kraftausdauer, bei höheren Belastungen (bis zu 85%) vor allem die Maximalkraft trainiert werden.

Circuit- oder Kreistraining

Das Circuittraining wird zur Erreichung eines allgemeinen Kraftzuwachses bzw. Zuwachses an Kraftausdauer verwendet (30). Je nach Sportart und Leistungsstand ist ein Zirkel aus 6 bis 12 Stationen zusammengesetzt, wobei verschiedene Muskelgruppen in wechselnder Folge trainiert werden. Üblicherweise dauert die Belastung zwischen 20 und 40 sec, die Pause zwischen den einzelnen Stationen entspricht bei Trainierten der Belastungszeit, bei Untrainierten der doppelten Zeitdauer.

Als zusammenfassender Überblick werden in Tabelle 2 methodische Richtlinien nach *Martin* (24) für das Training verschiedener Kraftformen dargestellt.

Aus der Sicht der Sportmedizin ist das leistungssportlich betriebene Krafttraining neben dem Flexibilitätstraining eine der gefährlichsten Trainingsformen, besonders wenn es zu früh, mit mangelnder oder falscher Technik, zu einseitig oder übertrieben durchgeführt wird. Neben akuten und chronischen Überlastungsschäden an Sehnen, Sehnenansätzen, Bändern und Gelenken, die auf das Mißverhältnis in der Anpassung des aktiven und passiven Bewegungsapparates auf Trainingsbelastungen zurückzuführen sind, ist vor allem die Wirbelsäule durch Krafttraining mit falscher Technik oder mangelnder Unterstützung bei Hantelarbeit sehr gefährdet.

Als Konsequenz vieler leidvoller Erfahrungen der letzten Jahre, die auch auf ein zu frühzeitiges und einseitiges Krafttraining im Kindes- und Jugendalter zurückzuführen sind, ist von sportmedizinischer Seite eine sorgfältige klinisch-orthopädische Untersuchung vor Beginn des Trainings verpflichtend. Damit im Zusammenhang sollte die Indikation zu notwendigen Röntgenuntersuchungen auch unter rein präventiven Gesichtspunkten großzügig gestellt werden. Ferner ist eine regelmäßige, jährliche, sportorthopädische Kontrolle, bei „gefährdeten Sportarten" sogar halbjährliche Kontrolle, als notwendig und verpflichtend anzusehen.

Tab. 2. Methoden des Krafttrainings (aus *Martin* [24]).

Zielsetzung des Trainings	Intensität qualitative Bezeichnung	% zur max. Kraftfähigkeit	Umfang Wiederholungen	Serien	Pausenlänge zwischen den Serien in min.	Bewegungsgeschwindigkeit
Maximalkraftentwicklung für azyklische Sportarten mit hohem Maximalkraftanteil	a) maximal b) maximal	100 - 85 % 90 -100 %	2 - 5 3 - 1	5 - 7 6 - 8	3 - 6 3 - 6	zügig optimal
Maximalkraftentwicklung für zyklische Sportarten mit hohem Maximalkraftanteil	submaximal	85 - 70 %	6 -10	4 - 5	3 - 5	zügig - langsam
Schnellkraftentwicklung für azyklische Sportarten mit hohen äußeren Widerständen auf der Bais guter Maximalkraftvoraussetzungen	mittel	50 - 40 %	6 - 8	6 - 8	2 - 5	explosiv - höchstmögliche Bewegungsgeschwindigkeit
Schnellkraftentwicklung für azyklische Sportarten mit geringerem äußeren Widerstand und für zyklische Sportarten	gering	40 - 20 %	6 - 12	8 -10	2 - 4	explosiv - höchstmögliche Bewegungsgeschwindigkeit
Kraftausdauerentwicklung für Sportarten mit großen äußeren Widerständen	gering/ mittel	50 - 30 %	20 -40	3 - 5	0:30-1	optimal
Kraftausdauerentwicklung für Sportarten mit geringen äußeren Widerständen	gering	40 - 20 %	60 % der möglichen Wiederholungen	4 - 6	0:30-1	optimal

Schnelligkeitstraining

Als Schnelligkeit wird jene Fähigkeit bezeichnet, eine oder mehrere aufeinanderfolgende motorische Aktionen unter den jeweiligen Bedingungen in der kürzest möglichen Zeit durchzuführen (8). Handelt es sich um Schnelligkeit einer Einzelbewegung, bezeichnet man die Beanspruchungsform als *azyklische Schnelligkeit* (Sprung, Wurf, Stoß), bei wiederholten Aktionen als *zyklische Schnelligkeit* (Sprint).

Als Basis der azyklischen Schnelligkeit in bestimmten Sportarten kann neben der neuromuskulären Koordination vor allem die Schnellkraft angesehen werden (siehe Abschnitt „Krafttraining"). Die zyklische Schnelligkeit kann in eine Phase der Beschleunigung und eine Phase der Geschwindigkeitserhaltung (Schnelligkeitsdauer) eingeteilt werden.

Als Voraussetzungen der Schnelligkeit gelten die Schnellkraft, morphologische, biochemische sowie neuromuskuläre Voraussetzungen der Skelettmuskulatur sowie psychische Faktoren (Willensanspannung).

Die *Schnellkraft* ist vor allem in der Beschleunigungsphase (Sprint, Rudern, Kanu, Radbahnsport, Eisschnellauf, Sportspiele), aber auch zusammen mit einer hohen Bewegungsfrequenz in der Geschwindigkeitserhaltungsphase (leichtathletischer Sprint) von Bedeutung (lokomotorische Schnelligkeit, Aktionsschnelligkeit, 8).

Morphologisch-biochemische Voraussetzungen der Skelettmuskulatur

Untersuchungen von *Karlsson* (18) konnten zeigen, daß die Bewegungsschnelligkeit eines Muskels positiv mit der Zahl der FT-Fasern korreliert. Auf Grund der maximalen Intensität im Bereich der Schnelligkeitsleistung wird fast ausschließlich die alaktazide, zum Teil auch die laktazide Energiebereitstellung mit der höchstmöglichen Energiemobilisation (Flußrate) beansprucht. Vor allem die Kreatinphosphatspeicher und die Enzyme für den anaeroben Substratumsatz können durch spezielles Training vermehrt werden.

Neuromuskuläre Voraussetzungen

Nur ein schneller Wechsel von Erregung und Hemmung mit den entsprechenden Steuerimpulsen (8) garantiert eine hohe Bewegungsfrequenz, wobei durch eine optimale Bewegungskoordination eine möglichst hohe Zahl motorischer Einheiten zur Kraftentwicklung gleichzeitig aktiviert werden soll. Die von speziellen Voraussetzungen der motorischen Ganglienzellen abhängige Innervationsgeschwindigkeit wird auch als Grundschnelligkeit bezeichnet. Die Zahl der FT-Fasern und die Innervationsgeschwindigkeit sind genetisch determiniert, können aber in gewissem Rahmen durch Training beeinflußt werden. Neben neuromuskulären Voraussetzungen zur Steuerung von Agonisten, Synergisten und Antagonisten ist die Muskelelastizität für die Schnelligkeit von Bedeutung. Nach *Harre* (8) sind die Dehnbarkeit, Elastizität und Entspannungsfähigkeit der Muskulatur für eine hohe Bewegungsfrequenz Voraussetzung, da ansonsten die notwendige Bewegungsamplitude verringert und das Wechselspiel zwischen Agonisten und Antagonisten erschwert wird. Dehnungs- und Entspannungsübungen sind daher nicht nur integrativer Bestandteil des Trainings, sondern müssen auch im Rahmen des Aufwärmens vor Training und Wettkampf durchgeführt werden. Richtiges aktives und passives Aufwärmen verringert die Viskosität des Muskels und erhöht den Geschwindigkeitsablauf aller biochemischen, nervalen sowie neuromuskulären Reaktionen und Steuerprozesse.

Leistungsbestimmende Merkmale der Schnelligkeit

1. Die *Reaktionsgeschwindigkeit* hängt von jenem Zeitraum ab, der von einer Sinneswahrnehmung bis zur beantwortenden motorischen Funktion (Reaktionszeit) vergeht. Die sinnesphysiologischen Gesetzmäßigkeiten gehorchende Reaktionszeit ist ebenfalls genetisch determiniert und kann durch Training zwar nur unwesentlich verbessert, wohl aber zur konstanten Erbringung optimiert werden.

Trainingsmethoden:
Start- und Reaktionsübungen aus verschiedenen Ausgangspositionen innerhalb einer zielgerichten motorischen Handlung oder eines Handlungselements (24) sowie wettkampfspezifische Starts (30).

2. Für das *Beschleunigungsvermögen*, das eine der wichtigsten Komponenten des Sprints darstellt, gilt die Schnellkraft als konditionelle Grundlage.

Trainingsmethoden:
Spezielles Krafttraining: Übungen zur Verbesserung der Maximalkraft und der Schnellkraft; vor allem im Hochleistungsstadium sind diese Übungen sowohl unter den speziellen Bedingungen der vollen Bewegungsamplitude als auch unter Berücksichtigung des der Sportdisziplin entsprechenden Gelenkwinkels durchzuführen.

Plyometrisches Training (Niedersprungmethode)
Kurze Sprünge (beidbeinige und einbeinige Einfach-, Dreifach- und Fünffachsprünge) (30)
Lange Sprünge, Sprungläufe
Verschiedene Startübungen.

3. *Aktionsschnelligkeit:* Als Aktionsschnelligkeit kann die Fähigkeit bezeichnet werden, sich mit hoher Geschwindigkeit fortbewegen zu können (Phase der Schnelligkeitserhaltung). Dieses im Lauf aber auch im Weit- und Dreisprung wichtige Kriterium hängt von der neuromuskulären Koordination, vor allem von der Innervations- und Koordinationsfähigkeit der eingesetzten syn- und antagonistisch wirkenden Muskeln (30) ab.

Trainingsmethoden:
Beim Training der Aktionsschnelligkeit werden alle jene Übungen eingesetzt, die feinkoordinative Vorgänge schulen. Voraussetzung dafür sind einerseits die Beherrschung der Bewegungstechnik in submaximaler Bewegungsgeschwindigkeit (8) sowie das Beachten einer ausreichenden Erholung, da eine Laktatanhäufung in der Muskelzelle feinkoordinative Bewegungsabläufe stört. Dafür bietet sich die Wiederholungsmethode mit aktiv gestalteter Pause an:
Läufe mit fliegendem Start
Tempowechselläufe
Alle Arten von Innervationstraining
Bergabläufe sowie Läufe unter erleichternden Bedingungen, wie z. B. Schrittmacher, Windschutz (auch zur Vermeidung der Geschwindigkeitsbarriere)
Bergan- und Bergabläufe

4. *Schnelligkeitsausdauer:* Diese Fähigkeit ermöglicht es, die Phase der höchsten Geschwindigkeit über längere Zeit durchzuhalten. Die dafür notwendigen Trainingsmethoden, nämlich Läufe über überlange Strecken (+ 10%, + 20%) sowie Tempowechselläufe (30) sollen zentralnervöse, durch die hohe Belastungsintensität ausgelöste Hemmungszustände (30) hinausschieben, um die zur Schnelligkeitserhaltung notwendigen hohen Innervationsraten über längere Zeit aufrechterhalten zu können.

Beweglichkeitstraining

Die Beweglichkeit (Flexibilität) wird nach *Harre* (8) als die Fähigkeit definiert, Bewegungen mit großer Schwingungsamplitude aktiv oder unter Einfluß äußerer Kräfte ausführen zu können. Die Beweglichkeit ist zum Unterschied von den anderen motorischen Hauptbeanspruchungsformen nicht „ein die Bewegung verursachender Faktor, sondern eine morphologisch-funktionelle Eigenschaft des Bewegungs- und Stützapparates" (*Matwejew*, 24). Die mögliche Beweglichkeit wird einerseits von den anatomischen Gegebenheiten der jeweiligen Gelenke, andererseits vom Spannungszustand der Muskelantagonisten begrenzt. Abgesehen von der anatomisch vorgegebenen Aktionsfreiheit in einem Gelenk kann die Elastizität des Kapsel-Bandapparates und der Sehnen durch Training bis zu einem gewissen Grad verbessert werden. Dabei muß allerdings stets der Schutzmechanismus dieser Strukturen berücksichtigt werden. Die größten trainingsbedingten Zuwachsraten der Beweglichkeit können durch eine Verbesserung der Muskelelastizität im Sinn einer gezielten Kräftigung der Agonisten bzw. einer vermehrten Dehnfähigkeit der Antagonisten erzielt werden.

Der Begriff der *allgemeinen Beweglichkeit* umfaßt das Niveau aller wichtigen Gelenksysteme (Wirbelsäule, Schulter, Hüftgelenke, Extremitätengelenke). Die allgemeine Beweglichkeit ist je nach Leistungsforderung im Breiten-, Freizeit-, aber auch im Hochleistungssport verschieden ausgeprägt.

Demgegenüber beschreibt die *spezifische Beweglichkeit* die Fähigkeit, eine möglichst große Schwingungsamplitude in einem bestimmten Gelenk ausführen zu können (Hürdenläufer, Schwimmer, Eiskunstläufer).

Die *aktive Beweglichkeit* ist jene größtmögliche Bewegungsamplitude, die aktiv durch Anspannung der Agonisten und Dehnung der Antagonisten erreicht werden kann (8, 30). Hierbei spielt auch die Muskelkraft der Agonisten zur Bewegungsausführung eine wichtige Rolle. Die stets größere *passive Beweglichkeit* wird als größtmögliche Bewegungsamplitude bezeichnet, die durch Einwirkung äußerer Kräfte erreicht werden kann. Nach *Harre* (8) ist jedoch diese Begriffsformulierung nicht exakt, da auch bei der passiven Beweglichkeit aktive Anteile, nämlich die Entspannungsfähigkeit der Antagonisten, enthalten sind.

Trainingsmethoden:

Nach Angaben von *Harre* (8) und *Weineck* (30) gelangt zum Training der Beweglichkeit vor allem die Wiederholungsmethode zur Anwendung. Dabei empfehlen sich 10 bis 15 Wiederholungen, sowie 3 bis 5 Serien, wobei die Serienpausen mit Lockerungs- und Entspannungsübungen ausgefüllt werden sollen.

Zur Verbesserung der Beweglichkeit können aktive und passive Übungen jeweils in dynamischer oder statischer Ausführung angewandt werden. Bei dynamischen Übungen kommt es zu einem rhythmischen Wechsel von Vergrößerung und Verkleinerung der Bewegungsamplitude (8), bei statischen Übungen zum Halten einer bestimmten Bewegungsamplitude über einige Sekunden.

Um ein Höchstmaß der Beweglichkeit zu erreichen, sollen Beweglichkeitsübungen mehrdimensional durchgeführt werden (24). Da die Muskelkraft der entscheidenden Agonisten für das Ausmaß der Beweglichkeit mitentscheidend ist, sollen ferner spezielle Kraftübungen im Rahmen des komplexen Trainingsprogramms eingebaut werden.

Als methodischer Grundsatz für das Training der Beweglichkeit sollte beachtet werden, daß die prozentmäßig größte Verbesserung im Kindes- und Jugendalter zu erreichen ist. Für Sportarten mit hohem Anspruchsniveau an die Beweglichkeit muß daher der Schwerpunkt des Trainingsprozesses in diesem Alter liegen. Auch die Erhaltung des Beweglichkeitsoptimums bedarf eines regelmäßigen täglichen Trainings, welches immer nach gutem Aufwärmen, jedoch nie im Zustand muskulärer Ermüdung durchgeführt werden darf, da sonst falsche Bewegungsmuster im Wechselspiel der Agonisten und Antagonisten auftreten können.

Training der Koordination (Gewandtheit)

Die koordinative Leistungsfähigkeit eines Sportlers wird einerseits durch Mechanismen der Bewegungssteuerung, andererseits durch die Güte der ausgebildeten sporttechnischen Fertigkeiten bestimmt (8, 30). Beide Fertigkeiten zusammen ermöglichen dem Sportler, vorhersehbare und unvorhersehbare motorische Aktivitäten sicher und ökonomisch zu bewältigen sowie neue oder geänderte motorische Anforderungen analysieren und schnell erlernen zu können (6, 8, 30).

Gut entwickelte *allgemeine koordinative Fähigkeiten,* die als ein Ergebnis vielfältiger Bewegungsschulung in verschiedenen Sportarten entwickelt werden, gewährleisten eine rationelle und effektive Bewegungsausführung. Dies ist sowohl in Bereichen des Alltagslebens, Freizeit- und Hobbysports als auch in der Rehabilitation von Bedeutung, da Bewegungen ökonomischer, also energiesparender bewältigt werden können und außerdem eine geringere Verletzungsgefahr besteht. Im Leistungssport sind allgemein koordinative Fähigkeiten die Basis, *spezielle koordinative Fähigkeiten* der jeweiligen Wettkampfdisziplin schnell und effektiv zu erlernen sowie zielgerichtet in einer der jeweiligen Situation entsprechenden Variabilität anzuwenden, eingeschlichene Fehler analysieren und daraus Verbesserungsmöglichkeiten schaffen zu können (8, 24, 30). Die spezielle Koordination ist damit im Hinblick auf den Endzweck einer optimalen Leistungserbringung die Voraussetzung, durch die Präzision der Bewegungssteuerung das vorhandene Potential möglichst energiesparend einzusetzen. Nach *Harre* (8) gibt es folgende Komponenten der koordinativen Fähigkeiten:

Die *Reaktionsfähigkeit* ist die Fähigkeit, auf ein Signal (akustisch, optisch) hin motorische Aktionen einzuleiten, um eine zweckmäßige Ausführung zu ermöglichen (Startschuß, Schanzentisch).

Die *Orientierungsfähigkeit* ist die Fähigkeit, Veränderungsnotwendigkeiten einer motorischen Aktion in Raum und Zeit optimal zu entsprechen (Fechten, Boxen, Ringen, Spielsportarten).

Die *Gleichgewichtsfähigkeit* ist die Fähigkeit, den gesamten Körper bei einer motorischen Aktion im Zustand des Gleichgewichtes zu halten (statisches Gleichgewicht) oder dieses wiederherzustellen (dynamisches Gleichgewicht; Wassersport, Skilauf, Skispringen, Judo, Boxen, Ringen, Stoß, Wurf).

Die *Kopplungsfähigkeit* ist die Fähigkeit, Teilkörperbewegungen zu einer auf ein bestimmtes Handlungsziel gerichteten Gesamtkörperbewegung zu koordinieren (8).

Die *Differenzierungsfähigkeit* ist die Fähigkeit, einzelne Teilkörperbewegungen im Rahmen der Gesamtkörperbewegung möglichst genau und ökonomisch auszuführen und dienend dem Handlungsziel unterzuordnen (technische Sportarten, Kampf- und Spielsportarten, zyklische Sportarten).

Die *Umstellungsfähigkeit* ist die Fähigkeit, Situationsveränderungen während eines Handlungsvollzuges zu erkennen und reaktiv die motorischen Aktionen den neuen Gegebenheiten anzupassen (Spiel- und Kampfsportarten, z. B. Fintieren beim Fechten, Außeneinflüsse bei Ausdauersportarten).

Die *Rhythmisierungsfähigkeit* ist die Fähigkeit, dynamische Bewegungsabläufe bewußt und stetig zu erfüllen bzw. dynamischen Anforderungsveränderungen zu entsprechen (Turnen, rhythmische Sportgymnastik, Rudern, Kanusport).

Methoden zur Ausbildung koordinativer Fähigkeiten

Zur Ausbildung allgemeiner koordinativer Fähigkeiten dienen die kleinen und großen Sportspiele, Zweikampfsportarten sowie Turnen, Trampolin- und Wasserspringen (30). Durch die sinnvolle Kombination dieser Übungen können die allgemeinen Grundlagen für Einzelkomponenten spezieller Koordinationsfähigkeiten ausgebildet werden. Nur ein hohes Niveau und ein entsprechender Festigungsgrad allgemeiner koordinativer Fähigkeiten gestattet die Ausbildung einer der jeweiligen Wettkampfdisziplin entsprechenden spezifischen Koordination. Bei diesen Spezialübungen werden üblicherweise Komponentenkomplexe verwendet, die für die Entwicklung der disziplinspezifischen koordinativen Fähigkeiten relevant sind und im Lernprozeß analysiert und umgesetzt werden müssen. Um dieses Trainingsziel zu erreichen, werden vielfach Methoden mit veränderten Anforderungen, wie Variation der Ausgangsstellung, Variation der Übungsausführung, Variation der Bewegungsdynamik unter erleichterten oder erschwerten Bedingungen, Variation der räumlichen Bewegungsstrukturen, Variation der äußeren Bedingungen, Variation der Informationsaufnahme, Kombinationsvariationen, sowie Übungen unter Zeitdruck verwendet (8).

Trainingsmethodisch gilt, daß koordinative Fähigkeiten nur komplex in einer ständigen Variation und Kombination der Übungsmethoden und Inhalte verbessert werden können. Ferner ist auf eine frühzeitige Schulung der koordinativen Fähigkeit zu achten, da vor allem die Prozesse der Informationsaufnahme und Verarbeitung mit zunehmendem Alter qualitativ schlechter werden (30). Bei der Ausbildung koordinativer Fähigkeiten ist ferner darauf zu achten, nicht in ermüdetem Zustand zu trainieren, da die subtilen Steuerungsprozesse nicht optimal ablaufen und Fehlkoordinationen erlernt werden können.

Leistungsbeeinflussende Faktoren

Das Aufwärmen und seine Bedeutung für Training und Wettkampf

Der Begriff „Aufwärmen" umfaßt alle Tätigkeiten, die eine optimale psychophysische Vorbereitung für Training und Wettkampf bewirken. Richtiges Aufwärmen bedeutet, die einzelnen leistungsbestimmenden Komponenten, die als biologische Regulationssysteme durch unterschiedliche Trägheit charakterisiert sind (31), optimal aufeinander einzustellen. Dies ermöglicht einerseits die für das Training und besonders für den Wettkampf notwendige volle Aktivierung aller psychophysischen Funktionen und dient andererseits zur Verletzungsprophylaxe.

Die durch richtiges Aufwärmen hervorgerufenen Anpassungsvorgänge betreffen vor allem das Herz-Kreislaufsystem durch Erhöhung der Herzfrequenz, des Blutdruckes, der zirkulierenden Blutmenge sowie die durch die Katecholamine bedingte Verteilung der Blutmenge in die Bedarfsorgane. Die für die Wettkampfleistung günstigste Körpertemperatur zwischen 38,5 und 39 °C (11, 13) begünstigt nicht nur das Erreichen der notwendigen Atmungsökonomie, sie ermöglicht ferner auch den höchsten Wirkungsgrad aller physiologischen Stoffwechselreaktionen (Substratfreisetzung, Sauerstoffdissoziation, Sauerstoffausnutzung, Laktatelimination). Das Erreichen der Optimaltemperatur ist außerdem zur Erniedrigung der Muskelviskosität (innere Reibung) notwendig. Dadurch steigt die Elastizität und Dehnungsfähigkeit vor allem des Muskels, aber auch der Sehnen und Bänder an, wodurch die mechanische Belastbarkeit erhöht und allfälligen Verletzungen vorgebeugt wird. Darüber hinaus kommt es zu einer Erhöhung der Nervenleitgeschwindigkeit und einer gesteigerten Empfindlichkeit der Propriorezeptoren, wodurch das neuromuskuläre Zusammenspiel optimiert wird (11, 30).

Schließlich führt richtiges Aufwärmen auch zu einer Erhöhung der psychischen Leistungsbereitschaft („Vorstartzustand") sowie zu einer Aktivierung der Aufmerksamkeitsleistung und verschiedener Wahrnehmungsfunktionen.

Prinzipiell unterscheidet man ein *allgemeines* und ein *spezielles* Aufwärmen, das auch in der genannten Reihenfolge während des Aufwärmprozesses durchgeführt werden muß. Das allgemeine Aufwärmen soll durch dynamische Beanspruchungen großer Muskelgruppen den allgemeinen Funktionszustand des Organismus erhöhen, während das spezielle Aufwärmen vor allem metabolische und neuromuskuläre Prozesse der disziplinspezifisch benötigten Muskulatur auf den eigentlichen Einsatz vorbereiten soll.

Dem *aktiven Aufwärmen* des Sportlers stehen *passive, mentale* oder *kombinierte* Formen gegenüber. Allerdings ist das aktive Aufwärmen im gesamten Aufwärmprozeß für alle Sportarten der wichtigste Bestandteil. In verschiedenen technischen Sportdisziplinen kann und soll es durch ein mentales Aufwärmen, bei dem sich der Sportler Bewegungsabläufe nur vorstellt, ergänzt werden. Passives Aufwärmen (heiße Dusche, Einreibungen, Massagen, Dehnungen, Diathermie) soll auch in Sportarten mit hohem technischen Anteil und hohem Krafteinsatz nur zusätzlich und nie allein angewandt werden. In Sportarten mit hohen dynamischen Beanspruchungen müssen die verschiedenen Mittel des passiven Aufwärmens besonders vorsichtig eingesetzt werden, da sonst allenfalls negative Beeinflussungen der Leistungsfähigkeit durch Kreislaufregulationsstörungen, diffuser Blutumverteilung und Abfall des Muskeltonus erzielt werden können (30).

In Abhängigkeit von Lebensalter, der Sportart, der Leistungsfähigkeit des Sportlers sowie den umgebenden klimatischen Bedingungen soll die Aufwärmphase durchschnittlich 20 bis 45 min betragen (11). Im allgemeinen ist der Aufwärmprozeß um so länger, je kürzer und intensiver die Wettkampfbelastung verläuft.

Erholung und Wiederherstellung

Je nach Intensität und Umfang einer vorangegangenen Belastung folgt ein verschieden stark ausgeprägter Ermüdungszustand, der durch das komplexe Zusammenspiel zwischen *peripherer und zentraler Ermüdung* zustande kommt.

Als Ursachen der peripheren muskulären Ermüdungserscheinungen gelten eine Verarmung der Energiereserven, die Anhäufung von Stoffwechselendprodukten (Laktat) mit einer Verschiebung des pH-Wertes in azidotischer Richtung, Abnahme verschiedener, an der Energiebereitstellung beteiligter Fermentaktivitäten, Störungen im Elektrolytstoffwechsel mit einer Verarmung an intrazellulärem Kalium sowie die Beeinträchtigung der neuromuskulären Erregbarkeit. Als Folge der Vorgänge in der Peripherie erfolgt eine Auslösung von Hemmungsimpulsen in motorischen Zentren (11), die auch als zentrale Ermüdung bezeichnet wird.

Dem richtigen Wechsel zwischen Belastung und Erholung kommt für die Anpassungsvorgänge entscheidende Bedeutung zu. Dies gilt sowohl für die Pausen innerhalb einer Trainingseinheit als auch für die Wiederherstellungsphase nach einer gesamten Trainingseinheit. In beiden Fällen können bzw. müssen aktive und passive Mittel zur schnellstmöglichen Erholung eingesetzt werden.

Die Dauer einer Pause wird entscheidend durch ihre Gestaltung beeinflußt. In vielen Untersuchungen (3, 4, 5, 9, 11, 12, 14, 17, 20, 22) konnte nachgewiesen werden, daß eine aktive Erholung (z. B. Auslaufen auf aerobem Niveau) eine wesentlich schnellere Wiederherstellung durch die effizientere Metabolisierung von Stoffwechselendprodukten (z. B. Laktat) ermöglicht (Abb. 12).

Da die Herzfrequenz ein ungenauer Indikator für den Erholungszustand, vor allem innerhalb einer Trainingseinheit ist, werden im Hochleistungssport derzeit hauptsächlich Untersuchungen der Laktatkonzentration im arteriellen Blut zur Steuerung der Pausenlänge für eine vollständige oder unvollständige Erholung verwendet.

Für die Wiederherstellung nach einer Trainingseinheit kommt den passiven Methoden der Erholung eine besondere Bedeutung zu. So sollen im Hochleistungssport regelmäßig physikalisch-therapeutische, balneologische, pharmakologische, alimentäre sowie psychologische Maßnahmen getroffen werden, um den Regenerationsprozeß zu beschleunigen. Die Kontrolle der Wiederherstellung kann mittels biochemischer Parameter (z. B. Harnstoff) oder polykardiographischer Parameter (Herzzykluszeiten) erfolgen.

Die Kombination verschiedener Maßnahmen der aktiven und passiven Erholung ist besonders zur Steuerung des bis zu mehreren Tagen dauernden Wiederherstellungsprozesses nach erschöpfenden Wettkampfbelastungen wichtig.

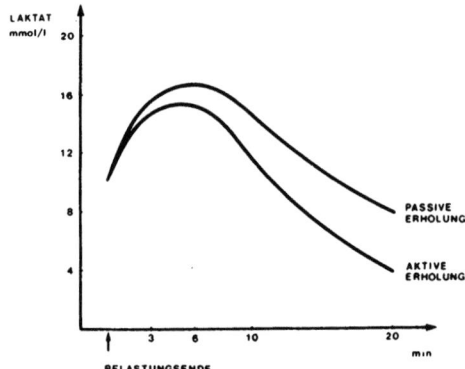

Abb. 12. Schematische Darstellung des Laktatverhaltens in der Erholung nach einer kurzdauernden intensiven Fahrradergometerbelastung. Im Gegensatz zur passiven Erholung (Körperruhe) bewirkt die aktive Erholung im Intensitätsbereich der aeroben Schwelle einen fast doppelt so schnellen Laktatabbau.

Das Übertraining

Wenn die Gesamtbelastung des Sportlers, die sich aus der Trainingsbelastung sowie Beanspruchung aus Privatleben und Beruf zusammensetzt, die Belastungsfähigkeit übersteigt, kommt es zu einer Überforderung, die auch als Übertraining (8, 11, 12, 28, 30) bezeichnet wird und nicht nur im Sport, sondern auch in anderen Bereichen wie z. B. dem Arbeitsprozeß (28) eine wichtige Rolle spielen kann. Ursachen der Überforderung im Sport können isoliert auf ein Übermaß an Trainingsbelastungen zurückzuführen sein (30): zu schnelle Trainingssteigerung (Umfang, Intensität), einseitige Trainingsbelastungen, Wettkampfmassierung ohne adäquate Regenerationsphasen. Allerdings erscheinen diese Ursachen durch den wissenschaftlich exakt aufgebauten Trainingsprozeß meist nicht als primärer Auslösefaktor. Besonders im Bereich der maximalen individuellen sportlichen Leistungsfähigkeit (10) sind vielmehr verschiedene endogene oder exogene Faktoren, wie psychische Belastungen, Wechsel der Ernährungsgewohnheiten, Schlafmangel oder nicht erkannte bzw. symptomarme Infekte, für eine chronische Überforderung verantwortlich.

Das Übertraining äußert sich in einem Nachlassen der Leistungs- und Belastungsfähigkeit zusammen mit verschiedenen anderen Symptomen, wobei je nach vegetativer Lage zwischen einem *sympathikotonen (basedowoiden)* und *parasympathikotonen (addisonoiden) Übertraining* unterschieden wird (8, 12, 30). Das basedowoide Übertraining, das durch ein Überwiegen der Erregungsprozesse physiologischer (Ruhepuls, Grundumsatz, Körpertemperatur, Schweißabsonderung u. a.) sowie psychodynamischer und neurovegetativer Kenngrößen (Reaktionszeit, Sensitivität u. a.) gekennzeichnet ist, kann auf Grund der deutlich ausgeprägten Symptome leicht diagnostiziert und auch innerhalb kürzerer Zeit (1 bis 2 Wochen) vollständig beseitigt werden.

Beim addisonoiden Übertraining überwiegen Hemmungsprozesse der genannten Faktoren, die durch ihre äußerst schwache bzw. fehlende Ausprägung Diagnose und Therapie sehr erschweren (12, 30).

Ganz allgemein besteht die Therapie des Übertrainings in der Beseitigung der auslösenden Faktoren. Zusätzlich können eine Trainingsreduzierung, eine Erhöhung der aktiven Erholungsphasen, physikalisch-therapeutische und psychotherapeutische Maßnahmen von Nutzen sein. Bewirken diese Maßnahmen keine deutliche Besserung, müssen weitere medizinisch-diagnostische Maßnahmen (Fokalsuche, blutchemische Untersuchungen u. a.) vorgenommen werden.

Um das Auftreten chronischer Übermüdungserscheinungen zu vermeiden, sollte sich jeder Trainer prophylaktischer Maßnahmen bewußt sein. Dazu gehört ein richtig gesteuerter Trainingsprozeß, Vermeidung von Trainingsmonotonie, Erziehung des Sportlers zur Selbstbeobachtung sowie ein Vertrauensverhältnis zwischen Sportler und Trainer, das sich auf alle Lebensbereiche erstrecken sollte. Damit kann vermieden werden, daß berechtigte Klagen des Sportlers vom Trainer als Willensschwäche ausgelegt werden (8), da dieses Verhalten oft auslösende Ursache für eine beginnende Überforderung sein kann.

Literatur

(1) Adam, K., Werchoshanskij, J.: Modernes Krafttraining im Sport. Bartels + Wernitz, Berlin-München 1972.
(2) Åstrand, P. O., Rohdal, K.: Textbook of Work Physiology. McGraw, New York 1977.
(3) Bachl, N.: Über Einflüsse auf den Laktatabbau. In: Sportmedizin – Aufgaben und Bedeutung für den Menschen in unserer Zeit. Hrsg. P. E. Nowacki, D. Böhmer. Thieme, New York 1980.
(4) Belcastro, A. N., Bonen, A.: Lactic acid removal rates during controlled and uncontrolled recovery exercise. J. Appl. Physiol. 39, 932 (1975).
(5) Davis, T. M., Knibbs, A. V., Musgrove, J.: The rate of lactic acid removal in relation to different baselines of recovery exercise. Int. Z. angew. Physiol. 28, 155 (1970).
(6) Frey, G.: Zur Terminologie und Struktur physischer Leistungsfaktoren und motorischer Fähigkeiten. Leistungssport 5, 339 (1977).
(7) Haber, P.: Trainingslehre – Sportmedizin, Band 1. Hrsg. Verstärkte sportmedizinische Betreuung der österreichischen Spitzensportler. 1980.
(8) Harre, D.: Trainingslehre – Einführung in die Theorie und Methodik des sportlichen Trainings. Sportverlag, Berlin 1979.
(9) Hermansen, L.: Anaerobic energy release. Med. and Scie. in Sports 1, 32 (1969).
(10) Holdhaus, H.: Trainingslehre – Sportmedizin, Band 2. Grundlagen der praxisbezogenen Leistungsdiagnostik. 1981.
(11) Hollmann, W., Hettinger, Th.: Sportmedizin – Arbeits- und Trainingsgrundlagen. Schattauer, Stuttgart-New York 1980.
(12) Israel, S.: Zur Problematik des Übertrainings aus internistischer und leistungsphysiologischer Sicht. Medizin u. Sport 1, 1 (1976).
(13) Israel, S.: Das Erwärmen als Startvorbereitung. Medizin u. Sport 12, 386 (1977).
(14) Jakowlew, N.: Die Bedeutung der Homöostasestörung für die Effektivität des Trainingsprozesses. Medizin u. Sport 12, 367 (1972).
(15) Jakowlew, N.: Sportbiochemie. Barth, Leipzig. 1977.
(16) Jonath, U.: Praxis der Leichtathletik. Enzyklopädie, Berlin-München-Frankfurt/M. 1973.
(17) Jorfeldt, L., Dannefelt, A. J., Karlsson, J.: Lactate release in relation to tissue lactate in human skeletal muscle during exercise. J. appl. Physiol.: Respirat. Environ. Exercise Physiol. 44 (3), 350 (1978).
(18) Karlsson, J., et al.: Das menschliche Leistungsvermögen in Abhängigkeit von Faktoren und Eigenschaften der Muskelfasern. Medizin u. Sport 12, 357 (1975).
(19) Keul, J.: Training und Regeneration im Hochleistungssport. Leistungssport 3, 236 (1978).
(20) Keul, J.: Problematik der Regeneration im Training und Wettkampf aus biochemischer und physiologischer Sicht. Leistungssport 1, 24 (1973).
(21) Kindermann, W., Keul, J.: Anaerobe Energiebereitstellung im Hochleistungssport. Hofmann, Schorndorf 1977.
(22) Kindermann, W.: Regeneration und Trainingsprozeß aus medizinischer Sicht. Leistungssport 4, 348 (1978).
(23) Klissouras, V.: Genetic Limit of Functional Adaptability. Int. Z. f. angew. Physiol. 30, 85 (1972).
(24) Martin, D.: Grundlagen der Trainingslehre, Teil I: Die inhaltliche Struktur des Trainingsprozesses. Band 63/64. Hofmann, Schorndorf 1977.
(25) Matwejew, L. P.: Grundlagen des sportlichen Trainings. Sportverlag, Berlin 1981.
(26) Mellerowicz, M., Meller, W.: Training. Springer, Berlin-New York 1972.
(27) Nabatnikowa, M. J.: Die spezielle Ausdauer des Sportlers. Trainerbibliothek, Bd. 8. Berlin 1974.
(28) Prokop, L.: Einführung in die Sportmedizin, 2. Auflage. Fischer, 1979.
(29) Szögy, A., Böhmer, D., Ambrus, P., Starischka, S.: Sollwerte zur Beurteilung der Dauerleistungsfähigkeit von Hochleistungssportlern unter besonderer Berücksichtigung des Körpergewichts und der Sportart bzw. -disziplin. Leistungssport 11, 260 (1982).
(30) Weineck, J.: Optimales Training – Leistungsphysiologische Trainingslehre. Peri. med. Verlagsgesellschaft mbH., Erlangen 1980.
(31) Wolkow, N.: Ermüdung und Wiederherstellung im Sport. Leistungssport 3, 167 (1974).
(32) Worobjewa, E., Worobjew, A.: Die Adaptation im sportlichen Training als eine der Formen der biologischen Anpassung des Organismus an Umwelt- und Entwicklungsbedingungen. Leistungssport 2, 145 (1978).

Kapitel 18

Kriterien der körperlichen Leistungsfähigkeit

N. Bachl

Einleitung

Als Kriterien der körperlichen Leistungsfähigkeit gelten das Leistungsvermögen und die Leistungsbereitschaft (43, 99). Beide Merkmale sind jeweils multifaktoriell determiniert, wobei endogenen und exogenen Faktoren im Rahmen unterschiedlicher Anforderungskriterien eine polyvalente Bedeutung zukommt. Als wichtigste Einzelgrößen des Leistungsvermögens werden die notwendigen physischen Voraussetzungen, sowie intellektuelle, technische und taktische Fähigkeiten und Fertigkeiten, als jene der Leistungsbereitschaft Konstitution, Gesundheit, seelische Grundstimmung, Motivation, Umgebungseinflüsse und andere angesehen (99).

Grundlage der motorischen Leistungsfähigkeit ist eine koordinativ ablaufende und über den passiven Bewegungsapparat in eine exergone Reaktion umgesetzte Muskelkontraktion. Für diese Arbeitsleistung zur Überführung chemischer in mechanische Energie ist die Muskelzelle verantwortlich, die über ein komplexes System von Zellfunktionen die Mobilisierung, Verwertung und Regenerierung von Energiequellen ermöglichen muß. Um die Energiemobilisation und -verwertung einerseits zu gewährleisten, andererseits die zelluläre und allgemeine Homöostase des Organismus zu erhalten, bzw. nach erschöpfenden Belastungen wieder herzustellen, sind Lungenatmung, Blut, Herz, Kreislauf, Hormone und Fermente dem Muskelstoffwechsel dienend, Fermentrückkopplungssysteme aber auch stoffwechselbegrenzend eingesetzt, um irreversible Schädigungen der arbeitenden Muskelzelle zu verhindern.

Die Größenordnung der Inanspruchnahme aller leistungsbestimmender Systeme erfolgt nach Qualität, Quantität und Intensität der zu erfüllenden Aufgabe unter Miteinziehung aller herrschenden Umgebungsfaktoren (43). Die heute kybernetisch erklärte Steuerung und Abstimmung der einzelnen Systeme zu einem sinnvollen Ergebnis erfolgt auf nervalem und humoralem Wege. Bei submaximalen Belastungen versucht der Organismus die einzelnen Systeme unterschiedlich intensiv so abzustimmen, daß mit minimalem Aufwand und größtmöglicher Ökonomie der jeweiligen Aufgabe entsprochen wird. Bei maximalen Leistungsanforderungen werden in Abhängigkeit der zeitlichen Inanspruchnahme alle notwendigen energiebereitstellenden Systeme in einem harmonischen Funktionsablauf bis zu ihren maximalen Kapazitäten gesteuert. Regelmäßiges körperliches Training beeinflußt morphologische, biochemische und funktionelle Eigenschaften der Muskelzellen und aller ihrem Stoffwechsel dienenden bzw. begrenzenden Organe und Funktionssysteme. Unter diesem Gesichtspunkt sind in Tabelle 1 in einem Schema nach *Åstrand* (5) die wichtigsten Merkmale der körperlichen Leistungsfähigkeit dargestellt.

Tab. 1. Faktoren der körperlichen Leistungsfähigkeit. Aus Åstrand (5).

Beanspruchung	Struktur	Biochemische Prozesse	Modifizierende Faktoren
1) Kraft	Muskel: a) Muskelzelle Kontraktile Elemente	Vorspannung-Kontraktion Stat.-dynam. Arbeit	Genetische Voraussetzungen, Geschlecht, Alter, Training - Überbelastung
2) Schnelligkeit motorische Einheit	Muskelfaserverteilung	anaerober Stoffwechsel: chemische Energie → mechan. Arbeit, enzymatische Reaktionen, Brennstoffe, Kompensationsmechanismen für Stoffwechselendprodukte	Ernährung
	b) Motorneuron: Synapsen, Endplatten	Erregungsausbreitung Membrandepolarisation Erregung und Hemmung von Agonisten - Antagonisten	Psychische Faktoren ZSN, Training
3) Flexibilität passiver und aktiver Bewegungsapparat	a) muskuläre Ausbildung b) Hebelverhältnisse c) Gelenksflächen, Knorpel, Bänder, Synovia, Kapsel		Training
4) Koordination Neuromuskulärer Apparat	afferente - efferente Bahnen, Sensorik	Nervenleitgeschwindigkeit Erregung und Hemmung von Agonisten - Antagonisten	Training, Übung, Erfahrung, psychische Faktoren, Medikamente
5) Ausdauer O$_2$-verwertende Organe	Muskelzelle, Muskelfaserverteilung, a-v-D. lokales Zellmilieu, Verschiebung der Dissoziationskurve	Stoffwechsel Brennstoffe, Speicherung aerob-anaerobe Energiebereitstellung, Enzymat.Reaktionen, Utilisations- und Kompensationsmechanismen von Stoffwechselendprodukten	Genetische Voraussetzungen Training, Höhe, Gesundheitszustand Nahrungsaufnahme, Speicherung, Rauchgewohnheiten Luftverschmutzung
O$_2$-transportierende Organe ("Serviceorgan")	a) Lungenatmung b) O$_2$-Bindunskapazität des Blutes (Hb, Blut-Volumen) c) HMV, (SV, Hf) Herzfunktion, Kontraktilität d) venöser Rückfluß negativer Thoraxdruck Blutumverteilung		Elektrolytverlust/Aufnahme Hitze
6) Siegeswille	ZNS Formatio-retikularis		Psychische Faktoren Motivation

Von den polyvalenten Faktoren des Komplexmerkmals Leistungsfähigkeit kommt besonders den endogenen Voraussetzungen, die in hohem Maße genetisch prädisponiert sind, eine wesentliche Bedeutung zur Erzielung eines planmäßigen Leistungszuwachses zu. Derzeit kann die Frage nach dem Prozentanteil genetischer Voraussetzungen zur Trainierbarkeit und Leistungssteigerung nicht genau beantwortet werden, da einerseits die Grundlagenforschung zu diesem Themenkomplex erst am Anfang steht, andererseits die bisherigen Untersuchungen, zweifellos auch methodisch bedingt, kontroversielle Ergebnisse erbrachten. Beispielsweise finden sich Angaben zwischen 10 und 77% des Ausgangswertes als Maß für die Trainierbarkeit der maximalen Sauerstoffaufnahme. Unabhängig von dem meist isoliert untersuchten und auch verschieden zu bemessenden genetischen Einfluß auf die motorischen Grundeigenschaften, wie z. B. Kraft, Schnelligkeit und Ausdauer kann mit Vorsicht der Schluß gezogen werden, daß genetisch bedingte Grenzen durch Training nicht überschritten werden können (4, 43), bzw. bestimmte Prädispositionen wie Muskelfaserverteilung, Blutgruppen, hormonelle Situation, neuromuskuläre Vorbedingungen („zum Sprinter geboren"), Bindegewebsfaktoren u. a. für eine spezifische Leistungsentwicklung unabdingbare Voraussetzungen sind. Eine weiterführende, methodisch einwandfreie Grundlagenforschung zu diesem diffizilen Themenkomplex scheint notwendig und sinnvoll zu sein, da im Sport der genetisch bedingte Anteil als Basis für die Leistungsentwicklung und Trainierbarkeit im Rahmen der Talentsuche und Leistungsprognose eine wesentliche Bedeutung hat.

Begrifflich von der Leistungsfähigkeit abzugrenzen ist der „Trainingszustand", der nach *Hollmann* (43) den momentanen Zustand von Leistungsvermögen und Leistungsbereitschaft für eine bestimmte Beanspruchung beschreibt. Dieser Begriff charakterisiert somit einen Zustand, der mittels Training als eine systematische Maßnahme zur Steigerung der körperlichen Leistungsfähigkeit durch funktionelle und/oder morphologische Anpassungserscheinungen erreicht wird. Hingegen bedeutet „Fitneß" nach *Hollmann* (43) eine bestimmte Tauglichkeit, ausgedrückt durch eine gute physische und/oder psychische Leistungsbereitschaft für eine spezielle Anforderung.

Von der theoretisch zur Verfügung stehenden maximalen Leistungsfähigkeit (Leistungskapazität) kann der Untrainierte einen Anteil von 65 bis 80%, der trainierte Leistungssportler von 90 bis 95% zur Erfüllung der Leistungsanforderung ausnützen (43). Der verbliebene Rest, der auch als autonom geschützte Reserve bezeichnet wird, kann zumeist nur in lebensbedrohlichen Situationen oder durch Medikamente (Doping) erschlossen werden.

Der willkürlich mobilisierbare Anteil der Leistungsfähigkeit (gewöhnliche Einsatzreserve) unterliegt zirkadianen Schwankungen mit Leistungshochs jeweils zwischen 7 und 11 Uhr vormittags bzw. 17 und 21 Uhr abends und Leistungstiefs zwischen 13 und 17 Uhr mittags bzw. 22 und 5 Uhr nachts. Diese tagesperiodischen Schwankungen der Leistungsbereitschaft basieren a priori auf gewissen endogenen Rhythmen (83), können aber durch Lebens- und Trainingsgewohnheiten in gewissen Grenzen variiert werden. So wurde beispielsweise in Untersuchungen von *van Damm* (23) die höchste Leistungsbereitschaft für ausdauertrainierte Sportler, gemessen an der Wattleistung bei 4 mmol/l Laktat, um 19 Uhr gefunden, zu einem Zeitpunkt also, bei dem die Haupttrainingszeiten der Untersuchten lagen. Nach Untersuchungen von *De Marees* (83) sind am frühen Abend Maxima sowohl für die Leistungsfähigkeit als auch die Trainierbarkeit gegeben, während am Morgen wohl ein Maximum der Leistungsfähigkeit, nicht aber eines der Trainierbarkeit besteht. Für eine zyklische Wechselwirkung zwischen Belastung und Erholung spricht unter anderem auch die Tatsache, daß zwar die maximale Leistungsfähigkeit, ausgedrückt durch die maximale Sauerstoffaufnahme, nachts etwas niedriger liegt, hingegen Kreislaufparameter im submaximalen Belastungsbereich ein Maximum an funktioneller Ökonomie verschiedener zentraler und peripherer autonomer Regulationen zeigen (19, 40, 41). Dieses nächtliche Maximum an Ökonomie wird allerdings durch ein Minimum an psychischer Leistungsbereitschaft vor einer inadäquaten Inanspruchnahme geschützt, um dadurch die Erholung und Regeneration des Organismus zu gewährleisten. Als Analogieschluß zum negativen Extrem einer willkürlichen Störung dieser Erholungsbedingungen durch Nacht- und Schichtarbeit kann folglich als positiv angenommen werden, daß ein über Jahre erfolgendes regelmäßiges Früh- und Abendtraining eine Steigerung der funktionellen Ökonomie im Wechselspiel zwischen Belastung und Erholung und damit eine Verbesserung der erwünschten Adaptation mit sich bringt.

Schwerer zu interpretieren sind chronobiologische Schwankungen der Leistungsfähigkeit bei länger dauernden Zyklen wie z. B. dem Menstruationszyklus. Zwar scheint es gesichert, daß der Menstruationszyklus durch ein zweimaliges vegetatives Umschaltphänomen mit einer leistungsgünstigen parasympathikotonen, trophotropen Follikelphase und einer sympathikotonen, ergotropen Lutealphase, in der eine ungünstigere Ausgangssituation für sportliche Leistungen besteht (40, 49, 56, 92, 99) gekennzeichnet ist, doch lassen Untersuchungen von *Martius* (zitiert in *Hildebrandt* [40]) und *Hildebrandt* (40) den Schluß zu, daß eine Beeinflussung verschiedener Leistungsvoraussetzungen auch von der individuellen Zyklusdauer entscheidend abhängt, so daß verschieden schwingende Teilsysteme die Phasenordnung determinieren.

Hinsichtlich der Bedeutung chronobiologischer Jahresschwankungen der Leistungsfähigkeit ist die Beurteilung vor allem im Leistungssport noch komplizierter, da Adaptationsreaktionen die biologischen Rhythmen beeinflussen können (40, 98). Bisherige Untersuchungen über die körperliche Leistungsfähigkeit und über die Trainierbarkeit der isometrischen Muskelkraft und der Ausdauer ergaben zwei Maxima, jeweils im Frühjahr (April bis Juni) und Spätherbst (September bis Oktober) und ein deutliches Minimum in den Wintermonaten.

Allerdings müssen auch für diese Jahresschwankungen Möglichkeiten einer endogenen und exogenen Beeinflussung angenommen werden, zumal auch klimatische Abhängigkeiten dahingehend bestehen, daß sowohl tages- als auch jahreszyklische Leistungsmaxima im warmen Klima auseinanderrücken, im kalten Klima zusammenrücken (99).

Im Gegensatz zu den dargelegten chronobiologischen Einflüssen auf die Leistungsfähigkeit und Leistungsbereitschaft, konnten im Rahmen methodisch exakter Untersuchungen keine Zusammenhänge dieser Art in Abhängigkeit von der in der „Biorhythmik" postulierten Periodik von 23 (körperlicher, männlicher), 28 (seelischer, weiblicher) und 33 Tagen (geistiger, intellektueller Rhythmus) nachgewiesen werden. In vielen sport- und arbeitsmedizinischen Untersuchungen (74, 77, 91, 101, 112, 113, 121) werden keine statistisch signifikanten Zusammenhänge zwischen den errechneten biorhythmischen Phasen und Rekordleistungen bzw. Arbeits- und Verkehrsunfällen gefunden. Neben diesen zahlreichen retrospektiven und daher nicht standardisierbaren Untersuchungen ergab auch eine Studie unter standardisierten Versuchsbedingungen (30), bei der spezifische Testleistungen für alle drei Rhythmen während der Plusphase mit Testleistungen während der Minusphase verglichen wurden, keinerlei signifikante Ergebnisse, die eine Annahme biorhythmischer Einflüsse auf die körperliche und geistige Leistungsfähigkeit, bzw. auf die Befindlichkeit der Probanden als gegeben erscheinen lassen.

Die vorliegenden Studien zur Theorie der „Biorhythmik" weisen darauf hin, daß für diese Periodik weder eine begründete theoretisch-biologische noch mathematische Fundierung besteht (113), die Verwendung der jeweiligen Rhythmenlage als „psychologischer Aufbau" sicher positive Placeboeffekte haben kann.

Zusammenfassend kann festgehalten werden, daß Leistungsfähigkeit und Leistungsbereitschaft chronobiologischen Schwankungen unterliegen, die, äußerst vielschichtig einander wechselseitig beeinflussend, noch viele Fragen offen lassen. Eine genauere Kenntnis dieser zyklisch-rhythmischen Vorgänge ist im Leistungssport für Athlet und Trainer zur Steuerung der Belastung und Erholung und zum Erzielen der Höchstleistung notwendig. Dabei muß streng individuell vorgegangen werden, wobei auch mögliche Interferenzen mehrerer biologischer Langzeitrhythmen Beachtung finden müssen. Schließlich sollten tages- und jahreszyklische Schwankungen auch bei der Beurteilung von Leistungs- und Funktionsprüfungen berücksichtigt werden (23, 124).

Energetische Grundlagen der Leistungsfähigkeit

Die Energiebereitstellung für die Muskelkontraktion wird durch Stoffwechselvorgänge in der Muskulatur gewährleistet. Diese Stoffwechselvorgänge können anaerob (ohne Sauerstoff) und aerob (mit Sauerstoff) ablaufen. Der anaerobe Stoffwechsel, der für kürzerdauernde, dynamische Beanspruchungen hoher Intensität sowie für statische Beanspruchungen benötigt wird, läuft im Plasma der Muskelzelle ab und wird deshalb auch als „zytoplasmatischer oder extramitochondrialer Metabolismus" bezeichnet. Die Mitochondrien hingegen sind Sitz der aeroben Stoffwechselprozesse („intramitochondrialer Metabolismus), die vor allem bei länger dauernden dynamischen Beanspruchungen großer Muskelgruppen bis zur Dauerleistungsgrenze für den Hauptteil der Energiebereitstellung verantwortlich sind (Abb. 1).

Für den Kontraktionsvorgang, der grob vereinfacht vom Eintreffen der Erregung an der motorischen Nervenendplatte – mittels Freisetzung von Azetylcholin, Membrandepolarisation, Freisetzung von Kalziumionen, Aktivierung von Myosin – ATPase, ATP-Spaltung, Myosin-Aktin-Koppelung – bis zur Kontraktion abläuft, hat das ATP von energetischer Seite eine zentrale Stellung, da bei der hydrolytischen Abspaltung des endständigen Phosphatrestes aus den energiereichen Bindungen „freie Energie" zur Reaktion der kontraktilen Proteine entsteht.

ATP: Adenin – Ribose – (P)~(P)~(P)
   energiereiche Bindungen

Der zentralen Stellung von ATP als Energiespeicher- und Überträgersubstanz sind alle anderen Mechanismen der Energiebereitstellung zu dessen Resynthese untergeordnet, um eine der jeweiligen äußeren Beanspruchung entsprechende ATP-Konzentration zu gewährleisten. Die in Tabelle 2 dargestellten Mechanismen der anaeroben und aeroben Energiebereitstellung bewirken, daß bei einer Belastung bis zu 60% der maximalen Sauerstoffaufnahme der ATP-Gehalt der Muskelzelle konstant bleibt, und auch bei höher intensiven und maximalen Belastungen nicht unter 40% absinkt (siehe auch Kapitel: Muskulatur, Atmung).

Tab. 2. Möglichkeiten der Energiebereitstellung und Abbauwege in der Muskelzelle.

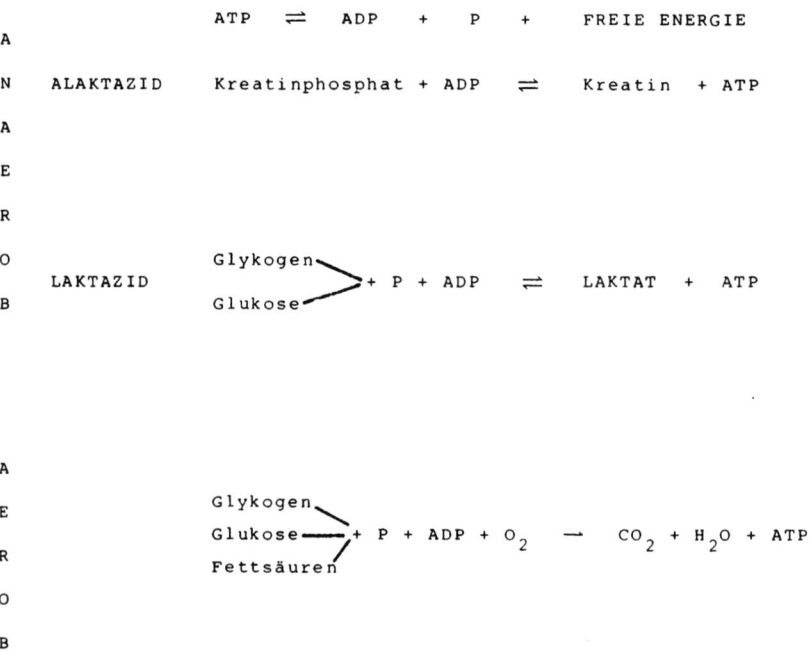

Bezogen auf die Anteilhaftigkeit der einzelnen energieliefernden Prozesse ist deren mögliche zeitliche Verfügbarkeit in Abbildung 2 der Inanspruchnahme gegenübergestellt (61). Daraus ist zu ersehen, daß bei kurzdauernden hochintensiven Belastungen die anaerobe alaktazide und laktazide Energiebereitstellung im Vordergrund steht, die durch sofortige Verfügbarkeit und hohe energetische Flußraten (Energie-Prozent-Einheit), andererseits durch eine begrenzte Menge gekennzeichnet ist (siehe auch Zusammenstellung im Kapitel „Muskulatur").

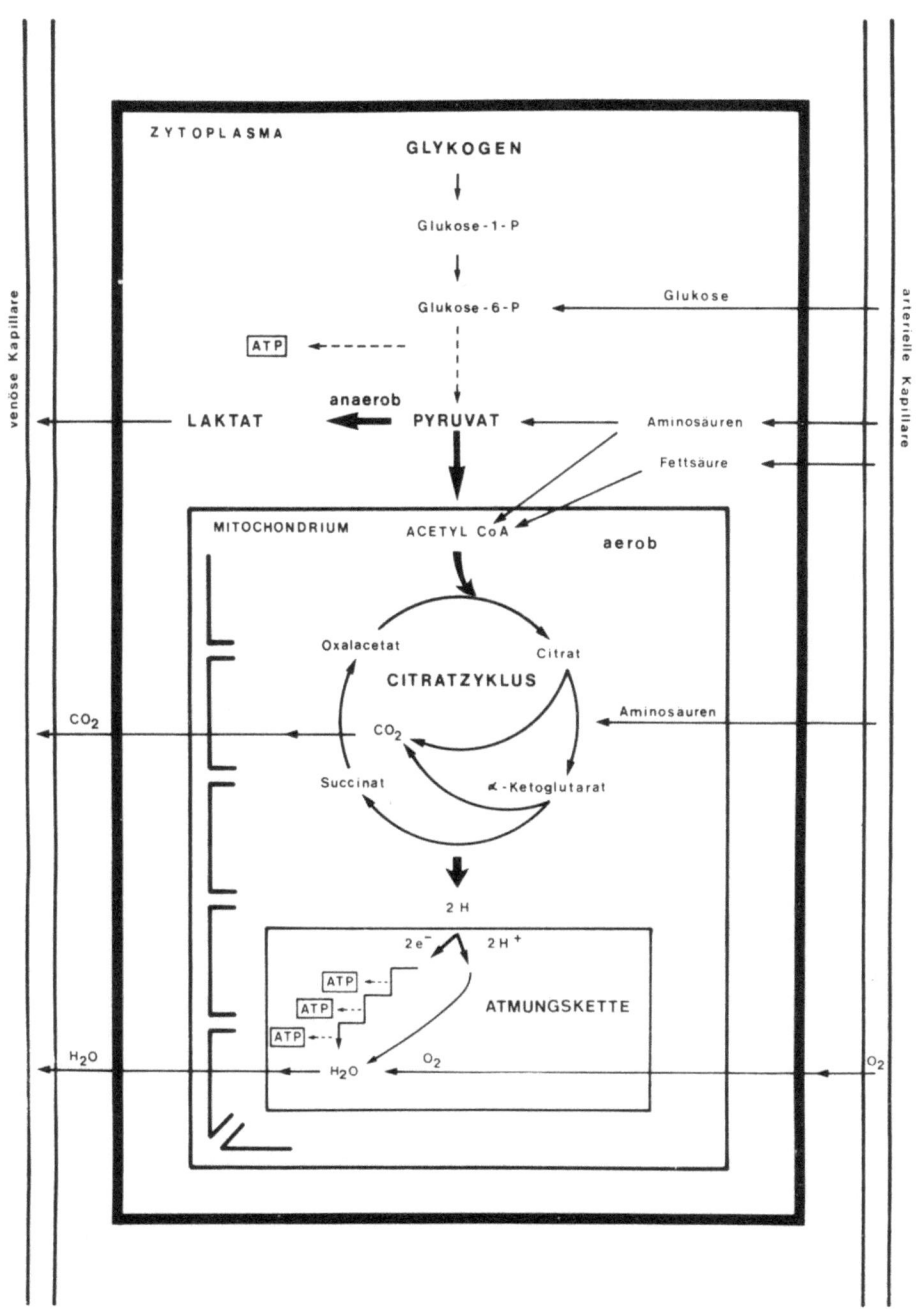

Abb. 1. Schematische Darstellung der aeroben und anaeroben Energiebereitstellung in der Muskelzelle.

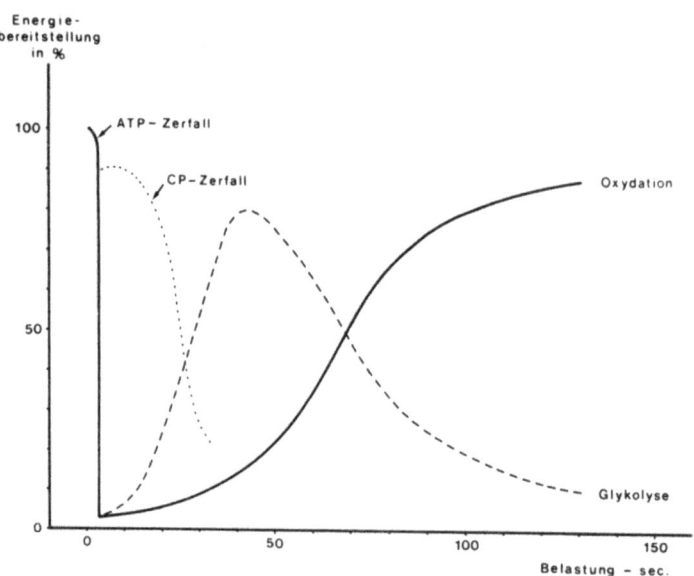

Abb. 2. Anteil der energieliefernden Porzesse an der Energiebereitstellung bei körperlichen Belastungen unterschiedlicher Dauer. Aus *Keul* (65).

Hingegen dominiert bei längerdauernden Belastungen der aerobe Stoffwechsel, der zwar infolge der O_2-transport- und diffusionsverzögerten Einstellung langsamer verfügbar, jedoch von Seiten der Gesamtmenge der energetischen Substrate (Glykogen, Fettsäure) und der (relativ niedrigeren) möglichen Flußrate über längere Zeit eine konstante Belastungshöhe gewährleistet.

Durch die in Abbildung 2 überschneidenden Kurven ist ferner angedeutet, daß für die meisten physischen Beanspruchungsformen nie ein energieliefernder Prozeß allein, sondern nur dominierend zusammen mit den anderen Möglichkeiten der Energiebereitstellung verantwortlich ist. Beispielsweise konnte von *Mader* (82) anhand gemessener Laktatkonzentrationen und simultaner Berechnungen der dynamischen Änderungen von Phosphorylierungszustand, Glykolyse, Atmung sowie Laktatakkumulation und -elimination beim 100-m-Sprint die quantitative Anteilhaftigkeit der Glykolyse während der Belastung und in der Erholung zur Rephosphorylierung des Kreatinphosphats nachgewiesen werden.

Für die sportartspezifische Leistungsdiagnostik sind von Seiten der energieliefernden Prozesse folgende leistungslimitierende Kriterien maßgeblich (5, 9, 43, 61, 65):

1. *Die anaerobe Kapazität* beinhaltet den Energieumsatz ohne unmittelbaren Sauerstoffverbrauch auf Grund *alaktazider* (energiereiche Phosphate der Muskelzelle) und *laktazider* Mechanismen (Abbau von Muskelglykogen bzw. Glucose).

2. *Die aerobe Kapazität* beinhaltet den Energieumsatz unter Sauerstoffverbrauch. Dabei drückt die *Sauerstoffaufnahme im Verlauf des aerob-anaeroben Überganges* den aeroben Energieumsatz an den jeweiligen Dauerleistungsgrenze, die *maximale Sauerstoffaufnahme* den aeroben Energieumsatz bei Ausbelastung aus.

Während Testverfahren zur quantitativen Diagnostik der einzelnen energieliefernden Prozesse sowie dazugehörige Normwertskalen im Kapitel über Leistungsdiagnostik beschrieben werden, soll im folgenden das alters- und geschlechtsabhängige sowie umweltbeeinflußte Verhalten leistungsdiagnostischer Kriterien bezogen auf die motorischen Grundeigenschaften dargestellt werden.

Koordination

Unter Koordination versteht man das Zusammenwirken von zentralem Nervensystem und Skelettmuskulatur zur Ausführung eines gezielten Bewegungsablaufes (43). Die oft verwendeten Ausdrücke „Geschicklichkeit" und „Gewandtheit" beziehen sich auf koordinative Fertigkeiten bei der Bewegung einzelner Teile des Bewegungsapparates bzw. auf die Komplexmotorik des Gesamtorganismus. Während im Arbeitsprozeß die „Geschicklichkeit" auch feinmotorische Beanspruchungen mit oder an Geräten miteinschließt, spricht man im Sport bei motorischen Beanspruchungen mit Geräten (Hammer, Kugel, Speer usw.) auch von „Technik". Für jede motorische Beanspruchung im Arbeitsprozeß, Freizeit oder Sportausübung sind der jeweiligen Aufgabenstellung entsprechende koordinative Fertigkeiten notwendig, um die gestellten Aufgaben sicher, präzise und ökonomisch, also mit dem jeweiligen minimalen Energieaufwand ausführen zu können. Sichere, präzise und ökonomische Bewegungen bedingen schließlich auch noch einen geringeren Ermüdungsgrad und verminderte Verletzungsgefahr. Als oft gesehenes Beispiel einer Koordinationsverbesserung sei die Laufbelastung am Laufbandergometer erwähnt, bei der laufungewohnte Testpersonen nach wiederholtem Üben einen deutlich geringeren Energieaufwand (8 bis 14%, gemessen an der Sauerstoffaufnahme) auf submaximalen Belastungsstufen aufweisen können.

Unter Berücksichtigung der herrschenden physikalischen Voraussetzungen hängt die Qualität der Koordination entscheidend von den neuromuskulären Funktionen und dem Adaptationszustand des Vestibularapparates ab (43). Die neuromuskulären Funktionsprozesse sind die Grundlage der intramuskulären und intermuskulären Koordination (43), die das Verhalten der agonistisch-antagonistisch tätigen Muskulatur für einen speziellen Bewegungsablauf prägt.

Nach *Hollmann* (43) beruht die Verbesserung der Koordination vermutlich auf einer Bahnung des entsprechenden spezifischen Bewegungsmusters. Dabei ist mitentscheidend, daß bewußte, über die Großhirnrinde ablaufende Vorgänge zu unbewußten, über untergeordnete Hirnzentren geschalteten Automatismen werden. Zusammen mit dieser Automatisierung treten Adaptationserscheinungen der motorischen Vorderhornzellen und im Rahmen synaptischer Erregungsübertragung sensorischer Reaktionen, wie z. B. der experimentell nachgewiesenen Vestibularisreaktion auf (9, 43).

Diese Adaptationserscheinungen gestatten es dem Athleten im Sport, Reaktionsfähigkeit, Orientierungsfähigkeit, Gleichgewichtsfähigkeit, Kopplungsfähigkeit, Differenzierungsfähigkeit und Umstellungsfähigkeit (35) so einzusetzen, daß vorsehbare motorische Aktivitäten optimal bewältigt, bzw. neue motorische Anforderungen schnell analysiert und erlernt werden können.

Für nicht speziell geübte Bewegungsabläufe dürfte das koordinative Optimum bei männlichen und weiblichen Personen zwischen dem 17. und 20. Lebensjahr liegen und bis zum 25. bis 30. Lebensjahr konstant bleiben (43). Ein geringer bzw. je nach Inanspruchnahme kaum merkbarer Abfall ist etwa bis zum 40. Lebensjahr zu beobachten. Bis zum 70. Lebensjahr vermindert sich dann die Geschicklichkeit um etwa 30%, wobei Frauen an sich eine etwas verzögertere Abnahme aufweisen. Während bis etwa zum 17. Lebensjahr keine geschlechtsspezifischen Unterschiede vorliegen dürfen, wird in den meisten Untersuchungen ab diesem Zeitpunkt eine um 5 bis 10%, im Einzelfall bis 15,6% bessere Geschicklichkeit der Frau gegenüber der des Mannes angegeben, die auch während des Altersabfalles relativ unverändert erhalten bleibt bzw. sich zu Gunsten der Frauen ändert. Allerdings sind vergleichende Untersuchungen zu dieser Fragestellung sehr schwierig, da einerseits der Einfluß der täglichen Berufsarbeit und andererseits der anteilhafte, den Mann begünstigende Krafteinsatz an einer koordinativen Beanspruchung berücksichtigt werden müssen. Hingegen konnten in vielen Untersuchungen keine geschlechtsspezifischen Unterschiede in der Übbarkeit der Geschicklichkeit gefunden werden.

Ein frühzeitiger Beginn spezifischer Übungen zur Koordinationsverbesserung, wie er z. B. in der Akrobatik oder in verschiedenen Sportarten (Turnen, Eiskunstlauf, Tennis, Skilauf u. a.) notwendig ist, beschleunigt die Entwicklungsphase zum Erreichen eines koordinativen Optimums. Je komplizierter Bewegungsabläufe sind, desto früher sollte mit der Koordinationsschulung begonnen werden. Für jede spezifische Koordinationsschulung ist allerdings eine allgemeine Koordinationsschulung sowie eine breitbasige Entwicklung aller motorischen Eigenschaften eine wesentliche Voraussetzung. Nach Angaben von *Hollmann* (43) dürfte die größte Koordinationsverbesserung in der vorpuberalen Phase etwa zwischen dem 7 und 10. Lebensjahr liegen, da in dieser Zeit sowohl eine schnellere Reifung des Zentralnervensystems als auch eine entscheidende Funktionsverbesserung akustischer und optischer Analysierfähigkeiten und der Informationsverarbeitung (128) zu beobachten sind.

Frühzeitig geschulte koordinativ schwierigere Bewegungsabläufe können als motorisch-dynamische Stereotypen lange in optimaler Qualität erhalten bleiben, wenn sie regelmäßig weiter geübt werden und immer wieder auf die Korrektheit der Ausübung geachtet wird. Dafür sprechen viele herausragende Leistungen im Bereich der Akrobatik und auch in verschiedenen Sportarten. Je nach qualitativer und quantitativer Mitbeteiligung anderer motorischer Beanspruchungsformen kommt es jedoch ab dem 40. bis 50. Lebensjahr zu einem deutlichen Abfall koordinativer Fähigkeiten, zumal auch die Involution der neuromuskulären Einheit eine abnehmende Sicherheit an Informationsverarbeitung, Konzentration und Reaktionsvermögen mit sich bringt (110).

Flexibilität

Flexibilität oder Gelenkigkeit bedeutet den willkürlich möglichen Bewegungsbereich in einem oder in mehreren Gelenken (43) und beschreibt dadurch die Größe der aktiven oder der unter dem Einfluß äußerer Kräfte zustandekommenden passiven Schwingungsamplitude (35). Die Flexibilität ist eine morphologisch-funktionelle Eigenschaft des Bewegungs- und Stützapparates und wird durch die anatomischen

Voraussetzungen der jeweiligen Gelenksstrukturen, der Dehnungsfähigkeit von Gelenkkapseln, Bänder und Sehnen, der Dehnungsfähigkeit der Muskelantagonisten sowie von der Kraft der Agonisten und vom Umfang der Muskelmasse begrenzt.

Die Flexibilität zeigt in fast allen Altersstufen Vorteile zugunsten des weiblichen Geschlechts. So bestehen nicht nur in fast allen Entwicklungsphasen bei Mädchen gegenüber Knaben größere Schwingungsamplituden als Maß der Beweglichkeit, sondern auch bei Frauen gegenüber Männern. Zusätzlich ist die altersbedingte Reduzierung der Flexibilität bei Männern stärker ausgeprägt als bei Frauen.

Die Ursache für die erhöhte Beweglichkeit der Frauen dürfte vor allem in hormonellen Unterschieden zu suchen sein, die eine höhere Elastizität und Dehnungsfähigkeit von Kapsel-, Band-, Sehnenapparat und Muskulatur bewirken. Dafür spricht auch die hormonell bedingte größere Beweglichkeit in den Sakroiliakalgelenken während der Schwangerschaft oder bei länger dauernder Einnahme gewisser Kontrazeptiva (88, 128).

Andererseits dürfte auch der verringerte Muskelmassenanteil zu einer vermehrten Gelenkigkeit beitragen, da die Dehnungsfähigkeit auf Grund der etwas geringeren Gewebsdichte (durch den erhöhten Fettanteil gegenüber dem Muskelanteil) vergrößert ist.

Die Beweglichkeit für nicht speziell geübte Bewegungsabläufe ist jene motorische Hauptbeanspruchungsform, die mit den schon erwähnten geschlechtsspezifischen Vorteilen der Frauen für die meisten Lokalisationen bereits an der Grenze vom kindlichen zum jugendlichen Alter ihren Maximalwert erreicht (43). Dies wird in Abbildung 3 und 4 an Hand einiger Ergebnisse von *Merni* (88) dargestellt, wobei in dieser Untersuchung nicht nur die größere Abnahme der Beweglichkeit für Knaben mit zunehmendem Lebensalter, sondern auch vereinzelt noch eine postpuberale Beweglichkeitszunahme für Mädchen beobachtet wurde. Jenseits des 3. Lebensjahrzehnts beginnt schließlich ein deutlicher alters- und übungsverlustbedingter Abfall der Gelenkigkeit, der hauptsächlich durch eine Verminderung der Zellzahl, einem Mukopolysaccharid- und Wasserverlust und einer Abnahme der elastischen Fasern in Sehnen, Bändern und Faszien verursacht ist (22). Diese Veränderungen bewirken, daß mit zunehmendem Alter der Dehnungswiderstand zunimmt und somit die Beweglichkeit eine Verminderung erfährt. Regelmäßiges Flexibilitätstraining kann die altersbedingte Abnahme der in der Jugend erworbenen Beweglichkeitsbereiche bis etwa zum 40. bis 50. Lebensjahr etwas hintanhalten (z. B. Schlangenmenschen), jedoch nicht gänzlich verhindern. Lokale Überbeweglichkeiten können allerdings auch bis ins hohe Lebensalter erhalten bleiben, wenn sie als Teile der Lebensgewohnheiten täglich über Stunden immer wieder in Anspruch genommen werden (z. B. Joga).

Im Leistungs- und Hochleistungssport sind lokale Überbeweglichkeiten zusammen mit einer spezifisch geschulten Koordination und Technik je nach Anforderungskriterien der einzelnen Sportarten (Kunstturnen, Wettkampf, Gymnastik, Ballett, Eiskunstlauf, Wasserspringen, Hürdenlauf u. a.) Voraussetzung für überdurchschnittliche Leistungen. Da der prozentuell größte Zuwachs an Beweglichkeit im Kindes- und Jugendalter zu erreichen ist (43), muß frühzeitig mit den adäquaten Trainingsmethoden, nämlich aktiven und passiven Dehnungsübungen, begonnen werden (siehe auch Trainingslehre).

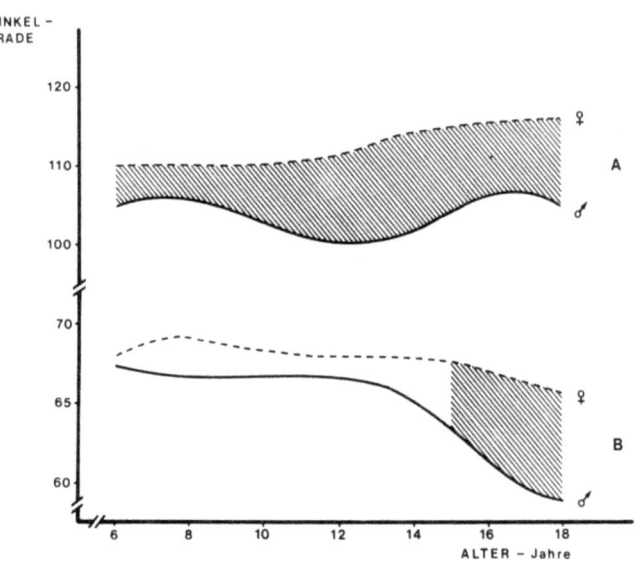

Abb. 3. Verhalten der Flexibilität, dargestellt an Hand des Rumpfbeugewinkels vorwärts (A) und rückwärts (B) bei Knaben und Mädchen im Alter zwischen 6 und 18 Jahren. Die schraffierten Flächen weisen auf statistisch signifikante Unterschiede (p < 0,05) hin. Aus *Merni* (88).

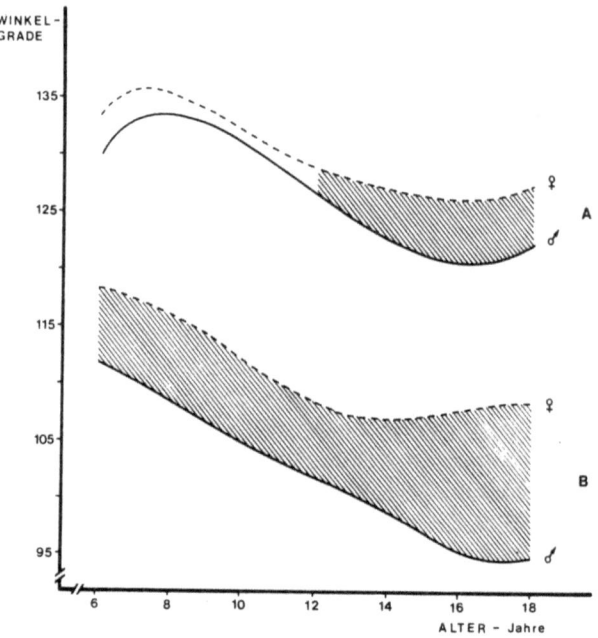

Abb. 4. Verhalten der Flexibilität des rechten Hüftgelenkes von Knaben und Mädchen bei Flexion (A) sowie der Flexibilität der Hüften bei Abduktion im Sitzen (B) bei Knaben und Mädchen im Alter zwischen 6 und 18 Jahren. Aus *Merni* (88)

Dies wird bei Kindern von Artistenfamilien im Rahmen eines mehrstündigen Übungsprogrammes vielfach schon zwischen dem 3. bis 5. Lebensjahr, in Sportarten wie Leistungsturnen, Ballett, Eiskunstlauf, Wasserspringen u. a. etwa ab dem 5. bis 8. Lebensjahr durchgeführt. Nach Ansicht von *Sermejew* (114) liegt das optimale Alter zum Erreichen der größtmöglichen Flexibilität (vor allem der Wirbelsäule, des Schultergürtels und Hüftgelenks) für Knaben zwischen dem 11. und 14. Lebensjahr, für Mädchen etwa 2 bis 3 Jahre früher. Speziell im Leistungsturnen ergibt sich ein sehr enger Zusammenhang zwischen dem Trainingsalter der Mädchen und der Zunahme der Beweglichkeit bezogen auf das Becken und die Gesamtbeweglichkeit (Inklination und Reklination) der Lendenwirbelsäule. Die größte Abhängigkeit vom Trainingsalter zeigt die Lordosierungsfähigkeit im Bereich der Lendenwirbelsäule und die vermehrte Beckenkippung (18).

Im Hochleistungssport, speziell im Leistungsturnen, wird die Beweglichkeit einzelner Gelenke bzw. Gelenksysteme bis an und über die Grenze des physiologischen Bereichs beansprucht. Die jahrelang erfolgenden mehrstündigen Flexibilitätsbeanspruchungen bewirken, daß vor allem der Bandapparat der Wirbelsäule deutlich überdehnt und damit gelockert wird, so daß in vielen Fällen schwerwiegende degenerative Schädigungen der Wirbelsäule im späteren Lebensalter auftreten können, die sich nach Ansicht von *Hollmann* (43) vermutlich negativer auswirken als die Gefahren eines sachgemäß durchgeführten Krafttrainings.

Für Leistungstraining ungeeignet sind in jedem Fall Kinder und Jugendliche mit einer, auf einer allgemeinen Bindegewebsschwäche beruhenden, generalisierten Hypermobilität, sowie mit einer angeborenen oder erworbenen, habituellen Luxationsneigung. Zwar kann bei erworbenen und habituellen Luxationen in vielen Fällen durch operative Eingriffe eine Sportfähigkeit erzielt werden, die zwar für breitensportliche Aktivitäten ausreicht, jedoch eine Kontraindikation für leistungssportliche Ausübung in Kampf-, Technik- oder Kraftsportarten darstellt. Da durch ein Krafttraining Bindegewebsschwächen nur begrenzt kompensiert werden können, sind bei diesen Personengruppen a priori kaum Höchstleistungen, jedoch eine erhöhte Verletzungsanfälligkeit zu erwarten.

Beanspruchungen auf Flexibilität im Training und Wettkampf sind in hohem Maße von der Außentemperatur, der Tageszeit, dem Aufwärmen und der Ermüdung abhängig. An Hand vieler Untersuchungen konnte gezeigt werden, daß die Beweglichkeit besonders bei niedrigen Außentemperaturen, aber auch ohne richtiges Aufwärmprogramm deutlich reduziert ist. Je nach Außentemperatur und gefordertem Beanspruchungsniveau muß daher in der Trainings- und Wettkampfvorbereitung ein richtiges Verhältnis von aktiven und passiven Aufwärmmaßnahmen gefunden werden. Das Erreichen der Optimaltemperatur erniedrigt die Muskelviskosität, erhöht dadurch die Elastizität und Dehnungsfähigkeit des Muskels, der Sehnen und Bänder, wodurch die mechanische Belastbarkeit erhöht und allfälligen Verletzungen vorgebeugt wird.

Eine deutliche Reduzierung der Beweglichkeit kann auch bei psychischer und/ oder physischer Ermüdung beobachtet werden, wobei die Ursachen dafür in der „Sollwertverstellung" der Muskelspindelempfindlichkeit (128) und in der Anhäufung von Stoffwechselmetaboliten bzw. im Fehlen energiereicher Substrate gelegen sind.

Schließlich zeigt sich eine bemerkenswerte Abhängigkeit des Beweglichkeitsausmaßes von der Tageszeit. Die besten Voraussetzungen für ein Beweglichkeitstraining sind am späten Vormittag bis Mittag und am Abend gegeben, während am frühen Morgen die Beweglichkeit wesentlich schlechter ist, da die Empfindlichkeitsschwelle der Muskelspindeln (siehe auch Kapitel Muskulatur), genauso wie bei muskulärer Ermüdung nach langer Belastung, erhöht ist (128). Ein besonders langes und intensives, individuell dosiertes Aufwärmen kann in gewissen Grenzen kompensatorisch wirken.

Kraft

Die physikalisch als Masse mal Beschleunigung definierte Kraft wird auf Grund ihrer vielfältigen Manifestationsformen im physiologisch-biologischen Bereich mit unterschiedlichen Begriffen festgelegt, auf die im Kapitel der Trainingslehre näher eingegangen wird.

Die 3 Hauptformen der Kraft, die Maximalkraft, die Schnellkraft und die Kraftausdauer treten in den verschiedenen Sportdisziplinen nie in ihrer abstrakten Reinform (128), sondern stets in einer komplexen Kombination zusammen mit den anderen motorischen Grundeigenschaften auf (Abb. 5).

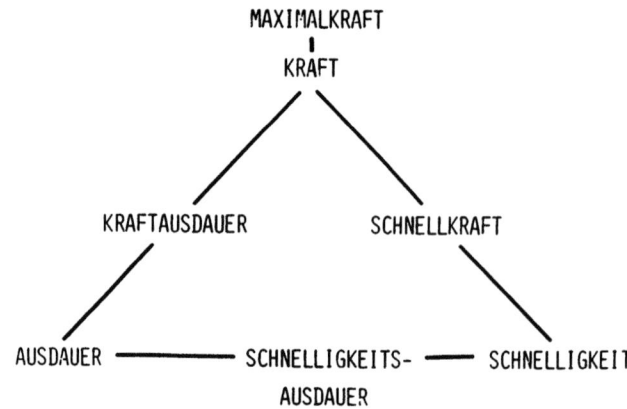

Abb. 5. Wechselbeziehungen zwischen Kraft, Schnelligkeit und Ausdauer.

Als *Maximalkraft* wird jene höchste Kraft bezeichnet, die von der dazu notwendigen funktionellen Einheit (Nerv-Muskel-System) bei willkürlicher Kontraktion gegen einen unüberwindlichen Widerstand (statische Maximalkraft) bzw. innerhalb eines Bewegungsablaufes (dynamische Maximalkraft) ausgeübt werden kann.

Die *Schnellkraft* kennzeichnet die Fähigkeit der funktionellen Einheit Nerv-Muskel-System, Widerstände mit höchstmöglicher Kontraktionsgeschwindigkeit überwinden zu können.

Die *Kraftausdauer* wird als die Ermüdungswiderstandsfähigkeit des Organismus bei langdauernden Kraftleistungen definiert.

Kraft und Schnelligkeit beeinflussen einander wechselseitig insofern, als daß die Schnelligkeit einer Bewegung eine Funktion der Maximalkraft darstellt. Die Maximalkraft bestimmt außerdem auch die Kraftausdauer, da die Fähigkeit, gegen hohe Widerstände eine größere Zahl an Wiederholungen leisten zu können, auch von der Maximalkraft abhängt. Die Zunahme der Kraft und das Erhalten der Beweglichkeit schließen einander solange nicht aus, so lange die hypertrophierte Muskulatur den Beweglichkeitsspielraum eines Gelenkes mechanisch nicht beeinträchtigt. Auch Kraft und Koordination schließen einander nicht aus, wie z. B. das Geräteturnen zeigt, da hier neben der disziplinspezifischen Koordinationsschulung ein hoher Anteil der Kraftentwicklung durch dynamisches, den Bewegungsstereotypen entsprechendes Krafttraining erzielt wird. Bei extrem hypertrophierter Muskulatur und hohen Anteilen an statischem Maximalkrafttraining kann allerdings eine Störung feinkoordinativer Bewegungen gegeben sein (z. B. Bodybuilding).

Physiologische Grundlagen der Kraftentwicklung

Die Kraft der Muskelkontraktion bezogen auf die Größe und Art ihrer Entwicklung ist von folgenden Eigenschaften bestimmt (43):
Muskelquerschnitt
Muskelfaserzusammensetzung
Anzahl der eingesetzten motorischen Einheiten
Impulsfrequenz innerhalb der einzelnen motorischen Einheiten
Energiebereitstellung
Ausgangslänge der Muskelfaser
Arbeitswinkel (Einzelheiten siehe Kapitel Muskel, Muskelstoffwechsel und Neurophysiologie).

Daraus lassen sich nach *Hollmann* (43) folgende leistungsbegrenzende Faktoren für die statische und dynamische Kraft ableiten:

Statische Kraft:	*Dynamische Kraft:*
1. Muskelfaserquerschnitt	1. statische Kraft
2. Muskelfaserzahl	2. zu bewegende Masse
3. Struktur	3. Kontraktionsgeschwindigkeit der Muskulatur
4. Muskelfaserlänge und Zugwinkel	4. Koordination
5. Koordination	5. anthropometrische Merkmale und physikalische Gesetze
6. Motivation	6. Muskelvordehnung.

Einer der wichtigsten leistungsbegrenzenden Faktoren der statischen Kraft ist der Muskelfaserquerschnitt. In Untersuchungen von *Ikai* und *Fukunaga* (50), wurde eine lineare Beziehung zwischen der maximalen statischen Kraft und dem Muskelquerschnitt gefunden. Dabei betrug der Mittelwert der statischen Kraft pro Muskelquerschnitt $6,7 \pm 1,0$ kg/cm^2 beim Mann und $6,3 \pm 0,9$ kg/cm^2 bei der Frau. Diese Angaben ohne signifikante geschlechtsspezifische Unterschiede gelten nur dann, wenn sie auf das tatsächliche Muskelgewebe (Muskelfasern) bezogen werden. Wird hingegen bei der Querschnittsmessung auch das interstitielle Binde- und Fettgewebe miterfaßt, ergeben sich signifikante Unterschiede in der statischen Kraft zwischen Mann und Frau, wie sie in Abbildung 6 am Beispiel des Oberarmquerschnitts und in Abbildung 7 als prozentuelle Differenzen wichtiger Muskelgruppen in einer Zusammenstellung nach *Hollmann* (43) dargestellt sind.

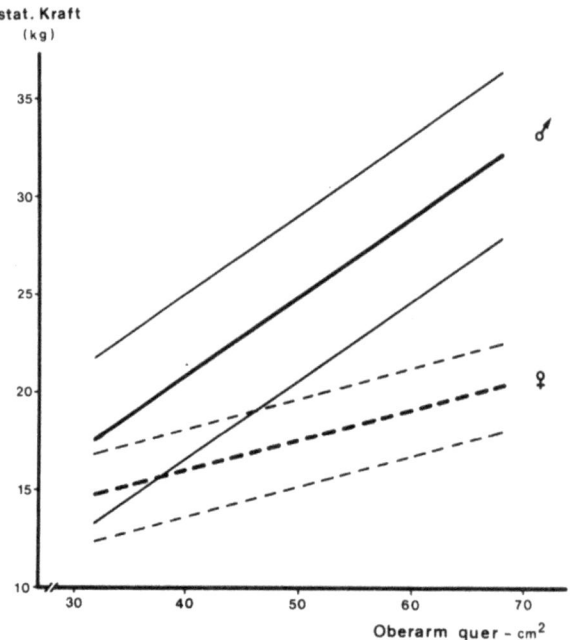

Abb. 6. Schematische Darstellung der maximalen statischen Kraft der Muskulatur in Abhängigkeit des jeweiligen Oberarmquerschnitts bei männlichen und weiblichen erwachsenen Normalpersonen. Aus *Ikai* (50).

Die Ursache der geschlechtsspezifischen Kraftunterschiede liegt in dem eiweißanabolen männlichen Geschlechtshormon Testosteron, das unter anderem einen höheren Muskelanteil am Gesamtkörpergewicht (40 bis 45 und sogar 50% beim Mann gegenüber 25 bis 35% bei der Frau) und somit eine günstigere Last-Kraft-Relation bewirkt. Die geringere eiweißanabole Wirkung bei der Frau zeigt sich daher auch in dem geringeren Muskelquerschnitt (etwa 75% des Mannes) sowie in dem prozentuell etwa doppelt so hohen Fettgewebsanteil.

Ein adäquates Krafttraining (oberhalb 30% der maximalen statischen Kraft) bewirkt bei der Skelettmuskulatur eine Kraftzunahme, die schließlich im Hochleistungstraining die Gewichtszunahme des Muskels deutlich übersteigen kann. Kraftzuwachs und Dickenzunahme kommen hauptsächlich durch Verdickung der Muskelfasern mit Vermehrung der Myofibrillen (Hypertrophie) zustande (43). Analog zur Mitochondrienvergrößerung und -vermehrung zusammen mit einer Zunahme

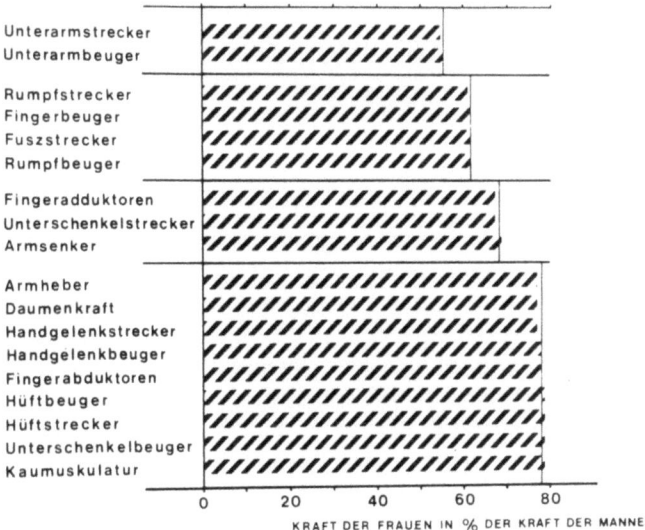

Abb. 7. Vergleichende Gegenüberstellung der Kraft verschiedener Muskelgruppen bei Frauen in Prozent der Kraft bei Männern (= 100%). Aus *Hollmann* (43).

der Enzymaktivität beim Ausdauertraining bewirkt die überschwellige Kraftbeanspruchung des Muskels scheinbar eine Aktivierung der DNS- und RNS-Synthese im Sinne einer Muskelzellhypertrophie. Ob beim Menschen auch eine Zellvermehrung der Muskelfasern (Hyperplasie) eintritt, ist derzeit nicht geklärt, obwohl tierexperimentell solche Befunde erhoben wurden.

Die trainingsbedingte Kraftzunahme wird weiters durch eine Verbesserung der intramuskulären Innervation und Koordination erzielt. Dies drückt sich in einer Erhöhung der elektrischen Erregbarkeit (Zunahme der Erregungsleitungsgeschwindigkeit) und auch in der Zahl der Impulsfrequenzen zur Zeiteinheit aus. Dadurch kommt es vor allem in der ersten Phase des Krafttrainings zu einer erhöhten intramuskulären Innervation, d. h. es können mehr Muskelfasern willkürlich maximal kontrahiert werden. Diese verbesserte intramuskuläre Koordination bewirkt einen Kraftzuwachs ohne Vergrößerung von Muskelfaser- und Gesamtmuskelquerschnitt. Verbesserte intramuskuläre Koordination bedeutet gleichzeitig auch intramuskuläre Ökonomisierung, da bei submaximalen Belastungen nur die jeweils optimale Anzahl motorischer Einheiten herangezogen wird.

Erst im weiteren Verlauf des Krafttrainings folgt die Muskelfaserhypertrophie mit einem Ansteigen der Kraft durch die Zunahme der kontraktilen Proteine.

Schließlich ist ein trainingsbedingter Kraftzuwachs noch von der Struktur des Muskels in physikalischer (Verhältnis von physiologischem und anatomischem Muskelquerschnitt) und biochemischer Hinsicht (Muskelfaserzusammensetzung, Kreatinphosphat- und Glykogenspeicher) abhängig. Ansich besteht beim Skelettmuskel ein hoher Zusammenhang zwischen dem prozentuellen Flächenanteil von FT-Fasern und seiner maximalen Schnellkraft. Bei einem Krafttraining mit schneller

Bewegungsausführung gegen hohe Widerstände kommt es vor allem zu einer Hypertrophie der FT-Fasern, die nach Angaben von *Gollnick* (31) einen um 60% größeren mittleren Durchmesser als ST-Fasern erreichen können. Letztere hypertrophieren vor allem bei trainingswirksamen langen statischen Belastungen oder bei dynamisch negativer Arbeit und langsamen Bewegungen. Von Seiten biochemischer Veränderungen vergrößert das Krafttraining vor allem den Kreatinphosphat- und ATP-Gehalt und bewirkt eine Aktivitätserhöhung der zugehörigen Enzyme (53, 54, 108).

Muskelkraft, Körpermasse und zu bewegende Masse beeinflussen einander bei der dynamischen Kraftentwicklung. In Sportarten, in denen der eigene Körper bewegt werden muß (Turnen, Sprung u. a.), ist die relative Kraft als Quotient der absoluten Kraft und der Körpermasse maßgeblich. Hingegen ist die absolute höchstmögliche Kraft in Sportarten entscheidend, bei denen große äußere Widerstände überwunden werden müssen (Schwerathletik, Wurfdisziplinen).

Ein wesentlicher leistungsbegrenzender Faktor zur Kraftentfaltung ist schließlich die Motivation. Die Mobilisationsschwelle als Grenze zur autonom geschützten Reserve (65 bis 95% der absoluten Leistungsfähigkeit) kann einerseits durch entsprechendes körperliches Training, andererseits durch Motivationsbedingungen (Ausschaltung hemmender Reflexe, Rivalität, Imponieren u. a.) nach oben verschoben werden. Die dadurch erhöhte Zahl an gleichzeitig innervierten motorischen Einheiten kann einen mittleren Kraftzuwachs von 20 bis 25% beim Untrainierten bewirken. Damit ist auch verständlich, daß unter Hypnose beim Untrainierten ein Anstieg der maximalen statischen Kraft bis über 30%, beim Trainierten nur um etwa 10% erreicht werden kann (38).

Die tragesrhythmischen Schwankungen der Leistungsfähigkeit bezogen auf die maximale statische und dynamische Kraft entsprechen im allgemeinen den schon erwähnten chronobiologischen Gegebenheiten, sind jedoch durch jahrelange gleichförmige Trainingsgewohnheiten (z. B. Abendtraining) in gewissem Rahmen steuerbar.

Altersabhängigkeit der Kraft

Aus Abbildung 8 geht schematisch das Verhalten der statischen Maximalkaft bei Männern und Frauen im Laufe des Lebens hervor. In dieser Abbildung ist die Kraft der Frau bezogen auf die Muskelgruppen mit etwa 70% der Kraft des Mannes angegeben, obwohl je nach Muskelgruppe in diesem Verhältnis deutliche Unterschiede zu finden sind (Abb. 7). Bei körpergewichtsbezogenem Vergleich der statischen Muskelkraft reduziert sich die Kraftdifferenz nach Angaben von *Hollmann* (43) auf etwa 20%, zumal nach Ansicht des Autors die durchschnittliche Inanspruchnahme der Muskulatur im Alltagsleben für die Frau mitunter als größer zu bezeichnen ist.

Frauen bzw. Mädchen erreichen ihre Maximalkraft etwa zwischen dem 15. und 19., Männer zwischen dem 18. und 24. Lebensjahr. Nach einem beim Mann deutlich ausgeprägteren, etwa ein Jahrzehnt dauernden Plateau kommt es zu einer Abnahme der Maximalkraft von etwa 25 bis 30% bis zum 70. Lebensjahr. Die altersbedingte Abnahme der Maximalkraft ist in Abhängigkeit der Inanspruchnahme verschiedener Muskelgruppen im Alltagsleben sehr unterschiedlich ausgeprägt bzw. oft

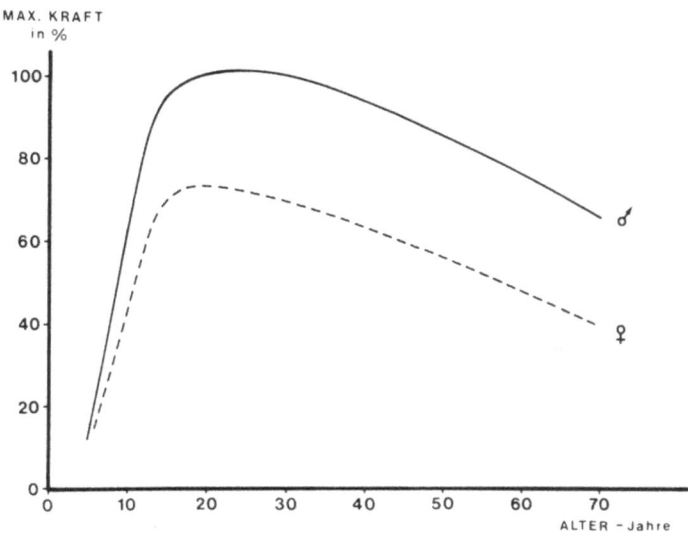

Abb. 8. Schematischer Verlauf der maximalen statischen Muskelkraft bei Männern und Frauen im Altersgang. Aus *Hollmann* (43).

bis zum 45. bis 50. Lebensjahr bei alltäglich gebrauchten Muskelgruppen, wie z. B. der rechten Arm-Schulter-Muskulatur kaum festzustellen.

Auch regelmäßiges Krafttraining läßt einen erworbenen Kraftzuwachs an statischer Kraft bis etwa zum 45. bis 50. Lebensjahr stabil erhalten.

Bezüglich der Kraft-Trainierbarkeit konnte vor allem durch Untersuchungen von *Hettinger* und *Hollmann* (39) gezeigt werden, daß geschlechtsspezifische Unterschiede nur bei bestimmten Muskelgruppen gegeben sind. Beim Mann besteht für die Extremitätenmuskulatur, die im wesentlichen dynamische Funktionen besitzt, eine deutlich bessere Trainierbarkeit gegenüber der Frau. Hingegen waren keine geschlechtsspezifischen Unterschiede beim Training der Stammuskulatur (Rumpfstrecker) zu finden, der hauptsächliche statische Aufgaben zukommen. Da für diese Aufgabe vor allem langsame Muskelfasern benötigt werden, könnte daraus auch die relativ gleichgroße Trainierbarkeit, wie auch beim Training der Ausdauerleistungsfähigkeit, erklärt werden.

Im Kindesalter, etwa bis zum 10. bis 12. Lebensjahr, bestehen zwischen Buben und Mädchen nur unwesentliche Kraftunterschiede (Abb. 8). Die Zunahme der Kraft bis zu diesem Alter ist durch das Wachstum und veränderte Hebelverhältnisse, ein trainingsbedingter Kraftzuwachs wahrscheinlich fast nur durch eine Verbesserung der Koordination und kaum durch eine Querschnittsvergrößerung der Muskelfaser zu erklären (43). Erst mit dem deutlichen Anstieg der Androgen- und Östrogenproduktion besteht beim Mädchen etwa ab dem 10. bis 12., beim Knaben ab dem 12. bis 14. Lebensjahr eine Trainierbarkeit im Sinne morphologischer Adaptationen mit deutlichem Kraftzuwachs. Ab diesem Zeitpunkt ist auch die Kraftzuwachsrate beim Knaben mit 5 bis 6% pro Jahr (43) deutlich höher als bei Mädchen (Abb. 8).

Die deutlich höhere Kraftzuwachsrate bei Knaben nach Einsetzen der Androgenproduktion (12. bis 14. Lebensjahr) ist auch in dem steilen Anstieg aus Abbildung 9 erkenntlich, in der schematisch das Verhalten der Kraftsumme von Unterarmbeugern rechts und Unterschenkelstreckern links nach Angaben von *Hollmann* (43) dargestellt ist. Ein gutes Beispiel bezüglich der Auswirkungen eines Krafttrainings auf eine Gruppe von Knaben (n = 16) im präpubertären (mittleres Alter: 10,5 Jahre) und eine andere Gruppe (n = 12) im postpubertären (mittleres Alter 16,8 Jahre) Alter ist aus den Untersuchungen von *Vrijens* (125) erkennbar (Tab. 3). Das 3mal pro Woche durchgeführte, insgesamt 8wöchige konzentrisch-isotonische Krafttraining mit durchschnittlich 75% der Maximalkraft und 8 bis 12 Wiederholungen (125) führt vor allem bei der älteren Gruppe zu einer deutlich signifikanten Zunahme der statischen Kraft und den entsprechenden anthropometrischen Veränderungen, und zwar einer Zunahme des Muskelfaserquerschnitts und einer Abnahme des Fettquerschnitts der Extremitäten.

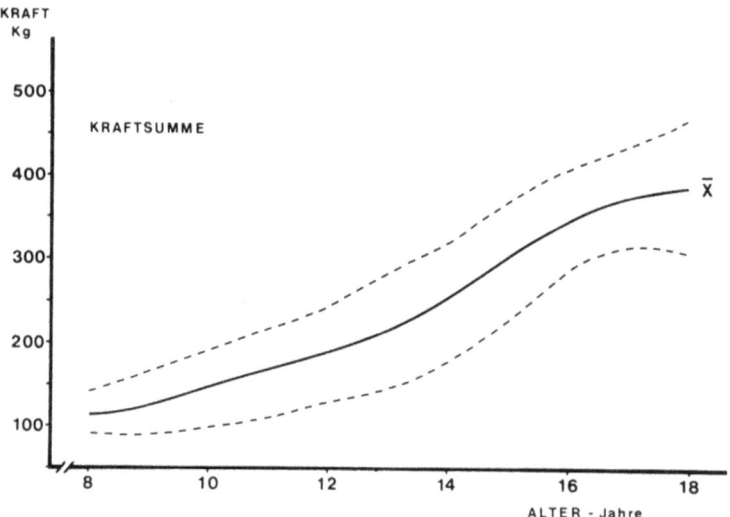

Abb. 9. Schematisches Verhalten der Kraftsumme von Unterarmbeugern rechts und Unterschenkelstrecker des linken Beins bei Knaben vom 8. bis 18. Lebensjahr. Aus *Hollmann* (43).

Die Abhängigkeit der Kraft-Trainierbarkeit von dem Angebot an Testosteron zeigen auch Untersuchungen von *Hettinger* (39, 43) an der Extremitätenmuskulatur 65- bis 75jähriger Patienten. Nach Gabe von männlichen Sexualhormonen erhöhte sich die Muskelkraft auch ohne besondere Trainingsreize, bei täglichem Training war auch in diesem Alter noch eine deutliche Tranierbarkeit zu erreichen, die eine Steigerung der statischen Maximalkraft um etwa 15% mit sich brachte (39, 43).

Diese anabole Wirkung männlicher Sexualhormone wird mißbräuchlich auch im Hochleistungssport zur Vergrößerung der Muskelkraft eingesetzt (siehe Kapitel Doping).

Schließlich sei am Beispiel der Kraft allgemein gültig demonstriert, wie veränderlich und relativ die Angaben von Normwertsystemen nicht nur im Sport, sondern

Tab. 3. Entwicklung anthropometrischer Daten sowie der isometrischen Kraft verschiedener Muskelgruppen von Knaben vor (X 1) oder nach (X 2) einer 8wöchigen Trainingsperiode. Einzelheiten siehe Text. Aus *Vrijens* (125).

	Prä-puberales Alter (n:16)			Post-puberales Alter (n:12)		
	$\bar{x}1$	$\bar{x}2$	Diff.	$\bar{x}1$	$\bar{x}2$	Diff.
Gewicht, kg	31.9	32.5	+ 0.6^{+++}	60.0	60.8	+ 0.8^{++}
Größe, cm	138.7	140.0	1.3^{++}	173.2	173.5	+ 0.3
Mittlere Hautfaltendicke, mm	8.2	8.0	- 0.2^{+}	8.6	8.2	- 0.4^{+++}
Armumfang, cm	19.2	19.5	+ 0.3^{+}	25.5	26.5	+ 1.0^{++}
Oberschenkelumfang, cm	41.2	41.2	-	50.5	51.5	+ 1.0

	Prä-puberale Gruppe (n:16)			Post-puberale Gruppe (n:12)		
	$\bar{x}1$	$\bar{x}2$	Diff.	$\bar{x}1$	$\bar{x}2$	Diff.
Oberschenkel:						
Muskelquerschnitt, cm^2	101.8	103.0	+ 1.2	185.7	194.2	+ 8.5^{++}
Fettquerschnitt, cm^2	34.8	34.6	- 0.2	42.1	37.2	- 5.0^{++}
Arm:						
Muskelquerschnitt, cm^2	25.4	26.0	+ 0.6	43.5	49.7	+ 6.2^{+++}
Fettquerschnitt, cm^2	13.3	12.9	- 0.4	13.2	12.4	- 0.8

	Prä-puberale Gruppe (n:16)			Post-puberale Gruppe (n:12)		
	$\bar{x}1$	$\bar{x}2$	Diff.	$\bar{x}1$	$\bar{x}2$	Diff.
Armbeuger, kg	12.5	12.1	- 0.4	23.5	27.5	+ 4.0^{++}
Armstrecker, kg	10.2	10.8	+ 0.6	15.4	20.4	+ 5.0^{+++}
Streckmuskulatur des Beins, kg	21.1	20.1	- 1.0	47.2	56.1	+ 8.9^{++}
Beugemuskulatur des Beins, kg	14.5	14.8	+ 0.3^{+}	22.5	29.6	+ 7.1^{+}
Bauchmuskulatur, kg	16.9	23.0	+ 6.1^{+}	43.1	54.1	+11.0^{++}
Rückenmuskulatur, kg	49.4	66.8	+17.4^{+}	118.0	135.9	+17.9^{++}

auch für sogenannte „Normkollektive" sein können. In Tabelle 4 sind aus Untersuchungen von *Heeboll-Nielsen* (36) Angaben über die Maximalkraft von 600 dänischen Knaben und Mädchen aus dem Jahre 1981 mit Daten von 1956 verglichen. Bei Bezug auf eine Körpergröße von 150 cm fand sich bis auf eine nicht erklärbare Ausnahme (Bauchmuskulatur) eine Kraftreduktion von durchschnittlich 8,4% bei den Knaben und 9,4% bei den Mädchen, die der Autor mit zivilisatorischen Ursachen, hauptsächlich durch eine Abnahme der körperlichen Aktivität in Schule und Freizeit begründet.

Besonders viele negative Auswirkungen, vor allem auf die Wirbelsäule, werden von verschiedenen Autoren bei einem Leistungs-Hanteltraining im Stehen („Über-Kopf-Arbeit") im jugendlichen Alter beschrieben, woraus die Vermeidung dieser Trainingsart vor dem 14. bis 15. Lebensjahr postuliert wird. Generell ist zu fordern, daß vor jedem Leistungs-Krafttraining eine exakte klinisch-orthopädische Untersuchung sowie eine röntgenologische Befunderhebung der Wirbelsäule und der jeweils

Tab. 4. Verhalten der Muskelkraft Dänischer Mädchen und Knaben in den Jahren 1956 und 1982. N = Newton. Aus *Heeboll-Nielson* (36).

	Knaben			Mädchen		
	1956 N	1981 N	Diff.	1956 N	1981 N	Diff.
Rückenmuskeln	473	445	- 5.9	408	358	- 12.2
Bauchmuskeln	345	352	+ 2.0	295	263	- 10.8
Hand grip	262	228	-13.0	243	232	- 4.5
Horizontaler Zug, Arm	257	239	- 7.0	218	211	- 3.2
Horizontaler Stoß, Arm	185	162	-12.4	164	143	- 12.8
Armzug, hinunter	279	258	- 7.5	255	246	- 3.5
Beinstrecker, ein Bein	1441	1240	-13.9	1327	1149	- 13.4
Beinstrecker beide Beine	2552	2320	- 9.1	2370	2012	- 15.1
		$\bar{m}$	- 8.35		$\bar{m}$	- 9.44

sportartspezifisch besonders belasteten Strukturen erfolgt, um a priori Veränderungen zu erfassen, die ein allgemeines oder spezielles Krafttraining ausschließen. Diese Eingangsuntersuchung sowie regelmäßige Kontrollen sind in jedem Fall notwendig, auch wenn moderne Krafttrainingsgeräte eine dynamische Kraftarbeit mit unterstützter Wirbelsäule erlauben und somit diesen am meisten gefährdeten Teil des passiven Bewegungsapparates entlasten.

Schnelligkeit

Als Schnelligkeit wird jene Fähigkeit des Nerv-Muskel-Systems angesehen, die es ermöglicht, eine motorische Aktion (azyklisch) oder sich wiederholende motorische Aktionen (zyklisch) unter den gegebenen Bedingungen mit minimalem Zeitaufwand zu vollziehen. Als schnelligkeitsbestimmende Faktoren gelten die Reaktionsgeschwindigkeit, das Beschleunigungsvermögen, die Aktionsschnelligkeit und die Schnelligkeitsausdauer (siehe Trainingslehre). Leistungsbegrenzende Komponenten der zyklischen Grundschnelligkeit sind die Muskelfaserzusammensetzung, wobei vor allem die FT-Fasern auf Grund ihrer elektrophysiologischen und biochemischen Voraussetzungen die Größe der dynamischen Kraft der Muskulatur bestimmen, das neuromuskuläre Zusammenspiel (Kontraktionsgeschwindigkeit), Elastizität, Dehnbarkeit und Entspannungsfähigkeit der Muskulatur sowie Koordination und Flexibilität. Leistungsbeeinflussend wirken psychische Faktoren, der Erwärmungszustand der Muskulatur sowie die Ermüdung (5, 43, 128).

In vielen muskelbioptischen Untersuchungen von *Komi* (70), *Karlsson* (59), *Costill* (21) u. a. konnte nachgewiesen werden, daß vor allem Sprinter, dann Schnellkraftsportler und Kraftsportler den höchsten Prozentsatz an schnellen Muskelfasern (FT-Fasern) besitzen, während hingegen in der Muskulatur ausdauertrainierter Athleten ein deutlich höherer Anteil an langsamen Muskelfasern (ST-Fasern) zu finden ist. Zur Schnellkraft, Schnelligkeit und Schnelligkeitsausdauer zeigen auch die energetischen Voraussetzungen der anaeroben Kapazität, nämlich die Kreatinphosphatspeicher, Glykogenspeicher, Laktatdehydrogenase, Kreatinphosphokinase sowie die maximal erreichbaren Blutlaktatkonzentrationen deutliche Korrelationen (43). Diese Abhängigkeiten manifestieren sich auch darin, daß Schnelligkeits- und Schnelligkeitsausdauerbelastungen zuerst den Glykogengehalt der FT-Fasern aufbrauchen.

Durch ein adäquates Schnelligkeitstraining kann der Querschnitt der schnellen Muskelfasern (Hypertrophie) sowie der Gehalt an energiereichen Substraten und Enzymen vergrößert werden. Ob durch ein planmäßiges Hochleistungstraining von Schnelligkeit und Schnellkraft auch der Prozentsatz an FT-Fasern vermehrt werden kann, ist derzeit nicht hinreichend abgeklärt. Gerade diese Eigenschaft unterliegt zusammen mit der Reaktionszeit, der Innervationsgeschwindigkeit sowie der neuromuskulären Fähigkeit, Erregungs- und Hemmungszustände rasch abwechseln lassen zu können, einer hohen genetischen Prädisposition. Obwohl viele Autoren auch eine deutliche Trainierbarkeit dieser neurophysiologischen Voraussetzungen (vor allem vor Abschluß der vollständigen Entwicklung des Zentralnervensystems) gefunden haben und natürlich der planmäßige Trainingsprozeß unabdingbare Voraussetzung zum Erreichen einer Sprint-Höchstleistung darstellt, scheinen die endogenen Voraussetzungen („zum Sprinter geboren") doch eine wesentliche Rolle zu spielen.

Die Grundschnelligkeit gesunder Menschen wird bis zum mittleren Lebensalter nicht von der Leistungsfähigkeit von Herz und Kreislauf, Atmung und aeroben Stoffwechselvorgängen beeinflußt (43). Ein Schnelligkeits- und natürlich auch Krafttraining ist daher vor allem für die kardiale Rehabilitation und Prävention nicht nur nicht sinnvoll, sondern kann mitunter auch schädlich sein.

Den physikalischen und sportmotorischen Gegebenheiten der klassischen Schnelligkeitsdisziplin, dem 100-m-Sprint entsprechend, haben auch anthropometrische Merkmale eine Auswirkung auf die Leistungsfähigkeit, da Körpergröße und Beinlänge positiv die Schrittlänge, jedoch negativ die Schrittzahl beeinflussen. Weltklassesportler sind vor allem durch eine größere Schrittlänge bei hoher Schrittfrequenz gekennzeichnet. Die optimale Kombination beider Faktoren ermöglicht es ihnen, nach einer möglichst lange dauernden positiven Beschleunigungsphase die erreichte maximale Geschwindigkeit weitgehend konstant zu halten.

Grundschnelligkeit in Abhängigkeit von Geschlecht und Alter

Die maximale Grundschnelligkeit steigt wohl mit etwas höheren Werten für die Knaben, aber ohne wesentliche geschlechtsspezifische Unterschiede bis zum 12. bis 14. Lebensjahr an. Sie beträgt, gemessen an der Laufgeschwindigkeit bei 60 bis 100 m im 5. Lebensjahr etwa 3,6 bis 4,4 m/sec und erhöht sich im 10. Lebensjahr auf etwa 5,4 bis 5,8 m/sec. Die Mädchen erreichen ihre maximale Grundschnelligkeit von 5,8 bis 6,5 m/sec etwa mit 14 bis 17 Jahren, die Männer jene von 7 bis 7,8 m/sec mit 18 bis 22 Jahren. Da die Entwicklung der Kraft (Schnellkraft) eng mit dem Ansteigen des Testosteronspiegels verbunden ist, steigt bei Knaben etwa ab dem 12. bis 14. Lebensjahr durch die größere Kraftzunahme auch die Schnelligkeit (Laufgeschwindigkeit) an, während bei Mädchen etwa ab dem 14. bis 15. Lebensjahr ohne spezielles Training keine wesentliche Schnelligkeitszunahme zu beobachten ist.

Günstige Möglichkeiten zur Ausbildung der Schnelligkeit ergeben sich besonders im Alter zwischen 8 und 12 Jahren, in dem vor allem Bewegungsgeschwindigkeit und Koordination verbessert und gefestigt werden können, während etwa ab dem

13. Lebensjahr ein weiterer Schnelligkeitszuwachs durch eine Steigerung der statischen Maximalkraft und Schnellkraft zu erzielen ist (35, 43, 128).

Die geschlechtsspezifischen Differenzen der maximalen Grundschnelligkeit betragen im Mittel zwischen 5 und 15% zu Ungunsten der Frau, je nachdem ob sie absolut oder relativ, d. h. auf gleiche Längenverhältnisse bezogen, erhoben werden. Die Hauptursache dieser Unterschiede liegt wahrscheinlich in der geringeren statischen und dynamischen Kraft der Frauen (43).

Etwa ab dem 30. Lebensjahr, bei regelmäßigem Erhaltungstraining ab dem 40. bis 45. Lebensjahr, beginnt die maximale Grundschnelligkeit zuerst langsam, dann deutlich abzusinken. Die Abnahme der Kraft und der Elastizität von aktivem und passivem Bewegungsapparat sowie die Involution neurophysiologischer Vorgänge sind dafür hauptursächlich.

Von Seiten der energetischen Erfordernisse ist für Schnelligkeit- und Schnellkraftbeanspruchungen die anaerobe alaktazide Kapazität maßgeblich. Diese ist allerdings direkt nur muskelbioptisch zugänglich und aus diesem Grunde in der routinemäßigen Leistungsdiagnostik schwerer meßbar. Daher wird an Hand mathematischer Modelle (81, 82, 94) oder verschiedener Tests (Kapitel Leistungsdiagnostik) versucht, die Kapazität der alaktaziden Energiebereitstellung indirekt in Äquivalenten der Sauerstoffaufnahme (VO_2 ml/kg), in Äquivalenten der Energiefreisetzung (kcal/h × kg) oder in Äquivalenten der geleisteten Arbeit (mkp/sec × kg, m/sec vertikale Geschwindigkeit [84]) angegeben. In Untersuchungen von *Margaria* (84) fanden sich im Mittel 1,4 mkp/sec × kg, bzw. 50 kcal/h × kg als Maximalwerte der anaeroben alaktaziden Leistungsfähigkeit für leistungsfähige junge Personen zwischen dem 20. und 30. Lebensjahr (Margaria-Test). Bezogen auf einen Wirkungsgrad von 25% ergibt sich aus diesen Werten ein Energiebedarf von 750 cal/kg Körpergewicht entsprechend einem Sauerstoffbedarf von 150 ml/kg/min, was 3- bis 4fach über den Werten der maximalen Sauerstoffaufnahme liegt (84). Bei Leistungssportlern, vor allem Sprintern, lag die maximale anaerobe Leistungsfähigkeit über 2 bis 2,5 mkp/sec × kg.

Aus den von *Margaria* (84) angegebenen Daten ergibt sich eine Abnahme der alaktaziden Leistungsfähigkeit auf etwa die Hälfte (0,6 bis 0,8 mkp/sec × kg) bis zum 70. Lebensjahr. Der Beginn des deutlichen Abfalls liegt etwa im Alter zwischen 30 und 35 Jahren. Während bei der Fortbewegungsgeschwindigkeit (m/sec) als Ausdruck der motorischen Grundeigenschaft „Schnelligkeit" die erwähnten geschlechtsspezifischen Unterschiede gefunden werden, sind aus den relativierten Ergebnissen der alaktaziden Leistungsfähigkeit nach *Margaria* (84) nur geringfügig niedrigere Werte für Frauen erkennbar.

Bezogen auf energiereiche Phosphat-Äquivalente (65, 84, 94) sind Gehalt, Flußrate und Beanspruchungsdauer des alaktaziden Mechanismus in Tabelle 5 den anderen Möglichkeiten der Substratverwertung gegenübergestellt.

Ausdauer

Die Charakteristik der Ausdauer ist die Ermüdungs-Widerstandsfähigkeit, d. h. eine gegebene Belastung bei möglichst gleichbleibender Qualität möglichst lange ausführen zu können (35, 43, 128). Je nach Inanspruchnahme von weniger oder

Tab. 5. Menge, Flußrate und zeitliche Zuordnung der energiereichen Phosphatäquivalente der Muskelzelle bei verschiedener Substratverwertung. Aus *Keul* (65), *Pansold* (94) und *Margaria* (84).

	Gehalt	max. Flußrate	Zeitraum für volles Wirksamwerden	Max.Arbeitsdauer	Halbwertszeit der Erholung
	μmol/G	μmol/G			
Alaktazider Mechanismus	20 - 25	1.6 - 3.0	7.2 sec	< 10 sec	22 sec
Laktazider Mechanismus	300	1.0	40 sec	≦ 60 sec	15 min
Oxydativer Mechanismus (KH)	3.600	0.5	90 - 180 sec	≦ 60 min	-
Oxydativer Mechanismus (Fettsäuren)	1.200	0.24		> 60 min	

mehr als einem Siebentel bis einem Sechstel der gesamten Skelettmuskulatur wird zwischen einer *lokalen Muskelausdauer* und der *allgemeinen Ausdauer* unterschieden. Diese Einteilung basiert auf der Tatsache, daß bei dynamischen Arbeitsformen unterhalb der Größenordnung von einem Siebentel bis einem Sechstel der Gesamtmuskulatur das kardio-pulmonale System keine wesentliche leistungsbegrenzende Bedeutung besitzt.

In dem von *Hollmann* (43) angegebenen, klassischen Schema zur Einteilung der Ausdauerleistungsfähigkeit werden folgende Formen unterschieden:

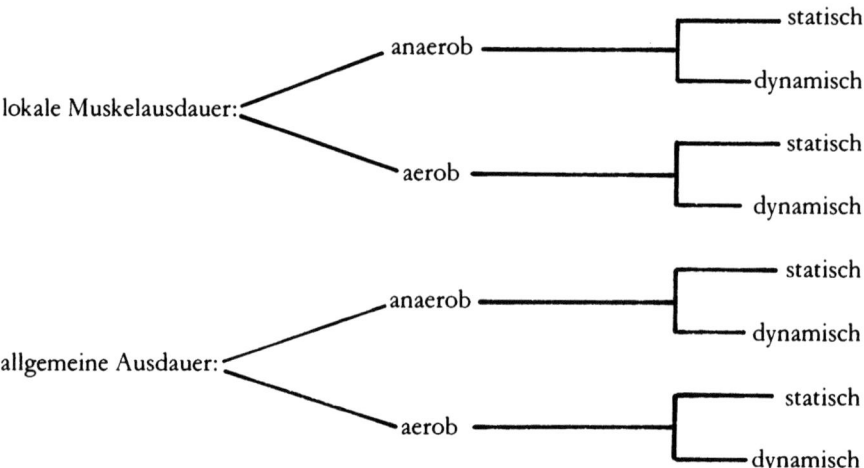

Diese Einteilung ist vor allem unter physiologischen Gesichtspunkten getroffen. Dadurch ist auch verständlich, daß manche dieser Ausdauerformen im breiten- und leistungssportlichen Geschehen nie in ihrer abstrakten Reinform, sondern kombiniert und in einander übergehend vorkommen. Im folgenden wird daher nur auf jene Formen der Ausdauerleistungsfähigkeit näher eingegangen, die von sportpraktischem Interesse sind (siehe auch praxisbezogene Zusammenstellung der Ausdauer in der Trainingslehre und Abbildung 10) und auch für Rehabilitation und Prävention eine diagnostische und therapeutische Relevanz besitzen.

Lokale und allgemeine anaerobe statische Muskelausdauer

Diese Beanspruchungsform liegt vor, wenn ein Gewicht von mehr als etwa 15% der individuellen maximalen statischen Kraft gehalten wird, bzw. im Rahmen einer auch höher intensiven (mehr als 50% der maximalen statischen Kraft), wiederholten Kontraktionsarbeit der dynamische gegenüber dem statischen Arbeitsanteil zeitlich zu vernachlässigen ist (43).

Als physiologisches und leistungsbegrenzendes Charakteristikum dieser Beanspruchung gilt die Muskeldurchblutung, die nur bis 15% der maximalen statischen Kraft uneingeschränkt gewährleistet ist, da oberhalb dieser Grenze der intramuskuläre Druck die Kapillaren zunehmend komprimiert und schließlich ab etwa 50% ein Durchblutungsstopp eintritt. Während unterhalb der Grenze von 15% der maximalen statischen Kraft der Energiebedarf durch die gesteigerte Durchblutung aerob ge-

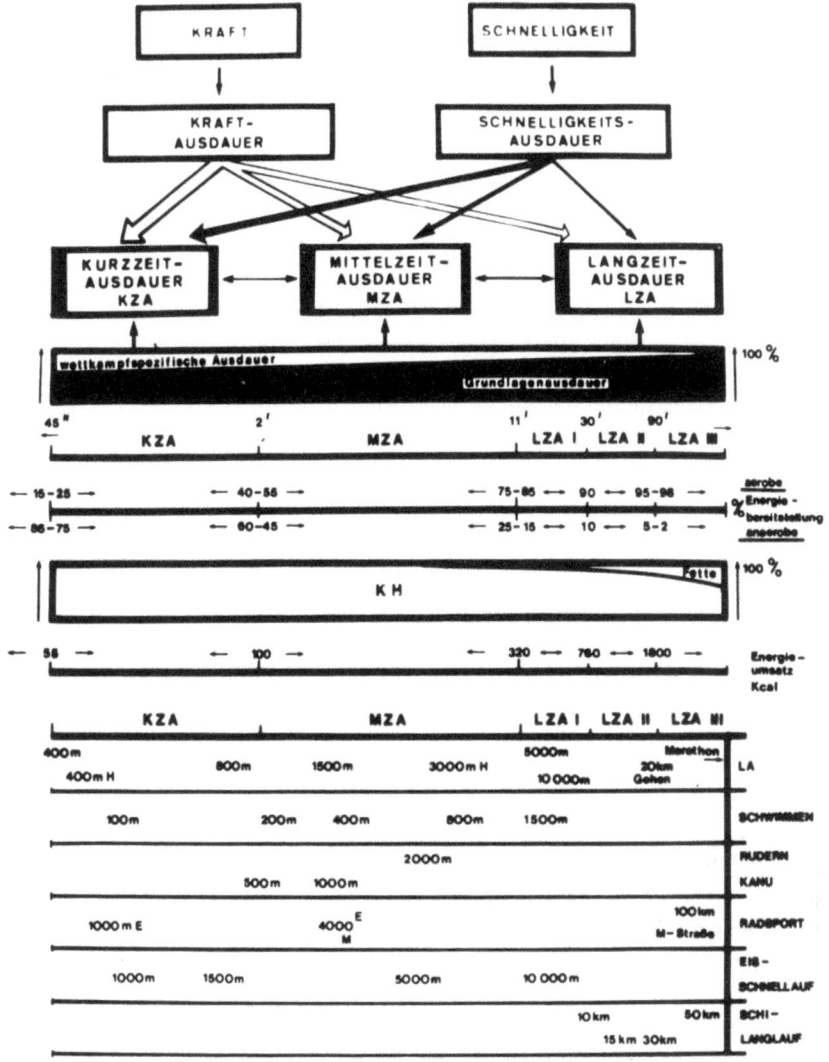

Abb. 10. Darstellung der Ausdauerleistungsbereiche und deren wechselseitige Beeinflussung durch Kraft und Schnelligkeit; den zeitlich definierten Ausdauerleistungsbereichen sind schematisch verschiedene Kennziffern der Energiebereitstellung sowie ausgewählte Disziplinen verschiedener Sportarten gegenübergestellt. E = Einzelbewerb, M = Mannschaftsbewerb. Nach Angaben von *Åstrand* (5), *Harre* (35) und *Weineck* (128).

deckt werden kann (lokale oder allgemeine aerobe statische Muskelausdauer) und daher folglich in dieser Höhe die Dauerleistungsgrenze der Muskulatur für Haltearbeit liegt, kommt oberhalb dieses Bereiches dominierend der anaerobe Stoffwechsel zum Tragen. Zusätzlich muß noch berücksichtigt werden, daß natürlich auch der Abtransport von Stoffwechselendprodukten des anaeroben Stoffwechsels (Laktat) erschwert ist. Dadurch sinkt bei zunehmendem Krafteinsatz auch die Haltedauer deutlich ab. Sie beträgt bei einem Krafteinsatz von 25% der maximalen statischen Kraft noch etwa 4 bis 6 min, bei 50% etwa 1,5 bis 2 min und bei 75% unter 1 min (43, 83).

Leistungsbegrenzend wirken somit erstens die anaerobe zur Verfügung stehende Energiemenge (alaktazide und laktazide Energiespeicher und enzymatisch bedingte Abbaurate). Dies trifft sowohl auf die lokal zum Einsatz kommende Muskulatur, z. B. Finger- oder Handmuskulatur zu (lokale anaerobe statische Muskelausdauer = geringer als ein Siebentel bis ein Sechstel der Gesamtmuskulatur), als auch auf den Einsatz großer Muskelgruppen (allgemeine anaerobe statische Ausdauer) zu, wie z. B. in den Sportarten Ringen, Judo, Fixierung eines Gewichtes beim Gewichtheben, Turnen (Kreuzhang an den Ringen, Barrenübungen) und im alpinen Skisport, vor allem beim Abfahrtslauf. In der Sportpraxis liegt bei allen genannten Sportarten natürlich eine Kombination von lokaler und allgemeiner anaerober statischer und dynamischer Ausdauer vor. Diese sportartspezifische „Kraftausdauer" sowie die maximale statische Kraft sind damit auch leistungsbestimmend. Je nach dem Verhältnis dynamischer und statischer Anteil der Muskelarbeit sowie deren Intensität im Wettkampf, können die arteriellen Laktatkonzentrationen als Ausdruck der metabolischen Beanspruchung in den genannten Sportarten (mit Ausnahme des Gewichthebens) zwischen 5 und 12 mmol/l liegen.

Als zweiter leistungsbegrenzender Faktor der lokalen und allgemeinen anaeroben statischen Ausdauer gelten die lokale und zentrale Ermüdung, wobei sowohl die vorhandene Menge der Transmittersubstanzen als auch die mit zunehmender Arbeitszeit zunehmenden Hemmungsimpulse ausschlaggebend sind.

Auf Grund ihrer Definition ist die lokale anaerobe statische Muskelausdauer bei Frauen nicht geringer als bei Männern, wenn die Haltekraft auf gleiche Prozentsätze der jeweiligen maximalen statischen Kraft bezogen wird (43). Der Alters- und Geschlechtsabhängigkeit ihrer absoluten Höhe in lokaler und allgemeiner Ausprägungsform liegen die schon erwähnten Kriterien der maximalen statischen Kraft zugrunde.

Im Rahmen der Rehabilitation und Sekundärprävention muß beobachtet werden, daß auch kurzdauernde (etwa ab 5 sec) anaerobe statische Beanspruchungen auch schon kleinerer Muskelgruppen (z. B. Handgrip – Greifkraft) beachtliche kardiozirkulatorische Reaktionen auslösen. Die reaktive Zunahme der Herzfrequenz und der Anstieg des systolischen und diastolischen Blutdrucks gehen ohne Vergrößerung des Schlagvolumens einher, bei höherintensiven Belastungen (über 50% der maximalen statischen Kraft) größerer Muskelgruppen mit Valsalva-Manöver kommt es hingegen zu einer deutlichen Verkleinerung des Schlagvolumens, was im Rahmen echokardiographischer Untersuchungen durch die Abnahme des enddiastolischen und endsystolischen Durchmessers nachgewiesen werden kann (64). Die erhöhte Nachlast bewirkt nennenswerte kardiale Mehrbelastungen, die in Abhängigkeit bestehender Erkrankungen zu Komplikationen führen können. Dies gilt nicht nur in der Früh- und Spätrehabilitation nach Herzinfarkt, sondern auch für den Freizeitskilauf und Gymnastikprogramme beim obengenannten Personenkreis.

Lokale und allgemeine aerobe statische Ausdauer

Beide Beanspruchungsformen wurden bezüglich ihrer physiologischen Definition im vorigen Kapitel erwähnt. Als Beispiel der lokalen Form gibt *Hollmann* (43) das horizontale Halten eines ausgestreckten Armes an, die allgemeine Form ist nur von theoretischer Bedeutung. Da für beide Beanspruchungsformen nur eine geringere klinische bzw. kaum eine sportpraktische Relevanz besteht, wird auf sie nicht näher eingegangen.

Lokale anaerobe dynamische Ausdauer

Die lokale anaerobe dynamische Ausdauer hat unter Bezug auf die schematische Grenze von einem Siebentel bis einem Sechstel der Gesamtmuskulatur ebenfalls nur geringere sportpraktische Bedeutung. Eine solche Beanspruchung liegt vor, wenn bei kleinen Muskelgruppen (Hand, Arm: z. B. einarmiges Bankdrücken) eine hohe Wiederholungszahl bei Belastungen über 50 bis 70% der *maximalen statischen Kraft* bei einer Dauer zwischen 20 und 45 sec verlangt wird (43). Leistungsbegrenzend sind die dynamische Kraft der eingesetzten Muskulatur mit den Komponenten der Schnelligkeits- und Kraftausdauer, die zur Verfügung stehende anaerobe Energiemenge sowie die lokale Ermüdung und Anhäufung von Stoffwechselendprodukten.

Allgemeine anaerobe dynamische Ausdauer

Diese Beanspruchungsform wird in der Sportpraxis als „Stehvermögen" bzw. unter Bezugnahme auf die nahezu ausschließlich anaerobe bzw. dominierend anaerobe Energiebereitstellung auch kurz „anaerobe Ausdauer" bezeichnet. Leistungsbegrenzend sind die Fähigkeiten, möglichst große Energiemengen (vornehmlich anaerob laktazid und alaktazid bzw. bei längerer Zeitdauer kombiniert anaerob-aerob) freizusetzen und bei zunehmender Laktatazidose die Leistung konstant zu erhalten (Azidosetoleranz), sowie alle jene Faktoren, die für die Schnelligkeit bzw. Schnelligkeitsausdauer und Kraft bzw. Kraftausdauer maßgeblich sind (Abb. 10).

Die Definition der Ausdauer als Ermüdungswiderstandsfähigkeit weist auf die Übereinstimmung der physiologischen (43) mit der sportpraktischen (35) Einteilung der Ausdauer (Tab. 6, Abb. 10) hin.

Bei der *anaeroben Kurzzeitausdauer* spielt die Schnelligkeit und Schnelligkeitsausdauer die dominierende Rolle. Dem entsprechend kommt es zu einem vollständigen Ausschöpfen der alaktaziden und bei längerer Belastungsdauer (bis 20 sec) zu einer hohen Beteiligung der laktaziden anaeroben Energiebereitstellung.

Bei Beanspruchungen auf *anaerobe Mittelzeitausdauer* steht die maximal mögliche laktazide Energiebereitstellung im Mittelpunkt der energetischen Erfordernisse. Bei insgsamt überwiegend anaerober Energiegewinnung (bei Belastungen von 45 sec und einer Intensität um 80% und darüber) bedeutet Schnelligkeitsausdauer eine Ermüdungswiderstandsfähigkeit bei submaximaler bis maximaler Reizintensität (35), die sich auf metabolische Beeinflussungen (Laktatazidose) und neurophysiologische Hemmungserscheinungen bezieht.

Bei der *anaeroben Langzeitausdauer* wird ebenfalls ein sehr hoher Prozentsatz anaerober Stoffwechselprozesse benötigt. Die aerobe Energiebereitstellung ist am

Tab. 6. Zusammenstellung der verschiedenen Ausdauerfähigkeiten unter physiologischen und sportpraktischen Gesichtspunkten. Nach *Hollmann* (43) und *Harre* (35).

ZUSAMMENSTELLUNG DER VERSCHIEDENEN AUSDAUERFÄHIGKEITEN

PHYSIOLOGISCHE BEGRIFFSDEFINITION			SPORTPRAKTISCHE BEGRIFFSDEFINITION
ALLGEMEINE ANAEROBE DYNAMISCHE			
– Kurzzeitausdauer	1↧	20"	SCHNELLIGKEITSAUSDAUER
– Mittelzeitausdauer		45"	1↧
	1↧	60"	KURZZEITAUSDAUER
– Langzeitausdauer		120"	1↧
ALLGEMEINE AEROBE DYNAMISCHE			
– Kurzzeitausdauer			MITTELZEITAUSDAUER
	1↧	10'	
– Mittelzeitausdauer		11'	1↧
			LANGZEITAUSDAUER I
	1↧	30'	1↧
– LANGZEITAUSDAUER			LANGZEITAUSDAUER II
		90'	1↧
			LANGZEITAUSDAUER III

Gesamtumsatz nur zwischen 20 und 40% beteiligt. Der Terminus Kurzzeitausdauer bedeutet, daß Leistungen dieser Kategorie die individuelle aerobe Energiegewinnung sehr hoch bis nahezu maximal, die zur Verfügung stehende anaerobe Energiegewinnung maximal in Anspruch nehmen. Kurzzeitausdauer ist daher noch in hohem Maße von der Schnelligkeitsausdauer (besonders bei Laufdisziplinen) bzw. von der Kraftausdauer abhängig. Die Kraftausdauer kennzeichnet die länger dauernde Erbringung einer hohen Kraftleistungsfähigkeit und ist im Rahmen der Kurzzeitausdauer besonders im Schwimmen sowie im Rahmen der Mittelzeitausdauer im Schwimmen, Rudern und Kanusport zur Überwindung der größeren Bewegungswiderstände maßgeblich.

Bei der *aeroben Kurzzeitausdauer* oder Mittelzeitausdauer verschiebt sich mit zunehmender Zeitdauer und abnehmender Fortbewegungsgeschwindigkeit der Prozentsatz am Gesamtumsatz immer mehr zur aeroben Energiebereitstellung (bei 10 min Dauer bis zu 80%). Bei vollständiger Inanspruchnahme der jeweilig zur Verfügung stehenden maximalen Sauerstoffaufnahme muß die anaerobe Energiegewinnung zur

Leistungserbringung auf Grund der hohen Intensität je nach Zeitdauer mehr oder weniger stark einbezogen werden. Leistungsbegrenzend sind somit die Höhe der maximalen Sauerstoffaufnahme, der mögliche anaerobe Energieumsatz sowie anteilhaft auch noch die Schnelligkeits- und Kraftausdauer.

Bei der *aeroben Mittel- und Langzeitausdauer* bzw. Langzeitausdauer I, II und III tritt die anaerobe Energiebereitstellung am Gesamtumsatz immer mehr zurück und wird nur mehr für Zwischen- und Endspurts benötigt. Leistungsbegrenzend sind bei Beanspruchungen dieser Kategorie vor allem die absolute und relative Höhe (bezogen auf Maximalwerte) des aeroben Energieumsatzes an der Dauerleistungsgrenze, die Güte der Energiedepots sowie eine ökonomische Substratbeanspruchung.

Die jeweils notwendige sportartspezifische Kombination von aerober und anaerober Energiebereitstellung, deren morphologische und funktionelle Korrelate in ihren Extremvarianten einander diametral gegenüberstehen, ist in Abbildung 11 für einige Sportarten zusammengefaßt. Diese Gegenüberstellung erklärt auch die Komplexheit des Trainingsprozesses durch die Wechselwirkungen von Ausdauer, Kraft und Schnelligkeit.

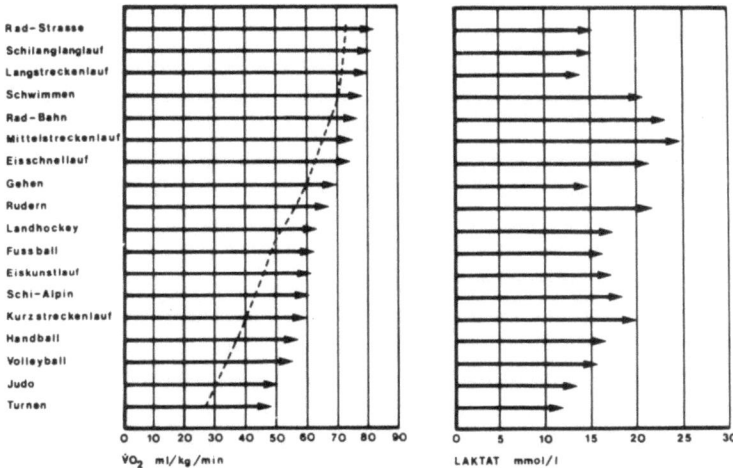

Abb. 11. Kennziffern der aeroben und anaeroben Leistungsfähigkeit in verschiedenen Sportarten. Die Pfeile stellen die jeweiligen durchschnittlichen Mindestanforderungen der maximalen Sauerstoffaufnahme dar, die punktierte Linie gibt einen Hinweis auf die absolute und relative Höhe der Dauerleistungsgrenze. Nach Angaben von *Bachl* (9), *Åstrand* (5), *Hollmann* (43), *Kindermann* (66) und *Matwejev* (85).

Für die *allgemeine anaerobe dynamische Ausdauer* (Stehvermögen, Schnelligkeitsausdauer) ist von Seiten der energetischen Erfordernisse vor allem die anaerobe laktazide Kapazität leistungsbegrenzend. In Tabelle 5 sind nach Angaben von *Keul* (65) Gehalt, maximale Flußrate und maximale Beanspruchungsdauer dieses Mechanismus bezogen auf energiereiche Phosphat-Äquivalente den anderen Mechanismen der Energiegewinnung gegenübergestellt. Auf Grund der vorliegenden Ergebnisse von Untersuchungen arterieller Blutlaktatkonzentrationen und des Säure-Basen-

Status bei erschöpfender Belastung zwischen 40 und 60 sec Dauer und hoher Motivation dürfte das höchstmögliche Ausmaß der Laktatazidose für Leistungssportler bei einem arteriellen pH von 6,8 und Laktatkonzentrationen von 24 bis 26 mmol/l liegen (66). Da angenommen werden kann, daß die maximalen Blutlaktatkonzentrationen etwa zwei Drittel bis drei Viertel der Muskellaktatkonzentration betragen, sind maximale intramuskuläre Laktatkonzentrationen von 30 bis 35 mmol/kg Muskelfeuchtigkeit und intrazelluläre pH-Erniedrigungen bis auf bzw. unter pH 6,4 zu erwarten. Ab dieser intrazellulären Azidose kommt es zu einer Abnahme der Glykolyserate, die wahrscheinlich durch eine Hemmung der Phosphofruktokinase und anderer Glykolyseenzyme bedingt ist. Die Fähigkeit, trotz zunehmender lokaler und allgemeiner Azidose die Leistungsfähigkeit relativ konstant halten zu können, setzt – neben der bis um 60% höheren glykolytischen Flußrate (Laktatproduktion) des Trainierten (65) – eine dementsprechend ausgebildete Pufferkapazität bzw. Azidosetoleranz voraus.

Zwischen arteriellem Laktat, pH und Base-Excess sind während Belastung und Erholung hochsignifikante Zusammenhänge gegeben (siehe Leistungsdiagnostik). Gewisse quantitative Ungleichheiten zwischen dem Anstieg der Laktatkonzentration und dem Abfall der Base-Excess haben ihre Ursache wahrscheinlich in dem unterschiedlichen Pufferungsverhalten von Blut und Interstitium sowie in dem jeweiligen Anteil anderer fixer Säuren wie z. B. freie Fettsäuren, Beta-Hydroxybutyrat, u. a. (66).

Von Seiten morphologischer Voraussetzungen bestehen, dem leistungsmitbestimmenden Faktor der Schnelligkeit entsprechend, signifikante Beziehungen zwischen dem Prozentsatz an FT-Fasern in der beanspruchten Muskulatur und den Laufzeiten zwischen 40 und 300 m (44, 109), wobei die höchsten Korrelationen und Signifikanzniveaus für Sprintbeanspruchungen beobachtet werden. Die erwähnten maximalen Laktatazidosen sind fast ausschließlich nach kurzdauernden (40 bis 60 sec) erschöpfenden Laufbelastungen anzutreffen (Abb. 12), während trotz gleicher Belastungsdauer und Beanspruchungsform in anderen Sportarten wie z. B. im Schwimmen und Eisschnellauf nur selten Laktatkonzentrationen von 20 mmol/l erreicht werden (66). Die Ursache dürfte beim Schwimmen hauptsächlich in der geringeren aktiv eingesetzten Muskulatur liegen, da beim Schwimmen die Armarbeit dominiert. Beim Eisschnellauf werden sowohl der größere Anteil statisch beanspruchter Muskulatur als auch die Vermeidung einer zu hohen, die Lauftechnik störenden Laktatazidose diskutiert (66).

Nach kurzdauernden, erschöpfenden Belastungen (300 bis 800 m) werden die höchsten Laktatkonzentrationen (zwischen 16 und 25 mmol/l) bzw. tiefsten pH-Werte im arteriellen Blut erst zwischen der 6. bis 15. Erholungsminute erreicht. Aber auch bei niedrigeren maximalen Laktatspiegeln (8 bis 14 mmol/l) liegen die Gipfel meist in der 3. bis 6. Erholungsminute. Dies ist verständlich, da bei kurzdauernden, hochintensiven dynamischen Belastungen wohl eine große Menge Laktat produziert wird, sich aber kein Äquilibrium zwischen Muskel und Blut einstellen kann. Daher sind unmittelbar nach Belastungsende die Laktatkonzentrationen im arbeitenden Skelettmuskel etwa doppelt so hoch wie im Blut. Wird das Äquilibrium zwischen Muskel- und Blutlaktatkonzentrationen etwa zwischen der 6. bis 15. min in der Er-

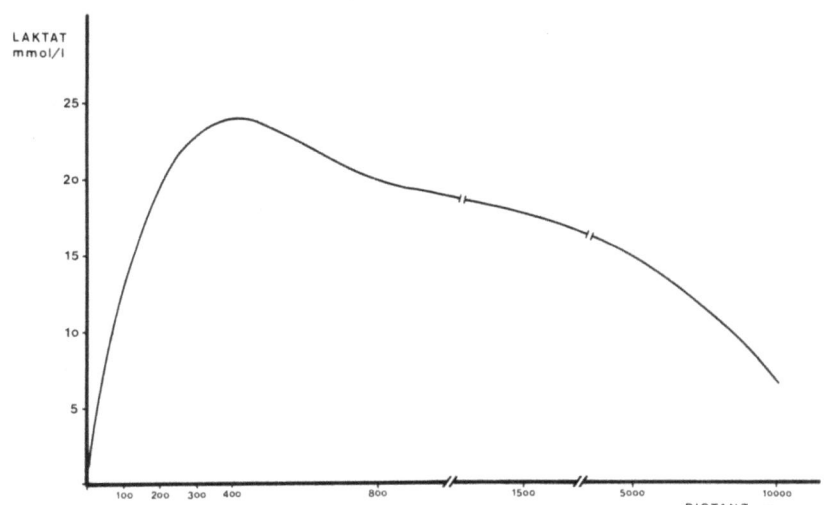

Abb. 12. Schematisches Verhalten der arteriellen Laktatkonzentrationen nach Wettkämpfen von 100 bis 10.000 Metern unter Auswahl der besten Wettkampfergebnisse: 100 m = 10,25 sec, 200 m = 20,73 sec, 400 m = 45,17 sec, 850 m = 1 : 46,84 min, 5000 m = 13 : 20,6 min, 10.000 m = 29 : 27,0 min. Aus *Kindermann* (66).

holung erreicht, betragen die Blutlaktatspiegel zu diesem Zeitpunkt etwa zwei Drittel bis drei Viertel der maximalen Muskellaktatkonzentrationen (24, 57, 58). Da die Zeitkonstante für die Laktatverteilung bei etwa 2 min liegt, wird erst bei Belastungen ab 3 min Dauer eine höhergradige Verteilung des gebildeten Laktats im Blutkompartment möglich, wodurch auch die maximalen arteriellen Laktatkonzentrationen schon zwischen der 3. bis 7. Erholungsminute anzutreffen sind. Je länger eine Belastung bei gleich hoher Intensität andauert, desto näher rücken die maximalen Laktatkonzentrationen im Blut an das Belastungsende.

Erst bei Belastungen ab etwa 8 min Dauer, gleichförmiger Beanspruchung und ohne Endspurt, kann ein kontinuierlicher Abfall des Blutlaktats nach Belastungsende beobachtet werden, da die Laktatverteilung noch während der Belastung mehr oder weniger vollständig stattfinden kann (43).

Nur bei kurzdauernden Belastungen (40 bis 60 sec) kann daher die maximale Blutlaktatkonzentration als ein Maß der maximal möglichen anaeroben laktaziden Energiebereitstellung (Kapazität) herangezogen werden, da in der kurzen Belastungszeit die Laktatproduktion überwiegt und neben der beginnenden Verteilung kaum eine Laktatutilisation eintritt. Bei länger dauernden Belastungen, auch Ergometrien, stellt hingegen die jeweilige Blutlaktatkonzentration immer die aktuellen Resultante zwischen Laktatproduktion und Laktatutilisation dar. Da besonders unterhalb und an der Dauerleistungsgrenze (anaerobe Schwelle) das von der arbeitenden Skelettmuskulatur produzierte Laktat nach seiner Verteilung in Herz, Leber, Niere, ruhenden und arbeitenden Skelettmuskel dehydriert und das entstandene Pyruvat überwiegend zu CO_2 und H_2O oxydiert werden kann, sowie außerdem eine Glykogenresynthese vor allem in der Leber möglich ist, tritt schon während der Belastung ein Laktatumsatz auf, der eine quantitative Beurteilung der anaeroben Kapazität nicht zuläßt. Der jeweilige maximale Laktatspiegel drückt damit eher die dem jeweiligen Trainingszustand (Kurz-, Mittel-, Langzeitausdauer) und der jeweiligen Belastungsart entsprechende Beteiligung der anaeroben Energiebereitstellung bei Maximalbelastung aus.

Da die Zeitkonstante für die Laktatelimination (Halbwertszeit) nach Belastungsende etwa 15 min (84, 94) beträgt, ergibt sich daraus, daß ein weitgehender metabolischer Erholungsprozeß nach hochintensiven Trainings- und Wettkampfbelastungen mit maximalen arteriellen Laktatkonzentrationen zwischen 20 und 24 mmol/l erst nach 45 bis 90 min vollzogen ist. Eine aktive Erholungsgestaltung mit Intensitäten unterhalb der anaeroben Schwelle kann den Wiederherstellungsprozeß um 40 bis 50% beschleunigen. Hingegen gestatten Sportarten wie z. B. Sprünge und Würfe, die im Rahmen der azyklischen Schnelligkeit nur die alaktaziden Energiebereitstellung beanspruchen, eine Leistungswiederholung bereits nach etwa 3 min (43, 84, 94), da die Zeitkonstante zur Resynthese der energiereichen Phosphate nur etwa 22 sec beträgt (Tab. 5).

Alters- und Geschlechtsabhängigkeit der anaeroben dynamischen Ausdauer

Bezogen auf die zu messende Leistungsfähigkeit dieser Beanspruchungsform bestehen jene alters- und geschlechtsabhängigen Unterschiede, die auf Grund der vor allem mitbeteiligten Faktoren von Kraft bzw. Kraftausdauer und Schnelligkeit bzw. Schnelligkeitsausdauer gegeben sind und in den vorherigen Kapiteln beschrieben wurden.

In Hinblick auf geschlechtsspezifische Unterschiede der Energiebereitstellung bestehen zum Teil unterschiedliche Ansichten.

Karlsson (60) und *Komi* (71, 72) fanden bei muskelbioptischen Studien des Musculus vastus lateralis zwar einen höheren Prozentsatz an FT-Fasern bei der Frau, dafür aber geringere Enzymaktivitäten für den alaktaziden und laktaziden anaeroben Stoffwechsel und damit auch niedrigere maximale Blutlaktatkonzentrationen (Abb. 13). Deswegen ergab sich bei Frauen auch nicht jener, bei Männern signifikante Zusammenhang zwischen Laufgeschwindigkeit bzw. Schnellkraft und dem Prozentsatz an FT-Fasern (60, 71, 72).

Im Gegensatz dazu konnte *Haralambie* (33, 34) keine signifikant erniedrigten Enzymaktivitäten für den aeroben und anaeroben Substratabbau im Musculus deltoideus der Frau nachweisen. Bei diesen und anderen, in geringer Zahl vorhandenen muskelbioptischen Studien der Frau muß prinzipiell festgehalten werden, daß erstens zwischen verschiedenen Muskeln von Extremitäten und Körperstamm funktionelle und morphologische Unterschiede bestehen und zweitens sowohl von Seiten der Muskelfaserzusammensetzung als auch der enzymatischen Aktivitäten große interindividuelle Schwankungen vorhanden sind. Weitere Untersuchungen, die auch intraindividuelle Veränderungen durch spezielle Alltagstätigkeiten oder verschiedenartiges Training berücksichtigen, wären zur Abklärung dieser Fragestellung notwendig.

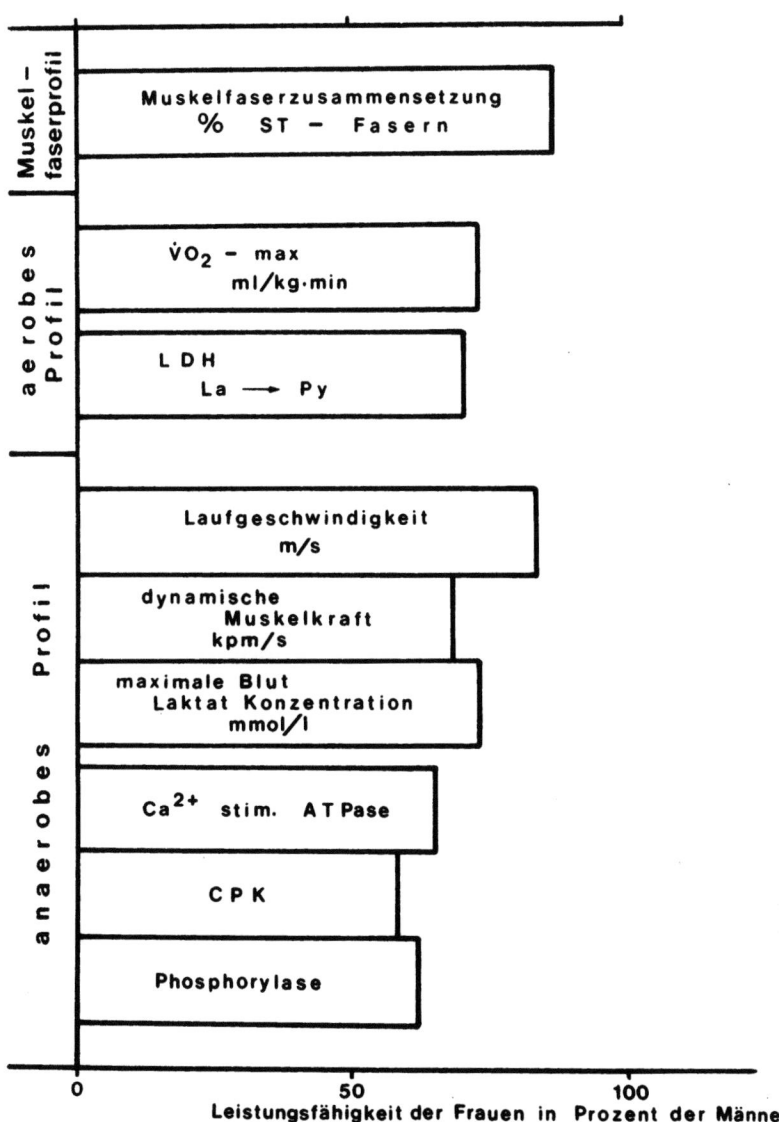

Abb. 13. Schematische Zusammenstellung einiger leistungsbestimmender Faktoren der aeroben und anaeroben Leistungsfähigkeit der Frauen in Prozent der Männer (Männer = 100%). Aus *Karlsson* (60).

Im Gegensatz zu den Studien von *Karlsson* und *Komi* (60, 71, 72) konnten *Kindermann* et al. (66) und *Mader* (80) keine signifikant niedrigeren maximalen arteriellen Blutlaktatkonzentrationen bei Frauen im Vergleich zu Männern im Wettkampfgeschehen verschiedener Sportarten beobachten. Bei gleich hoher Ausbelastung dürfte dies ebenfalls auf ergometrische Untersuchungen zutreffen (7, 8, 66). Obwohl das Blut- und Gesamt-Flüssigkeitsvolumen der Frau niedriger sind, scheinen doch ähnliche Verhältnisse zwischen Muskel- und Blutlaktatkonzentration zu bestehen, da andererseits auch die gesamte Muskelmasse des weiblichen Organismus unter der des Mannes liegt.

Während also die geringere Leistungsfähigkeit der Frau in Ausdauerdisziplinen vor allem auf die niedrigere Sauerstofftransportkapazität zurückzuführen ist, scheint die ebenfalls geringere Leistungsfähigkeit der Frau bei kurzdauernden, die anaerobe dynamische Ausdauer beanspruchenden Belastungen nicht auf eine verminderte anaerobe Kapazität, sondern in erster Linie auf die geringere Muskelkraft zurückzuführen zu sein (66).

Die anaerobe Kapazität unterliegt einer deutlichen Altersabhängigkeit, wobei der Anstieg von der Kindheit bis etwa zum 20. bis 30. Lebensjahr wesentlich markanter als der nachfolgende Abfall bis zum 60. bis 70. Lebensjahr ausgeprägt ist (66). Von etwa 8 bis 11 mmol/l beim 10jährigen Kind ausgehend erreicht die anaerobe Kapazität, bezogen auf die maximalen arteriellen Laktatkonzentrationen, zwischen dem 20. und dem 30. Lebensjahr ihr Maximum von 14 bis 17 mmol/l, um dann bis zum 60. Lebensjahr auf etwa 10 bis 14 mmol/l abzusinken, was etwa 14- bis 15jährigen entspricht. Diese Angaben gelten nur, wenn sie entsprechend den Kriterien der anaeroben dynamischen Ausdauer mittels kurzzeitiger (40 bis 120 sec), hochintensiver Laufbelastung bei hoher Motivation erhoben werden (66). Bei Ergometrien liegen die maximalen Laktatkonzentrationen zwischen 3 und 5 mmol/l niedriger.

Speziell im Rahmen der Altersabnahme der anaeroben Kapazität sind größere Variabilitäten zu beobachten, die vor allem durch die Lebensweise und körperliche Aktivität verursacht sind. Bei regelmäßigem, höher intensiven Training mit Intervall- oder Wiederholungscharakter erreichen auch 40- bis 50jährige im Einzelfall kaum niedrigere maximale Laktatazidosen als 30jährige. Während für die Altersabnahme der anaeroben Kapazität die Möglichkeit einer teilweisen Umwandlung von FT-Fasern in ST-Fasern diskutiert wird, sind die niedrigeren Laktatazidosen bei Kindern wahrscheinlich durch eine geringere Azidosetoleranz (69), vor allem aber durch eine geringere Laktatproduktion der arbeitenden Muskulatur bedingt. Ursache dafür ist die geringere Aktivität glykolytischer Enzyme, besonders der die Glykolysegeschwindigkeit limitierenden Phosphofruktokinase (etwa 40% des Normwertes Erwachsener), deren stärkerer Anstieg erst während der Geschlechtsreife erfolgt (66). Bezogen auf die Muskel-Körpermassen-Relation des Kindes bzw. nur auf das Körpergewicht müssen jedenfalls die möglichen Laktatazidosen als anforderungsadäquat angesehen werden.

Lokale und allgemeine aerobe dynamische Muskelausdauer

In der Einteilung nach *Hollmann* (43) liegt diese Form der Beanspruchung dann vor, wenn aerobe Ausdauerleistungen mittels dynamischer Arbeit von weniger als 35 bis 50% der maximalen statischen Kraft unter Einsatz einer kleineren (lokale aerobe Muskelausdauer) bzw. mit einer größeren Muskelmasse als einem Siebentel bis einem Sechstel der Gesamtmuskulatur (allgemeine aerobe Ausdauer) durchgeführt werden. Die Grenze für eine Beanspruchung auf lokale aerobe Ausdauer entspricht etwa der Muskulatur eines Beines.

Lokale aerobe dynamische Ausdauer

Unter der Voraussetzung eines normalen Sauerstofftransportsystems (Funktionen von Herz, Lunge und Kreislauf, Blutverteilung im Gesamtorganismus und Blutzusammensetzung) sind für die *lokale aerobe dynamische Ausdauer* folgende Faktoren leistungsbegrenzend (5, 43, 65):
– das maximale intrazelluläre Sauerstoffangebot pro Zeiteinheit in der beanspruchten Muskulatur, das von der Summe der Querschnitte aller intramuskulären zuführenden Gefäße sowie vom Myoglobingehalt abhängt.
– das oxydative Potential: Anzahl der Mitochondrien und fermentative Kapazität des aeroben, mitochondrialen Stoffwechsels
– die Glykogendepots der beanspruchten Muskulatur sowie das Verhältnis von Kohlenhydrat- und Fettverbrennung.
– die Qualität der bewegungstypischen Koordination.

Die Zusammenstellung der limitierenden Faktoren verdeutlicht, daß die lokale aerobe dynamische Muskelausdauer jene Beanspruchungsform darstellt, bei der unter Trainingseinfluß die basalen Veränderungen im Sauerstoffumsatz und in der Sauerstoffverwertung stattfinden. Die dazu notwendigen morphologischen und funktionellen Veränderungen (Vaskularisierung, Vergrößerung und Vermehrung der Mitochondrien, Aktivitätssteigerung aerob und anaerob wirksamer Enzyme, Vermehrung des Myoglobingehalts, Vergrößerung des intramuskulären Glykogengehaltes, verbesserte intramuskuläre Hämodynamik u. a.) können in einem so hohen Maße ablaufen, daß die lokale aerobe dynamische Ausdauer dadurch die prozentuell am stärksten durch Training beeinflußbare Beanspruchungsform des Menschen darstellt (43). Den peripheren Erfordernissen in der beanspruchten Skelettmuskulatur sind letztlich die Funktionen von Lunge, Herz und Kreislauf nur dienend zur Seite gestellt. Andererseits ist auch deren höchstmögliche Kapazität zur Erzielung einer hohen allgemeinen Ausdauerleistungsfähigkeit unabdingbar notwendig. Primär regulierende Funktion scheint somit die Körperperipherie zu haben, zu deren ökonomischer sowie maximal notwendiger Versorgung zentral regulatorische Prozesse stattfinden müssen (43). Aus den lokalen Veränderungen von Strukturen und Funktionen in der beanspruchten Skelettmuskulatur resultiert schließlich eine Erhöhung der Grenze zwischen aerobem und anaerobem Stoffwechsel (Relation von O_2-Bedarf und O_2-Angebot), die als Dauerleistungsgrenze – mit verschiedenen Termini versehen – eines der wichtigsten leistungsdiagnostischen Kriterien darstellt.

Somit wird auch verständlich, daß die lokale aerobe Muskelausdauer – auf die jeweils beanspruchten Muskelgruppen bezogen – eine leistungsbestimmende Mitvoraussetzung der allgemeinen aeroben Ausdauer darstellt, die zusätzlich durch die Kapazitäten von Atmung, Herz-Kreislauf und Stoffwechsel sowie Motivation und Koordination limitiert wird.

Eine Verbesserung der lokalen aeroben dynamischen Muskelausdauer ist daher für Rehabilitation, Prävention, breitensportliche Betätigung und Leistungssport gleichermaßen von großer Bedeutung. Trainingsbedingte metabolische und hämodynamische Adaptationen der beanspruchten Muskulatur erklären einerseits bewegungstherapeutische Erfolge in der Rehabilitation, da trotz eingeschränkter kardialer Förderleistungen beachtenswerte Leistungsverbesserungen zu erzielen sind. Andererseits resultieren daraus auch zum Großteil die fortschreitenden Rekordverbesserungen im Ausdauerleistungssport, da von Seiten des herzgrößenabhängigen maximalen Herzzeitvolumens für die Species Mensch kaum weitere Steigerungen zu erwarten sind. Welcher Faktor letztlich die aerobe Kapazität begrenzt, kann nicht mit Sicherheit angegeben werden. Es spielen sowohl die Durchblutungsgröße der Arbeitsmuskulatur und deren zelluläre metabolische Kapazität, als auch das maximale Herzzeitvolumen eine mitentscheidende Rolle. Aus den vorliegenden Ergebnissen und an Hand theoretischer Modelle wird vielfach der vorsichtige Schluß gezogen, daß unter Normbedingungen dem intrazellulären Sauerstoffangebot die entscheidende Bedeutung zukommt.

Muskelfaserzusammensetzung und metabolisches Profil des Skelettmuskels

Die Muskelfaserzusammensetzung betreffend ST- und FT-Fasern entspricht nach den vorliegenden Untersuchungen beim Menschen einer Gaußschen Verteilungskurve mit dem Gipfel bei etwa 50% (109). In dem am meisten muskelbioptisch untersuchten Muskel, dem Musculus vastus lateralis wird übereinstimmend ein Wert von etwa 50 bis 52% ST-Fasern für Männer und Frauen gefunden, wobei die Frauen im allgemeinen nichtsignifikant eher bei oder unter 50% liegen. Bei den FT-Fasern besteht ein Verteilungsschlüssel von etwa 33% für die FTa-Fasern und etwa 14% für FTb-Fasern. Bei beiden Geschlechtern bestehen große Variabilitäten in der Muskelfaserzusammensetzung, die als Extremvarianten für Männer deutlicher ausgeprägt sein können als für Frauen. Über die Ursachen dieses Phänomens existiert derzeit keine befriedigende Erklärung.

Bei beiden Geschlechtern sind in der Muskelfaserverteilung beachtliche Unterschiede bei verschiedenen Muskelgruppen anzutreffen. Dem Verteilungsmuster des Musculus vastus lateralis entsprechen in etwa auch der Musculus rectus femoris, der Musculus gastrocnemius sowie der Musculus biceps brachii. Für den Musculus tibialis anterior und den Musculus deltoideus werden etwas höhere Prozentsätze für ST-Fasern, beim Musculus soleus bis zu 75 bis 90% beschrieben. Gegensätzlich dazu liegt der Prozentsatz an ST-Fasern im Musculus triceps brachii eher unter 50% (109). Es kann somit angenommen werden, daß die unterschiedliche Muskelfaserzusammensetzung hauptsächlich die gegebene Beanspruchung der entsprechenden Muskulatur widerspiegelt.

Die jeweilige Beanspruchung determiniert auch die Dicke der Muskelfaser, die bei entsprechender Belastung bei allen 3 Fasertypen ansteigen kann. Eine Zunahme der Dicke bestimmter Fasern in einer Muskelgruppe ist somit eher Ausdruck des speziellen Beanspruchungsniveaus und nicht des interindividuellen Unterschiedes (109).

Typische Veränderungen der Muskelzusammensetzung bestehen bei Hochleistungssportlern. Viele muskelbioptische Untersuchungen haben gezeigt, daß FT-Fasern geschlechtsunabhängig in der beanspruchten Muskulatur von Sprintern, Werfern, Springern und Gewichthebern dominieren, wobei der FT-Faser-Prozentsatz bei zyklischen Schnelligkeitsbeanspruchungen höher als bei Schnellkraftbeanspruchungen liegt. Hingegen überwiegen bei Ausdauertrainierten die ST-Fasern, im Verhältnis zwischen FTa- und FTb-Fasern finden sich deutlich höhere Prozentsätze zugunsten der FTa-Fasern (Tab. 7). In der nicht sportspezifisch beanspruchten Muskulatur sind keine wesentlichen Unterschiede im Vergleich zu Untrainierten anzutreffen.

Einer wesentlichen trainingsbedingten Veränderung unterliegen die Enzymaktivitäten des aeroben Stoffwechsels in der beanspruchten Muskulatur als Ausdruck der metabolischen Adaptation durch ein Ausdauertraining. Untersuchungen von *Gertsch* (28), *Hoppeler* (45) und *Schön* (111) ergaben einen deutlich höheren prozentualen Volumenanteil von Mitochondrien in den ST- und FTa-Fasern des Musculus vastus lateralis ausdauertrainierter Personen. Zusammen mit dieser Mitochondrienzunahme erhöht sich auch die Aktivität der aerob wirksamen Enzyme.

Während beispielsweise die SDH-Aktivität (Sukzinatdehydrogenase) im Musculus vastus lateralis bei untrainierten Männern etwa zwischen 7–9 mM/kg/min, bei Frauen geringfügig niedriger liegt (109), werden bei hochausdauertrainierten Läufern und Schwimmern Aktivitäten von 20 bis 25 mM/kg/min gefunden. Umgekehrt bewirkt eine 4 Wochen andauernde Immobilisation eines Beines im Gipsverband ein Absinken der SDH-Aktivität auf etwa 3 bis 4 mM/kg/min. Erst ein 4- bis 6wöchiges rehabilitatives Bewegungstraining bewirkt wieder ein Ansteigen auf die Ausgangswerte (109). Gleichartige Verhaltensweisen von Aktivitätszu- bzw. -abnahmen gelten auch für die Atmungskettenenzyme (Zytochromoxidase). Die von *Saltin* (109) angegebenen Aktivitätserhöhungen aerob wirksamer Enzyme auf das 2- bis 3fache verdeutlichen die Steigerungsraten der oxydativen Kapazität der Muskelzelle im Gegensatz zur maximalen Sauerstoffaufnahme.

Nach Angaben von *Saltin* (109) zeigen die maximale Sauerstoffaufnahme und die Aktivitätszunahme aerob wirksamer Enzyme des Muskels während der ersten 4 Wochen eines Ausdauertrainings ähnlich steile Anstiege. Ab diesem Zeitraum ist die weitere Zunahmerate der Sauerstoffaufnahme deutlich geringer. Beim Untrainierten werden die höchsten aeroben Enzymaktivitäten immer in den ST-Fasern angetroffen. Bei Ausdauertrainierten mit SDH-Aktivitäten jenseits von 20 mM/kg/min sind ähnlich hohe SDH-Anstiege auch in den FT-, vor allem FTa-Fasern zu beobachten, was einer relativ größeren Anpassung dieser Fasertypen entspräche (109).

Je nach Kurz-, Mittel- oder Langzeitausdauerbeanspruchungen kommt es ebenfalls zu einer stärkeren oder schwächeren Zunahme anaerob wirksamer Enzymaktivitäten. Vor allem bei Langzeitausdauertrainierten liegen die glykolytischen Enzyme kaum höher als bei Untrainierten. Nur die LDH-Isoenzyme 1 und 2 gehen mit der Erhöhung aerober Enzymaktivitäten konform (109).

Als weitere metabolische Veränderungen durch ein Ausdauertraining kommt es zu einer Zunahme des Myoglobins sowie des intrazellulären Glykogengehalts. Eine Vermehrung des Myoglobins bis auf 50 bis 70% des Ausgangswertes begünstigt die Sauerstoffextraktion aus dem Kapillarblut sowie den Sauerstofftransport zu den Mitochondrien (44).

Die Arbeitsdauer bei hochintensiven Belastungen von länger als 30 min wird vom intramuskulären Glykogengehalt limitiert. Dieser beträgt geschlechtsunabhän-

Tab. 7. Zusammenstellung des prozentuellen Anteils der einzelnen Muskelfasertypen in verschiedenen Muskeln bei Orientierungsläufern, Läufern und 16jährigen Normalpersonen. Zitiert aus *Salin* (158).

Männer	ST	FT_a	FT_b	unklassifiziert
Orientierungsläufer n = 8				
M. vastus lateralis	68.1 ± 8.4	24.8 ± 10.4	3.3 ± 4.0	4.1 ± 4.7
M. gastrocnemius	67.1 ± 8.7	28.9 ± 8.9	1.9 ± 4.3	2.1 ± 3.1
M. deltoideus	68.1 ± 14.4	13.7 ± 7.9	18.2 ± 7.9	0.0 ± 0.0
Läufer, n = 10				
M. gastrocnemius	61.4 ± 4.6	36.9 ± 5.6	0.5 ± 0.8	1.2 ± 1.1
Kontrollgruppe n = 70				
M. vastus lateralis	54.0 ± 12.2	32.3 ± 9.1	13.0 ± 7.6	0.9 ± 2.1

gig zwischen 9,5 und 20 g/kg Muskulatur (Mittelwert etwa 14 g/kg, jedoch mit großen Schwankungen zwischen einzelnen Muskelgruppen) und kann sowohl durch Training als auch durch spezielle Diäten wesentlich erhöht werden, was eine Verlängerung der möglichen Arbeitsdauer bewirkt.

Ein Ausdauertraining verändert aber auch die Qualität des Muskelstoffwechsels in Richtung einer höheranteiligen Fettverbrennung bei submaximalen Belastungen (niedriger RQ bei spiroergometrischen Langzeituntersuchungen) durch eine vermehrte Freisetzung von freien Fettsäuren aus den extramuskulären Depots. Obwohl bei der Verbrennung freier Fettsäuren für eine gegebene Leistung mehr Sauerstoff pro Zeiteinheit benötigt wird, bewirkt dieser Mechanismus letztlich doch eine Erhöhung der Gesamtökonomie, da die Glykogendepots geschont und die Arbeitszeit unter Vermeidung einer Substratmangelversorgung des ZNS verlängert wird.

Eine weitere ausdauertrainingsbedingte Veränderung liegt in einer Vergrößerung der intramuskulären Fettdepots. Nach Untersuchungen von *Schön* (111) sind die Neutralfettpartikel besonders in ST- und FTa-Fasern einer ausdauertrainierten Muskulatur vermehrt. Die Bedeutung dieser intramuskulären Fettdepots für den Gesamtstoffwechsel bei hochintensiven Belastungen zwischen 3 und 12 Stunden Dauer (z. B. Skilanglauf) zeigt sich unter anderem auch darin, daß neben einer intramuskulären Glykogenverarmung zwischen 50 und 70%, zum Teil auch bis 90%, auch eine Abnahme der intramuskulären Fettdepots der jeweils beanspruchten Muskulatur zwischen 30 und 50%, zum Teil bis 70%, auftritt (25).

Gefäßversorgung der Skelettmuskulatur

Neben den metabolischen Veränderungen zur Verbesserung der lokalen aeroben Muskelausdauer sind auch hämodynamische Anpassungsvorgänge notwendig, um das Sauerstoffangebot für die Muskelzelle zu erhöhen. Sicher nachgewiesen ist die verbesserte Kapillarisierung des ausdauertrainierten Muskels (Tab. 8), woraus verkürzte Diffusionsstrecken für Sauerstoff resultieren. Aus mehreren Untersuchungen wird übereinstimmend eine mittlere Zahl von 4 Kapillaren um ST- und FTa-Fasern, bzw. von 3 um FTb-Fasern bei untrainierten männlichen und weiblichen Personen angegeben (109). Bei ausdauertrainierten Personen erhöht sich die durchschnittliche Kapillarzahl pro mm^2 um etwa 36% (109, 111). Ob die vermehrte Kapillarisierung durch eine Öffnung von Ruhekapillaren, eine Verlängerung, Erweiterung und Schlängelung vorhandener Kapillaren oder durch eine echte Kapillarneubildung verursacht wird, kann derzeit nicht sicher entschieden werden. Auch eine trainingsbedingte Entwicklung einer Kollateralzirkulation ist derzeit nicht gesichert. Eine weitere Möglichkeit hämodynamischer Anpassungserscheinungen läge in einer verbesserten intramuskulären Blutverteilung, die theoretisch eine verstärkte Durchblutung der jeweils eingesetzten motorischen Einheiten bewirken können. Wenn auch diesbezüglich derzeit hauptsächlich theoretische Vorstellungen bestehen, konnte bisher bei ausdauertrainierten Personen zumindest eine schnellere Rückkehr der Muskeldurchblutung in der Erholung nachgewiesen werden.

Die engen Beziehungen zwischen metabolischen und hämodynamischen Veränderungen der Peripherie und den kardiopulmonalen Adaptationen als Ausdruck der

Tab. 8. Kapillarversorgung der menschlichen Skelettmuskulatur in Abhängigkeit der verschiedenen Muskelfasertypen. Zitiert aus *Saltin* (158).

Anzahl der Kapillaren um die verschiedenen Muskelfasertypen

	M.vastus lateralis			M.deltoideus		
	ST	FT_a	FT_b	ST	FT_a	FT_b
Untrainierte Männer, n = 3	4.2	4.0	3.2			
Frauen, n = 8	4.6	3.7	2.9	3.7	3.2	2.5
Ausdauertrainierte Läufer						
n = 3	5.9	5.2	4.3			
n = 3	5.9	5.4	-			
Ausdauertrainierte Läuferinnen						
n = 4	5.1	4.8	3.6	5.2	5.4	--

allgemeinen Leistungsfähigkeit kommen in den signifikanten Korrelationen zwischen der relativen maximalen Sauerstoffaufnahme und dem prozentualen Volumenanteil der Mitochondrien von ST-Fasern (r = 0,89) (111) sowie der mittleren Kapillarzahl pro Muskelfaser (109) zum Ausdruck. Gleichsinnig bestand ein signifikanter negativer Zusammenhang (r = −0,85) zwischen dem prozentualen Volumenanteil der Mitochondrien von ST-Fasern und submaximalen arteriellen Laktatkonzentrationen (111). Die trainingsbedingte Abnahme der arteriellen Blutlaktatkonzentration auf gleichen submaximalen Belastungen, die sich auch in niedrigeren intramuskulären Laktatkonzentrationen wiederspiegelt (76), dokumentiert sich bei der Belastungsprüfung durch eine Erhöhung der auf die jeweilige Leistung bezogenen Dauerleistungsgrenze (anaerobe Schwelle).

Über altersbedingte Veränderungen der lokalen aeroben dynamischen Ausdauer und deren Trainierbarkeit bestehen unter Bezugnahme auf hämodynamische und metabolische Veränderungen der Muskelzelle nur wenige Angaben, da muskelbioptische Untersuchungen vor allem bei Kindern auf gewisse Schwierigkeiten stoßen. Die vorliegenden Ergebnisse weisen darauf hin, daß schon in der Kindheit, jedenfalls vor der Pubertät, eine Trainierbarkeit aerob wirksamer und in einem bestimmten Maß auch anaerob wirksamer Enzyme besteht. Der Arbeitskreis um *Ikai* (1967 zit. in [43]) gibt den größten Trainingseffekt für die lokale aerobe Ausdauer etwa zwischen dem 12. und 14. Lebensjahr an. Die geschlechtsunspezifisch ziemlich gleiche relative Trainierbarkeit bleibt quantitativ unterschiedlich bis ins hohe Alter erhalten. In Untersuchungen von *Liesen* und *Hollmann* (75) konnte nachgewiesen werden, daß ein 10wöchiges Ausdauertraining bei untrainierten Männern im Alter von 55 bis 70 Jahren die intrazelluläre Aktivität aerober aber auch glykolytischer Enzyme signifikant erhöht. Beispielhaft sind die Veränderungen der SDH in Abbildung 14 dargestellt. Zusätzlich erhöhte sich die intrazelluläre Glykogenkonzentration, während die intramuskuläre Laktatbildung auf gegebenen submaximalen Belastungen signifikant reduziert war (75).

Die Ergebnisse dieser muskelbioptischen Studien werden in allen Altersstufen durch Bestimmungen der Dauerleistungsgrenze (anaerobe Schwelle) bestätigt, die indirekt den veränderten Muskelmetabolismus der beanspruchten Muskulatur charakterisiert. An Hand dieses Parameters konnten trainingsbedingte Erhöhungen der Dauerleistungsgrenze bei Kindern ab dem 6. Lebensjahr (43, 69, 105, 106) bis ins Alter von und über 70 Jahre (12, 32, 46, 75) nachgewiesen werden.

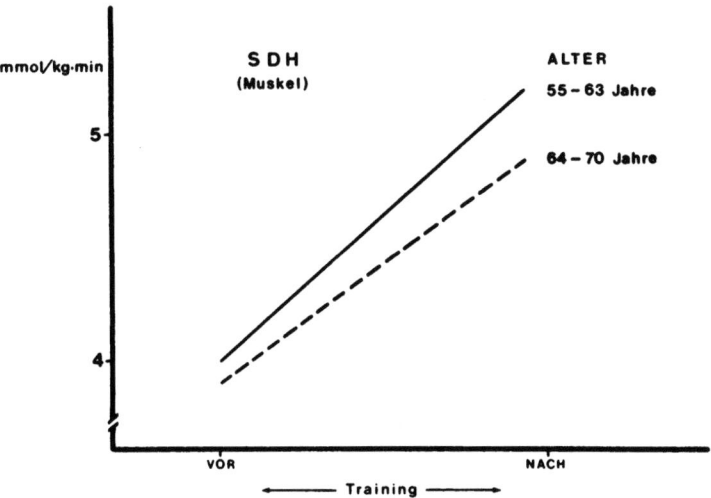

Abb. 14. Aktivitätsveränderungen der Sukzinatdehydrogenase (SDH) im Muskel (Ruhewerte) durch Ausdauertraining bei Männern verschiedenen Alters. Aus *Liesen* (75).

Allgemeine aerobe dynamische Ausdauer

In der physiologischen Begriffsdefinition nach *Hollmann* (43) kann die allgemeine aerobe Ausdauer in eine Kurz-, Mittel- und Langzeitausdauer eingeteilt werden.

Für die *allgemeine aerobe Kurzzeitausdauer* (3 bis 10 min) ist die höchstmögliche maximale Sauerstoffaufnahme, die jeweils verfügbare höchstmögliche anaerobe Energiebereitstellung sowie die Qualität der Schnelligkeits- und Kraftausdauer leistungsbegrenzend. Die hohe Intensität dieser kurzdauernden Beanspruchungen macht es notwendig, während der jeweiligen Wettkampfzeit praktisch an die 100% der maximalen Sauerstoffaufnahme einzusetzen, was von einem ausdauertrainierten Weltklasseathleten etwa 10 min lang gewährleistet werden kann (43). Als leistungsdiagnostische Kriterien gelten die Größe der maximalen Sauerstoffaufnahme sowie die maximal erreichbaren arteriellen Laktatkonzentrationen. In Sportarten, bei denen das Körpergewicht nicht getragen werden muß (Rudern, Kanu, Rad usw.) kann der Absolutwert der Sauerstoffaufnahme in l/min, andernfalls (Lauf, Skilanglauf u. a.) muß der körpergewichtsbezogene Relativwert in ml/kg/min zum interindividuellen Vergleich herangezogen werden.

Bei der *allgemeinen aeroben Mittelzeitausdauer* (10 bis 30 min) tritt die anaerobe Energiebereitstellung mit zunehmender Zeitdauer immer mehr in den Hintergrund. Leistungsentscheidend wird jener Prozentsatz der maximalen Sauerstoffaufnahme, der über die Wettkampfzeit erbracht werden kann. Dieser Prozentsatz liegt bei einer Beanspruchung von 10 bis 20 (30) min etwa zwischen 90 und 95%, zusammen mit einer noch relativ hohen anaeroben Energiebereitstellung, bei Belastungen ab 20 min etwa um 90% (Endspurt nicht berücksichtigt), womit die Höhe der anaeroben Schwelle von Bedeutung wird.

Die *allgemeine aerobe Langzeitausdauer* ist durch eine Belastungsdauer von mehr als 30 min gekennzeichnet (43) bzw. in 3 Untergruppen (35) unterteilt, von denen die Langzeitausdauer I der aeroben Mittelzeitausdauer nach *Hollmann* (43) entspricht.

Für diese Beanspruchung ist die Höhe der anaeroben Schwelle, also der aerobe Energieumsatz der Dauerleistungsgrenze sowohl als Absolutwert (VO_2 ml/kg/min) als auch als Relativwert (%VO_2 max) von leistungsentscheidender Bedeutung. Diese Anforderung impliziert eine möglichst hohe maximale Sauerstoffaufnahme, da bei einem hohen Prozentsatz ihrer Dauernutzungsfähigkeit auch deren Absolutwert und damit die jeweils zu erbringende Leistung auf hohem Niveau liegt. Bei Beanspruchungen um 40 min bzw. zwischen 40 bis 60 min Dauer liegt die Dauernutzungsfähigkeit von Weltklasseathleten etwa bei 90% der maximalen Sauerstoffaufnahme und sinkt bei Belastungen von etwa 2 Stunden (Marathon) auf 85 bis 80% ab. Zur Erzielung sportlicher Höchstleistungen muß gleichzeitig ein günstiges Last-Kraft-Verhältnis, also ein geringes Körpergewicht bei einer möglichst hohen maximalen Sauerstoffaufnahme bestehen (43).

Ab einer Beanspruchungsdauer von 30 bis 40 min spielen ferner die Qualität der Glykogendepots sowie die Ökonomie der Substratverwertung (KH-Fette) eine leistungseinschränkende Rolle.

Aus den dargelegten leistungsentscheidenden Merkmalen ist zu erkennen, daß die Größe der maximalen Sauerstoffaufnahme nicht generell – wie früher angenommen – als Kriterium der Ausdauerleistungsfähigkeit gelten kann. Dies trifft nur auf die aerobe Kurzzeitausdauer zu, bei der tatsächlich die maximale Sauerstoffaufnahme leistungsbegrenzend ist.

Bei Belastungen längerer Dauer ist hingegen die Höhe der Dauernutzungsfähigkeit der Sauerstoffaufnahme (Dauerleistungsgrenze, anaerobe Schwelle) das Kriterium der Ausdauerleistungsfähigkeit, die primär von der Qualität muskulärer Stoffwechselvorgänge und der vom Herzvolumen mitbestimmten muskulären Durchblutungsgröße abhängt. Die zur Leistungsdiagnostik derzeit zumeist aus der Laktatkinetik (4 mmol/l Laktat bzw. individuelle Methoden) oder aus spiroergometrischen Daten ($\dot{V}E/\dot{V}CO_2$) bestimmte Dauerleistungsgrenze ist von energetischer Seite somit Ausdruck des letzten isodynamischen Gleichgewichts des Organismus zwischen Laktatproduktion, Pufferung, respiratorischer Kompensation und Utilisation.

Die Wechselwirkung zwischen diesen verschiedenen Faktoren kommt andeutungsweise in muskelbioptischen Untersuchungen zum Ausdruck. *Rusko* (107) fand bei weiblichen Skilangläufern signifikante Beziehungen zwischen verschiedenen aeroben Enzymen des Musculus vastus lateralis und der Höhe der anaeroben Schwelle, nicht aber mit der maximalen Sauerstoffaufnahme. In Untersuchungen von *Ivy* (52) bestanden höhere Korrelationen zwischen dem prozentuellen Anteil an ST-Fasern, sowie der Oxydationsrate von Pyruvat (M. vastus lateralis) mit der absoluten und relativen Höhe der aeroben Schwelle als mit der maximalen Sauerstoffaufnahme. Daraus scheint sich zu bestätigen, daß die maximale Sauerstoffaufnahme eher mit kardiozirkulatorischen Größen, die Höhe der Sauerstoffaufnahme an der aeroben Schwelle (Beginn der anteilhaft anaeroben Energiebereitstellung) und anaeroben Schwelle (letztes isodynamisches Gleichgewicht) mit der Fähigkeit der oxydativen Umsatzrate der Muskelzelle korreliert ist.

Das harmonische Zusammenspiel pulmonaler, kardiozirkulatorischer und muskelzellulär-metabolischer Anpassungserscheinungen sowie deren übergeordneter Regel- und Versorgungsmechanismen kennzeichnet daher die *aerobe Kapazität* als jenen Energieumsatz, der durch Verbrennungsvorgänge unter Sauerstoffverbrauch möglich ist (65).

Dabei drückt die maximale Sauerstoffaufnahme den maximalen aeroben Energieumsatz bei Ausbelastung, die anaerobe Schwelle den aeroben Energieumsatz an der Dauerleistungsgrenze aus.

Zusammenstellung leistungsbegrenzender Faktoren der aeroben Kapazität

- Lunge: Ventilation, Diffusion
- Herz-Kreislauf: Herzzeitvolumen, Hämodynamik
- Transportkapazität des Blutes für O_2: Blutvolumen, Total-Hämoglobin
- Durchblutungsgröße der beanspruchten Skelettmuskulatur
- Energieumsatz der Skelettmuskulatur
- Stoffwechsel und Ernährungssituation
- Nervensystem: zentrale und periphere Ermüdung

Einschränkend muß festgestellt werden, daß nach derzeitigem Wissensstand weder die Ventilationsgrößen, die Diffusionskapazität noch die Transportkapazität des Blutes bei jüngeren, gesunden Menschen auf Meereshöhe eine leistungsbegrenzende Rolle spielen.

Von Seiten exogener Faktoren sind die Belastungsart und die Körperposition (siehe: Leistungsdiagnostik) sowie die Hitze und jeweilige Meereshöhe weitere leistungsbegrenzende Einflußgrößen der aeroben Kapazität.

Geschlechts- und Altersabhängigkeit der aeroben Kapazität – Maximale Sauerstoffaufnahme

Um das 20. bis 30. Lebensjahr liegt der Normwert der relativen maximalen Sauerstoffaufnahme für untrainierte Männer etwa zwischen 40 und 50 ml/kg/min, für untrainierte Frauen zwischen 30 und 38 ml/kg/min. In Untersuchungen von *Hollmann* (43) werden bei mehreren tausend Probanden mittlere absolute und relative maximale Sauerstoffaufnahmen von 3,3 ± 0,2 l/min bzw. 42 ± 3 ml/kg/min für Männer und von 2,2 ± 0,2 l/min bzw. 36 ± 3 ml/kg/min für Frauen gefunden (Abb. 15 [B]). Die große Streubreite der angegebenen Werte bzw. teils noch höheren Angaben (5) sind vor allem durch das unterschiedliche Aktivitätsniveau verschiedener Populationen verursacht. Bei Vergleich verschiedenster Normwertangaben

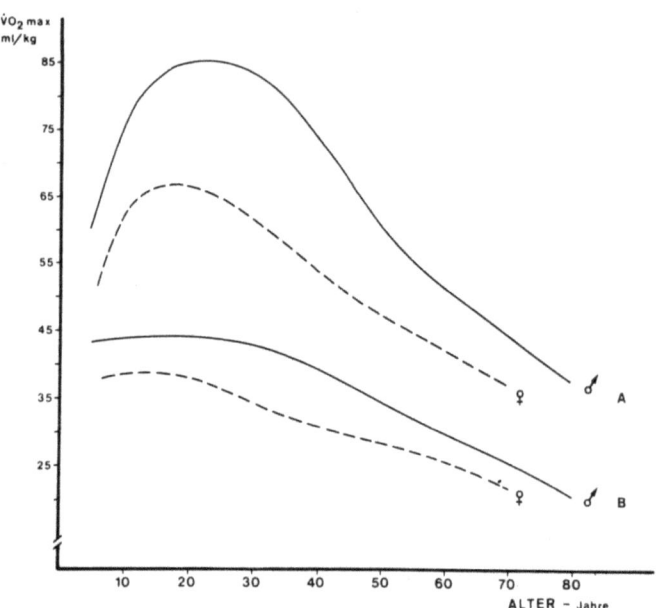

Abb. 15. Schematisches Verhalten der relativen maximalen Sauerstoffaufnahme bei trainierten (A) und untrainierten (B) Männern und Frauen im Altersgang. Nach *Hollmann* (43), *Åstrand* (7), *Medved* (87) und *Bachl* (9).

kann angenommen werden, daß 95% der Bevölkerung in einem Bereich zwischen 30 und 60 ml/kg/min liegen.

Die maximale Sauerstoffaufnahme der Frau ist absolut um etwa 25 bis 30%, gewichtsbezogen zwischen 15 und 20% niedriger als beim Mann (Tab. 17), was auf den größeren Fettanteil der Frau am Gesamtkörpergewicht zurückzuführen ist. Bei Bezug auf die fettfreie Körpersubstanz sind kaum signifikante Unterschiede nachweisbar, die sich in einer Größenordnung zwischen 3 und 8% bewegen. *Hollmann* (43) errechnete maximale Sauerstoffaufnahmen von etwa 44 bis 48 ml/min für Frauen und 46 bis 49 ml/min für Männer pro kg fettfreies Körpergewicht. Bei der Einordnung sporttreibender Übergewichtiger beiderlei Geschlechts in das Bezugssystem LBM (= lean body mass) sind oft nur geringe Unterschiede in der maximalen Sauerstoffaufnahme pro kg fettfreies Körpergewicht im Vergleich zu normalgewichtigen Sporttreibenden zu finden, da sporttreibende Übergewichtige eine relativ größere Leistungsfähigkeit von Herz-Kreislauf und Muskulatur erwerben müssen, um ihr erhöhtes Gesamtkörpergewicht adäquat bewegen zu können.

Die absolut geringere maximale Sauerstoffaufnahme der Frau ist Ausdruck der absolut kleineren Transportkapazität des Kreislaufsystems für Sauerstoff, die neben dem geschlechtsspezifisch niedrigeren Totalhämoglobingehalt der Frau vor allem durch die Unterschiede im Herzvolumen bedingt ist (Tab. 9). In dieser Tabelle nach *König* und *Reindell* (73, 102) sind neben den absoluten und relativen Herzvolumina auch der maximale Sauerstoffpuls sowie der Herzvolumenleistungsquotient für Normalpersonen beiderlei Geschlechts im Altersgang angegeben, um die unterschied-

Tab. 9. Mittelwerte und Standardabweichungen für das absolute und relative Herzvolumen, den maximalen Sauerstoffpuls sowie den Herzvolumenleistungsquotienten bei untrainierten männlichen (m) und weiblichen (w) Normalpersonen im Altersgang. Aus *König* (73) und *Reindell* (102).

Alter (Jahre)		10 – 11	12 – 13	14 – 15	16 – 17	18 – 19
Herzvolumen (ml) $\bar{x} \pm$	m	411.5 ± 63.5	508.6 ± 80.8	610.8 ± 114.7	717.7 ± 10.20	769.5 ± 112.8
	w	371.5 ± 56.9	499.8 ± 77.8	527.0 ± 78.5	555.0 ± 70.50	578.0 ± 69.1
Herzvolumen/kg $\bar{x} \pm$	m	11.60± 1.34	11.40± 1.15	11.70± 1.50	11.40± 1.17	11.40± 1.33
	w	11.10± 1.10	10.70± 1.00	9.98± 1.10	9.84± 0.90	9.77± 1.10
max. Sauerstoffpuls $\bar{x} \pm$	m	7.2 ± 1.18	9.0 ± 1.3	10.8 ± 2.05	13.5 ± 1.04	16.1 ± 2.03
	w	6.0 ± 0.99	7.6 ± 1.16	8.9 ± 1.28	9.4 ± 1.52	9.4 ± 1.30
HVLQ $\bar{x} \pm$	m	57.6 ± 8.52	55.6 ± 0.70	56.7 ± 8.88	53.1 ± 4.98	49.1 ± 6.20
	w	62.2 ± 5.71	66.1 ± 8.03	59.1 ± 7.55	60.2 ± 8.33	62.1 ± 11.81

		20 – 29	30 – 39	40 – 49	50 – 59	60 – 75
Herzvolumen (ml) $\bar{x} \pm$	m	797.2 ± 107.4	762.2 ± 132.8	795.8 ± 114.7	800.1 ± 10.20	819.0 ± 126.2
	w	579.5 ± 62.5	572.0 ± 67.3	661.1 ± 97.5	687.4 ± 70.50	---
Herzvolumen/kg $\bar{x} \pm$	m	11.70± 1.35	10.80± 1.20	10.00± 1.03	10.70± 1.07	11.3 ± 1.62
	w	9.80± 0.96	9.58± 1.15	9.6 ± 1.37	10.1 ± 1.52	---
max. Sauerstoffpuls $\bar{x} \pm$	m	14.7 ± 2.48	13.5 ± 1.88	13.5 ± 2.20	13.8 ± 1.93	12.3 ± 2.03
	w	10.2 ± 1.39	9.2 ± 1.64	8.8 ± 1.47	8.8 ± 1.95	---
HVLQ $\bar{x} \pm$	m	55.2 ± 9.70	56.6 ± 9.04	57.9 ± 6.52	59.7 ± 7.94	67.6 ± 11.59
	w	59.2 ± 8.70	62.4 ± 7.82	77.0 ± 18.1	83.0 ± 19.6	---

liche Transportkapazität zu dokumentieren. Den durchschnittlichen gewichtsbezogenen Herzvolumina von 9,8 ± 0,96 ml/kg für Frauen und 11,7 ± 1,35 ml/kg/min für Männer (73, 102) im 3. Lebensjahrzehnt entsprechen maximale Herzminutenvolumina von etwa 12 bis 15 l/min bzw. 17 bis 21 l/min. Bei hochausdauertrainierten weiblichen Leistungssportlern kann das maximale Herzminutenvolumen auf 20 bis 30 l/min, bei Männern bis zu und über 40 l/min ansteigen. Korrespondierend zu diesen Herzminutenvolumina liegen die relativen Herzvolumina zwischen 16 bis 19 ml/kg beim Mann und 13 bis 16 ml/kg der Frau.

Die höchsten aus der Literatur ersichtlichen Herzvolumina bei Frauen sind zusammen mit den korrespondierenden maximalen Sauerstoffaufnahmen in Tabelle 10 zusammengestellt. Bei Männern liegen Angaben von 1700 ml bzw. 20 ml/kg/min (43) vor.

Tab. 10. Zusammenstellung der größten in der Literatur angegebenen absoluten und relativen Herzvolumina sowie der maximalen Sauerstoffaufnahmen von Leistungssport treibenden Frauen. Aus *Medved* (87).

	kg	HV (ml)	HV/kg (ml/kg)	$\dot{V}O_2$ (l/min)	$\dot{V}O_2$ ml/kg/min
Schwimmerin	78	1.150	14.9	4.62	59.4
Mittelstreckenläuferin	57	960	16.8	3.20	67.5

Diese Größenordnung gewichtsbezogener Herzvolumina dürfte auch die Grenze der morphologischen Anpassungsfähigkeit des menschlichen Herzens sein. Für die Beziehung zwischen der körpergewichtsbezogenen maximalen Sauerstoffaufnahme und den körpergewichtsbezogenen Herzvolumina gibt es erwartungsgemäß keine geschlechtsspezifischen Unterschiede, auch die für Frauen beschriebenen Maximalwerte liegen innerhalb der einfachen Standardabweichung der für Männer angegebenen Zusammenhänge (14).

Ausdauerleistungssportler mit Ansprüchen einer hohen aeroben Kapazität erreichen signifikant höhere absolute und relative maximale Sauerstoffaufnahmen als Normalpersonen. Vor allem für Weltklasseathleten der Disziplinen Straßen-Radsport- und Rudern werden Absolutwerte von 5,5 bis 6,5 l/min, für die Sportarten Skilanglauf, leichtathletischer Mittel- und Langstreckenlauf Relativwerte zwischen 78 und 90 ml/kg/min angegeben. Die korrespondierenden Werte für Frauen liegen zwischen 4 bis 4,8 l/min bzw. 62 bis 72 ml/kg/min.

Die Abbildungen 11 und 16 zeigen eine Zusammenstellung der gemessenen (43) bzw. notwendigen sportartspezifischen relativen maximalen Sauerstoffaufnahme nach verschiedenen Autoren (5, 35, 85). Für Frauen müssen die angegebenen Werte im Durchschnitt um 20% reduziert werden.

Im Allgemeinen erreichen Frauen etwa zwischen dem 14. bis 16. Lebensjahr, Männer zwischen dem 18. bis 20. Lebensjahr ihre maximale Sauerstoffaufnahme. Ab dem 30. Lebensjahr reduziert sie sich beim Mann etwa um 25 bis 30%, bei der Frau nur um 20 bis 25% (Abb. 15 [B]) bis zum 60. Lebensjahr. Der Vergleich der schema-

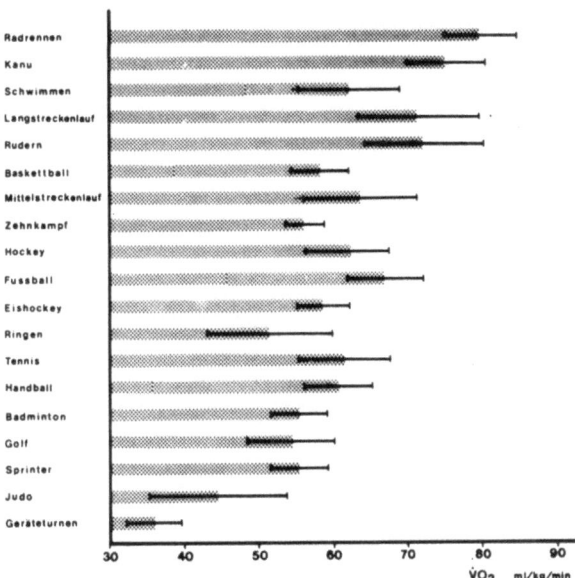

Abb. 16. Zusammenstellung der relativen maximalen Sauerstoffaufnahme (Mittelwert und Standardabweichung) bei verschiedenen Sportarten nach *Hollmann* (43). Nach Angaben des Autors wurden für diese Darstellung die Mittelwerte der jeweils 5 besten Sportler der einzelnen Disziplinen gebildet.

tisch eingezeichneten Altersabnahme der relativen maximalen Sauerstoffaufnahme für hochausdauertrainierte (A) und untrainierte (B) Männer und Frauen in Abbildung 15 verdeutlicht, daß bei überdurchschnittlich hohen Maximalwerten ein deutlicher Rückgang nach dem 30. Lebensjahr meist zusammen mit einer Reduktion des Hochleistungstrainings vergesellschaftet ist. Bei weiter durchgeführtem hochintensivem Ausdauertraining finden sich speziell bei 45- bis 70jährigen Seniorenathleten bisweilen höhere maximale Sauerstoffaufnahmen (26, 86), als in Abb. 15 angegeben. Wird ab der Jugend regelmäßiges Ausdauertraining gehobener breitensportlicher Aktivität bis ins Alter betrieben, sinken die Maximalwerte der Sauerstoffaufnahme zwar wie beim Untrainierten ebenfalls kontinuierlich, jedoch von einem wesentlich höheren Ausgangsniveau und mit deutlichen Differenzen auf allen Altersstufen ab (Abb. 17). Somit können trainierte 60- bis 70jährige gleich hohe oder höhere maximale Sauerstoffaufnahmen als 20- bis 30jährige Untrainierte haben (75).

Aus den von *Liesen* und *Hollmann* (75) in Abbildung 17 angegebenen Regressionsgeraden errechnet sich eine jährliche Abnahme der relativen maximalen Sauerstoffaufnahme von 0,65% bei den Untrainierten. Trotz gleich steilem Abfall der Regressionsgeraden ergibt sich wegen des höheren Ausgangsniveaus nur ein prozentueller Leistungsverlust von 0,45% pro Jahr bei den Trainierten.

Bei regelmäßiger Ausübung von Ausdauerleistungssport mit Wettkampfbeteiligung ist auch im Alter von 60 bis 80 Jahren eine beachtlich hohe aerobe Leistungsfähigkeit vorhanden, wie aus den Tabellen 11 und 12 entnommen werden kann.

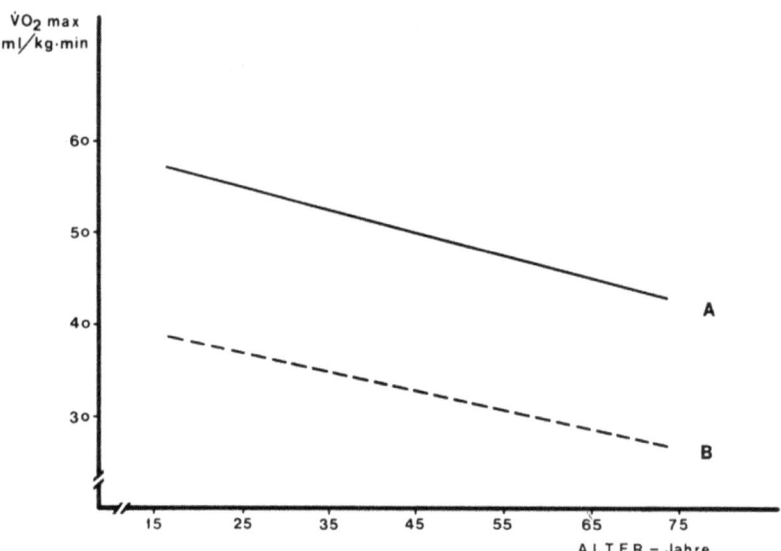

Abb. 17. Schematische Darstellung der regressionsanalytischen Beziehung zwischen Alter und relativer maximaler Sauerstoffaufnahme bei ausdauertrainierten Männern (A) und untrainierten Vergleichspersonen (B) in einem Altersbereich von 20 bis 70 Jahren. Aus *Liesen* (75).

Demnach erreichen 80jährige noch relative maximale Sauerstoffaufnahmen von 36 bis 39 ml/kg/min und einen Prozentsatz von 78% (12, 32) für die Höhe der anaeroben Schwelle bezogen auf Maximalwerte. Für Frauen kann unter Berücksichtigung der geschlechtsspezifischen Voraussetzungen ein ähnliches Verhalten der aeroben Leistungsfähigkeit im Alter nur angenommen werden, da Untersuchungen über ausdauerleistungssporttreibende Frauen zwischen dem 60. und 80. Lebensjahr kaum vorliegen.

Auch für Untrainierte zwischen dem 40. und zumindest dem 70. Lebensjahr besteht eine qualitativ in hohem Maße ähnliche, quantitativ natürlich geringere Ausdauertrainierbarkeit im Sinne einer Ökonomisierung und Optimierung kardiozirkulatorischer und metabolischer Funktionsabläufe.

In Hinblick auf die geschlechtsspezifischen Unterschiede kann festgestellt werden, daß die Frau wegen der dem Mann qualitativ gleichenden Anpassungsreaktionen für Ausdauerbelastungen nicht nur geeignet, sondern sogar prädestiniert erscheint, zumal der weibliche Skelettmuskel eine größere Kapazität in der Utilisation freier Fettsäuren besitzen dürfte (13, 25, 34). Dem entspricht auch die zunehmende Zahl von Frauen, die sich an Marathon-, Skimarathon und überlangen Distanzen im Lauf und Skilanglauf erfolgreich beteiligen.

Die absolute maximale Sauerstoffaufnahme zeigt im Kindesalter eine lineare, wachstumsbedingte Zunahme mit geringfügig niedrigeren Werten für Mädchen (Abb. 18, Tab. 13, Tab. 14). Ab dem Zeitpunkt des puberalen Wachstumsschubes ist bei Knaben eine überproportional starke Zunahme der absoluten maximalen Sauerstoffaufnahme zu beobachten, die etwa bis zum 16. bis 18. Lebensjahr anhält

Tab. 11. Vergleichende Zusammenstellung (Mittelwerte und Standardabweichung) einiger physiologischer Kenngrößen von Seniorenradrennfahrern. Aus *Bachl* (12).

		Bachl (12) (n=7)		Bachl (12) (n=12)		Bachl (12) HP	Perrault (95) (n=8)		Faria (26) NN
Alter	Jahre	69,4	± 5,6	48,4	± 5,5	78	62	± 5	70
Gewicht	kg	68,3	± 8,2	76,2	± 6,5	72	-		79
Ko	m²	1,786	± 0,179	1,915	± 0,09	1,860	1,86	± 0,1	1,950
Jahres-km	km	6628,6	± 5282,0	6466,7	± 2318,8	16,000	-		3816
HF-Ruhe	1/min	61,7	± 8,5	60,3	± 9,4	48	56	± 9	59
Watt max.		181,3	± 37,5	264,7	± 38,4	200	-		200
VO_2max.	ml/kg/min	35,6	± 6,1	45,5	± 3,8	39,7	42	± 10	59,9
HF max.	1/min	151,4	± 15,5	174,9	± 12,4	130	167	± 8	166
VO_2P max.	ml	16,3	± 3,9	19,8	± 2,8	21,9	-		28,5

Tab. 12. Vergleichende Zusammenstellung einiger physiologischer Kenngrößen von Seniorensportlern leichtathletischer Laufdisziplinen. Aus *Bachl* (12).

		Maud (86)	Wilmore (129) DF	Wilmore (129) NF	Wilmore (129) US	Wilmore (129) TR	Cantwell (20)	Gutin (32) NF
Alter	Jahre	70	72	72	74	71	70	74	80
Gewicht	kg	67,2	65,2	65,8	72,3	60,3	60,5	61,6	61,7
Hf-Ruhe	min	52	48	59	60	61	58	-	56
VO_2max.	ml/kg/min	56,8	37,6	41,3	41,2	47,2	56,7	43,1	36,7
Hf max.	min	156	174	169	156	158	165	166	162
Lak.max.	mg/dl	73,9	-	-	-	-	-	-	-
ANS %	max.								78,7

(Abb. 18), während bei Mädchen nach einem gleichförmigen Anstieg bis zum 14. bis 16. Lebensjahr praktisch keine weitere Zunahme erfolgt (4, 5, 47, 89, 90).

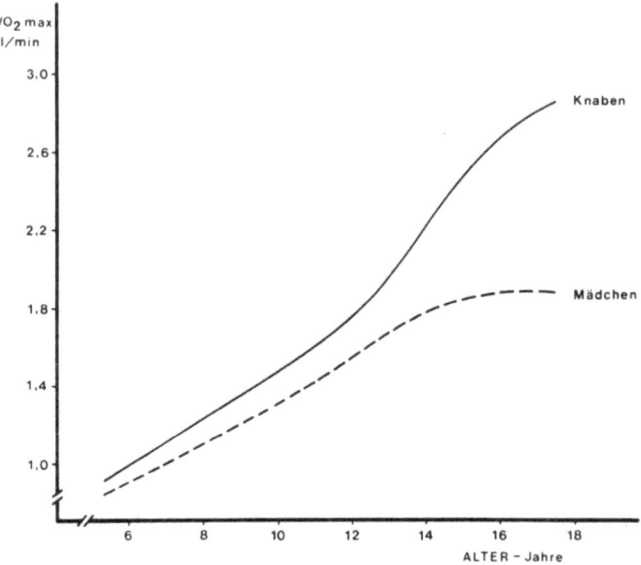

Abb. 18. Verhalten der absoluten maximalen Sauerstoffaufnahme von Mädchen und Knaben im Alter zwischen 6 und 18 Jahren. Aus *Huber* (47).

Tab. 13. Normwerte der absoluten und relativen maximalen Sauerstoffaufnahme in Abhängigkeit von Alter und Geschlecht. Aus *Huber* (47).

Alter (Jahre)	Jungen		Mädchen	
	VO_2max. (l/min)	VO_2max/KG (ml/min/kg)	VO_2max. (l/min)	VO_2max/KG (ml/kg/min)
5.5	0.93	45	0.83	42
6.5	1.04	45	0.93	42
7.5	1.17	45	1.03	41
8.5	1.29	45	1.14	41
9.5	1.41	45	1.24	41
10.5	1.53	45	1.35	40
11.5	1.65	45	1.47	39
12.5	1.81	45	1.62	38
13.5	2.05	45	1.73	37
14.5	2.32	45	1.80	36
15.5	2.55	45	1.86	36
16.5	2.71	45	1.87	35
17.5	2.81	45	1.87	35

HUBER, 1979

Tab. 14. Verhalten von anthropometrischen Indizes sowie der absoluten und relativen maximalen Sauerstoffaufnahme (Mittelwert und Standardabweichung) von Knaben und Mädchen im Alter zwischen 8 und 12 Jahren. Aus *Andersen* (2).

Alter Jahre		N	Größe cm		Gewicht kg		Körperfett %		Maximale Sauerstoffaufnahme					
									l/min		ml/min kg		ml/min kgLBM	
x̄	SD		x̄	SD	x̄	SD	x̄	SD	x̄	SD	x̄	SD	x̄	SD
Knaben														
8.4	0.3	29	130.8	4.5	27.4	3.9	19.2	3.6	1.44	0.19	52.7	3.9	65.5	4.5
9.4	0.3	29	136.6	4.8	31.0	4.5	18.9	3.1	1.59	0.24	51.4	5.2	63.8	6.3
10.4	0.3	31	141.2	5.0	33.9	5.0	20.1	4.2	2.02	0.30	60.0	6.5	75.5	7.6
11.4	0.3	28	145.8	5.7	36.8	6.6	19.3	4.4	2.07	0.31	56.9	6.1	70.6	6.3
12.3	0.3	30	150.4	6.0	40.3	6.9	19.4	3.9	2.31	0.34	58.0	8.0	72.0	8.6
Mädchen														
8.2	0.3	33	130.1	4.5	26.7	3.5	23.3	2.9	1.25	0.20	47.4	7.0	61.3	8.3
9.3	0.3	33	136.0	5.1	30.8	4.1	23.0	3.0	1.48	0.19	48.5	6.6	63.2	8.5
10.3	0.3	34	141.3	5.5	34.4	4.6	24.3	3.4	1.19	0.23	52.4	6.6	69.7	8.2
11.2	0.3	34	145.5	10.3	38.1	6.4	24.4	3.5	1.88	0.22	50.1	5.9	66.4	6.2
12.2	0.3	34	152.5	6.5	42.6	7.2	24.1	3.5	2.26	0.32	53.6	6.8	71.0	8.0

ANDERSEN, 1978

Bei Bezug der maximalen Sauerstoffaufnahme auf das Körpergewicht entspricht die relative maximale Sauerstoffaufnahme bei Kindern und Jugendlichen den Werten von Erwachsenen bzw. liegt auf einem geringfügig höheren Niveau (Tab. 13, Tab. 14). Auch die relativen maximalen Sauerstoffaufnahmen sind für Mädchen im Kindesalter etwas niedriger als bei Knaben. Etwa ab dem 11. Lebensjahr treten mit Beginn des puberalen Wachstumsschubes die deutlichen geschlechtsspezifischen Unterschiede auf. Während bei Knaben durch die überproportional stärkere Zunahme der absoluten maximalen Sauerstoffaufnahme zusammen mit dem sich erhöhenden Anteil der aktiven Muskelmasse am Gesamtkörpergewicht keine wesentlichen Unterschiede der körpergewichtsbezogenen maximalen Sauerstoffaufnahme (47, 51) bzw. geringe Erhöhungen (2, 4, 5, 37) zu sehen sind, nimmt sie hingegen bei Mädchen ab oder bleibt nahezu gleich, da neben der geringen Zunahme der absolut maximalen Sauerstoffaufnahme der höhere Fettanteil am Gesamtkörpergewicht entsprechenden Einfluß gewinnt.

Die Unterschiede in den Absolut- und Relativwerten der in den Tabellen 13 und 14 zusammengefaßten maximalen Sauerstoffaufnahmen verdeutlichen einmal mehr den Einfluß unterschiedlicher körperlicher Aktivität auf Normwert-Bezugssysteme (2, 5, 47, 89).

Gleichsinnig zum geschlechtsspezifischen Verhalten der relativen maximalen Sauerstoffaufnahme sind Veränderungen des relativen Herzvolumens zu beobachten. Während das absolute Herzvolumen mit einer stärkeren Zuwachsrate für Knaben zwischen dem 10. bis 15. Lebensjahr zunimmt, reduziert sich aus den vorhin erwähnten Gründen das relative Herzvolumen bei Mädchen von etwa den gleichen Ausgangswerten zwischen dem 10. bis 14. Lebensjahr (Tab. 9), um dann, wie bei männlichen Personen von Kindheit an, relativ konstant bleiben (73, 102, 103).

In diesem Zusammenhang erscheint es wichtig darauf hinzuweisen, daß harmonisch mit der maximalen Sauerstoffaufnahme eine Entwicklung des Herzvolumens, damit auch des Schlag- und Minutenvolumens, des Blutvolumens und der Diffusionskapazität der Lungen von statten geht. *Hollmann* (43) weist ferner darauf hin, daß sowohl bei akzelerierten als auch retardierten Jugendlichen stets ein harmonischer Entwicklungszustand zwischen aktivem und passivem Bewegungsapparat sowie Größe und Leistungsfähigkeit verschiedener Organsysteme gegeben sei. Grundsätzlich besteht daher für Akzelerierte eine höhere Leistungs- und Belastungsfähigkeit als für Normalentwickelte oder Retardierte (43). In jedem Fall können daher Ausdauerbelastungen keine Überbeanspruchung des kardiopulmonalen Systems hervorrufen, sie sind im Gegenteil in den meisten Fällen, besonders bei vegetativ-endokrinen Labilitäten eher indiziert als kontraindiziert. Allerdings muß im Rahmen der Trainingsmaßnahmen berücksichtigt werden, daß Kinder und Jugendliche, obwohl sie von Seiten der aeroben Energiebereitstellung keinesfalls benachteiligt, sondern eher bevorzugt sind, auf Grund des höheren basalen Metabolismus und des geringeren mechanischen Wirkungsgrades vor allem bei Beanspruchungen, bei denen das Körpergewicht getragen werden muß, einen höheren Sauerstoffverbrauch auf gleichen submaximalen Belastungsstufen als Erwachsene aufweisen (Tab. 15). Dadurch ist bei gleichen relativen maximalen Sauerstoffaufnahmen die absolute Leistungsfähigkeit geringer (69, 29).

Tab. 15. Vergleichende Zusammenstellung einiger anthropometrischer Indizes, ergometrischer Maximaldaten sowie der Sauerstoffaufnahmen bei verschiedenen Laufgeschwindigkeiten für 3 verschiedene Gruppen von Mädchen. +++ = $p < 0,05$. Aus *Girandola* (29).

MÄDCHEN

	Prae-puberal	Post-puberal	College
Alter, Monate	133.3+++	190.4+++	239.3+++
Größe, cm	146.1+++	162.1	163.6
Gewicht, kg	34.87+++	53.32	55.38
VC, l	2.39	3.59	3.70
Körperfett, %	20.0+++	24.1	23.4
LBW, kg	27.8+++	40.2	42.1
VE max, l/min, BTPS	55.9	76.9	80.9
VO_2max., l/min	1.51+++	2.11	2.18
VO_2max., ml/kg/min	43.63+++	39.94	39.67
VO_2max., ml/kg/LBW/min	54.26	52.47	51.73
Hf max. (1/min)	202	202	201
VO_2, ml/kg/min 4.5 mph-2%	26.00+++	22.51	21.05
VO_2 ml/kg/min 5.0 mph-3%	34.50	32.71	29.43+++

Entsprechend der Ausdauertrainierbarkeit der Skelettmuskulatur von Kindern mit der entsprechenden Erhöhung der absoluten und relativen anaeroben Schwelle, sind auch eindeutige kardiopulmonale Trainingseffekte mit einer Zunahme der maximalen Sauerstoffaufnahme im präpuberalen Alter gegeben. Dies konnte unter anderem auch von *Rost* (105) an Hand röntgenologischer und echokardiographischer Untersuchungen an Leistungssport (Schwimmen) treibenden Kindern verifiziert werden, wobei als Ausdruck der dimensionalen Veränderungen im Sinne eines Sportherzens sowohl hochsignifikante Zunahmen der absoluten und relativen Herzvolumina, als auch der Ventrikeldurchmesser und Hinterwanddicken zu finden waren. Allerdings muß einschränkend festgestellt werden, daß Veränderungen dieser Art nur bei einem planmäßigen Ausdauer-Leistungstraining auftreten, während hingegen auch täglich erfolgende Freizeitsportaktivitäten (Gymnastik, Spiele, Schwimmen) auf Grund des ansich hohen Bewegungsdranges bei Kinern keine Trainingswirksamkeit im Hinblick auf dimensionelle Veränderungen des Herzens ergeben (10). Sportliche Aktivitäten dieser Art sind jedoch in unserer bewegungsarmen Zeit schon von Kindheit an notwendig, um jene Optimierung aller Organ- und Funktionssysteme zu erreichen, die späterhin einen wirkungsvollen Schutz vor degenerativen Herz-Kreislauferkrankungen darstellen.

Die für den Ausdauer-Leistungssport wichtige Frage nach dem Alter der größten Trainierbarkeit wird mit Angaben von präpuberalen bis puberalen Zeitabschnitten derzeit sehr uneinheitlich beantwortet. Die herausragenden Leistungen jugendlicher Schwimmerinnen weisen jedenfalls auf einen sehr frühen Zeitpunkt hin.

Anaerobe Schwelle

Entsprechend der von *Keul* und *Kindermann* (68) vorgeschlagenen Nomenklatur des aerob-anaeroben Überganges liegt die auf 2 mmol/l Laktat bezogene aerobe

Schwelle im Altersbereich zwischen 15 und 40 Jahren je nach Leistungsvoraussetzung geschlechtsunspezifisch zwischen 40 bis 60%, die nach *Mader* auf 4 mmol/l Laktat bezogene anaerobe Schwelle zwischen 55 bis 90% der maximalen Leistungsfähigkeit. Die korrespondierenden Herzfrequenzen liegen für die aerobe Schwelle zwischen 120 und 150/min, für die anaerobe Schwelle zwischen 150 und 185/min. Der große Bereich dieser Angaben charakterisiert die großen individuellen Unterschiede zwischen Untrainierten und Trainierten, speziell Ausdauertrainierten. Dies kommt in Tabelle 16 eindrucksvoll an Hand des Leistungsvergleichs zwischen Studenten, Radrennfahrern und Langstreckenläufern in einer Zusammenstellung nach *Mader* (79, 43), sowie im Rahmen einer Leistungsklassifizierung nach eigenen Daten (Abb. 19) zum Ausdruck. In der Tabelle 17 ist schließlich aus eigenen Untersuchungen (8) ein Beispiel für das geschlechtsunspezifische Verhalten der relativen Höhe der anaeroben Schwelle für Sportstudenten unterschiedlicher Leistungsfähigkeit dargestellt. Für männliche und weibliche Sportstudenten (Gruppe I) liegen die Mittelwerte der relativen anaeroben Schwelle auf gleicher Höhe von 63,36 ± 4,52% bzw. 65,8 ± 5,7%, für Sportstudenten mit zusätzlichen freiwilligen Trainingseinheiten (Gruppe II) bei 68,1 ± 3,8% bzw. 69,2 ± 7,5%.

Tab. 16. Vergleichende Gegenüberstellung der anaeroben Schwelle und des relativen Herzvolumens bei Sportstudenten, Berufs-Straßenradrennfahrern und Spitzenathleten leichtathletischer Laufdisziplinen. Der Ausbelastungsgrad ist folgendermaßen definiert: + = nicht ausbelastet, ++ = mittlere Ausbelastung, +++ = hohe Ausbelastung. Nach *Mader* (43, 79).

	aerob-anaerober Übergang		gemessene	
	Watt/kg	VO_2 (ml/min.kg)	VO_2max. (ml/min.kg)	HV/kg (ml/kg)
Student, trainiert	2.4	27	47 +++	10.4
Straßenradrennfahrer				
Berufs-	5.8	78	78 +	19.1
Berufs-	4.9	64	69 +	19.0
	m/s	VO_2/kg (ml)	VO_2 max/kg (ml)	HV/kg (ml)
Student, trainiert	2.4	36.5	47 ++	10.4
Langstreckler				
5.000 m	5.14	63	69 ++	14.2
5.000 m	5.65	69	76 ++	16.9
10000 m	5.6	69	78 +	14.9

Nach den bisherigen Erfahrungen scheint die anaerobe Schwelle bei Kindern bei einer arteriellen Blutlaktatkonzentration von 3 mmol/l anzusetzen zu sein, wofür wahrscheinlich die metabolische Situation des kindlichen Skelettmuskels verantwortlich zu machen ist. Durch die adrenerg-zirkulatorische Regulation bei Kindern liegen die Schwellen-Herzfrequenzen vergleichsweise höher als bei Erwachsenen.

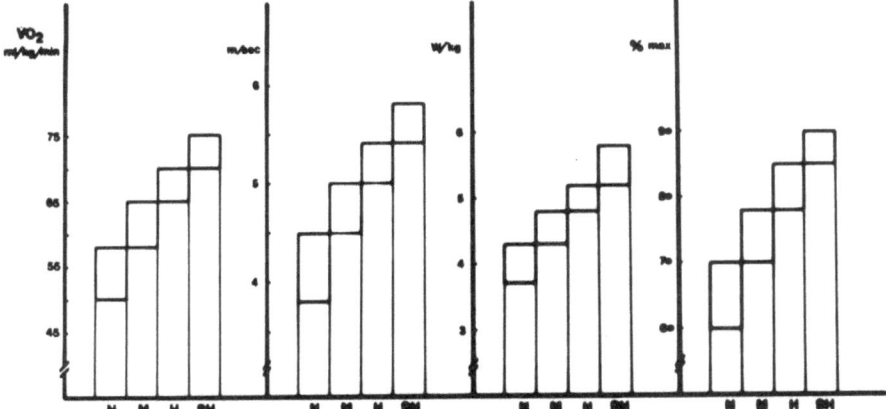

Abb. 19. Klassifizierung der anaeroben Schwelle im Ausdauerleistungssport bezogen auf die relative Sauerstoffaufnahme, die Laufgeschwindigkeit (Außenbedingungen bzw. entsprechende Laufbandbelastung), die fahrradergometrisch geleisteten Watt pro Kilo Körpergewichts sowie den Prozentsatz der anaeroben Schwelle in Prozent der Maximalbelastung. Die gepunkteten Felder kennzeichnen die Bereiche N = niedrig, M = mittel, H = hoch und SH = sehr hoch.

Tab. 17. Vergleichende Gegenüberstellung der absoluten und relativen anaeroben Schwelle bei 2 Gruppen von Sportstudenten. +++ = p < 0,001, ++ = p < 0,005, + = p < 0,01, n. s. = nicht signifikant. Aus *Bachl* (8).

Sportstudentinnen		VO_2/kg ml/min	W/kg	HF	ANS%
Gruppe I	$\bar{x}$	28.25	2.00	167.9 n.s.	65.8
n=11	± SD	2.89	0.34	13.8	5.7
Gruppe II	$\bar{x}$	34.80++	2.40++	168.5 n.s.	69.2 n.s.
n=9	± SD	4.76	0.27	15.2	7.5
Sportstudenten					
Gruppe I	$\bar{x}$	33.40	2.30	158.2	63.36
n=11	± SD	3.02	0.27	9.2	4.52
Gruppe II	$\bar{x}$	43.51+++	3.01+++	167.7 n.s.	68.1+
n=10	± SD	4.91	0.42	11.9	3.8

Auch mit Zunahme der Lebensalter dürfte die anaerobe Schwelle bei niedrigeren arteriellen Laktatkonzentrationen – im Alter von 60 bis 70 Jahren etwa bei 3 mmol/l – zu liegen kommen (75). Da bei älteren Menschen die Ansprechbarkeit des Herzfrequenz-Antriebs abzunehmen scheint, sind die Herzfrequenzen bei gleichen Laktatkonzentrationen mit zunehmendem Alter niedriger, was für die Steuerung von Bewegungstherapien zu berücksichtigen ist (43, 66, 75, 85). Das Beispiel in Abbildung 20 zeigt nach Angaben von *Liesen* (75) den absoluten Leistungsrückgang untrainierter Frauen im Altersgang, gemessen bei einer arteriellen Laktatkonzentration von 4 mmol/l.

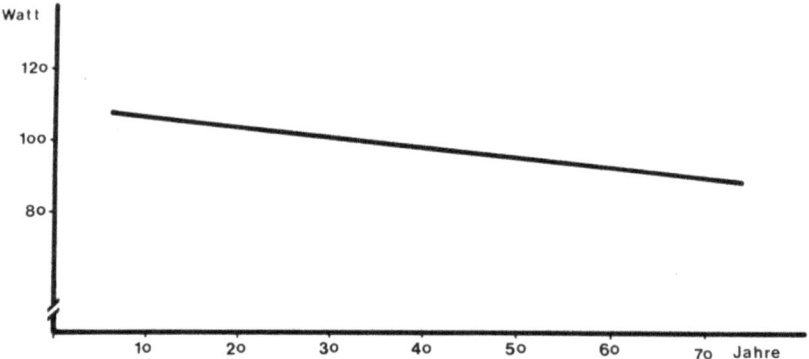

Abb. 20. Schematische Darstellung der Altersabnahme der bei einer arteriellen Blutlaktatkonzentration von 4 mmol/l erhobenen Wattleistung bei untrainierten Frauen. Aus *Liesen* (75).

Für den Leistungssport stellen die jeweiligen Leistungen (z. B. m/sec) an der aeroben und anaeroben Schwelle die wichtigsten Steuerparameter für extensives und intensives Ausdauertraining dar (Abb. 21). Die dadurch ausgelösten zahlreichen Untersuchungen der letzten Jahre ergaben zunehmende Hinweise, daß die „starren Schwellen" bei arteriellen Blutlaktatkonzentrationen von 2 und 4 mmol/l nicht für alle Sportarten gleichermaßen zuträfen. In mehreren Modellen zur individuellen Schwellenbestimmung (9, 11, 15, 89, 115, 116, 120) wurden übereinstimmende Befunde dahingehend erhoben, daß die anaeroben Schwellen bei ausdauertrainierten Athleten bei niedrigeren Laktatkonzentrationen als 4 mmol/l anzutreffen seien bzw. auch Veränderungen innerhalb eines Trainingsjahres bestünden. Auffallend war ferner, daß auch in Abhängigkeit der jeweiligen Ausdauerbeanspruchung (Kurz-, Mittel-, Langzeitausdauer) unterschiedliche Laktatkonzentrationen an der Dauerleistungsgrenze erhoben werden konnten (1, 9, 11). So fanden sich beispielsweise sowohl bei Laboruntersuchungen als auch bei längeren Beanspruchungen an der jeweiligen Dauerleistungsgrenze unter spezifischen Feldbedingungen Laktatkonzentrationen von 2,5 bis 3,5 mmol/l für Langzeitausdauertrainierte und 4,5 bis 6 mmol/l für Kurzzeitausdauertrainierte (9). Die Ursachen dieser Verhaltensweisen sind im Einzelnen noch nicht zur Gänze geklärt, da das in der Trainingspraxis sinnvoll einsetzbare leistungsdiagnostische Kriterium der anaeroben Schwelle auf Grund seiner Komplexität (Laktatproduktion, Freisetzung, Verteilung, intra- und extramuskuläre Elimination) physiologisch schwer zu definieren ist. Es kann angenommen werden, daß das Verteilungsmuster von Muskelfasern in der beanspruchten Skelettmuskulatur sowohl für die Unterschiede zwischen untrainiert und ausdauertrainiert als auch innerhalb der Ausdauerleistungsfähigkeit mitentscheidend ist, da neben den schon angeführten Unterschieden der Muskelfasern bezüglich der oxydativen und glykolytischen Substratutilisation auch der Besatz an LDH-Isoenzymen spezifisch ausgeprägt ist. Die Laktatproduktion- und -utilisation hängt entscheidend von der Aktivität der LDH ab, die als „herzspezifische" H-LDH oder „muskelspezifische" M-LDH auftreten kann. Die M-LDH begünstigt die Reduktion von Pyruvat

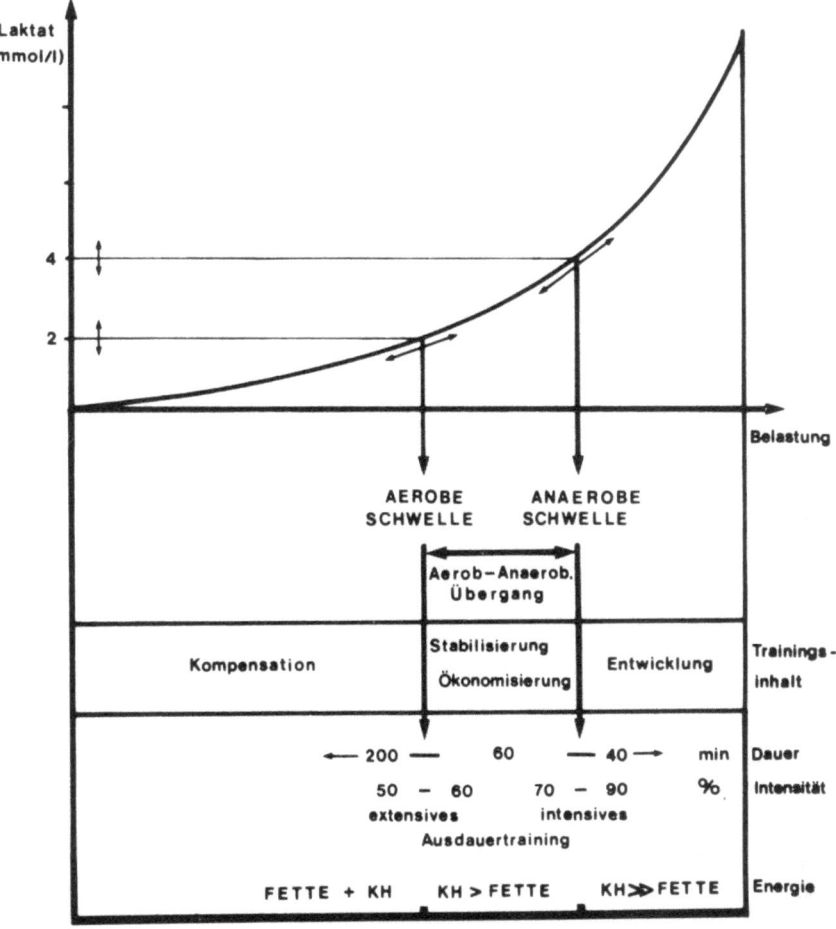

Abb. 21. Schematische Darstellung der Laktatleistungskurve bei ansteigender Belastung unter Berücksichtigung der Kennpunkte des aerob-anaeroben Überganges; die Pfeile weisen auf die Möglichkeit individueller Verschiebungen dieser Kennpunkte hin. Den sich aus der Laktatleistungskurve ergebenden Bereichen und Kennpunkten sind schematisch die Trainingsinhalte und einige Komponenten der Belastungsforderung für Leistungssportler zugeordnet. Nach Angaben von *Pansold* (94) und *Keul* (65).

zu Laktat, während die H-LDH die Oxydation von Laktat zu Pyruvat für den folgenden Weiterabbau im Zitratzyklus fördert. ST-Fasern scheinen einen größeren Anteil an H-LDH, FT-Fasern an M-LDH zu besitzen (117, 118).

Auf diesen Befunden baut *Skinner* (119) sein hypothetisches Modell über den Einsatz verschiedener motorischer Einheiten bzw. deren Muskelfasertypen in Abhängigkeit der jeweiligen Belastungsschwere (unter aerober Schwelle dominierend ST-Fasern, zwischen aerober und anaerober Schwelle ST + FTa-Faser, über anaerober Schwelle ST + FTa + FTb-Fasern) zur Erklärung der metabolischen Vorgänge rund um die Dauerleistungsgrenzen und deren Beeinflußbarkeit durch Training.

Die wenigen Hinweise verdeutlichen die Notwendigkeit weiterführender Untersuchungen über die individuelle Dauerleistungsgrenze, um mittels spezifischer Parameter für Menschen jeden Alters und jedes Leistungszustandes exakte leistungsdiagnostische Aussagen machen zu können.

Abhängigkeit der allgemeinen aeroben Ausdauer von Umweltfaktoren

Hitze, Kälte

Etwa zwei Drittel der bei Muskelarbeit aufgewandten Energie geht als Wärme verloren. Der Wärmeabstrom von der Körperoberfläche kann durch Leitung, Konvektion, Strahlung und Verdunstung erfolgen. Bei hoch intensiven langdauernden Belastungen, bei denen Spitzenathleten bis zu 1400 kcal/h (= etwa 5900 kJ/h) an Wärme erzeugen können (43), spielt die Schweißverdampfung eine wichtigere Rolle zur Wärmeabgabe als die Zunahme von Strahlung und Konvektion. Da aber besonders bei hohen Außentemperaturen und/oder hoher Luftfeuchtigkeit nur weniger als die Hälfte der produzierten Schweißmenge tatsächlich verdampft, wird der Kühlungseffekt ungenügend und somit der physiologische Temperaturunterschied zwischen Körperkern- und -schale immer geringer. Dementsprechend werden beispielsweise bei Marathonläufern Anstiege der Rektaltemperatur bis 40 °C und darüber beobachtet (130).

Kompensatorisch bewirken zirkulatorische Regelmechanismen zu ungunsten der Durchblutung der Arbeitsmuskulatur eine Mehrdurchblutung der Haut, die eine Wärmeabgabe durch Strahlung und Konvektion ermöglichen soll, aber auch an der erhöhten Schweißproduktion mitbeteiligt ist (130). Als Folge der zirkulatorischen Umverteilung und dem dadurch der Arbeitsmuskulatur fehlenden Anteil am gesamten Herzminutenvolumen steigen bei erhöhten Außentemperaturen üblicherweise die arteriellen Laktatkonzentrationen auf submaximalen Belastungsstufen früher an. Ferner kommt es zu einem stärkeren Herzfrequenzanstieg und einer Reduktion des Schlagvolumens, verglichen mit den gleichen Belastungsstufen bei Normaltemperaturen (13). Zu diesen dauer- und höchstleistungsmindernden Faktoren können weiterhin die schweißbedingte Dehydration mit einer zusätzlich möglichen Reduktion des Schlagvolumens und einer Erhöhung der Blutviskosität erschwerend beitragen.

Neben den hämodynamischen und metabolischen Veränderungen unter Hitzebedingungen bewirken die Wasser-, Salz- und Elektrolytverluste bei fehlender oder unzureichender Substitution eine weitere allgemein und lokal-muskuläre Leistungsbeeinträchtigung.

Bei kurzen, etwa bis 10 min dauernden Maximalbelastungen unter Hitzebedingungen dürfte nach Angaben von *Wyndham* (130) hingegen keine nenneswerte Verminderung des maximalen Sauerstoffaufnahmevermögens gegeben sein.

Im Gegensatz zur Hitze stellen niedrige Außentemperaturen ein weitaus geringeres Problem im Hinblick auf eine allfällige Leistungsminderung dar. Ebenso wie bei der extrem wichtigen Hitzeakklimatisation sollte auch eine Gewöhnung an Kältebedingungen vorgenommen werden, wie sie bei den Wintersportarten zumeist schon durch den vorbereitenden Trainingsprozeß gewährleistet ist.

Leistungsverhalten unter Höhenbedingungen

Veränderungen des Leistungsverhaltens unter Höhenbedingungen ergeben sich hauptsächlich durch eine Abnahme des Sauerstoffpartialdrucks (Tab. 18), des Wasserdampfdrucks, der Luftdichte und der Gravitation. Die Reduzierung von Luftdichte und Gravitation in größeren Höhen begünstigt vor allem Schnellkraftleistungen (Wurf-, Sprungbewerbe) und Schnelligkeitsleistungen, was aus Tabelle 19 am Beispiel der leichtathletischen Sprintleistungen zu erkennen ist.

Tab. 18. Barometerdruck und Sauerstoffpartialdruck in der Trachealluft (Wasserdampfsättigung: 37 °C) in verschiedenen Höhen. Die Werte sind auf Trockenbedingungen sowie auf eine Temperatur in Meereshöhe von 15 °C bezogen. Aus *Hollmann* (43).

Höhe	Druck mm Hg	PO_2 Trachealluft mm Hg
0	760	149
1.000	674	131
2.000	596	115
3.000	526	100
4.000	462	87
5.000	405	75
6.000	354	64
7.000	308	55
8.000	267	46
9.000	230	38
10.000	198	32
19.215	47	0

Hingegen kommt es ab einer Beanspruchungsdauer von etwa 2 min zu einer Leistungsabnahme, für die hauptsächlich die Reduzierung des O_2-Partialdruckes ursächlich ist (Tab. 19). Am stärksten betroffen sind dadurch die längerdauernden leichtathletischen Laufdisziplinen, Straßenradsport, Skilanglauf, Rudern und zu einem geringeren Teil auch verschiedene Ballsportarten.

Bei akuter Höhenexposition und Belastungen im submaximalen Bereich wird der reduzierte O_2-Partialdruck der Inspirationsluft durch eine Hyperventilation (erhöhter alveolärer PO_2 – verbesserte O_2-Diffusion von den Alveolen in die Lungenkapillaren) und eine Erhöhung des Herzminutenvolumens, vornehmlich mittels Herzfrequenzsteigerung kompensiert. Außerdem kommt es zu einer hypoxiebedingten Vasodilatation mit reduziertem peripherem Widerstand (5). In Verbindung mit einer Verschiebung der O_2-Dissoziationskurve zu ihrem steilen Teil versucht der Organismus mit diesen Reaktionen als Antwort auf die niedrigere arterielle O_2-Sättigung den Sauerstofftransport zu vergrößern. Diese Kompensation auf submaximalen Belastungsstufen manifestiert sich auch in der gleichhohen Sauerstoffaufnahme für gegebene Belastungen bis zu mittleren Höhenlagen. Allerdings ist die auf Meereshöhe gegebene feste Beziehung zwischen Herzminutenvolumen und Sauer-

Tab. 19. Vergleichende Gegenüberstellung der Gewinnzeiten bzw. der prozentuellen Abweichungn zwischen Flachland und Höhenbedingungen. Alle Bewerbe unter 2 Minuten mit Ausnahmen der 110-m-Hürden sind durch die Höhenbedingungen bevorzugt, Bewerbe über 2 Minuten benachteiligt. Zusammengestellt aus *Jokl* (55).

Disziplin	bestehende Weltrekorde Flachland, 1968 Std.min.,s.	Olympische Spiele Mexico-City Höhe 2240 m Std.,min.,s.	Abweichung in %
100 m	10.0	9.0	-1.00
200 m	20.0	19.8	-1.00
4x100-m-Staffel	38.6	38.2	-1.03
400 m	44.5	43.8	-1.57
4x400-m-Staffel	3.02.8	2.56.1	-3.66
100 m Hürden	13.2	13.3	+0.75
400 m Hürden	49.1	48.1	-2.03
800 m	1.44.3	1.44.3	
1.500 m	3.33.1	3.34.9	+0.84
3.000-m-Hindernisrennen	8.26.4	8.51.0	+4.85
5.000 m	13.16.6	14.05.1	+6.08
10.000 m	27.39.4	29.27.4	+6.50
42.000 m	2.12.11.2	2.20.26.4	+6.24

stoffaufnahme aufgehoben. Trotz gleichhoher Sauerstoffaufnahme auf niedrigen submaximalen Belastungsstufen liegen die arteriellen Laktatkonzentrationen vergleichsweise höher als auf Meeresniveau, was durch den langsameren Anstieg der Sauerstoffaufnahme zu Beginn der Belastung erklärt wird (5, 6). Mit zunehmender Belastungsintensität ist die Deckung des aeroben Bedarfes mittels ventilatorischer, zirkulatorischer und peripherer Kompensationsmechanismen (geringfügige Vergrößerung der arterio-venösen O_2-Differenz) nicht ausreichend, so daß ein deutlich früherer und stärkerer Laktatanstieg und dadurch eine Erniedrigung der Dauerleistungsgrenze resultiert.

Die höhenbedingte Reduktion der arteriellen O_2-Sättigung ist auch die Ursache für die Abnahme der maximalen Sauerstoffaufnahme, die in Höhen zwischen 2000 und 2400 m etwa 10 bis 15%, in Höhen von 4000 m etwa 30% beträgt (5, 6). Hingegen sind die kardiozirkulatorischen Maximalwerte (maximales Herzminutenvolumen, maximale Herzfrequenz, maximales Schlagvolumen) bei akuter Höhenexposition bis in Höhen von 4000 m unverändert (5, 6), obwohl der arterielle PO_2 um 50 mm Hg niedriger liegt. Daß somit keine Einschränkung von Seiten der kardialen Leistungsfähigkeit vorliegt, bestätigen mehrere Untersuchungen (16, 43), die keinerlei Zeichen einer myokardialen Ischämie im EKG ergaben.

Auch im Verhalten der maximalen arteriellen Laktatkonzentrationen sind bei akutem Höheneinfluß keine Unterschiede zu Bedingungen in Meereshöhe zu bemerken (5, 43).

Bei Langzeitausdauerbewerben in Höhenlagen ist auch die Reduzierung des Wasserdampfdrucks in der Luft zu berücksichtigen. Die kompensatorisch erhöhte Wassersekretion der Bronchialschleimhaut kann einen erheblichen, zusätzlichen Flüssigkeitsverlust bedeuten, der im Rahmen der Substitution mitbeachtet werden muß.

Im Zuge eines 3wöchigen Höhenaufenthaltes tritt nach einer Phase der Adaptation (= Sofortantwortung des Organismus zur Überbrückung der höhenbedingten Änderungen der Leistungsvoraussetzung) eine Akklimatisation auf, die allerdings nur etwa bis 5300 m Seehöhe möglich ist.

Die Höhenakklimatisation bewirkt ein weiteres Anwachsen der Lungenventilation, eine Zunahme der Erythropoese und der Hämoglobinkonzentration im Blut, sowie periphere Veränderungen der Skelettmuskulatur wie vermehrte Kapillarisierung, vermehrter Myoglobingehalt, Zunahme von Mitochondrien und modifizierte Enzymaktivitäten (5, 6). Im Tierversuch wurde eine Abnahme der Muskelfaserdicke beobachtet (3), was zwar einerseits möglicherweise eine Herabsetzung der Leistungsfähigkeit bedeuten könnte, andererseits die Diffusionsstrecke für O_2 von den Kapillaren bis in die zentralen Anteile der Muskelfaser verkürzt. Dieser Vorgang wird durch eine Schlängelung der Kapillaren im Sinne einer Vergrößerung der kapillaren Oberfläche unterstützt. In diesem Tierversuch (japanische Tanzmaus, 14 Tage Hypoxie, 3000 m) wurde im übrigen neben einer Vergrößerung des relativen körpergewichtsbezogenen Lungenvolumens auch eine Vergrößerung der Lungenoberfläche durch Vermehrung der Alveolen gefunden (3). Inwieweit diese morphologischen Veränderungen, die die Aufnahme des Sauerstoffs wesentlich erleichtern, auf den Menschen übertragbar sind, kann derzeit nicht gültig beurteilt werden.

Eine der wesentlichsten Anpassungserscheinungen liegt in der Fähigkeit des Blutes, sich an das verminderte Sauerstoffangebot zu adaptieren. Dies geschieht neben der Erythropoese und der vermehrten Hämoglobineinlagerung vor allem in einer Zunahme des 2,3-Diphosphoglycerates (2,3-DPG). Unter den physikalischen Bedingungen der Höhe würde theoretisch eine Linksverschiebung der O_2-Dissoziationskurve mit einer erschwerten O_2-Abgabe im Gewebe resultieren. Die Anreicherung des 2,3-DPG in den Erythrozyten bewirkt eine wesentlich erhöhte Entkoppelung des Sauerstoffs vom Hämoglobin, so daß de facto eine Rechtsverschiebung der O_2-Dissoziationskurve mit einer erleichterten Abgabe von Sauerstoff im Gewebe eintritt (17). Diese Veränderungen treten in Höhen um 2000 m auf, wobei die Zunahme des 2,3-DPG nach längerem Höhenaufenthalt so stark ausgeprägt ist, daß die Verschlechterung der Sauerstoffabgabe an das Gewebe nicht nur kompensiert, sondern sogar besser ist als in Tallagen (48).

Für Höhentrainingslager im Sport als auch für Höhen-Bewegungstherapien sind deshalb Höhen zwischen 1500 und 2500 m am besten geeignet, da der Effekt der 2,3-DPG Überkompensation die verminderte Sauerstoffaufnahme zumindest ausgleicht, wenn nicht übertrifft (48).

Für Ausdauerbelastungen liegt der Effekt der Höhenakklimatisation in einer graduellen Verbesserung der aeroben Leistungsfähigkeit.

Daher werden Höhentrainingslager durchgeführt, um eine Vorbereitung für Wettkampfteilnahmen in gleicher oder ähnlicher Höhe zu ermöglichen, bzw. die körperliche Leistungsfähigkeit für Wettkämpfe in Flachlandbedingungen zu steigern. Ein Höhentraining von durchschnittlich 2 bis 4, maximal 5 Wochen kann in allen Perioden des Jahreszyklus angewendet werden, jedoch nicht öfter als 4mal pro Jahr

(122). Der größte Effekt ist am Ende der Vorbereitungsperiode, ferner in der Vorwettkampfphase sowie natürlich in der unmittelbaren Vorbereitung auf einen Hauptwettkampf zu erwarten.

Um Leistungssteigerungen auch bei wiederholtem Höhentraining in mittleren Höhen zwischen 1500 und 2500 m zu erzielen, müssen nach *Suslov* (122) folgende Punkte beachtet werden:

In der Phase der akuten Akklimatisation sollte in Verbindung mit einer deutlichen Intensitätsverminderung die Dauer des ersten Mikrozyklus auf etwa 2 bis 3 Tage reduziert werden. Bei langsamer Intensitätserhöhung soll auch der zweite Mikrozyklus etwa 2 bis 3 Tage dauern. Die Länge der ersten beiden Mikrozyklen von etwa 5 bis 6 Tagen entspricht der Adaptationsphase, die auch im Verhalten der Ruheherzfrequenz zu kontrollieren ist (17). Nach einer einige Stunden dauernden initialen Vagotonie mit Bradykardie, tritt bald nach Höhenexposition ein sympathikotoner Reaktionswechsel mit Herzfrequenzanstieg auf. Dabei können die Herzfrequenzen in 2000 m etwa 10 bis 15%, in 3000 m etwa 25% und über 4000 m um 50% über dem Ausgangswert liegen. Nach erfolgter Akklimatisation erreicht die Ruheherzfrequenz wieder den Ausgangswert bzw. kann ihn auch leicht unterschreiten (17). Gleichzeitig geht der initial in der Adaptationsphase beobachtete Anstieg des Herzminutenvolumens auf submaximalen Belastungsstufen wieder auf oder sogar unter die Werte in Meereshöhe zurück (5, 6). In Höhen über 4000 m ist hingegen das maximale Herzzeitvolumen vor allem durch eine Verminderung der maximalen Herzfrequenz reduziert (5, 43).

Vom 2. Mikrozyklus an soll eine dosierte Intensitätssteigerung bei etwa gleichbleibendem Gesamtumfang (± 10% der jeweiligen Vorbereitungsphase) erfolgen (122).

Die Länge des Höhentrainings richtet sich auch nach der Gestaltung der Trainingsintensität. Wird mit reduzierten Belastungsintensitäten trainiert, wie es bei jungen Athleten und erstem Höhentrainingsaufenthalt vielfach üblich ist, kann die Aufenthaltsdauer bis auf 4 Wochen verlängert werden. Werden andererseits bei an Höhentraining gewöhnten Athleten schon im zweiten Mikrozyklus einige Trainingseinheiten mit hoher Intensität angesetzt, kann ein erfolgreicher Höhenaufenthalt durchaus auch mit 10 bis 14 Tagen befristet sein (122).

Wird ein Höhentraining zur Leistungssteigerung für Flachlandwettkämpfe durchgeführt, ist die richtige Wettkampfplanung in der Phase der Reakklimatisierung die wichtigste Voraussetzung für Wettkampferfolge.

Nach Angaben von *Suslov* (122) können nach einem 2 bis 5 Wochen dauernden Höhentraining mit reduzierter Intensität in der Akutakklimatisierung 3 Phasen erhöhter Leistungsfähigkeit in der Reakklimatisation unterschieden werden: vom 2. bis zum 6. Tag; vom 14. bis zum 24. Tag und vom 35. bis zum 45 Tag.

Je nach Höhe der Belastungsintensität in den letzten Tagen des Höhenaufenthaltes schwankt auch die Phase der Leistungssteigerung in der Reakklimatisation. Bei sehr hohen Intensitäten und langer Dauer des Höhentrainings kann die Steigerungsphase der Leistungsfähigkeit auch erst ab dem 20. Tag eintreten.

In jedem Fall stellt die individuelle Belastungsdosierung im Höhentraining eine unabdingbare Notwendigkeit dar, um mögliche Überlastungen und damit ein Ausbleiben einer Leistungssteigerung in der Reakklimatisation zu vermeiden.

Leistungsmodifizierende Faktoren

Von den zahlreichen leistungsmodifizierenden Faktoren, von denen die wichtigsten in Tabelle 1 angeführt sind, kommt den physiotherapeutischen Methoden in der Wiederherstellungsphase eine entscheidende Bedeutung zur Verbesserung der Leistungsfähigkeit zu. Da die Trainings- und Wettkampfbelastungen der Athleten ständig steigen, ist die Leistungsverbesserung bzw. Leistungsstabilisierung auch in einem hohen Maße von der Gestaltung der Erholungs- und Wiederherstellungsphase abhängig. Von den vielen Möglichkeiten physiotherapeutischer Methoden mit ihren Möglichkeiten der individuellen Reizwahl und Reizabstufung (27) sind in Tabelle 20 die wichtigsten Maßnahmen zusammengestellt, von denen auf die Sauna und Massage im folgenden näher eingegangen wird.

Bezüglich der Anwendung von Elektro-, Hydro- und Kurtherapien muß auf die vorliegende Spezialliteratur verwiesen werden.

Sauna

Die Sauna stellt ein trockenes Heißluftbad mit Temperaturen zwischen 80 und 100 °C dar. Beim Aufguß von Wasser auf den Ofen werden kurze Dampfstöße erzeugt. Die Hauptwirkung der Sauna liegt in der vegetativen Umstimmung in Richtung einer vagotonen Reaktionslage (99). Dazu ist es allerdings notwendig, daß nach dem Aufenthalt in der Saunakammer nach der Abkühlung eine 10 bis 15 Minuten dauernde Ruhepause eingehalten wird, damit die Umstellungsreaktion von sympathikotoner zu vagotoner Reaktionslage erfolgen kann. Daraus ist auch verständlich, daß eine höher intensive körperliche Betätigung in dieser Ruhephase, wie angestrengtes Schwimmen oder Radfahren nicht richtig, ja sogar störend sein kann. Ein weiterer Wert der Sauna liegt in der hyperthermie- und hyperämiebedingten Stoffwechselsteigerung, die bis zu 40% betragen kann. Die durch das trockene Heißluftbad erfolgende Durchblutungsvermehrung bewirkt vor allem nach Belastungen eine raschere Entmüdung, da Stoffwechselprodukte besser abtransportiert werden können und dadurch eine schnellere Regeneration gegeben ist. Schließlich stellt der regelmäßige Saunabesuch eine hervorragende Infektionsprophylaxe dar.

Ein Saunabesuch mit 2 bis 3 Aufgüssen und den dementsprechenden Pausen wird üblicherweise 1- bis 2mal pro Woche im Rahmen des Trainingsplanes eingebaut. An anderen Tagen kann nach starken körperlichen Belastungen im Gesamtkonzept der Regeneration ein kurzes Aufwärmen in der Sauna stattfinden, es sollte jedoch kein Aufguß erfolgen. Auch vor Wettkämpfen im Rahmen der letzten Vorbereitung sollte die Zeit in der Saunakammer verkürzt werden.

In Sportarten wie Boxen, Ringen und Gewichtheben wird die Sauna oft zum sogenannten „Gewichtmachen" verwendet. Allerdings muß berücksichtigt werden, daß erstens der Flüssigkeitsverlust im Einzelfall sehr beträchtlich schwanken kann und zweitens, daß zu großer Wasser- und Salzverlust durch übertriebenes Schwitzen eine bisweilen sehr deutliche Leistungseinbuße mit sich bringen kann. Die Sauna ist an sich keine Methode, einen dauernden Gewichtsverlust zu erzielen, zumal aus Gründen der allgemeinen Stoffwechsellage die verlorene Flüssigkeit immer substituiert werden sollte.

Tab. 20. Zusammenstellung verschiedener physiotherapeutischer Maßnahmen zur Förderung von Wiederherstellungsvorgängen und zur Gesundheitserhaltung (E), zur Behandlung (B) sowie zur Prophylaxe (B). Aus *Findeisen* (27).

	Maßnahmen	Wirkung
1. Maßnahmen, die der Sportler selbst durchführen kann	Trockenbürstungen	P
	Güsse	E,P
	Wechseldusche	E,P
	warme Bewegungsbäder	E,P
	Wassertreten im kalten Wasser	P
	warme Teil-, Halb- oder Vollbäder mit und ohne Zusätze	E,P,B
	Wechselfußbäder	E,P
	Sauna	E,P
	Dampfbad	E,P
	Schlammpackungen, heiße Kompressen über besonders beanspruchten Gelenken	E,P
	Einreibungen mit durchblutungsfördernden Mitteln	E
	Salbenverbände	E B
	Selbstmassage	E
2. Maßnahmen, die der Physiotherapeut selbständig durchführen kann	klassische Massage als Teil- oder Vollmassage (Trainings-, Vorbereitungs-, Zwischenakt-, Entmüdungsmassage	E,P
	Unterwasserstrahlenmassage als Teil- oder Vollmassage,	E,P
	alle unter 1. genannten physiotherapeutischen Maßnahmen	E,P
	Taping u.ä.	E,P,B
	Kälteanwendung	E, B
3. Maßnahmen, die der Physiotherapeut auf ärztliche Anordnung durchführen kann	alle unter 2. genannten Maßnahmen beim Vorliegen einer Verletzung	B
	Reflexzonenmassage	E,P,B
	Bindegewebsmassage	E,P,B
	Ultraschallbehandlung	B
	Ultrareizstromdurchflutungen	E,P,B
	Iontophorese	P,B
	Kurzwellenbestrahlung	B
	Ultraviolettbestrahlung	P
	Sauerstoffbäder	E,P
	Akupressur	B
	Kurbehandlung	B

Massage

Wie viele andere Maßnahmen physiotherapeutischer Methoden hat auch die Massage eine komplexe Wirkung. Sportmassage kann verwendet werden (99, 100):
1. zur Förderung eines besseren Vorstartzustands des Athleten (aktives und passives Aufwärmen)
2. zur Förderung der Erholungsvorgänge nach Training und Wettkampf
3. zur leistungsfördernden psychischen Beeinflussung
4. im Rahmen der Komplextherapie nach Sportverletzungen.

Je nach Art der Anwendung kann man eine *Selbstmassage* und eine *Fremdmassage* unterscheiden. Die Selbstmassage wird meistens vom Athleten dann durchgeführt, wenn kein Masseur vorhanden ist. Sie ist zumeist weniger intensiv und an manchen Muskelpartien natürlich schwer durchführbar. Die Fremdmassage kann bei allen Muskelpartien intensiver durchgeführt werden. Sie erfordert eine fundierte theoretische und praktische Ausbildung, die sich sowohl auf die Technik, die verschiedenen Massagegriffe als auch auf Indikationen und Kontraindikationen erstrecken muß.

Je nach Umfang der Massage unterscheidet man eine Ganzmassage, eine Kurzmassage und eine Teilmassage. Eine *Ganzmassage* wird im allgemeinen etwa 30 bis 60 Minuten dauern und erfaßt den ganzen Körper mit allen wichtigen Griffen der Massage (Streichen, Reiben, Kneten, Walken, Dehnen, Ausschütteln, Vibrationen, Klopfungen). Eine *Kurzmassage* dauert ungefähr 5 bis 12 Minuten und umfaßt die wichtigsten Muskelpartien des Körpers mittels der wirksamsten Massagegriffe. Eine *Teilmassage* wird als Grundlage der Wettkampf- und Zwischenaktmassage meistens nur einige Minuten lang und nur an wenigen bzw. einzelnen Muskelpartien durchgeführt.

Je nach Anwendungsmöglichkeit der Massage unterscheidet man eine Trainingsmassage, eine Wettkampfmassage oder Vorwettkampfmassage, eine Zwischenaktmassage und eine Entmüdungsmassage.

Die *Trainingsmassage* wird vor einem Training oder zu Beginn eines Trainingsabschnittes durchgeführt, ist meistens hart und kräftig und dient als Vorbereitung vor einer körperlichen Belastung. Sie ist zusammen mit aktiven Maßnahmen für die optimale Vorbereitung, das richtige Aufwärmen notwendig. Massagen nach dem Training können, wenn sie zu intensiv und hart durchgeführt werden, auch eine zusätzliche Belastung für den Sportler darstellen und Ermüdungserscheinungen auslösen. Es empfiehlt sich deshalb sowohl vor als auch nach dem Training die Massage sehr gut dosiert auszuüben.

Die *Wettkampfmassage* ist eine vorsichtig, leicht und weich ausgeführte Massage, die unmittelbar vor einem Wettkampf zur Lockerung, Hyperämisierung der beanspruchten Muskulatur und zur richtigen psychischen Einstellung angewendet werden kann. Auch die Vorwettkampfmassage ist im Rahmen des allgemeinen Aufwärmprogrammes ein wichtiger Bestandteil, sie wird zumeist vor dem Wettkampf durchgeführt und soll nicht länger als 5 bis 8 Minuten dauern.

Die *Zwischenaktmassage* wird zwischen verschiedenen Disziplinen eines Wettkampfes oder in Pausen bei Spielsportarten durchgeführt und dient dazu, die überanstrengte Muskulatur aufzulockern und die Entmüdung in der Pause zu beschleunigen. Meistens werden diese Massagen mittels Streichen, leichtem Kneten aber auch Lockerungsgriffen der beanspruchten und auch anderer Muskelpartien durchgeführt.

Die *Entmüdungsmassage* ist eine mäßig intensive, nicht zu harte Massage zur Förderung der Regeneration nach intensiven Trainings- oder Wettkampfbelastungen. Vor allem nach Belastungen mit hohen Laktatazidosen soll die Entmüdungsmassage immer zusammen mit aktiver dynamischer Muskelarbeit erfolgen. Durch eine aktive Erholung (Laufen usw.) mit einer Intensität im aerob-anaeroben Übergangsbereich erfolgt der Laktatabbau bis doppelt so rasch. Anschließende Massagebehandlungen verstärken die Regeneration, vor allem wenn sie mittels Kneten durchgeführt werden, da diese Massageform die höchste durchblutungsfördernde Wirkung hat.

Die Wirkungen einer Massage liegen im physischen und psychischen Bereich. Die Hyperämiewirkung der Massage wird sowohl durch den mechanischen Reiz auf die Gefäße als auch über eine Freisetzung von Histaminen im Unterhautgewebe erreicht. Je größer die massierte Fläche ist, desto größer ist auch die Freisetzung. Die Hyperämiewirkung einer Massage dauert bei Raumtemperaturen um 20 °C etwa 1 Stunde, bei Raumtemperaturen darunter nur etwa 30 bis 45 Minuten. Das Optimum der Hyperämiewirkung liegt in der 15. bis 20. Minute, was bedeutet, daß eine Massage in dieser Zeitspanne vor der Trainings- oder Wettkampfbelastung vorgenommen werden soll. Als Dauer der Massage an einem Hauptgebiet hat sich eine Zeitspanne von 3 Minuten als günstig erwiesen. Die Massage bewirkt ferner eine Verbesserung der Lymphzirkulation um das 6- bis 8fache, so daß der Abtransport diverser Stoffwechselprodukte beschleunigt wird.

Die psychische Wirkung einer Massage liegt vor allem in der Entspannung und der dadurch eintretenden vagotonen Reaktionslage, wobei Angst, Nervosität abgebaut und Regeneration bzw. Leistungsbereitschaft positiv beeinflußt werden. Die Verbesserung der Hautdurchblutung, besonders das Wärmegefühl am Rücken, hebt allgemein das Wohlbefinden und beruhigt.

Ein optimaler Massageeffekt kann nur unter folgenden Bedingungen erreicht werden: Die Massage soll etwa bei einer Temperatur von 24 °C durchgeführt werden, da Kälte sowohl die Gefäße verengt als auch zu reflektorischen Anspannungen der Muskulatur führt, wodurch Massagen schmerzhaft und unwirksam sein können. Wesentlich ist die Lagerung des Athleten, die so erfolgen muß, daß alle Muskeln gut entspannt und die Gelenke nicht überstreckt sind. Eine Massage darf nie Schmerzen bereiten und ist daher individuell und mit großem Fingerspitzengefühl bzw. mit einschleichender Intensität durchzuführen, um die Schmerz-Krampfspirale zu vermeiden, die besonders nach Zerrungen und bei Muskelverhärtungen leicht auftreten kann. Sauberkeit ist eine Voraussetzung zur Durchführung einer Massage. Als Gleitmittel werden am besten Funktionsöle verwendet (99). Vielfach ist auch der Zusatz durchblutungssteigernder Mitteln zu Ölen zweckmäßig, um eine länger dauernde Hyperämie zu erzielen. Kontraindiziert ist jede Massage bei frischen Verletzungen, besonders wenn Hämatome vorliegen. Massagen sind ferner zu vermeiden bei Abszessen bzw. Phlegmonen der Haut und dem darunterliegenden Bindegewebe, bei Ekzemen, Hautausschlägen und bei Venenentzündungen. Besondere Vorsicht ist bei starken Varizen sowie bei Blutgerinnungsstörungen geboten.

Literatur

(1) Aigner, A.: persönliche Mitteilungen, 1983.
(2) Andersen, K. L., Rutenfranz, J., Seliger, V.: The rate of growth in maximal aerobic power of children in Norway. In: Pediatric Work Physiology, Medicine and Sport, Vol. 11. Karger, 1978.
(3) Appell, H.-J.: Morphologische Untersuchungen zur Wirkung des Höhentrainings. Leistungssport 10, 54 (1980).

(4) Åstrand, P. O.: Human physical fitness with special reference to sex and age. Physiol. Rev. 36, 307 (1956).
(5) Åstrand, P. O., Rodahl, K.: Textbook of Work Physiology, McGraw-Hill, New York 1977.
(6) Åstrand, P. O.: Die körperliche Leistungsfähigkeit in der Höhe. Zentrale Themen der Sportmedizin. Hrsg.: W. Hollmann. Springer, 1972.
(7) Bachl, N., Iwanoff, I., Prokop, L.: Anaerobic energy metabolism of women. In: Women and Sport. Medicine and Sport, Vol. 14. Karger, 1981.
(8) Bachl, N., Iwanoff, I., Prokop, L.: Untersuchungen über die geschlechtsspezifische anaerobe Energiebereitstellung. Österr. J. f. Sportmedizin 12, H. 2, 14 (1982).
(9) Bachl, N.: Möglichkeiten zur Bestimmung individueller Ausdauerleistungsgrenzen anhand spiroergometrischer Parameter. Österr. Journal f. Sportmedizin, Supplement Nr. 1, 1981.
(10) Bachl, N., Korsten-Reck, U., Simon, G., Dickhuth, H. D., Keul, J.: Echokardiographische Normwerte bei Kindern und ihre Beziehung zur ergometrischen Leistungsfähigkeit. Z. Kardiol. 69, 845 (1980).
(11) Bachl, N.: Determination of the individual aerobic-anaerobic transition and application in training practice. Proceed. of the XXII. World Congress of Sportsmedicine. Urban & Schwarzenberg, 1983.
(12) Bachl, N., Baumgartl, P., Huber, G., Fasching, I.: Leistungsfähigkeit und kardiale Belastbarkeit älterer Sporttreibender. Herz/Kreislauf 15, 262 (1983).
(13) Bailey, D. A., Ross, W. D., Mirwald, R. L., Weese, C.: Size dissociation of maximal aerobic power during growth in boys. In: Pediatric Work Physiology, Medicine and Sport, Vol. 11. Karger, 1978.
(14) Berg, A., Keul, J.: Physiological and metabolic responses of female athletes during laboratory and field exercise. In: Women and Sport, Medicine and Sport, Vol. 14. Karger, 1981.
(15) Berg, A., Stipping, J., Keul, J., Huber, G.: Zur Beurteilung der Leistungsfähigkeit und Belastbarkeit von Patienten mit coronarer Herzkrankheit. Dtsche. Zschr. f. Sportmed. 31, 199 (1980).
(16) Berghold, F.: Höhenmedizinische Feldstudien am Broad Peak (8047 Meter). Persönliche Mitteilungen.
(17) Berghold, F.: Bergsteigen in großen Höhen. Sportmedizinische Aspekte des Expeditions- und Trekkingbergsteigens. Wien. Med. Wschr. 131, 305 (1981).
(18) Brüggemann, P., Lübbering, E.: Die Beweglichkeit der Lendenwirbelsäule und des Beckens von Leistungsturnerinnen mit und ohne Spondylostisesis. Leistungssport.
(19) Bünning, E.: Die physiologische Uhr. Springer, Berlin-Heidelberg-New York 1977.
(20) Cantwell, J. D., Watt, E. W.: Extreme cardiopulmonary fitness in old age. Chest 63, 357 (1974).
(21) Costill, D. L.: Metabolic responses during distance running. J. Appl. Physiol. 28, 251 (1970).
(22) Cotta, H.: Orthopädie. Thieme, Stuttgart 1978.
(23) Van Dam, B., Waterloh, E., Knörzer, H.: Der Einfluß von Tagesperiodik und Schweißproduktion auf das Laktatverhalten unter Ergometerbelastung. Leichtathletik 34, 424 (1983).
(24) Diamant, B., Karlsson, J., Saltin, B.: Muscle tissue lactate after maximal exercise in man. Acta physiol. Scand. 72, 383 (1968).
(25) Essen, B.: Intramuscular substrate utilisation during prolonged exercise. In: The Marathon. Ed. P. Milvy, Annals of the New York Academy of Sciences. Vol. 301, 1977.
(26) Faria, I., Frankel, M.: Anthropometric and physiological profile of a cyclist – age 70. Med. and Science in Sports 9, 118 (1977).
(27) Findeisen, D. G. R., Linke, P.-G., Pickenhain, L.: Grundlagen der Sportmedizin. J. A. Barth, Leipzig 1976.
(28) Gertsch, H., Helgard Claasen, Howald, H.: Mitochondrienvolumina und Myoglobingehalt in einzelnen Muskelfasern von Ausdauersportlern und untrainierten Personen. In: Sportmedizin, Aufgaben und Bedeutung für den Menschen in unserer Zeit. 26. Deutscher Sportärztekongreß Bad Nauheim. Thieme, Stuttgart-New York 1980.
(29) Girandola, R. N., Wiswell, R. A., Frisch, F., Wood, K.: VO_2max and anaerobic threshold in pre- and post-pubescent girls. In: Women and Sport, Medicine and Sport. Vol. 14. Karger, 1981.
(30) Grech, G.: Biorhythmus – oder der Glaube daran. Dissertation an der Philosophischen Fakultät der Universität Wien, 1980.
(31) Gollnick, P. D., Armstrong, R. B., Saubert, C. W., Piehl, K., Saltin, B.: Enzyme activity and fiber composition in skeletal muscle of trained and untrained men. J. Appl. Physiol. 33, 312 (1972).
(32) Gutin, B., Zohmann, L. R., Young, J. L.: Case Report: An 80-Year Old Marathoner. J. Cardiac Rehab. 1, 344 (1981).
(33) Haralambie, G.: Aktivität der 3-Phosphatglyceratkinase im menschlichen Skeletmuskel. In: Sportmedizin. Hrsg.: P. E. Nowacki, D. Böhmer. Thieme, Stuttgart-New York 1980.
(34) Haralambie, G.: Skeletal muscle enzyme activities in female subjects of various ages. Bull. Eur. Physiopath. Resp. 15, 259 (1979).
(35) Harre, D.: Trainingslehre – Einführung in die Theorie und Methodik des sportlichen Trainings. Sportverlag Berlin 1979.

(36) Heeboll-Nielsen, K.: Muscle strength of boys and girls, 1981 compared to 1956. Scand. J. Sports Sci. 4, 37 (1982).
(37) Hermanssen, I., Oseid, S.: Direct and indirect estimation of maximal oxygen uptake in pre-pubertal boys. Acta paediat., 217: Suppl., p. 18 (1971).
(38) Hettinger, T.: Isometrisches Muskeltraining. Thieme, Stuttgart 1966.
(39) Hettinger, Th.: Die Wirkung von Testosteron auf Muskulatur und Kreislauf. Int. Z. angew. Physiol. 18, 213 (1960).
(40) Hildebrandt, G.: Chronobiologische Grundlagen der Leistungsfähigkeit und Chronohygiene. In: Biologische Rhythmen und Arbeit. Hrsg.: G. Hildebrandt. Springer, Wien-New York 1976.
(41) Hildebrandt, G., Witzeroth: Zitiert in: J. Nöcker: Physiologie der Leibesübungen. Enke, Stuttgart 1971.
(42) Hollmann, W. (Hrsg.): Zentrale Themen der Sportmedizin. Springer, 1977.
(43) Hollmann, W., Hettinger, Th.: Sportmedizin – Arbeits- und Trainingsgrundlagen. Schattauer, Stuttgart-New York 1980.
(44) Hollmann, W.: Über den Einfluß eines aeroben und anaeroben Trainings auf den Muskelstoffwechsel. In: Die Muskulatur des Leistungssportlers. Hrsg.: W. Hort, R. Flöthner, Band 16. Fachbuch-Verlagsgesellschaft, Erlangen 1983.
(45) Hoppeler, H., Lüthi, P., Claasen, H., Weibel, E. R., Howald, H.: The ultrastructure of the normal human skeletal muscle. Arch. ges. Physiol. 344, 217 (1973).
(46) Huber, G., Lehmann, M., Baumgartl, P., Bachl, N., Keul, J.: Verhalten von Herzfrequenz, verschiedenen Stoffwechselparametern und Katecholaminspiegeln im Blut von älteren Radrennfahrern bei unterschiedlichen Belastungsformen. In: Sportmedizin für Breiten-und Leistungssport. Hrsg.: W. Kindermann, W. Hort. Demeter, Gräfelfing 1980.
(47) Huber, E. G., Jani, L., Keul, J., Klimt, F., Mocellin, R.: Sport im Kindesalter. Monatschr. Kinderheilkd. 127, 441 (1979).
(48) Humpeler, E., Deetjen, P.: Höhenanpassung, Höhentraining, Höhentherapie. Österr. J. f. Sportmedizin 7, H. 4, 17 (1977).
(49) Husslein, H.: Frauensport und Menstruationszyklus. Österr. Journal f. Sportmedizin 5, H. 2, 3 (1975).
(50) Ikai, M., Fukunaga, T.: Calculation of muscle strength per unit cross-sectional area of human muscle by means of ultrasonic measurements. Int. Z. angew. Physiol. einschl. Arbeitsphysiologie 26, 26 (1968).
(51) Ikai, M., Kitagawa, K.: Maximum oxygen uptake of Japanese related to sex and age. Med. Sci. Sports 4, 127 (1972).
(52) Ivy, J. L., Withers, R. T., Van Handel, P. J., Elger, D. H., Costill, D. L.: Muscle respiratory capacity and fiber type as determinants of the lactate threshold. J. Appl. Physiol.: Respirat. Environ. Exercise Physiol. 48, 523 (1980).
(53) Jakowlew, N.: Biochemische und morphologische Veränderungen der Muskelfasern in Abhängigkeit von der Art des Trainings. Medizin und Sport 18, 161 (1978).
(54) Jakowlew, N.: Sportbiochemie, Sportmedizin. Schriftenreihe, 14. J. A. Barth, Leipzig 1980.
(55) Jokl, E., Jokl, P.: The Physiological Basis of Athletic Records. C. C. Thomas, Springfield/Ill. 1968.
(56) Jörgensen, G., Eberle, P.: Intersexualität und Sport. Thieme, Stuttgart 1972.
(57) Karlsson, J.: Lactate and phosphagen concentrations in working muscle of man. Acta physiol. Scand. Suppl. 358 (1971).
(58) Karlsson, J., Saltin, B.: Lactate, ATP, and CP in working muscles during exhaustive exercise in man. J. Appl. Physiol. 29, 598 (1970).
(59) Karlsson, J., et al.: Das menschliche Leistungsvermögen in Abhängigkeit von Faktoren und Eigenschaften der Muskelfasern. Medizin und Sport 15, 357 (1975).
(60) Karlsson, J., Jacobs, I.: Is the significance of muscle fiber types to muscle metabolism different in females than in males? Women and Sport. Vol. 14. Karger, 1981.
(61) Keul, J., Doll, E., Keppler, D.: Muskelstoffwechsel. J. A. Barth, München 1969.
(62) Keul, J., Simon, G., Berg, A., Dickhuth, H.-H., Kubel, R., Goertler, L.: Bestimmung der individuellen anaeroben Schwelle zur Leistungsbewertung und Trainingsgestaltung. Dtsche. Zschr. f. Sportmed. 30, 212 (1979).
(63) Keul, J., Berg, A., Lehmann, M., Dickhuth, H.-H.: Metabolische Anpassung durch Training und ihr Aussagewert für die Leistungsdiagnostik. In: Deutscher Sportärztekongreß, Saarbrücken, Kongreßband. Demeter (1981).
(64) Keul, J., Dickhuth, H.-H., Simon, G., Lehmann, M.: Das Sportherz: Anpassung an statische und dynamische Belastungen. In: Sport an der Grenze menschlicher Leistungsfähigkeit. Hrsg.: H. Rieckert. Springer, 1981.
(65) Keul, J., Dickhuth, H. H., Berg, A., Lehmann, M., Huber, G.: Allgemeine und sportartspezifische Leistungsdiagnostik im Hochleistungsbereich. Leistungssport 11, 382 (1981).

(66) Kindermann, W., Keul, J., Huber, G.: Anaerobe Energiebereitstellung im Hochleistungssport. Die Bedeutung der metabolischen Azidose unter physiologischen und pathologischen Bedingungen. Wissenschaftl. Schriftenreihe d. deutschen Sportbundes, Band 13. Karl Hofmann, Schorndorf 1977.
(67) Kindermann, W.: Zur Belastungs- und Anpassungsfähigkeit des Kindes im Breiten- und Leistungssport. In: Sportmedizin, Aufgaben u. Bedeutung f. d. Menschen in unserer Zeit, 26. Deutscher Sportärztekongreß Bad Nauheim. Thieme, Stuttgart-New York 1980.
(68) Kindermann, W., Simon, G., Keul, J.: Dauertraining – Ermittlung der optimalen Trainingsherzfrequenz und Leistungsfähigkeit. Leistungssport 8, 34 (1978).
(69) Kindermann, W.: Leistungsgrenzen des Jugendlichen. In: Sport an der Grenze menschlicher Leistungsfähigkeit. Hrsg.: H. Rieckert. Springer, 1981.
(70) Komi, P. V., Viitasalo, J. T., Rauramaa, R., Vihko, V.: Effect of isometric strength training on mechanical, electical, and metabolic aspects of muscle function. Europ. J. Appl. Physiol. 40, 45 (1978).
(71) Komi, P. V.: Fundamental performance characteristics in females and males. In: Women and Sport. Medicine and Sport, Vol. 14. Karger, 1981.
(72) Komi, P. V., Karlsson, J.: Physical performance, skeletal muscle enzyme activities, and fiber types in monozygotic and dizygotic twins of both sexes. Acta physiol. Scand. Suppl. 462 (1979).
(73) König, K., Roskamm, H., Reindell, H.: Das Herzvolumen und die körperliche Leistungsfähigkeit bei 20- bis 39jährigen Frauen. 2. Mitteilung. Z. Kreisl.-Forsch. 57, 713 (1968).
(74) Leis, M., Ulmer, H. V., Weis, P.: Der Einfluß des Biorhythmus auf leichtathletische Rekordleistungen. Leistungssport 12, 286 (1982).
(75) Liesen, H., Hollmann, W.: Ausdauersport und Stoffwechsel. Wissenschaftl. Schriftenreihe d. Deutschen Sportbundes, Band 14. Karl Hofmann, Schorndorf 1981.
(76) Liesen, H., Heikkinen, E., Suominen, S., Michel, D.: Der Effekt eines 10wöchigen Ausdauertrainings auf die Leistungsfähigkeit und den Muskelstoffwechsel bei untrainierten Männern des 6. und 7. Lebensjahrzehnts. Sportarzt und Sportmed. 26, 26 (1975).
(77) Liptak, V.: Einfluß von Biorhythmen auf die Meßergebnisse der Ergometrie. Wien. klin. Wschr. 92, 330 (1980).
(78) Liptak, V.: Biorhythmen. Biomed. 8, 32 (1981).
(79) Mader, A., Liesen, H., Heck, H.: Zur Beurteilung der sportartspezifischen Ausdauerleistungsfähigkeit im Labor. Sportarzt u. Sportmed. 27, 80 und 109 (1976).
(80) Mader, A., Heck, H., Foehrenbach, R., Hollmann, W.: Das statische und dynamische Verhalten des Lactats und des Säure-Basen-Status im Bereich niedriger und maximaler Azidosen bei 400- und 800-m-Läufern bei beiden Geschlechtern nach Belastungsabbruch. Dt. Z. Sportmed. 30, 203 (1979).
(81) Mader, A., Heck, H., Hollmann, W.: Leistung und Leistungsbegrenzung des menschlichen Organismus, interpretiert am Modell thermodynamisch offener Systeme. Ein Beitrag zur Diskussion biologischer Leistungsgrenzen. In: Sport an der Grenze menschlicher Leistungsfähigkeit. Hrsg.: H. Rieckert. Springer, 1981.
(82) Mader, A., Heck, H., Liesen, H., Hollmann, W.: Simulative Berechnungen der dynamischen Änderungen von Phosphorylierungspotential, Laktatbildung und Laktatverteilung beim Sprint. Dtsch. Z. f. Sportmedizin 34, 14 (1983).
(83) De Marees, H.: Sportphysiologie. In: Medizin von heute. 1979.
(84) Margaria, R.: Energiequellen der Muskelarbeit. Sportmed. Schriftenreihe 13. J. A. Barth, Leipzig 1982.
(85) Matwejew, L. P.: Grundlagen des sportlichen Trainings. Sportverlag, Berlin 1971.
(86) Maud, P. J., Pollock, M. L., Foster, C., Anholm, J. D., Gutin, G., Al-Nouri, M., Hellmann, C., Schmidt, D. H.: Fifty years of training and competition in the marathon: Wally Hayward, age 70 – a physiological profile. S. Afr. Med. J. 31, 153 (1981).
(87) Medved, R., Pavisit, V., Stuka, K.: Das größte gesunde Sportherz bei Frauen. Sportarzt und Sportmedizin 26, 174 (1975).
(88) Merni, F., Balboni, M., Bargellini, S., Menegatti, G.: Differences in males and females in joint movement range during growth. In: The Female Athlete, Medicine and Sport, Vol. 15. Karger, 1981.
(89) Mocellin, R.: Jugend und Sport. Med. Klin. 70, 1443 (1975).
(90) Mocellin, R., Rutenfranz, J., Singer, R.: Zur Frage von Normwerten der körperlichen Leistungsfähigkeit (170) im Kindes- und Jugendalter. Z. Kinderheilk. 110, 140 (1971).
(91) Müller, H.: Mathematisch-statistisches Modell einer Analyse über Biorhythmik im Spitzensport. Schweiz. Z. Sportmed. 19, 221 (1971).
(92) Nöcker, J.: Physiologie der Leibesübungen. Enke, Stuttgart 1971.
(93) Nowacki, P., Hohaus, L., Schinzl, O., Zülka, H.: Bedeutung der langfristigen sportartspezifischen Leistungsdiagnostik für jugendliche Schilangläufer. In: Sportmedizin. Hrsg.: P. E. Nowacki, D. Böhmer. Thieme, Stuttgart-New York 1980.

(94) Pansold, B., Roth, W., Jagemann, K., Hasart, E.: Alaktazide und laktazide Energiebereitstellung bei Schwimmbelastungen. Med. und Sport 13, 107 (1973).
(95) Perrault, H., Peronnet, F., Ricci, J., Lebeau, R., Nadeau, R.: Echocardiographic evaluation of young and veteran elite cyclists. Int. J. Sportsmed. 3, 70 W (1982).
(96) Pessenhofer, H., Schwaberger, G., Schmid, P.: Zur Bestimmung des individuellen aerob-anaeroben Übergangs. Dtsche. Zschr. f. Sportmed. 32, 15 (1981).
(97) Pessenhofer, H., Schwaberger, G., Saunseng, N., Schmid, P.: Methodische Grundlagen zur Bestimmung des individuellen aerob-anaeroben Übergangs. In: Standardisierung, Kalibrierung und Methodik in der Ergometrie. Hrsg.: H. Mellerowicz, I. W. Franz. Perimed, Erlangen 1983.
(98) Pribil, M., Matousek, J.: Ganzjährige Rhythmik der Veränderungen der allgemeinen körperlichen Leistungsfähigkeit. Schweiz. Z. Sportmed. 21, 33 (1973).
(99) Prokop, L.: Einführung in die Sportmedizin. 2. Auflage. Gustav Fischer, Stuttgart-New York 1979.
(100) Prokop, L., Kneissl, O.: Sportmassage. Hrsg.: Skriptenstelle der Bundesanstalt für Leibeserziehung.
(101) Quigley, B. M.: Biorhythmus and Australian Track and Field Records. J. Sp. Med. 21, 81 (1981).
(102) Reindell, H., König, K., Roskamm, H.: Funktionsdiagnostik des gesunden und kranken Herzens. Beziehungen zwischen Herzgröße und Leistung. Thieme, Stuttgart 1967.
(103) Reindell, H., Roskamm, H.: Herzkrankheiten. Pathophysiologie, Diagnostik, Therapie. Springer, 1977.
(104) Rieck, A., Kaspareit, A.: Zur Frage tagesrhythmischer Änderungen von maximaler Muskelkraft und Extremitätendurchblutung nach isometrischer Kontraktion. In: Biologische Rhythmen und Arbeit. Hrsg.: G. Hildebrandt. Spirnger, Wien-New York 1976.
(105) Rost, R.: Hochleistungstraining im Kindes- und Jugendalter aus kardiologischer Sicht. In: Sport an der Grenze menschlicher Leistungsfähigkeit. Springer, Berlin-Heidelberg-New York 1981.
(106) Rost, R., Gerhardus, H., Hollmann, W.: Untersuchungen zur Frage eines Trainingseffektes bei Kindern im Alter von 8 bis 10 Jahren im kardiopulmonalen System. In: Sportmedizin, Aufgaben und Bedeutung für den Menschen in unserer Zeit. 26. Deutscher Sportärztekongreß Bad Nauheim. Thieme, Stuttgart-New York 1980.
(107) Rusko, H., Rahkila, P., Karvinen, E.: Anaerobic threshold, skeletal muscle enzymes and fiber composition in young female cross-country skiers. Acta Physiol. Scand 108, 263 (1980).
(108) Saltin, B.: Metabolic fundamentals in exercise. Med. and Scie. in Sports 3, 137 (1973).
(109) Saltin, B., Henriksson, J., Nygaard, E., Andersen, P.: Fiber types and metabolic potentials of skeletal muscles in sedentary men and endurance runners. In: The Marathon. Hrsg.: P. Milvy. Annals of the New York Academy of Sciences, Vol. 301, 1977.
(110) Schmidt, J.: Höheres Alter und Sport. In: Zentrale Themen der Sportmedizin. Hrsg.: W. Hollmann. Springer, 1977.
(111) Schön, F. A., Hollmann, W., Liesen, H., Waterloh, E.: Elektronenmikroskopische Befunde am Musculus vastus lateralis von Untrainierten und Marathonläufern sowie ihre Beziehung zur relativen maximalen Sauerstoffaufnahme und Laktatproduktion. In: Sportmedizin, Aufgaben und Bedeutung für den Menschen in unserer Zeit. 26. Deutscher Sportärztekongreß Bad Nauheim. Thieme, Stuttgart-New York 1980.
(112) Schönholzer, G.: Biorhythmik. Schweiz. Rundschau Med. (Praxis) 63, 307 (1974).
(113) Schönholzer, G.: Biologische Rhythmen im Sport; Sinn und Unsinn. Sportarzt u. Sportmedizin 25, 176 (1974).
(114) Sermejew, B.: Einfluß von speziellen Übungen auf die Beweglichkeit der Schüler. Theorie und Praxis der Körperkultur 5, 434 (1964).
(115) Simon, G., Berg, A., Dickhuth, H.-H., Simon-Alt, A., Keul, J.: Bestimmung der anaeroben Schwelle in Abhängigkeit vom Alter und der Leistungsfähigkeit. Dtsch. Zschr. f. Sportmed. 32, 7 (1981).
(116) Simon, J., Young, J. L., Gutin, B., Blood, D. K.: Plasma lactate accumulation during incremental and constant load work relative to the anaerobic and respiratory compensation threshold. Meeting of New York Chapter of American College of Sports Medicine (1980).
(117) Sjödin, B.: Lactate dehydrogenase in human skeletal muscle. Acta Physiol. Scand., Suppl. 436, 1 (1976).
(118) Sjödin, B., Thorstensson, A., Frith, K., Karlsson, J.: Effect of physical training of LDH activity and LDH isozyme pattern in human skeletal muscle. Acta Physiol. Scand. 97, 150 (1976).
(119) Skinner, J. S., McLellan, T. H.: The transition from aerobic to anaerobic metabolism. Research Quarterly for Exercise and Sport, 51, No. 1, 1980.
(120) Stegmann, H., Kindermann, W.: Modell zur Bestimmung der individuellen anaeroben Schwelle. In: Deutscher Sportärztekongreß, Saarbrücken, Kongreßband. Demeter, 1981.
(121) Steinmetz, K.-H.: Die Biorhythmen und ihr Einfluß auf die sportliche Leistung. Leistungssport 2, 217 (1972).
(122) Suslov, F.: Probleme des Höhentrainings. Leistungssport 13, H. 3, 24 (1983).

(123) Verstappen, F. T. J., Kuipers, H., Keizer, H. A.: Daily variation in physical performance and its physiological correlates. Proceed. of the XXII. World Congress of Sportsmedicine, 1983.
(124) Verstappen, F. T. J., Kuipers, H., Keizer, H. A.: Reproducibility of aerobic power and related physiological variables in women. Medicine and Sport, Vol. 14, p. 133. Karger, 1981.
(125) Vrijens, J.: Muscle strength development in the pre- and post-pubescent age. In: Pediatric Work Physiology. Medicine and Sport, Vol. 11. Karger, 1978.
(126) Webb, I. L., Urner, S. C., McDaniel, I.: J. Gerontol. 32, 286 (1977).
(127) Weicker, H.: Biochemie der Skelettmuskulatur – ihre Anpassung und Reaktion auf sportliche Belastung. In: Sportmedizin, Aufgaben und Bedeutung für den Menschen in unserer Zeit. 26. Deutscher Sportärztekongreß Bad Nauheim. Thieme, Stuttgart-New York 1980.
(128) Weineck, J.: Optimales Training. Beiträge zur Sportmedizin, Band 10. Perimed, Erlangen 1980.
(129) Wilmore, J. H., Miller, H. L., Pollock, M. L.: Body composition and physiological characteristics of active endurance athletes in their eight decade of life. Med. and Science in Sports 6, 44 (1974).
(130) Wyndham, C. H., Strydom, N. B.: Körperliche Arbeit bei hoher Temperatur. In: Zentrale Themen der Sportmedizin. Hrsg.: W. Hollmann. Springer, 1972.

10 Regeln für den Fitneßsport

1. „EINMAL ist KEINMAL", daher ist ein regelmäßiges Training besonders wichtig. Günstig wären 2-3 Trainingseinheiten pro Woche.

2. Der Fitneßsport soll ein wesentlicher Beitrag zur GESUNDERHALTUNG sein, daher ist eine regelmäßige sportärztliche Kontrolle (1-2 x pro Jahr) ratsam (derzeit nicht praktikabel).

3. Eine zweckmäßige SPORTBEKLEIDUNG ist nicht nur zeitgemäß, sondern auch gesünder: auf schweißsaugende und atmungsaktive Wäsche sowie gutes Schuhmaterial (gut gepolstert, trittsicher) ist besonders zu achten.

4. Vor dem Training (zumindest 1-2 Stunden) sollte keine NAHRUNG aufgenommen werden; Übelkeit, Leistungsverminderung wären sonst die Folge.

5. Jedes Training beginnt mit dem AUFWÄRMEN. Das Aufwärmen dient nicht nur zur Einstimmung, sondern ist ein wichtiger Bestandteil der Verletzungsprophylaxe.

6. Versuchen Sie soviel wie möglich im FREIEN zu trainieren. Wälder, Wiesen und Parkanlagen sind besonders zu empfehlen. Beim Heimtraining nicht auf das Öffnen der Fenster vergessen, damit frische Luft in den Raum kommt.

7. Fitneßtraining darf nicht EINSEITIG sein, weswegen das Training abwechslungsreich gestaltet werden soll. Auch andere Sportarten haben ihre Reize.

8. Nach dem Training ist die KÖRPERHYGIENE besonders wichtig. Sie fördert nicht nur das Wohlbefinden, sondern ist auch ein wichtiger Beitrag zur Gesunderhaltung.

9. Ehrgeiz ist ein wichtiger psychischer Bestandteil des Sports, FALSCHER EHRGEIZ und SELBSTÜBERSCHÄTZUNG sind aber gefährlich und können zu gesundheitlichen Schäden führen.

10. Sport soll FREUDE bereiten! In der Gruppe zu trainieren ist nicht nur lustiger, sondern fördert auch den Gemeinschaftssinn.

Kapitel 19

Grundlagen der Belastungsuntersuchung und Leistungsbeurteilung

N. Bachl

Einleitung

Die Sportmedizin besitzt im Gegensatz zu den meisten anderen medizinischen Disziplinen die Möglichkeit und Aufgabe, physiologische und pathologische Fragestellungen gleichermaßen zu untersuchen. In dem umfassenden Bereich von Rehabilitation und Prävention, Freizeit- und Leistungssport bis zum Hochleistungssport kann wissenschaftstheoretisch, vor allem aber praktisch und praxisbezogen, der Einfluß körperlicher Aktivität bzw. von Bewegungsmangel auf den Gesundheitszustand und die Leistungsfähigkeit des Menschen jeder Altersstufe und Leistungsvoraussetzung beurteilt werden. Die erhobenen Befunde dienen somit nicht nur dem Sport zur Steuerung der körperlichen Aktivität für eine den jeweiligen Zielvorstellungen entsprechende Leistungsentwicklung, sondern können und müssen auch im Rahmen der komplexen Therapie verschiedener kardiovaskulärer, psychoregulativer und Stoffwechselerkrankungen eingesetzt werden.

Diese Aufgabenstellungen ergeben daher einen großen Einsatzbereich für Belastungsuntersuchungen. Aus der großen Zahl möglicher Indikationsschemata sind im folgenden ohne Anspruch auf Vollständigkeit Indikationsgruppen unter besonderer Berücksichtigung funktioneller Fragestellungen zusammengefaßt (27, 28, 49, 114, 135, 136, 162).

Indikationen für ergometrische Belastungsuntersuchungen

I. Beurteilung der körperlichen Leistungsfähigkeit

- graduelle Abklärung der Leistungsfähigkeit (Einschränkung, Zunahme)
- Beurteilung der Arbeitsfähigkeit bzw. verschiedener Belastungsgrenzen im Bereich der Arbeitsmedizin
- Objektivierung der Leistungsfähigkeit und deren Verlaufsentwicklung im Breiten-, Freizeit-, Leistungs- und Hochleistungssport
- Begutachtung
- Epidemiologie

II. Differentialdiagnose unklarer anamnestischer Angaben bzw. Symptome

- schnelle Ermüdbarkeit, Belastungsintoleranz
- Belastungsdyspnoe
- Herzschmerz, Herzstolpern
- pathologische Ruhebefunde, z. B. Hypoxämie

III. Aufdeckung latenter Symptome bzw. Ausschlußdiagnostik (qualitative Diagnostik) und quantitative Diagnostik

1. organische Erkrankungen

- Kardiopathien, z. B. koronare Herzkrankheit – Prognose
- Myokardiopathien
- ventilatorische oder respiratorische Insuffizienz
- bestimmte Herzklappenfehler
- pulmonale Hypertension (+ Einschwemmkatheter)
- Exercise – induced Asthma
- Muskelenzymdefekte (z. B. McArdle's-Syndrom)
- Durchblutungsstörungen

2. funktionelle – regulative Störungen

- Rhythmusstörungen
- hyperkinetisches Herzsyndrom
- vegetative Ruhetachykardie
- hypertone Regulationsstörung
- hypotone-hypodyname Regulationsstörung

IV. Empfehlungen für körperliche Belastung

- Qualitative und quantitative Festlegung bewegungstherapeutischer Programme für Rehabilitation, Prävention und Gesundheitssport.
- Qualitative und quantitative Trainingssteuerung im Breiten-, Leistungs- und Hochleistungssport

V. Kontrolle und Beurteilung funktionell wirksamer Therapien (medikamentös, operativ, bewegungstherapeutisch)

- *kardial:* koronare Herzkrankheit, Herzinfarkt, Rhythmusstörungen, Bypass-Klappenoperationen
- *Stoffwechselerkrankungen:* Diabetes mellitus, Hyperlipidämien
- *pulmonal*

VI. Motivierung des Patienten (Rehabilitation), Gesundheitssportlers (Prävention) und Leistungssportlers durch Dokumentation der Leistungsentwicklung

VII. Leistungsprognose

Die dargelegte Vielfalt in der Anwendung der Belastungsuntersuchung bedingt auf Grund der unterschiedlichen Fragestellungen eine große Differenziertheit in Methoden und Kenngrößen. Abgesehen von den klinisch-symptomatischen Fragestellungen, bei denen es grundsätzlich darauf ankommt, gesund und behandlungsbedürftig zu unterscheiden bzw. Behandlungseffekte zu überprüfen (82), muß auch bei der sportmedizinischen Leistungsdiagnostik die jeweilige Frage- und Zielvorstellung berücksichtigt werden, da im Rahmen von Rehabilitation und Prävention die

Optimierung, im Leistungssport hingegen die Maximierung morphologischer Strukturen und funktioneller Abläufe (78, 82) im Vordergrund steht (Tab. 1).

Die Zusammenstellung in Tab. 1 soll verdeutlichen, daß im Gesundheits-, Breiten- und Freizeitsport die sportmedizinisch-klinische Beurteilung der allgemeinen und speziellen Sportfähigkeit schlechthin im Mittelpunkt steht. Davon ausgehend soll mit dosierter Bewegungstherapie bzw. Training eine Optimierung organischer Strukturen und deren funktionelles Zusammenspiel und damit eine Verbesserung der allgemeinen Leistungsbreite erreicht werden.

Im Leistungssport höheren Niveaus und im Hochleistungssport werden unter der Voraussetzung einer stabilen Gesundheit in einem über Jahre dauernden allgemeinen und selektiven Trainingsprozeß tiefgreifende physische und psychische Veränderungen gesetzt, die bis in den biologischen Grenzbereich führen und daher die Maximierung organischer Strukturen und Funktionsabläufe nötig machen.

Der Unterschied zwischen Optimierung und Maximierung läßt sich durch Ausdauertraining im Gesundheits-, Breiten- und Freizeitsport gegenüber dem Hochleistungssport darstellen: Im Gesundheits- und Breitensport führt die Trainingsanpassung zu einer Reduzierung des sympathischen Antriebs, wodurch die Herzfrequenz, in geringem Maße der Blutdruck, somit das Druckfrequenzprodukt als Ausdruck der äußeren Herzarbeit und der myokardiale Sauerstoffverbrauch abnehmen. Obwohl die Herzgröße nicht zunimmt, kann es durch die Verminderung des sympathischen Antriebs mit der dadurch verbundenen Ökonomisierung der Herzfunktion zu einer Zunahme des Schlagvolumens kommen. Dies kann auch durch echokardiographische Untersuchungen verifiziert werden. Aus einer ausdauertrainingsbedingten Zunahme der ventrikulären Relaxationsgeschwindigkeit in der frühen Diastole resultiert eine vermehrte Füllung und ein vergrößertes enddiastolisches Volumen (94). Durch diesen Mechanismus ist das funktionsökonomisierte, aber nicht vergrößerte Herz imstande, bei Belastung einen größeren Schlagvolumenzuwachs und somit auch ein höheres maximales Herzminutenvolumen zu erzielen (94).

Im Hochleistungssport hingegen bewirkt die Trainingsanpassung neben den dargelegten funktionellen Veränderungen, die quantitativ wesentlich verstärkt ablaufen, zusätzlich eine deutliche dimensionelle Zunahme des Herzens mit einer weiteren Vergrößerung des Schlag- und Herzminutenvolumens.

Von den Trainingsanpassungen des Herzens ausgehend läßt sich anhand einiger zu deren Beurteilung notwendigen leistungsdiagnostischen Kenngrößen (wie z. B. EKG, Herzfrequenz, Blutdruck, Herzvolumen) allgemein gültig demonstrieren, daß zwar in allen Anwendungsbereichen sportmedizinischer Belastungsprüfungen vielfach dieselben kardiozirkulatorischen und biochemischen Kenngrößen verwendet werden, die Methode zu deren Erhebung (Leistungstest) sowie die Interpretation jedoch in Abhängigkeit von der Fragestellung und dem jeweiligen Leistungsniveau erfolgen muß.

Die sportliche Leistungsfähigkeit (Abb. 1) ist auf Grund ihrer multifaktoriellen Zusammensetzung nur komplex zu trainieren. Unter Anwendung verschiedener Methoden sollen durch eine Veränderung biologischer Prozesse die jeweiligen Zielvorstellungen erreicht werden.

Tab. 1. Zusammenstellung verschiedener Kategorien der Sportausübung, der jeweiligen subjektiven und objektiven Zielvorstellungen sowie leistungsdiagnostischer Methoden und Kenngrößen. Der Aufwand an invasiven und nichtinvasiven Spezialuntersuchungen ist jeweils für die auf die normale Leistungsfähigkeit bezogenen „Extremvarianten" Rehabilitation und Hochleistungssport am höchsten. Angaben in Klammern weisen auf fakultative Bewertungskriterien hin. Nach Angaben von *Hollmann* (78) und *Bachl* (15).

Sportausübung	Subjektive Zielvorstellung	Objektive Zielvorstellung	Leistungsdiagnostik Methode	Kenngrößen
REHABILITATION PRAEVENTION	Wiedererlangen bzw. Festigung der Gesundheitsstabilität und Leistungsbreite	OPTIMIERUNG morphologisch-organische Strukturen und Funktions- und Regulationsmechanismen	(STUFENTEST) ERGOMETRIE (SPEICHER-EKG)	MAXIMALWERTE (SYMPTOMLIMITIERT) SUBMAXIMALWERTE (DAUERLEISTUNGSGRENZE) (Zentrale Hämodynamik) (VO_2max: Meßwert/Nomogramm, BG) WATT, km/h EKG, Hf, RR, PER, FAI
BREITENSPORT FREIZEITSPORT	Freude an Betätigung Spiel und Wettkampf innerhalb Familie und Sportgruppe; relative Leistungshöhe maßgeblich	OPTIMIERUNG	ERGOMETRIE	MAXIMALWERTE (DAUERLEISTUNGSGRENZE) WATT, km/h EKG, Hf, RR PER (BG, LAKTAT)
LEISTUNGSSPORT	Freude an spezieller Sportart; regelmäßiges Training, absolute Leistungshöhe (nationaler Maßstab) maßgeblich	OPTIMIERUNG → MAXIMIERUNG	SPIRO-ERGOMETRIE	MAXIMALWERTE DAUERLEISTUNGSGRENZE WATT, km/h EKG, RR, Hf BG, LAKTAT VO_2, VO_2P, VE, AEO_2, RQ
HOCHLEISTUNGS-SPORT	Streben nach absolute Höchstleistung (internationaler Maßstab), Unterordnung aller anderen Lebensbereiche	MAXIMIERUNG organischer Strukturen und Funktionsmechanismen	SPIROERGOMETRIE SPEZIELLE LABORTESTS FELDTESTS	MAXIMALWERTE DAUERLEISTUNGSGRENZE WATT, km/h EKG, RR, Hf BG, LAKTAT VO_2, VO_2P, VE, VCO_2 AEO_2, $AECO_2$, RQ Laktatzide und Alaktazide Energiebereitstellung Herzvolumen, Echokardiographie Stoffwechsel

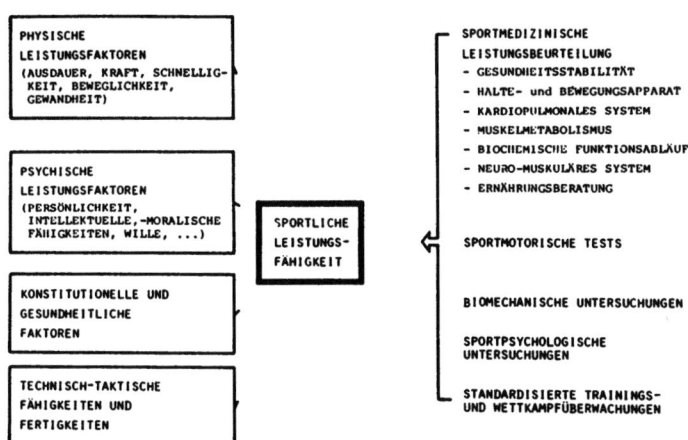

Abb. 1. Gegenüberstellung bestimmender Faktoren der sportlichen Leistungsfähigkeit mit den wichtigsten Methoden zu deren Diagnostik.

Sportmethodische Leistungsprüfverfahren messen und beurteilen als Kontrollinstrumentarium des der Zielvorstellung entsprechenden Entwicklungszustandes eine willkürliche motorische Komplexhandlung an empirisch gefundenen Vergleichsdaten (82, 109). Sportmethodische Leistungsprüfverfahren nähern sich daher wettkampfspezifischen Bedingungen oder entsprechen ihnen, wenn der Wettkampf als Leistungsbeurteilung aufgefaßt wird (63).

Sportmedizinische Leistungsprüfverfahren hingegen versuchen physiologische Reaktionen (organische und funktionelle Veränderungen), die diesen motorischen Komplexhandlungen zugrunde liegen, isoliert oder in ihrem Zusammenspiel quantitativ und qualitativ zu erfassen und zu objektivieren (82). Während sportmethodische Leistungsprüfverfahren weitgehend standardisiert sind, die Ergebnisse jedoch von Veränderungen der Außenbedingungen (wie z. B. Schneebeschaffenheit, Wind, Wellen, Strömung) beeinflußt werden können, besteht bei sportmedizinischen Leistungsprüfverfahren im Labor eine Standardisierung und Normierung aller inneren und äußeren Bedingungen. Dadurch und auf Grund anderer Vorbedingungen (z. B. psychische Ausgangssituation, Motivation) kann das sportmedizinische Leistungsprüfverfahren nicht wettkampfspezifisch sein. Es soll und muß hingegen möglichst sportartspezifisch sein, d. h. die motorische Prüfbelastung der jeweiligen Sportart weitgehend entsprechen, da nur dadurch jene physiologischen Veränderungen erfaßt werden können, die durch die sportartspezifisch trainierte Muskulatur verursacht werden.

Bei trainings- und wettkampfbegleitenden sportmedizinischen Untersuchungen zur Überprüfung der Leistungsfähigkeit ergänzen einander die beiden Methoden zur Leistungsbeurteilung, da einerseits sportartspezifisch und wettkampfnahe bzw. wettkampfspezifisch die motorischen Komplexhandlungen, andererseits deren physiologische Korrelate anhand einzelner kardiorespiratorischer (z. B. Herzfrequenz) und metabolischer (z. B. Laktat) Parameter erfaßt werden können.

Während im Gesundheits-, Breiten- und Freizeitsport vornehmlich standardisierte Leistungsprüfverfahren im Labor zur Beurteilung der Sportfähigkeit und allgemeinen Leistungsbreite herangezogen werden, ist – neben speziellen Fragestellungen im Rahmen kardialer Therapie und Rehabilitation – die differenzierte Anwendung verschiedener Methoden der Leistungsbeurteilung vor allem im Hochleistungssport notwendig (Telemetrie, Speicher, Laktat). In dem System der komplexen sportmedizinischen Betreuung des Hochleistungssportlers haben die einzelnen Untersuchungsmethoden sowohl ihren bestimmten inhaltlichen als auch zeitlichen Stellenwert. In Abhängigkeit von der jeweiligen Trainingsperiode variiert z. B. das Verhältnis zwischen den Leistungsprüfverfahren im Labor und denen bei Training und Wettkampf (Felduntersuchungen).

Von inhaltlicher Seite ist die Anwendung verschiedener Verfahren zur Leistungsbeurteilung (Abb. 1) von der jeweiligen Sportart bestimmt. So sind z. B. für den 100-m-Sprint Kenntnisse über die alaktazide anaerobe Energiebereitstellung, über neuromuskuläre Abläufe sowie über das Reaktionsverhalten unbedingte Voraussetzung, während die Feststellung der Grundlagenausdauer (aerobe Energiebereitstellung) nur für die Bewältigung des Trainingsprogrammes von Bedeutung ist. Mit zunehmender Belastungsdauer verschiebt sich die Wichtigkeit der Prüfverfahren über die Beurteilung der laktaziden anaeroben Energiebereitstellung zur aeroben Energiebereitstellung im Rahmen der allgemeinen und speziellen Ausdauer, deren allgemein dynamische Ausprägungsformen mittels kardiorespiratorischer, metabolischer und biochemischer Untersuchungsmethoden der Sportmedizin am besten zugänglich sind.

Daraus kann man ableiten, daß die im Rahmen der Leistungsdiagnostik mittels standardisierter Ergometrie erhobenen Ergebnisse um so aussagekräftiger sind, je höher der Ausdaueranteil an der Gesamtleistungsfähigkeit eines Athleten ist und je besser das Ergometer der tatsächlichen motorischen Beanspruchung bei Training und Wettkampf entspricht.

Aus diesen Überlegungen lassen sich folgende Ziele sportmedizinischer Leistungsprüfverfahren (82, 15) formulieren:
1. Beurteilung der Gesundheitsstabilität
2. Ermittlung der Leistungsfähigkeit des Organismus
3. Ermittlung von Anpassungserscheinungen des Organismus sowie seiner Organ- und Funktionssysteme, deren Wechselwirkung und Zeitkonstanten an den Trainingsprozeß
4. Festlegung der Effektiviät bestimmter Trainingsmethoden und Belastungsfaktoren (Intensität, Umfang, Häufigkeit)
5. Erarbeitung begründeter Konzepte zur Trainingsplanung und Trainingssteuerung
6. Erarbeitung von kurz- und längerfristigen Leistungsprognosen
7. Ermittlung leistungsbegrenzender Komponenten
8. Motivierung des Sportlers durch Erhebung seiner Leistungsvoraussetzungen und Dokumentation der Leistungsentwicklung
9. Aufhellung ungeklärter physiologischer Vorgänge
10. Ausschluß möglicher pathologischer Adaptationsreaktionen.

Allgemeine Richtlinien zur Durchführung der ergometrischen Untersuchung

Gütekriterien

Nach *Israel* und *Lienert* (82, 109) versteht man (aus leistungsmedizinischer Sicht) unter Leistungsprüfverfahren wissenschaftlich begründete Methoden zur Erlangung einer möglichst quantifizierten Aussage über die Beschaffenheit bestimmter individueller Merkmale morphologisch-organischer bzw. funktioneller Natur. Als Voraussetzung für wissenschaftliche Aussagen gelten bei sportmedizinischen Leistungsprüfverfahren wie bei allen anderen Tests folgende Gütekriterien (82, 114, 162):

Objektivität bedeutet, daß das Testergebnis, bezogen auf die Durchführung und Auswertung, bei verschiedenen Untersuchern übereinstimmt (keine Verfälschung durch subjektive Einflüsse).

Die *Validität* (Gültigkeit) beschreibt die Genauigkeit (82), mit der das zu messende Merkmal tatsächlich gemessen wird (passender Test für die jeweilige Fragestellung).

Die *Reliabilität* (Zuverlässigkeit) gibt den Grad der Genauigkeit des Prüfverfahrens an unabhängig davon, ob das zu messende Merkmal auch tatsächlich gemessen wird. Dieses Gütekriterium umfaßt somit die Reproduzierbarkeit eines Prüfverfahrens (6 bis 8% für ergometrische Daten allgemein, 5 bis 7% für die Herzfrequenz; zitiert nach *Löllgen* [114]), sowie die Zuverlässigkeit bezogen auf intra- und interindividuelle Schwankungen.

Auch die *Ökonomie* (Aufwand) muß, bezogen auf personelle, materielle und zeitliche Gegebenheiten, in einer vernünftigen Relation zum Untersuchungsergebnis stehen.

Normiertheit bedeutet, daß die Untersuchungsergebnisse in Bezugssysteme (Trainierte, Untrainierte, Altersklassifizierung u. a.) einzuordnen sind.

Zur Erfüllung der Gütekriterien ist unter anderem auch eine regelmäßige Qualitätskontrolle der verwendeten Geräte (Tab. 2) notwendig.

Nur unter Beachtung dieser Qualitätskontrollen und Leistungsumsatzbedingungen sowie unter Berücksichtigung der Schwankungsbreite ergometrischer Daten kann der in Durchführung und Interpretation der Ergometrie erfahrene Untersucher eine auf Referenzwerte bezogene, verläßliche Aussage treffen.

Leistungsumsatzbedingungen: Nach den revidierten Standardisierungsvorschlägen der Arbeitsgruppe für Ergometrie der ICSPE Berlin, 1981 (124).

1. In den Tagen vor der ergometrischen Untersuchung soll die Ernährung möglichst wenig geändert werden. Am Untersuchungstag selbst soll die letzte Nahrungsaufnahme (kleine Kohlenhydratmahlzeiten mit einem Glas Wasser, Fruchtsaft oder Milch) mindestens 3 Stunden zurückliegen.
2. Am Vortag der Untersuchung sind größere psychische, vor allem aber physische Beanspruchungen (erschöpfendes Training oder Wettkampf, ungewohnte schwere körperliche Arbeit), am Untersuchungstag vor der Belastungsuntersuchung auch kleinere körperliche Beanspruchungen zu vermeiden.
3. Vor der Untersuchung muß der Proband mit dem jeweiligen Ergometer, der Belastungsmethode sowie allfälligen zusätzlichen Untersuchungen vertraut gemacht

Tab. 2. Zusammenstellung notwendiger Eichvorgänge zur Qualitätskontrolle der (Spiro-) Ergometrie im kardio-respiratorischen Funktionslabor.

QUALITÄTSKONTROLLE:

FAHRRADERGOMETER:	Mindestens jährliche Kalibrierung vom Hersteller oder von technischer Prüfanstalt mit Protokoll
LAUFBANDERGOMETER:	Mindestens jährliche Eigenkalibrierung
ATEMSTROMANALYSATOR:	Tägliche Kalibrierung mit Eichpumpe
GASANALYSATOREN:	vor jeder Messung mindestens 2-Punkteichung mit Eichgasen (Zertifikat der Herstellerfirma notwendig)
LAKTATANALYSE:	täglich mindestens eine 2-Punkteichung mit Eichstandard
BLUTGASANALYSE:	tägliche Routineeichung, wöchentlich zweimal Kontrolle mit Eichstandard
EKG-GERÄT:	Kontrolle des Papiervorschubs Kontrolle der Schreibersynchronisation Kontrolle der Eichamplitude Kontrolle der Elektroden
BLUTDRUCKMESSGERÄT:	regelmäßige Kalibrierung

werden. Außenreize wie Lärm, Zugluft und Unterhaltung sind zu vermeiden, im Untersuchungsraum sollen nur die für den Untersuchungsgang notwendigen Personen anwesend sein.
4. Bei der Untersuchung soll der Proband leichte und zweckmäßige Kleidung (kurze Hose) tragen. Bei Untersuchungen am Laufband sind Turnschuhe (Laufschuhe) notwendig.
5. Die Raumtemperatur soll möglichst zwischen 18 und 22 °C liegen und 16 bzw. 24 °C nicht unter- oder überschreiten. Die relative Luftfeuchtigkeit soll zwischen 30 bis 60% sein.
6. Vor Beginn der ergometrischen Untersuchung soll eine Ruhepause von minimal 10 min in sitzender, besser liegender Position eingehalten werden.
7. Am Untersuchungstag sind Genußmittel wie Kaffee, Tee, Nikotin oder Alkohol zu vermeiden.
8. Medikamente mit länger anhaltender Wirkung sollen bereits am Vortag vermieden werden. Bei regelmäßiger Medikamenteneinnahme (Digitalispräparate, Betarezeptorenblocker) soll dem Arzt Art und Dosis der Medikation mitgeteilt werden.

Untersuchungsprotokoll

Im allgemeinen Teil des Untersuchungsprotokolls sollen folgende Angaben enthalten sein:
Datum und Tageszeit,
Alter, Größe und Gewicht des Probanden.
Klimatische Bedingungen: Raumtemperatur, Luftdruck, relative Luftfeuchtigkeit.

Verwendetes Ergometer: Laufband, Fahrrad (elektrisch oder mechanisch gebremst), andere Spezialergometer.
Belastungsprogramm: Grundbelastung, Belastungsinkrement, Zeitinkrement, Umdrehungszahl am Fahrradergometer.
Verwendetes System der Spiroergometrie.
Beobachtungen des Untersuchers, z. B. subjektives Befinden des Probanden vor dem Test.
Ungewöhnliche Verhältnisse, subjektives Abbruchkriterium.

Anforderungen an das Personal

Bei jeder Ergometrie ist die Anwesenheit oder unmittelbare Nähe eines Arztes mit sofortiger Erreichbarkeit notwendig. Die Durchführung und Leitung der Belastungsuntersuchung darf nur von einem geübten Personal erfolgen, das die wichtigsten bedrohlichen EKG-Veränderungen, Zeichen von Kreislaufschwäche und Kreislaufversagen sowie die Methoden der Reanimation kennt (regelmäßiges Notfalltraining erforderlich).

Apparative Ausstattung zur Reanimation

Im Untersuchungsraum bzw. in dessen unmittelbarer Nähe muß mit sofortiger Erreichbarkeit und Einsatzbereitschaft ein Defibrillator, Sauerstoff, Tubus-Intubationsbesteck, Beatmungsbeutel, Atemmaske, Absauggerät, Spritzen, Punktionskanülen, Infusionsbesteck, Stauschlauch sowie folgende Medikamente vorhanden sein: Analgetika, Adrenergika, Analeptika, Antiarrhythmika, Antihypertonika, Antihypotonika, Betablocker, Bronchospasmolytika, wasserlösliche iv.-Kortikoide, Diuretika, Digitalis, Sedativa, Nitropräparate, Infusions- und Injektionslösungen (Natriumkarbonat, Plasmaexpander, Lävulose oder Elektrolytlösungen). Ferner eventuell: Antitussiva, Antikoagulantien, Antiepileptika, Antiemetika, Antiallergika.

Ausschluß- und Abbruchkriterien für die ergometrische Belastungsuntersuchung

Bei jeder Belastungsuntersuchung können theoretisch Zwischenfälle auftreten, obwohl statistisch gesehen nur eine sehr geringe Zahl von Komplikationen vorkommen, wenn Indikationen, Kontraindikationen und Abbruchkriterien beachtet werden. Zweifellos hängt das Risiko der Belastungsuntersuchung von der Gefährdung des jeweiligen Kollektivs ab und ist daher bei Herzpatienten höher als bei jüngeren, offensichtlich gesunden Personen. In einer multizentrischen Studie von *Scherer* und *Kaltenbach* (164) in der BRD konnten bei 712.285 Patienten 96 bedrohliche Zwischenfälle ($\sim 1 : 7500$), davon unter anderem 52 Rhythmusstörungen mit nachfolgender Defibrillation ($\sim 1 : 14.000$) und 17 Todesfälle ($\sim 1 : 42.000$) beobachtet werden. Die Angaben bezüglich Rhythmusstörungen entsprechen in etwa Mitteilungen der Arbeitsgemeinschaft Ergometrie der Österreichischen Kardiologischen Gesellschaft (135), wonach bei mehr als 30.000 Ergometrien in mehreren Institutionen nur 3mal ein Kammerflimmern, davon einmal bei zusätzlich verwendeten Einschwemmkatheter, mit der Belastungsuntersuchung in ursächlichem Zusammenhang standen. Im Vergleich zu diesen Multizenterstudien, bei denen vielfach verschiedene Ergometer, Belastungsverfahren, Belastungspositionen sowie unterschiedliche Notfallmaßnahmen zum Einsatz kommen, liegt die Zwischenfallsrate bei *Rost* und *Hollmann* (162) bei kardialem Patientengut noch niedriger.

Im Gegensatz zu Herzpatienten werden bei Sportuntersuchungen (Wehrdiensttauglichkeit, Breiten- und Leistungssport) von vielen Autoren (4, 46, 162, 164) übereinstimmend keine Zwischenfälle bzw. vitalen Komplikationen bei Kollektiven bis über 350.000 Personen angegeben, was von Erfahrungen des eigenen Institutes sowie der in Österreich tätigen sportmedizinischen Untersuchungsstellen bestätigt wird.

Als Voraussetzungen und wichtigste Vorsichtsmaßnahmen sollte prinzipiell vor jeder Belastungsuntersuchung eine *genaue* allgemeine Anamnese sowie eine Medikamentenanamnese erhoben werden und eine orientierende klinische Untersuchung einschließlich Blutdruckmessung und EKG in Ruhe stattfinden. Bei klinischem Verdacht auf eine pathologische Herzvergrößerung sollten unbedingt auch ein Thoraxröntgen (und/oder echokardiographische Untersuchungen) bzw. die entsprechenden weiteren Folgeuntersuchungen vor dem eigentlichen Belastungstest erfolgen.

Kontraindikationen

Trotz vieler in der Literatur (28, 49, 114, 135, 158, 162) angegebenen Schemata von Kontraindikationen zu Belastungsuntersuchungen soll deren Indikation oder Ablehnung aus der ärztlichen Erfahrung auch situationsbezogen erfolgen, da es bei manchen, bisweilen in den Kontraindiaktionslisten aufscheinenden, chronischen Krankheitsbildern durchaus belastungsbezogene Fragestellungen gibt. Dies trifft besonders dann zu, wenn keine symptomlimitierte maximale Ergometrie – für welche die Kontraindikationen vor allem gelten –, sondern eine orientierende Ergometrie in einem, dem täglichen Üben und den momentanen Leistungsvoraussetzungen entsprechenden Bereich mit besonderen Vorsichtsmaßnahmen durchgeführt wird (z. B. 25 oder 50 Watt durch 4 Minuten schon früher als 10 Wochen nach Herzinfarkt (28, 135). Bei den relativen Kontraindikationen können Belastungsuntersuchungen den jeweiligen Fragestellungen entsprechend oder mit Zusatzuntersuchungen (z. B. Einschwemmkatheter) durchgeführt werden.

Als Übersicht sind im Folgenden die wichtigsten Kontraindikationen in Anlehnung an die Richtlinien der Arbeitsgemeinschaft Ergometrie der Österreichischen Kardiologischen Gesellschaft (28, 135) angeführt:

Absolute Kontraindikationen:
– Patienten mit frischem oder drohendem Myokardinfarkt bzw. frühestens 10 Wochen nach einem Myokardinfarkt.
– Vorliegen einer kardialen oder pulmonalen Ruheinsuffizienz mit Dekompensationszeichen.
– Schwere instabile Angina pectoris.
– Patienten mit akuter Myokarditis oder Perikarditis.
– Patienten mit schweren, nicht beherrschbaren Rhythmusstörungen (ventrikuläre Extrasystolen in Salven oder gehäufte multiforme ventrikuläre Extrasystolen)
– Tachykardes Vorhofflimmern oder -flattern, supraventrikuläre oder ventrikuläre Tachykardie.

- Patienten mit schweren, akuten oder chronischen Gefäßerkrankungen, besonders ischämischer Art, Lungeninfarkt bzw. frische oder mögliche Embolien im großen und kleinen Kreislauf, akute Thrombophlebitiden, Gefäßaneurysmen (Aneurysma dissecans).
- Patienten mit manifesten Bronchospasmus.
- Patienten mit akuten fieberhaften Infektionskrankheiten.
- Patienten mit entgleisten Stoffwechselerkrankungen (z. B. Diabetes mellitus, renale Insuffizienz, Thyreotoxikose).
- Frischer apoplektischer Insult.

Relative Kontraindikationen
- Patienten mit arterieller Hypertonie (Ruhewerte über 200/120 mm Hg).
- Patienten mit pulmonaler Hypertonie.
- Patienten mit AV-Block II. und III. Grades.
- Patienten mit gehäuften (multiformen) Extrasystolen.
- Patienten mit Aortenklappenstenose oder Pulmonalklappenstenose.
- Patienten mit fixfrequentem Schrittmacher.
- Patienten mit Herzwandaneurysma (nach Herzinfarkt, radiologisch verifiziert).
- Patienten mit schwerer Anämie (Hb unter 10 g%)

Allgemein gilt, daß in der Praxis strengere Kriterien für Kontraindikationen anzulegen sind als in der Klinik, besonders in Spezialabteilungen. In diesen sind Ergometrien auch bei manifesten Erkrankungen oder schwerwiegenden Befunden (Vitien, koronare Herzkrankheit) mitunter notwendig, um über das weitere therapeutische Vorgehen entscheiden zu können. In der Klinik, besonders aber in der Praxis richten sich die Kontraindikationen in erster Linie nach den Erfahrungen des untersuchenden Arztes und den Möglichkeiten, bei Komplikationen die notwendigen Sofortmaßnahmen einleiten zu können (*Löllgen* [114 a]).

Abbruchkriterien

Um Maximalwerte ergometrischer Untersuchungen vergleichen zu können, ist eine volle Ausbelastung notwendig. Diese ist beim gesunden Probanden durch das Erreichen der subjektiven Leistungsgrenze mit allgemeiner Erschöpfung bzw. muskulärer Ermüdung gegeben. Die vor der Ergometrie ermittelte maximale Sollherzfrequenz (z. B. 220 minus Alter, siehe auch Tabelle 19) gilt nicht als Ausbelastungs- bzw. Abbruchkriterium, sondern bei Erreichen und Überschreiten nur als Indikator für den Eintritt in den Grenzbereich der maximalen Leistungsfähigkeit.

Bei gesunden Probanden, vor allem aber bei Patienten, ist jedoch grundsätzlich jede ergometrische Untersuchung dann abzubrechen, wenn der Patient bzw. Proband gehäuft über subjektive Beschwerden klagt bzw. objektive Abbruchkriterien auftreten (symptomlimitierte maximale Belastung, 28). Bei Screeninguntersuchungen zur Frühdiagnostik einer latenten Koronarinsuffizienz wird die Ergometrie in manchen Arbeitskreisen auch bei 85% der altersentsprechenden maximalen Herzfrequenz abgebrochen (Abb. 2), da diese Belastungshöhe einer relativ hohen kardiozirkulatorischen Ausbelastung entspricht (188). Allerdings muß bei nicht vollständiger Ausbelastung eine erhöhte Zahl falsch negativer Resultate sowie eine geringere

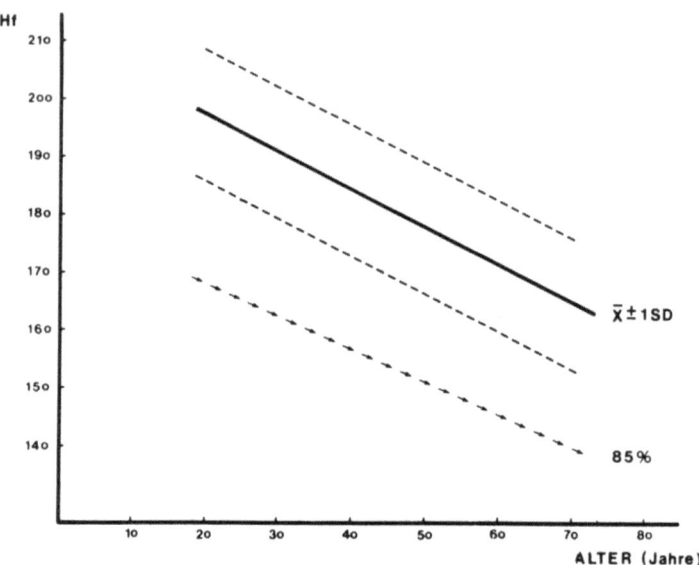

Abb. 2. Verhalten der maximalen Herzfrequenz im Altersgang, ausgedrückt durch die von Lange-Anderson (108) angegebene Gleichung: $Hf_{max} = 210 - 0{,}65 \times$ Alter (Jahre). Die strichlierten Linien kennzeichnen die einfache Standardabweichung, die Pfeile die 85%-Grenze.

prognostische Aussagekraft in Kauf genommen werden. Entsprechend den Intentionen der symptomlimitierten maximalen Belastung sind Submaximaltests für die meisten der angeführten Indikationen zur Ergometrie abzulehnen. Allerdings gibt es auch für Submaximaltests Einsatzbereiche wie z. B. für Screeninguntersuchungen bei gesunden Kindern und Jugendlichen oder für die Trainingsüberwachung älterer Sportbetreibender (162).

Kriterien für den Abbruch der Belastung

1. Zunehmend anginöser Schmerz unabhängig vom Auftreten ischämischer EKG-Veränderungen.
2. Rückbildungsstörungen: monophasische ST-Hebungen als Läsionszeichen; ST-Senkungen in Extremitätenableitung größer als 0,1 mV, in Brustwandableitungen größer als 0,2 mV. Reine T-Inversionen, Negativierung eines positiven T oder Positivierung eines negativen T *ohne* ST-Veränderungen gelten nicht als Abbruchkriterien.

Von seiten der Arbeitsgemeinschaft Ergometrie (28, 135) gilt das Auftreten einer bestimmten ST-Senkung bei der Standardergometrie nicht als Abbruchkriterium, wohl aber als Anlaß zu erhöhter Vorsicht unter besonderer Beachtung allfälliger Abbruchkriterien. (Ein Abbruch der Ergometrie bei einer ST-Streckensenkung von 0,2 oder 0,3 mV ergäbe nur die qualitative Diagnose der koronaren Herzkrankheit, aber keine Quantifizierung, zumal keine verläßlichen interindividuellen Beziehungen zwischen bestimmten ST-Streckenveränderungen und dem Grad der Koronarkrankheit bestehen.)

3. Supraventrikuläre und ventrikuläre Tachykardien, zunehmende Zahl von Extrasystolen, Couplets, Salven, polymorphe ventrikuläre Extrasystolen, systematisch auftretende Extrasystolen (z. B. Bigeminie); Einfall in die vulnerable Phase.

Einzelne, monomorphe Extrasystolen sind kein Abbruchkriterium, da ihr Verschwinden bei hoher Belastung als diagnostisches Kriterium wichtig ist (162).

4. Auftreten eines AV-Blocks II. oder III. Grades.
5. Zeichen einer zerebrovaskulären Insuffizienz (Schwindel, Schwarzwerden vor den Augen usw.).
6. Zeichen einer myokardialen Belastungsinsuffizienz (zunehmende Belastungsdyspnoe, Blutdruckabfall, Hustenreiz).
7. Zeichen der Erschöpfung, kaltschweißige Haut oder Zyanose.
8. Anstieg des arteriellen Blutdrucks über 250 mm Hg systolisch oder 130 mm Hg diastolisch, wenn nicht vorhandene sekundäre Gefäßveränderungen einen frühzeitigen Abbruch verlangen (z. B. 220 mm Hg systolisch)
9. Fehlender systolischer Blutdruckanstieg (weniger als 10 mm Hg pro Belastungsstufe) oder Abfall trotz steigender Belastungsintensität als Ausdruck einer beginnenden myokardialen Insuffizienz. Bei konstitutioneller Hypotonie (162) ist das Ausbleiben des systolischen Druckanstiegs kein unbedingter Abbruchsgrund. Ein geringerer Blutdruckanstieg ist auch bei Patienten unter Betablocker-Medikation zu berücksichtigen (162).

Die Einhaltung der angeführten Abbruchkriterien richtet sich nach der Erfahrung des untersuchenden Arztes und den Möglichkeiten der Untersuchungsstelle, auftretende Komplikationen zu beherrschen. Bei speziellen kardiologischen und pneumologischen Fragestellungen ist die Fortführung der Ergometrie trotz erreichter Abbruchkriterien in der Klinik und unter Berücksichtigung entsprechender Sicherheitsmaßnahmen möglich und sogar notwendig (114 a).

In der Praxis hingegen wird die Belastung auch bei fraglich pathologischen Werten eher abgebrochen bzw. bei komplexen kardialen Erkrankungen, beispielsweise Vitien, koronare Herzkrankheit mit Linksinsuffizienz oder Linksschenkelblock nicht durchgeführt werden. Auch der isolierte Linksschenkelblock sollte in der Praxis eher nur submaximal belastet werden (114 a).

Der Abbruchwert bei einem systolischen Blutdruck von über 250 mm Hg gilt ebenfalls für die Praxis als Richtwert. Allerdings sind aus der bisher vorliegenden Literatur Komplikationen durch zu hohen Blutdruck während Belastung nicht bekannt. Daher kann auch die Angabe eines oberen Grenzwertes nur einen Anhaltspunkt darstellen. Dieser obere Grenzwert kann von Trainierten, vor allem bei Belastungen über 350 bis 400 Watt, nicht selten überschritten werden (*Löllgen* [144 a]).

Ausbelastungskriterien

Die nach vielen Autoren verschieden ermittelte altersentsprechende maximale Soll-Herzfrequenz (z. B. 220 minus Lebensalter) kann nur als Beurteilungskriterium des Leistungsgrenzbereiches, nicht aber als Ausbelastungskriterium herangezogen werden, da deren starke individuelle Schwankung (einfache Standardabweichung ± 10 Schläge/min) berücksichtigt werden muß. Bei Zugrundelegung eines 95%-Konfidenzbereiches kann nach Angaben von *Astrand* (6) die maximale Herzfrequenz eines 25jährigen Probanden (mittlerer Wert 195) zwischen 175 und 215 Schlägen/min liegen. Abbildung 2 zeigt nach Angaben von *Lange-Anderson* et al. (108) das altersabhängige Verhalten der maximalen Herzfrequenz (Hf max. = 210 − (Alter × 0,65) und deren Streubereich von einer Standardabweichung. Die zusätzlich eingezeichnete Regressionsgerade entsprechend einer Höhe von 85% der maximalen Herfrequenz macht den Unterschied einer Submaximalbelastung zum echten Ausbelastungsbereich deutlich.

Die großen individuellen Schwankungen der maximalen Herzfrequenz weisen auf die Wichtigkeit einer vollen Ausbelastung jedes Probanden zur Leistungsbeurteilung hin, um eine Überschätzung bzw. Unterschätzung der Leistungsfähigkeit zu verhindern (Abb. 3). Dies trifft besonders dann zu, wenn anhand der engen, bis in hohe submaximale Bereiche linearen Beziehung zwischen Leistung und Sauerstoffaufnahme versucht wird, diese nomographisch aus der errechneten maximalen Herzfre-

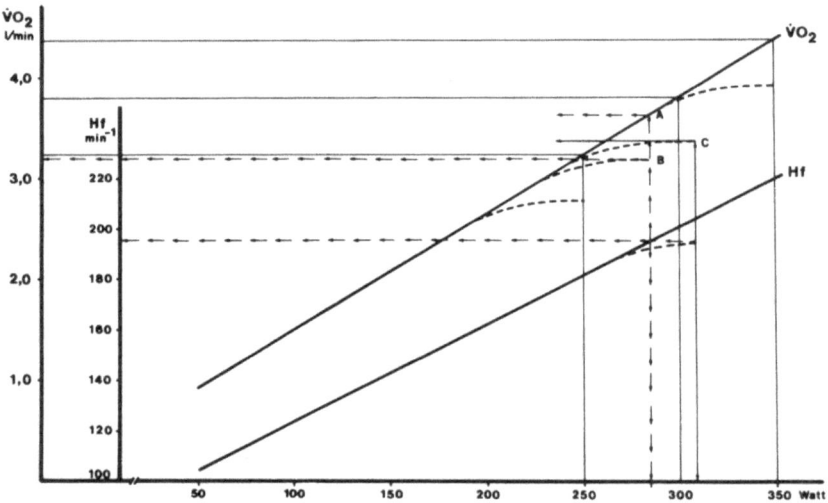

Abb. 3. Schematische Darstellung der Variationsmöglichkeiten extrapolierter Maximalwerte (Watt$_{max}$, $\dot{V}O_{2\,max}$) eines 20jährigen, männlichen Probanden bei Beziehung auf eine aus submaximal ergometrischen Daten errechnete maximale Herzfrequenz. Bei Annahme eines linearen Herzfrequenzverhaltens kann für den 20jährigen Probanden (Hf$_{max}$ = 220 − Lebensalter = 200/min) eine theoretische Maximalleistung zwischen 250 und 350 Watt extrapoliert werden, wenn der 95%-Konfidenzbereich der Herzfrequenz (180 − 220 Schläge/min) berücksichtigt wird (durchgezogene Linien). Bei linearem Anstieg der Sauerstoffaufnahme lägen deren korrespondierende Maximalwerte zwischen 3,25 und 4,3 l/min (durchgezogene Linien). Erreicht unser Proband bei Vita-maxima-Belastung eine tatsächliche maximale Herzfrequenz von 195 bei einer Maximalleistung von 280 Watt (Pfeile), läge seine maximale Sauerstoffaufnahme (bei linearem Anstieg) bei 3,65 l/min (A). Wird die maximale Sauerstoffaufnahme nicht nomographisch bestimmt, sondern gemessen, zeigt sie für diesen Probanden ein „levelling-off", so daß seine tatsächliche maximale Sauerstoffaufnahme bei 3,25 l/min liegt (B). Als weitere Variation kann ein nichtlinearer Herzfrequenzanstieg im maximalen Bereich bestehen, so daß der 20jährige Proband eine Maximalleistung von 310 Watt und 3,35 l/min maximale Sauerstoffaufnahme (bei „levelling-off") erreichen könnte (C).

quenz zu ermitteln. Dabei muß als erster Fehler die angenommene maximale Herzfrequenz, von der auf die Leistung extrapoliert wird, als zweiter Fehler die zumeist gegebene Überschätzung der Sauerstoffaufnahme in Kauf genommen werden. In hohen submaximalen Bereichen ist nämlich vielfach kein lineares Verhalten der Sauerstoffaufnahme zur Belastung, sondern ein Abflachen (levelling off) zu sehen, wenn die maximale Sauerstoffaufnahme erreicht ist, die Belastung aber mittels des anaeroben Stoffwechsels noch kurze Zeit fortgesetzt werden kann. Dieses Levelling off wird auch als Ausbelastungskriterium (Tab. 3, Abb. 3) bei der spiroergometrischen Belastungsuntersuchung verwendet, obwohl es nicht in allen Fällen und auch in Abhängigkeit vom jeweils verwendeten Belastungsprogramm auftritt.

Tab. 3. Ausbelastungskriterien bei der (spiro)ergometrischen Belastungsuntersuchung für gesunde, 20- bis 40jährige Probanden beiderlei Geschlechts in Abhängigkeit des Trainingszustandes. Je nach Laufband- oder Fahrradergometerbelastung sind Verschiebungen innerhalb der Wertbereiche zu berücksichtigen.

AUSBELASTUNGSKRITERIEN

UNTRAINIERTE		TRAINIERTE aerob	TRAINIERTE anaerob
8 → 12	LAKTAT mmol/l	1o → 14	12 → 16 (18) mmol/l
-9 → -15	BE mmol/l	-11 → -18	-14 → -2o (-23)
9 → 14	Δ BE mmol/l	12 → 16	14 → 19 (22)
7.3o → 7.2o	pH	7.26 → 7.16	7.2o → 7.1o (7.o5)
1 → 1.o5	RQ	1 → 1.1o	1.1o → 1.25
3o → 35	AEO_2	3o → 35	32 → 4o

ABFLACHUNG DER SAUERSTOFFAUFNAHME ("LEVELLING OFF")

NICHT MEHR EINHALTENKÖNNEN DER SCHRITTFREQUENZ (LAUFBAND) BZW. UMDREHUNGSZAHL (FAHRRAD) BEI OPTIMALEM ANSTRENGUNGSWILLEN.

Für die Beurteilung der Ausbelastung bei der Ergometrie sind daher das nicht mehr Einhaltenkönnen der Umdrehungszahl am Fahrradergometer bzw. der Schrittfrequenz am Laufbandergometer bei optimalem Anstrengungswillen die wichtigsten Kriterien. Zusätzlich kann die subjektive Einschätzung des Ermüdungsgrades (PER: perceived exertion rate, [29] verwendet werden [Tab. 12 A]).

Bei spiroergometrischen Untersuchungen (Tab. 3) stehen zur Beurteilung der Ausbelastung das Levelling-off-Phänomen sowie das Verhalten des respiratorischen Quotienten und des Atemäquivalents für Sauerstoff zur Verfügung. Als invasive, aus dem arteriellen Blut (Kapillarblut) bestimmte Ausbelastungskriterien können ferner die Maximalwerte von Laktat, pH und Basenüberschuß verwendet werden (Tab. 3).

Im Leistungs- und Hochleistungssport wird bei Leistungsprüfverfahren im Labor eine hohe kardiozirkulatorische und metabolische Ausbelastung angestrebt. Eine sehr hohe metabolische Ausbelastung bei ungenügender kardiozirkulatorischer Ausbelastung weist in den meisten Fällen auf eine inadäquate Testanordnung bzw. Verwendung eines der speziellen motorischen Bewegungsstruktur des Athleten nicht entsprechenden Ergometers hin.

Durchführung der Belastungsuntersuchung

Methoden leistungsdiagnostischer Testverfahren

Für Leistungsprüfverfahren im Labor stehen folgende Testverfahren zur Leistungsbeurteilung zur Verfügung:
- *nichtstandardisierte Tests* (Kniebeugen, Situps u. a.)
- *standardisierte Tests:*
– Stufentests: Haward-Step-Test, Master-Step-Test, Wiener Test
– Stufentests: Stufe (Kletterstufe) mit Sprossenwand zum Festhalten und Mitbenützen der Arme: z. B. Kletterstufe nach *Kaltenbach*
– Arm-Drehkurbelbelastung im Stehen oder Sitzen
– Bein-Tretkurbelbelastung im Sitzen oder Liegen (Fahrradergometer)
– Laufbandergometer
– Spezialergometer (z. B. Ruderergometer, Kajakergometer, Skilanglaufergometer u. a.)

Je nach Leistungsbereich und Fragestellung müssen für die Anwendung eines Testverfahrens bestimmte allgemeine Richtlinien berücksichtigt werden:

Unter Beachtung der aufgezählten Gütekriterien sollen Leistungsprüfverfahren im Leistungssport eine möglichst hohe Sportartspezifität gewährleisten, im Breiten- und Freizeitsport sowie in Bereichen der Rehabilitation und Prävention eine generelle Anwendbarkeit für Personen verschiedenen Alters und verschiedener koordinativer Fähigkeiten ermöglichen.

Grundsätzlich ist zur Beurteilung der aeroben Kapazität der Einsatz möglichst großer Muskelgruppen notwendig, da anderenfalls eine frühzeitige periphere (muskuläre) Limitierung zum Abbruch der Belastung führt, ohne daß das maximal mögliche Herzminutenvolumen und damit die maximale Sauerstoffaufnahme erreicht wird. So ist vielfach bei nichtradfahrgeübten Personen die lokale Ermüdung der Quadrizepsmuskulatur leistungslimitierend, während hingegen Radrennfahrer ihre Maximalwerte nur bei der für sie typischen und jahrelang trainierten motorischen Belastung des Radfahrens und nicht beim Laufen erreichen. Wie für Maximalwerte gilt dies auch für die Bestimmung submaximaler Parameter, wie z. B. der Dauerleistungsgrenze (anaerobe Schwelle). Sowohl bei Normalpersonen als auch bei laufausdauertrainierten Personen kommt es im Allgemeinen zu einem früheren Laktatanstieg bei Tretkurbelbelastung gegenüber der Laufbelastung (Abb. 4) als Ausdruck eines frühzeitigen Einsetzens des anaeroben Stoffwechsels.

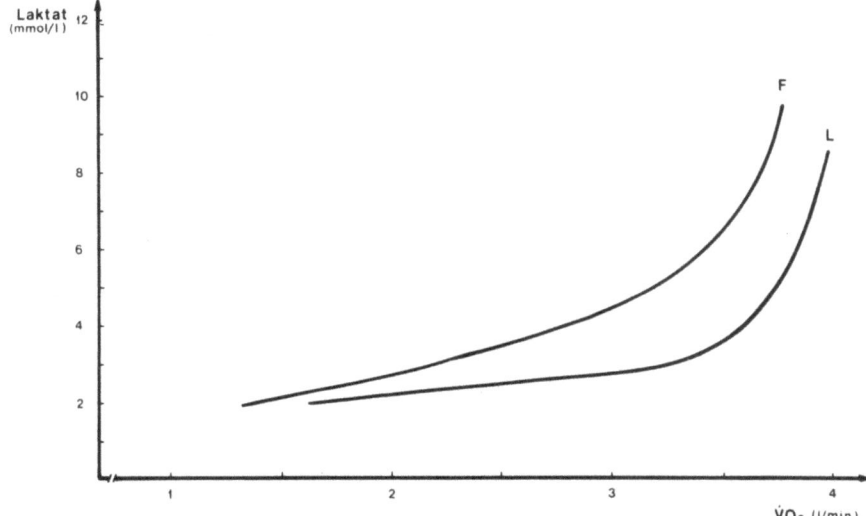

Abb. 4. Vergleichende Gegenüberstellung des Laktatverhaltens eines trainierten Sportstudenten bei standardisierter Fahrrad- (F) und Laufbandergometrie (L). Neben der geringeren maximalen Sauerstoffaufnahme am Fahrradergometer ergeben sich für gegebene submaximale Sauerstoffaufnahmen (z. B. Dauerleistungsgrenze) deutlich höhere Laktatwerte bei der Fahrradbelastung als Ausdruck einer geringeren, rein aerob bewältigbaren Leistung.

Übereinstimmende Untersuchungen verschiedener Arbeitskreise haben ergeben, daß von allen im Labor routinemäßig verwendeten Testverfahren beim Bergauflaufen die höchsten maximalen Sauerstoffaufnahmen erreicht werden (Tab. 4). Absolut gesehen werden sie nur beim Skilanglaufen bergauf auf einem Spezialskilanglaufergometer übertroffen (6), wenn der Proband die nötigen technischen Voraussetzungen für diese Testart besitzt.

Im Hochleistungssport gelten bei Verwendung von Spezialergometern allerdings andere Gegebenheiten, wenn die Prüfungsbelastung der langjährig trainierten, sportartspezifischen Bewegungsform angepaßt wird. So konnten bei einem Kajak-Leistungssportler (*Dal Monte*, 1974, in: 77) höhere Sauerstoffaufnahmen am Kajakergometer gegenüber dem Fahrradergometer (+ 22,9%), dem Handkurbelergometer (+ 21,1%) und dem Laufbandergometer (+ 8,8%) gefunden werden. Ähnliche Untersuchungen bei Ruderern am Ruderergometer und Skilangläufern am Langlaufergometer ergaben im Vergleich zum Laufband höhere Werte für die maximale Sauerstoffaufnahme (77).

Wenn diese Unterschiede in Einzelfällen auch nicht sehr groß bzw. überhaupt nicht anzutreffen sind und vielfach auch die Rangreihenfolge in einem Kollektiv bei verschiedenen Ergometerbelastungen gleich ist, weisen vor allem die muskulären Stoffwechselvorgänge im aerob-anaeroben Übergangsbereich (Abb. 4) und deren ventilatorische Äquivalente (Ventilation, Kohlendioxydabgabe, Atemäquivalent für

Tab. 4. Zusammenstellung der maximalen Sauerstoffaufnahme in Prozent bei veschiedenen ergometrischen Belastungen, bezogen auf 100% = $\dot{V}O_{2\,max}$ während Bergauflaufens. Modifiziert nach *Åstrand* (6).

Belastungsart	VO_2 max. (%)
Bergauflaufen	1oo
Laufen horizontal	95 - 98
Fahrrad sitzende Position	9o - 96
Fahrrad liegende Position	82 - 85
Fahrrad 1 Bein, sitzende Position	62 - 7o
Armkurbel	65 - 7o
Fuß + Armkurbel (1o - 2o % f. Armarbeit)	1oo
Stufentest	- 97

Kohlendioxyd) auf die Wichtigkeit einer möglichst sportartspezifischen motorischen Belastung zur adäquaten Interpretation hin.

Stufentests

Im folgenden wird auf Stufentests, deren Vor- und Nachteile im Vergleich zu anderen Ergometertypen die in Tabelle 5 dargestellt sind, nur kurz eingegangen, da sie derzeit im Bereich der kardiologischen und sportmedizinischen Praxis nur selten zum Einsatz kommen. Als Vorteile der Stufentests gelten der geringe apparative Aufwand, bezogen auf Anschaffungskosten, Platzbedarf und Wartung sowie die fehlende Eichproblematik. Als Nachteile könnten die mangelnde Dosierbarkeit sowie Probleme bei der Vergleichbarkeit und Reproduzierbarkeit angeführt werden, wenn nicht bei jeder Untersuchung das exakte Einhalten der Metronomfrequenz (Steigfrequenz) und das Erreichen der vorgeschriebenen Steighöhe einwandfrei kontrolliert wird. Die aus Gewicht, Stufenhöhe und Steigfrequenz für Stufentests ermittelbare Leistung in Watt oder mkp/sec kann wegen des unterschiedlichen Wirkungsgrades nicht unmittelbar mit der Fahrradergometerbelastung verglichen werden.

Bei der Verwendung der Kletterstufe nach *Kaltenbach* (86), bei der durch eine Sprossenwand auch die Arme in den Bewegungsablauf integriert werden, ist die Leistung durch eine Variation der Stufenhöhe und der Steigfrequenz besser und höher dosierbar.

Ferner kann durch einen in Kopfhöhe angebrachten Anschlag die korrekte Durchführung bezüglich des Erreichens der vorgeschriebenen Steighöhe gut kontrolliert werden. Bezüglich weiterer Informationen über die Kletterstufe nach *Kaltenbach* (86), die für die klinisch-kardiologische Diagnostik der derzeit beste normierte und standardisierte Stufentest ist, muß auf die Originalliteratur verwiesen werden.

Als Nachteile aller Stufentests gelten die schlechtere Registriermöglichkeit für das EKG sowie die praktisch fehlende Meßmöglichkeit des Belastungsblutdrucks. Da ferner Steigfrequenz und Stufenhöhe limitiert sind, müssen bei Stufentests für sportmedizinische Fragestellungen Zusatzlasten Verwendung finden, um Leistungssportler ausbelasten zu können.

Tab. 5. Vor- und Nachteile verschiedener ergometrischer Belastungsarten (+++ = hoch, vorteilhaft, ++ = mittel, + = gering, - = sehr gering). * = elektrisch gebremstes Ergometer, ** = mechanisch gebremstes Ergometer. Modifiziert nach *Valentin* und *Holzhauser* (188).

	Stufe	Laufband	Fahrrad liegend	Fahrrad sitzend	Spezialergometer
Vertraut sein mit Arbeits-Arbeitsform	+++	Gehen ++(+) Laufen ++	-	++	++ -
Anforderung an Geschicklichkeit	+ (+)	Gehen ++ Laufen ++(+)	+	+	+
Muskelermüdbarkeit bei höherer Belastung	+ (+)	+	+++	++	+
Erreichen von Maximalwerten	++	+++	+	++	+++
Bestimmung der phys. Arbeit	+(+)	++	+++	+++	+(++)
Dosierbarkeit der Belastung	+	++	+++	+++	++
Reproduzierbarkeit	+	++	+++	+++	+++
Meßmöglichkeiten:					
- (RR, Blutprobe)	-(+)	-(+)	+++	+++	+(+)
- EKG	+(+)	+(+)	+++	+++	+(+)
- Ventilatorische Größen	++	++	+++	+++	++(+)
Kosten der Ausrüstung	-	+++	++	+(++)	+++
Lärmbelästigung	-	+++	+	+	+(++)
Platzbedarf	+	+++	+++	+	+(++)
Einfache Eichung möglich		++(+)	+(+) *) +++ **)	+(+) *) +++ **)	+

Fahrradergometer

Die genaue Dosierbarkeit und Reproduzierbarkeit sowie einfache Meßwerterfassung nichtinvasiver und invasiver Parameter hat die Fahrradergometrie zur gebräuchlichsten Belastungsmethode in Mitteleuropa gemacht. Als einzige Nachteile können die aufwändige Eichung bei elektrisch gebremsten Fahrradergometern sowie das oftmalige Fehlen einer hinreichenden Ausbelastung im kardiopulmonalen Bereich angeführt werden, wenn die Belastung wegen mangelnder Beinmuskelkraft bei untrainierten, besonders älteren Personen frühzeitig abgebrochen werden muß (periphere Limitierung).

Die Leistung jeder Drehkurbelbelastung (Armarbeit) und Tretkurbelbelastung (Beinarbeit) ergibt sich aus dem Produkt der Umdrehungszahl pro Minute und überwundener Bremskraft (Tab. 6, Tab. 7), die mechanisch oder elektrisch dosiert werden kann.

Prinzipiell unterscheidet man drehzahlabhängige und drehzahlunabhängige Ergometerbelastungen. Bei drehzahlabhängigen Ergometertypen (wie z. B. mechanisch

Tab. 6. Physikalische Grundlagen der Ergometrie.

ERGOMETER

→ dient zur Messung der LEISTUNG in WATT
  1 WATT = 1 JOULE/s = 1 NEWTONMETER/s
→ und der ARBEIT in JOULE

  1 NEWTON = jene Kraft, die einem Körper der Masse
  (N)   1 kg die Beschleunigung von 1 m/sec² erteilt.

  1 JOULE = jene Arbeit, die verrichtet wird, wenn der
  (J)   Angriffspunkt der Kraft 1 N in Richtung der
             Kraft um 1 m verschoben wird.

  1 WATT   = jene Leistung, wenn in 1 s die Arbeit von
  (W)   1 Joule vollbracht wird.

1 NEWTONMETER (Nm) = 1 JOULE
1 kpm   = 9.81 Nm = 9.81 J

1 W = 1 J/s   = 0.102 kpm/s
1 kpm/s   = 60 kpm/min = 9.807 W ($\sim$ 10 W) = 9.807 Nm/s
1 PS = 75 kpm/s = 736 W

Wirkungsgrad η = $\frac{\text{Leistung} \times 100}{\text{Arbeitsumsatz} \times 427}$ % ($\frac{\text{mechanische Leistung}}{\text{Energieumsatz}}$)

Umsatz und physiologische Arbeit sind über den Wirkungsgrad miteinander verknüpft, der in Prozent des mechanischen Wärmeäquivalents angegeben wird.

100 % Wirkungsgrad: 427 kpm = 1 kcal
                    1 kJ   = 4.1868 kcal

	η
Tretkurbelarbeit (sitzend, einbeinig)	13 - 15 %
Stufentests (ohne Arme)	15 - 18 %
Kletterstufe (mit Armen)	18 - 22 %
Drehkurbelarbeit (mit Armen)	16 - 20 %
Fahrradergometrie im Sitzen	20 - 25 %
Fahrradergometrie im Liegen	23 - 29 %
Laufbandergometer	18 - 25 %

Durch die geringste Zahl unproduktiver Mitbewegungen ist der Wirkungsgrad bei liegender Fahrradergometrie am höchsten. Durch das unterschiedliche Verhältnis von Energieumsatz zu erbrachter mechanischer Leistung können verschiedene Belastungen nicht direkt miteinander verglichen werden, z.B. 100 WATT Steptest ≠ 150 WATT Fahrradergometer (162).

gebremste Ergometer) muß die vorgegebene Umdrehungszahl exakt eingehalten werden, um die geforderte Leistung konstant zu erhalten. Um eine unnötige Komplizierung der Belastungsuntersuchung durch exaktes Einhalten verschiedener Drehzahlen bei stufenförmiger Belastungssteigerung für den Probanden zu vermeiden, soll daher bei Personen niederer bis mittlerer Leistungsbreite zur Belastungssteigerung nur der Tretwiderstand erhöht werden. Die Umdrehungszahl bleibt bei dieser Testanordnung konstant, wobei sich ein Wert von 50 oder 60 Umdrehungen

Tab. 7. Umrechnungstabelle zwischen Watt, kpm/min und kpm/sec.

Watt	kpm/min	kpm/sec	kpm/min	Watt	kpm/sec
10	61,2	1,02	50	8,17	0,83
20	122,4	2,04	100	16,34	1,66
30	183,6	3,06	150	24,51	2,50
40	244,8	4,08	200	32,63	3,33
50	306,0	5,10	250	40,85	4,16
60	367,2	6,12	300	49,02	5,00
70	428,4	7,14	350	57,19	5,83
80	489,6	8,16	400	65,36	6,66
90	550,8	9,18	450	73,53	7,50
100	612,0	10,20	500	81,70	8,33
120	734,4	12,24	550	89,87	9,16
140	856,8	14,28	600	98,04	10,00
160	979,2	16,32	700	114,38	11,66
180	1101,6	18,36	800	130,72	13,33
200	1224,0	20,40	900	147,06	15,00
220	1346,4	22,44	1000	163,40	16,66
240	1468,8	24,48	1200	196,08	20,00
260	1591,2	26,52	1400	228,76	23,33
280	1713,6	28,56	1600	261,44	26,66
300	1836,0	30,60	1800	294,12	30,00
320	1958,4	32,64	2000	326,80	33,33
340	2080,8	34,68	2200	359,48	36,66
360	2203,2	36,72	2400	392,16	40,00
380	2525,6	38,76	2600	424,84	43,33
400	2448,0	40,80	2800	457,52	46,66
450	2754,0	45,90	3000	490,20	50,00
500	3060,0	51,00	3200	522,87	53,33
550	3366,0	56,10	3400	555,55	56,66
600	3672,0	61,20	3600	588,23	60,00

pro Minute bewährt hat, da er auch bei niedrigen Stufen von 25 und 50 Watt nicht als unangenehm empfunden wird (162).

Drehzahlunabhängige Ergometer, bei denen der Bremswiderstand elektrodynamisch (Dynamoprinzip) erzeugt wird, ermöglichen es den Probanden, die Umdrehungszahl (Tretfrequenz) innerhalb eines gewissen Bereiches nach Belieben zu wählen, da der Bremswiderstand automatisch nachgeregelt wird und somit das Produkt aus Umdrehungszahl und Bremskraft konstant bleibt. Diese Drehzahlunabhängigkeit bedeutet, daß ein etwaiges Nichteinhaltenkönnen der Drehzahl, wie es bei leistungsschwachen und ungeübten Personen bei höheren Belastungen vorkommt, zu keinen fehlerhaften Resultaten führt. Außerdem kann durch die Wahl höherer

Drehzahlen im submaximalen und maximalen Bereich die fehlende Beinkraft zum Teil kompensiert werden, womit eine höhere Ausbelastung erreicht wird.

Ein derzeit nicht befriedigend gelöstes Problem besteht in der Eichung der Ergometer. Mechanisch gebremste Ergometer können zwar relativ einfach kalibriert werden, indem mit einem Gewicht die Bremskraft gemessen wird, es können jedoch zusätzliche Fehlerquellen, wie beispielsweise der von der Tretfrequenz abhängige Widerstand der Antriebskette (162), nicht gänzlich ausgeschaltet werden.

Wesentlich komplizierter ist die Eichung elektrisch gebremster Ergometer, zu der ein spezieller Meßprüfstand notwendig ist. Diese Einrichtungen stehen meist nur den Erzeugern, Instituten für physikalische Medizin sowie technischen Prüfanstalten sportmedizinischer Spezialabteilungen zur Verfügung und erschweren dadurch eine regelmäßige Ergometrieüberprüfung, die von seiten der zu erfüllenden Gütekriterien der ergometrischen Untersuchung mindestens einmal jährlich erfolgen sollte (Tab. 2).

Bei der Vielzahl an Untersuchungsstellen und Arztpraxen, in denen Ergometrien durchgeführt werden, wäre es ein Gebot der Zeit, ein transportables und einfach zu handhabendes Eichgerät zu konstruieren und den Untersuchungsstellen regelmäßig zur Verfügung zu stellen.

Wie wichtig regelmäßige Ergometereichungen sind, zeigten Untersuchungen von *Hoffmann* und *Kuhlmann* (68), Berlin 1980. Mit einer Meßunsicherheit von 1% konnten bei mehreren geprüften elektrisch gebremsten netzabhängigen und netzunabhängigen Ergometern Abweichungen im unteren Leistungsbereich (20 bis 150 Watt) von −10 bis +20% und von −10 bis +10% im oberen Leistungsbereich (250 bis 500 Watt) festgestellt werden. Bei mechanisch gebremsten Ergometern wurden noch höhere Abweichungen in positiver Richtung erhoben.

Da die 1- bis 2malige jährliche Ergometereichung aus organisatorischen, Zeit- und Kostengründen derzeit vielfach nicht durchgeführt werden kann, bleibt dem für die Ergometrie verantwortlichen Arzt − neben dem guten Glauben an die Angaben der Hersteller − als einzige Alternative die Beobachtung verschiedener physiologischer Parameter im Sinne der „biologischen Eichung". Bei spiroergometrischen Untersuchungen bietet sich dafür vor allem die Sauerstoffaufnahme durch ihre engen Beziehungen zur Leistung an. Wenn bei mehreren Untersuchungen wiederholte Abweichungen der Sauerstoffaufnahme nach oben oder nach unten im Vergleich zur „Soll-Sauerstoffaufnahme" bei Belastungsstufen im aeroben Leistungsbereich auffallen, sollte dies zumindest Anlaß zu einer dringenden Ergometernacheichung sein (natürlich unter der Annahme, daß die Instrumente zur Messung der Sauerstoffaufnahme fehlerfrei und richtig geeicht funktionieren).

Für die Praxis läßt sich aus den derzeitigen Erfahrungen folgendes ableiten (Tab. 5): Das mechanisch gebremste Ergometer, dessen Vorteile in den relativ niedrigen Anschaffungskosten und der einfachen Eichbarkeit liegen, ist trotz der aufgezeigten Nachteile für die Praxis ausreichend. Für wissenschaftliche Fragestellungen sowie zur Gewährleistung exakter Leistungsumsatzbedingungen in allen Leistungsbereichen ist trotz aller Eichprobleme das drehzahlunabhängige, elektrisch gebremste Ergometer zu empfehlen, zumal durch eine automatische, von Mikroprozessoren gesteuerte Belastungsprogrammfolge bei hoher Probandenzahl sowohl eine konstant exakte Belastungseinstellung als auch eine Arbeitsersparnis gewährleistet ist.

Um für Personen unterschiedlicher Größe und Hebelverhältnisse gleiche Arbeitsbedingungen zu ermöglichen, sollen Sattel und Lenkung höhenverstellbar sein. Bei der Fahrradergometrie für Radrennsportler muß unter Verwendung von Rennmaterial (Sattel, Lenker, Pedale) zusätzlich die individuelle Einstellbarkeit der Lenker-Satteldistanz gewährleistet sein (Abb. 5). Besonders wichtig sind die Rennpedale (Clips) für die Umsetzung der Zugphase bei höheren Belastungen.

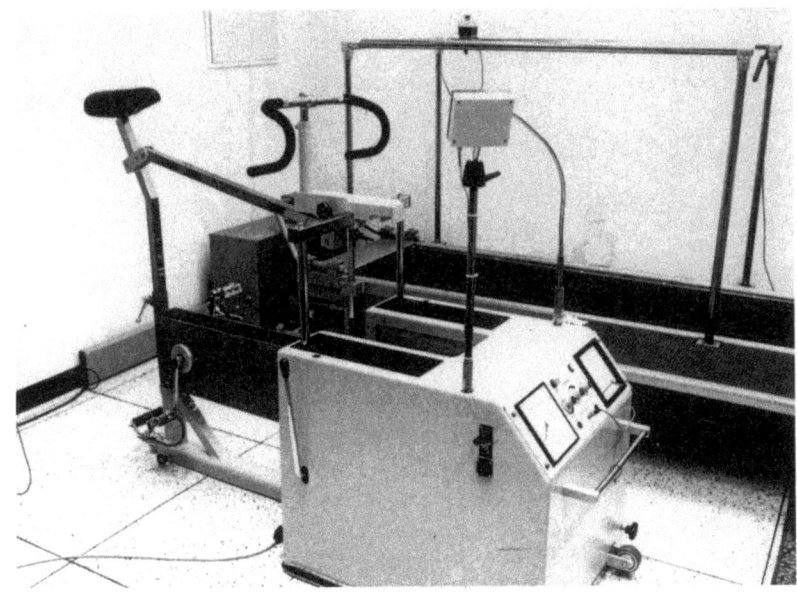

Abb. 5. Adaptierung eines Fahrradergometers (Fa. Jaeger) für die ergometrische Testung von Radrennsportlern.

Ein weiterer praxisbezogener Gesichtspunkt ist die Einhaltung von Standardbedingungen bezüglich der mechanischen Gegebenheiten der Ergometer. Dies betrifft die Kurbellänge (33,3 cm für die doppelte Fußkurbellänge und die einfache Handkurbellänge) sowie die Schwungmasse bei mechanisch gebremsten Ergometertypen (runde Schwungmasse, 100 kg, gleicher Durchmesser, mit einem Trägheitsmoment von 5,55 kg m^2 bei gleicher Umdrehungszahl von Schwungmasse und Kurbel). Unterschiedliche Schwungmassen und Umdrehungszahlen, aber von gleicher kinetischer Energie können verwendet werden (124). Nach *Rost* (162) sollte die Schwungmasse mindestens 9 kg betragen, um eine regelmäßige Tretarbeit zu ermöglichen. Die Beachtung dieser Standardbedingungen ist notwendig, um Wirkungsgradunterschiede zu vermeiden, die sich durch eine unterschiedliche „biologische Leistung" bei gleicher physikalischer Leistung ergeben können.

Richtlinien der Drehzahl bei der Fahrradergometrie

Der Wirkungsgrad bei der Fahrradergometrie im Sitzen beträgt durchschnittlich 20 bis 25%. Neben den erwähnten mechanischen Gegebenheiten des Ergometers, der individuellen, trainingsabhängigen Bewegungsökonomie, konstitutionellen sowie Umweltfaktoren hängt die Größe des Wirkungsgrades auch von der *Umdrehungszahl* ab. Für jede Ergometerbelastung existiert ein Wirkungsgradoptimum, das vom Zusammenwirken des Pedaldrucks und der Umdrehungszahl bestimmt wird. Hohe Drehzahlen bei niederen Belastungen sind ebenso unökonomisch wie niedrige Drehzahlen bei sehr hohen Belastungen, die dann faktisch nur durch den reinen Krafteinsatz bewältig werden können. Für das Wirkungsgradoptimum, also die Relation der optimalen Drehzahl zu einer bestimmten Belastung können nach *Wolff* (201) und *Mellerowicz* (123) folgende Drehzahloptima angegeben werden:

	Drehkurbelarbeit U/min	Tretkurbelarbeit U/min
50 Watt	20 bis 30	40
100 Watt	35 bis 40	40 bis 50
150 Watt	40	50 bis 60
200 Watt	40 bis 50	55 bis 65
> 250 Watt		> 65

Untersuchungen von *Israel* (81) zeigten, daß höhere Drehzahlen bei gleichen physikalischen Leistungen einen Anstieg der Regressionsgeraden von Herzfrequenz, Sauerstoffverbrauch, systolischem Blutdruck sowie von Blutlaktat als Ausdruck des abfallenden Wirkungsgrades bewirken. Dies trifft aber nur bei großen Drehzahldifferenzen (60 und 90 U/min) zu, während die Unterschiede der Meßparameter bei Drehzahlen zwischen 40 und 60 U/min nur minimal sind (162). Diese Tatsache begründet auch die Konstanthaltung der Drehzahl von 50 oder 60 U/min bei drehzahlabhängiger Ergometrie.

Bei der praktischen Durchführung der Ergometrie entsprechen die Drehzahlen des optimalen Wirkungsgrades nicht immer jenen Drehzahlen des angenehmsten Leistungsempfindens, welches durch neuromuskuläre Faktoren im Wechselspiel zwischen Kraft und Geschwindigkeit bestimmt wird. Etliche Untersuchungen (112, 113, 170, 186) konnten zeigen, daß Normalpersonen und Patienten am drehzahlunabhängigen Fahrradergometer in Belastungsbereichen bis zu 150 Watt Drehzahlen zwischen 60 und 70 pro Minute bevorzugen. Von *Löllgen* (112) wird dies mit einem unlinearen Leistungsempfinden begründet, da bei höheren Tretfrequenzen die Ergometerbelastung wegen des geringen Kraftaufwandes als leichter und angenehmer empfunden wird. Die Empfehlung für höhere Drehzahlen bei der Ergometrie wird durch eine Analyse von *Löllgen* (112, 113) bestätigt, bei der die Minima der Drehzahlstreuung für Patienten (25 bis 100 Watt) zwischen 60 und 80 U/min. und für Nomalpersonen (50 bis 200 Watt) zwischen 80 und 100 U/min. gefunden wurden. Nach Ansicht des Autors zeigt die Analyse der Drehzahlstreuung eine Optimierung des Bewegungsablaufes zwischen 60 und 90 U/min.

Auch trainierte Radrennfahrer wählen höhere Drehzahlen als es dem Wirkungsgradoptimum entspricht, da höhere Tretfrequenzen auf Grund der trainingsspezifischen neuromuskulären Koordination trotz eines höheren Energieumsatzes als angenehmer empfunden werden. Vor allem bei Belastungen über 350 Watt werden Tretfrequenzen über 90 und 100 U/min bevorzugt. Im Ausbelastungsbereich empfehlen sich auf jeden Fall Drehzahlen um 100 U/min, zumal die Messung der maximalen Sauerstoffaufnahme vom Wirkungsgrad nicht abhängt (162).

Von der Arbeitsgruppe Ergometrie der ICSPE (124) wurden daher Drehzahlen von 50 ± 10 U/min bei submaximalen Leistungen sowie Drehzahlen von 60 bis 100 U/min (−2s von Hf max) im maximalen Leistungsbereich festgesetzt. Allerdings müssen alters- und geschlechtsabhängige Variationen berücksichtigt werden. Vor allem bei Kindern sind wegen der geringeren Muskelkraft auch bei absolut niedrigen, aber im Verhältnis zu deren Leistungsfähigkeit relativ hohen Belastungen höhere Drehzahlen zu verwenden.

Körperposition bei der Fahrradergometrie

Leistungsdiagnostische Untersuchungen mittels Tretkurbelbelastung können wahlweise sitzend oder liegend erfolgen. In der allgemeinen Praxis wird bei Belastungsuntersuchungen von Personen aller Leistungsbereiche die sitzende Position bevorzugt, da sie der natürlichen Arbeitshaltung des Menschen entspricht. Ferner wird durch ein teilweises Verlegen des Körpergewichtes auf die Pedale das Treten erleichtert. Außerdem ermöglicht die sitzende Position einen besseren Ausbelastungsgrad und höhere Maximalwerte (max. $\dot{V}O_2$, Hf, avDO$_2$).

Die liegende Körperposition wird in der Klinik zumeist dann gewählt, wenn invasive, technisch aufwändige Untersuchungen unter Belastungsbedingungen erfolgen (z. B. Katheteruntersuchungen, Bestimmung des Herzzeitvolumens mittels Farbstoffverdünnungstechnik, echokardiographische Befunderhebung). Als Nachteile der liegenden Position gelten neben einem geringeren Ausbelastungsgrad mit niedrigeren Maximalwerten vor allem ungünstigere hämodynamische Verhältnisse. Auf Grund des Einsatzes einer relativ geringeren Muskelmasse besteht ein erhöhter sympathischer Kreislaufantrieb mit höherem arteriellen Blutdruck als bei vergleichbaren Belastungen in sitzender Position (162). Höhere Druckarbeit im großen und kleinen Kreislauf, vermehrter venöser Rückfluß und erhöhte Pulmonalvenendrucke (51) stellen für Herzpatienten ein größeres Risiko (Lungenödem) dar. Ferner ist auch bekannt, daß bei Patienten mit Arrhythmien eine erhöhte Neigung zu Extrasystolen besteht (188). Bei Patienten mit koronarer Herzkrankheit bewirkt die liegende Position im allgemeinen eine geringere Belastungstoleranz und frühzeitiger auftretende pektanginöse Beschwerden.

Einbeinige Fahrradergometrie

Eine Sonderform der sitzenden Tretkurbelbelastung stellt die einbeinige Fahrradergometrie dar, die als entsprechende Belastungsuntersuchung einseitig Beinamputierter Verwendung finden kann sowie aus wissenschaftlichem Interesse zur Abklärung des Verhaltens kardiopulmonaler und metabolischer Parameter während dynamischer Belastung kleinerer Muskelgruppen eingesetzt wird. Nach Untersuchungen von *Hollmann* (77) resultiert daraus eine Erhöhung des Atemminutenvolumens, des Atemäquivalents, der Herzfrequenz, des arteriellen Blutdrucks, der Sauerstoffaufnahme und des Laktatspiegels auf höheren submaximalen Belastungsstufen im Vergleich zur beidbeinigen Ergometerarbeit.

Zur praxisbezogenen Interpretation solcher Ergebnisse für Sport oder Bewegungstherapie muß neben den Wirkungsgradunterschieden auch die jeweilige Ausgangsposition des Probanden beachtet werden. So stellt die einbeinige Fußkurbelarbeit für einseitig oberschenkelamputierte Versehrtensportler sicher nicht die adäquate Belastungsform zur sportspezifischen Interpretation submaximaler und maximaler Leistungsparameter dar (Tab. 8, Abb. 6), da diese Personengruppe die sportliche Tätigkeit (Rollstuhlschnellfahren, Sitzball, Speer, Kugel, spezielles Kraft- und Kraftausdauertraining) hauptsächlich mit den oberen Extremitäten ausübt (10).

Tab. 8. Mittelwerte und Standardabweichung spiroergometrischer Maximalwerte von Oberschenkelamputierten (n = 7, Alter: 38,7 ± 6,6 Jahre, Gewicht: 75,8 ± 8,1 kg) bei stehender, beidarmiger Armkurbelbelastung und einbeiniger, sitzender Tretkurbelbelastung.

	WATT	$\dot{V}O_2$ l	ml	Hf	$\dot{V}O_2$P	$\dot{V}E$	AE	RQ
ARMKURBEL (stehend, beidarmig)	150 ± 17.7	3.07 ± 0.63	40.97 ± 8.48	185.7 ± 7.9	16.08 ± 3.87	92.17 ± 19.47	30.36 ± 3.51	1.13 ± 0.05
TRETKURBEL (einbeinig, sitzend)	125 ± 16.7	2.77 ± 0.52	37.58 ± 7.95	180.4 ± 9.0	15.64 ± 2.44	87.78 ± 17.56	33.20 ± 1.79	1.12 ± 0.03

Hingegen kann ein einbeinig trainierender Radsportler (Arthrodese eines Kniegelenks [19, 79]) mittels einbeiniger Fahrradergometrie durchaus sportspezifisch belastet werden (Tab. 9).

Armkurbelergometer

Drehkurbelarbeit mit den Armen wird hauptsächlich bei speziellen Fragestellungen in der Sport- und Arbeitsmedizin sowie für Begutachtungsfragen durchgeführt. So können z. B. im Versehrtensport ein- oder beidseitig Amputierte (Tab. 8, Abb. 6) und Querschnittgelähmte adäquat belastet werden. Günstigerweise erfolgt die Belastung beidhändig an der Einzelkurbel, wenn sie stehend ausgeführt wird bzw. mit zwei Kurbeln in sitzender Position. Aus arbeitsmedizinischer Sicht kann die Drehkurbelarbeit zur Begutachtung der Arbeitsfähigkeit von Personen mit Arthrosen der unteren Extremitäten eingesetzt werden. Im klinischen Bereich wird die Drehkurbelarbeit zur Routinediagnostik abgelehnt, da sowohl der Belastungsblutdruck praktisch nicht gemessen werden kann, als auch die EKG-Schreibung behindert wird. Da auch bei der Drehkurbelarbeit eine geringere Muskelmasse beteiligt ist, treten die schon erwähnten ungünstigeren hämodynamischen Veränderungen auf, wovon der vergleichsweise höhere Blutdruck besonders für Koronarpatienten gefährlich ist (162).

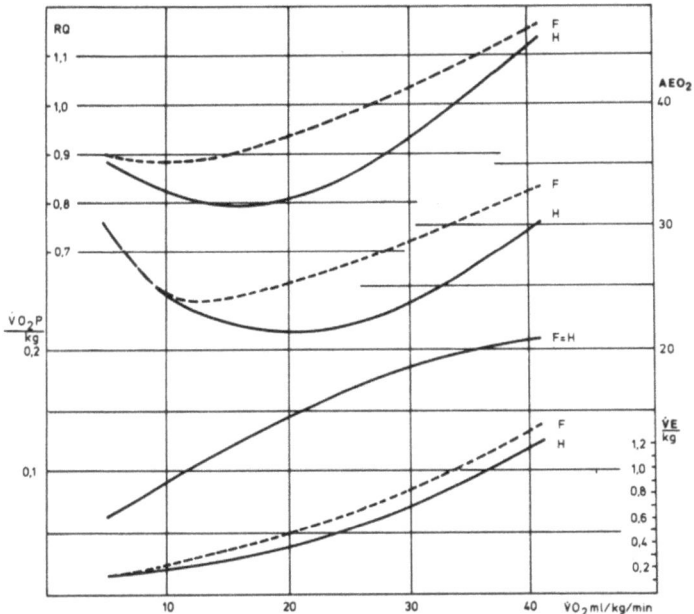

Abb. 6. Verhalten einiger spiroergometrischer Größen (AEO$_2$, RQ, V̇O$_2$P, V̇E/kg) bei beidarmiger Armkurbel- und einbeiniger Tretkurbelbelastung. Bei Bezug auf die Sauerstoffaufnahme ergibt sich für die ventilatorischen Kenngrößen ein frühzeitiger und teilweise höherer Anstieg als Ausdruck des frühzeitiger einsetzenden anaeroben Metabolismus. Der Sauerstoffpuls verhält sich bei dieser Darstellung nicht unterschiedlich.

In Sportarten, bei denen vor allem Armarbeit geleistet wird, kann das Armkurbelergometer zur Leistungsdiagnostik eingesetzt werden, obwohl sportartspezifische Ergometer (z. B. Ruder- oder Kajakergometer) günstiger sind.

Laufbandergometer

Die jeweilige Belastungsschwere, die beim Laufbandergometer im Gegensatz zum Fahrradergometer gewichtsabhängig ist und damit der relativen Leistungsfähigkeit entspricht, kann durch Veränderungen von Geschwindigkeit und Neigung des Anstellwinkels eingestellt werden. Streng genommen kann beim Laufband die Leistung primär physikalisch nicht definiert werden, da hierzu die überwundenen Bremskräfte und die Hub- und Beschleunigungsarbeit ermittelt werden müßten. Da jedoch allgemein die Leistung beim Gehen und Laufen in der pro Zeiteinheit zurückgelegten Strecke ausgedrückt wird, kann dies auch zur Leistungsdiagnostik am Laufbandergometer verwendet werden (km/h, m/sec). Theoretisch kann die Leistung des Probanden in Watt auch nach der Formel $L = K \times v \times \sin\alpha$ ermittelt werden, wobei K das Körpergewicht, v die Geschwindigkeit und α den Steigungswinkel ausdrückt. Da diese Formel bei Belastungen ohne Steigungen nicht anwendbar ist, läßt sich der Leistungsvergleich zwischen Fahrrad- und Laufbandergometer auch über den Energieumsatz (relative, also gewichtsbezogene Sauerstoffaufnahme) vornehmen.

Tab. 9. Zusammenstellung einiger anthropometrischer und spiroergometrischer Kenngrößen eines Radrennfahrers mit Arthrodese eines Kniegelenkes.

EINBEINIGE FAHRRADERGOMETRIE

GH, 52 Jahre, 78 kg, Arthrodese eines Kniegelenkes

Trainingskilometer/Jahr: 6.000
1978 Überquerung der Großglockner Hochalpenstraße, Paßhöhe;

HV   = 1.016 ml
HV/kg = 13.0   ml/kg

	Maximalwerte	aerobe Schwelle	anaerobe Schwelle
WATT	150	73	129
VO_2 (l/min)	2.64	1.26	2.25
VO_2 (ml/kg/min)	33.8	16.2	28.9
Hf (1/min)	144	90	135
Laktat (mmol/l)	4.95		

Anaerobe Schwelle % max. = 86 %

Als methodische Vorteile des Laufbandergometers, das in den USA auch bevorzugt im Rahmen der klinischen Diagnostik eingesetzt wird, gelten vor allem die Fakten, daß Gehen und Laufen die natürlichsten Bewegungsformen unter Einsatz großer Muskelgruppen sind, wodurch eine volle Ausbelastung mit hohen Sauerstoffaufnahmen ohne Limitierung durch eine lokale Muskelermüdung erreicht wird. In der sportmedizinischen Leistungsuntersuchung können mit Hilfe des Laufbandergometers vor allem Athleten aus Laufdisziplinen sowie der meisten Ballsportarten weitgehend sportartspezifisch belastet werden. Als Nachteile des Laufbandergometers werden der höhere finanzielle und räumliche Aufwand, die Lärmbelästigung und Schwierigkeiten bei der EKG- und Blutdruckregistrierung sowie die erhöhte Unfallgefahr angegeben, die aber bei Verwendung eines Fanggurtsystems praktisch auf Null reduziert werden kann.

Von methodischer Seite müssen bei Verwendung eines Laufbandergometers vor allem Koordinationsschwierigkeiten bei ungeübten und älteren Personen und Koordinationsunterschiede beachtet werden, die sich in einem unterschiedlichen Wirkungsgrad für die gleiche Leistung manifestieren. Dies trifft einerseits bei intrapersonellen Untersuchungen zu, da durch wiederholtes Gehen oder Laufen am Laufbandergometer eine Koordinationsverbesserung erreicht wird, die sich in einer ökonomischeren Bewegung und einem geringeren Sauerstoffverbrauch bis zu 0,5 l/min (80) ausdrückt.

Andererseits treten Koordinationsunterschiede auch interindividuell, also bei Vertretern verschiedener Disziplinen einer Sportart auf. So kann z. B. die Laufökonomie und damit der Energieumsatz durch Unterschiede der Schrittlänge, Schrittfrequenz sowie Hebe- und Schwebephase zwischen einem 400-m-Läufer und einem Langstreckenläufer beträchtlich variieren.

Unter Berücksichtigung dieser Gegebenheiten konnte in Untersuchungen von *Bachl* (9) zur Verwendung des Laufbandergometers in der Praxis sportmedizinischer Diagnostik für laufgeübte homogene Kollektive eine gute intra- und interindividuelle Vergleichbarkeit und Reproduzierbarkeit nachgewiesen werden, die sich in den geringen Standardabweichungen für die Mittelwerte der Sauerstoffaufnahme bei einzelnen Belastungsstufen (Tab. 10 a) sowie in den nicht signifikanten Unterschieden bei Testwiederholungen (Tab. 10 b, 10 c) ausdrücken.

Um in der Praxis den Forderungen für eine intra- und interpersonelle Vergleichbarkeit kardiozirkulatorischer und metabolischer Parameter gerecht zu werden, hat es sich als günstig erwiesen, Probanden in ausreichend zeitlichem Abstand vor der

Tab. 10 a. Verhalten der 2-Minutenwerte der Sauerstoffaufnahme ($\bar{x}/\pm$ s) für homogene Kollektive (Mittelstreckenläufer) bei verschiedenen Belastungsarten am Laufbandergometer; aus *Bachl* (9).

LAUFBANDERGOMETER

v km/h	$\dot{V}O_2$ ml/kg/min $\bar{x}$	$\pm$ s	v km/h	% Steigung	$\dot{V}O_2$ ml/kg/min $\bar{x}$	$\pm$ s
12	42.22	2.29	8	–	27.64	2.05
14	48.78	2.47	1o	–	34.81	2.8o
16	54.68	2.24	12	–	41.56	1.84
18	60.13	3.o3	12	5	49.95	2.78
			12	1o	58.23	2.37

n = 9, 24.5 Jahre, 73.1 kg   n = 8, 22.2 Jahre, 74.5 kg

Tab. 10 b. Verhalten der 2-Minutenwerte der Sauerstoffaufnahme ($\bar{x}/\pm$ s) eines Kollektivs von Turnstudenten an verschiedenen Testterminen. Erklärung siehe Text; aus *Bachl* (9).

		TESTTERMIN I		TESTTERMIN II	
v km/h	% Steigung	$\dot{V}O_2$ ml/kg/min $\bar{x}$	$\pm$ s	$\dot{V}O_2$ ml/kg/min $\bar{x}$	$\pm$ s
5		14.64	2.31	13.81	1.84
5	5	21.47	1.96	21.o5	2.o1
5	1o	27.o7	2.o9	27.23	2.o6
5	15	35.62	2.94	35.25	2.31
5	2o	43.84	2.84	43.56	2.43

n = 12, 21.2 Jahre, 71.4 kg, 179 cm

Tab. 10 c. Verhalten der 2-Minutenwerte der Sauerstoffaufnahme zweier Mittelstreckenläufer (H. B.; K. S.) bei Laufbandergometerbelastungen an verschiedenen Testterminen. Erklärung siehe Text; aus *Bachl* (9).

v km/h	TESTTERMIN I $\dot{V}O_2$ ml/kg/min $\bar{x}$	$\pm s$	TESTTERMIN II $\dot{V}O_2$ ml/kg/min $\bar{x}$	$\pm s$
16	53.94		54.27	
18	60.52		60.13	
H.B., 18.8 Jahre, 77.5 kg, 185 cm				
18	7.5	68.66	68.68	
K.S., 23.5 Jahre, 63.5 kg, 176 cm.				

ersten Laufbanduntersuchung solange mit niedrigen Geschwindigkeiten üben zu lassen, bis ein der jeweiligen Sportart entsprechendes koordiniertes Laufen mit dem dazugehörigen Sicherheitsgefühl erreicht wird (2 bis 10 min). Dazu ist es auch notwendig, daß der Sportler seine eigenen Trainingsschuhe trägt.

Werden untrainierte, ältere Personen oder Probanden mit motorisch-koordinativer Ungeschicklichkeit mittels Gehbelastungen am Laufbandergometer belastet, muß bei niedrigen Gehgeschwindigkeiten (2 bis 4 km) solange geübt werden, bis ein sicherer Gang ohne Benützung der Haltegriffe gegeben ist.

Ein Mitbenützen von Haltegriffen erhöht zwar das Sicherheitsgefühl des Probanden, was in den ersten Phasen der Rehabilitation verschiedener Erkrankungen oder bei sehr ängstlichen Patienten von Vorteil sein kann, das Ergebnis der Ergometrie kann aber kaum quantitativ interpretiert werden, da der Anteil des „Anhaltens als Erleichterung" am Gesamtumsatz nicht genau erfaßt werden kann.

Bei Verwendung des Laufbandergometers im Rahmen der sportartspezifischen Leistungsdiagnostik ist die Laufgeschwindigkeit an der anaeroben Schwelle einer der wichtigsten Steuerungsparameter des Trainings. Um diesen Wert den Feldbedingungen (z. B. Kunststoffbeläge) entsprechend erheben zu können, müssen einerseits die Außenbedingungen (fehlender Luftwiderstand, Material der Laufbahn), andererseits die Laufbandeigenschaften (Reibung, Belag) berücksichtigt werden. Bei gleichem Testschema kann dies durch den Vergleich der Laktat-Leistungskurve erfolgen. Bezogen auf Außenverhältnisse kann eine Angleichung der Laufbandergometerbelastung durch eine Veränderung der Steigung (je nach Geschwindigkeit 0,5 bis 1,5%) bzw. bei fixierter Steigung (5%) durch Korrekturfaktoren vorgenommen werden (64, 65, 77). Bei Nichtbeachtung dieser Gegebenheiten können nach Untersuchungen von *Heck* et al. (65) Differenzen bis zu 0,4 m/sec an der anaeroben Schwelle zwischen verschiedenen Laufbändern auftreten.

Nach Ansicht desselben Autors (65) kann auch die zur Messung der Sauerstoffaufnahme notwendige Maske mit Schlauchsystem die Laufleistung an der anaeroben Schwelle negativ beeinflussen (-0,1 m/sec). Als Konsequenz muß darauf geachtet werden, Maske und Schlauchsystem möglichst leicht zu halten, damit keine Behinderung für den Probanden entsteht.

Praxisbezogen kann zusammenfassend festgestellt werden, daß für die routinemäßige, ambulant oder in der Klinik erfolgende Belastungsuntersuchung zur qualitativen und quantitativen Diagnostik das Fahrradergometer unter Abwägung aller Vor- und Nachteile als ausreichend bis sehr gut geeignet zu empfehlen ist. Für spezielle leistungsphysiologische Fragestellungen (sportartspezifische Belastung, Ausbelastung muskelschwacher Probanden, Kontrolle von Gehtherapie u. a.) ist das Laufbandergometer unbedingt notwendig und gewinnt daher zunehmende Bedeutung.

Spezialergometer

In manchen sportmedizinischen Zentren werden zur sportartspezifischen Leistungsdiagnostik Spezialergometer wie z. B. Ruderergometer, Kajakergometer, Skilanglaufergometer u. a. verwendet. Gemeinsam ist diesen Testgeräten ein zumeist hoher finanzieller und technisch-apparativer Aufwand sowie vielfach die Schwierigkeit, die erbrachte physikalische Leistung exakt bestimmen zu können. Dem gegenüber stehen die Vorteile der Meß- und Interpretationsmöglichkeit von kardiozirkulatorischen und metabolischen Parametern bei der jeweiligen sportartspezifischen motorischen Prüfbelastung.

Der Entwicklungstrend dieser Spezialergometer ist darin zu verstehen, daß es derzeit kein miniaturisiertes System zur Messung und telemetrischen Übermittlung (oder Speicherung) der Sauerstoffaufnahme gibt, das bei Training, Testwettkampf oder Wettkampf eingesetzt werden kann, ohne die Bewegungs- und Atemfreiheit des Athleten empfindlich zu stören. Ein solches System wäre im Zusammenhang mit den derzeit möglichen Mikromethoden zur Bestimmung von Stoffwechselparametern (Laktat, Glucose, Elektrolyte u. a.) aus dem Kapillarblut die Synthese zwischen sportmethodischen und sportmedizinischen Leistungsprüfverfahren.

Für eine weitergehende Beschäftigung mit sportartspezifischen Ergometern muß auf die Speziallliteratur verwiesen werden.

Belastungsprogramm

Unter Belastungsprogramm (Belastungsprofil, Belastungsschema, Belastungsform) versteht man den „zeitlichen Ablauf der geforderten Belastungsschwere" (188), also das Verhältnis zwischen der Grundbelastung sowie dem Belastungs- und Zeitinkrement, unabhängig von der Methode der körperlichen Belastung (Ergometer). Prinzipiell kann man ein rektanguläres – (Rechteck-Rektangulärtest) und trianguläres – (Dreieck-Triangulärtest) Belastungsprofil unterscheiden, wobei jede dieser Formen ein- oder mehrstufig erfolgen kann (Abb. 7).

Da die Variabilität zwischen Grundbelastung, Belastungs- und Zeitinkrement sehr groß ist, sind die in der Literatur beschriebenen Belastungsprogramme unübersehbar. Beim 4. Internationalen Seminar für Ergometrie 1981 wurde nachfolgendes Minimal- und Kompromißprogramm der Arbeitsgruppe für Ergometrie der ICSPE als Standardisierungsvorschlag empfohlen (124):

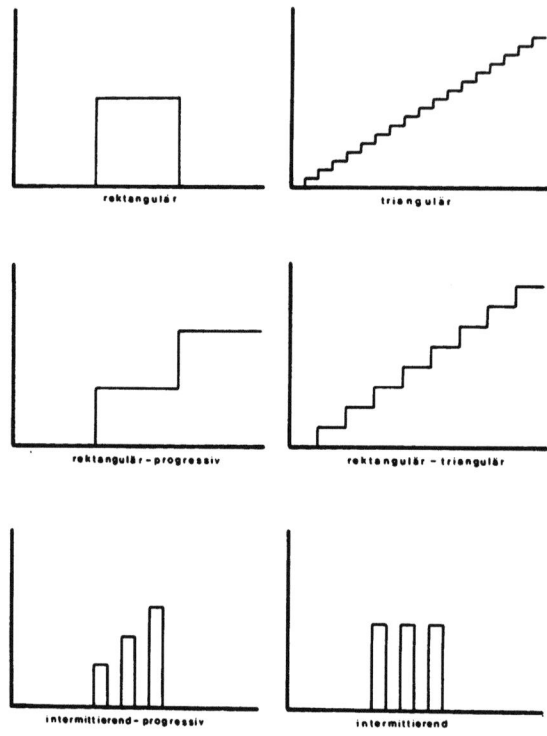

Abb. 7. Schematische Darstellung verschiedener Belastungsprofile (Belastungsformen); Einzelheiten siehe Text.

Anzuwenden sind:
1. Stufen von 10 Watt/1 min oder 25 Watt/2 min für Probanden mit eingeschränkter Leistungsbreite, auch Kinder und Jugendliche (Grundbelastung mit 25, 30 oder 50 Watt).
2. Stufen von 25 Watt/2 min für weibliche und männliche Probanden mit erwarteter mittlerer Belastungsbreite (Grundbelastung mit 50 oder 75 Watt).
3. Stufen von 25 Watt/2 min oder 50 Watt/3 min für Probanden mit erwarteter großer Leistungsbreite (Grundbelastung mit 100 oder 150 Watt).
4. Bei allen Probanden sind mindestens 3 Leistungsstufen anzuwenden.
5. Als relativ gleiche Standardleistung werden Stufen von einem halben oder 1 Watt/kg Körpergewicht von 3 oder 6 Minuten Dauer empfohlen.
6. Zur Bestimmung maximaler ergometrischer Meßgrößen sind Stufen von 25 Watt/1 min oder 50 Watt/2 min zu verwenden. Für Probanden bzw. Patienten mit eingeschränkter Leistungsbreite können Stufen von 10 Watt/1 min erforderlich sein. Die gesamte Dauer aller Leistungsstufen soll mindestens 6, aber nicht mehr als 12 min betragen.
7. In begründeten, insbesondere pathologischen Ausnahmefällen, kann von diesen generellen Regeln abgewichen werden, wenn das Untersuchungsgut oder der Un-

tersuchungszweck es erfordern. Die Begründung ist im Untersuchungsprotokoll anzugeben.

Nach den neuen Empfehlungen zur Durchführung und Bewertung ergometrischer Untersuchungen (*Löllgen* [114 a]) gilt das Testprogramm 2 (nach der Einteilung der ICSPE) für Praxis, Klinik, Arbeitsmedizin, Begutachtung sowie nuklearmedizinische Untersuchungen. Für die Bestimmung der Blutgase bei pulmologischen Fragestellungen sowie eventuell beim Rechtsherzkatheter kann das Zeitinkrement auch auf 5 Minuten verlängert werden.

In der Pädiatrie wird eine Grundbelastung von 1 Watt/kg Körpergewicht, sowie ein Belastungsinkrement von 0,5 Watt/kg Körpergewicht und ein Zeitinkrement von 3 Minuten empfohlen.

Interpretation der Richtlinien verschiedener Testprogramme zur praktischen Anwendung

Abbildung 8 zeigt die gebräuchlichsten klinischen und sportmedizinischen Belastungsprogramme, die den einzelnen Stufen entsprechende relative Sauerstoffaufnahme, die metabolischen Einheiten (MET = 3,5 ml/kg/min $\dot{V}O_2$) sowie die klinische und funktionelle Beurteilung des Probanden.

In diesem Schema sind einstufige rektanguläre Belastungsformen nicht enthalten, da sie gegenüber der mehrstufigen Belastungssteigerung mehrere Nachteile haben: Bei klinischen Fragestellungen können durch die abrupte, stärkere Belastung vor allem leistungsschwache Personen momentan überlastet werden, wodurch (oft auch bei leistungsstärkeren gesunden Personen) falsch positive Arbeitsreaktionen provoziert werden können (135). Zusätzlich ergeben sich bei der einstufigen Belastung sowohl bei uniformer als auch auf Alter, Geschlecht und Leistungsfähigkeit bezogener Belastungsschwere Probleme hinsichtlich der Vergleichbarkeit und Interpretation der prozentuellen Ausbelastung. Ein weiterer Nachteil der einstufigen rektangulären Belastung liegt in der Unmöglichkeit, das dynamische Verhalten von Herzfrequenz, Blutdruck und Sauerstoffaufnahme bei verschieden hohen, submaximalen Belastungen registrieren sowie den aerob-anaeroben Übergang erfassen zu können.

Auch intermittierende Testprofile sind in Abbildung 8 ihrer Spezifität wegen nicht aufgenommen. Intermittierende Belastungen mit gleich hoher als auch ansteigender Belastungsschwere (Abb. 7) werden hauptsächlich bei speziellen Fragestellungen in der Arbeitsmedizin (Akkordarbeit, Abladen von Lasten) sowie in der Sportmedizin zur Überprüfung von Pausenlängen und Belastungsintensität beim Intervalltraining (6, 77, 162, 175, 188) eingesetzt. Intermittierende Belastungen können aber auch im Rahmen rehabilitativer Bewegungstherapie bei Patienten mit koronarer Herzkrankheit zur Überprüfung der optimalen Nutzung der verbliebenen Leistungsreserven verwendet werden (157). Dazu kann man Belastungsintensitäten wählen, die bei kontinuierlicher Belastung über der schmerzauslösenden Schwelle gelegen sind und unter diesen Bedingungen nicht geleistet werden könnten. Zusätzlich fehlt bei intermittierenden Belastungen auf Grund der Pausengestaltungen auch bei Intensitäten an oder über der Dauerleistungsgrenze eine höhere metabolische Belastungsazidose.

Abb. 8. Vergleichende Gegenüberstellung verschiedener Belastungsstufen diverser Laufband- und Fahrradergometerbelastungen mit der gewichtsbezogenen Sauerstoffaufnahme, den metabolischen Einheiten sowie der klinischen und funktionellen Beurteilung des Probanden. Von den Laufbandbelastungen für klinisch-kardiologische Untersuchungen sind die in den USA gebräuchlichsten Testprofile von *Bruce* und *Balke* (in 2 Modifikationen) dargestellt (132). Bei der Fahrradergometerbelastung (Versuchsperson mit 70 kg Körpergewicht) entspricht Testprofil 1 den Richtlinien der Arbeitsgemeinschaft Ergometrie der Österreichischen kardiologischen Gesellschaft (28, 135, 152), Testprofil 2 einer Belastungssteigerung um ein halbes Watt/kg Körpergewicht, wie sie z. B. von *Nowacki* (137) angegeben wird, Testprofil 3 dem Standardverfahren von *Hollmann* und *Venrath* (77, 162) und Testprofil 4 der in der sportmedizinischen Leistungsdiagnostik vielfach verwendeten Belastungssteigerung um 50 Watt. Für die Laufbandbelastungen sind die Sauerstoffaufnahmen nach den Regressionsgleichungen von *Berg* et al. (24) bei einer Laufbandsteigung von 5% bzw. von *Pugh* (148) bei 0% dargestellt.

Zeitinkrement

Grundsätzlich muß bei der Wahl eines bestimmten Belastungsprogramms die jeweilige Fragestellung in Betracht gezogen werden. Zur Erzielung der höchsten maximalen Sauerstoffaufnahme sind Belastungssteigerungen mit einem Zeitinkrement von 1 oder 2 min am besten geeignet (z. B. 50 Watt je 2 min für Sportler), zur Beurteilung von Einstellungsvorgängen metabolischer Parameter sowie zur nichtinvasiven („Rebreathing Methode") Bestimmung des Herzminutenvolumens müssen längere Zeitinkremente zwischen 3 und 6 min gewählt werden.

Hämodynamische Einstellungsvorgänge dauern nur dann länger (3 bis 6 min) wenn aus dem Ruhezustand eine sehr hohe submaximale oder maximale Belastung erfolgt (162). Hingegen wird ein hämodynamisches Gleichgewicht in oder unter 2 min erreicht, wenn die Belastungssteigerung von der Ruhe aus mit geringeren Intensitätserhöhungen vorgenommen wird (25 Watt je 2 min = 12,5 Watt/min, 50 Watt je 3 min = 16,67 Watt/min). Dies erklärt auch den an sich ausreichenden Zeitraum von 2 Minuten zur Messung intrakardialer Drucke mittels des Rechtsherzkatheters.

Zeitinkremente von und über 3 Minuten sollten prinzipiell auch zur Bestimmung des aerob-anaeroben Überganges aus der Laktatkinetik berücksichtigt werden. Dabei muß einerseits die Diffusion des Laktats aus der Muskelzelle, andererseits die integral (akkumulative) mit der *Zeit* wachsende Blutlaktatkonzentration ab einer bestimmten Belastungshöhe beachtet werden. Diese Situation ist bei der jeweiligen sportartspezifischen Dauerleistung gegeben (Dauerleistungsgrenze = isodynamisches Gleichgewicht zwischen Laktatproduktion und -elimination) und muß auch bei der Laboruntersuchung berücksichtigt werden.

Von methodischer Seite wurden in den letzten Jahren mehrere Studien über den Einfluß der Stufen- und Pausendauer bei Fahrrad- und Laufbandbelastungen auf die Leistung, die Sauerstoffaufnahme und das Laktatverhalten gemacht. Eine Verlängerung des Zeitinkrements (64, 99) bewirkt eine Abnahme der maximalen Leistung (Watt bzw. m/sec), der maximalen Sauerstoffaufnahme sowie der maximalen Laktatkonzentration. Die Differenzen zwischen einer Stufendauer von 3 oder 3,5 min und 5,5 bzw. 7,5 min (64, 99) liegen zwischen 5 und 9%. Im Gegensatz zur Stufendauer

Klinische und funktionelle Beurteilung	Stufe	VO₂ ml/kg min	MET	LAUFBAND km/h / % Steigung (BRUCE)	LAUFBAND % Steigung bei 5.44 km/h (BALKE 1)	LAUFBAND % Steigung bei 4.8 km/h (BALKE 2)	FAHRRADERGOMETER WATT 1	WATT 2	WATT 3	WATT 4	LAUFBAND km/h bei 5 % St.	LAUFBAND km/h
↑ LEISTUNGSSPORT		87.5	25									28
		84	24				500	490	510	500	22	
		80.5	23				475					26
		77	22				450	455	470	450	20	
		73.5	21				425	420	430			24
		70	20				400			400	18	22
		66.5	19				375	385	390			
KÖRPERLICH AKTIVE PERSONEN		63.0	18								16	20
		59.5	17				350	350	350	350		
		56.0	16		26		325	315			14	18
↓		52.5	15		24		300		310	300		16
		49.0	14		22		275	280	270			
↑ KÖRPERLICH INAKTIVE PERSONEN		45.5	13		20		250		250		12	14
	NORMAL	42.0	12	6.75 / 16	18	22.5	225	245				
		38.5	11		16	20.0		230			10	12
NORMALE ALLTAGSAKTIVITÄT KEINE EINSCHRÄNKUNG	I	35.5	10		14	17.5	200	210	190	200	8	10
		31.5	9	5.5 / 14	12	15.0	175	175				
		28.0	8		10	12.5	150		150	150	6	8
SCHWERE KÖRPERLICHE ARBEIT NICHT MÖGLICH	II	24.5	7	4.0 / 12	8	10.0	125	140				
		21.0	6		6	7.5	100	105	110	100		
LEICHTE KÖRPERLICHE ARBEIT NICHT MÖGLICH	III	17.5	5	2.75 / 10	4	5.0	75					
		14.0	4		2	2.5	50	70	70			
		10.5	3				25	35	30	50		
PATIENT AN BETT ODER LEHNSTUHL GEBUNDEN	IV	7.0	2									
		3.5	1									

beeinflußt die Pausendauer (die zur Abnahme blutchemischer Parameter, wie z. B. Laktat notwendig ist) die maximale Sauerstoffaufnahme nicht. Auf submaximalen Belastungsstufen ist die Sauerstoffaufnahme von unterschiedlicher Pausen- und Stufendauer unabhängig.

An der anaeroben Schwelle (Laktat = 4 mmol/l) bewirkt die Verlängerung des Zeitinkrements eine Abnahme der Wattleistung (99) sowie der Sauerstoffaufnahme zwischen 4 und 6%. *Heck* et al. (64) fanden bei Verwendung einer Laufbandergometerbelastung (Grundbelastung = 2,6 m/sec, Belastungsinkrement 0,4 m/sec) ein Absinken der Leistung an der anaeroben Schwelle um 0,16 m/sec für eine Zunahme der Stufendauer um 2 Minuten. In einer anderen Untersuchung (65) wurde zwischen 3- und 5-Minuten-Stufen eine Abnahme um 0,1 m/sec gefunden. Bei Verwendung der in der sportmedizinischen Leistungsdiagnostik gebräuchlichen 3-Minuten-Stufen müßte daher die aerob-anaerobe Schwelle nach *Mader* (116) bei 4 mmol/l um 0,1 m/sec nach unten korrigiert werden. Das auf die Leistung und Sauerstoffaufnahme bezogene Absinken der anaeroben Schwelle kann durch das akkumulative Verhalten des Laktats bei höheren Belastungsstufen erklärt werden. Auf derselben Belastungsstufe sind die Laktatwerte umso höher, je länger sie dauert (64).

Die Pausendauer hingegen beeinflußt das Laktatverhalten im submaximalen Bereich tendenzmäßig in umgekehrter Richtung. Für die nichtsignifikante Zunahme der Geschwindigkeit um 0,07 m/sec bei Verdopplung der üblichen Pause von 30 sec (64) ist die in dieser Zeit mögliche Laktatelimination verantwortlich zu machen.

Die in der sportmedizinischen Leistungsdiagnostik (Tab. 11) vielfach verwendeten Zeitinkremente von 3 Minuten stellen daher von Seiten der Gütekriterien der

Tab. 11. Ergometrische Verfahren zur Durchführung der sportmedizinischen Leistungsdiagnostik in Österreich. Die vorliegenden Richtlinien wurden von den verantwortlichen Untersuchungsstellen gemeinsam erarbeitet und lehnen sich eng an das Konzept der BRD an. (Für Belastungen auf Laufbändern mit m/sec-Skala wird in der BRD alternativ auch folgendes Schema angegeben: Grundbelastung 2,5, bzw. 3, bzw. 3,5 m/s, Belastungsinkrement: 0,5 m/sec). Doppelnennungen von Sportarten sind durch eine, dem jeweiligen Konditionstraining entsprechende ergometrische Belastungsform begründet. Die vielfach früher verwendete Laufbandsteigerung von 5% wird zunehmend je nach „Außenbelag-Vergleichseichung" individuell festgelegt oder durch 1,5% zur ungefähren Angleichung an Außenverhältnisse ersetzt.

FAHRRADERGOMETRIE (sitzend)		LAUFBANDERGOMETRIE
SPIROERGOMETRIE	ERGOMETRIE	SPIROERGOMETRIE
Grundbelastung 50, 100, 150 WATT (je nach Geschlecht, Leistungsfähigkeit, Sportart)		Grundbelastung 8, 10, 12 km / 2.22, 2.78, 3.33 m/sec
Belastungsinkrement	50 WATT	Belastungsinkrement 2 km / 0.56 m/sec
Zeitinkrement	3 min	Zeitinkrement 3 min
		Steigung: entsprechend dem Laufbandtyp, bzw. 1.5 %
Radrennfahren	Sprungdisziplinen	Kurz-, Mittel- Langstreckenlauf
Rudern	Wurf-,Stoßdisziplinen	Schilanglauf
Kanu	Schützen	Biathlon
Schwimmen	Segeln	Nordische Kombinierer
Judo	Segelfliegen	Eisschnellauf
Schisprung	Gewichtheben	Eiskunstlauf
Schi alpin	Bob	Schisprung
	Rodeln	Schi alpin
	Turnen	Moderner Fünfkampf
	Gymnastik	Orientierungslauf
	Motorsport	Ballspielsportarten
	Schisprung	Fechten
	Judo	Boxen
	Tischtennis	Geher
	Ringen	Tennis
	Wasserski	Tischtennis

Belastungsuntersuchung einen Kompromiß zwischen den Methoden zur Erzielung der höchsten maximalen Sauerstoffaufnahme und einer den Trainings- und Wettkampfbedingungen der jeweiligen Sportart entsprechende Bestimmung der Dauerleistungsgrenze dar.

Die methodischen Untersuchungen machen deutlich, daß es ein ideales, allen Fragestellungen entsprechendes Zeitinkrement nicht gibt. Für die Routinediagnostik in Klinik und Praxis kann für Fahrradergometerbelastungen ein Zeitinkrement von 2 min, für Laufbandergometerbelastungen von 2 min (132) bzw. 3 min (31, 32) empfohlen werden (Abb. 8). Bei sportmedizinischen Untersuchungen hat sich eine Stufendauer von 3 min für beide Ergometertypen durchgesetzt (Tab. 11). Die angegebenen Zeiten stellen ein vernünftiges Verhältnis von Zeitaufwand zur Informationsgüte dar. Bei längerer Stufendauer steigt der Zeitaufwand unverhältnismäßig hoch an (z. B. Radrennfahrer: Grundbelastung 150 Watt, Belastungsintensität 50 Watt, Zeitinkrement 6 min, Maximalleistung 450 Watt 1 min: Gesamtausdauer des Tests = 37 min).

Außerdem bedingt die frühzeitig einsetzende muskuläre Ermüdung (akkumulative Laktatanhäufung) eine niedrigere kardiozirkulatorische Ausbelastung.

Grundbelastung und Belastungsinkrement

Aus der Literatur (151 a) sowie nach eigenen Erfahrungen ergeben sich keine Veränderungen der maximal erreichbaren Leistung, wenn die Grundbelastung entsprechend der jeweiligen Leistungsfähigkeit des Probanden in bestimmten Grenzen variiert wird (z. B. 25 oder 50 Watt für Normalpersonen, 50 bis 75 Watt für Sportstudenten, 100 bis 150 Watt für Radrennfahrer). Bei Laufbandergometerbelastungen kann bei Untrainierten mit 4 oder 6 km/h, bei Trainierten mit 8, 10 oder 12 km/h (Tab. 11) begonnen werden. Für Probanden mit eingeschränkter Leistungsbreite empfiehlt sich grundsätzlich eine Grundbelastung von 25 Watt am Fahrradergometer bzw. 2 oder 4 km/h ohne oder mit 2,5% Steigung am Laufbandergometer. Zu hohe Grundbelastungen können bei Gesunden und Kranken falsch positive Arbeitsreaktionen und/oder einen frühzeitigen Belastungsabbruch auf Grund der akkumulativen Übersäuerung bewirken.

Als Testschema mit breiter Anwendbarkeit von Kreislaufpatienten bis zum Sportler (162) wurde der Standardtest nach *Hollmann* und *Venrath* (77) konzipiert, bei dem von 30 Watt ausgehend die Belastung jede 3. Minute um 40 Watt erhöht wird. Im Vergleich zum 50 Watt-Belastungsinkrement ist bei diesem Belastungsprofil die Testdauer für den Sportler allerdings länger. Als weiterer Nachteil gilt die manchmal zu geringe Abstufbarkeit für Patienten eingeschränkter Leistungsbreite (162).

Eine weitere Variante ist das Modell der körpergewichtsbezogenen Fahrradergometrie nach *Nowacki* (137). Bei einem Zeitinkrement von 2 min ist im Leistungssport Grundbelastung und Belastungsinkrement 1 Watt/kg, im Breiten- und Freizeitsport ein halbes Watt/kg und im Bereich der kardialen Diagnostik und Rehabilitation ein Viertel Watt/kg Körpergewicht. Als Vorteil dieser Variante gilt die kurze Belastungszeit für alle Leistungsgruppen, die den Richtlinien der Arbeitsgemeinschaft Ergometrie entspricht (124). Weiters hat sich die gewichtsbezogene Belastung für Längsschnittuntersuchungen bei Kindern und Jugendlichen bewährt (Belastungsinkrement = ein halbes Watt/kg), da sich die Ergebnisse trotz Veränderung der Körperproportionen gut vergleichen lassen.

Als nachteilig ist bei der gewichtsbezogenen Ergometrie die mühsame Einstellung von ein Viertel Watt/kg Körpergewicht am elektrisch gebremsten Fahrradergometer anzusehen. Bei mechanisch gebremsten Ergometern ist diese Abstufung mit der notwendigen Genauigkeit vielfach praktisch unmöglich. Ein weiterer, kritisch zu betrachtender Aspekt ist die Benachteiligung stark übergewichtiger Personen bei einer Belastungssteigerung von einem halben Watt/kg Körpergewicht. Für einen 170 cm großen untrainierten Mann mit 90 kg Körpergewicht beträgt das Belastungsinkrement demnach 45 Watt je 2 min gegenüber 35 Watt je 2 min für einen Normalgewichtigen. Da die aktive Muskelmasse beim Übergewichtigen nicht in jedem Fall in gleichem Maß erhöht ist, hat das höhere Belastungsinkrement mit hoher Wahrscheinlichkeit einen frühzeitigen, durch Überlastung der peripheren Muskulatur bedingten Abbruch der Ergometrie zur Folge, da die Belastungssteigerung zu schnell erfolgt. Dieses Argument gilt auch für ein Belastungsinkrement von 1 Watt/kg Körpergewicht bei gut trainierten Vertretern verschiedener Sportarten (z. B. Eishockey, 75 kg, 320 Watt Maximalbelastung) ausgenommen Radrennfahrer und Ruderer. Zusätzlich muß das Zeitinkrement von 2 Minuten in diesem Textschema zur Bestimmung der anaeroben Schwelle mit Vorbehalt angesehen werden.

Als gebräuchlichstes, in der allgemeinen Praxis universell einsetzbares Testschema zur leistungsdiagnostischen Untersuchung von Personen eingeschränkter und normaler Leistungsbreite hat sich, von einer Grundbelastung von 25 Watt ausgehend, ein Belastungsinkrement von 25 Watt je 2 Minuten durchgesetzt und wird von der Arbeitsgemeinschaft Ergometrie der Österreichischen Kardiologischen Gesellschaft empfohlen (28). In grundlegenden Untersuchungen von *Reiterer* (152, 153, 158) und *Niederberger* et al. (135) konnte gezeigt werden, daß dieses Belastungsprogramm gegenüber kürzer- und längerdauernden Belastungsstufen ein Optimum an Aussagekraft, Verläßlichkeit und Reproduzierbarkeit leistet, ohne die Anpassungsfähigkeit (12.5 Watt pro Minute) von Patienten zu überfordern.

Hinsichtlich Regulation von Herzfrequenz, Blutdruck und Sauerstoffaufnahme in submaximalen Bereichen ergeben sich zu anderen Testprogrammen keine Differenzen. Im Vergleich zu längeren Belastungsstufen liegen Maximalwerte dieses Testprofils auf Grund der besseren Ausbelastung höher, vor allem aber ist ein geringerer Zeitaufwand gegeben. Gegenüber kürzerdauernden Belastungsstufen (10 Watt/1 min) ist die Organisation von EKG, RR-Registrierung und Ergometereinstellung für einen Untersucher wesentlich besser zu bewältigen.

In der sportmedizinischen Leistungsdiagnostik hat sich derzeit ein Belastungsinkrement von 50 Watt bzw. 0,56 m/sec (= 2 km/h) oder 0,5 m/sec (=1,8 km/h) je nach Laufbandtyp, bezogen auf eine Stufendauer von 3 Minuten durchgesetzt (Tab. 11).

Laufbanduntersuchungen haben sich in Mitteleuropa hauptsächlich in der sportmedizinischen Praxis zur Leistungsdiagnostik durchgesetzt (Belastungsprofil – Tab. 11). Bei Anwendung im klinischen Bereich sei vor allem auf die amerikanische Literatur verwiesen. Aus der Vielzahl teils sehr komplizierter Testschemata sind die gebräuchlichsten Protokolle nach *Bruce* (32) und *Balke* (in: 132) in Abb. 8 dargestellt. Beiden Protokollen ist eine relativ hohe Grundbelastung (2,75 km/h + 10% Steigung bzw. 4,8 km/h) gemeinsam.

Nach den Empfehlungen zur Durchführung und Bewertung ergometrischer Untersuchungen (*Löllgen* [114 a]) kann bei klinischen Fragestellungen eine Grundbelastung von 4 km mit oder ohne 4,4% Steigung verwendet werden, wobei bei einem Zeitinkrement von 3 min die Laufbandsteigung jeweils um 4,4% erhöht wird. Alternativ kann aber auch von einer Gehgeschwindigkeit von 4 bis 6 km ohne Steigung ausgehend nur die Laufgeschwindigkeit um 1 km/h pro 3 min erhöht werden.

In der Angiologie sind derzeit Grundbelastungen von 3,6 km/h und 12,5% Steigung oder 4 km/h und 10% Steigung üblich, wobei die Dauer der Gehleistung bis zum Schmerzempfinden als Leistungskriterium gilt.

Prinzipiell kann die Belastungssteigerung durch eine Geschwindigkeits- und/oder Neigungswinkelerhöhung erfolgen. Diese Vorgangsweise erscheint für Untersuchungen von Probanden eingeschränkter und normaler Leistungsfähigkeit gerechtfertigt (Gehen bzw. schnelles Gehen oder Joggen mit Steigung ist motorisch einfacher, artefaktfreiere EKG-Registrierung), für Untersuchungen im Leistungssport ist hingegen die reine Geschwindigkeitserhöhung zur sportartspezifischen Leistungsbeurteilung vorzuziehen.

Durchführung der Ergometrie

Vor Beginn der Ergometrie soll der Proband über Ziel und Zweck sowie die Art der Durchführung des Arbeitsversuches informiert und zu einer guten Mitarbeit motiviert werden. Nach Adjustierung der EKG-Elektroden und Blutdruckmanschette erfolgt die Registrierung der Ausgangswerte diverser Meßparameter in Körperruhe (3 bis 5 min). Anschließend kann am Fahrradergometer eine Phase des Leertretens zur Stabilisierung vegetativ überlagerter Meßwerte (z. B. Hf, RR) angeschlossen oder aber sofort mit der Belastungssteigerung begonnen werden (Abb. 9). Bei der üblichen Durchführung von Belastungsprüfverfahren in Klinik und Praxis werden in Ruhe, am Ende jeder Belastungsstufe sowie in der Erholungsphase (meist 1., 3. und 5. oder 6. Erholungsminute: Pfeile in Abb. 9) Blutdruck und EKG registriert und dokumentiert sowie allfällige blutchemische Parameter (bei Routineuntersuchungen meist Laktat und/oder Blutgase aus den hyperämisierten Ohrläppchen) abgenommen (in den letzten 30 sec). Zur kontinuierlichen Beobachtung des Belastungselektrokardiogramms hat sich die Verwendung eines Ein- oder Mehrkanaloszilloskops als günstig erwiesen. Bei kardiologischen Fragestellungen im Rahmen der Klinik kann auch ein Arrhythmiecomputer zum Einsatz kommen, der unabhängig von der gewählten EKG-Programmfolge allfällig auftretende Arrhythmien automatisch dokumentiert.

Als gute Alternative zum zusätzlich anzuschaffenden Oszilloskop empfiehlt es sich, das EKG während des gesamten Tests mit langsamen Papiertransport (2 oder 5 mm/sec) zu registrieren und am Ende jeder Belastungsstufe sowie zu bestimmten Erholungszeitpunkten einen mindestens 10 sec. dauernden Streifen mit einem Papiertransport von 25 mm/sec oder bei sehr hohen Herzfrequenzen von

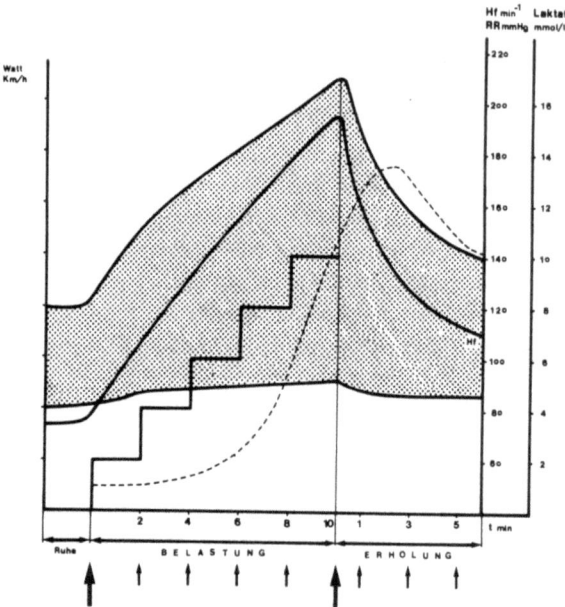

Abb. 9. Schematische Darstellung des Verhaltens von Herzfrequenz, Blutdruck und Laktat bei rektangulär-triangulärer Belastungssteigerung. Alle Pfeile markieren die Meßzeitpunkte, die dicken Pfeile den Anfang und das Ende der Belastung.

50 mm/sec auszuschreiben. Die fortlaufende EKG-Registrierung ermöglicht außerdem die Dokumentation oftmals nur kurzfristig auftretender Veränderungen.

Belastungs-EKG

Bei Verwendung eines Einkanalschreibers haben sich die bipolaren Ableitungen CB5 und CM5 als günstig erwiesen, wovon besonders letztere hinsichtlich Artefaktbildung unempfindlich ist (28, 135, 162). Bei dieser Ableitung wird die linke Armelektrode in Höhe des vorderen 5. ICR in der Medioklavikularlinie, die rechte Armelektrode über dem Manubrium sterni und die rechte Beinelektrode rechts thorakal lateral befestigt (28). Da die Elektroden nicht in der gleichen Höhe am Thorax liegen, empfiehlt sich die Anwendung von Klebeelektroden. Bei Verwendung eines Gummibandes kann die Ableitung CB5 zur Anwendung kommen (28), bei der die rechte Armelektrode über dem Angulus inferior der rechten Skapula befestigt wird, die beiden anderen Elektroden wie oben beschrieben angelegt werden. Um Bewegungsartefakte beim Belastungs-EKG (vor allem bei Laufbandbelastungen) zu vermeiden, ist es notwendig, die Hautstellen, auf denen die Elektroden zu liegen kommen bzw. geklebt werden, mit alkohol- oder äthergetränkten Tupfern zur Verminderung des Hautwiderstandes abzureiben (28, 162). Bei Verwendung eines perforierten Gummibandes mit Steckelektroden verhindert ein straffes Anlegen weitgehend die Artefaktbildung. Werden Klebeelektroden benützt, hat es sich als günstig erwiesen, die ableitenden Kabel mit lockergelegten Schlingen so fest an der Hautoberfläche zu fixieren, daß keine Zugwirkung auf die Elektroden entstehen kann. Diese Vorgangsweise hat sich vor allem bei Laufbandergometerbelastungen bewährt. Selbstverständliche Voraussetzung zur einwandfreien EKG-Registrierung ist eine Erdung von Ergometer und EKG.

Alternativ zu den bipolaren Ableitungen können eine oder mehrere unipolare Wilson-Ableitungen verwendet werden (28). In der praktischen Durchführung der Ergometrie hat sich ein Dreifachschreiber am günstigsten erwiesen, mit dem üblicherweise V4, V5 und V6 oder V2 (rechter Ventrikel) V4 und V5 (oder V6) registriert werden. Bei Benützung eines Sechskanalschreibers lassen sich die Ableitungen V1 bis V6, üblicherweise an einem breiten Gummiband (10 bis 12 cm) befestigt, simultan aufzeichnen. Bei all diesen Varianten werden die 4 Extremitätenelektroden als „central terminal" nach *Rosenkranz* am Rücken angelegt, wobei die unteren Extremitätenelektroden seitenentsprechend lateral und die oberen Extremitätenelektroden medial in der Höhe des Angulus inferior scapulae zu liegen kommen (28).

Für besondere Fragestellungen können spezielle Ableitungssysteme wie z. B. das *Frank*sche Ableitungssystem, gewählt werden.

Die Messung des Blutdruckes in Ruhe und unter Belastung kann in gewohnter Weise auskultatorisch oder mit halb- und vollautomatischen Systemen erfolgen. Automatische Systeme bewirken, besonders wenn sie vollautomatisch zeitgesteuert sind, eine Arbeitsvereinfachung für den Untersucher. Es muß aber darauf hingewiesen werden, daß derzeit nur wenige brauchbare Geräte (Artefaktfilterung, freie Wahl des Manschettendruckes, regulierbare Lautstärke der Korotkoff-Geräusche u. a.) zur Verfügung stehen (162).

Rein technisch wird der Meßvorgang so vorgenommen, daß der Proband mit dem Arm, an dem die Manschette befestigt ist, den Haltegriff des Ergometers losläßt. Bei leichter Unterstützung des Armes durch den Untersucher kann nun der Blutdruck registriert werden. Bei Laufbandergometerbelastungen ist derzeit bei einem höheren Geh- und Lauftempo eine befriedigende RR-Messung nicht möglich.

Zu den Registrierzeitpunkten für EKG und Blutdruck am Ende jeder Belastungsstufe kann von der Testperson eine Skalierung der vor der Ergometrie erklärten Anstrengungs- und Schmerzskala nach *Borg* (29, 30) verlangt werden (Tab. 12 a, Tab. 12 b).

Leistungsdiagnostische Bezugsgrößen der Ergometrie

Leistungsfähigkeit

Die bei ansteigender Belastung und voller (hoher) Ausbelastung erreichte maximale Wattstufe oder maximale Geschwindigkeit bzw. deren zeitinterpolierte Werte (z. B. Maximalleistung = 350 Watt, 1,5 min = 325 Watt bei 50 Watt Belastungsinkrement und 3 min Zeitinkrement) ermöglicht die Beurteilung der Bruttoleistungsfähigkeit, ohne jedoch qualitative Unterschiede der aeroben und anaeroben Energiebereitstellung berücksichtigen zu können. Die Maximalleistung kann wie

Tab. 12 a. Skala zur Abschätzung des subjektiven Leistungs- und Schmerzempfindens, nach *Borg* (29).

Anstrengungs- und Schmerzskala

6		0	kein Schmerz
7	sehr, sehr leicht		
8		I	sehr gering
9	sehr leicht		
10		II	gering
11	mäßig leicht		
12		III	leicht
13	etwas schwer		
14		IV	stark
15	schwer		
16		V	sehr stark
17	sehr schwer		
18			
19	sehr, sehr schwer		
20			

Tab. 12 b. Referenzwerte des Leistungsempfindens im Altersgang bei der ergometrischen Untersuchung, nach *Borg* (30).

LEISTUNG (WATT)	Alter (Jahre)				
	20 - 30	31 - 40	41 - 50	51 - 60	61 - 70
50	6	6	6	7	7.5
100	11	8.5	10	12	13.5
150	13.5	13	14.5	17.5	
200	16	16	16.5	18	
250	17				

z. B. im Rudersport, absolut in Watt angegeben werden, da sie als Absolutwert in dieser Sportart für anthropometrisch homogene Athleten, die bei der Sportausübung ihr eigenes Körpergewicht nicht tragen müssen, die größere Aussagekraft hat. Der Relativwert Watt/kg wird verwendet, um Athleten verschiedener Sportarten, bei denen die relative Leistung ausschlaggebend ist, und Personen verschiedenen Gewichts vergleichen zu können. Da die Fahrradergometrie gewichtsunabhängig ist, also das Gewicht vom Untersuchungsgerät getragen wird, ist ein schwerer Athlet mit der dementsprechend vergrößerten aktiven Muskelmasse imstande, eine höhere absolute Leistung zu erbringen. Ein 90 kg schwerer Gewichtheber erreicht z. B. 270 Watt, was einer relativen Leistung von 3 Watt/kg entspricht. 3 Watt/kg Körpergewicht bedeutet als Soll-Leistung für einen 70 kg schweren Untrainierten zwischen dem 20. und 30. Lebensjahr eine absolute Leistung von nur 210 Watt. Bei gleichen Relativwerten entspricht die Differenz der Absolutwerte der unterschiedlichen Muskelmasse der unteren Extremitäten. Hingegen leistet ein 90-kg-Ruderer absolut und relativ mehr (z. B. 5,5 Watt/kg = 495 Watt), was verdeutlicht, daß die erreichbare ergometrische Maximalleistung nicht von der maximalen Kraft (Gewichtheber), sondern von der maximalen kardiozirkulatorischen, pulmonalen und muskelmetabolischen Kapazität abhängt. Dementsprechend bedeuten 403 Watt für einen hochtrainierten, 65 kg schweren Radrennfahrer die hohe Maximalleistung von 6,2 Watt/kg.

Bei gewichtsabhängigen Sollwerten (z. B. 3 Watt/kg für einen 20jährigen Untrainierten) wird der Übergewichtige mit ungefähr gleicher aktiver Muskelmasse (diese kann im Einzelfall durch Anpassung an die übergewichtsbedingte Beanspruchung auch etwas vergrößert sein), aber bedeutend höherem Fettanteil an der Gesamtkörpermasse, scheinbar benachteiligt. Für einen 30jährigen untrainierten Übergewichtigen (180 cm, 100 kg) ist die Solleistung von 300 Watt im Vergleich zu einem gleichalten, gleichgroßen untrainierten Mann mit 75 kg (225 Watt) unrealistisch.

Erreicht der Übergewichtige 225 Watt, drückt die relative Angabe von 2,25 Watt/kg die reduzierte Leistungsfähigkeit aus. Obwohl die absolute Maximalleistung, die maximale Sauerstoffaufnahme (l/min), aber auch deren auf das Magergewicht (fettfreie Körpersubstanz) bezogenen Äquivalente zum Normalgewichtigen gleich sind, zeigen die Relativwerte (Watt/kg, $\dot{V}O_2$ ml/kg Istgewicht/min) die übergewichtbedingte (passive Körpersubstanz) Leistungseinbuße bei Belastungen, bei denen das Körpergewicht getragen werden muß (z. B. Gehen, Gehen mit Steigung, Stiegensteigen, Laufen). Die maximale Geh- oder Laufleistung hängt also von der auf das Ist-Gewicht bezogenen maximalen relativen Sauerstoffaufnahme ab. Bei Reduzierung des Fettanteils an der gesamten Körpermasse entspräche die kardiopulmonale Kapazität, die als reine Funktionsgröße dem Sollgewicht (Brocaindex = 1) zugeordnet ist, nicht nur dem bei der gewichtsunabhängigen Fahrradergometrie bezogenen Absolutwert, sondern auch dem gewichtsabhängigen Relativwert der Leistungsfähigkeit.

Die Beurteilung der maximalen Leistungsfähigkeit erfolgt entweder nach körperoberflächenbezogenen (Tab. 13) oder körpergewichtsbezogenen, geschlechtsspezifischen Normwerten einer gesunden, untrainierten Population im Altersgang (Tab. 14). Die Leistungsfähigkeit der Frau liegt in Bezug auf die Absolutwerte (Watt) etwa 20 bis 30%, gewichtsbezogen (Watt/kg) etwa 15 bis 20% niedriger als die des Mannes (6, 77, 123, 162). Nach *Rost* (162) bieten körperoberflächenbezogene Normwerte, wie z. B. von *Arstila* (3) oder *Kaltenbach* (86) keine Vorteile.

Von 3 Watt/kg Körpergewicht für den 20- bis 30jährigen Mann, bzw. von 2,5 Watt/kg für eine gleichalte Frau ausgehend reduziert sich die maximale Leistungsfähigkeit ab dem 30. Lebensjahr pro Dekade um etwa 10% für den Mann und um etwa 8% (Tab. 14) für die Frau (6, 77, 162). Von *Rost* (162) wird zur einfachen Berechnung der Solleistung folgende Formel angegeben:

$$\text{Solleistung Männer} = 3 \times \text{Gewicht in kg} \times (1 - \frac{\text{Lebensalter} - 30}{100}) \quad \text{Watt}$$

$$\text{Solleistung Frauen} = 2,5 \times \text{Gewicht in kg} \times (1 - \frac{\text{Lebensalter} - 30)}{100} \quad \text{Watt}$$

Streng von der *maximalen Leistungsfähigkeit* Gesunder ist die *Belastbarkeit* oder *maximale symptomlimitierte Leistungsfähigkeit* kranker Personen abzugrenzen. Während beim gesunden Menschen alle Funktionssysteme einem geordneten Steuermechanis-

Tab. 13. Körperoberflächenbezogene Normwerte der Wattleistung bei einem subjektiven Anstrengungsgrad von PER = 19; aus *Böhm* et al. (28), modifiziert nach *Arstila* (3).

MÄNNER Körperoberfläche	Alter									
	20-24	25-29	30-34	35-39	40-44	45-49	50-54	55-59	60-64	
1.62	215	205	195	184	174	164	152	143	133	
1.76	226	215	205	195	184	174	164	154	143	
1.88	234	223	213	203	192	182	172	161	151	
1.99	241	230	221	210	200	190	180	169	159	
2.10	249	239	230	218	208	198	187	177	167	
2.22	257	248	238	226	216	207	195	185	175	
2.36	269	257	248	238	226	216	207	197	185	
2.48	277	266	256	246	234	225	215	197	193	

FRAUEN Körperoberfläche	Alter								
	20-24	25-29	30-34	35-39	40-44	45-49	50-54	55-59	60-64
1.23	107	102	98	95	90	87	82	79	74
1.35	115	110	107	102	98	95	90	87	82
1.46	123	118	115	110	107	103	98	95	90
1.58	131	126	123	118	115	111	107	103	98
1.69	139	134	131	126	123	120	115	111	107
1.80	148	143	139	134	131	128	123	120	115
1.92	156	151	148	143	139	136	131	128	123
2.02	164	159	156	151	148	144	139	136	131
2.14	172	167	164	159	156	152	148	144	139

Tab. 14. Körpergewichtsbezogene Normwerte der maximalen Wattleistung für körperlich inaktive Personen beiderlei Geschlechts im Altersgang (17).

	20-29 J.	30-39 J.	40-49 J.	50-59 J.	60-69 J.
Watt/kg max. MÄNNER	3.0 ± 0.5	2.7 ± 0.4	2.45 ± 0.5	2.15 ± 0.3	1.85 ± 0.4
Watt/kg max. FRAUEN	2.5 ± 0.5	2.3 ± 0.3	2.1 ± 0.4	1.95 ± 0.3	1.79 ± 0.4

mus unterliegen und im Zustand der Maximalleistung zumeist ihre größtmögliche Kapazität erreichen, wird dieser physiologisch synchron ablaufende Prozeß beim Kranken durch eine Schwachstelle, wie z. B. eine eingeschränkte Koronardurchblutung, beeinträchtigt. Wenn die Ergometrie wegen stenokardischer Beschwerden abgebrochen werden muß, drückt die dabei erbrachte Leistung die aktuelle Belastbarkeit aus und kann mit der theoretisch erreichbaren Maximalleistung eines Koronargesunden nicht verglichen werden (162). Nur zur Interpretation kann diese Leistung allerdings auf den Sollwert bezogen werden. Als Beispiel sei die „funktionelle aerobe Beeinträchtigung" (= FAI) nach *Bruce* (32) erwähnt, bei der die Differenz zum Sollwert die Leistungseinschränkung quantifiziert. Für die praxisbezogene Steuerung des Patienten im Alltagsleben muß hingegen die tatsächlich erreichte Leistung als Grad der aktuellen Belastbarkeit herangezogen werden.

Bei Vergleich verschiedener Normwertsysteme müssen einerseits der Grad der Ausbelastung, andererseits Bevölkerungsgruppenunterschiede sowie Unterschiede in der Population verschiedener Länder in Abhängigkeit ihrer Lebensweise und körperlichen Aktivität berücksichtigt werden. So fanden z. B. *Böhm* et al. (28) in Österreich bei Personen, die zur Ergometrie wegen kardiologischer Fragestellungen zugewiesen, aber schließlich als herz-kreislaufgesund beurteilt wurden, Differenzen von -5% bzw. -10% im Vergleich zu Normalwerten, die von *Arstila* (3) an einer skandinavischen Bevölkerungsgruppe erhoben wurden. Diese Diskrepanz zeigt die Wichtigkeit eines speziellen, der jeweiligen Bevölkerungsstruktur und den Lebensbedingungen angepaßten Referenzwertsystems. Diese Überlegungen treffen natürlich auch auf das Verhalten der Normwerte im Altersgang zu, deren Abnahme nicht nur als Folge biologischer Gesetzmäßigkeiten gegeben ist, sondern teilweise auch als zivilisatorische Folgeerscheinung des Bewegungsmangels aufgefaßt werden kann.

Noch schwieriger ist das Aufstellen von Referenzwertsystemen für verschiedene Sportarten, da die Angaben infolge der Leistungsentwicklung immer wieder überholt sind. Als Anhaltspunkte zur Bewertung der Leistungsfähigkeit unterschiedlich trainierter Normalpersonen (Breiten-, gehobener Freizeit- und Vereinssport) sind in Tab. 15 geschlechtsspezifische Richtwerte der maximalen ergometrischen Leistung dargestellt. Zur Gegenüberstellung der Erfordernisse im Hochleistungssport dienen die Maximalwerte von Ausdauersportarten als Bruttoparameter der allgemein aeroben dynamischen Ausdauer.

In einer umfassenden Analyse von *Szögy* et al. (183) wurden von mehr als 200 der weltbesten Athleten die ergometrischen Maximalwerte unter besonderer Berücksichtigung des Körpergewichts und der Sportart bzw. Sportdisziplin zusammengefaßt. In Tab. 16 sind daraus die Gleichungen zur Berechnung der geschlechtsspezifischen Sollwerte der Maximalleistung in Watt/kg bezogen auf verschiedene Sportartengruppen dargestellt. Wie bei allen Bezugssystemen bieten die angegebenen Gleichungen nur Anhaltswerte. Jede sportmedizinische Untersuchungsstelle sollte aus ihrem Probandengut in Quer- und Längsschnittuntersuchungen eigene Bezugssysteme zum inter- und intraindividuellen Vergleich erarbeiten.

Beispielsweise haben eigene Untersuchungen etliche Unterschiede in der Gruppenzuteilung gewisser Sportarten im Vergleich zu den Angaben in Tabelle 16 ergeben. Die Mitglieder der österreichischen Judo-Damen-Nationalmannschaft, in deren

Tab. 15. Körpergewichtsbezogene Normwerte der maximalen Wattleistung sowie Normwerte der maximalen Laufgeschwindigkeit (Standardtest auf Laufbandergometer mit 5% Steigung) für Untrainierte und ausdauertrainierte Athleten beiderlei Geschlechts. Die Zuordnung der qualitativen Bezeichnung des Trainingszustandes bezogen auf die maximale Wattleistung ist vor allem in der Gruppe der Ausdauersportler nur als allgemeine Richtlinie zu bezeichnen, da sie die komplexe Leistungsstruktur der jeweiligen Sportart bzw. Disziplin zuwenig berücksichtigt (17).

	KÖRPERLICH INAKTIVE PERSONEN	KÖRPERLICH AKTIVE PERSONEN Trainingszustand			
		mäßig	gut	sehr gut	Höchstleistung
NP ♂ Watt/kg max	-3	3.1-3.5	3.6-4.1	4.2-4.7	4.8-
NP ♀	-2.5	2.6-2.9	3.0-3.3	3.4-3.8	3.9-
Ausdauersportler ♂ Watt/kg max		4.1-4.5	4.6-5.0	5.1-5.5	5.6-
Ausdauersportler ♀		3.3-3.7	3.8-4.2	4.3-4.7	4.7-
Radrennfahrer ♂ Watt/kg max		4.5-5.0	5.1-5.6	5.7-6.1	6.2-
Radrennfahrer ♀		3.7-4.2	4.3-4.8	4.9-5.3	5.4-
NP ♂ km/h max. bei 5 % Steigung	9.5-10.5	10.6-12	12.1-14	14.1-16	
NP ♀	7.3-8.4	8.5-9.7	9.8-11.6	11.7-13.4	
Ausdauersportler (LA) ♂ km/h max bei 5 % Steigung		14-16	16.1-18.0	18.1-20	20.1-22
Ausdauersportler(LA) ♀		11.5-12.5	12.6-14.1	14.2-16.0	16.1-18

Reihen sich Welt- und Europameister befinden, sind nach ihren Maximalwerten eher in Gruppe III einzuordnen (71). Auch Eiskunstläufer, Zehnkämpfer, Tennisspieler und Fechter können im allgemeinen um eine Gruppe besser eingereiht werden. Auch der Schwimmsport ist je nach Distanz in Gruppe II oder III anzutreffen. Als Trend dieser Ergebnisse von azyklischen Sportarten kann eine höhere allgemeine, aerobe dynamische Ausdauer abgeleitet werden, die zwar nicht primär leistungsdeterminierend, wohl aber zur besseren Bewältigung des Trainingsprogrammes und zur schnelleren Regeneration notwendig sein kann.

Herzfrequenz

Die aus dem EKG exakt bestimmbare Herzfrequenz ist von Seiten ihrer möglichen Beurteilungskriterien, nämlich
1. der Ruheherzfrequenz
2. der Herzfrequenz bei submaximalen Belastungsstufen,

Tab. 16. Gleichungen zur Berechnung der Sollwerte der maximalen körpergewichtsbezogenen Wattleistung für erwachsene Hochleistungssportler beiderlei Geschlechts. I = 100%: Sportler in zyklischen Sportarten mit langer Belastungsdauer. II = 86,67%: Sportler in zyklischen Sportarten mit mittlerer Belastungsdauer. III = 80%: Sportler in azyklischen Sportarten mit langer Belastungsdauer. IV = 73,33%: Sportler in azyklischen Sportarten mit mittlerer Belastungsdauer. V = 60%: Sportler in Sportarten mit kurzer Belastungsdauer; dazu Schwimmer. VI = 50%: Untrainierte. Angaben aus Szögy et al. (183).

	MÄNNER	FRAUEN	
I	7.81 – 0.027 G	6.25 – 0.022 G	Biathlon, Eisschnellauf, Leichtathletik (Langstreckenlauf) Radfahren (Straße), Skilanglauf
II	6.77 – 0.023 G	5.42 – 0.019 G	Kanu-Rennsport, Leichtathletik (Mittelstreckenlauf) Radfahren (Bahn)
III	6.25 – 0.022 G	5.00 – 0.018 G	Basketball, Eishockey, Fußball, Handball, Moderner Fünfkampf, Hockey, Rugby, Volleyball, Wasserball
IV	5.72 – 0.020 G	4.58 – 0.016 G	Boxen, Eiskunstlauf, Judo (Leichtathletik (Zehnkampf) Ringen, Schwimmen, Tennis, Tischtennis
V	4.69 – 0.016 G	3.75 – 0.013 G	Bob, Fechten, Gewichtheben, Kegeln, Kunstspringen, Kunstturnen, Leichtathletik (Kurzstreckenlauf, Sprung, Wurf), Reiten, Rodeln, Segeln, Ski (alpin)
VI	3.90 – 0.014 G	3.12 – 0.011 G	Gesunde Untrainierte

3. der maximalen Herzfrequenz,
4. dem Herzfrequenzverhalten in der Erholung

ein wertvoller Parameter zur Beurteilung der Leistungsfähigkeit und des Ausbelastungsgrenzbereiches beim ergometrischen Arbeitsversuch.

1. Ruheherzfrequenz

Die Ruheherzfrequenz, die nach jahrelangem Ausdauerleistungstraining bis unter 35 Schläge/min absinken kann, gibt in den meisten Fällen nur einen Anhaltspunkt zur Leistungsbeurteilung, da ihre Abnahme einerseits verschieden stark ausgeprägt sein kann, andererseits bei Laboruntersuchungen vielfach vegetativ (psychische Beeinflussung) überlagert sein kann.

2. Herzfrequenz auf submaximalen Belastungsstufen

Bei stufenförmiger Belastungssteigerung (rektangulär-triangulär) am Ergometer steigt die Herzfrequenz bis zu einem Bereich zwischen 170 und 190/min zumeist linear zur Belastung an, um dann asymptotisch den Maximalwert zu erreichen (Abb. 10). Bei Belastungsbeginn muß ebenfalls kein lineares Verhalten der Herzfrequenz anzutreffen sein, da in einem je nach Ausdauertrainingszustand beeinflußten Bereich zwischen 70 und 130/min vegetative Überlagerungen und überschießende Frequenzreaktionen möglich sind.

Die Abhängigkeit des Herzfrequenzanstieges vom Trainingszustand ist in Abbildung 10 dargestellt. Da der Ausdauertrainierte bei Belastung einen wesentlich langsameren Gesamtanstieg der Herzfrequenz hat, erreicht er bei gleichhohen Herzfrequenzen eine größere Leistung bzw. leistet eine bestimmte submaximale Belastung mit einer geringeren Herzfrequenz. Dieses Verhalten wird in Abbildung 10 für Personen unterschiedlicher Leistungsfähigkeit anhand der maximalen Leistung (Watt max/kg) der gewichtsbezogenen Leistungsfähigkeit bei einer Herzfrequenz von 170/min (PWC 170) sowie dem Anstieg der Herzfrequenz pro 1 Watt, 1 W/kg und einer metabolischen Einheit (MET = 3,5 ml/kg/min $\dot{V}O_2$) dargestellt.

Physical Work Capacity (PWC)

Auf Grund der gesetzmäßigen Beziehungen zwischen Herzfrequenz und Belastung und deren Beeinflussung durch Ausdauertraining kann jene Leistung, die vom Probanden bei einer bestimmten Herzfrequenz (130, 150 oder 170/min) erbracht wird, als zweckmäßiges Maß zur Einschätzung der körperlichen Leistungsfähigkeit (Ausdauertrainiertheit) verwendet werden (PWC 130, PWC 150, PWC 170). Diese von *Wahlund* (189) vorgestellte Methode wird wegen ihrer methodischen Einfachheit in der Arbeits- und Sportmedizin häufig angewandt. Da diese Methode jedoch im Bezug auf das Alter unterschiedliche Beanspruchungs- oder Ausbelastungsgrade

---

Abb. 10. Schematische Darstellung der Anstiegssteilheit der Herzfrequenz bei der ergometrischen Belastung in Abhängigkeit des Trainingszustandes. Die strichlierten Linien sollen auf die Möglichkeit eines nichtlinearen Herzfrequenzanstiegs zu Beginn der Belastung und im Maximalbereich hindeuten. Als Beispiel der letzteren Möglichkeit sind 4 Kurven ausgezogen. Aus der Anstiegssteilheit aller Geraden im linearen Bereich sind für eine 75 kg schwere Versuchsperson die nebenstehenden Größen berechnet, wobei die maximale gewichtsbezogene Wattleistung vielfach eine fiktive Größe darstellt, da sie auf eine Herzfrequenz von 200/min bezogen ist. Die PWC 170 ist auch graphisch markiert. Die mit A markierte Gerade entspricht in etwa dem unteren Leistungsnormbereich einer körperlich inaktiven männlichen Normalperson im Alter von 30 Jahren. (ΔHf/Watt = 0,56, ΔHf/MET = 12,25), Beispiel B einer körperlich aktiven Normalperson und Beispiel C einem Leistungssportler. Für gesunde Untrainierte beträgt der Herzfrequenzanstieg pro 1 Watt 0,50 ($\male$), -0,65 ($\female$), für Hochleistungssportler unter 0,35.

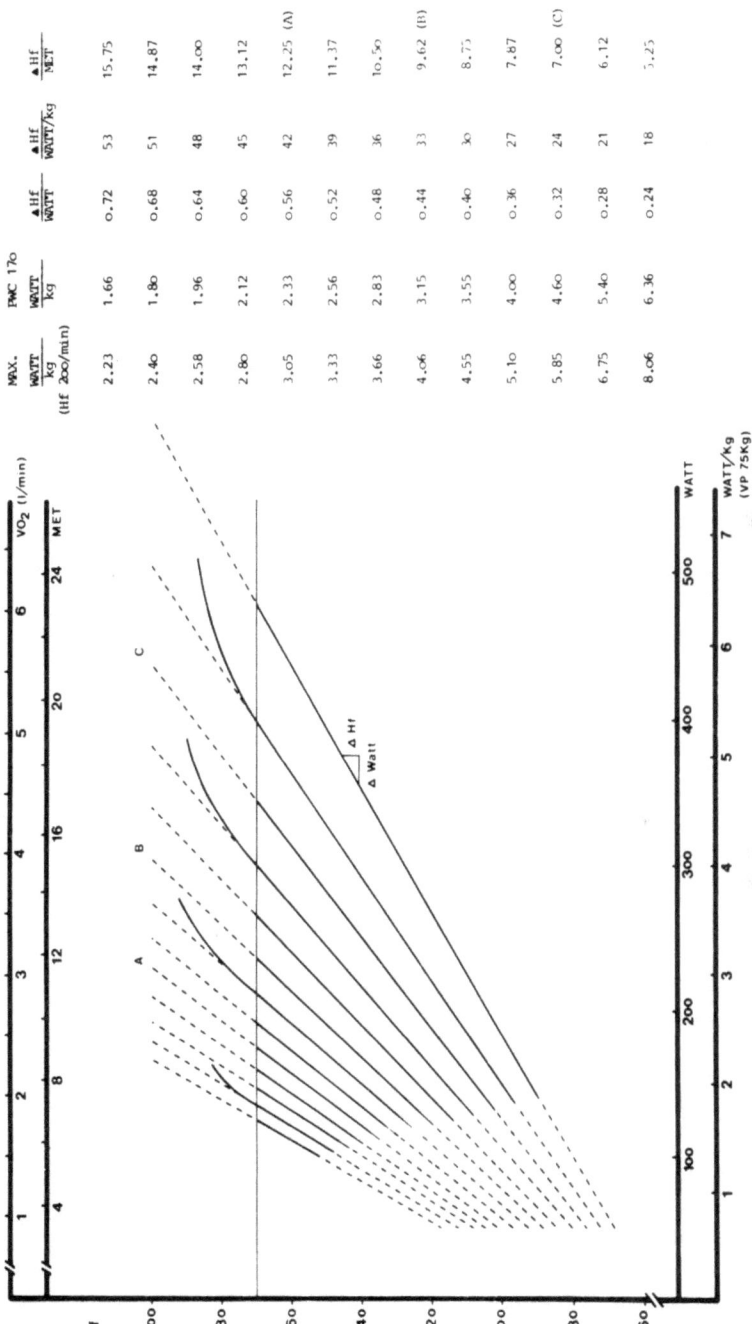

erfaßt, sollte sie nur zum Leistungsvergleich innerhalb jüngerer, gesunder, homogener Gruppen oder zur intraindividuellen Längsschnittuntersuchung über einen bestimmten Zeitabschnitt verwendet werden. Eine praxisbezogene Interpretation der PWC 170 kann nur dann erfolgen, wenn sie für den Probanden tatsächlich eine submaximale Belastung darstellt. Dies kann z. B. bei einem 50jährigen Mann nicht mehr zutreffen, wenn seine maximale Herzfrequenz bei 170/min liegt und die dabei erbrachte Leistung eine Maximalleistung darstellt. Ebenso mißverständlich ist die Bewertung der PWC 170 oder 150 für Patienten, für die diese Herzfrequenz auf Grund organischer Schäden (Koronarinsuffizienz, totaler AV-Block) oder pharmakologischer Beeinflussungen (Betablocker) eine rein fiktive, unerreichbare Größe ist.

In allen Fällen ist darauf zu achten, daß die Meßpunkte innerhalb relativ enger Grenzen der zu bestimmenden PWC liegen, da der Anstieg der Herzfrquenz nicht immer streng linear erfolgen muß. Es ist also methodisch unzulässig, von nur 2 gemessenen Herzfrequenzen im Bereich zwischen 120/min und 140/min auf die PWC 170 zu extrapolieren.

Zur Ermittlung der PWC 170 werden zumindest nach 2 oder auch nach 3 und mehreren ansteigenden Belastungsstufen die Herzfrequenzen registriert. Die PWC 170 kann daraus graphisch durch Inter- und Extrapolation ermittelt werden (Abb. 10). Aus den Herzfrequenzen zweier Belastungsstufen kann die PWC auch nach folgender Formel berechnet werden:

$$PWC\ 170 = W_2 + \frac{(170 - Hf2) \times \Delta Watt}{\Delta Hf}$$

Dabei ist W2 die zweite, höhere Wattstufe, ΔWatt und ΔHf jeweils die Differenz zwischen der ersten, niedrigeren und der zweiten, höheren Belastungsstufe.

Beispiel 1: Versuchsperson männlich, 70 kg.
Stufe 1: 150 Watt, Hf 140/min,
Stufe 2: 200 Watt, Hf 166/min,

$$PWC = 200 + \frac{4 \times 50}{26} = 207,7\ Watt = 2,97\ Watt/kg.$$

Beispiel 2: Versuchsperson weiblich, 61 kg.
Stufe 1: 100 Watt, Hf 145/min,
Stufe 2: 150 Watt, Hf 176/min,

$$PWC\ 170 = 150 + \frac{-4 \times 50}{31} = 150 + (-6,5) = 143,5\ Watt = 2,35\ Watt/kg.$$

Nach Untersuchungen von *Franz* (52) ist die PWC 170 relativ unabhängig von der Dauer der Belastungsstufe sowie von der Belastungssteigerung. Bei drei verschiedenen Belastungsschemata mit Zeitinkrementen von 1,2 und 3 min sowie Belastungsinkrementen von 10, 25 Watt und 1 Watt/kg Körpergewicht traten maximale Differenzen von nur 7 Watt für die PWC 170 auf. *Haber* (56, 57) empfiehlt, zur Vermeidung neurovegetativer Einflüsse auf die Herzfrequenz die erste Belastungsstufe in einem Bereich von 140 bis 150 Schlägen/min anzusetzen, was bei männlichen

Probanden einer Belastung von etwa 2 Watt/kg entspricht. Die zweite Belastungsstufe sollte in einem Herzfrequenzbereich zwischen 160 und 170/min liegen, der etwa einer Leistung von 2,5 Watt/kg gleichkommt. Zum Aufwärmen und Abschätzen der notwendigen Belastungsstufen (56) soll eine niedere Belastungsstufe in der Höhe von 1,5 Watt/kg vorgeschaltet werden, so daß sich bei einem Zeitinkrement von 2 Minuten ein Gesamtzeitaufwand von nur 6 Minuten ergibt. Auch *Placheta* (147) empfiehlt zur Ermittlung der PWC 170 Herzfrequenzen von über 130/min für die erste Belastungsstufe.

Beim 4. Europäischen Seminar über Leistungstests, Olympia 1982 (101) wurde als ein Teil einer „Eurofit Testbattery" folgendes Belastungsschema zur Bestimmung der PWC 170 bei Schulkindern (6 bis 18 Jahre) festgelegt:
Grundbelastung: 1 Watt/kg Körpergewicht
Belastungsinkrement: ein halbes oder 1 Watt/kg je nach Höhe der Herzfrequenz nach der Grundbelastung
Zeitinkrement: 2 min (3 min nur 2. Wahl)
Zahl der Belastungsstufen: 3 bzw. 4, wenn die Herzfrequenz nach der 3. Belastungsstufe 150 nicht überschreitet.

Als Referenzwert der PWC 170 kann für eine untrainierte männliche Normalpopulation im Alter von 20 bis 30 Jahren ein Bereich von 2,3 bis 3 Watt/kg angegeben werden.

Renner et al. (159) fanden bei 219 männlichen Stellungspflichtigen aus dem Raume Niederösterreich im Alter von 18 Jahren eine mittlere PWC 170 von 2,7 ± 0,7 Watt/kg. Bei untrainierten weiblichen Probanden gleichen Alters liegt die PWC 170 um 0,5 Watt/kg niedriger. Bei regelmäßiger sportlicher Betätigung etwa 2- bis 3mal pro Woche (Ausdauerbelastung) erhöhen sich die Referenzwerte um 0,4 bis 0,6 Watt/kg.

Einige geschlechtsspezifische Richtwerte für Untrainierte, die im eigenen Arbeitsunkreis erhoben wurden, sind in Tab. 17 dargestellt.

Tab. 17. Körpergewichtsbezogenen Normwerte der PWC 130, PWC 150, PWC 170 für gesunde, untrainierte Personen. Nach Angaben von *Bachl* (17).

	PWC 130	PWC 150	PWC 170
Männer Watt/kg	1.2 - 1.8	1.7 - 2.4	2.3 - 3.0
Frauen Watt/kg	0.9 - 1.5	1.4 - 1.9	1.8 - 2.4

Für die Beurteilung der PWC im Altersgang muß deren weitgehende Altersunabhängigkeit berücksichtigt werden. *Liesen* (110) und *Rost* (162) fanden weder für Untrainierte noch für Ausdauertrainierte (relativ gleichbleibender Trainingszustand) eine altersabhängige Reduzierung der Absolut- und Relativwerte der PWC 130, PWC 150 und PWC 170. Diese Angaben können auch durch eigene Untersuchungen (19) an einem Kollektiv von Seniorenradrennfahrern zwischen 40 und 78

Jahren bestätigt werden (Tab. 18). Auch für Frauen ergab sich nach Untersuchungen von *Liesen* (19) keine altersabhängige Reduzierung der absoluten PWC 150 und PWC 170. Die Abnahme der gewichtsbezogenen Relativwerte, vor allem für die PWC 170, wird durch den stärkeren Anstieg des Körpergewichts der Frauen mit zunehmendem Alter erklärt (110).

Zum Verhalten der PWC im Altersgang sei einschränkend nochmals hinzugefügt, daß altersabhängig unterschiedliche Beanspruchungsgrade ausgedrückt werden. Für einen 50jährigen kann die PWC 170 nicht mehr ein Submaximal- sondern Maximalwert sein, während sie für einen 60jährigen bereits nur mehr eine theoretische Größe darstellt.

Tab. 18: Absolute und körpergewichtsbezogene Werte der PWC 130, PWC 150 und PWC 170 ($\bar{x} \pm s$) für zwei Gruppen von Seniorenradrennfahrern verschiedenen Alters. Alle Differenzen innerhalb der einzelnen PWC sind statistisch nicht signifikant. Aus *Bachl* (19).

		PWC 130	PWC 150	PWC 170
GRUPPE I n = 9 69.4 ± 5.6 Jahre	WATT	138.7 ± 35.1	199.3 ± 35.2	258.6 ± 34.3 (extrapoliert)
	WATT/kg	1.98 ± 0.50	2.74 ± 0.51	3.48 ± 0.49
GRUPPE II n = 13 48.4 ± 5.5 Jahre	WATT	147.08 ± 37.7	203.23 ± 49.3	256.0 ± 47.2
	WATT/kg	1.93 ± 0.51	2.69 ± 0.72	3.38 ± 0.6

Auch bei Kindern drückt die PWC 170 im Vergleich zu 20- bis 30jährigen Erwachsenen einen unterschiedlichen Beanspruchungsgrad aus, da Kinder wesentlich höhere maximale Herzfrequenzen erreichen können. Abb. 11 zeigt das Verhalten der PWC 170 bei Kindern im Alter von 5 bis 18 Jahren nach Angaben von *Rost* (162) und *Mocellin* (127).

Das Ansteigen der PWC 170 mit zunehmendem Alter liegt darin begründet, daß zwar die relative Leistungsfähigkeit des Kindes und Jugendlichen weitgehend gleich bleibt, die maximale Herzfrequenz hingegen abnimmt, sodaß die bei einer Herzfrequenz von 170/min erbrachte Leistung mit steigendem Alter eine prozentual höhere Belastung darstellt (162). Während präpubertär zwischen Buben und Mädchen nur geringe Unterschiede der relativen Leistungsfähigkeit bestehen, kommt es bei den Mädchen ab der Pubertät zu keiner weiteren Steigerung der PWC 170, da trotz weiterer Zunahme der Leistungsfähigkeit die passive Körpersubstanz an der Gesamtkörpermasse relativ stärker ansteigt (Abb. 11).

Zur Interpretation der PWC 170 bei Kindern muß das aufgezeigte Verhalten ihrer Entwicklung beachtet, oder aber mittels Korrekturfaktoren zum Vergleich mit Erwachsenen ausgeglichen werden (187).

Für die Praxis kann zusammengefaßt werden, daß die Bestimmung der PWC vor allem bei Reihenuntersuchungen gesunder, junger Personengruppen (interindividuell) zur Abschätzung der Leistungsfähigkeit eine brauchbare zeitsparende und motivationsunabhängige Methode darstellt. Zur exakten Leistungsdiagnose hingegen ist sie weniger geeignet.

Untersuchungen von *Schwaberger* (172) weisen darauf hin, daß mit der PWC 170 bei Laufbanduntersuchungen auch bei einem altersmäßig homogenen Sportlerkollektiv, wie z. B. 30 Mittelstreckenläufern, unterschiedliche Belastungsgrade erfaßt werden. Bei der Herzfrequenz 170/min lag die Spannweite der Laktatkonzentration zwischen 1,59 – 7,99 mmol/l. Mit 8,57% war der relative Variationskoeffizienz der Laktatkonzentration an der PWC 170 fast doppelt so hoch wie an der individuellen anaeroben Schwelle, die durch Unterschiede im Trainingszustand der Sportler eine gewisse Variabilität zeigen muß.

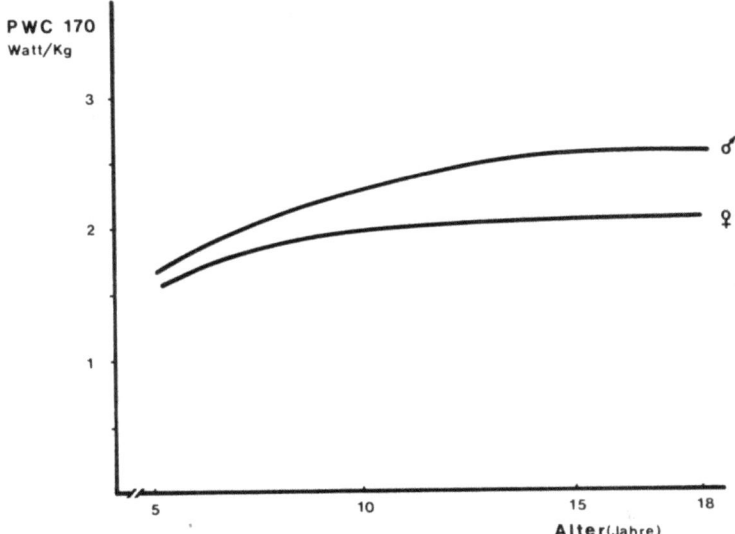

Abb. 11. Schematische Darstellung des geschlechtsspezifischen Verhaltens der PWC 170 bei Kindern von 5 bis 18 Jahren. Nach Angaben von *Rost* (162) und *Mocellin* (127).

Obwohl zwischen der Laufgeschwindigkeit als PWC 170 und der maximalen Laufgeschwindigkeit die auch von der Fahrradergometrie (57) her bekannten signifikanten Zusammenhänge bestehen, liegen der Korrelationskoeffizient zwischen der Laufgeschwindigkeit an der individuellen anaeroben Schwelle und der maximalen Laufgeschwindigkeit wesentlich höher. Die Autoren folgern daraus, daß die Eignung der bei Laufbandbelastungen erhobenen PWC 170 als leistungsdiagnostische Kenngröße zur Charakterisierung des Ausdauertrainingszustandes und zur Trainingssteuerung zweifellos eingeschränkt ist (172).

3. Maximale Herzfrequenz

Auf Grund der großen individuellen Streubreite wird die vor der Ergometrie nomographisch ermittelte maximale Herzfrequenz unter Berücksichtigung ihrer Altersabhängigkeit (Abb. 2) nur als Kriterium zur Beurteilung des Leistungsgrenzbereiches herangezogen. Als Richtlinien für die maximalen Soll-Herzfrequenzen im Altersgang sind neben der vielfach verwendeten Berechnungsformel „220 − Alter" verschiedentlich verwendete Regressionsgleichungen nach einer Zusammenfassung von *Cooper* et al. (38) in Tab. 19 wiedergegeben.

Tab. 19. Darstellung einiger Regressionsgleichungen zur Bestimmung der altersabhängigen maximalen Soll-Herzfrequenz. A = Alter in Jahren; aus *Cooper* (38).

Hf max. = 212	−0.775	A	ROBINSON	1938
Hf max. = 211.3	−0.922	A	ASTRAND	1960
Hf max. = 213.0	−0.752	A	KEMP-ELLESTAD	1967
Hf max. = 205.0	−0.411	A	LESTER	1968
Hf max. = 210	−0.65	A	LANGE-ANDERSON	1971
Hf max. = 209.2	−0.740	A	BAR-OR	1974
Hf max. = 217.4	−0.845	A	COOPER	1975

Eine weitere Differenzierung der maximalen Herzfrequenz im Altersgang fand *Cooper* (38), als er anhand der maximalen Laufzeit am Laufbandergometer (modifizierter Balke-Test) Gruppen mit durchschnittlicher, über- und unterdurchschnittlicher Leistungsfähigkeit unterteilte (Abb. 12). Für Personen mit unterdurchschnittlicher Leistungsfähigkeit war vom gleichen Ausgangspunkt ein stärkeres Absinken der maximalen Herzfrequenz im Altersgang gegenüber den beiden anderen Gruppen

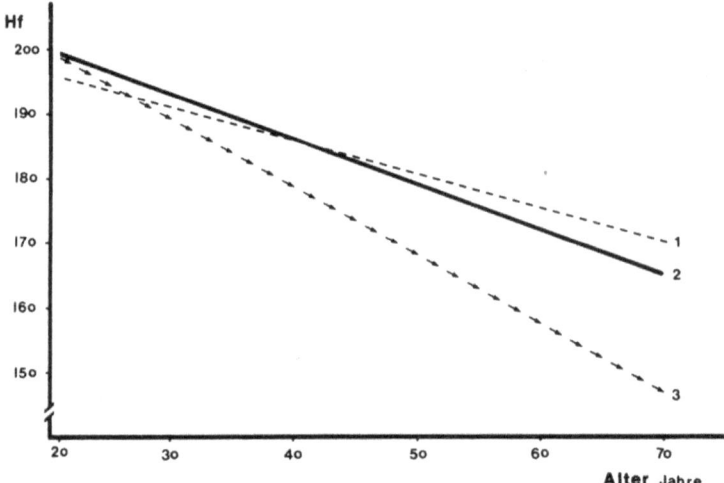

Abb. 12. Darstellung des Abfalls der maximalen Herzfrequenz im Altersgang für Personen überdurchschnittlicher Leistungsfähigkeit (1: Hf_{max} = 206,98 − 0,53 × Alter), Personen unterdurchschnittlicher Leistungsfähigkeit (3: Hf_{max} = 221,85 − 1,067 × Alter) und Personen durchschnittlicher Leistungsfähigkeit (2: Hf_{max} = 214,76 − 0,709 × Alter). Nach Angaben des Autors (38) entspricht die Regressionsgleichung 1 in etwa der in Tabelle 19 dargestellten Regressionsgleichung von *Åstrand*. Die vielfach gebrauchte Gleichung: Hf_{max} = 220 − Alter ist der Regressionsgeraden 2, also der Gruppe mit durchschnittlicher Leistungsfähigkeit, ähnlich. Aus *Cooper* (38).

(Abb. 12) zu beobachten. Als mögliche Erklärung dafür nennen die Autoren einerseits den Widerwillen dieser Personengruppe gegen körperliche Ausbelastung, andererseits die mögliche periphere muskuläre Limitierung, die trotz Laufbandbelastung (konstante Geschwindigkeit, kontinuierliche Erhöhung der Steigung) durch den Mangel an körperlicher Aktivität auftreten kann (38).

Die Vielzahl möglicher Regressionsgleichungen zur Bestimmung der maximalen Herzfrequenz, die großen individuellen Schwankungen der Maximalwerte sowie das unlineare Verhalten der Herzfrequenz im Maximalbereich (Abb. 3, 10) weisen auf die Wichtigkeit der vollen Ausbelastung zur Diagnose der maximalen Leistungsfähigkeit (Belastbarkeit) hin.

Als generelle Richtlinie zur Beurteilung des Ausbelastungsgrades kann für *erwachsene Leistungssportler* in Übereinstimmung mit *Strähle* (179) und *Rost* (162) folgendes Schema aufgestellt werden:
Maximale Herzfrequenz unter 180/min – keine vollständige Ausbelastung
Maximale Herzfrequenz 180 bis 190/min – mittlere Ausbelastung
Maximale Herzfrequenz 190 bis 200/min – hohe Ausbelastung
Maximale Herzfreqeunz über 200/min – sehr hohe Ausbelastung.

Bei diesen Angaben ist zu berücksichtigen, daß die ergometrisch erhobenen maximalen Herzfrequenzen infolge der geringeren Motivation niedriger als im Wettkampf liegen können.

Unabhängig davon muß eine mögliche Erniedrigung der maximalen Herzschlagfrequenz in Abhängigkeit von der ausdauertrainingsbedingten Zunahme der Herzgröße berücksichtigt werden. In Tabelle 19 a ist dieser Trend nach Angaben von *Israel* (82 a) erkennbar. Wenn auch die Streuung der Herzfrequenz bei den einzelnen Herzvolumina sehr groß ist, wodurch ein Athlet mit einem relativen Herzvolumen von über 17 ml/kg eine höhere Herzfrequenz haben kann als jener mit einen relativen Herzvolumen zwischen 10 und 11 ml/kg, läßt sich jedoch allgemein gültig aus der Regressionsanalyse darstellen, daß bei einer Herzgrößenzunahme um 100 ml bzw. 1 ml/kg die maximale Herzfrequenz um 2,5 bzw. um 2 Schläge pro Minute absinkt (*Israel* [82 a]). Dieses Verhalten scheint im Widerspruch zu anderen Regula-

Tab. 19 a. Beziehung zwischen maximaler Herzfrequenz und relativem Herzvolumen. Aus *Israel* (82 a).

Relatives Herzvolumen (ml/kg)	maximale Herzschlagfrequenz $\bar{x} \pm SD$	n
1o - 1o.9	194.5 ± 8.2	51
11 - 11.9	193.8 ± 12.6	77
12 - 12.9	188.1 ± 11.5	92
13 - 13.9	19o.2 ± 1o.6	93
14 - 14.9	187.4 ± 11.3	59
15 - 15.9	185.1 ± 1o.1	54
16 - 17	181.5 ± 12.4	32
> 17	18o.3 ± 1o.1	13

tionsmechanismen des trainierten Organismus zu stehen, bei denen durch Training die funktionelle Kapazität erweitert wird. Berücksichtigt man jedoch die relative Steigerung der Herzfrequenz von ihrem Ruhe- zum Maximalwert (Herzvolumen von 10 bis 11 ml/kg: Ruhefrequenz 70, Maximalfrequenz 194; Steigerung von 274%; Herzvolumen über 17 ml/kg: Ruhefrequenz 49, Maximalfrequenz 180; relative Steigerung von 366%), so drückt sich auch darin die Vergrößerung der chronotropen Kapazität aus (82 a).

Bei Kindern können, gute Motivation und Mitarbeit vorausgesetzt, maximale Herzfrequenzen zwischen 210 und 220/min und darüber erhoben werden (13). Herzfrequenzen von unter 200 sprechen daher nicht für eine volle Ausbelastung, was bei einer vergleichenden Interpretation verschiedener Kenngrößen der Leistungsfähigkeit beachtet werden muß.

4. Verhalten der Herzfrequenz in der Nachbelastungsphase

Der kardiozirkulatorisch, metabolisch, neurovegetativ und hormonell gesteuerte Herzfrequenzrückgang nach einer Belastung kann in zwei Phasen unterteilt werden: ein schneller Abfall zu Beginn und ein anschließend langsames Annähern der Herzfrequenz bis zu ihrem Ausgangswert. Das Verhalten der sich daraus ergebenden Herzfrequenz-Erholungskurve ist im wesentlichen von der Intensität und Dauer einer Belastung sowie vom Ausdauertrainingszustand abhängig. Während nach Belastungen mit Intensitäten unterhalb der Dauerleistungsgrenze die Herzfrequenz sehr rasch zu ihrem Ausgangswert zurückkehrt (15 min), dauert der Abfall nach höherintensiven oder maximalen Belastungen wesentlich länger (45 bis 240 min). Nach erschöpfenden Langzeitbelastungen (Marathonläufen) werden die Ruhewerte vielfach erst nach 20 und mehr Stunden erreicht. Zur Abschätzung der Erholungsfähigkeit als Mitdeterminante des Ausdauertrainingszustandes können nach der ergometrischen Belastungsprüfung mit hoher bis sehr hoher Ausbelastung folgende Kriterien verwendet werden (162):

Herzfrequenz nach 5 Minuten   über 130 schlecht
Herzfrequenz nach 5 Minuten   130 bis 120 ausreichend
Herzfrequenz nach 5 Minuten   120 bis 115 befriedigend
Herzfrequenz nach 5 Minuten   115 bis 105 gut
Herzfrequenz nach 5 Minuten   105 bis 100 sehr gut
Herzfrequenz nach 5 Minuten   unter 100 Höchstleistungstrainingszustand
                                                                (Ausdauer)

Arterieller Blutdruck

Die Registrierung des arteriellen Blutdrucks während der Belastungsuntersuchung dient nicht zur Leistungsbeurteilung, sondern zur Differentialdiagnose einer normotensiven oder hypertensiven Belastungsregulation sowie zur Beurteilung der Sportfähigkeit.

Die Differenzierung in ein „belastungspositives" (hypertones) oder „belastungsnegatives" (normotones) Blutdruckverhalten kann damit zum Ausschluß oder zur Verifizierung einer Hypertonie entscheidend beitragen, da eine labile Hypertonie nicht immer durch erhöhte Ruhewerte, wohl aber meist durch eine hypertone Belastungsreaktion gekennzeichnet ist. Andererseits spricht ein grenzwertig erhöhter Ruheblutdruck bei belastungsnegativem Blutdruckverhalten eher für eine situative, psychovegetative Beeinflussung (162) eines Normotonikers. Die Unterteilung von Grenzwerthypertonikern in „belatungsnegativ" und „belastungspositiv" ist zusätzlich von eminent prognostischer Bedeutung, da besonders für die letzte Gruppe eine höhere Morbidität und Mortalität kardiovaskulärer Erkrankungen besteht, wenn die Hypertonie über längere Zeit nicht erfaßt und behandelt wird.

Nach direkten invasiven Untersuchungen von *Rost, Hollmann* et al. (162) an untrainierten Normotonikern und Hypertonikern verschiedener Altersstufen sowie trainierten Normotonikern kann das arterielle Druckverhalten bei zunehmender Belastung wie folgt beschrieben werden:

Qualitativ identisch, aber quantitativ unterschiedlich steigt der systolische Druck deutlich, der diastolische Druck geringer an (162). Dieses Verhalten wird zusätzlich von Art und Intensität der Belastung beeinflußt. Je größer der Kraftumsatz (Fahrradergometer), desto höher steigen neben dem systolischen der diastolische und mittlere Druck an. Bei liegender Körperposition ist der Anstieg des diastolischen Drucks deutlicher als bei sitzender Position. Hingegen kommt es bei Laufbandbelastungen nur zu einer unwesentlichen Erhöhung des diastolischen und mittleren Drucks (162).

Zur Blutdruckmessung während der Ergometrie wird üblicherweise die indirekte Auskultationsmethode nach *Riva-Rocci-Korotkoff* gewählt, die im Vergleich zur direkten intravasalen Methode, die in der alltäglichen Praxis nicht durchführbar ist, zuverlässige und reproduzierbare Ergebnisse erbringt.

In zahlreichen Untersuchungen wurde übereinstimmend festgestellt, daß bei indirekter Messung des systolischen Blutdrucks kein signifikanter Unterschied zu den intravasal ermittelten Werten besteht (2, 53, 121). Der indirekt ermittelte diastolische Blutdruck hingegen wird bei ansteigender Belastung statistisch signifikant zunehmend niedriger gemessen. Obwohl bei exakter Meßmethode die Unterschiede theoretisch relativ genau kalkulierbar sind, kann jedoch der diastolische Blutdruck bei Belastung aus methodischen Gründen diagnostisch nicht immer verwendet werden, besonders wenn ein starkes Absinken oder das sogenannte Nullphänomen (hörbare *Korotkoff*sche Geräusche, auch wenn der Manschettendruck auf Null abgefallen ist) auftritt. Nach Ansicht von *Rost* (162) ist das Nullphänomen, für das es keine eindeutige Erklärung gibt, als Artefakt anzusehen. Somit kommt nur dem Ansteigen des diastolischen Drucks unter Belastung (bei indirekter Messung) eine gewisse diagnostische Bedeutung zu (162).

Unter Berücksichtigung der erwähnten methodischen Schwierigkeiten bei der indirekten Messung des diastolischen Blutdrucks hat daher das Verhalten des systolischen Drucks die größere diagnostische Wertigkeit.

Allerdings bestehen mitunter auch für die Registrierung des systolischen Drucks bei höheren Belastungen meßtechnische Probleme. Bei Laufbelastungen am Laufbandergometer ist die Messung des Blutdrucks außer zu Beginn der Pausen, die für allfällige Blutabnahmen eingeschoben werden, praktisch unmöglich.

Als einfache Formel für die Praxis (Patienten, Probanden mit normaler und mittlerer Leistungsbreite) haben *Rost, Hollmann* et al. (162) folgende Beziehung für die zulässige Grenze des systolischen Blutdruckanstieges in Abhängigkeit der Belastungsintensität und des Lebensalters aufgestellt (Abb. 13):

$$RR = 120 + 0{,}4 \, (\text{Watt} + \text{Alter})$$

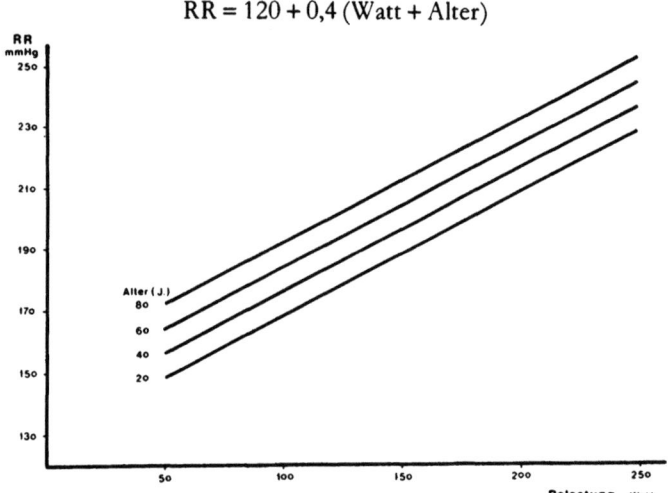

Abb. 13. Regressionsgleichungen für die zulässige Grenze des systolischen Blutdruckanstiegs im Altersgang bei ergometrischer Belastung. Einzelheiten siehe Text. Aus *Rost* (162).

Dies bedeutet, daß der systolische Druck den Wert von 200 mm Hg nicht überschreiten soll, bevor die Wattstufe von 200 minus Lebensalter erreicht ist (162).

Danach soll für einen 50jährigen der systolische Druck bei 100 Watt nicht über 180 mm Hg ansteigen bzw. 200 nicht überschreiten, bevor die Leistung von 150 Watt erreicht ist.

Bei hoher kardiozirkulatorischer Ausbelastung können von trainierten und untrainierten Normotonen Werte von 200 bis 230 mm Hg, in Einzelfällen sogar 250 mm Hg und mehr für den systolischen Blutdruck erreicht werden. Hingegen muß ein systolischer Druck von 230 mm Hg bei einem 55jährigen Hypertoniker (Ruhe-RR 180/100 mm Hg, Fundusveränderungen usw.) unter Umständen als Abbruchkriterium gewertet werden.

Von den vielen vorliegenden Blutdruck-Normwertangaben bei ergometrischen Belastungen sei noch die Methode und das Bezugssystem von *Franz* (53) erwähnt. Bei dieser Belastungsuntersuchung wird von 50 Watt ausgehend die Belastung pro Minute um 10 Watt bis auf 100 Watt erhöht. In Abbildung 14 sind für dieses Belastungsschema die mittleren systolischen und diastolischen Blutdruckwerte einer jüngeren und älteren normotensiven Normalpopulation als Referenzwerte dargestellt. Nach Angaben des Autors entspricht der Leistungsbereich dieser Belastungsuntersuchung der durchschnittlichen körperlichen Belastung des Alltags, ist daher auch für Risikopatienten anwendbar und verbindet eine zuverlässige Meßwerterfassung (auf Grund der niedrigeren Belastung sind die Differenzen zwischen direkt und indirekt gemessenen Drucken gering) mit einer guten diagnostischen Aussagekraft.

Bezüglich der Auswirkungen von langjährigem Ausdauertraining auf den arteriellen Blutdruck bestehen in der Literatur unterschiedliche Ansichten. Einerseits wird die Meinung vertreten, daß keine Beeinflussung des Anstiegverhaltens des Belastungsdrucks besteht (162). Andererseits fanden einige Autoren eine Erniedrigung des systolischen Druckes in Ruhe sowie einen langsameren Anstieg des Belastungsdruckes. Eine weitere Variante wird dahingehend dargestellt, daß zwar der systolische Druckanstieg des Ausdauertrainierten in niederen submaximalen Belastungsbereichen weitgehend dem des Untrainierten gleicht, dann aber eher eine Plateaubildung zwischen 190 und 230 mm Hg eintritt.

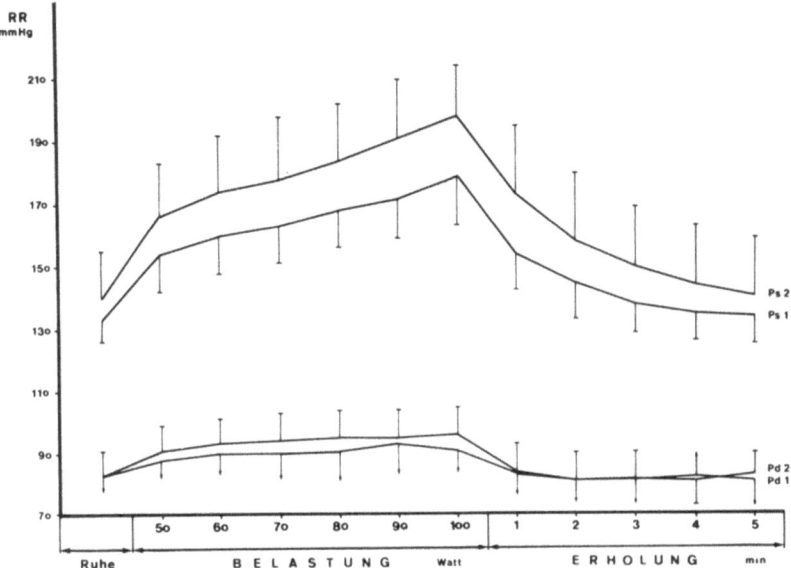

Abb. 14. Verhalten des systolischen und diastolischen Blutdrucks bei dem Standardverfahren nach *Franz* (53). Mittelwerte und Standardabweichungen des systolischen (Ps) und diastolischen Blutdrucks (Pd) der Gruppe 1 entsprechen jüngeren, der Gruppe 2 älteren normotensiven Männern. Aus *Franz* (53).

Unabhängig vom Belastungsdruckverhalten scheint beim Ausdauertrainierten in der Erholung ein schnellerer Druckabfall zu den Ausgangswerten zu bestehen. Sowohl beim untrainierten, besonders jedoch beim ausdauertrainierten Normotoniker kann der Blutdruck in der Erholung unter den Ausgangswert absinken („vagotone Gegenregulation"). Um Schwindel und Kollaps zu vermeiden, empfiehlt sich ein „Austreten" bei niedrigen Belastungen zu Beginn der Erholungsphase.

Spiroergometrie

Die Spiroergometrie ist ein Verfahren zur quantitativen Erfassung und Bewertung ventilatorischer, respiratorischer, zirkulatorischer und metabolischer Kenngrößen des Organismus unter definierten, exakt dosierbaren und reproduzierbaren Arbeitsbedingungen. Als nichtinvasive Methode ist die Spiroergometrie in der Lage, physiologische und pathologische Reaktionen zu verifizieren und quantifizieren. Eine wesentliche Hilfe dazu ist die computerunterstützte Spiroergometrie, bei der durch die Erfassung einer Vielzahl von Meß- und Rechenparametern sowie deren graphische on-line- und off-line-Darstellung die Leistungsdiagnostik nicht nur erleichtert, sondern zusätzlich eine kontinuierliche Güteüberwachung der Messung (Soll-Istwert-Vergleich) und eine Steuerung der Ergometrie im Sinn eines Biofeedback ermöglicht (154, 158, 15) wird.

Entwicklung der Spiroergometrie

Die Entwicklung der Spiroergometrie durch *Knippig* und *Brauer* auf der Basis verschiedener Ergebnisse zur Bestimmung der maximalen Sauerstoffaufnahme nach *Hill* (1922) bedeutete den ersten Schritt zu einem standardisierten Leistungsprüfverfahren mittels kontinuierlicher Erfassung des Gasstoffwechsels.

Etwa ab 1950 konnte die Spiroergometrie als Routineverfahren im Bereich klinischer, sportphysiologischer und theoretisch-wissenschaftlicher Fragestellungen eingesetzt werden, da erst ab diesem Zeitpunkt Geräte gebaut werden konnten, die auch bis in hohe Bereiche der Sauerstoffaufnahme von 5 bis 6 l/min den wissenschaftlichen Anforderungen und Gütekriterien entsprachen. In den folgenden Jahren wurden vor allem von *Asmussen, Åstrand, Hollmann, Mellerowicz, Reindell* u. a. geschlechtsspezifische Referenzwerte spiroergometrischer Parameter, vor allem der maximalen Sauerstoffaufnahme, für alle Altersgruppen unterschiedlicher Leistungsfähigkeit sowie im Rahmen verschiedener Funktionsstörungen erarbeitet.

In den folgenden Jahren verbreitete sich die Methode der Spiroergometrie in vielen anderen europäischen und angloamerikanischen Ländern. Durch Miteinbeziehung invasiv ermittelter metabolischer Parameter (*Åstrand, Lange-.Anderson, Keul, Hollmann, Prokop, Koll, Mader* u. a.) konnten Zusammenhänge zwischen kardiopulmonalen und metabolischen Kenngrößen zur differenzierten Leistungsbeurteilung hergestellt werden. Einer der wichtigsten Parameter für die Leistungsbeurteilung im Sport war die Erfassung und Beurteilung der Dauerleistungsgrenze.

In den 60er Jahren kam es zur Entwicklung offener Spiroergometriesysteme und deren routinemäßigen Einsatz. Hand in Hand damit vollzog sich die Miteinbeziehung von Kleincomputern zur Steuerung der Meßwerterfassung und on-line-Ausgabe gemessener sowie errechneter Paramter, wodurch eine diagnostische Verfeinerung und methodische Vereinfachung der Spiroergometrie erreicht wurde.

Technisch-methodische Voraussetzungen

Für Messungen des Gasstoffwechsel unter Belastung können prinzipiell die Douglas-Sackmethode, offene und geschlossene Spirographensysteme verwendet werden. Bei der Douglas-Sackmethode wird die Ausatemluft über einen frei wählbaren Zeitraum in einem Sack gesammelt und anschließend bezüglich ihres Volumens sowie der Gaskonzentrationen von O_2 und CO_2 analysiert. Bei exakter Durchführung und Analyse liefert die Douglas-Sackmethode genaue Ergebnisse, ihr großer Nachteil liegt in der punktuellen Erfassung eines dynamischen Vorganges.

Beim geschlossenen System atmet der Proband aus einem zirkulierenden System Luft ein, deren O_2- und CO_2-Konzentration durch verschiedene Regelmechanismen konstant gehalten wird. Die Vorteile des geschlossenen Systems liegen in seiner großen Genauigkeit ($\pm$ 1%, [162]). Außerdem können Meßfehler, die durch die Undichtigkeit der Gesichtsmasken bei höheren Belastungen entstehen (eines der größten Probleme der Spiroergometrie) durch den Druckabfall im System leicht erkannt werden. Als Nachteil gilt die relative Unhandlichkeit der Masken sowie der zu- und ableitenden Atemschläuche, die zusammen mit den Pumpen so groß dimensioniert sein müssen, daß auch bei Atemminutenvolumina im Bereich von 200 l/min, wie sie bei Hochleistungssportlern im Stadium der Ausbelastung vorkommen, die dafür notwendige Zirkulationsgeschwindigkeit gewährleistet ist.

Bei offenen Systemen wird Umgebungsluft eingeatmet, deren Gaskonzentrationen als bekannt gelten bzw. als Referenzwerte gemessen werden können. Analysiert wird nur die Ausatemluft hinsichtlich ihres Volumens und der Konzentration an O_2 und CO_2. Die Gasanalysen können als absolute oder relative Messungen (Außenluft wird gleich Null gesetzt) erfolgen. Als Vorteil des offenen Systems gilt, daß der Proband durch die kleinere Maske und den einzigen ableitenden Atemschlauch weniger in seiner Bewegungsfreiheit gestört bzw. belästigt wird. Durch Verwendung von Mikroelektronik können die Systeme ferner so klein und handlich konstruiert werden, daß die für Sportzwecke notwendige Mobilität gewährleistet ist (Abb. 15). Ein großes Problem der offenen Systeme besteht in der schwer möglichen Fehlererfassung bei Maskenundichtigkeit, vor allem im maximalen Bereich, in dem der regressionsanalytische Meßwertvergleich („biologische Eichung") aus Gründen der individuellen Schwankungen (z. B. levelling off) nicht verwendet werden kann. Besonderes Augenmerk ist beim offenen System ferner der Vermeidung eines Atemwider-

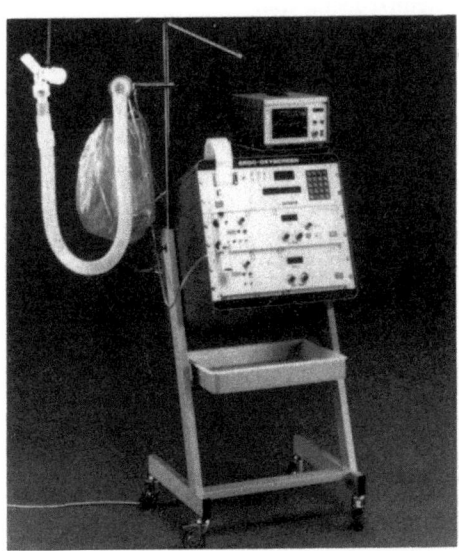

Abb. 15. Beispiel eines Kompaktgerätes (Ergo-Oxyscreen) für spiroergometrische Untersuchungen (Werkfoto der Firma Jaeger).

standes bei hohen Atemminutenvolumina zu widmen. Dies ist durch Verwendung großdimensionierter Ventilsysteme, Schläuche und Pneumotachographen möglich.

Die Volumenanalyse der Ausatemluft erfolgt in den meisten Systemen mittels des Pneumotachographen aus dem Strömungs-Zeit-Integral. Die O_2- und CO_2-Konzentration kann mittels Brennstoffzellen, paramagnetischen Systemen, Infrarotabsorption oder mittels des Massenspektrometers analysiert werden. Je nach der Analysegeschwindigkeit der Gasanalysatoren und der zur Verfügung stehenden Computersysteme kann die on-line Meßwertausgabe Atemzug zu Atemzug oder über 15, 30 oder 60 sec. gemittelt erfolgen.

Methodik der spiroergometrischen Messung

Abbildung 16 zeigt ein Funktionsschema eines häufig verwendeten, offenen Spirographensystems (Ergo-Pneumotest, *Jaeger*). Die pneumotachographisch, gasanalytisch und aus dem EKG registrierten Primärparameter können mit Hilfe von Mikroprozessoren oder Computersystemen weiter verrechnet, on-line via Bildschirmterminal oder Drucker ausgegeben, für weitere off-line-Verrechnungen und graphische Auswertungsroutinen sowie zur Archivierung auf Magnetplatten oder Floppy-Disks gespeichert werden (Abb. 17).

Übliche Meßparameter

$\dot{V}_E$	Atemminutenvolumen, exspiratorisch, l/min (BTPS)
FEO_2	exspiratorische O_2-Fraktion (%)
$FECO_2$	exspiratorische CO_2-Fraktion (%)
Hf	Herzfrequenz/min
Af	Atemfrequenz/min
EMF	Spitzenströmung der Ausatemphase (l/sec)

Rechenparameter

$FIO_2 - FEO_2$	Ausatemdifferenz in O_2%
$\dot{V}O_2$	Sauerstoffaufnahme, l/min = $\dot{V}_E \times (FIO_2 - FEO_2) \times K_S \times K_{BS}$ (STPD)
$\dot{V}O_2$/kg	Sauerstoffaufnahme, ml/kg Körpergewicht/min
$\dot{V}O_2$ Puls	$\dfrac{\dot{V}O_2}{Hf}$ = ml Sauerstoff/Herzschlag
$\dot{V}O_2$ Puls/kg	$\dfrac{\dot{V}O_2}{Hf \times kg}$ = ml Sauerstoff/Herzschlag/kg Körpergewicht
$\dot{V}CO_2$	Kohlendioxydabgabe, l/min = $\dot{V}E \times FECO_2 \times K_{BS}$ (STPD)
RQ	Respiratorischer Quotient = $\dfrac{\dot{V}CO_2}{\dot{V}O_2}$
AEO_2	Atemäquivalent für Sauerstoff = $\dfrac{\dot{V}E}{\dot{V}O_2}$
$AECO_2$	Atemäquivalent für Kohlendioxyd = $\dfrac{\dot{V}E}{\dot{V}CO_2}$
VT	Atemzugvolumen = $\dfrac{\dot{V}E}{A_f}$

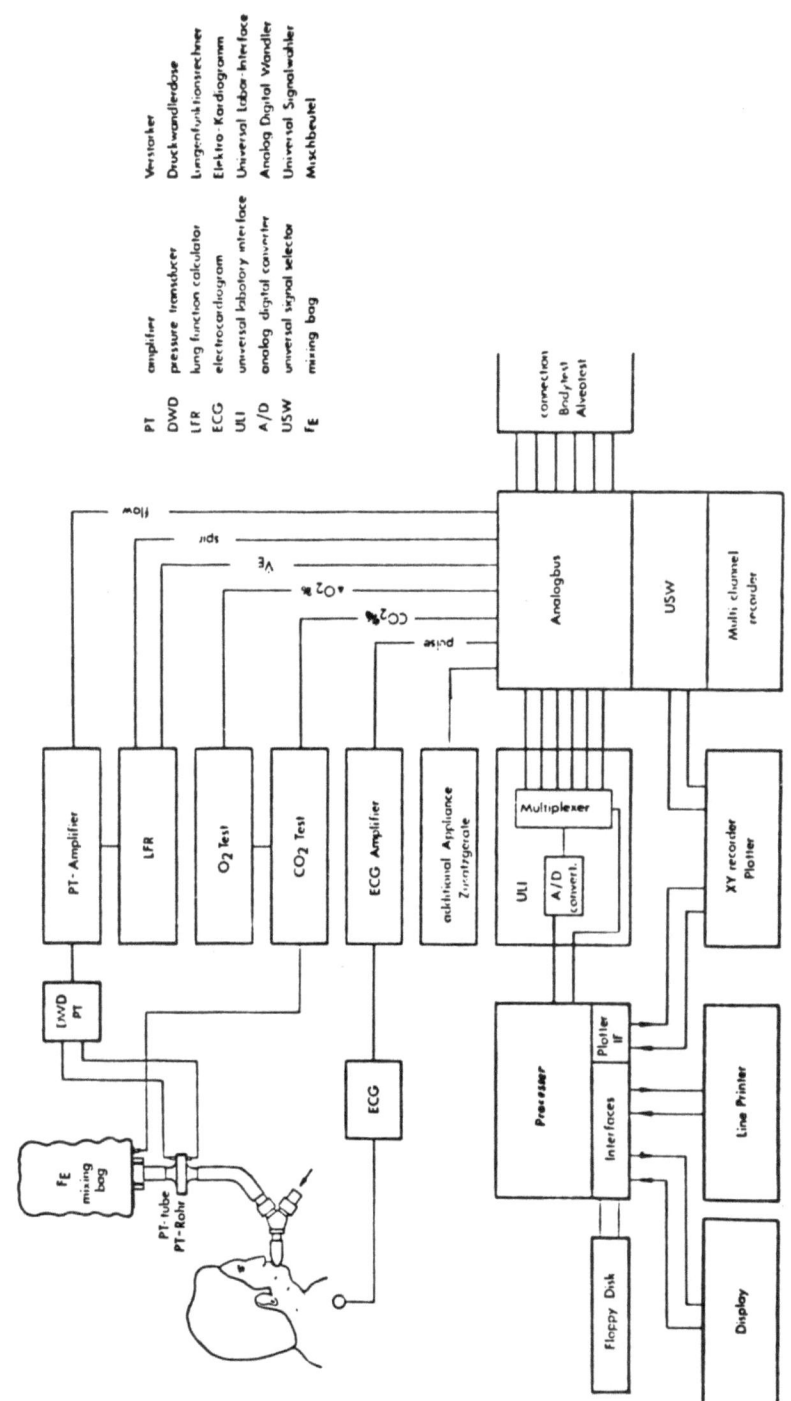

Abb. 16. Blockschema der spiroergometrischen Meßeinheit Ergo-Pneumo-Test mit on-line-Datenverarbeitung „Data-spir" (Werkangabe der Firma Jaeger).

Korrekturfaktoren:

K_S	Ausatemschrumpfungsfaktor
BS	Umrechnungsfaktor BTPS–STPD
BTPS	Body temperature and pressure, saturated (37 °C, 100% RF)
STPD	Standard temperature and pressure, dry (760 mm Hg, 0 °C, trocken)

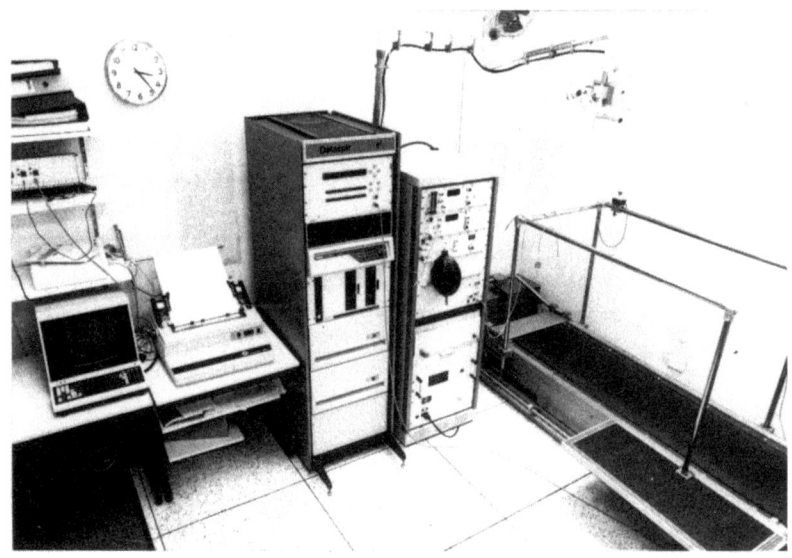

Abb. 17. Spiroergometrie – Meßplatz am Institut für Sportmedizin, Wien.

Je nach Fragestellung können zu den spiroergometrisch erhobenen Parametern Meßwerte anderer Untersuchungsmethoden on- oder off-line mit einbezogen werden (155): Blutdruck, Herzzeitvolumen, Blutgase, Stoffwechselmetaboliten (z. B. Laktat), Pulmonalarteriendrucke u. a.

Interpretationsmöglichkeiten der spiroergometrischen Untersuchung

1. Allgemeine Beurteilung der Belastungsprüfung

Die Beurteilung der Belastungsprüfung hinsichtlich ihrer Gütekriterien kann aus dem Verhalten der Sauerstoffaufnahme und der Herzfrequenz im Bezug zur Zeit (Histogramm) und zur Belastung erfolgen. Da sich unter der Voraussetzung einer normalen kardio-pulmonalen und metabolischen Funktion die Sauerstoffaufname in submaximalen Bereichen steng proportional zur Belastungsintensität verhält, ermöglicht der Vergleich der regressionsanalytisch ermittelten Sollwerte zu den Meßwerten eine „Biologische Eichung" der verwendeten Systeme.

Die allgemeine Beurteilung erstreckt sich ferner auf das regelrechte Verhalten der dynamischen Parameter, die in Abhängigkeit des Belastungsprofils unterschiedlich reagieren (Abb. 18). Bei einer einstufigen Belastung im rein aeroben Bereich (A) kommt es nach einem initialen Anstieg zu einer Plateaubildung von Herzfrequenz, Sauerstoffaufnahme, Atemminutenvolumen, Sauerstoffpuls sowie zu einer konstanten Muldenbildung des Atemäquivalents für Sauerstoff sowie des respiratorischen Quotienten. Die Erholungsphase nach der aeroben Belastung ist durch eine schnelle Rückkehr alle Parameter zu Ausgangswerten gekennzeichnet.

Bei einer einstufigen Belastung im hohen submaximalen Bereich oberhalb der Dauerbelastungsgrenze (B) kann keine Plateaubildung eintreten, da der aerobe Stoffwechsel der Belastungsintensität nicht entspricht und somit zusätzlich der anaeobe Stoffwechsel bis zum Belastungsabbruch anteilhaft zum Tragen kommt.

Bei triangulärer Belastungssteigerung (Abb. 18, C) ist für Sauerstoffaufnahme und Herzfrequenz ein linearer Anstieg zu beobachten. Bei diesem Testprofil mit kleinen Belastungs- und Zeitinkrementen kommt es häufig zum „Levelling-off Phänomen" der Sauerstoffaufnahme, also einer Abflachung der bis dahin linearen Sauerstoffaufnahmekurve im Maximalbereich.

Im rein aeroben Bereich steigt das Atemminutenvolumen wie die Sauerstoffaufnahme linear bis zu jenem Zeitpunkt an, ab dem der anaerobe Stoffwechsel einsetzt und Milchsäure gebildet wird. Ab diesem Zeitpunkt kommt es durch die einsetzende

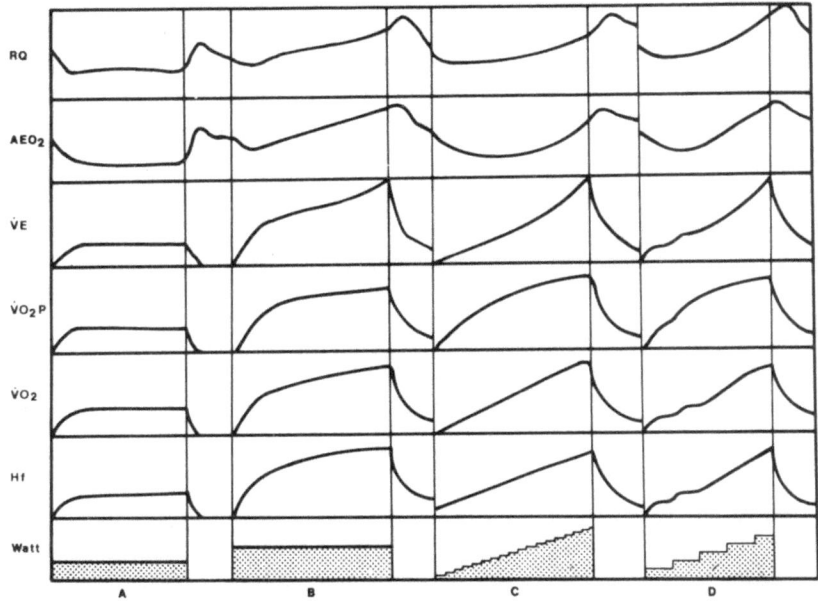

Abb. 18. Schematische Darstellung des Verhaltens einiger spiroergometrischer Parameter bei verschiedenen Testanordnungen: A = rektanguläre Belastung niedriger submaximaler Intensität, B = rektanguläre Belastung hoher submaximaler Intensität, C = trianguläre Belastungssteigerung, D = rektangulär progressive Belastungssteigerung. Einzelheiten siehe Text.

respiratorische Kompensation der metabolischen Azidose zu einem überproportionalen Anstieg des Atemminutenvolumens über der Sauerstoffaufnahme. Infolgedessen zeigt auch das Atemäquivalent für Sauerstoff, als Quotient der vorhin genannten Größen, einen definitiven Anstieg nach der Muldenbildung im aeoben Bereich.

Bei rektangulärer Belastungssteigerung (Abb. 18, D) sieht man auf den ersten Stufen im aeroben Bereich eine Plateaubildung, anschließend einen kontinuierlichen Anstieg der spiroergometrischen Parameter bis zu ihren Maximalwerten.

2. Kardiozirkulatorische Beurteilung der Belastungsuntersuchung anhand der Parameter Herzfrequenz, Sauerstoffaufnahme und Sauerstoffpuls im submaximalen und maximalen Bereich

Als Beurteilungskriterien können die Steilheit des Herzfrequenzanstiegs auf submaximalen Belastungsstufen sowie davon abgeleitet die Veränderung der Herzfrequenz pro Watt bzw. Watt/kg oder m/sec ausgewertet werden (siehe Kapitel Ergometrie).

Sauerstoffaufnahme

Die Sauerstoffaufnahme (VO_2 = l/min oder ml/kg/min, angegeben unter STPD-Bedingungen = umgerechnet auf 0 °C, 760 mm Hg, Trockenbedingungen) ist als Produkt des Atemminutenvolumens und der in-exspiratorischen Sauerstoffkonzentrationsdifferenz die von außen meßbare Größe der Gleichung nach *Fick:* $\dot{V}O_2$ = Schlagvolumen × Hf × arterio-gemischtvenöser O_2-Differenz. In der Sauerstoffaufnahme drückt sich damit das harmonische Zusammenspiel der Funktionssysteme Atmung, Herz-Kreislauf und Muskelstoffwechsel aus (Abb. 19). Da für den jungen gesunden Menschen auf Meereshöhe apriori weder die Lungenfunktion noch die Transportkapazität leistungslimitierend sind, kommen dem von der Herzgröße abhängigen Herzminutenvolumen, der Blutumverteilung, der Kapillarisierung der Muskulatur sowie der Stoffwechselkapazität der Muskelzelle in Bezug auf den aeroben Energieumsatz die größte Bedeutung zu.

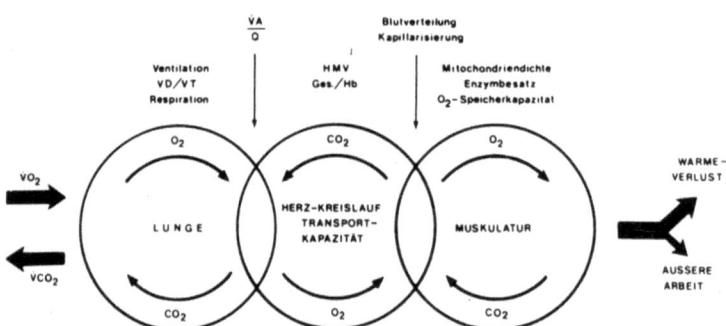

Abb. 19. Schema des Sauerstoff- und Kohlendioxydtransport-Systems mit den jeweils wichtigsten leistungsdeterminierenden Faktoren.

Auf submaximalen Stufen kann die nach der notwendigen Einstellzeit erreichte Sauerstoffaufnahme nicht zur Differenzierung zwischen *normaler und erhöhter körperlicher Leistungsfähigkeit* beitragen, da ihre Höhe mit geringen wirkungsgradbedingten Variabilitäten nur von der Belastungsintensität abhängt. Eine Leistungsdifferenzierung auf diesen submaximalen Stufen kann nur durch die Einbeziehung von Stoffwechselkenngrößen erfolgen, die – als Ausdruck der anaeroben Energiebeteiligung – die Grenze des aeroben Dauerumsatzes (VO_2 an der aeroben oder anaeroben Schwelle) beschreiben. Dieser ist bei Trainierten bei höheren Sauerstoffaufnahmen (Leistungen) anzutreffen. Hingegen kann die Höhe der Sauerstoffaufnahme auf submaximalen Stufen sehr wohl zur Differenzierung zwischen *physiologischer und pathologischer Anpassung* (kardio-pulmonale Erkrankungen) an die Belastungsanforderung verwendet werden, wenn z. B. nach der 2. Minute die Soll-Sauerstoffaufnahme noch nicht erreicht ist. Diese Differenzierung wird noch verfeinert, wenn nicht nur der quantitative (Höhe der Sauerstoffaufnahme), sondern auch der qualitative Aspekt (Verhalten des Anstieges der Sauerstoffaufnahme-Kurve) mit einbezogen wird. Anhand des Vergleiches der 1 und 2 Minutenwerte der Sauerstoffaufnahme konnte *Reiterer* (158) eine normale, verkürzte (Trainierter) oder verzögerte Anklingphase (Patient) an eine „steady-state-Belastung" nachweisen.

Das Verhalten der exponentiellen Sauerstoffanstiegskurve kann nicht nur in pathologischer Hinsicht, sondern auch zur sportmedizinischen Leistungsbeurteilung verwendet werden. Als Quantifizierung dieses Anstiegs wird die Zeit bis zum Erreichen des halben Wertes der „steady-state"-Sauerstoffaufnahme, auch t 1/2 genannt, bestimmt. Für Untrainierte beträgt diese Zeit sowohl bei Fahrrad- als auch Laufbandbelastungen zwischen 15 und 30 sec (36, 87, 196, 198). Sie kann bei leistungsschwachen Personen und in liegender Position bis auf 70 bis 80 sec verlängert sein. Niedrigere Werte für die t 1/2 also eine schnellere Anpassung des Sauerstoffanstiegs, werden bei Kindern (115) sowie bei Trainierten (67) gefunden. Bei einer Untersuchung von *Hamar* (62) ergab sich für Untrainierte bei Belastungen gleicher relativer und absoluter Intensität kein Unterschied der t 1/2 für Laufband- und Fahrradergometerbelastung. Bei trainierten Mittelstreckenläufern hingegen war unter den selben Testvoraussetzungen die t 1/2 am Laufbandergometer wesentlich kürzer (11,8 sec) als am Fahrradergometer (20,1 sec). Der schnellere Anstieg der Sauerstoffaufnahme bedeutet somit ein geringeres O_2-Defizit (Abb. 20) bzw. eine geringere anaerobe Energiefreisetzung bis zur rein aeroben Bedarfsdeckung.

Die vorliegenden Ergebnisse weisen außerdem auf die Bedeutung der peripheren Steuerung kardiozirkulatorischer und pulmonaler Funktionsprozesse hin, die in Abhängigkeit des Trainingszustandes der Muskulatur sehr spezifisch wirksam sind. Dieses Phänomen unterstützt damit die Wichtigkeit der sportartspezifischen motorischen Prüfbelastung zur Leistungsdiagnostik im Labor.

Für die Sauerstoffaufnahme auf submaximalen Belastungsstufen werden im allgemeinen für Frauen geringfügig, statistisch nichtsignifikant niedrigere Werte (etwas flachere Regressionsgerade) gefunden (21). Dieser Trend trifft auch im Rahmen des Altersganges zu (74, 150, 188).

Bei Trainierten können die Werte der Sauerstoffaufnahme auf submaximalen Stufen etwas niedriger als bei Untrainierten liegen. Vor allem bei Belastungen auf dem

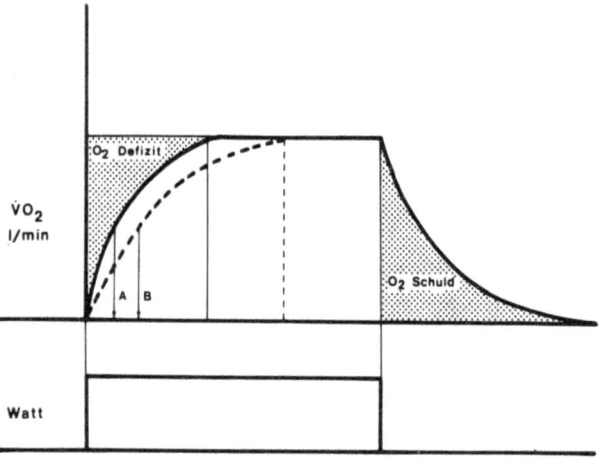

Abb. 20. Verhalten der Sauerstoffaufnahme während und nach einer submaximalen Belastung. Während der ersten Minuten der Belastung steigt die Sauerstoffaufnahme exponentiell an und erreicht ein Plateau, wenn die Sauerstoffaufnahme dem O_2-Bedarf der jeweiligen Belastung entspricht. Jene Menge Sauerstoff, die während des Anstiegs der Sauerstoffaufnahme im Vergleich zum belastungsentsprechenden Bedarf fehlt, wird auch als Sauerstoffdefizit bezeichnet. Nach Ende der Belastung kehrt die Sauerstoffaufnahme in Form eines exponentiellen Abfalls wieder auf den Ruhewert zurück (Sauerstoffschuld). In der Abbildung sind die Sauerstoffanstiegskurven für einen gut Trainierten (A) und eine Normalperson (B) eingezeichnet. Die dazugehörigen Pfeile markieren die unterschiedliche $t/_2$, also jene Zeit, die bis zum Erreichen des halben Wertes der „steady-state-Sauerstoffaufnahme" vergeht. Erklärung siehe Text.

Laufbandergometer spielt dafür die bessere Koordination mit eine Rolle. Hingegen werden besonders bei langdauernder Ergometerarbeit im submaximalen aeroben Bereich speziell für Langzeitausdauertrainierte auch höhere Sauerstoffaufnahmen beobachtet, da auf Grund der anteilhaft größeren Fettverbrennung am oxydativen Metabolismus mehr Sauerstoff benötigt wird.

Für stark Übergewichtige (Broca-Index über 120) liegen die Werte für die absolute Sauerstoffaufnahme bis zu 20% höher (158), in einem Gewichtsbereich von Broca-Index 90 bis 110 sind keine Unterschiede zu finden. Die Regressionsgeraden für die relative Sauerstoffaufnahme bei Fahrradergometerbelastung sind für Untergewichtige steiler, für Übergewichtige flacher als die Regressionsgerade für Broca-Index 100.

Das Verhalten der $\dot{V}O_2$ in der Erholung kann ebenfalls mit einer Exponentialfunktion charakterisiert werden. Die Rückkehr der O_2-Aufnahme zu den Ausgangswerten (O_2-Schuld, Abb. 20) hängt von der Dauer und Intensität der Belastung ab. Die erhöhte Sauerstoffaufnahme nach Arbeitsende ist hauptsächlich durch folgende Faktoren verursacht:
– vermehrter Verbrauch von Herz- und Atemmuskulatur
– oxydative Metabolisierung von Stoffwechselmetaboliten (Laktat) und Wiederaufbau von energiereichen Phosphaten

- Wiederauffüllen von O_2-Speichern im Organismus (Hämoglobin, Myoglobin)
- erhöhter Stoffwechsel (Temperaturerhöhung, Katecholamine).

Maximale Sauerstoffaufnahme

Die von Alter, Geschlecht und Trainingszustand abhängige maximale Sauerstoffaufnahme gilt als Bruttokriterium der kardiopulmonalen und metabolischen Leistungsfähigkeit (Abb. 19) und beinhaltet das harmonische Zusammenspiel mehrerer voneinander abhängiger Funktionssystemen bis zum maximalen aeroben Energieumsatz (162). Die maximale Sauerstoffaufnahme (größtmöglicher Energieumsatz) sowie die Sauerstoffaufnahme an der anaeroben Schwelle (aerober Dauerumsatz) determinieren begrifflich und inhaltlich die aerobe Kapazität als jenen Energieumsatz, der durch Verbrennungsvorgänge mittels Sauerstoff möglich ist (93). Die Sauerstoffaufnahme an der Dauerleistungsgrenze und die maximale Sauerstoffaufnahme sind daher in der sportmedizinischen Leistungsdiagnostik die wichtigsten Kriterien zur Beurteilung der Ausdauerleistungsfähigkeit.

Um bei der ergometrischen Belastungsprüfung maximale Sauerstoffaufnahmen zu erhalten, muß auf eine sehr hohe bzw. vollständige kardiozirkulatorische und metabolische Ausbelastung geachtet werden, damit intraindividuelle und interindividuelle Vergleiche möglich sind. Wie bei der Bewertung der maximalen Leistungsfähigkeit (Watt – Watt/kg) gelten dieselben Argumente auch zur Beurteilung der maximalen Sauerstoffaufnahme. Zur inter- und intrapersonellen Vergleichbarkeit (normal-, über- untergewichtig, trainiert, untrainiert) müssen deren Werte gewichtsbezogen (VO_2 ml/kg/min) angegeben werden. Dies gilt auch für alle jene Sportarten, bei denen der Athlet seine Körpermasse tragen bzw. vorwärtsbewegen muß, da letztlich jene Energiemenge entscheidend ist, die ihm pro Kilogramm Körpermasse dafür zur Verfügung steht. Wird beispielsweise für zwei 25jährige Männer eine maximale Sauerstoffaufnahme von 3,5 l/min erhoben, beträgt deren gewichtsbezogener Wert für den einen 84 kg schweren Mann 41,67 ml/kg/min, für den anderen 74 kg schweren Mann hingegen 47,30 ml/kg/min, wodurch letzterem eine höhere maximale Laufgeschwindigkeit möglich ist. Hingegen ist die Angabe der absoluten maximalen Sauerstoffaufnahme für jene Sportarten aussagekräftig, bei denen der Athlet sein Körpergewicht nicht tragen muß (Rudern) und die absolute Größe des erreichbaren Energieumsatzes leistungsbestimmend ist.

Aus einer Untersuchung von *Rost* und *Hollmann* (77, 162) an einem Kollektiv von mehr als 2800 Personen im Alter zwischen 6 und 80 Jahren werden für untrainierte männliche Personen im 3. Lebensjahrzehnt Normalwerte von 3,3 ± 0,2 l/min respektive 42 ± 3 ml/kg/min und für untrainierte weibliche Personen gleichen Alters 2,2 ± 0,2 l/min respektive 36,3 ± 4,6 ml/kg/min angegeben (Fahrradergometrie, geschlossenes System). Nach dieser Analyse (162) erreichen Frauen die höchsten maximalen Sauerstoffaufnahmen zwischen dem 14. und 16. Lebensjahr, Männer zwischen dem 18. und 19. Lebensjahr. Als geschlechtsspezifische Differenz der maximalen Sauerstoffaufnahme wird ein Wert von etwa 20 bis 30% zuungunsten der Frauen gefunden. Hingegen verliert die Frau bis zu ihrem 60. Lebensjahr nur 20 bis 25% der maximalen Sauerstoffaufnahme, während die Reduktion beim Mann zwischen 25 und 30% liegt (162).

Die in der Bundesrepublik Deutschland erhobenen Normwerte untrainierter Personen treffen nach eigenen Vergleichsuntersuchungen auch auf körperlich inaktive Personen in Österreich zu. Bei mäßiger körperlicher Aktivität erhöhen sich die relativen maximalen Sauerstoffaufnahmen auf 45 bis 50 ml/kg/min beim Mann bzw. auf 38 bis 42 ml/kg/min bei der Frau (20. bis 30. Lebensjahr). Bei Sportstudenten können die Sauerstoffaufnahmen in Abhängigkeit zusätzlicher Aktivitäten neben dem Sportstudium für Männer auf 50 bis 62 ml/kg/min, für Frauen auf 44 bis 52 ml/kg/min ansteigen (Tab. 20 a und 20 b).

Auch bei der maximalen Sauerstoffaufnahme können Unterschiede für Normalpopulationen verschiedener Länder in Abhängigkeit des jeweiligen Aktivitätsniveaus bestehen. Dadurch lassen sich auch die höheren Maximalwerte nordeuropäischer Bevölkerungsgruppen (4,5) miterklären.

Tab. 20 a. Normwertbereich der gewichtsbezogenen maximalen Sauerstoffaufnahme für Untrainierte (NP) und Ausdauertrainierte beiderlei Geschlechts zwischen dem 20. und 30. Lebensjahr. Die Zuordnung der qualitativen Bezeichnung des Trainingszustandes ist in der Gruppe der Ausdauersportler nur als Richtlinie zu bezeichnen, da sie die komplexe Leistungsstruktur der jeweiligen Sportart nicht berücksichtigt.

	KÖRPERLICH INAKTIVE PERSONEN	KÖRPERLICH AKTIVE PERSONEN Trainingszustand			
		mäßig	gut	sehr gut	Höchstleistung
NP ♂ VO_2max. ml/kg/min	- 42	43 - 49	50 - 56	57 - 64	65 -
NP ♀	- 35	36 - 40	41 - 46	47 - 51	52 -
Ausdauersportler ♂ VO_2max. ml/kg/min		56 - 62	63 - 70	71 - 77	78 - 86
Ausdauersportler ♀		44 - 49	50 - 56	57 - 63	64 - 72

Aus der zahlreichen amerikanischen Literatur werden im folgenden beispielhaft Regressionsgleichungen zur Berechnung von Normwerten nach *Bruce* (32) wiedergegeben. Zusätzlich ist eine sehr ähnliche Regressionsgleichung von *Dehn* und *Bruce* *) (44) angegeben.

$\dot{V}O_2$ ml/kg/min	körperlich inaktiv	körperlich aktiv
Männer	57,8–0,445 × Alter (Jahre) *) 56,6–0,390 × Alter (Jahre)	69,7–0,612 × Alter (Jahre)
Frauen	42,3–0,356 × Alter (Jahre)	42,9–0,312 × Alter (Jahre)

Tab. 20 b. Sollwerte zur Beurteilung der gewichtsbezogenen maximalen Sauerstoffaufnahme bei erwachsenen männlichen Hochleistungssportlern (Frauen: −20%). Die qualitative Zuordnung des Trainingszustandes von „schwach" bis „exzellent" gilt nur für Sportler in zyklischen Sportarten mit längerer Belastungdauer. Hingegen bedeuten alle anderen Angaben die erforderlichen Sollwerte für die angeführten Sportarten; aus *Szögy* (182).

Körpergewichtsgruppe kg	maximale O_2-Aufnahme/kg (ml/kg)				
	schwach	mittelmäßig	gut	sehr gut	exzellent
5o.1 - 55	-52	52 - 63	63 - 74	74 - 86	86 -
55.1 - 6o	-5o	5o - 62	62 - 73	73 - 84	84 -
6o.1 - 65	-49	49 - 6o	6o - 71	71 - 82	82 -
65.1 - 7o	-48	48 - 59	59 - 69	69 - 8o	8o -
7o.1 - 75	-47	47 - 57	57 - 68	68 - 78	78 -
75.1 - 8o	-46	46 - 56	56 - 66	66 - 76	76 -
8o.1 - 85	-44	44 - 54	54 - 64	64 - 74	74 -
85.1 - 9o	-43	43 - 53	53 - 62	62 - 72	72 -
9o.1 - 95	-42	42 - 51	51 - 61	61 - 7o	7o -
9o.1 -1oo	-41	41 - 5o	5o - 59	59 - 68	68 -
		LA-Kurzstrecken Wurf Sprung Gewichtheben Fechten Turnen Ski alpin Reitsport Kunstspringen	LA-Zehnkampf Eisschnell-5oo Schwimmen -1oo Boxen Ringen Judo Tennis Kunsteislauf	LA-Mittelstrecken Eisschnell-15oo Rad/Bahn Schwimmen-2oo-15oo nord.Fünfkampf Mannschaftssportspiele	LA-Langstrecken Eisschnell 3ooo - 1oooo Rad/Straße Schilanglauf Biathlon Rudern Kanu

Zur Quantifizierung des erreichten Istwertes im Verhältnis zum Sollwert wurde von *Bruce* (32) für Untersuchungen nach seinem Testprofil der FAI-Index gebildet (functional aerobic impairment = funktionell aerobe Einschränkung):

$$FAI = \frac{SOLL\ VO_2\ max - IST\ VO_2\ max}{SOLL\ VO_2\ max} \times 100$$

Zur weiteren Beschäftigung mit dem FAI-Index, dessen 95% Kofidenzbereich von −26 bis +27 angegeben wird, muß auf die Originalliteratur verwiesen werden (31, 32).

Bei ausdauertrainierten männlichen Hochleistungssportlern kann die maximale Sauerstoffaufnahme bis auf 80 bis 90 ml/kg/min (5,5 bis 6,5 l/min), bei Frauen bis 65 bis 72 ml/kg/min (4 bis 4,8 l/min) ansteigen. Von den vielen internationalen Angaben über die maximale Sauerstoffaufnahme bei verschiedenen Sportarten seien beispielhaft die Werte für die relative maximale Sauerstoffaufnahme nach *Szögy* (183) dargestellt (Tab. 21), wobei die Zuordnung der einzelnen Sportarten zu den Gruppen dem Schema in Tabelle 16 entspricht. Die Zuordnung der Sportarten muß daher mit den gleichen Einschränkungen versehen werden. Vergleichsweise sind dazu in

Tab. 21. Gleichungen zur Berechnung der Sollwerte der relativen maximalen Sauerstoffaufnahme sowie des maximalen Sauerstoffpulses für erwachsene Hochleistungssportler beiderlei Geschlechts. I = 100%: Sportler in zyklischen Sportarten mit langer Belastungsdauer. II = 86,67%: Sportler in zyklischen Sportarten mit mittlerer Belastungsdauer. III = 80%: Sportler in azyklischen Sportarten mit langer Belastungsdauer. IV = 73,33%: Sportler in azyklischen Sportarten mit mittlerer Belastungsdauer; dazu Schwimmer. V = 60%: Sportler in Sportarten mit kurzer Belastungsdauer. VI = 50%: Untrainierte. Angaben aus Szögy et al. (183).

	$\dot{V}O_2$ max (mL/kg/min)		$\dot{V}O_2$ P max (mL)		
	Frauen	Männer	Frauen	Männer	
I	85.6 − 0.32 G	107.0 − 0.40 G	7.60 + 0.22 G	9.50 + 0.28 G	Biathlon, Eisschnellauf, Leichtathletik (Langstreckenlauf) Radfahren (Straße) Skilanglauf
II	74.2 − 0.28 G	92.8 − 0.35 G	6.59 + 0.19 G	8.23 + 0.24 G	Kanu-Rennsport, Leichtathletik (Mittelstreckenlauf) Radfahren (Bahn)
III	68.5 − 0.25 G	85.6 − 0.32 G	6.08 + 0.18 G	7.60 + 0.22 G	Basketball, Eishockey, Fußball, Handball Moderner Fünfkampf, Hockey, Rugby, Volleyball Wasserball
IV	62.8 − 0.23 G	78.5 − 0.29 G	5.57 + 0.17 G	6.97 + 0.21 G	Boxen, Eiskunstlauf, Judo, Leichtathletik (Zehnkampf),Ringen, Schwimmen, Tennis, Tischtennis
V	51.4 − 0.19 G	64.2 − 0.24 G	4.56 + 0.13 G	5.70 + 0.17 G	Bob, Fechten, Gewichtheben, Kegeln, Kunstspringen, Kunstturnen, Leichtathletik (Kurzstreckenlauf, Sprung,Wurf), Reiten, Rodeln, Segeln, Ski (alpin)
VI	42.8 − 0.16 G	53.5 − 0.20 G	3.80 + 0.11 G	4.75 + 0.14 G	Gesunde Untrainierte

Abbildung 21 in einer Zusammenstellung von *Hollmann* (77) die relativen maximalen Sauerstoffaufnahmen männlicher Hochleistungssportler verschiedener Sportarten angeführt.

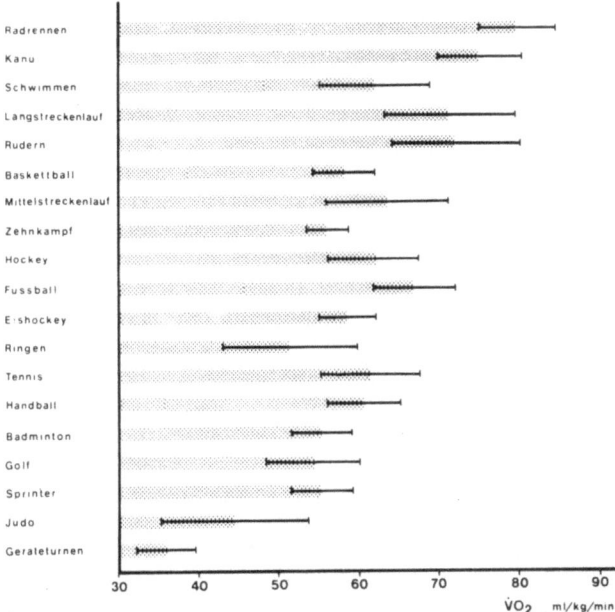

Abb. 21. Zusammenstellung der gewichtsbezogenen maximalen Sauerstoffaufnahme (Mittelwert und Standardabweichung) bei verschiedenen Sportarten nach *Hollmann* (77). Nach Angaben des Autors wurden für diese Darstellung die Mittelwerte der jeweils 5 besten Sportler der einzelnen Disziplinen gebildet. Die Untersuchungen fanden im Institut für Kreislaufforschung und Sportmedizin, Deutsche Sporthochschule Köln, statt.

Indirekte Bestimmung der maximalen Sauerstoffaufnahme:

1. Indirekte Bestimmung der maximalen Sauerstoffaufnahme aus der höchsten Belastungsstufe:

Bei Verwendung von Regressionsgleichungen, die auf echten Meßwerten der Sauerstoffaufnahme bis in den Maximalbereich beruhen (1), kann die maximale und submaximale Sauerstoffaufnahme indirekt mit einer relativ geringen Fehlerbreite berechnet werden. In Untersuchungen von *Aigner* et al. (1) wird anhand dieses Vorgehens folgende Regressionsgleichung für die Sauerstoffaufnahme bei Skilangläufern angegeben (Fahrradergometer, 50 Watt Inkrement, 3 min Zeitinkrement): $\dot{V}O_2 = 230 + 11{,}2\,W \pm 341$ ($r = 0{,}945$). Für diese Skilanglaufgruppe betrugen die Abweichungen der berechneten von den gemessenen Werten im Mittel nur 0,78% (+10,71% bis −10,66%) entsprechend einer Sauerstoffaufnahme von +6,8 bis −7,4 ml/kg/min (1). Ferner fanden dieselben Autoren nur sehr geringe Unterschiede in den Regressionsgleichungen zwischen verschiedenen Sportartengruppen, so daß zur Berechnung der maximalen Sauerstoffaufnahme aus der höchsten Belastungsstufe die Regressionsgerade der Skilangläufer verwendet werden kann (1).

Zusammenstellung verschiedener, oft verwendeter Regressionsgleichungen zur indirekten Bestimmung der Sauerstoffaufnahme:

Fahrradergometer: ($\dot{V}O_2$ in ml/min):
$\dot{V}O_2$ = 230 + 11,2 Watt, Männer (*Aigner* [1])
$\dot{V}O_2$ = −30 + 11,0 Watt, Frauen (*Aigner* [1])
$\dot{V}O_2$ = 320 + 11,35 Watt (*Berg, Keul* [25])
$\dot{V}O_2$ = 300 + 12 Watt (*Rost* [162])
$\dot{V}O_2$ = 435 + 10,8 Watt (*Reiterer* [158])
$\dot{V}O_2$ = 367,6 + 12,1 Watt, Radrennfahrer (*Schwaberger* [172])
$\dot{V}O_2$ = 360 + 10,97 Watt, Radrennfahrer (*Bachl* [17])

Laufbandergometer, bei 5% Steigung:
$\dot{V}O_2$ (ml/kg/min) = 4,9 + 3,7 × km/h, Männer (*Berg, Keul* [24])
$\dot{V}O_2$ (ml/kg/min) = 5,8 + 3,56 × km/h, Frauen (*Berg, Keul* [24])
$\dot{V}O_2$ (ml/kg/min) = 3,55 + 3,59 × km/h, Männer (*Aigner* [1])
$\dot{V}O_2$ (ml/kg/min) = 8,82 + 3,28 × km/h, Frauen (*Aigner* [1])
$\dot{V}O_2$ (ml/kg/min) = 6,80 + 3,36 × km/h, Männer (*Bachl* [17])

Ohne Steigung:
$\dot{V}O_2$ (ml/kg/min) = 4,25 + 2,98 km/h (*Pugh* [148])
= 4,25 + 10,7 m/sec

Es muß allerdings davor gewarnt werden, eine der angeführten Regressionsgleichungen kritiklos im eigenen Arbeitskreis zu übernehmen, da Unterschiede in der Genauigkeit verschiedener Ergometer berücksichtigt werden müssen. Sollen Sauerstoffaufnahmen indirekt ermittelt werden, empfiehlt sich die Berechnung einer eigenen Regressionsgleichung.

Durch den Vergleich der Regressionsgleichungen verschiedener Institute ergibt sich ferner eine gute Gütekontrolle bei multizentrischen Studien für den Fall, wenn Sportler die Untersuchungsstelle wechseln.

Prinzipiell sind indirekte Bestimmungen der maximalen Sauerstoffaufnahme in der angeführten Art für Quer- und Längsschnittuntersuchungen verschiedener Personengruppen gut geeignet (1).

Sollen jedoch exakte Werte zur Leistungsdiagnostik von Hochleistungsathleten in Ausdauersportarten erhoben werden, ist die direkte Messung der maximalen Sauerstoffaufnahme vorzuziehen.

2. Indirekte Bestimmung der maximalen Sauerstoffaufnahme aus submaximalen Parametern (Watt bzw. km/h, Hf):

Die Fehler in der Unter- bzw. Überschätzung der maximalen Sauerstoffaufnahme sind wesentlich größer, wenn diese nur anhand gemessener submaximaler Parameter (Hf auf submaximalen Belastungsstufen) extrapoliert werden. In Untersuchungen von *Eichhorn* (48) trat eine Fehleinschätzung der maximalen Sauerstoffaufnahmen von durchschnittlich −4% (individueller Streubereich von −18% bis +8%) bei Extrapolation auf eine maximale Herzfrequenz von 180/min auf. Wird auf eine maximale Herzfrequenz von 195/min extrapoliert, wurde im Vergleich zu den gemessenen Werten die maximale Sauerstoffaufnahme im Mittel um 6,3% (Bereich von +19% bis −6%) überschätzt. Bei Verwendung der Bezugssysteme von *Åstrand* und *Rhyming* (5) konnten Fehleinschätzungen von durchschnittlich 10% mit einem individuellen Streubereich von −5,6 bis +28% ermittelt werden.

Diese großen Schwankungen machen auch verständlich, daß zwischen der PWC 170 und der regressionsanalytisch bestimmten maximalen Sauerstoffaufnahme nur lose Zusammenhänge bestehen können. Dies wird durch Untersuchungen von *Aigner* (1) bestätigt, der für die Beziehung nur einen Korrelationskoeffizienten von 0,575, p < 0,001 erhob.

3. Verfahren zur indirekten Bestimmung der $\dot{V}O_2$ max aus anthropometrischen Maßen oder dem Zeitbedarf für definierte Laufstrecken (z. B. Cooper-Test):

Diese Methoden können im wesentlichen nur als grobe Orientierungshilfe im Freizeit- und Breitensport verwendet werden, da sie einerseits nur von somatischen Voraussetzungen ausgehen bzw. andererseits (*Cooper*-Test) die wechselnden Außenbedingungen (Boden, Wind usw.) nicht standardisierbar sind. Keinesfalls ersetzen auf diese Art erhobene Werte die Aussagen einer standardisierten Belastungsuntersuchung.

Sauerstoffpuls

Als Quotient der Sauerstoffaufnahme (ml/min) und der Herzfrequenz (Hf/min) drückt der Sauerstoffpuls jene Menge an Sauerstoff in ml aus, die pro Herzschlag aufgenommen bzw. transportiert wird. Neben der Sauerstoffbindungskapazität des Blutes ist der Sauerstoffpuls vor allem vom Schlagvolumen und der arteriogemischtvenösen Sauerstoffdifferenz abhängig. Dies ist aus der *Fick*schen Gleichung erkennbar:

$$\dot{V}O_2 = SV \times Hf \times avDO_2$$

$$\frac{\dot{V}O_2}{Hf} = SV \times avDO_2$$

Bei der spiroergometrischen Belastungsuntersuchung erreicht der Sauerstoffpuls relativ unabhängig vom Belastungsprofil (188) seinen Maximalwert bei Ausbelastung. Im Gegensatz zur Sauerstoffaufnahme und Hf zeigt der Sauerstoffpuls keinen linearen Anstieg, sondern eine deutliche Zunahme zu Beginn auf niedrigen, submaximalen Belastungen um sich dann, flacher werdend, seinem Maximalwert zu nähern. Dies ist durch das Verhalten des Schlagvolumens bedingt, das bei Beginn der Belastung zunimmt, dann aber konstant bleibt bzw. leicht abfallen kann, so daß der weitere, langsamere Anstieg des Sauerstoffpulses bei höherer Belastung durch die zunehmende arterio-gemischtvenöse Sauerstoffdifferenz verursacht wird. Das unterschiedliche Verhalten des Sauerstoffpulses bei Trainierten und Untrainierten auf submaximalen und maximalen Belastungsstufen ist in Abbildung 22 dargestellt. Da das maximale Schlagvolumen des Ausdauertrainierten bis auf über 200 ml anwachsen kann (Untrainierte zwischen 100 und 120 ml), ferner die arterio-gemischtvenöse Sauerstoffdifferenz durch bessere Utilisation der Skelettmuskulatur beim Trainierten

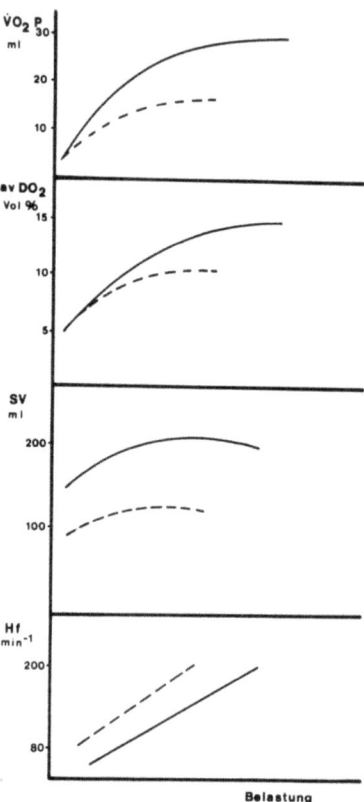

Abb. 22. Schematische Darstellung von Herzfrequenz, Schlagvolumen, arterio-gemischtvenöser Sauerstoffdifferenz und Sauerstoffpuls bei ansteigender Belastung für einen Untrainierten (strichlierte Kurve) und einen Trainierten (durchgezogene Kurve).

zwischen 16 und 18 Volumsprozent (Untrainierte 10 bis 14 Vol.%) betragen kann, lassen sich daraus die Unterschiede des maximalen Sauerstoffpulses ableiten. Für untrainierte Männer zwischen dem 20. und 30. Lebensjahr werden Werte zwischen 12 und 17 ml, bei untrainierten Frauen zwischen 8 und 13 ml angegeben, wobei die geschlechtsspezifischen Unterschiede hauptsächlich durch das kleinere Schlagvolumen der Frau bedingt sind. Für hochausdauertrainierte Leistungssportler kann der maximale Sauerstoffpuls bei Männern zwischen 26 und 32 ml, bei Frauen zwischen 18 und 24 ml liegen. Als Richtwerte sind in Tabelle 21 die von *Szögy* et al. (183) errechneten Regressionsgleichungen für die geschlechtsspezifischen Werte des maximalen Sauerstoffpulses bezogen auf verschiedene Sportartengruppen angeführt.

Durch die Beziehung des maximalen Sauerstoffpulses zum röntgenologisch bestimmten Herzvolumen (Herzvolumenleistungsquotient = $\frac{HV}{\text{max. } \dot{V}O_2 \, P}$) kann der Zusammenhang zwischen Herzgröße und Herzfunktion differenziert beurteilt werden (103, 150, 151, 160). Dazu können die von *Reindell* (150) angegebenen Regressionsgeraden für den Zusammenhang der angeführten Parameter im Altersgang (Abb. 23) oder der dimensionslose Wert des Herzvolumenleistungsquotienten verwendet werden, der bis zum mittleren Lebensalter den Richtwert von 65 nicht überschreiten soll. Bei höheren Werten besteht ein Mißverhältnis zwischen der Größe und der Leistungsfähigkeit des Herzens, d. h. daß das pathologisch vergrößerte Herz (unter der Annahme einer „normalen Peripherie") eine zu geringe Sauerstofftransportleistung pro Herzschlag aufweist. Tabelle 22 zeigt nach Angaben von König et al. (103) das Verhalten des Herzvolumenleistungsquotienten bei Normalpersonen beiderlei Geschlechts im Altersgang. Auf Grund seiner methodisch bedingten großen Streubreite kann ein Herzvolumenleistungsquotient am Rande der Norm als Anhaltspunkt zu weiterer Abklärung verstanden werden.

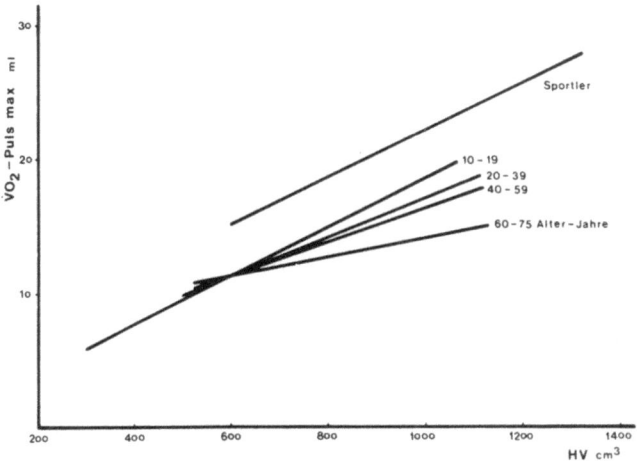

Abb. 23. Verhalten des maximalen Sauerstoffpulses in Abhängigkeit des Herzvolumens für Untrainierte verschiedener Altersstufen und Sportler. Aus Reindell (150).

Im Bereich der sportmedizinischen Leistungsdiagnostik ist es möglich, den Herzvolumenleistungsquotienten (HVLQ) als Maß einer harmonischen Trainingsanpassung von Herz und Muskulatur zu verwenden. Von Haber (58, 59) wird in einer Untersuchung an Ruderern nach der Wintersaison sowie in der Vorwettkampfphase eine Entwicklung der Herzvolumenleistungsquotienten von 51,8 ± 3,4 auf 36,1 ± 4,2 beschrieben, was die Anteilhaftigkeit des Ausdauertrainings an sich sowie dessen extensiver und intensiver Komponenten charakterisiert. Ein niedrigerer Herzvolumenleistungsquotient bedeutet somit eine optimale Ausdauerentwicklung, da sich zur trainingsbedingten Verbesserung der peripheren Muskulatur die kleinstmögliche notwendige Herzvergrößerung entwickelt. Üblicherweise liegt der Herzvolumenleistungsquotient für hoch ausdauertrainierte Sportler nicht über 45 (58). Ein großes Herz und ein hoher maximaler Sauerstoffpuls (HVLQ zwischen 45 bis 55) weisen bei einem erwachsenen Hochleistungssportler auf die individuelle Leistungsgrenze hin (180). Bei einem HVLQ von über 55 ist ein Übertrainingszu-

Tab. 22. Verhalten des Herzvolumenleistungsquotienten (HVLQ = Herzvolumen/maximaler O_2-Puls) bei männlichen und weiblichen Normalpersonen zwischen 10 und 75 Jahren; aus *König* et al. (103).

	ALTER (Jahre)								
	10–11	12–13	14–15	16–17	18–19	20–29	30–39	40–49	50–59	60–75
HVLQ Männer	57.6 ±8.52	55.6 ±7.0	56.7 ±8.88	53.1 ±4.98	49.1 ±6.20	55.2 ±9.70	56.5 ±8.04	57.9 ±6.52	59.7 ±7.94	67.6 ±11.59
HVLQ Frauen	62.2 ±5.71	66.1 ±8.03	59.1 ±7.55	60.3 ±8.33	62.1 ±11.80	59.2 ±8.70	62.4 ±7.82	77.0 ±6.52	83.0 ±19.6	–

stand bzw. ein überbeanspruchtes Herz ohne Leistungsreserven anzunehmen (58, 180).

Korrespondierend zum röntgenologisch bestimmbaren Herzvolumen läßt sich aus den echokardiographisch gemessenen dimensionellen Parametern des linken Ventrikels ein „Ventrikelleistungsquotient" (130) angeben.

3. Beurteilung ventilatorischer Größen und Regulationsabläufe aus der spiroergometrischen Untersuchung

Atemminutenvolumen, Atemfrequenz, Atemzugvolumen

Das Atemminutenvolumen gibt die pro Minute ventilierte Luftmenge an und wird von Atemzugvolumen und Atemfrequenz bestimmt. Von 6 bis 10 l/min bei Körperruhe kann das Atemminutenvolumen bei untrainierten Männern auf 80 bis 120 l/min bei Maximalbelastung ansteigen. Dabei erhöht sich die Atemfrequenz von 10 bis 14 in Ruhe auf 30 bis 50 Atemzüge/min, das Atemzugvolumen steigt durchschnittlich auf 2 bis 2,5 l an. Bei Trainierten können maximale Atemminutenvolumina bis über 200 l/min beobachtet werden, womit ein Anstieg der Atemfrequenz auf 50 bzw. 60 Atemzüge pro Minute und des Atemzugvolumens bis auf über 3,5 l, entsprechend 65 bis 80% der Vitalkapazität einhergeht.

Bei Frauen liegen die Volumenangaben zwischen 20 und 30% niedriger. Unabhängig von den geschlechtsspezifischen Differenzen müssen beim maximalen Atemminutenvolumen auch konstitutionelle Unterschiede berücksichtigt werden, da das Atemzugvolumen anteilhaftig von der körperhöhenbestimmten Vitalkapazität abhängt.

Mit zunehmendem Alter tritt eine Abnahme der maximalen Atemminutenvolumina auf, die bis zum 70. Lebensjahr für Männer 35 bis 45%, für Frauen 20 bis 30% beträgt. Approximativ kann das aktuelle maximale Atemminutenvolumen aus einer spirometrischen Untersuchung berechnet werden:

$\dot{V}E$ max (l/min) = $FEV_1 \times 35$ oder
$\dot{V}E$ max (l/min) = $MEF_{50} \times 30$.

Bei trianglärer Belastungssteigerung wächst das Atemminutenvolumen zunächst linear an, um ab einem bestimmten Zeitpunkt überproportional anzusteigen (Abb. 18, Spalte C). Ursache dieses überproportionalen Anstiegs ist die CO_2-bedingte Hyperventilation, die als Folge der Milchsäurepufferung durch das Bikarbonatsystem auftritt, wenn bei zunehmender Belastung der anaerobe Stoffwechsel anteilhaft zunimmt. Der Zeitpunkt des überproportionalen Anstiegs des Atemminutenvolumens läßt sich ebenfalls bei rektangulär-trianglärer Belastungssteigerung darstellen (Abb. 24), wenn das Atemminutenvolumen auf die linear ansteigende Sauerstoffaufnahme bezogen wird ($\dot{V}E/\dot{V}O_2$ Diagramm, 18, 156, 158).

Die geringen Abweichungen im linearen Teil der $\dot{V}E/\dot{V}O_2$-Beziehung weisen auf die Exaktheit der spiroergometrischen Methode hin, wenn bei der Belastungsuntersuchung auf eine genaue Eichung aller Meßinstrumente und auf Maskendichtheit geachtet wird. Als Richtgrößen für das Verhalten der Atemminutenvolumen im *linearen Bereich* gelten Werte von etwa 28 bis 32 l/min bei 100 Watt, 50 bis 56 l/min bei 200 Watt und 78 bis 85 l/min bei 300 Watt. Bei frühzeitig einsetzender Hyperventilation erhöhen sich die Atemminutenvolumina.

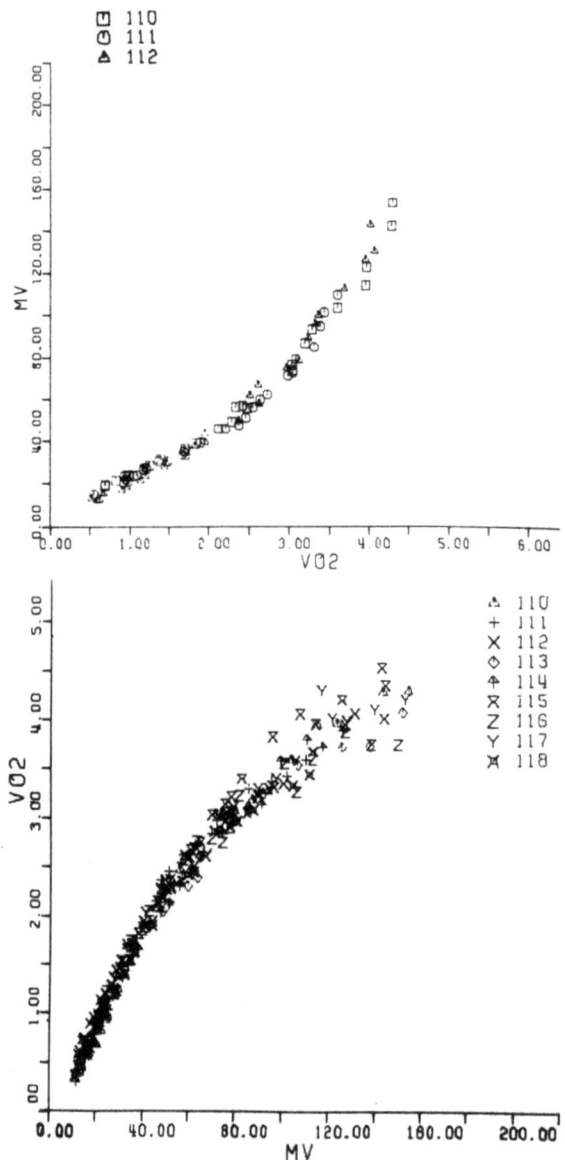

Abb. 24. Darstellung des $\dot{V}E$-$\dot{V}O_2$-Diagramms für jeweils 3 und 9 Probanden bei wechselweiser Änderung der Bezugs-x-Achse. Deutlich ist zu Beginn der lineare Verlauf bis zum überproportionalen Anstieg des Atemminutenvolumens über der Sauerstoffaufnahme zu erkennen. Erklärungen siehe Text. Aus *Bachl* (18).

Bei Laufbandergometerbelastungen (5% Steigung) liegen nach eigenen Untersuchungen (17) sowie in Übereinstimmung mit Angaben des Freiburger Arbeitskreises (95) für den Verlauf des Atemminutenvolumens bei gut trainierten Athleten verschiedener Sportarten folgende Richtwerte vor (linke Spalte):

	$\dot{V}_E$ (l/min)	$\dfrac{\dot{V}_E \,(l/min)}{kg}$	$\dfrac{\dot{V}_E \,(l/min)}{cm}$
8 km/h	55 bis 65		
10 km/h	65 bis 75		
12 km/h	80 bis 90	1,06 ± 0,13	0,39 ± 0,03
14 km/h	100 bis 110	1,33 ± 0,16	0,48 ± 0,06
16 km/h	115 bis 140	1,57 ± 0,21	0,57 ± 0,07
18 km/h	über 140	1,87 ± 0,25	0,68 ± 0,09
20 km/h		2,19 ± 0,27	0,80 ± 0,09

Bei Untersuchungen von *Bachl* (17) an einer Gruppe von 7 Mittel- und Langstreckenläufern der österreichischen und internationalen Spitzenklasse konnten die in der rechten Spalte dargestellten gewichts- und körpergrößenabhängigen Werte für das Atemminutenvolumen erhoben werden.

In Bezug zur Sauerstoffaufnahme ergibt sich nach Angaben von *Åstrand* (6) der in Abbildung 25 schematisch eingezeichnete Bereich für das Verhalten des Atemminutenvolumens. Aus der Abbildung 25 erkennt man außerdem, daß das Atemminutenvolumen um so früher den linearen Zusammenhang zur Sauerstoffaufnahme verläßt, je eher die durch das Einsetzen des anaeroben Stoffwechsels bedingte Hyperventilation auftritt.

In Abbildung 26 ist das typische Kurvenverhalten von Atemfrequenz, Atemzugvolumen und der Spitzenströmung der Ausatemphase bei ansteigender Belastung dargestellt, wobei die Ventilationsgrößen zur allgemeinen Vergleichbarkeit auf das Atemminutenvolumen bezogen sind. Mit zunehmendem Atemminutenvolumen besteht nach anfänglich linearem Anstieg ein parabolisch flachwerdender Kurvenverlauf für das Atemzugvolumen (VT) und ein parabolisch aufsteigender Verlauf für die Atemfrequenz, während hingegen der maximale exspiratorische Flow linear ansteigt (Abb. 26, Abb. 27). Dieser lineare Anstieg des exspiratorischen Flows dokumentiert die funktionelle Anpassung der Ventilation bis in höchste Bereiche. Für pulmonallimitierte Patienten kann aus diesen Angaben unter Bezug auf die Atemstromstärken des forcierten Vitalkapazitätsmanövers der ventilatorisch zumutbare Belastungsbereich abgeschätzt werden (156).

Im wechselseitigen Verhalten von Atemzugvolumen und Atemfrequenz gibt es für jede Ventilationsgröße eine spontane Balance mit einer optimalen Effizienz und einem minimalen Aufwand der Atemmuskulatur. Trotzdem bestehen individuelle Unterschiede, die im Sport zum Teil auch auf die jahrelang trainierte, spezifische motorische Beanspruchungsform zurückzuführen sind. Bei niedrigeren Belastungen erfolgt die Ventilationserhöhung mehr durch eine Vergrößerung des Atemzugvolumens. Dieser Regulationsmechanismus ist beim Trainierten ausgeprägter. Trotz gewisser individueller Schwankungen sollte bei der Belastungsuntersuchung keine einseitige Regulation der Atmung durch vorwiegende Steigerung der Frequenz oder des Atemzugvolumens auftreten. Veränderungen dieser Art können sowohl das Mischungsverhältnis zwischen Ein- und Ausatemluft ungünstig beeinflussen, als

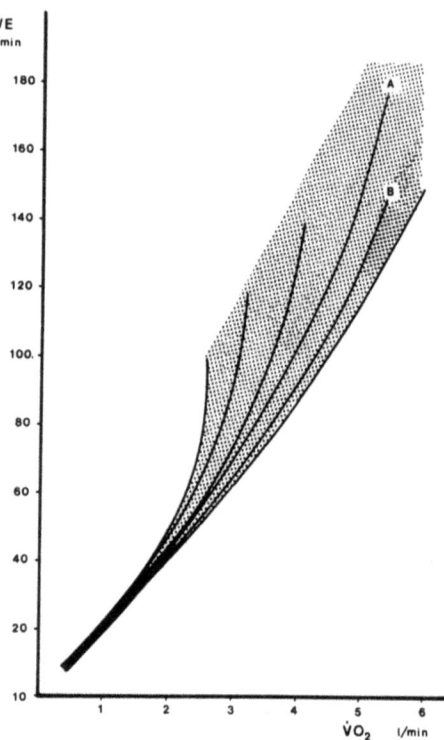

Abb. 25. Darstellung des Atemminutenvolumens bei zunehmender Belastung bezogen auf die Sauerstoffaufnahme. In der schattierten Fläche sind 6 Einzelkurven als Beispiele eingezeichnet. Zu beachten ist der weite, mögliche Streubereich des Atemminutenvolumens bei höheren Sauerstoffaufnahmen. Dies ist auch durch die Kurven der beiden Probanden A und B charakterisiert, die bei gleicher maximaler Sauerstoffaufnahme eine Ventilationsdifferenz von 30 l/min aufweisen. Aus *Åstrand* (6).

auch einen überproportional hohen Sauerstoffverbrauch der Atemmuskulatur bewirken.

Das maximale Atemminutenvolumen kann nicht zur Leistungsbeurteilung herangezogen werden, da seine Höhe von zu vielen konstitutionellen und funktionellen Faktoren abhängt. Eine relative Differenzierung ist nur im Bezug zur Sauerstoffaufnahme möglich (Abb. 25). Haben zwei konstitutionell gleiche Athleten bei gleicher maximaler Sauerstoffaufnahme verschieden hohe Atemminutenvolumina, ist theoretisch jener Sportler mit dem niedrigeren Wert bevorzugt, da er von seiner ihm zur Verfügung stehenden maximalen Sauerstoffaufnahme weniger für die Atemmuskulatur aufwenden muß. Dies kann anteilhaftig auch für die Dauerleistungsgrenze angenommen werden.

Jedenfalls wird das maximale Atemminutenvolumen nicht zum limitierenden Faktor für das Erreichen der maximalen Sauerstoffaufnahme, da es z. B. in der Phase des „levelling off" der Sauerstoffaufnahme noch willkürlich gesteigert werden kann und

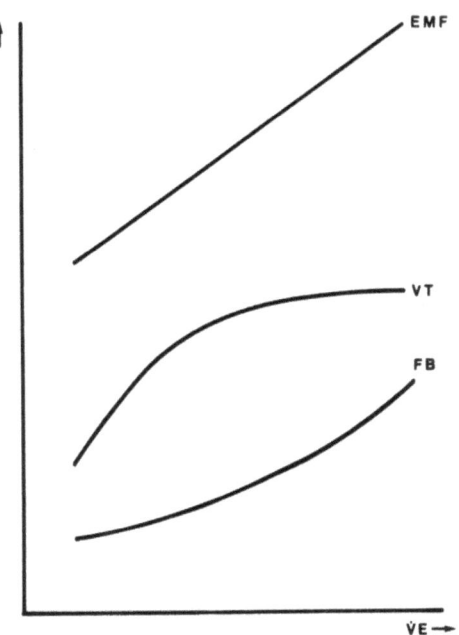

Abb. 26. Verhalten von Atemfrequenz (FB), Atemzugvolumen (VT) und Spitzenströmung der Ausatemphase (EMF) bei ansteigendem Atemminutenvolumen.

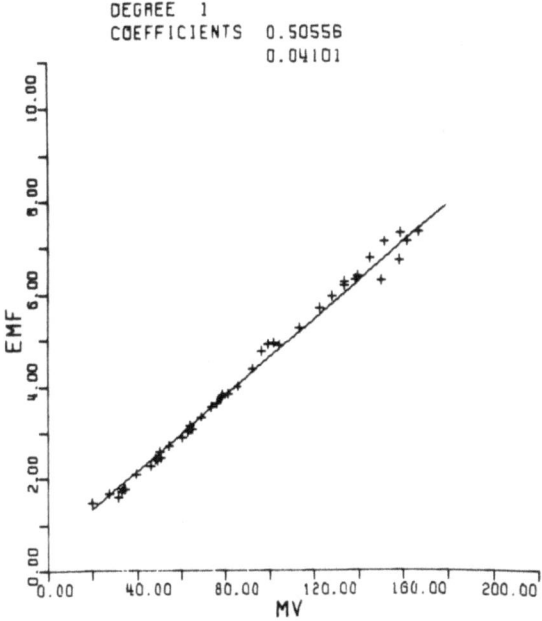

Abb. 27. Originalplott der linearen Beziehung zwischen Atemminutenvolumen (MV) und der Spitzenströmung der Ausatemphase (EMF) (als Mittelwert aus 146 Untersuchungen).

weder beim Untrainierten noch Trainierten die theoretisch maximale, willkürliche Grenze (Atemgrenzwert) erreicht.

Atemäquivalent

Das Atemäquivalent für Sauerstoff als Quotient von Atemminutenvolumen und Sauerstoffaufnahme besagt, wieviele Liter Luft ventiliert werden müssen, um 1 l Sauerstoff aufzunehmen. Der dimensionslose Quotient beträgt in Ruhe meist zwischen 25 und 35 und fällt bei ansteigender Belastung durch eine Abnahme des funktionellen Totraums der Lunge auf etwa 17 bis 20 ab. In diesem Bereich besteht die beste Atemökonomie, weswegen er auch von *Hollmann* (73) als „Punkt des optimalen Wirkungsgrades der Atmung" bezeichnet wird. Ab dem Eintreten der Hyperventilation beginnt das Atemäquivalent für Sauerstoff wieder anzusteigen, um im Grenzbereich der Leistungsfähigkeit Werte zwischen 30 und 35, vereinzelt bis 40 zu erreichen (Tab. 3). Durch das typische Kurvenverhalten kann das Atemäquivalent für Sauerstoff zur Charakterisierung der jeweiligen Belastungssituation des Probanden herangezogen werden. In Abbildung 28 ist dies anhand des definitiven Anstiegs des Atemäquivalentes als Ausdruck der beginnenden Hyperventilation (Einsetzen des anaeroben Stoffwechsels) für drei unterschiedlich trainierte Personen dargestellt.

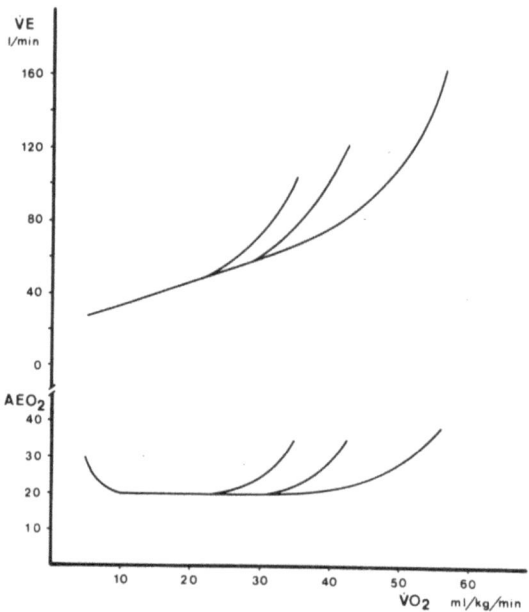

Abb. 28. Schematische Darstellung des Verhaltens von Atemminutenvolumen ($\dot{V}E$) und dem Atemäquivalent für Sauerstoff (AEO_2) von 3 Probanden verschiedener Leistungsfähigkeit bezogen auf die Sauerstoffaufnahme bei ansteigender Belastung. Mit der beginnenden Hyperventilation, die durch den überproportionalen Anstieg des Atemminutenvolumens über die Sauerstoffaufnahme charakterisiert ist, zeigt auch das Atemäquivalent den Beginn des definitiven Anstiegs.

Unter Berücksichtigung der Altersveränderung des Atemäquivalentes können sowohl seine Absolutwerte als auch das dynamische Verhalten bei ansteigender Belastung zur Differentialdiagnose pulmonaler Erkrankungen verwendet werden. Oft deutet ein zu hoher Anstieg bei niedrigen Belastungen oder das Fehlen des initialen Abfalls bei adäquat ansteigender Sauerstoffaufnahme auf diese Krankheitsgruppe hin. Zur weiteren Beschäftigung mit diesen pathologischen Veränderungen zusammen mit der Erfassung anderer ventilatorischer Größen sowie der Blutgase muß auf die Spezialliteratur verwiesen werden.

Respiratorischer Quotient (RQ)

Der RQ drückt das Verhältnis der Kohlensäureabgabe zur Sauerstoffaufnahme aus und ermöglicht einen Einblick in die Stoffwechselvorgänge, da sein Wert von der biologischen Oxydation der Substrate (Kohlenhydrate, Fette und Eiweiße) abhängig ist:

Umsatz von 1 g	RQ	O_2-Bedarf (cm^3)	CO_2-Bildung (cm^3)
Kohlenhydrate	1,0	828,8	828,8
Fette	0,7	2.019,3	1.427,3
Eiweiße	0,8	963,0	773,3

Der unter Körperruhe bei Grundumsatzbedingungen meßbare *metabolische RQ* drückt daher das Verhältnis von CO_2-Produktion zum Sauerstoffverbrauch aus. Der bei der Spiroergometrie während der Belastung erhobene *Ventilations-RQ* entspricht dem Verhältnis der CO_2-Ausscheidung zur Sauerstoffaufnahme. Veränderungen des Ventilations-RQ ergeben sich sowohl durch die Erhöhung der metabolischen Durchsatzrate bei Belastung, als auch durch jene zusätzliche CO_2-Bildung, die bei höheren Belastungen durch die Bikarbonatpufferung der Milchsäure entsteht. Aus diesen Gründen erlaubt der Ventilations-RQ nur bei niedrigen submaximalen Belastungen einen ungefähren Einblick in die Stoffwechselvorgänge, um die biologische Oxydation von Kohlenhydraten und Fetten abzuschätzen. Je länger eine Belastung im aeroben Bereich andauert und je besser der Ausdauertrainingszustand der Probanden ist, umso höher ist der Prozentsatz der Fettoxydation, wodurch der RQ bis knapp über 0,7 abfällt.

Als leistungsdiagnostisches Kriterium ist der RQ infolge seiner starken Schwankungen wenig geeignet, er kann jedoch zur Überprüfung der Ruheumsatzbedingungen vor der Ergometrie sowie zur Abschätzung der Ausbelastung gut verwendet werden. Bei gemischter Ernährungsweise liegt der respiratorische Quotient in Ruhe zwischen 0,8 und 0,9. Dieser Bereich sollte auch als Ausgangswert vor der Ergometrie zur Messung der Ruheumsatzbedingungen gewährleistet sein. Eine durch psychische Einflüsse (ungewohnte Umgebung, Maske) bedingte Hyperventilation in Ruhe drückt sich unter anderem auch in einem Anstieg des respiratorischen Quotienten aus. Mit dem Belastungsbeginn sollte so lange zugewartet werden, bis ein RQ von unter 0,9 gegeben ist.

Der RQ kann ferner zur Abschätzung der Ausbelastung herangezogen werden. Die Kriterien dafür sind in Tab. 3 angeführt.

4. Analyse der anaeroben Energiebereitstellung bei der spiroergometrischen Untersuchung

Prinzipiell kann aus Maximalwerten der ergometrischen Belastungsuntersuchung die *anaerobe Kapazität* nicht beurteilt werden. Die Gründe dafür liegen neben der niedrigeren Motivation und Ausbelastung bei Laboruntersuchungen vor allem in der Art und Zeitdauer der ergometrischen Untersuchung, bei der ein Laktatumsatz (Produktion und Utilisation) erfolgt.

Hingegen kann eine Beurteilung der *anaeroben Energiebereitstellung* bei ergometrischer Ausbelastung vorgenommen werden. Von Seiten spiroergometrischer Parameter sind dazu der RQ, das aufsummierte O_2-Defizit (154), die O_2-Schuld und die Menge CO_2, die durch Hyperventilation zusätzlich abgeatmet wird und als Laktatäquivalent umgerechnet werden kann, geeignet. Als derzeit wohl gebräuchlichste Methode kommt allerdings zumeist die Bestimmung der Laktatkonzentration bzw. der Blutgase zur Anwendung. Durch eine Verfeinerung enzymatischer Untersuchungsverfahren kann die Milchsäure mit großer Genauigkeit aus Mikroproben (20 bis 40 µl) gemessen werden, die dem hyperämisierten Ohrläppchen des Probanden entnommen werden. Neben der klassischen photometrischen Analysenmethode nach *Hohorst* (69) können auch Analysatoren (83, 104, 105) mittels elektroenzymatischer Bestimmung zum Einsatz kommen, bei denen der aktuelle Laktatwert 1 bis 2 min nach der Blutentnahme feststeht. Bei exakter Abnahmetechnik sind die Ergebnisse beider Methoden mittels Korrekturfaktoren gut miteinander vergleichbar (144). Der höchste Laktatwert, der umso später in der Erholungsperiode gemessen wird, je höher die Ausbelastungs-Laktatkonzentration war, definiert die Möglichkeiten der anaeroben Energiebereitstellung und gibt einen Anhaltspunkt für den Ausbelastungsgrad (Tab. 3). Im allgemeinen entspricht eine maximale Laktatkonzentration von unter 8 mmol/l einer geringen, von 8 bis 12 mmol/l einer mittleren und von 12 bis 16 mmol/ einer hohen Ausbelastung. Da zwischen hohen maximalen Sauerstoffaufnahmen (sowie auch hohen anaeroben Schwellen) und hohen maximalen Laktatkonzentrationen ein inverser Zusammenhang besteht, sieht man für Langzeitausdauertrainierte bei Ausbelastung eher niedrigere maximale Laktatkonzentrationen (8 bis 12 mmol/l), während anaerob Trainierte höhere Werte (14 bis 16, vereinzelt 18 mmol/l) erreichen.

Alternativ oder in Kombination mit der Bestimmung der Laktatkonzentration kann mittels der Blutgasanalyse die laktatinduzierte Azidose miterfaßt werden. Für die Beziehung zwischen Laktat und dem aus der Blutgasanalyse errechneten Base-Excess (BE) werden in der Literatur eine Reihe von Regressionsgleichungen angegeben, wovon beispielhaft jene von *Kindermann* und *Keul* (96) sowie *Schwaberger* und *Pessenhofer* (171) angeführt sind.

Laufen: BE = −0,54−1,25 Laktat, r = −0,98 (96)
Fahrradergometer: BE = −0,20−1,10 Laktat, r = −0,94 (96)
Laufbandergometer: BE = 2,03−1,34 Laktat, r = 0,98 (171)
ΔBE = 1,79−1,32 Laktat, r = (171)

Die Unterschiede zwischen den Säure-Anionen und dem Base-Excess werden durch ein unterschiedliches Pufferungsverhalten im Blut und im Interstitium begründet. Nach Angaben von *Kindermann* und *Keul* (96) zeigt ein quantitativer Vergleich zwischen Base-Excess und Laktatkonzentration, daß bei Laufbelastungen die Laktat-Anionen nur knapp 80%, bei Fahrradergometerbelastungen knapp 90% der gepufferten Wasserstoff-Ionen, ausgedrückt durch den Abfall des Base-Excess betragen.

Obwohl zur Beurteilung der anaeroben Energiebereitstellung während der Ergometrie oder zur Erfassung der anaeroben Kapazität bei anaeroben Labor- oder Feldtests Laktat- und Blutgasanalysen alternativ eingesetzt werden können, empfiehlt sich vorteilhafterweise die Verwendung beider Methoden, da neben Laktat als quantitativ definierte Größe des anaeroben Muskelstoffwechsels durch die Erfassung des Säurebasenhaushaltes auch die Pufferkapazität und Azidosetoleranz beurteilt werden kann.

5. Bestimmung des aerob-anaeroben Überganges

Neben der Bestimmung der maximalen Sauerstoffaufnahme, die als Bruttokriterium der kardiopulmonalen Leistungsfähigkeit den maximal möglichen aeroben Energieumsatz ausdrückt, gewann in den letzten Jahren die Bestimmung submaximaler leistungsdiagnostischer Parameter immer mehr an Bedeutung, da diese Kriterien einerseits motivationsunabhängig und gut reproduzierbar gemessen werden können, andererseits leistungsrelevante muskuläre Stoffwechselvorgänge besser charakterisieren als Maximalwerte. Als deren wichtigste Vertreter gelten derzeit die Parameter des aerob-anaeroben Überganges zur Charakterisierung des rein aeroben Stoffwechsels sowie des gemischt aerob-anaeroben Stoffwechsels bis zu seinem letzten, alle Kompensationsmechanismen in Anspruch nehmenden, isodynamischen Gleichgewicht.

Vom Modell der stufenförmigen Belastungssteigerung ausgehend, erfolgt die Energiebereitstellung bei zunehmender Belastung zunächst aerob. Ab einer gewissen Belastungshöhe wird Pyruvat nicht mehr nur in den Zitronensäurezyklus eingeschleust, sondern auch zu Laktat reduziert. Das in den Muskelzellen produzierte Laktat gelangt in den intravasalen Raum und bewirkt sowohl die Veränderungen der Blutlaktatkonzentration als auch die beginnende Hyperventilation zur respiratorischen Kompensation der metabolischen Azidose (= aerobe Schwelle, Abb. 29 a, b; siehe auch Nomenklatur des aerob-anaeroben Überganges in Tab. 23). In dieser Phase besteht ein Gleichgewicht zwischen Laktatproduktion einerseits, Laktatutilisation (Leber, Herz, Skelettmuskulatur) und respiratorischer Kompensation andererseits. Bei weiterer Belastungssteigerung überschreitet die Laktatproduktion die Utilisations-und Kompensationsmechanismen des Organismus (= anaerobe Schwelle), wodurch es zu einer akkumulativen Häufung von Laktat im Muskel- und Blutkompartment kommt. Die metabolischen Veränderungen in der arbeitenden Muskulatur bewirken schließlich den Belastungsabbruch.

Physiologische Grundlagen zur Bestimmung der Kennpunkte des aerob-anaeroben Überganges an Hand spiroergometrischer Parameter

Um die in den Mitochondrien mittels der Elektronentransportkette erfolgende Produktion von ATP zu ermöglichen, wird Sauerstoff in einer der Arbeitsintensität adäquaten Menge benötigt. Dafür garantieren zwei komplexe Funktionsprozesse:

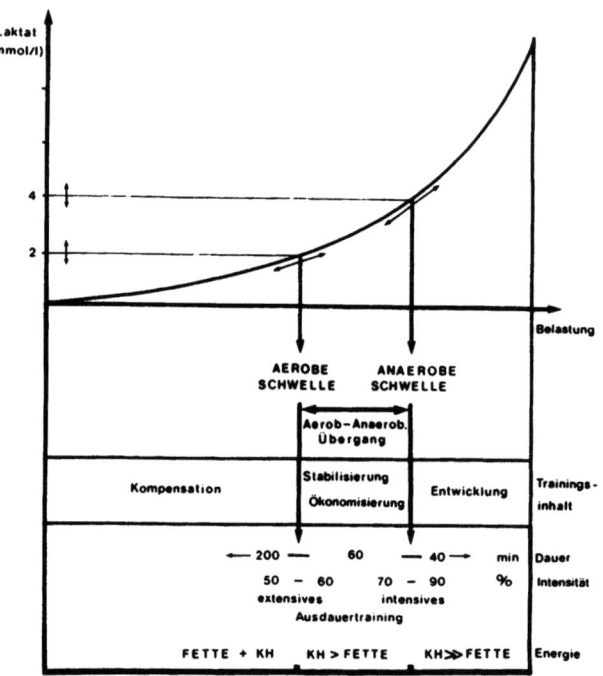

Abb. 29 a. Schematische Darstellung der Laktatleistungskurve bei ansteigender Belastung unter Berücksichtigung der Kennpunkte des aerob-anaeroben Überganges; die Pfeile weisen auf die Möglichkeit individueller Verschiebungen dieser Kennpunkte hin. Den sich aus der Laktatleistungskurve ergebenden Bereichen und Kennpunkten sind schematisch die Trainingsinhalte und einige Komponenten der Belastungsanforderung zugeordnet. Nach Angaben von *Pansold* (139) und *Keul* (89).

a) die Arbeitseinstellung von Herz-Kreislauf mit einer Erhöhung des Herzminutenvolumens und einer regionalen Blutumverteilung in die kapilläre Austauschfläche der arbeitenden Skelettmuskulatur,
b) die Arbeitseinstellung der Atmung mit den Funktionen
1. den arteriellen PO_2 auf gleichbleibend hohem Niveau zu halten,
2. das aus dem aeroben Substratabbau entstehende CO_2 auszuscheiden, um damit den arteriellen pH im Normbereich zu gewährleisten,
3. die Ausscheidung jener zusätzlichen Menge CO_2 zu ermöglichen, die als Folge der Bikarbonatpufferung der Laktatazidose entsteht.

Je besser die Anpassung der Ventilation an einer dieser Stoffe gewährleistet ist, desto konstanter muß die betreffende Konzentration im Transportmedium Blut sein, wobei CO_2 zweifellos die präziser ausregulierte Größe darstellt (145, 191, 193, 194, 196, 197).

Bei Belastung muß sich daher die Atmung an die metabolische Durchsatzrate anpassen. Gleichzeitig besteht eine Abhängigkeit von den arteriellen Blutgasen und dem Säurebasenhaushalt während der Belastung zur Erhaltung der Homöostase (145, 163).

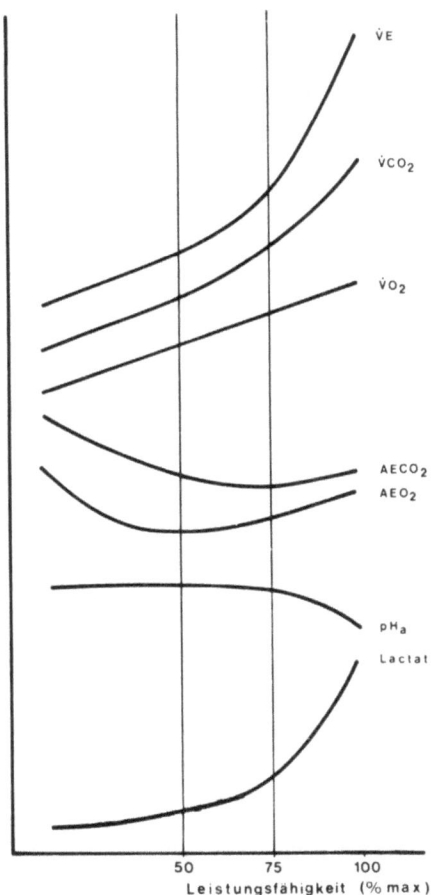

Abb. 29 b. Schematische Darstellung des Verhaltens spiroergometrischer und metabolischer Kenngrößen (Laktat, arterieller pH) bei ansteigender Belastung; Die aerobe Schwelle bei 50% der maximalen Leistungsfähigkeit ist durch den Beginn des überproportionalen Anstiegs des Atemminutenvolumens sowie des definitiven Anstiegs des Atemäquivalents für Sauerstoff definiert. Die anaerobe Schwelle ist durch den überproportionalen Anstieg des Atemminutenvolumens über der Kohlendioxydabgabe und den definitiven Anstieg des Atemäquivalents für Kohlendioxyd gekennzeichnet. Weitere Erklärung siehe Text.

Bei stufenförmig ansteigender Belastung steigen primär auf niedrigen submaximalen (aeroben) Stufen die alveolare Ventilation und das Atemminutenvolumen proportional mit der Sauerstoffaufnahme und der Kohlendioxydabgabe an (Abb. 29 b), da diese beiden Größen eng mit der Erhöhung der metabolischen Durchsatzrate verbunden sind. Der mittlere alveoläre PO_2 und PCO_2 wird ebenfalls in der Höhe der Ruhewerte ausreguliert (145, 197).

Bei zunehmender Belastung entsteht ab dem Einsetzen des anaeroben Stoffwechsels durch die Bikarbonatpufferung der Milchsäure zusätzliches CO_2. Die dadurch

Tab. 23. Nomenklaturübersicht des aerob-anaeroben Überganges in Zusammenhang mit einer physiologischen Charakterisierung (89) der entscheidenden Kennpunkte für die sportmedizinische Leistungsdiagnostik.

AEROB-ANAEROBER ÜBERGANG

O2-Dauerleistungsgrenze		-	Hollmann	1959
Anaerobic threshold		-	Wassermann	1964
			Reiterer	1977
-		aerob-anaerobe Schwelle	Mader	1976
aerobe Schwelle		anaerobe Schwelle	Kindermann, Simon, Keul	1978
anaerobic threshold		respiratory compensation threshold	Simon, J.	1980
			Bachl, N.	1981
individueller aerob-anaerober Übergang		-	Pessenhofer	1982

2 mmol (1.4 - 2.4)	Laktat	4 mmol (2.9 - 5.8)
(45) 50 - 60 %	Intensität (bezogen auf max.)	(60) 70 - 90 %
60 - 200 min	Dauer d. Belastung	40 - 60 min
Fett > KH	Energie	KH > Fett
125 - 150	HF	150 - 185
extensiv	Training	intensiv

bedingte ventilatorische Stimualtion, die auf die enge Beziehung der ventilatorischen Regulationsprozesse zu CO_2 und H-Ionenkonzentration zurückzuführen ist, bewirkt eine der gesteigerten Kohlendioxydkonzentrationen entsprechende Erhöhung der alveolären Ventilation und des Atemminutenvolumens. Dadurch kommt es zu einer Erhöhung des alveolären PO_2 (relative Hyperventilation), während der alveoläre PCO_2 konstant bleibt.

Im spiroergometrischen Meßprotokoll ist dieser Zeitpunkt durch den überproportionalen Anstieg von Kohlendioxydabgabe und Atemminutenvolumen über der Sauerstoffaufnahme erkennbar (Abb. 29 b, 30). Gleichzeitig kommt es zu einem definitiven Anstieg des Atemäquivalents für Sauerstoff von einem zu Beginn der Belastung sich einstellenden Plateau, während das Atemäquivalent für Kohlendioxyd gleich bleibt. Vom Bezugspunkt des CO_2 aus, kann diese Phase als eine der CO_2-Abgabe angepaßte Ventilation und somit als die respiratorische Kompensation der metabolen Azidose angesehen werden (145, 191, 197).

Bei weiterer Belastungssteigerung mit progressiver Laktatzunahme und abfallendem arteriellen pH steigt die Ventilation überproportional zur zusätzlichen Kohlendioxydabgabe an. Dabei kommt es zu einem Abfall des alveolären PCO_2 und einem weiteren Anstieg des alveolären PO_2. Von den spiroergometrischen Größen zeigt

---

Abb. 30. Originalplott spiroergometrischer Kenngrößen zur Bestimmung des aerob-anaeroben Überganges. Die Kennpunkte der anaeroben Schwelle sowie der Schwelle der respiratorischen Kompensation (siehe Nomenklatur des aerob-anaeroben Überganges in Tab. 23) sind mit Pfeilen markiert. Einzelheiten siehe Text. Aus *Bachl* (18).

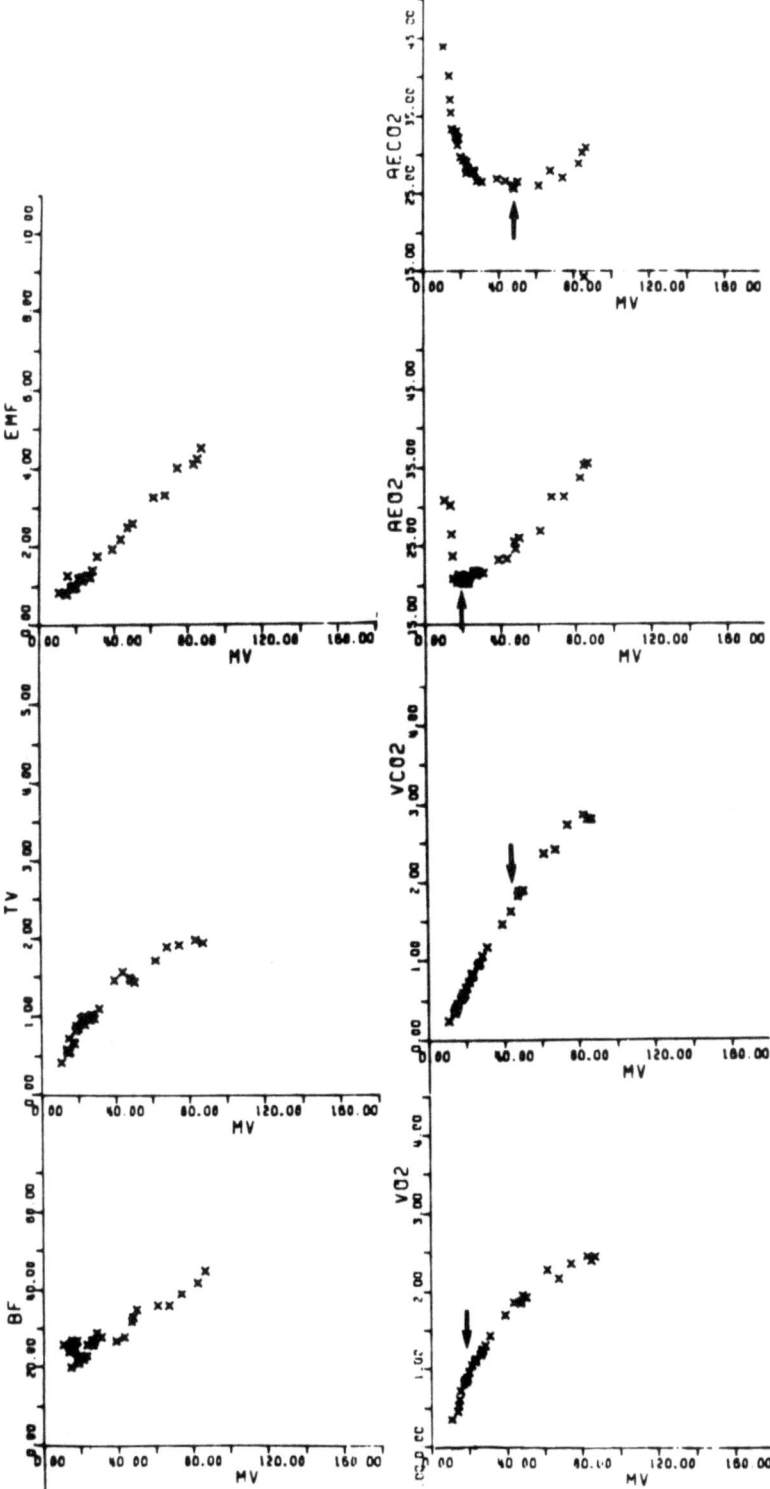

das Atemminutenvolumen einen zur CO_2-Abgabe überproportionalen Anstieg (Abb. 29 b, 30). Ferner kommt es zu einem definitiven Anstieg des Atemäquivalents für CO_2 (197).

Ab diesem Zeitpunkt, bei dem die Phase der respiratorischen Kompensation der metabolen Azidose und damit die Dauerleistungsgrenze überschritten wird, führt die weitere Belastungssteigerung in den Bereich der nichtkompensierten metabolischen Azidose, in der zwar die Hyperventilation weiter gesteigert werden kann und theoretisch ausreichen würde, um den arteriellen PCO_2 weiter zu erniedrigen, allerdings nicht, um dem Abfall der HCO_3-Reduktion zu kompensieren (197).

Entwicklung von Bestimmungsmethoden des aerob-anaeroben Überganges

Schon vor 20 Jahren wurden in der Leistungsdiagnostik die Begriffe der Dauerleistungsgrenze (*E. A. Müller,* 129) sowie der Pulsdauerleistungsgrenze und O_2-Dauerleistungsgrenze (*Hollmann* [72, 73]) verwendet. In Untersuchungen von *Wyndham* et al. (202) wurden Daten von Herzfrequenz und Sauerstoffaufnahme an der Dauerleistungsgrenze angegeben, die etwa heute dem Begriff der aeroben Schwelle entsprechen. 1964 definierten *Wassermann* et al. (190) den Begriff der „anaerobic threshold" wie folgt:

„Die anaerobe Schwelle ist als Höhe jener Leistung oder Sauerstoffaufnahme definiert, bei der oder unter der eine metabolische Azidose und die damit verbundenen Veränderungen im Gasaustausch auftreten."

Der meßtechnische Hinweis dieser anaeroben Schwelle war der bei spiroergometrischen Atemzug-zu-Atemzug Analysen auftretende, überproportionale Anstieg des Atemminutenvolumens über der Sauerstoffaufnahme.

1976 definierten *Mader* et al. (116) als Kriterium der sogenannten aerob-anaeroben Schwelle den Anstieg des Laktats bei stufenförmiger Belastungssteigerung (Stufendauer: 5,5 min + 0,5 min für die Laktatabnahme) auf 4,0 mmol/l (Abb. 31, 32). Die Autoren begründeten diese Annahme damit, daß bis zu einer Belastungsintensität, die eine Laktatbildung von 4 mmol/l im Blut verursacht, bei Fortsetzung der gegebenen Belastung als Zeichen eines oxydativen Energiegleichgewichts eine Konstanz oder ein Abfall des Laktatspiegels zu beobachten ist (116). Aus empirischen Untersuchungen erwies sich ferner, daß der Laktatspiegel von 4 mmol/l in der Regel bei Belastungsintensitäten erreicht wird, die Ausdauerathleten über längere Zeit (20 bis 60 Minuten) tolerieren können. Als methodischer Vorteil wird ferner erwähnt, daß der Laktatwert von 4 mmol/l bei einer progressiven Belastungssteigerung bereits im steilen Bereich der exponentiellen Laktatkurve liegt, so daß sich Fehler der Laktatbestimmung nur gering auf die zu ermittelnde Schwelle auswirken (Abb. 31).

1978 definierten *Kindermann, Simon* und *Keul* (97) aus didaktischen und rationellen Gründen die aerobe Schwelle (entsprechend der „anaerobic threshold" von *Wassermann*) bei 2 mmol/l, die anaerobe Schwelle (aerob-anaerobe Schwelle nach *Mader*) bei 4 mmol/l und den aerob-anaeroben Übergang als den Bereich zwischen 2 und 4 mmol/l Laktat (Tab. 23).

1977 führte *Reiterer* (158) die Bestimmung der anaeroben Schwelle (Definition wie *Wassermann*) mittels on- und off-line Rechen- und Plottprogrammen aus spiro-

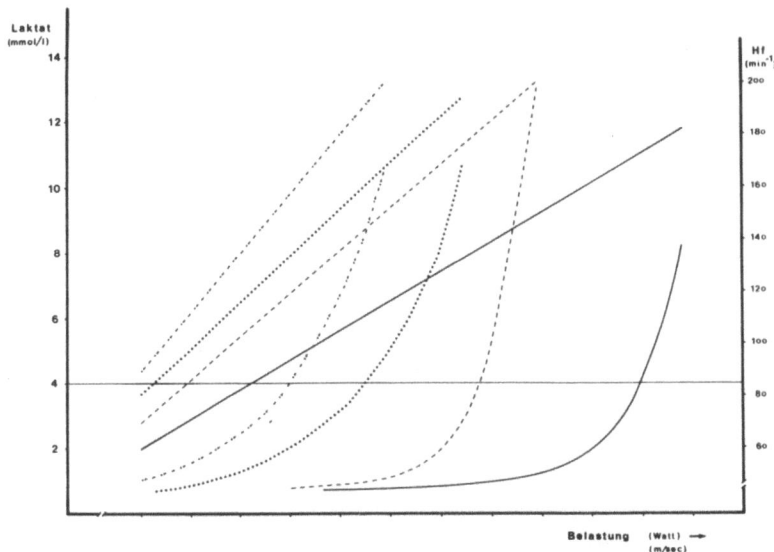

Abb. 31. Schematische Darstellung des Verhaltens von Herzfrequenz und Laktatkonzentration bei ansteigender Belastung für Personen unterschiedlicher Leistungsfähigkeit. Bei der anaeroben Schwelle (Laktat = 4,0 mmol/l) kann auch die Herzfrequenz und die jeweilige Leistung interpoliert werden. Die dargestellten Kurven zeigen beispielhaft nicht nur die Leistungsunterschiede zwischen Untrainierten und Trainierten, sondern schematisch auch die Unterschiede zwischen anaerob Trainierten (strichlierte Kurve) und aerob Trainierten (durchgezogene Kurve). Diese Charakteristik ist anhand von Einzelbeispielen auch in Abbildung 34 wiedergegeben.

ergometrischen Parametern als Routinediagnostik bei der rektangulär-triangulären Belastung ein.

1977 untersuchten *Bachl* und *Reiterer* (11) das Verhalten der anaeroben Schwelle in Abhängigkeit von einer Fahrrad- und Laufbandbelastung. Die aus dem $\dot{V}E$-$\dot{V}O_2$-Diagramm abgeleiteten anaeroben Schwellen lagen für nicht speziell trainierte Sportstudenten auf dem Laufbandergometer um 8% höher. *Davis* et al. (41) fanden 1976 bei einer vergleichenden Untersuchung zwischen Laufband- und Fahrradergometer (Bein- und Armarbeit) eine signifikant niedrigere anaerobe Schwelle bei Armarbeit, und eine nichtsignifikant höher liegende anaerobe Schwelle bei der Fahrradergometrie im Vergleich zur Laufbandbelastung. Allerdings trainierten alle Testpersonen dieser Studie regelmäßig mit dem Fahrrad. In einer ausführlichen Studie von *Kindermann* et al. (99) wird das Verhalten der anaeroben Schwelle bei Tests auf dem Fahrrad- und Laufbandergometer mit unterschiedlichen Belastungs- und Zeitinkrementen beschrieben. Die anaerobe Schwelle wurde durch Interpolation bei 4 mmol/l aus der Laktatkurve bestimmt. Bei unterschiedlichem, jedoch nicht speziell trainierten Probandengut lag die anaerobe Schwelle, ausgedrückt durch die Sauerstoffaufnahme, am Fahrradergometer signifikant niederer als am Laufbandergometer. Ferner führte (wie schon in dem Kapitel über Auswirkungen der Stufendauer erwähnt) die Verlängerung der Belastungsdauer von 3 auf 5,5 Minuten zu einem Ab-

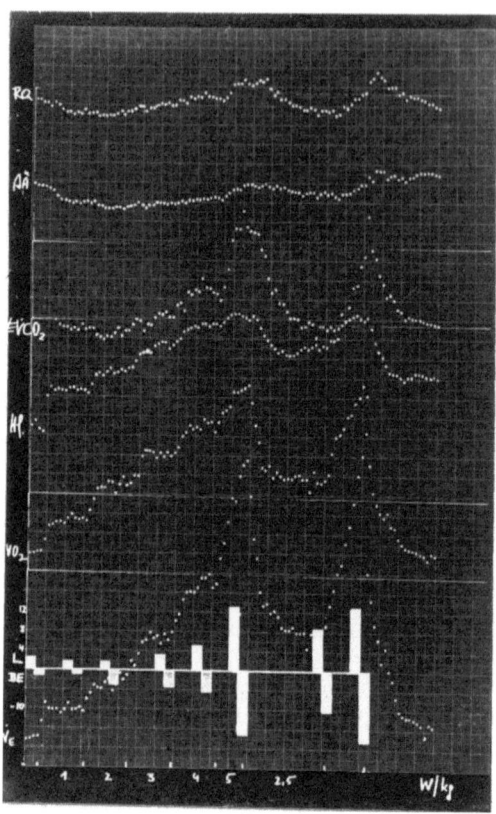

Abb. 32. Originalplott eines spiroergometrischen Meßprotokolls bei rektangulär-progressiver Belastung (Belastungsinkrement: 1 Watt/kg, Zeitinkrement: 5 min) bis 5 W/kg am Fahrradergometer. Nach einer 10 Minuten dauernden aktiven Erholung bei 2,5 W/kg erfolgt anschließend eine Vita-maxima-Belastung mit einer Steigerung von 30 Watt je 30 Sekunden. Zur Bestimmung des aerob-anaeroben Überganges sind die nach jeder Belastungsstufe erhobenen Werte für die Laktatkonzentration und dem BE als Säulen eingezeichnet. Bei Verwendung der „starren Grenzen" von 2 und 4 mmol/l Laktat als aerobe und anaerobe Schwelle kann auf die anderen Größen interpoliert werden. Zu beachten sind ferner die Plateaubildungen bei den Parametern Herzfrequenz, Sauerstoffaufnahme und Atemminutenvolumen auf den niedrigen Belastungsstufen (vgl. Abb. 18, Spalte 1).

fall der Leistung an der anaeroben Schwelle um 4 bis 6%. Diese Untersuchungen zeigen einerseits, daß für die Bewertung der anaeroben Schwelle das methodische Vorgehen berücksichtigt werden muß (unterschiedliche Laktatkinetik bei verschieden langen Belastungszeiten), andererseits, daß dem spezifischen Ausprägungsgrad der trainierten Muskulatur in der Bewertung durch sportartspezifische Belastungsverfahren Rechnung getragen werden muß.

Entwicklung von Methoden zur Bestimmung des individuellen aerob-anaeroben Überganges

Aus langjähriger Erfahrung mit der Analyse der bei ansteigender Belastung gewonnenen Laktatkurve bei Untrainierten, Ausdauertrainierten, Kindern und älteren

Menschen ergaben sich Hinweise, daß die starren Grenzen von 2 bzw. 4 mmol/l Laktat für die aerobe und anaerobe Schwelle nicht in jedem Fall zutreffend sind (Abb. 33, Abb. 34). *Keul* et al. (90) beschrieben 1979 ein Modell zur Bestimmung der individuellen anaeroben Schwelle. Bei einem Kollektiv von Skilangläufern wurde der Steigungswinkels der Laktatkurve bei 4 mmol/l bestimmt. Nach Eliminierung jener Werte, die außerhalb der 2 σ-Grenze lagen, wurde jede bei ansteigender Laufbandergometrie gewonnene Laktatkurve im Hinblick auf diesen Winkel untersucht. In Abhängigkeit des Trainingszustandes zeigte sich eine Verschiebung der anaeroben Schwelle bezogen auf die 4 mmol/l Schwelle (Abb. 33). Zum Zeitpunkt der Höchstleistung lag die anaerobe Schwelle bei den untersuchten Skilangläufern in einem Bereich unter 4 mmol/l.

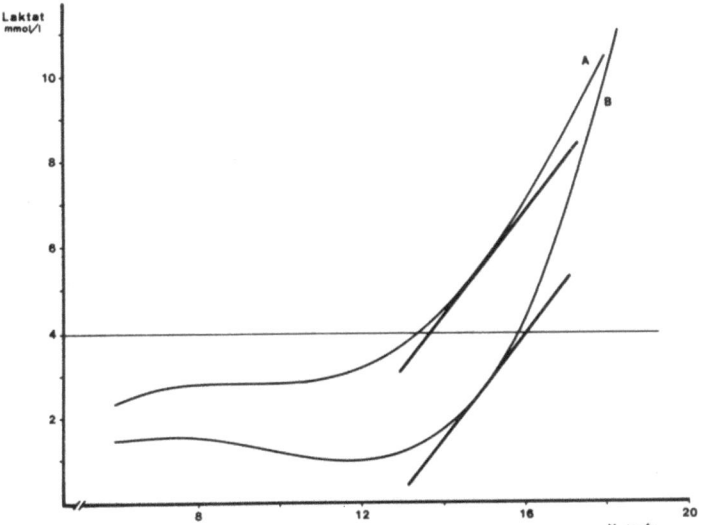

Abb. 33. Darstellung der Laktatdynamik von 2 Skilangläufern annähernd gleicher maximaler Leistungsfähigkeit bei ansteigender Belastung am Laufbandergometer. Durch Bestimmung der anaeroben Schwelle bei 4 mmol/l Laktat ergeben sich deutliche Unterschiede in Bezug auf die Laufgeschwindigkeit. Bei Festlegung einer individuellen anaeroben Schwelle bei einer Kurvensteigung von 51 Grad 34 Minuten (90) zeigen sich nur mehr geringe Leistungsunterschiede. Für Athlet A wäre die individuelle Schwelle deutlich über 4 mmol/l Laktat, für Athlet B in einem Bereich unter 4 mmol/l Laktat anzutreffen. Nähere Einzelheiten siehe Text. Aus *Keul* et al. (90).

Weitere Untersuchungen mit diesem Modell ergaben, daß bei einer Tangentensteigerung der Laktatkurven von 45 Grad den individuellen Verhältnissen bei Personen verschiedenen Alters und unterschiedlicher Leistungsfähigkeit noch besser entsprochen wird (173).

Eine weitere methodische Variante zur Bestimmung der individuellen aeroben und anaeroben Schwelle demonstrieren *Berg, Keul* et al. (92, 93) mit dem Laktatäquivalent. Dieser Stoffwechselquotient aus Laktat und relativer Sauerstoffaufnahme

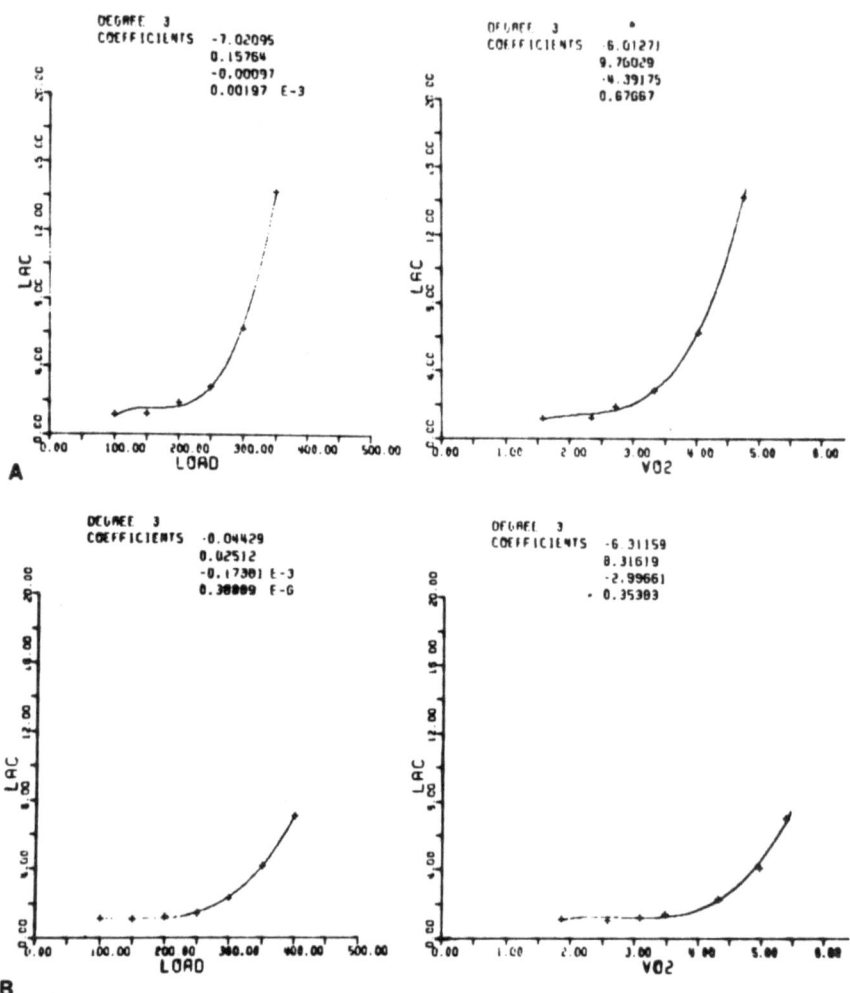

Abb. 34. Verhalten der arteriellen Laktatspiegel (Polynom 3. Grades) bezogen auf die Belastung (Watt) und die Sauerstoffaufnahme für einen Rad-Bahnfahrer (A) und einen Rad-Straßenfahrer (B) während einer ansteigenden Fahrradergometerbelastung. Aus den Laktat-Leistungskurven und den Laktat-$\dot{V}O_2$-Kurven sind die Unterschiede zwischen einem dominierend aerob Trainierten (B) und einem anteilhaftig höher anaerob Trainierten (A) deutlich zu erkennen. Beim aerob Trainierten besteht bei ansteigender Belastung lange eine rein aerobe Energiebereitstellung, so daß die Laktatkonzentration nicht ansteigt. Bezogen auf die Belastung ist anschließend der Kurvenanstieg flacher und der Maximalwert niedriger.

zeigt nach Angaben der Autoren (92) „das Verhältnis von oxydativen und anoxydativen Energieumsatzmengen und legt damit jenen, auf den Sauerstoffverbrauch bezogenen Zeitpunkt fest, bei dem der stärkste Laktatanstieg besteht". Bis zu dem Umschlagspunkt der parabolischen Kurve des Laktatäquivalents besteht ein ausschließlich aerober Energieumsatz (aerobe Schwelle). Die Autoren definierten den Schnittpunkt der Tangente dieses Umschlagpunktes mit der Tangente des steilsten Anstiegs der Laktatgeschwindigkeitsfunktion als dia anaerobe Schwelle (92).

Pessenhofer und *Schwaberger* erarbeiteten 1980 und 1981 Modelle zur Bestimmung des individuellen aerob-anaeroben Überganges (140, 141), wobei dieser Zeitpunkt durch den Beginn der kontinuierlichen Zunahme der Nettolaktatbildungsgeschwindigkeit im Blutkompartiment bestimmt wird. Dabei zeigte sich, daß bei Ausdauerathleten die so bestimmte individuelle Schwelle bei wesentlich niedrigeren Laktatkonzentrationen anzutreffen war.

Stegmann und *Kindermann* (178) fanden ähnliche Ergebnisse aus der Analyse der individuellen anaeroben Schwelle mittels eines mathematischen Modells aus der Belastungs- und Erholungslaktatkurve (Gleichgewicht von Diffusionsrate und maximaler Umsatzrate).

1981 wurde von *Bachl* (18) ein Modell mittels computerunterstützter, graphischer Kurvenanalysen zur Bestimmung der Kennpunkte des individuellen aerob-anaeroben Übergangs beschrieben. Bei dieser Methode wurden bis zum Minimum der Atemäquivalente für O_2 und CO_2, das aus der gefitteten Kurve berechnet wird, in die Beziehung zwischen $\dot{V}E/\dot{V}O_2$ bzw. $\dot{V}E/\dot{V}CO_2$ eine Gerade gelegt und der mittlere Normalabstand der Datenpunkte bis zu diesem Punkt berechnet (Abb. 30). Wird bei weiterer Berechnung der Normalabstände der Punkte ein Abstand größer als dieser mittlere Abstand, wird an dieser Stelle der Abknickpunkt der bis zu diesem Zeitpunkt linearen Beziehung zwischen $\dot{V}E/\dot{V}O_2$ bzw. $\dot{V}E/\dot{V}CO_2$ als Kenngröße der anaeroben Schwelle bzw. der Kompensationsschwelle festgelegt (Tab. 23).

In einer neuen Studie von *Pessenhofer* und *Schwaberger* (142) wird an Hand mathematischer Modelle zur Erfassung der Invasionskonstante des Laktats versucht, die Definition der Kennpunkte des aerob-anaeroben Stoffwechsels im Bildungskompartment, also der Muskulatur, zu berechnen.

Bei allen Untersuchungen zur Bestimmung der individuellen Kennpunkte des aerob-anaeroben Überganges konnte bei Ausdauerathleten übereinstimmend beobachtet werden, daß diese Kennpunkte (Tab. 23), bezogen auf die Blutlaktatkonzentrationen niedriger als 2 respektive 4 mmol/l lagen. Je höher trainingsbedingte Ausprägungsgrade im Langzeitausdauerbereich bestanden, desto niedriger waren die auf die individuellen Kennpunkte des aerob-anaeroben Überganges extrapolierten Laktatwerte. Hingegen konnten bei Athleten im Kurzzeit- und Mittelzeitausdauerbereich Laktatkonzentrationen an der anaeroben Schwelle (Kompensationsschwelle) von über 4, bisweilen über 5 mmol/l gefunden werden (18). Die Praxisbezogenheit dieser Befunde ist in Abbildung 35 dargestellt. Athlet A (Wettkampfdistanz 1500 m) läuft bei einem 15 km Tempolauf mit einer durchschnittlichen Geschwindigkeit von 5,56 m/sec und Blutlaktatkonzentrationen zwischen 6,11 und 6,97 mmol/l. Bei der kurz vor diesem Test durchgeführten spiroergometrischen Untersuchung (18) ergibt die Auswertung an der Kompensationsschwelle eine Geschwindigkeit von 5,5 m/sec und einen Laktatspiegel von 6,40 mmol/l. Eine Schwelle bei 4 mmol/l Laktat würde zu niedrige Werte zur Trainingssteuerung erbringen. Athlet B (Wettkampfdistanz 10.000 m) hat bei einer durchschnittlichen Geschwindigkeit von 5,8 m/sec. Laktatwerte zwischen 3,25 und 3,52 mmol/l (der Wert von 5,10 mmol/l

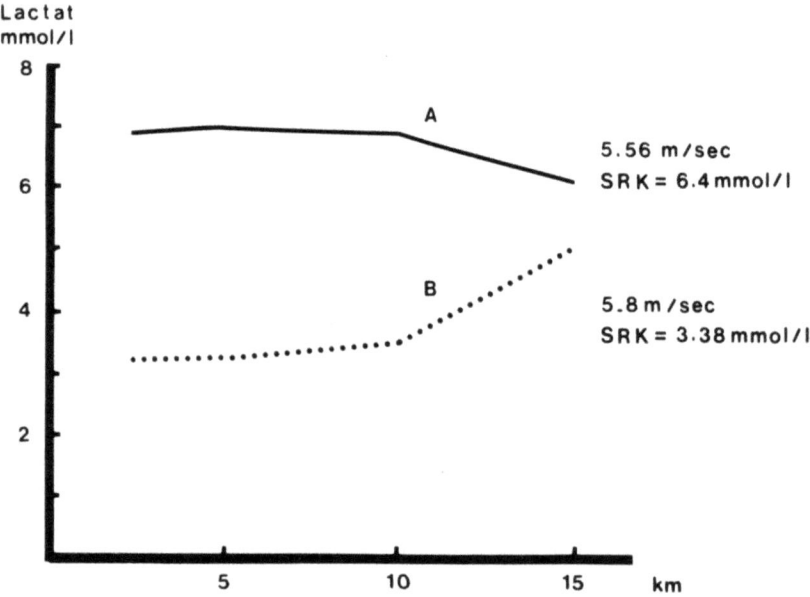

Abb. 35. Verhalten der arteriellen Laktatkonzentration von 2 Weltklasseathleten (A: Wettkampfdistanz 1500 m, B: Wettkampfdistanz 10.000 m) während eines 15 km Tempolaufs. SRK = Schwelle der respiratorischen Kompensation. Aus *Bachl* (18).

für die letzten 5 km kommt dadurch zustande, daß diese Distanz anfangs etwas langsamer gelaufen und anschließend ein Endspurt eingelegt wurde). Die Analyse der Kompensationsschwelle ergibt im Labor eine Geschwindigkeit von 5,72 m/sec bei einem Laktatspiegel von 3,38 mmol/l.

Die Kennpunkte des individuellen aerob-anaeroben Überganges sind in der Trainingspraxis wichtige Steuerparameter, da sie das extensive und intensive Ausdauertraining (Tab. 23) charakterisieren. Aus diesem Grund ist es erforderlich, daß die im Labor erhobenen Kennpunkte des individuellen aerob-anaeroben Überganges mit jenen der sportartspezifischen motorischen Belastung unter Trainings- und Wettkampfbedingungen möglichst gut übereinstimmen (Feldtest). Daß dies unter Berücksichtigung der jeweiligen methodischen Voraussetzungen für einige Sportarten möglich ist, zeigt Tab. 24 als Beispiel für einige Laufdisziplinen. Bei dieser vergleichenden Studie wurden bei der spiroergometrischen Untersuchung am Laufband (Grundbelastung 12 km/h, Belastungsinkrement 2 km/h, Zeitinkrement 3 min) die individuelle anaerobe Schwelle sowie Schwelle der respiratorischen Kompensation mittels der Methode nach *Bachl* (18) bestimmt. Die gewonnenen Werte wurden auf Außenbedingungen umgerechnet. Einige Tage später erfolgten die Feldtests, bei denen jedesmal auf optimale Außenverhältnisse (Windstille) geachtet wurde. Bei dem „Schwellenfeldtest" betrug die Distanz pro Stufe 2800 m (7 Runden), wobei nach jeder Stufe – von der individuellen Leistungsfähigkeit ausgehend – die 1000-m-Zeit um 10 Sekunden verkürzt wurde (*Holdhaus*, [70]). Die Berechnung der

Tab. 24. Vergleichende Gegenüberstellung der Laufgeschwindigkeit und Herzfrequenzen einiger Weltklasseathleten leichtathletischer Laufdisziplinen (A—E) an der individuellen Ausdauerleistungsgrenze bei einer Labor- und Felduntersuchung (3000 mH = 3000 m Hindernis); nach *Bachl* (18) und *Holdhaus* (70).

	LABOR INDIVIDUELLE KOMPENSATIONSSCHWELLE		FELDTEST INDIVIDUELLE SCHWELLE (LAKTAT-LEISTUNGSKURVE 45°)	
	m/sec.	Hf	m/sec	Hf
A (5000 m)	5.63	180	5.70	180
B (1500 m)	5.55	180	5.55	175
C (1500 m)	5.54	185	5.58	175
D (3000 m/H)	5.66	180	5.7	190
E (3000 m)	5.33	200	5.30	180

individuellen Dauerleistungsgrenze erfolgt aus der Laktat-Leistungskurve bei einer Tangentensteigerung von 45 Grad.

Bei Vergleich der Laufgeschwindigkeit (Tab. 24) zeigt sich eine hohe Übereinstimmung, die im allgemeinen 0,05 m/sec (3 m/min) nicht übersteigt. Diese Differenzen sind wohl auch von seiten der Trainingssteuerung zu tolerieren, zumal neben biologischen Schwankungen einzelner leistungsrelevanter Parameter bei beiden Methoden auch die methodischen und apparativen Schwankungen berücksichtigt werden müssen, deren Fehlerbreite zum Teil höher liegen kann als der Prozentsatz von 0,05 m/sec (= 1% bei 5 m/sec).

Die Ergebnisse in Tabelle 24 weisen aber auch darauf hin, daß die Angaben zur Trainingssteuerung gut über die Leistung (m/sec), nicht jedoch über die Herzfrequenzen möglich sind, die wahrscheinlich von seiten der Laborbedingungen stärker beeinflußt, größere zum Teil uneinheitliche Variabilitäten zeigen.

Die Bestimmungsmöglichkeiten individueller Kennpunkte des aerob-anaeroben Stoffwechsel müssen zweifellos als leistungsdiagnostischer Fortschritt bezeichnet werden, wenngleich im Rahmen der praxisbezogenen Trainingssteuerung mitunter kaum Unterschiede zu den „starren Schwellenwerten" von 2 und 4 mmol/l gefunden werden, bzw. die auf Laktat bezogenen Abweichungen von 0,2 bis 0,4 mmol/l so gering sind, daß sie in die methodische und apparative sowie biologische (18 a) Fehlerbreite fallen. Größere Unterschiede der auf Laktat bezogenen individuellen Schwellen finden sich meist nur bei Extremvarianten körperlicher Leistungsausprägungen. So findet man bei Athleten in Ultralangzeitausdauerbewerben (Marathon, Skimarathon, Laufen von überlangen Strecken bis 100 km und mehr) für die anaerobe Schwelle (= Kompensationsschwelle) deutlich niedere Laktatwerte sowie bei Athleten im Kurz- und Mittelzeitausdauerbereich deutlich höhere Laktatwerte als 4 mmol/l.

Bei allen anderen Ausdauersportarten (Rad, Skilanglauf, 5000-, 10.000-m-Lauf u. a.) sind niedrigere Laktatwerte für die individuellen Kennpunkte des aerob-anaeroben Überganges zumeist nur im Zeitraum der Vorbereitungsperiode zu finden, während als Auswirkung des Trainings in der Vorwettkampfperiode (höhere Intensitäten, anaerobe Trainingsmethoden) nur die erwähnten geringen Unterschiede zu den starren Schwellen nach oben oder unten hin anzutreffen sind.

Um individuellen Gegebenheiten Rechnung zu tragen, sollten die Kennpunkte des aerob-anaeroben Stoffwechsels für Ausdauersportarten individuell bestimmt werden, da auf Grund der methodischen Einfachheit kein großer zusätzlicher Mehraufwand besteht. Für die routinemäßige Leistungsdiagnostik bei Sportlern aus Spielsportarten sowie Untrainierten können weiterhin die starren Grenzen von 2 und 4 mmol/l Laktat im arteriellen Blut Verwendung finden.

Als Vergleich zu Untrainierten bzw. unspezifisch trainierten Freizeitsportlern (Tennis, Ballspiele, Skilauf), deren anaerobe Schwellen meist zwischen 50 und 65% ihrer Maximalleistung liegen, sind in Abb. 36 die Absolutwerte der anaeroben Schwelle (VO_2 ml/kg/min) und deren relatives Verhalten zur maximalen Sauerstoffaufnahme für verschiedene Sportarten dargestellt. Für Ausdauersportarten ist in Abbildung 37 eine Klassifizierung der anaeroben Schwelle von seiten ergometrisch erhobener Werte (VO_2 ml/kg/min und W/kg) und in Abbildung 38 von seiten ihrer relativen Höhe gegeben.

Zu den Parametern des aerob-anaeroben Überganges muß abschließend festgehalten werden, daß sie auf Grund der Wechselwirkung ihrer bestimmenden Faktoren (Laktatproduktion, Laktatfreisetzung aus der Muskelzelle, Laktatutilisation) physiologisch keineswegs hinreichend abgeklärt sind, ihrer praktischen Verwertbarkeit jedoch nach derzeitigem Wissenstand eine besondere Rolle zukommt. Dies trifft be-

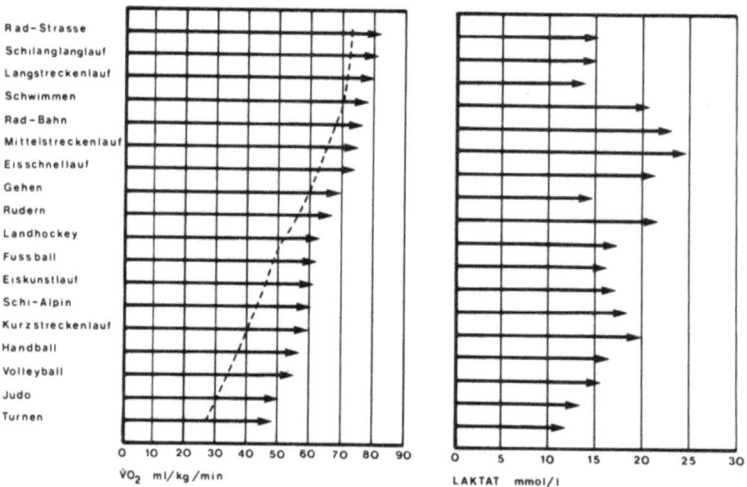

Abb. 36. Kennziffern der aeroben und anaeroben Leistungsfähigkeit in verschiedenen Sportarten. Die Pfeile stellen die jeweiligen durchschnittlichen Mindestanforderungen der maximalen Sauerstoffaufnahme dar, die punktierte Linie gibt einen Hinweis auf die absolute und relative Höhe der Dauerleistungsgrenze (anaerobe Schwelle). Den Werten der aeroben Kapazität sind jene der anaeroben Kapazität gegenübergestellt. Nach Angaben von *Astrand* (6), *Bachl* (17), *Hollmann* (77), *Kindermann* (96) und *Matwjewev* (122).

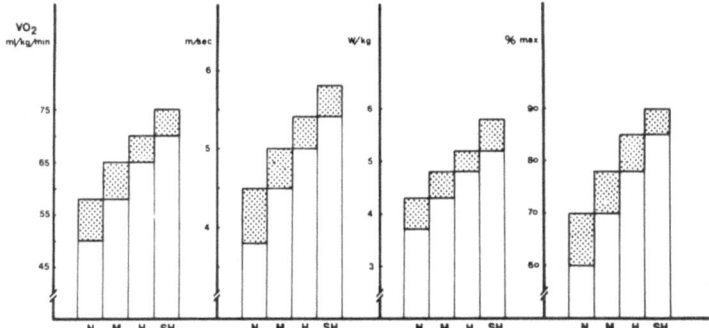

Abb. 37. Klassifizierung der anaeroben Schwelle im Ausdauerleistungssport bezogen auf die relative gewichtsbezogene Sauerstoffaufnahme, die Laufgeschwindigkeit (Außenbedingungen bzw. entsprechender Laufbandbelastung), die fahrradergometrisch geleisteten Watt pro Kilo, sowie den Prozentsatz der anaeroben Schwelle in Prozent der Maximalwerte. Die gepunkteten Felder kennzeichnen die Bereiche: N = niedrig, M = mittel, H = hoch und SH = sehr hoch.

sonders im Leistungssport zu, da nach langjährigem Training kaum Veränderungen der maximalen aeroben Energieumsatzrate, wohl aber monats- und jahreszyklische Schwankungen der Dauerleistungsgrenze in Abhängigkeit der verwendeten Trainingsmittel zu beobachten sind.

Vom Leistungssport abgeleitet hat die praxisbezogene Anwendung des aerob-anaeroben Überganges sinnvollen Einzug in die Bereiche der rehabilitativen und präventiven Sportmedizin gefunden, um auch hier trainingssteuernd einseitige Überlastungen zu verhindern und jene Harmonie zwischen kardiozirkulatorischen und metabolischen Beanspruchungen zu ermöglichen, die den optimalen Leistungszuwachs garantiert.

Weitere Untersuchungen werden notwendig sein, um die physiologischen Grundlagen all jener Abläufe aufzuklären, deren Zusammenwirken als Parameter des aerob-anaeroben Überganges in der sportmedizinischen und allgemeinen Leistungsdiagnostik praktisch verwendet werden. Eine breite Zusammenarbeit mehrerer Bereiche der Medizin wäre dazu notwendig, da die Dauerleistungsgrenze des Menschen in vielen Bereichen seines alltäglichen Lebens eine Rolle spielt, die physiologisch-biologischen Regelmechanismen aber, welche die jeweilige Dauerleistungsgrenze bedingen, unterschiedlich ablaufen und auch differenziert zu bewerten sind. So ist z. B. die 8-Stunden-Dauerleistungsgrenze aus arbeitsmedizinischer Sicht mit den in der Sportmedizin verwendeten Kriterien nicht zu vergleichen (184). Ähnliches gilt für gewisse Aufgaben in der Wehrmedizin, aber auch für die Rehabilitation verschiedenster kardio-vaskulärer Erkrankungen. In diesem Zusammenhang wäre auch eine Vereinheitlichung der Nomenklatur günstig, um mit inhaltlich begründeten Begriffen den jeweiligen unterschiedlichen Regelmechanismus zu charakterisieren.

Beurteilung der anaeroben Kapazität mittels Laboruntersuchungen

Da bei Belastungen bis zu 2 Minuten Dauer ein hoher Anteil der Energiebereitstellung anaerob erfolgt und auch bei längerdauernden Belastungen die Wettkampf-

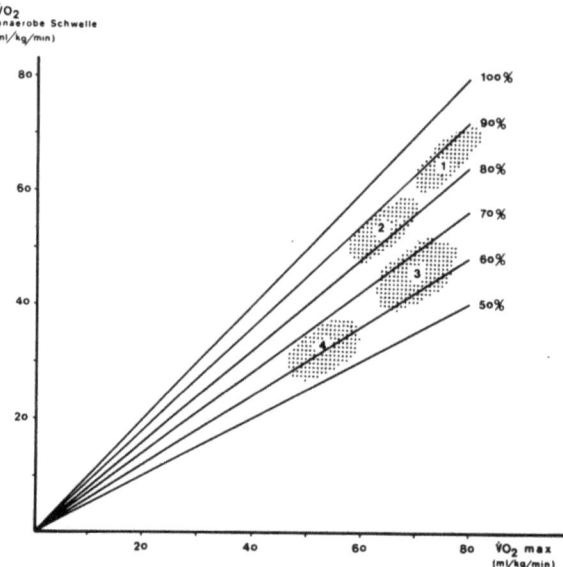

Abb. 38. Schematische Klassifizierung der aktuellen Leistungsfähigkeit und Trainingsqualität in Ausdauersportarten, dargestellt durch das Verhältnis der relativen, gewichtsbezogenen Sauerstoffaufnahme zwischen Maximalwerten und Werten der anaeroben Schwelle. Die Geraden drücken den jeweiligen Prozentsatz der anaeroben Schwelle bezogen auf die maximale Sauerstoffaufnahme aus. Bereich 1 charakterisiert eine optimale Leistungsentwicklung, da sowohl eine hohe maximale Sauerstoffaufnahme als auch eine hohe absolute und relative anaerobe Schwelle gegeben ist. Bereich 2 und 3 charakterisieren eine nicht optimale Leistungsentwicklung. Bereich 2 ist durch eine hohe relative anaerobe Schwelle bei zu niedrigen Werten für die maximale und Schwellen-Sauerstoffaufnahme charakterisiert, woraus auf eine zu hohe Trainingsintensität bei mangelndem Trainingsumfang geschlossen werden kann. Im Bereich 3 deutet die hohe maximale Sauerstoffaufnahme und die niedrige absolute und relative anaerobe Schwelle auf eine Vernachlässigung der Trainingsintensität gegenüber dem Umfang hin. Personen im Bereich 4 mit niedriger maximaler Sauerstoffaufnahme sowie niedriger absoluter und relativer anaerober Schwelle können als untrainiert bezeichnet werden.

leistung wegen Zwischen- und Endspurts von der anaeroben Energiebereitstellung abhängt, ist die Quantifizierung der anaeroben Kapazität von wesentlicher Bedeutung.

Als leistungsbegrenzende Faktoren der anaeroben Kapazität gelten aus metabolischer Sicht
1. die alaktazide Energiebereitstellung, die von Gehalt und Flußrate der energiereichen Phosphate der Muskelzelle abhängt,
2. die laktazide Energiebereitstellung, die durch die Milchsäurebildung als Folge des anaeroben Abbaus von Glykogen bzw. Glukose charakterisiert ist, in Zusammenhang mit der Widerstandsfähigkeit gegenüber der Laktatazidose (Azidosetoleranz).

Als zusammenfassende Übersicht sind die Kapazitäten und Flußraten der anaeroben energieliefernden Systeme sowie die Zeitkonstanten ihrer Ausbildung und Abtragung in Tabelle 25 den aeroben Möglichkeiten der Energiebereitstellung gegenübergestellt.

In den letzten zwei Jahrzehnten wurden im Rahmen einer zunehmend differenzierten Leistungsdiagnostik vermehrt anaerobe Tests zur Analyse der alaktaziden und laktaziden Energiebereitstellung erarbeitet, von denen die wichtigsten Vertreter

Tab. 25. Menge, Flußrate und zeitliche Zuordnung der energiereichen Phosphatäquivalente der Muskelzelle bei verschiedener Substratverwertung; aus *Keul* (89), *Pansold* (139) und *Margaria* (120).

	Gehalt	max. Flußrate	Zeitraum für volles Wirksamwerden	Max. Arbeitsdauer	Halbwertszeit der Erholung
	μmol/G	μmol/G			
Alaktazider Mechanismus	20 - 25	1.6 - 3.0	7.2 sec	< 10 sec	22 sec
Laktazider Mechanismus	300	1.0	40 sec	≦ 60 sec	15 min
Oxydativer Mechanismus (KH)	3.600	0.5	90 - 180 sec	≦ 60 min	-
Oxydativer Mechanismus (Fettsäuren)	1.200	0.24		> 60 min	

nachfolgend zusammengefaßt sind. Im Gegensatz zu den klassischen ergometrischen Belastungsverfahren sind manche dieser anaeroben Tests nicht standardisiert und hinsichtlich der Gütekriterien für Leistungsuntersuchungen nur teilweise oder gar nicht überprüft, so daß die Ergebnisse wohl als leistungsdiagnostische Richtlinien, nicht jedoch als objektive, vergleichbare und reproduzierbare Kriterien angesehen werden dürfen.

Für eine weitere Beschäftigung mit den physiologischen Grundlagen der anaeroben Energiebereitstellung und deren Wertigkeit für einzelne Sportarten muß auf die fundamentale Literatur, wie z. B. *Margaria* (120), *Di Prampero* (45) und *Mader* (117, 118, 119) verwiesen werden.

Tests zur Beurteilung der alaktaziden Energiebereitstellung

Test nach Margaria, 1966 (120)

Margaria ermittelte die maximale alaktazide Leistungsfähigkeit durch Messung der maximalen Geschwindigkeit bei einem etwa 5 Sekunden dauernden Stufenaufwärtslauf. Bei dieser Testanordnung wird der Proband aufgefordert, mit maximal möglicher Geschwindigkeit eine ansteigende Treppe mit 10 bis 12 Stufen hinaufzulaufen und dabei 2 Stufen (Gesamthöhe 35 cm, gesamter horizontaler Abstand 65 cm) auf einmal pro Schritt zu bewältigen. Der Start vor dem Treppauflaufen erfolgt etwa 2 m davor auf ebener Fläche, um die Phase der Anfangsbeschleunigung auszuschalten. Bei dieser 3 bis 5 Sekunden dauernden Belastungsform können nach Ansicht des Autors (120) Einflüsse der glykolytischen und oxydativen Energiegewinnung weitgehend ausgeschaltet werden. Da nach der anfänglichen Beschleunigungsphase (Dauer weniger als 2 Sekunden) die Geschwindigkeit des Treppauflaufens einen bis zur 5. Sekunde konstanten Endwert erreicht, ist in der Phase der konstanten Geschwindigkeit die geleistete äußere Arbeit nahezu ausschließlich vom Heben des eigenen Körpergewichts (Vertikalkomponente) abhängig. Nach Angaben von *Margaria* (120) ist die bei jedem Schritt zur Beschleunigung und Verlangsamung notwendige Arbeit unbedeutend. Die Zeit zum Durchlaufen einer gewissen Anzahl von Stufen wird mittels Lichtschranken mit einer Genauigkeit von 1/100 sec registriert. Aus der in m/sec angegebenen Zeit für die Vertikalkomponente der Fortbewegung, kann die mechanische Leistung mkp/sec/kg Körpergewicht errechnet werden. Nach Angaben des Autors (120) beträgt dieser Wert für leistungsfähige junge Personen zwischen dem 20. und 30. Lebensjahr etwa 1,3–1,4 mkp/sec/kg und nimmt bis zum 70. Lebensjahr bis etwa auf die Hälfte ab.

Die höchsten Werte ergeben sich für die Sprinter und Fünfkämpfer (über 2 mkp/sec/kg) gefolgt von Mittelstreckenläufern.

Test nach Dal Monte und Leonardi, 1977 (139)

Bei dieser Testanordnung handelt es sich um einen kombinierten Laufbandtest. Während des Bergaufgehens (10% Steigung, 1,5 m/sec) muß mit beiden Armen unter Aufwendung der maximalen Kraft gegen eine hüfthohe Querstange (dynamometrischer Barren) gedrückt werden. Dabei wird das Ausmaß und die zeitliche Dauer der Krafteinwirkung aufgezeichnet. Die alaktazide Energiebereitstellung berechnet sich aus jener Arbeit, die zum Heben des Körpers und für das Vorwärtsstoßen des dynamometrischen Barrens erforderlich ist. Die Leistungsfähigkeit ergibt sich mit 1,128 kpm/sec/kg als Mittel über die ersten 7 Sekunden, der Durchschnittswert über 10 Sekunden liegt mit 1,10 kpm/sec/kg bereits niedriger.

Test nach Pirnay und Crielaard, 1979 (146)

Bei dieser Versuchsanordnung wird ein drehzahlabhängiges Fahrradergometer verwendet. Die Probanden werden angewiesen, bei einer ansteigenden Widerstandseinstellung zwischen 4 und 7 mkp in kürzest möglicher Zeit auf die höchste Umdrehungszahl zu beschleunigen und den Versuch anschließend sofort zu beenden (Abb. 39). Aus dem Kurvenverlauf läßt sich die aus Drehzahl und Widerstand errechnete maximale Wattleistung ablesen (Abb. 39), die nach Ansicht der Autoren ein Maß der alaktaziden anaeroben Kapazität darstellt. Für durchschnittlich Trainierte ($\dot{V}O_2$ max. = 54,6 ml/kg/m), werden Werte von 710,1 ± 58,4 Watt bzw. 10,1 ± 1,2 Watt/kg angegeben, für Sprinter von 1095 Watt bzw. 16,0 Watt/kg und mehr.

Bei Verlängerung der Testzeit auf 1 bis 2 Minuten fanden die Autoren für die laktazide anaerobe Kapazität einen Durchschnittswert von 2756 ± 559 Watt respektive 39,3 ± 7,4 Watt/kg für durchschnittlich Trainierte und von 2920 Watt bzw. 40 Watt/kg und 3245 Watt bzw. 49,1 Watt/kg bei zwei Sprintern.

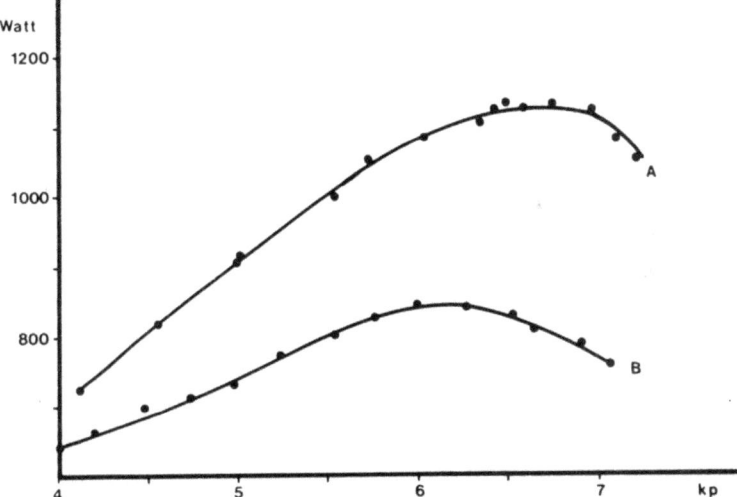

Abb. 39. Darstellung zweier Kurven zur Beurteilung der alaktaziden Energiebereitstellung nach *Pirnay* (146). Kurve A charakterisiert die alaktazide Leistungsfähigkeit eines Sprinters, die Kurve B die eines durchschnittlich Trainierten. Nähere Einzelheiten siehe Text. Aus *Pirnay* (146).

Test nach Bachl, 1981 (8)

In einer Pilot-Study wurde eine Versuchsanordnung zur Differenzierung der alaktaziden Kapazität bei Radrennfahrern konzipiert. Der Test bestand aus einer Belastungsserie von je 4 Sekunden dauernden Antrittversuchen bei 7 verschiedenen Belastungen von 400 bis 1000 Watt an einem elektrisch gebremsten, drehzahlunabhängigen Fahrradergometer, wobei der Proband jedes Mal in kürzester Zeit auf die höchste Umdrehungszahl beschleunigen mußte. Zwischen den Durchgängen war eine Pause von 56 Sekunden. Sattel- und Lenkereinstellung des rennsportadaptierten Fahrradergometers (Abb. 5) wurden individuell angepaßt, der Antritt erfolgte in stehender Position bei genormter Pedalstellung. Vor der eigentlichen Testbelastung erfolgte ein genormtes Aufwärmprogramm und ein Probedurchgang. Jeweils 30 Sekunden nach Beginn der Belastung, also 26 Sekunden nach Ende des Antritts, sowie nach 3, 6 und 10 Minuten der Erholung nach der Belastungsserie wurde Blut aus dem hyperämisierten Ohrläppchen zur Laktatbestimmung abgenommen.

In Abbildung 40 sind 4 typische Untersuchungsprotokolle, in Tabelle 26 die zugehörigen Meßparameter sowie weitere abhängige Größen dargestellt.

Erwartungsgemäß erreicht jeder Proband den höchsten Wert der Umdrehungszahlen (U max.max.), bei den niedrigeren Belastungen (400 und 500 Watt). Der Abfall der maximalen Umdrehungszahl mit zunehmender Belastung wurde durch errechnete Differenz zwischen dem größten und dem kleinsten Maximalwert (ΔU max.) zum Ausdruck gebracht. Der Verlauf der einzelnen Antrittskurven zeigt eine mehr oder weniger starke konvexe Krümmung. Um diese Krümmung zu definieren, wurden die Anstiege der Kurven zu jeder halben Sekunde mathematisch ermittelt und davon der jeweilige Maximalwert jeder Kurve berücksichtigt (K max.-max.) In Abhängigkeit von der Testperson (Abb. 40) ist eine unterschiedliche Abnahme der maximalen Anstiege bei zunehmender Belastung festzustellen. Dieser Unterschied wurde durch die Differenz aus dem größten und kleinsten Anstieg (ΔK max.) ausgedrückt.

Bei der Betrachtung der Untersuchungsprotokolle fällt auf, daß der Sprinter GL(A) die höchsten maximalen Umdrehungszahlen (U max.max.) sowie Kurvenanstiege (K max.max.) erreicht und außerdem der Abfall der maximalen Umdrehungszahl (ΔU max.) und der maximalen Anstiege (ΔK max.) am geringsten ist.

Tab. 26. Zusammenstellung einiger leistungscharakterisierender Parameter eines alaktaziden Tests nach *Bachl* (8). Die dazugehörigen Kurven sind in Abbildung 40 dargestellt. Erklärungen siehe Text.

	L max.	U max. max.	K max. max.	ΔL	L/sec	ΔUmax.	ΔKmax.
GL (A)	7.07	172	24	5.06	0.181	20	6
GU (B)	4.53	157	22	2.73	0.098	44	10.5
EG (C)	3.67	149	21	1.93	0.069	24	6
ZA (D)	2.55	136	18	1.26	0.045	39	7

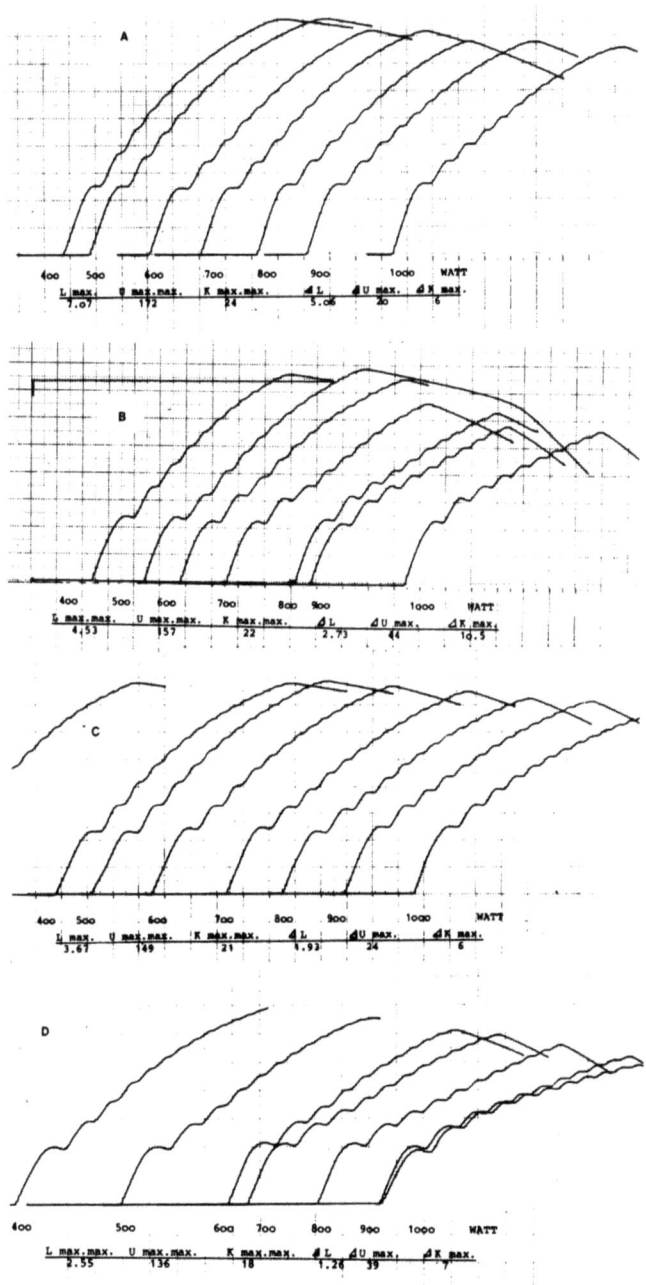

Abb. 40. Darstellung von 4 Untersuchungsprotokollen zur Beurteilung der alaktaziden Energiebereitstellung bei Radrennfahrern an Hand einer Testanordnung nach *Bachl* (8). Erklärung siehe Text.

Unter der Annahme, daß GL als Sprinter die höchste alaktazide Energiebereitstellung besitzen sollte, müßten für ihn die höchste Umdrehungszahl, der steilste Anstieg, die geringste Abnahme der Parameter bei Belastungszunahme und theoretisch die niedrigsten Laktatwerte zu erwarten sein. Dieser Annahme entspricht nur das Verhalten der Parameter zur Kurvencharakteristik, während hingegen für die maximale Laktatkonzentration (L max.) nach Beendigung der letzten Belastung (1000 Watt), für die Laktatdifferenz zwischen Vorstart- und Nachbelastungswert (ΔL) und die Laktatproduktion pro Sekunde (L/sec) im Vergleich zu den übrigen Radrennfahrern höhere Werte zu finden sind. Dieses Ergebnis kann dahingehend interpretiert werden, daß zwar die physikalische Leistung, nicht jedoch die Gesamtarbeit für alle Testpersonen gleich ist. Die höheren maximalen Umdrehungszahlen bedeuten für GL auch eine größere Gesamtarbeit die einer zusätzlichen laktaziden Energiebereitstellung bedarf.

Im Vergleich zu GL erreicht GU (B, 4000-m-Mannschaft) wohl die zweithöchsten maximalen Umdrehungszahlen, allerdings ist bei diesem Sportler der stärkste Abfall der Umdrehungs- und Anstiegsdifferenzen zu finden. Der unerwartet starke Abfall bei diesem Sportler ist durch eine längere krankheitsbedingte Trainingspause zu erklären. Bei den Straßenradrennfahrern (C und D) ist von absolut niedrigeren maximalen Umdrehungszahlen ausgehend ebenfalls eine Differenzierung der alaktaziden Energiebereitschaft an Hand von K max.max. sowie Δ U max. und Δ K max. möglich.

Bei allen Testpersonen kam es sofort nach dem ersten Antritt zu einem Anstieg der Laktatkonzentration, die sich bis zum 4. Antrittsversuch bei 700 Watt weiter erhöhte, um dann ziemlich konstant zu bleiben. Die Befunde des Laktatanstiegs nach der ersten Belastung entsprechen Ergebnissen von *De Bruyn-Prevost* (42) und lassen vermuten, daß auch bei hochintensiven Kurzzeitbelastungen eine Mitbeteiligung der laktaziden Energiebereitstellung erfolgt bzw. in Abhängigkeit individueller Unterschiede erfolgen muß.

Die vorliegenden Ergebnisse zeigen ferner, daß zur Analyse von Wechselwirkungen zwischen alaktazider und laktazider Energiebereitstellung weitere Testmodifikationen mit höherer differentialdiagnostischer Spezifität notwendig sind. Unabhängig davon, ob die Differenzierung der alaktaziden und laktaziden Kapazität in einem oder mehreren Tests erfolgt, sollte der drehzahlabhängigen Belastung der Vorzug gegeben werden, da die Gesamtarbeit genau erfaßt werden kann. Die Fahrradergometerbelastung bietet sich im Labor zu Studien dieser Fragestellung an, weil hohe Belastungen für kurze Zeit und ohne Risiko für den Probanden vorgegeben werden können.

Test zur Beurteilung der laktaziden Energiebereitstellung
Test nach Szögy und Cherebetiu, 1974 (181)

Bei dieser Testanordnung handelt es sich um einen 1-Minuten-Test am drehzahlabhängigen Fahrradergometer, wobei die Testperson bei konstanter Belastung eine möglichst hohe Umdrehungszahl erzielen soll. Nach einer Aufwärmperiode von einer Minute bei einer Leistung von 1350 mkp/min (15 mkp/U) und 90 U/min folgt eine ebenfalls eine Minute dauernde Erholungsphase. Für die eigentliche Testbelastung werden für Probanden mit mehr als 80 kg Körpergewicht 30 mkp/Umdrehung vorgegeben bzw. dieser Wert für leichtere Probanden um 1 mkp/U je 5 kg Körpergewicht verringert. Als Diskriminanzfaktoren zur Beurteilung der laktaziden Energiebereitstellung werden die Gesamtarbeitsmenge (mkp) und das Sauerstoffdefizit bestimmt. Für 236 Probanden von 15 verschiedenen Sportarten fanden die Autoren einen anaeroben Anteil an der Energiebereitstellung zwischen 71,9 und 76,7% (Mittelwert 74,4%) unter Berücksichtigung eines Wirkungsgrades von 19,5%. Für alle Probanden bestand eine hochsignifikante Korrelation ($r = 0,970$, $p < 0,001$) zwischen der Gesamtarbeitsmenge und dem Sauerstoffdefizit. Die höchsten Werte für die Gesamtarbeitsmenge wurde für Bahn-Radrennfahrer mit über 3200 mkp (44,5 mkp/kg), gefolgt von Gewichthebern, Volleyballspielern, Biathlonisten und Straßenradrennfahrern (über 3000 mkp) gefunden. Für Fußballspieler betrug die Gesamtarbeitsmenge nur wenig über 2600 mkp. Als höchster Einzelwert erreichte ein Bahn-Radrennfahrer 4020 mkp = 50,8 mkp/kg Körpergewicht = 670 Watt = 8,5 Watt/kg.

Mittels der Testanordnung von *Szögy* et al. (181) kann die anaerobe Kapazität durch die Gesamtarbeitsmenge erfaßt werden. Die größte Spezifität für diesen Test scheint auf Grund der motorischen Prüfbelastung für Radrennfahrer gegeben zu sein.

In einer Folgeuntersuchung von *Cermak* und *Böswart*, 1979 (34), wurde die Testanordnung von *Szögy* (181) an Kanusportlern überprüft und ebenfalls eine gute Übereinstimmung der Gesamtarbeitsmenge mit dem Sauerstoffdefizit gefunden. Hingegen bestand ein nur schwachsignifikanter Zusammenhang zwischen der Gesamtarbeitsmenge und der Laktatkonzentration nach der Belastung, der wohl auch auf die mangelnde Spezifität dieses Tests (Tretbelastung) für Kanusportler zurückzuführen ist.

Testanordnung nach Ayalon, Inbar und Bar-Or, 1976 (7)

Aus dem angegebenen Komplextest (absolute und relative Schnellkraft, *Margaria*-Test, 30 Sekunden Arm- sowie Beinarbeit, 5 Sekunden Arm- sowie Beinarbeit) wird im Folgenden nur auf die Beziehungen zwischen absoluter sowie relativer gewichtsbezogener Schnellkraft und der anaeroben Kapazität an 25 untrainierten Männern zwischen 19 und 21 Jahren eingegangen. Die Messung der Schnellkraft erfolgte durch Registrierung jener Zeit, die während eines Pedalstoßes des linken Fußes durch einen Bereich von 120 Grad bei konstantem Widerstand benötigt wurde. Die anaerobe Kapazität wurde aus einer nach *Cumming* (7) modifizierten gewichtsabhängigen Belastung bei einer 30 Sekunden dauernden Testanordnung ermittelt, die maximalen Drehzahlen registriert und die Gesamtarbeit errechnet. In der Korrelationsmatrix fanden sich unter anderem Zusammenhänge von $r = 0,74$ und $r = 0,75$ ($p < 0,01$) zwischen dem Schnellkraft- und 30-Sekunden-Test als Ausdruck der Wechselbeziehungen Schnellkraft und Kraftausdauer bei Untrainierten (7).

Test nach Schnabl, Kindermann, Keul und Schmitt, 1974 (167)

Zur Beurteilung der anaeroben Ausdauer (Stehvermögen) wird ein „anaerober Maximaltest" am Laufbandergometer (Männer: 22 km/h + 7,5% Steigung, Frauen:

20 km/h + 5% Steigung) vorgestellt. Aus der Laufzeit sowie der Laktatkonzentrationsdifferenz zwischen Vor- und höchstem Nachbelastungswert kann eine leistungsdiagnostische Differenzierung innerhalb einer Sportdisziplin (z. B. 400-m-Lauf), aber auch zwischen verschiedenen Laufdisziplinen (400 m, 800 m, 1500 m u. a.) vorgenommen werden. Als ein Beispiel kann die Verlängerung der Testlaufzeit eines 400-m-Läufers (Bestzeit 45,1 sec) von 107 auf 126 Sekunden sowie eine Erhöhung der Laktatdifferenz von 17,49 auf 19,40 mmol/l nach einer Vorbereitungsperiode von Jänner bis April 1979 angeführt werden.

Nach Ansicht der Autoren ermöglicht dieser Labortest unter Voraussetzung der maximalen Ausbelastung die „isolierte Beurteilung der metabolischen Komponente des Stehvermögens", da der Einfluß der Grundschnelligkeit auf Grund der gewählten Laufbandgeschwindigkeit (zumindest bei 400- und 800-m-Läufern) weitgehend eliminiert ist (167). Obwohl durch wechselseitige Kombination der Laufzeit und der maximalen Laktatkonzentration Einflüsse anderer energieliefernder Systeme (Phosphate, aerobe Kapazität) abzuschätzen sind, kann der genaue Anteil der einzelnen Komponenten zur Leistungserbringung bzw. im Rahmen einer Trainingsverbesserung nicht genau angegeben werden. Zusätzlich verliert der Test an Spezifität, wenn wesentlich längere Laufzeiten als eine Minute erreicht werden, da ab diesem Zeitpunkt der aerobe Stoffwechsel zunehmend an Bedeutung gewinnt. Durch eine hohe aerobe Kapazität und Dauerleistungsgrenze können daher Ausdauertrainierte ebenfalls lange Laufzeiten erreichen, ohne daß es zu einem starken Anstieg des Laktatspiegels kommt.

Test nach Kindermann und Schnabel, 1980 (98)

Zur besseren Differenzierung der anaeroben Ausdauer wird von den Autoren ein Testverfahren mit einer submaximalen und einer maximalen Belastung, im Abstand von 45 Minuten (Testanordnung: Tab. 27, Punkt 1) eingesetzt. Bei Vergleich von 400-m-Läufern des A-, B- und C-Kaders sowie Mittel- und Langstreckenläufern zeigte sich, daß im ersten, zeitlich begrenzten Lauftest bei den 400-m-Läufern des A-Kaders die geringste Laktatbildungsrate pro Zeiteinheit auftrat (Abb. 41), woraus die Autoren auf die höhere Energiebedarfsdeckung durch die energiereichen Phosphate schlossen. Die geringste Energiebedarfsdeckung durch energiereiche Phosphate besaßen offensichtlich die Langstreckenläufer, für welche die Laktatbildungsrate und daher auch die Laktatkonzentration bei der submaximalen Belastung (Test 1) am stärksten anstieg (98). Bei der Maximalbelastung (Test 2) waren für die Laktatbildungsraten zwischen den 400-m-Läufern des A-, B-, C-Kaders sowie den Mittelstreckenläufern keine Unterschied zu finden. Da ferner zwischen den 400-m-Läufern des A, B- und C-Kaders auch keine Unterschiede für die maximale Laktatdifferenz und Azidosetoleranz bestanden, ist nach Angabe der Autoren die längere Laufzeit der A-Kaderathleten auf die höhere Konzentration an energiereichen Phosphaten zurückzuführen (Abb. 41). Bei den Langstreckenläufern ist die Laktatbildungsrate im Test 2 deutlich niedriger, so daß zusammen mit der geringeren alaktaziden anaeroben Energiebereitstellung und geringeren Azidosetoleranz die Belastung schon nach kürzerer Zeit bei einer vergleichsweise geringeren Laktatakkumulation abgebrochen werden muß (98). Auch bei diesem Test muß für das Erreichen

Tab. 27. Zusammenstellung der in der BRD verwendeten anaeroben Testschemata zur Leistungsdiagnostik für bestimmte Sportarten; aus *Keul* (89).

A N A E R O B E R   T E S T

FAHRRADERGOMETER	LAUFBAND
	1. a) 4o sec.
	b) Ausbelastung
	2. a) 4o sec.
	b) 6o sec.
7 Watt/kg	22 km/h (6,12 m/sec) + 7.5 %
	2o km/h (5,56 m/sec) + 5 %
	Laktat: 1., 3., 6., 1o. Min.
Radrennsport	4oo m-Lauf
Ski alpin	Zehnkampf
	Siebenkampf
	Mittelstrecke
	Langstrecke (ohne Marathon)
	Skilanglauf
	Ballspielsportarten

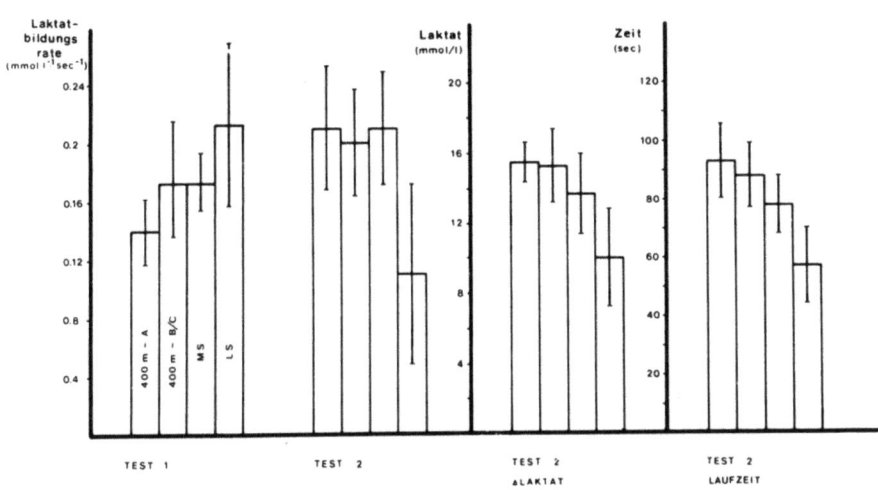

Abb. 41. Verhalten der Laktatbildungsrate, der maximalen Laktatdifferenz sowie der maximalen Laufzeit bei einem submaximalen und maximalen anaeroben Test nach *Kindermann* und *Schnabel* (98) zur Differenzierung der anaeroben Ausdauer bei 400-m-Läufern des A, B und C-Kaders, Mittelstrecken- (MS) und Langstreckenläufern (LS). Erklärung siehe Text. Aus *Kindermann* et al. (98).

längerer Laufzeiten (über 60 Sekunden) die aerobe Energiebereitstellung bei Hochausdauertrainierten in Betracht gezogen werden.

Letztlich wird von den Autoren noch erwähnt, daß das Ergebnis dieser Versuchsanordnung ausschließlich von metabolischen Faktoren abhängt (98), so daß bei Läufern gleicher anaerober Ausdauer die größere Grundschnelligkeit leistungsbestimmend sein kann.

Im Allgemeinen kann angenommen werden, daß Modifikationen der Testanordnung (m/sec, Prozent-Steigung am Laufbandergometer) nicht nur in Abhängigkeit von der jeweiligen Sportdisziplin sondern vor allem je nach der individuellen Leistungsvoraussetzung vorgenommen werden müssen, um eine Spezifität der Aussage zu gewährleisten (166 a).

Test nach Bachl und Iwanoff, 1980 (16)

Bei dieser Testanordnung (Tab. 28) wurde primär von einer praxisbezogenen Fragestellung ausgegangen. Zielvorstellung war es, aus der Beobachtung der Laktatdynamik bei gleichbleibend hoher submaximaler Belastung eine Globalaussage über die Entwicklung der aktuellen Leistungsfähigkeit machen zu können, ohne die trainingsabhängigen Veränderungen einzelner energiebereitstellender Systeme quantifizieren zu wollen.

In Abbildung 42 und 43 sind beispielshaft Veränderungen der Laktatdynamik für einen Straßenradrennfahrer vor und nach der Vorbereitungsperiode sowie für einen 400-m-Läufer bei einer Doppeltestung vor und nach einer durch Angina tonsillaris bedingten 3wöchigen Trainingspause dargestellt. Als zusammenfassender Überblick zeigt Abbildung 44 das Verhalten der Laktatdynamik für eine Gruppe von Straßen- und Bahnradrennfahrern vor und nach einer Vorbereitungsperiode. Zwischen Straßenradrennfahrern und Bahnradrennfahrern ist bei beiden Testterminen ein statistisch signifikanter Unterschied (p < 0,05) zwischen der Laktatkonzentration der 3., 6. und 10. Erholungsminute zu sehen. Für beide Gruppen erniedrigten sich die Laktatkonzentrationen nach der Trainingsperiode statistisch signifikant um 1,9 bis 2,4 mmol/l. An beiden Testterminen fand sich bei den Bahnradrennfahrern eine schnellere Laktatelimination von höheren Absolutwerten.

Trotz der erwähnten Unspezifität bezüglich der anteilhaften Veränderungen der Energiebereitstellung bewährte sich der einfach durchzuführende, motivations- und

Tab. 28. Zusammenstellung anaerober Testschemata, die an der Abteilung Sportphysiologie des Instituts für Sportwissenschaften in Wien Verwendung finden.

A N A E R O B E   T E S T S

	Aufwärmphase	Belastungsphase
Leichtathletik		
Laufdisziplinen		
Männer	2 min:12 km/h + 7.5 %	1 min:22 km/h + 10 %
Frauen	2 min:12 km/h + 5 %	1 min:18 km/h + 7.5 %
	10' Pause (sitzend)	
Ballsportarten		
Männer	2 min:10 km/h + 7.5 %	1 min: 20 km/h + 7.5 %
Frauen	2 min: 8 km/h + 5 %	1 min: 16 km/h + 7.5 %
Radrennsport	4 min:150 Watt	1 min:8 Watt/kg
	60 - 80 U/min	90 - 110 U/min

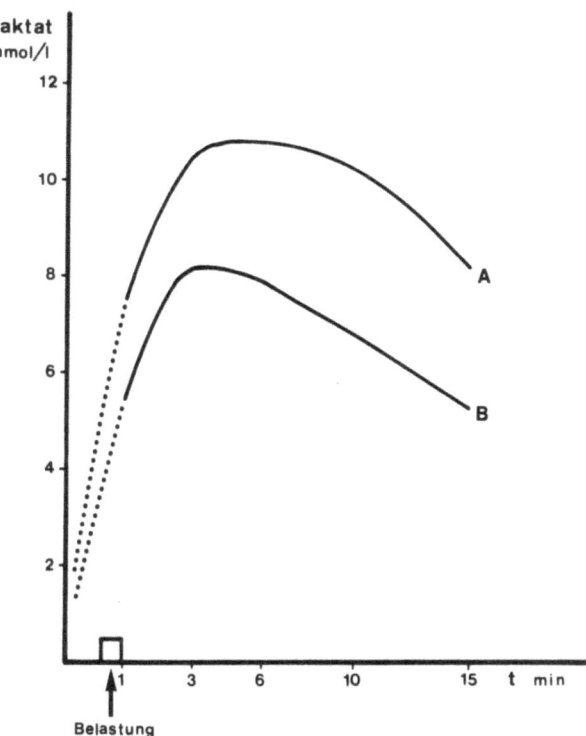

Abb. 42. Verhalten der arteriellen Laktatkonzentration eines Straßenradrennfahrers vor (A) und nach der Vorbereitungsperiode (B) bei einer 60 Sekunden dauernden Belastung von 8 W/kg am Fahrradergometer.

(im Vergleich zu Feldversuchen) witterungsabhängige Test in vielen hunderten Untersuchungen zur intraindividuellen Trainingsüberwachung, zumal zwischen Ergebnissen von Testwettkämpfen und Wettkämpfen und den Nachbelastungslaktaten (3. und 6. Minute) des Labortests hochsignifikante Zusammenhänge zu finden waren.

Um die vielfach aufgeworfene Frage (16, 98, 180) nach der Beeinflussung eines „anaeroben Tests" durch die aerobe Energiebereitstellung Hochausdauertrainierter näher abzuklären, wurde das Verhalten der Laktatdynamik des anaeroben Tests (16) mit Ergebnissen der spiroergometrischen Belastungsuntersuchung bei Straßenradrennfahrern in Zusammenhang gebracht. Dabei muß berücksichtigt werden, daß die Gesamttestzeit des anaeroben Tests nur 60 Sekunden betrug, wovon 15 Sekunden auf die Belastungssteigerung entfielen, andererseits eine 4 Minuten dauernde Aufwärmperiode unmittelbar vorgeschaltet war. Bei Erstellung von Partialkorrelationen besteht zwischen der Nachbelastungslaktatkonzentration des anaeroben Tests in der 3. Minute (= sensibelster Parameter dieses Tests) und der relativen Höhe der anaeroben Schwelle (Watt max.%) unter Ausschaltung der maximalen Wattleistung eine signifikante Korrelation von $r = 0{,}79$ ($p < 0{,}01$).

Unter Ausschaltung der relativen anaeroben Schwelle in der Partialkorrelation war der Zusammenhang zwischen dem Nachbelastungslaktat der 3. Minute im

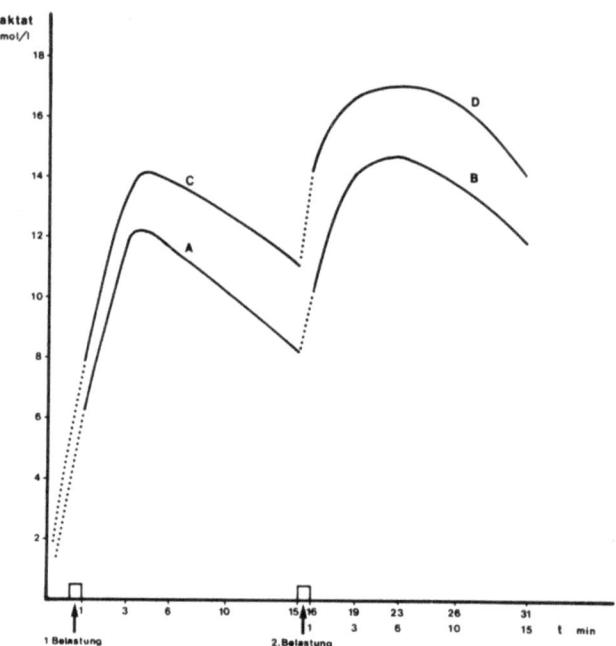

Abb. 43. Verhalten der arteriellen Laktatkonzentration eines 400-m-Läufers bei einer 60 Sekunden dauernden Doppelbelastung von 22 km/h + 10% Steigung am Laufbandergometer mit einer Pause von 15 Minuten. Die Kurven A und B wurden vor, die Kurven C und D nach einer durch Angina tonsillaris bedingten 3wöchigen Trainingspause erhoben.

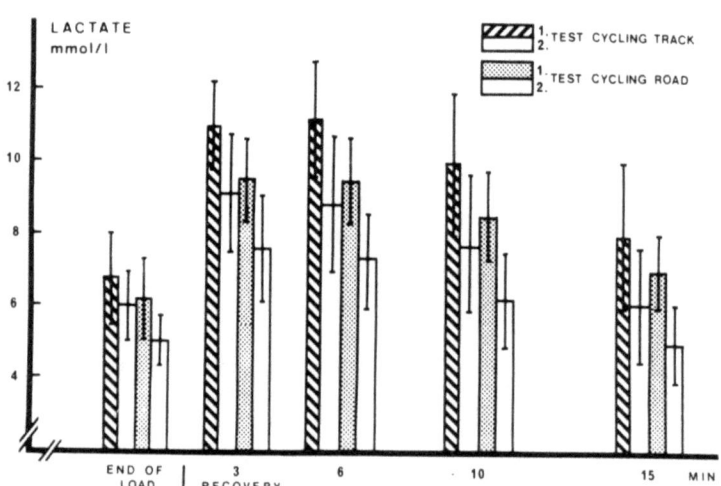

Abb. 44. Gegenüberstellung der Laktatdynamik eines anaeroben Tests (60 Sekunden dauernde Belastung mit 8 W/kg) für eine Gruppe von Straßen- und Bahnradrennfahrern vor (1. Test) und nach (2. Test) einer Vorbereitungsperiode. Einzelheiten siehe Text. Aus *Bachl* (16).

anaeroben Test und der maximalen Wattleistung bei der Spiroergometrie mit r = 0,738 (p < 0,01) etwas niedriger.

Diese Zusammenhänge lassen erkennen, daß auch bei einem anaeroben Test von nur 60 Sekunden Dauer eine Beeinflussung von seiten der aeroben Energiebereitstellung besteht, die sich vor allem durch die relative Höhe der Dauerleistungsgrenze (%max) und einer hohen maximalen Wattleistung ausdrückt.

Test nach De Bruyn-Prevost, 1980 (42)

Bei diesem Test zur Bestimmung der anaeroben Ausdauer wird am elektromagnetisch gebremsten Fahrradergometer eine Belastung (ohne Aufwärmphase) von 400 Watt für Männer bzw. 350 Watt für Frauen vorgegeben. Die Versuchspersonen werden angehalten, schnellstmöglich eine Umdrehungszahl von 124 bis 128 U/min (Männer) bzw. 104 bis 108 U/min (Frauen) zu erreichen und diese Umdrehungszahl bis zur Erschöpfung zu halten. Als Kriterien dieser Untersuchung gelten die Verzögerungszeit, als die Zeit bis zum Erreichen der vorgeschriebenen Umdrehungszahl und die Gesamtarbeitszeit bis zur Erschöpfung, die als jener Zeitpunkt gewählt wird, bei der die Tretfrequenz nicht mehr eingehalten werden kann. Als Index zur Bestimmung der anaeroben Ausdauer wird der Quotient aus Gesamtarbeitszeit und Verzögerungszeit gebildet. Für Sportstudenten im Alter von 18 bis 24 Jahren werden Indices von 4,8 ± 2 für Männer bzw. 4,3 ± 1,8 für Frauen angegeben. Da diese Werte positiv mit dem Körpergewicht korrelieren, wurde ein relativer, körpergewichtsabhängiger Index errechnet, der für die Männer 66,6 ± 26,8, für Frauen 73,6 ± 29,1 betrug. Zwischen Gesamtarbeitszeit und Laktatproduktion bestand ein positiver Zusammenhang, keine Korrelation wurde für die maximale Laktatkonzentration und die Verzögerungszeit gefunden.

In einer weiteren Versuchsserie (43) wurden mit derselben Testanordnung das Verhalten der Laktatkonzentration bei wesentlich kürzerer Belastungszeit (ein Viertel, die Hälfte, drei Viertel der zur Erschöpfung führenden Gesamtarbeitszeit) untersucht. Die Autoren fanden in vielen Testprotokollen ein Ansteigen der Laktatproduktion vor der fünften bis zehnten Sekunde der Arbeitszeit und somit keine Übereinstimmung mit der von *Margaria* (120) angegebenen theoretischen Chronologie der Energiebereitstellung.

Test nach White, Quinn et al., 1982 (198)

In einer modifizierten Testanordnung nach De Bruyn-Prevost (86 mkp/min/kg Körpergewicht, 130 Umdrehungen/min, 5 Intervallsprints maximaler Beschleunigung und Zeitdauer, dazwischen 3 Minuten steady-state-Erholung) untersuchten die Autoren Radrennfahrer auf einem speziell adaptierten Fahrradergometer („Ergowheel-Ergometertest") unter Verwendung des von *De Bruyn-Prevost* (42) angegebenen Index.

Bei Bahnradrennfahrern des englischen Olympiateams wurden Index-Werte von durchschnittlich 10 bis 14 erhoben, die sich individuell jeweils nach einer Trainingsperiode vergrößerten. Für die Indexverbesserung hat nach Ansicht der Autoren die im Nenner stehende „Verzögerungszeit", die sowohl von neuromuskulären Gegebenheiten als auch von der alaktaziden Flußrate abhängt, die größere leistungsdeterminierende Bedeutung.

Wingate Anaerobic Cycling Test nach Bar-Or, 1981 (19 a, 19 b)

Dieser Test erfolgt sowohl für Arm- als auch Beinkurbelarbeit an einem drehzahlabhängigen Fahrradergometer. Da die Belastungsvorgabe (Beispiel gilt für Monark-Ergometer) gewichtsaghängig erfolgt, kann der Wingate-Test auch bei Kindern und Jugendlichen eingesetzt werden (19 a).

Körpergewicht (kg)	Tretkurbel (kp)	Armkurbel (kp)
20–24,9	1,75	1,25
25–29,9	2,0	1,5
30–34,9	2,50	1,75
35–39,9	3,0	2
40–44,9	3,25	2,25
45–49,9	3,5	2,5
50–54,9	4,0	2,75
55–59,9	4,25	3,0
60–64,9	4,75	3,25
65–69,9	5,0	3,5
70–74,9	5,5	3,75
75–79,9	5,75	4,0
80–84,9	6,25	4,25
85	6,5	4,5

Der Proband muß 30 Sekunden mit maximal möglicher Umdrehungszahl gegen den eingestellten Widerstand arbeiten. Als Testkriterien gelten die absolut höchste Wattleistung innerhalb der ersten 5-sec-Perioden (peak power), die Gesamtleistung über 30 Sekunden Testdauer sowie ein Ermüdungsindex:

$$\frac{\text{Watt max.} - \text{Watt min. (Belastungsende)}}{\text{Watt max.}} \times 100$$

Für die weitere Beschäftigung mit diesem sehr gut standardisierten und validierten Test wird auf die Originalliteratur verwiesen (19 a, 19 b).

Test nach Szögy et al., 1984 (183 a)

Von dem 1974 konzipierten Minuten-Test (181) ausgehend wird ein Zweiphasentest (1. Phase = 20 Sekunden, 2. Phase = 1 Minute) benützt, um ein vollständigeres Bild der anaeroben Kapazität unter Miteinschätzung der alaktaziden Energiereserven zu gewinnen. Die Belastung erfolgt an einem drehzahlabhängigen Fahrradergometer, wobei der Belastungswahlschalter auf Quote 600 eingestellt wird, so daß bei 100 Umdrehungen pro Minute ca. 600 Watt geleistet werden. Als Beurteilungskriterien gelten die höchste Wattleistung in den ersten fünf Sekunden der 20-sec-Phase (maximale anaerobe Kapazität = maximal anaerobic power), die Gesamtarbeit der

20-Sekunden-Belastung, die Gesamtarbeit der 1-Minuten-Belastung sowie die Laktatbildung nach der 20-sec-Phase und nach der 1-min-Phase. Schließlich werden anhand eines alaktaziden Quotienten (Al. Q.) die alaktaziden Energiereserven der Probanden eingeschätzt.

$$\text{Al. Q.} = \frac{\text{%-Gesamtarbeit 20 sec/Gesamtarbeit 1 min (kpm)}}{\text{%-Laktat 20 sec/Laktat 1 min (mmol/l)}}$$

Mit dieser Testanordnung und den daraus abgeleiteten Kriterien können die Autoren jeweils spezifischen Voraussetzungen von Bahnrennfahrern und Straßenrennfahrern erheben. Bei Bahnrennfahrern, die nicht der absoluten Spitzenklasse angehörten, wurde eine maximale Watt-Leistung (max. anaerobe Kapazität) von über 1.000 Watt bzw. 13 Watt/kg sowie ein alaktazider Quotient von über 0,80 gefunden, bei Straßenrennfahrern lagen die korrespondierenden Werte zwischen 600 und 900 Watt bzw. 10 bis 13 Watt/kg und zwischen 0,60 und 0,75.

Zusammenfassung

Obwohl in dem vorliegenden Kapitel zur Beurteilung der anaeroben Kapazität mittels Laboruntersuchungen nicht alle bestehenden Testverfahren berücksichtigt werden konnten, läßt sich aus der Darstellung der Methoden und Ergebnisse ableiten, daß im Gegensatz zur spiroergometrischen Belastungsuntersuchung kaum einer dieser Tests ohne gewisse einschränkende Faktoren interpretiert werden kann. Dies ist zum Teil auch darin begründet, daß die unter Laborbedingungen erfolgenden anaeroben Belastungen wegen ihrer hohen Intensität und kurzen Dauer schwierig zu dosieren sind und somit eine mangelnde methodische Spezifität aufweisen, so daß die Analyse der Wechselwirkungen der verschiedenen Systeme der Energiebereitstellung sowie neuromuskulärer, zum Teil genetisch bedingter Faktoren erschwert wird.

Wiewohl viele Fragestellungen bezüglich der anaeroben Energiebereitstellung mittels Feldversuchen (siehe Kapitel „Feldtests im Sport") praxisbezogen beantwortet werden können, kommt dem anaeroben Labortest zur physiologischen Fundierung der Wechselwirkung zwischen alaktazider und laktazider anaerober Energiebereitstellung auch weiterhin eine gewisse Bedeutung zu, da er den Gütekriterien der Belastungsuntersuchung hinsichtlich Normiertheit, Reproduzierbarkeit sowie Unabhängigkeit von Außenbedingungen besser entspricht.

Leistungsdiagnostische Untersuchungen unter spezifischen Arbeitsbedingungen („Feldtest")

Untersuchungen über das Verhalten leistungsdeterminierender Faktoren des Menschen unter speziellen Arbeits- und Umweltbedingungen sind für jene Bereiche der Medizin von zunehmender Bedeutung, die sich mit der Objektivierung der menschlichen Leistungsfähigkeit und der Verifizierung oder Ausschlußdiagnostik pathologischer Veränderungen befassen (Sportmedizin, Arbeitsmedizin, kardiologische Diagnostik, Rehabilitation, Wehrmedizin, Flugmedizin u. a.). Durch die Miniaturisierung meßtechnischer Elemente sowie den vermehrten Einsatz von Mikroelektronik können Methoden zur Erfassung von Elektrokardiogramm, Elektromyogramm, Hauttemperatur, Hautwiderstand und intravasaler Drucke mittels Telemetrie, Magnetbandspeicher oder Mikroprozessorspeicher routinemäßig verwendet werden. Die Entwicklung von Mikromethoden zur Erfassung blutchemischer Parameter erweitert zusätzlich die leistungsdiagnostische Befunderhebung durch die Erfassungsmöglichkeit von Stoffwechselvorgängen. Die Möglichkeit, energieliefernde Substrate und deren Stoffwechselmetaboliten aus wenigen Mikroliter Blut zu quantifizieren, machen Stoffwechseluntersuchungen zu einem unentbehrlichen Instrumentarium umfassender Leistungsdiagnostik.

Obwohl Untersuchungen unter „Feldbedingungen" vielfach nicht exakt normierbar sind, andererseits die „innere Reaktion" auf eine spezielle motorische Belastung die tatsächliche Belastungsanforderung am besten dokumentiert, ergibt sich schon aus dieser Gegenüberstellung die Notwendigkeit, Labor- und Felduntersuchungen je nach Fragestellung sinnvoll zu kombinieren, um aus der Synopsis aller Befunde Veränderungen physiologischer sowie pathologischer Vorgänge erfassen und interpretieren zu können.

Allgemeine Aufgaben leistungsdiagnostischer Untersuchungen spezifischer Arbeitsbelastungen

1. Beurteilung der Anforderungen an das kardiozirkulatorische System: EKG, arterieller Druck u. a. Aus dem EKG kann eine quantitative (Herzfrequenzprofil) und qualitative (Veränderungen der Herzstromkurve) Analyse erfolgen.
2. Beurteilung der Anforderungen an metabolische Kapazitäten: Laktat, Glukose, Fettsäuren, Hormone, Elektrolyte u. a.
3. Beurteilung der Anteilhaftigkeit der vorgenannten Faktoren im Rahmen der Gesamtanforderung.
4. Beurteilung qualitativer und quantitativer Veränderungen der Faktoren durch gezielte Beeinflussung (medikamentöse Therapie, Bewegungstherapie, Training, veränderte Arbeitsbedingungen u. a.)

Einsatz von Untersuchungen spezifischer Arbeitsbedingungen in der Kardiologie

1. Diagnose bzw. Ausschluß von Rhythmusstörungen (z. B. 24-Speicher-EKG).
2. Diagnose bzw. Ausschluß von Erregungsrückbildungsstörungen (z. B. Prinzmetal Angina)
3. Überwachung bewegungstherapeutischer Programme in Rehabilitation (z. B. Terraintraining nach Herzinfarkt) und Prävention.

Neben rein klinisch-kardiologischen Fragestellungen ist die EKG-Überwachung bei leistungsdiagnostischen Untersuchungen spezifischer Belastungen in der Arbeits-und Sportmedizin ein wichtiges Bewertungskriterium zur Kontrolle der Gesundheitsstabilität, die eine Voraussetzung für eine konstante Leistungserbringung ist. Regelmäßige EKG-Untersuchungen und Analysen der Kardiodynamik mittels der Polykardiographie (20, 55) in Ruhe und unter Belastung ermöglichen die Beurteilung der kardialen Adaptation an die gestellten Aufgaben, die Beurteilung der Erholungsfähigkeit und funktioneller Reserven sowie allfälliger Überbelastungssyndrome und steuern die Trainingsgestaltung von Belastung und Regeneration.

Einsatz von Untersuchungen spezieller Belastungen in der Arbeitsmedizin
1. Bestimmung und Beurteilung kardiozirkulatorischer Reaktionen während gewohnter und ungewohnter beruflicher Tätigkeiten.
2. Beurteilung der Zircadianrhythmik in Abhängigkeit unterschiedlicher Tages- und Nachtarbeitszeiten.
3. Anpassung von Produktionsformen und Arbeitstempo an den Menschen.
4. Objektivierung von psychophysischen Mindestanforderungen unter bestimmten Belastungsbedingungen.
5. Objektivierung besonderer Risiken verschiedener Arbeitsplätze unter Berücksichtigung endogener und exogener Faktoren.
6. Überwachung arbeitsmedizinischer Rehabilitationsverfahren nach kardiozirkulatorischen Erkrankungen.

Zur näheren Beschäftigung mit Untersuchungen spezifischer Arbeitsformen in Kardiologie und Arbeitsmedizin muß auf die weiterführende Speziallitteratur verwiesen werden.

Aufgaben der Untersuchungen spezieller Arbeitsformen in der Sportmedizin

Die Intensivierung und Differenzierung des Trainingsprozesses im Hochleistungssport bedarf einer exakten Steuerung der Trainingsreize, um durch deren Dosierung einerseits, durch das richtige Verhältnis zwischen Belastung und Erholung andererseits einen optimalen Leistungszuwachs zu gewährleisten. Um diese Steuerung von seiten der sportmedizinischen Leistungsdiagnostik zu unterstützen, ist es notwendig geworden, neben der Feststellung des momentanen funktionellen Zustandes des Sportlers (sportartspezifischer Labortest) regelmäßig die „inneren Reaktionen" des Sportlers auf die „äußere Belastungsanforderung" während des Trainingsprozesses zu objektivieren und die Ergebnisse in Zusammenarbeit mit dem Trainer unmittelbar trainingssteuernd umzusetzen. Für trainings- und wettkampfbegleitende Untersuchungen (Feldtests) bestehen daher prinzipiell folgende Anwendungsmöglichkeiten:
– Feldtests zur Überwachung und Steuerung von Trainingsprogrammen hinsichtlich der Effizienz ihrer Aufgabenstellung und Durchführung.
– Feldtests zur Kontrolle der Leistungsentwicklung mittels standardisierter, immer wieder verwendeter Testbelastungen (Entwicklung der anaeroben Schwelle u. a.).
– Feldtests bei Wettkämpfen zur Objektivierung maximaler Kapazitäten unter optimaler Motivation.

Die genannten Schwerpunkte trainings- und wettkampfbegleitender Untersuchungen subsummieren für jeden Aufgabenbereich die Fragestellung nach Anteilhaftigkeit des kardiozirkulatorischen und metabolischen Beanspruchungsniveaus verschiedener Belastungsformen und sollen auf der Basis einer längerfristigen Beobachtung eine begründete Leistungsprognose ermöglichen.

Grundlage der derzeit üblichen trainings- und wettkampfbegleitenden Leistungsdiagnostik ist die Laktat-Herzfrequenz-Leistungsbeziehung, deren Charakteristik als eine metabolisch-zirkulatorische Reaktion auf die von außen gesetzten Reize wie Intensität, Umfang, Häufigkeit der Belastung angesehen werden kann. Veränderungen der Laktat-Herzfrequenz-Leistungsbeziehung liegen morphologische und funktionelle Adaptationsvorgänge aller zur Energiebereitstellung notwendigen Systeme zugrunde, woraus ersichtlich ist, daß die Interpretation dieser bei Feldtests gewonnenen Beziehungen nur ein Baustein in der komplexen Leistungsdiagnostik sein kann.

Methodische Hinweise zur Durchführung von Feldtests

Um methodisch vergleichbare und reproduzierbare Ergebnisse zu erhalten, müssen folgende Maßnahmen beachtet werden: wesentlich ist die Organisation der Blutabnahme zur Bestimmung der Laktatkonzentration. Das Eintreffen der Sportler zur Blutabnahme muß zeitlich so gestaltet werden, daß sich für keinen Sportler Verzögerungen nach Belastungsende bzw. zu bestimmten Zeitpunkten in Erholung ergeben, da auf Grund der zeitabhängigen Dynamik der Laktatkonzentration ein exakter Vergleich der Werte ansonsten nicht mehr möglich ist. Auch unter extremen klimatischen Bedingungen (Hitze, Kälte, Schnee) muß auf eine exakte Abnahme sowie auf ein den jeweiligen Bedingungen entsprechendes „Handling" der Proben bis zum Analysezeitpunkt geachtet werden.

Wenn neben der Laktatleistungsbeziehung auch Herzfrequenzen (37) zur Trainingssteuerung verwendet werden, muß deren Erfassung genau, also mittels Telemetrie oder Speicher-EKG Geräten erfolgen. Aus mehreren Untersuchungen (20) ist bekannt, daß die palpatorische Herzfrequenzmessung vor allem bei hohen Herzfrequenzen mit großen Fehlern ($\pm$ 10%) behaftet ist. Bei Herzfrequenzmessungen unmittelbar nach Belastungsende kommt neben der Zählungenauigkeit noch die Beeinflussung durch den schnellen Herzfrequenzabfall bei Hochtrainierten hinzu, der innerhalb weniger Sekunden nach Belastungsende zum Tragen kommt. Da nach Belastungsende üblicherweise einige Sekunden vergehen (z. B. Auslaufen), bis die Herzfrequenz palpatorisch gemessen werden kann, ferner die Meßperiode üblicherweise 10 Sekunden dauert, können daraus grobe Fehlmessungen resultieren.

Einsatzbereiche von Felduntersuchungen

1. *Sportarten mit hohen technisch-taktischen Anforderungen.* In Sportarten, bei denen technische und/oder taktische Anforderungen überwiegen (Fechten, Boxen, Judo, Turnen u. a.) werden mittels Feldtests der jeweiligen sportartspezifischen Belastung Globalaussagen über Kreislauf- und Stoffwechselbeanspruchungen gemacht, die dynamische, statische, psychische und andere Einflüsse subsummieren. Durch die Unmöglichkeit der Standardisierung können diese Untersuchungen – meist zusammen mit ergometrischen Daten – begleitend zur Abschätzung des allgemeinen Beanspruchungsniveaus verwendet werden (146). Eine wichtige Hilfe sind sie zur Überprüfung wettkampfbeeinflussender Faktoren, wie z. B. des Aufwärmprogramms oder der aktiven Erholung.

2. *Ball- und Spielsportarten.* In einer zweiten Gruppe lassen sich Ball- bzw. Spielsportarten, wie Fußball, Handball, Tennis, Eishockey, Landhockey u. a. zusammenfassen. Durch spezielle Testformen, die typischen Trainings- und Wettkampfsituationen annähernd entsprechen, kann aus der Gegenüberstellung von Laktat und der

zur Bewältigung der Aufgabe benötigten Zeit ein Einblick in das Ausmaß der Beanspruchung der anaeroben Energiebereitstellung gewonnen werden. Die durch mehrere Testwiederholungen mögliche Ökonomisierung oder Verschlechterung der Beanspruchungsreaktion muß ebenfalls in Zusammenhang mit ergometrischen Daten und den Trainingsprogrammen interpretiert werden, um Veränderungen der Anteilhaftigkeit von aerobem und anaerobem Stoffwechsel erfassen zu können. Felduntersuchungen in Ball- und Spielsportarten entsprechen in ihrer üblichen Dauer von 40 bis 60 Sekunden anaeroben Labortests mit hohem submaximalem Niveau. Vorteilhaft an Feldtests für Ballsportarten ist die Tatsache, daß sie an den jeweiligen Trainingsstätten in gewohnter Umgebung vorgenommen werden können, als Nachteil muß hingegen die mangelnde Standardisierbarkeit und Reproduzierbarkeit angesehen werden, die umso höher ist, je mehr technisch koordinativ schwierige Aufgabenstellungen mit eingeschlossen sind.

3. *Zyklische Sportarten.* Bei zyklischen Sportarten (Laufen, Langlaufen, Rudern, Radsport, Eisschnellauf, Skilanglauf u. a.) haben trainings- und wettkampfbegleitende Untersuchungen die *höchste Aussagekraft* zur Trainingssteuerung und werden daher in den letzten Jahren vermehrt in der Leistungsdiagnostik eingesetzt. Grundlage der leistungsdiagnostischen Analyse von Feldtests ist die Laktat-Leistungs-Beziehung (77, 93, 119, 138). Nach Angaben von *Pansold* et al. (138) kann für die Beschreibung der Laktat-Leistungskurve, also des alinearen Zusammenhanges zwischen Intensität und Laktatkonzentration im Blut die Funktion $y = a \cdot e^{bx}$ (y = Laktatkonzentration, x = Intensität) verwendet werden.

Zur Gewinnung einer Laktat-Leistungs-Kurve können mehrere stufenförmig ansteigende submaximale und eine maximale Belastung unter sportartspezifischen und semispezifischen Bedingungen herangezogen werden, wobei die Höhe der Eingangsbelastung, die Belastungsabstufung, die richtige Pausengestaltung und Erfassung der tatsächlich höchsten Laktatkonzentration beachtet werden müssen, um Fehlinterpretationen zu vermeiden (138). Besonders bei höheren submaximalen Belastungen mit Intensitäten über 85% ist die Erfassung der *jeweils höchsten,* zu verschiedenen Zeitpunkten der Pause auftretenden Laktatkonzentrationen notwendig, um keine Überschätzung der Leistungsfähigkeit vorzunehmen. Zu hohe Belastungssprünge mit zu kurzen Pausen können andererseits auf Grund der Laktatakkumulation eine Unterschätzung der Leistungsfähigkeit bewirken.

Ein weiteres Qualitätskriterium zur richtigen Interpretation der Laktat-Leistungs-Kurve ist die Höhe der Grundbelastung, speziell für die Bestimmung der aeroben und anaeroben Schwelle. Bei zu hoher Grundbelastung bewirkt die Laktatakkumulation einen initialen Anstieg der Blutkonzentration mit erst nachfolgendem (2. und 3. Belastungsstufe) Abfall zum eigentlichen „Kurvenausgangsniveau". Abgesehen von der teilweise problematischen Interpretationsmöglichkeit eignen sich Polynome 3. oder 4. Grades zur mathematischen Definition dieser Kurventypen.

Diese Überlegungen verdeutlichen, daß vor allem im Kurzzeit- und Mittelzeitausdauerbereich Leistungsprofile und begründete Leistungsprognosen nur aus der sportartspezifisch erhobenen Laktat-Leistungsbeziehung (Feldtest) unter Beachtung der erwähnten Kriterien erstellt werden können. Ein absoluter Vergleich mit Kurven einer standardisierten ergometrischen Belastung ist wegen der modellierenden

Faktoren bei höheren Laktatkonzentrationen unzulässig, ein relativer Vergleich zur Abschätzung der Kurvencharakteristik möglich (Abb. 47). Hingegen läßt sich im Mittel- und Langzeitausdauerbereich aus der sportartspezifisch erhobenen ergometrischen Laktat-Leistungskurve eine gute Quantifizierung der aeroben und anaeroben Schwelle vornehmen (Tab. 24), wenn die modellierenden Faktoren (Höhe der Grundbelastung, Stufendauer) beachtet werden.

Pansold et al. (138) geben in ihrer empirisch sowie mathematisch-theoretisch fundierten Arbeit folgende mögliche Veränderungen in der Laktat-Leistungskurve an (Abb. 45):
1. Rechtsverschiebung bei gleicher Krümmungscharakteristik (1)
2. Rechtsverschiebung mit Abflachung der exponentiellen Laktat-Geschwindigkeits-Beziehung (2)
3. Abflachung der Funktion ohne Rechtsverschiebung (3)
4. Abflachung der Funktion und Linksverschiebung im unteren Kurvenbereich (4)
5. Höhere max. Laktatwerte ohne Veränderung der Kurve (in Abb. 45 nicht dargestellt).

Für die Veränderungen 1 bis 4 kann als zusätzliche Variabilität die maximale Laktatkonzentration gleich, höher oder niedriger sein.

An Hand zweier Laktat-Leistungs-Kurven eines Schwimmers (Abb. 46) verdeutlichen die Autoren (138) beispielhaft den Zusammenhang zwischen Veränderungen funktioneller Untersuchungen und deren morphologischen Korrelaten:

Bei der Ausgangskurve (1) liegt trotz einer geringeren aeroben Geschwindigkeit (m/sec bei Laktat 4 mmol/l) eine höhere Maximalleistung vor. Nach einer Umfangserhöhung im Ausdauertraining (2) ist zwar eine deutliche Verbesserung der aeroben Geschwindigkeit eingetreten, der steilere Anstieg der Funktion vermindert jedoch

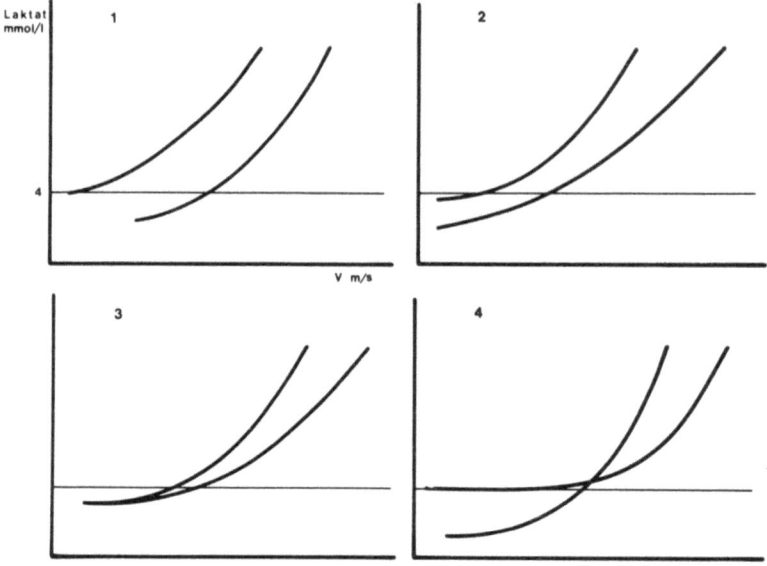

Abb. 45. Typisierung der Laktat-Leistungs-Kurve. Erklärung siehe Text. Aus *Pansold* (138).

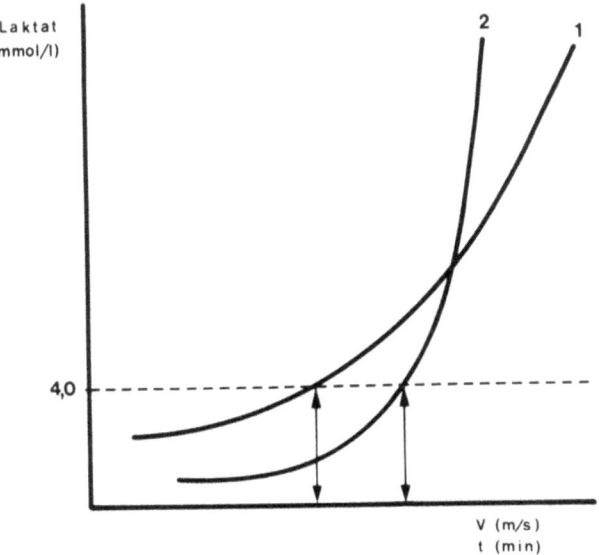

Abb. 46. Darstellung zweier Laktat-Leistungs-Kurven eines Freistilschwimmers (200 m) vor (1) und nach (2) einer Umfangerhöhung im Ausdauertraining. Erklärung siehe Text. Aus *Pansold* (138).

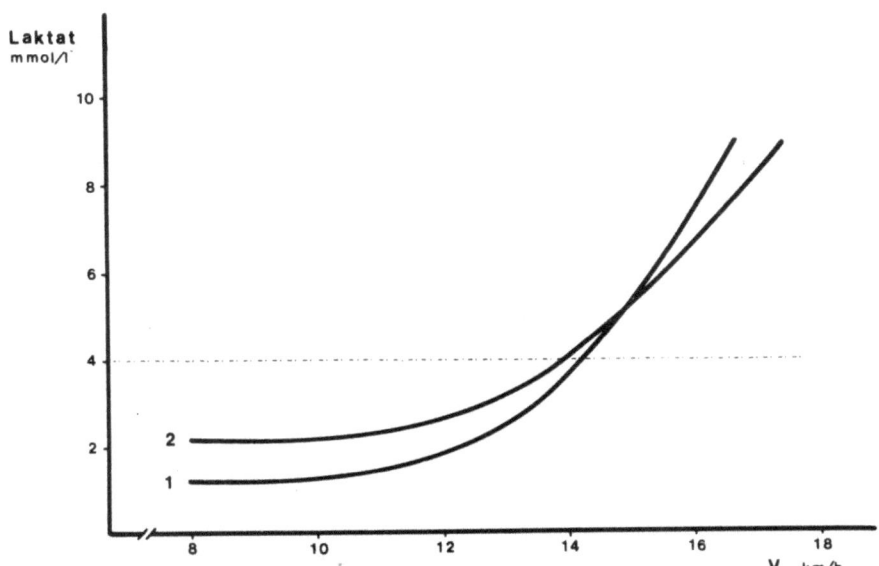

Abb. 47. Darstellung zweier Laktat-Leistungs-Kurven eines Juniorenskilangläufers vor (1) und nach (2) einer 6wöchigen Trainingsperiode in der Vorwettkampfphase bei standardisierter Belastung auf dem Laufbandergometer. Erklärung siehe Text (17).

die maximale Leistungserwartung (138). Als morphologische Untersuchungsergebnisse fanden sich eine Abnahme des prozentuellen Anteils der FTG-Fasern (fast twitch fibers) wodurch zusammen mit einer geringeren maximalen Laktatkonzentration eine Einschränkung der anaeroben Leistungsvoraussetzungen gegeben war (138).

Ein weiteres Beispiel aus eigenen Untersuchungen ist in Abbildung 47 dargestellt. Bei der semispezifischen Belastung eines 15jährigen Skilangläufers (Laufbandbelastung) vor (1) und nach (2) einer 6wöchigen Trainingsperiode in der Vorwettkampfperiode konnte aus Veränderungen der Laktat-Leistungs-Kurve eine Verbesserung der Laufleistung festgestellt werden, die den verwendeten höher intensiven Trainingsmitteln entsprach. Bei Kurve 2 ist zwar eine geringere Abnahme der Geschwindigkeit an der anaeroben Schwelle bezogen auf 4 mmol/l Laktat zu finden, die Abflachung der Kurve bedingt jedoch bei gleichen maximalen Laktatkonzentrationen eine Erhöhung der maximalen Leistungserwartung.

Als Beispiel einer interindividuellen Differenzierung sind in Abbildung 48 Laktat-Leistungs-Kurven einiger Skilangläufer bei sportartspezifischen submaximalen Belastungen dargestellt. Die auf der standardisierten Strecke erhobenen Rundenzeiten lassen unter Bezugnahme auf die jeweiligen Laktatkonzentrationen (bei 4 mmol/l: 21,3 bzw. 18,1 Minuten) die Leistungsunterschiede erkennen. Für Athlet B bedeutet die Rundenzeit von 19 Minuten eine Belastung im aeroben Bereich (2,5 mmol/l) für die leistungsschwächeren Athleten dieser Gruppe (Athlet A wird

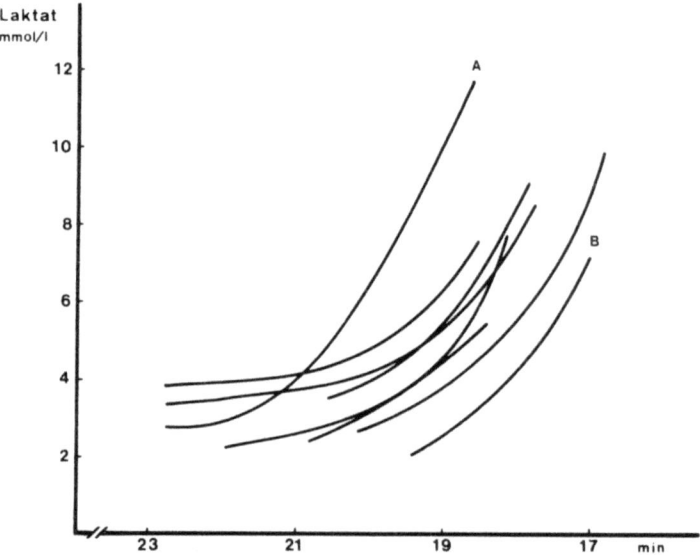

Abb. 48. Vergleich der Laktatleistungskurven mehrer Skilangläufer bei einem Gletscherhöhentraining. Bei standardisierter Teststecke sind deutliche Unterschiede der Kurven an der anaeroben Schwelle (Geschwindigkeit bzw. Zeit bei 4 mmol/l erkennbar. Die Kurve mit dem frühzeitigen Anstieg (A) wurde für einen Sportler mit nachfolgend ausgebrochenen grippalen Infekt, die am weitesten rechts liegende Kurve (B) für einen Weltklasseathleten erhoben (83).

aus Krankheitsgründen nicht berücksichtigt) eine Belastung jenseits der Dauerleistungsgrenze. Die bis auf 2 Ausnahmen gegebene Uniformität der Kurvenanstiege zeigt aber auch den relativ gleichen trainingsmethodisch bedingten Vorbereitungsstand der aus 2 verschiedenen Kadern stammenden Athleten zu Ende der Vorbereitungsperiode, allerdings auf unterschiedlichem absolutem Niveau. Die absoluten Leistungsunterschiede dokumentieren ferner die Notwendigkeit einer individuellen Trainingssteuerung zur Erzielung eines optimalen Leistungszuwachses.

Daß Analysen der Laktat-Leistungs-Beziehung nicht nur zur Trainingssteuerung im Hochleistungssport, sondern auch im Breiten- und Freizeitsport sinnvoll eingesetzt werden können, ist aus Abbildung 49 ersichtlich. Die in 1900 m Höhe gewonnenen Laktat-Leistungs-Kurven stellen die Leistungsunterschiede zwischen trainierten Freizeitsportlern verschiedenen Alters und einen Leistungssportler (Ex-Rennläufer) dar. Vor allem für regelmäßig trainierende ältere Sporttreibende (Seniorenleistungssport) kann aus der Synopsis der Laktat-Leistungs-Kurve und telemetrischer- oder Speicher-EKG-Aufzeichnungen jene Belastungsintensität für Trainingszwecke festgelegt werden, bei der eine optimale Trainingswirkung ohne Überbelastung oder allfällige pathologische EKG-Veränderungen (Rhythmusstörungen, Erregungsrückbildungsveränderungen) gegeben ist. Die Kurven in Abbildung 49

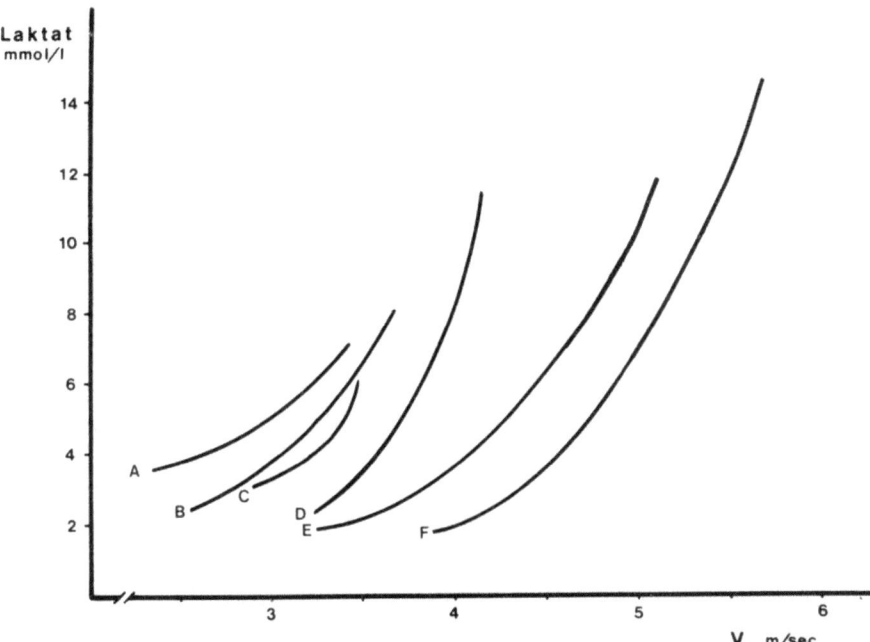

Abb. 49. Gegenüberstellung der Laktat-Leistungs-Kurve einiger Teilnehmer einer Sportärztelanglaufmeisterschaft (Seehöhe 1900 m). Am Beispiel der Geschwindigkeit bei Laktat = 4 mmol/l werden die Leistungsunterschiede zwischen 3 über 50 Jahre alten Teilnehmern (A, B, C), 2 regelmäßig trainierenden 40jährigen (D, E) und einem ehemaligen Rennläufer (F) erkennbar.

verdeutlichen nicht nur die Leistungsunterschiede an der anaeroben Schwelle (m/sec bei Laktat 4 mmol/l), sondern auch jene, die durch unterschiedliche Krümmungszunahmen im mittleren und oberen Kurvenbereich die Laktat-Geschwindigkeitsbeziehung (Kurven A:C, D:E) und die maximale Leistungserwartung beeinflussen.

An Hand der praktischen Erfahrungen und der theoretisch möglichen Veränderungen der Laktat-Leistungs-Kurve (*Pansold* et al. [138]) lassen sich drei Positionen dieser Funktion angeben, die durch spezielle Trainingsformen beeinflußbar sind und für Kurz-, Mittel- und Langzeitausdauer die jeweiligen Wechselwirkungen zwischen aerober und anaerober Energiebereitstellung charakterisieren:
– die Geschwindigkeit an der Dauerleistungsgrenze → aerobe Ausdauer
– die Abflachung oder Krümmungszunahme im oberen Kurvenverlauf → anaerobe Ausdauer
– Zu- oder Abnahme der maximalen Laktatkonzentration → maximale laktazide Energiebereitstellung

Diese Kriterien und ihre möglichen Veränderungen verdeutlichen die Komplexheit der Leistungsmerkmale in ihrer optimalen Ausprägung zum Leistungshöhepunkt. Die fortlaufende Überprüfung der Laktat-Leistungs-Beziehung ermöglicht dazu die individuelle Kontrolle der Leistungsentwicklung, da der Trainingsprozeß nicht automatisch eine parallele Rechtsverschiebung der Kurven mit sich bringt, die als gleichzeitige Verbesserung der aeroben und anaeroben Leistungsvoraussetzungen (138) und damit als eine der möglichen Zielvorstellungen angesehen werden kann. In Abhängigkeit der verschiedenen Leistungsvoraussetzungen bei Kurzzeit-, Mittelzeit- und Langzeitausdauer sind zusätzlich jeweils unterschiedliche Veränderungen der Kurvenfunktionen im Rahmen der einzelnen Perioden des Trainingsjahres gegeben.

Schließlich kann aus intraindividuellen Longitudinalstudien der Laktat-Leistungsbeziehung unter Kenntnis oder Annahme der momentanen maximal möglichen anaeroben Energiebereitstellung auch aus submaximalen Belastungen die Wettkampfleistung prognostiziert werden (119, 138). Dies ist auch aus 2- oder 3-Stufen(Strecken)tests möglich.

Diese Prognose bezieht sich allerdings nur auf die metabolische Komponente, ohne verschiedene, die Wettkampfleistung beeinflussende exogene und endogene Faktoren berücksichtigen zu können.

Unabhängig von Analysen der Laktat-Leistungs-Beziehung zur Trainingssteuerung kann diese Funktion auch zur Abklärung bestimmter „leistungsmodellierender Faktoren" benützt werden.

In Abbildung 50 sind Laktat-Leistungs-Kurven von Junioren-Radbahnfahrern bei Einzel- (E) und Mannschaftsbewerben (M) zusammengestellt. Die Kurven im Einzelbewerb entsprechen bei PP einem 3000 m, bei GS einem 1000 m Bewerb und zeigen die disziplinspezifischen Intensitätsunterschiede bezogen auf die Laktatleistungsbeziehung. Obwohl auf Grund der unterschiedlichen Streckenlänge kein direkter Vergleich zwischen Einzel- und Mannschaftsbewerben möglich ist, soll mittels der Rechtsverschiebung der Laktat-Leistungs-Kurven im Mannschaftsbewerb angedeutet werden, wie hoch die Einflüsse des regelmäßigen Führungswechsel und des Windschattenfahrens auf die Laktatgeschwindigkeitsbeziehung sein können. Je weniger Führungsarbeit geleistet wird (GS), desto geringer sind die Laktatkonzentrationen für eine gegebene Geschwindigkeit. Dieses auch vom Straßen-Radrennsport bekannte Phänomen sollte bei einem Bahn-Mannschaftsbewerb so gesteuert werden, daß die Führungsarbeit den jeweiligen individuellen Fähigkeiten entsprechend so verteilt wird, daß eine homogene Gesamtleistung der Gruppe gegeben ist. Daß dies in dem vorliegenden Beispiel (Abb. 50) nicht der Fall war, dokumentieren die niedrigen Laktatkonzentrationen der beiden Radrennfahrer nach dem Mannschaftsbewerb im Vergleich zu ihren im Einzelbewerb erhobenen individuellen maximalen Fähigkeiten.

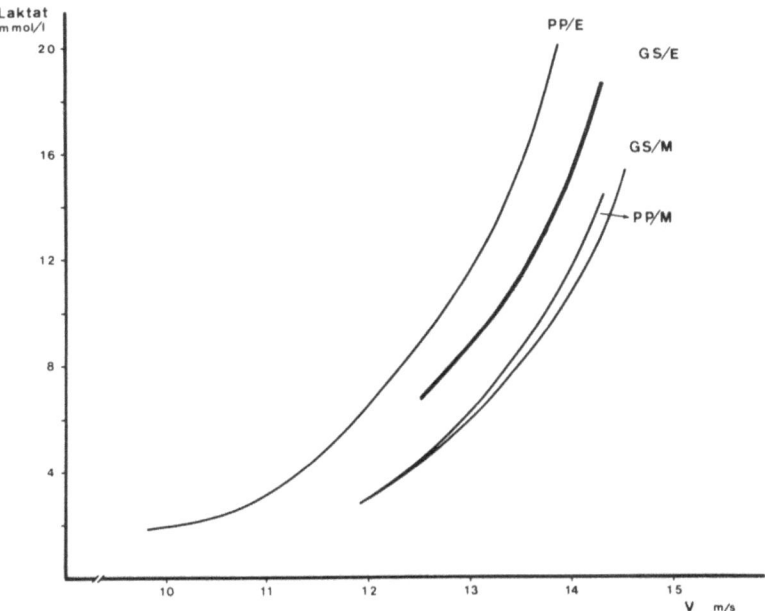

Abb. 50. Vergleich der Laktat-Leistungs-Kurve zweier Bahnradrennfahrer in Einzel- (E) und Mannschaftsbewerben (M). Erklärung siehe Text. Aus *Bachl* (17).

Eine weitere wichtige Aufgabe trainingsbegleitender Untersuchungen liegt in der Überwachung und Steuerung von Trainingsprogrammen hinsichtlich der Effizienz ihrer Aufgabenstellung und Durchführung. Als Beispiel dazu sind in Tabelle 29 Laktatkonzentrationen und Zeiten einiger Nachwuchs-Schwimmsportler bei einem Trainingsprogramm dargestellt.

Die Belastung der ersten Serie bestand aus 30 Längen Kraullage auf einer 50-m-Bahn mit jeweils 10 Sekunden Pause, entsprechend einem extensiven Ausdauertraining. Nach 2 Minuten Serienpause waren 20 Längen in Kraullage mit jeweils 20 Sekunden Pause entsprechend einem intensiven Ausdauertraining vorgegeben. Nach einer Serienpause von 2 Minuten sollten in der dritten Serie 10 Längen in der jeweiligen Hauptlage mit jeweils 30 Sekunden Pause entsprechend einer intensiven Kurzzeitintervallmethode geschwommen werden. In Tabelle 29 sind die „Inneren Reaktionen" von je 2 männlichen und weiblichen Nachwuchssportlern dargestellt. Athlet A erfüllt von Seiten des metabolischen Beanspruchungsniveaus in keiner Serie die vom Trainer vorgegebene Aufgabenstellung, so daß die Gesamtleistung dieser Trainingseinheit nicht nur im Sinn der speziellen Trainingsaufgabe, sondern auch allgemein als weitgehend trainingsunwirksam bezeichnet werden kann. Bei Athlet B stimmen die Intensitäten der Serien 1 und 2 mit der verlangten Aufgabenstellung überein, während hingegen in der Serie 3 die Aufgabenstellung ebenfalls nicht erfüllt wird. Die Jugendlichen C und D liegen in allen 3 Serien im unteren Bereich der Sollerfordernis.

Tab. 29. Zusammenstellung der Laktat-Zeit-Beziehung von 4 Schwimmern im Rahmen einer trainingsüberwachenden Felduntersuchung. Erklärung siehe Text.

	A ♀		B ♀		C ♂		D ♂	
	L (mmol/l)	t (s)	L (mmol/l)	t (s)	L (mmol/l)	t (s)	L (mmol/l)	t (s)
KRAUL SERIE I 30x50 m Pause 10 s	1.08	38.9	2.49	35.1	1.74	43.2	1.23	42.3
KRAUL SERIE II 20x50 m Pause 20 s	1.42	38.6	3.55	33.7	3.09	37.0	3.17	37.1
SPEZIALLAGE SERIE III 10x50 m Pause 30 s	RÜCKEN 3.08	38.5	KRAUL 5.54	32.8	KRAUL 7.80	33.2	RÜCKEN 7.38	35.5

Dieses Beispiel zeigt die Notwendigkeit einer regelmäßigen Trainingsüberwachung, um von Seiten der Aufgabenstellung sowie von Seiten der Durchführung den jeweiligen Trainingserfordernissen gerecht zu werden. Für die Athleten bedeutet das Bewußtsein, eine Trainingsaufgabe in Hinblick eines optimalen Leistungszuwachses bewältigt zu haben, eine zusätzliche Motivation für das Training.

Ein weiterer Anwendungsbereich von Felduntersuchungen zur Überwachung und Steuerung von Trainingsmethoden liegt in der Kontrolle der Pausenlänge bei der Wiederholungsmethode. Da die Wiederholungsmethode das wiederholte Absolvieren einer gewählten Strecke beinhaltet, die nach jeweils vollständiger Erholung mit maximal möglicher Intensität bewältigt werden soll, treten besonders im Kurzzeit- und Mittelzeitausdauerbereich hohe metabolische Beanspruchungen mit Laktatkonzentrationen zwischen 16 und 24 mmol/l und der entsprechenden Erniedrigung des pH-Wertes auf. In der nachfolgenden Erholungsperiode kommt es bei ausdauertrainierten Athleten innerhalb weniger Minuten zu einem raschen Herzfrequenzabfall auf unter 100 Schläge pro Minute, während der Abfall der Blutlaktatkonzentration bis zur vollständigen „metabolischen Erholung" wesentlich langsamer erfolgt (117). Zur exakten Steuerung der Belastungs-Pausen-Gestaltung dieser Trainingsmethode ist daher die überwachende Untersuchung mittels Laktat der Herzfrequenz vorzuziehen, da sie den aktuellen Belastungsgrad sowie kurzfristigere, trainingsbedingte Veränderungen besser erfaßt.

Da die Steuerung der Erholungsphase im Hochleistungssport ganz allgemein zur Erzielung einer möglichst schnellen Wiederherstellung wichtig ist, stellt die Festlegung der effektivsten Erholung ein weiteres Aufgabengebiet für trainingsbegleitende Laktatuntersuchungen dar. Das von *Jerwell* (84) 1928 entdeckte Phänomen, daß der Laktatabbau nach erschöpfender Belastung durch eine mäßige Erholungsbelastung beschleunigt wird, konnte in den letzten Jahren von mehreren Autoren (6, 22, 40, 66, 77) bestätigt werden. Bei diesen Untersuchungen wurde die effektivste Laktatutilisation bei Erholungsbelastungen zwischen 30 und 80% der Maximalbelastung sehr uneinheitlich angegeben. In eigenen Untersuchungen (14, 17) wurde die effektivste Laktatelimination bei einer Erholungsintensität zwischen 40 und 60% der maximalen Sauerstoffaufnahme, entsprechend der aeroben Schwelle bei etwa 2 mmol/l Laktat gefunden.

Die praxisbezogene Konsequenz einer richtig gehaltenen aktiven Erholung ist in Abbildung 51 schematisch dargestellt, wobei eine fast doppelt so schnelle Laktatelimination erreicht werden kann.

Im Gegensatz zur Steuerung der aktiven Erholung kann die Laktatdiagnostik auch zur Beurteilung von Aufwärmprogrammen herangezogen werden. In einer Untersuchung von *Holdhaus* (71) an Mitgliedern der Österreichischen Judo-Damennationalmannschaft konnten bei mehreren Athletinnen nach dem Aufwärmen zu hohe Lak-

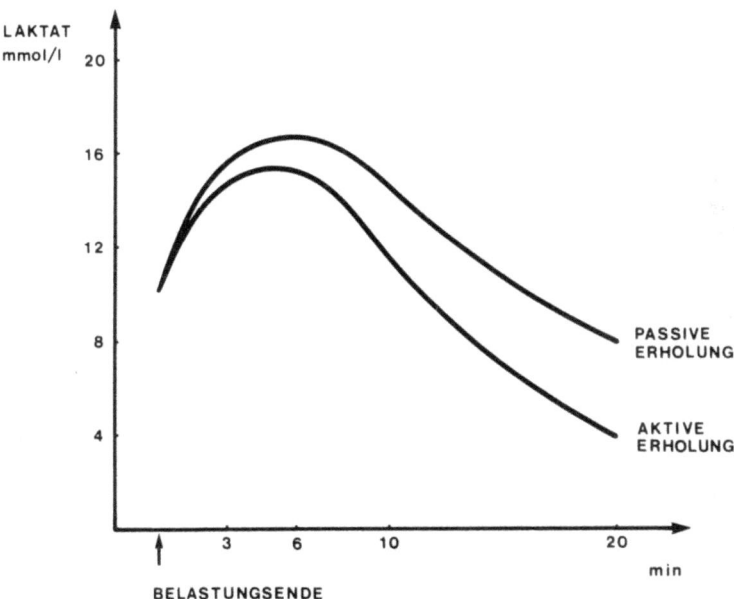

Abb. 51. Schematische Darstellung des Laktatverhaltens in der Erholung nach einer kurzdauernden intensiven Fahrradergometerbelastung. Im Gegensatz zur passiven Erholung (Körperruhe) bewirkt eine aktive Erholung im Intensitätsbereich der aeroben Schwelle einen fast doppelt so schnellen Laktatabbau.

tatwerte zwischen 4 und 6 mmol/l erhoben werden. Da im letzten Drittel des durchschnittlich 15 Minuten dauernden Aufwärmprogrammes zu hochintensive Belastungen gesetzt wurden, war die Gestaltung des Aufwärmprogrammes, auf den nachfolgenden Wettkampf bezogen, nicht zweckmäßig und konnte nach Absprache mit dem Trainer erfolgreich verändert werden.

Die angeführten trainings- und wettkampfbegleitenden Untersuchungen zeigen beispielhaft die Möglichkeiten dieser Methoden im Rahmen der komplexen Leistungsdiagnostik. Die Bestimmung der Blut-Laktatkonzentration für diese Zwecke rückte in den letzten Jahren deswegen in den Vordergrund, da die Abnahme unter allen Bedingungen einfach vorzunehmen und die Analyse ohne großen Aufwand mit hoher Meßgenauigkeit durchzuführen ist. Als Steuergrößen für den Trainingsprozeß könnten genausogut andere Stoffwechselmetaboliten (88), kardiozirkulatorische Parameter (20, 37, 55), muskelbioptisch bestimmte Parameter, elektromyographische Befunde oder radioaktiv markierte Stoffwechselendprodukte benützt werden, wenn deren Aussagekraft und Bestimmungsaufwand in einem vernünftigen Verhältnis zueinander stehen.

Unabhängig von der Wahl der leistungsdiagnostischen Parameter kann für trainings- und wettkampfbegleitende Untersuchungen zusammenfassend festgestellt werden, daß diese Methoden einen wesentlichen Beitrag im System der komplexen Leistungsdiagnostik leisten. Die weitere Standardisierung trainingsbegleitender Untersuchungen, die Quantifizierung „innerer Reaktionen" in Abhängigkeit verschiedener Trainingsreize sowie die Abklärung der morphologischen Veränderungen als Ursache der „funktionellen Befunde" wird in den kommenden Jahren von großer Bedeutung sein.

Literatur

(1) Aigner, A., Muss, N., Fenninger, H.: Berechnung der maximalen Sauerstoffaufnahme anhand von Regressionsgleichungen. Österr. Journal f. Sportmedizin 11, H. 4, 3 (1981).
(2) Anschütz, F.: Über die Zuverlässigkeit der auskultatorisch ermittelten Blutdruckwerte unter körperlicher Belastung. Fortschr. med. 88, 1391 (1970).
(3) Arstila, M.: Puls conducted triangular exercise test. Acta. Med. Scand., Suppl. 5, 2, 9 (1972).
(4) Åstrand, P. O.: Quantification of exercise capability and evaluation of physical capacity in man. Progr. Cardiovasc. Dis. 19, 51 (1976).
(5) Åstrand, P. O., Rhyming, I.: Nomogramm for calculation of aerobic capacity (physical fitness) from pulse rate during submaximal work. J. Appl. Physiol. 7, 218 (1954).
(6) Åstrand, P. O., Rodahl, K.: Textbook of Work Physiology, Mac Graw Hill-Book, New York 1977.
(7) Ayalon, A., Inbar, O., Bar-Or, O.: Relationships among measurements of explosive strength and anaerobic power. Med. Sc. Sports 8, 51 (1976).
(8) Bachl, N.: Untersuchungen über die alaktazide Energiebereitstellung mittels einer Fahrradergometerbelastung. Unveröffentlichte Ergebnisse, 1981.
(9) Bachl, N.: Erfahrungen mit Laufbandergometertests im Hochleistungssport. Tagesbericht der Arbeitsgemeinschaft für klinische Atemphysiologie 83 (1976).
(10) Bachl, N.: Ergospirometrische Untersuchungen bei einseitig Oberschenkelamputierten. Österr. Journal f. Sportmed. 6, H. 1, 3 (1976).
(11) Bachl, N., Reiterer, W.: Verhalten der anaeroben Schwelle bei Fahrrad-und Laufbandbelastung. Unveröffentlichte Ergebnisse, 1977.
(12) Bachl, N.: Die anaerobe Schwelle als Leistungskriterium, Tagungsbericht der Arbeitsgemeinschaft für klinische Atemphysiologie, Graz 1977.
(13) Bachl, N., Korsten-Reck, U., Simon, G., Dickhuth, H. D., Keul, J.: Echokardiographische Normwerte bei Kindern und ihre Beziehung zur ergometrischen Leistungsfähigkeit. Z. Kardiol. 69, 845 (1980).

(14) Bachl, N.: Über Einflüsse auf den Laktatabbau. In: Sportmedizin – Aufgaben und Bedeutung für den Menschen unserer Zeit. Hrsg.: P. E. Nowacki, H. D. Böhmer. Thieme, New York 1980.
(15) Bachl, N.: Modell eines sportmedizinischen Untersuchungssystems für den Hochleistungssport in Österreich. Österr. Ärztezeitung 35, 1260 (1980).
(16) Bachl, N., Iwanoff, H.: Erste Erfahrungen mit anaeroben laktaziden Tests unter Laborbedingungen. In: Tagungsbericht: Neue Aspekte in der Leistungsmedizin, Kongreßband, 51 (1980).
(17) Bachl, N.: Normwertsystem zur Beurteilung der Leistungsfähigkeit in Freizeit-, Breiten- und Leistungssport. Unveröffentlichte Ergebnisse, 1981.
(18) Bachl, N.: Möglichkeiten zur Bestimmung individueller Ausdauerleistungsgrenzen anhand spiroergometrischer Parameter. Österr. Journal f. Sportmedizin, Supplement Nr. 1 (1981).
(18 a) Bachl, N.: Specifity and test precision of the anaerobic threshold. Progress in Ergometry: Quality Control and Test Criteria. 5. International Seminar on Ergometry, Ed: Löllgen, H. and Mellerowicz, H. Springer Verlag Berlin-Heidelberg-New York-Tokio, 1984.
(19) Bachl, N., Baumgartl, P., Huber, G., Fasching, I.: Leistungsfähigkeit und kardiale Belastbarkeit älterer Sporttreibender. Herz/Kreislauf 15, 262, (1983).
(19 a) Bar-Or, O.: Pediatric sports medicine, Springer Verlag New York, 1983.
(19 b) Bar-Or, O.: Le test anaérobic de Winegate. Caracteristiques et applikations. Symbioses 13, 157, 1981.
(20) Baumgartl, P.: Trainingsbegleitende Maßnahmen durch Feldtests beim Ausdauersport. Österr. Journal f. Sportmedizin 12, H. 3, 24 (1982).
(21) Baumgartl, P., Bachl, N., Huber, G., Keul, J.: Results of sportmedical examination in elderly competitive cyclists. Proceedings of the XXII. World Congress on Sports Medicine, 1983.
(22) Belcastro, A. M., Bonen, A.: Lactic acid removal rates during controlled and uncontrolled recovery exercise. J. Appl. Physiol. 39, 932 (1981).
(23) Berg, A., J. Stipping, J., Keul, J., Huber, G.: Zur Beurteilung der Leistungsfähigkeit und Belastbarkeit von Patienten mit coronarer Herzkrankheit. Dtsche. Zschr. f. Sportmed. 31, 199 (1980).
(24) Berg, A., Keul, J.: Physiology and metabolism responses of female athletes during laboratory and field exercise. Congress on Women and Sports, Rom 1980. Karger, Basel 1982.
(25) Berg, A.: Persönliche Mitteilungen, 1981.
(26) Böhm, H.: Beurteilung ausgewählter Befunde des Belastungs-EKGs. Österr. Ärztezeitung 35, 1233 (1980).
(27) Böhm, H.: Einführung in die ergometrische Diagnostik. Maudrich, Wien 1977.
(28) Böhm, H., Bürklen, R., Dienstl, F., Ehrenböck, R., Gaul, G., Herbinger, W., Kiss, E., Kubicek, F., Kühn, P., Kummer, F., Niederberger, M., Schlick, W.: Empfehlungen für eine standardisierte Ergometrie. Österr. Ärztezeitung 33, 333 (1978).
(29) Borg, G.: Physical performance and perceived exertion. Gleerup, L/Schweden 1962.
(30) Borg, G., Linderholm, H.: Perceived exertion and pulse rate during graded exercise in various age groups. Acta med. scand. 181, 194 (1967).
(31) Bruce, R. A.: Principles of exercise testing. In: Exercise testing and exercise training in coronary heart disease. Hrsg.: J. B. Naughton, H. K. Hellerstein. Academic Press, 1973.
(32) Bruce, R., Kusumi, F., Hosmer, D.: Maximal oxygen intake and nomographic assessment of functional aerobic impairment in cardiovascular disease. Am. Heart Journal 85, 4 (1973).
(33) Bürklen, R.: Begutachtungsfragen. Österr. Ärztezeitung 35, 1242 (1980).
(34) Cermak, J., Böswart, J.: Unsere Erfahrungen mit dem Minutentest auf dem Fahrradergometer zur Feststellung der anaeroben Kapazität. Dtsche Zschr. f. Sportmed. 29, 361 (1978).
(35) Cerretelli, P., Pendergast, D. R., Paganelli, W. C, Rennie, D. W.: Effects of specific muscle training on VO_2 on-response and early lactate. J. Appl. Physiol. 47, 761 (1979).
(36) Cerretelli, P., Shindel, D., Pendergast, P. R., di Prampero, P. E., Rennie, D. W.: Oxygen uptake transients at the onset of exercise of arm and leg work. Respir. Physiol. 30, 81 (1977).
(37) Conconi, F., Ferrari, M., Ziglio, P. G., Drogheddi, P., Codeca, L.: Determination of the anaerobic threshold by non invasive field test in runners. J. Appl. Physiol. 52, 3 (1982).
(38) Cooper, K. H., Burdy, J. G., White, S. R., Pollock, M. L., Linnerud, A. C.: Age fitness adjusted maximal heart rates. In: The Role of Exercise in Internal Medicine. Hrsg.: D. Brunner, E. Jokl. Karger, 1977.
(39) Dal Monte, A., Leonardi, L. M.: Nouvelle méthode d'evaluation de la puissance anaérobic maximale alactacide. In: Congrés Gruoupement Latin Médicine Du Sport, S. 39. Nice 1977.
(40) Davis, T. M., Knibbs, A. V., Musgrove, J.: The rate of lactic acid removal in relation to different base lines of recovery exercise. Int. Z. Angew. Physiol. 28, 155 (1970).
(41) Davis, J. A., Vodak, P., Wilmore, J. H., Vodak, J., Kurtz, P.: Anaerobic threshold and maximal aerobic power for three modes of exercise. J. Appl. Physiol. 41, 544 (1976).
(42) De Bruyn-Prevost: Determination of anaerobic physical fitness (anaerobic endurance). In: Kinanthropometry II. International Series on Sport Sciences, vol. 9. University Park Press, Baltimore 1980.

(43) De Bruyn-Prevost: Lactic acid evaluation in relation to work duration during a short anaerobic exhausting exercise. Journal of Sports Medicine 20, 377 (1980).
(44) Dehn, M., Bruce, R. A.: Longitudinal variations in maximal oxygen intake with age and acitvity. J. Appl. Physiol. 33, 805 (1972).
(45) Di Prampereo, P. E.: Grundlagen der anaeroben Energiebereitstellung und der Sauerstoffschuld bei körperlichen Höchstbelastungen. Medizin und Sport 1, 1 (1973).
(46) Edgren, B., Marklund, G., Nordesjo, L., Borg, G.: The validity of four bicycle ergometer tests. Med. Sci. Sports 8, 179 (1976).
(47) Ehrenböck, R.: Komplikationen bei der Ergometrie. Österr. Ärztezeitung 35, 1245 (1980).
(48) Eichhorn, J., Brühner, H., Klein, K. E., Wegmann, H. M.: Fehleinschätzungen der maximalen Sauerstoffaufnahme bei ihrer Bestimmung mit indirekten Methoden. Int. Z. Angew. Physiol. 24, 275 (1967).
(49) Ellestad, M. H.: Stress testing. F. A. Davis Company, 1975.
(50) Engel, A., Bachl, N., Kristen, H.: Laktat als Maß der Belastung bei der Mobilisierung nach Beinamputation. Med. Orthop. Techn. 1, 25 (1985).
(51) Epstein, S. E.: Exercise in patients with heart disease. Effects of body position and type and intensity of exercise. Amer. J. Cardiol. 32, 572 (1969).
(52) Franz, I. W.: Vergleichende Untersuchungen zur Messung der PWC 170. In: 3. Internationales Seminar für Ergometrie. Hrsg.: G. Hansen, H. Mellerowicz. Berlin 1972.
(53) Franz, I. W.: Ergometrische Untersuchungen für die Diagnostik bei der arteriellen Hypertonie. In: Belastungsblutdruck bei Hochdruckkranken. Hrsg.: I. W. Franz. Springer, Berlin 1981.
(54) Gaul, G.: Interpretation von Symptomen, Blutdruck und Herzfrequenz in Relation zur Leistung. Österr. Ärztezeitung 35, 1229 (1980).
(55) Gottschalk, K.: Kardiodynamik im Sport. Sportmed. Schriftenreihe 18. J. A. Barth, Leipzig 1982.
(56) Haber, P., Schlick, W., Schmid, P., Mulac, K.: Die Einschätzung der Leistungsbreite gesunder Jugendlicher mit der PWC 170. Acta Med. Austriaca 3, 164 (1976).
(57) Haber, P., Niederberger, N., Kummer, F., Ferlitsch, A.: Der Wert submaximaler Ergometertests für die Bestimmung der körperlichen Leistungsbreite. Schweiz. Med. Wschr. 108, 652 (1978).
(58) Haber, P., Kumpan, W.: Die Bedeutung des Herzvolumenleistungsquotienten bei der Interpretation leistungsmedizinischer Befunde. Tagungsbericht: Neue Aspekte in der Leistungsmedizin. Graz 1980.
(59) Haber, P.: Trainingslehre – Sportmedizin, Projekt: Verstärkte sportmedizinische Betreuung der österreichischen Spitzensportler 1 (1982).
(60) Haber, P., Niederberger, M.: Der Trainingszustand als bestimmender Faktor der Beziehung zwischen ergometrischer Belastung und Sauerstoffaufnahme, Österr. Journal f. Sportmedizin, 12., H. 1, 10 (1982).
(61) Hack, F., Weiss, M., Weicker, H., Wirth, A.: Vergleichende anthropometrische, spiroergometrische und histologische Untersuchungen bei Normal- und Übergewichtigen. Dtsche Zschr. f. Sportmedizin 33, 45 (1982).
(62) Hamar, D., Komadell, L.: Transient oxygen uptake at onset of exercise on treadmill and bicycle ergometer in runners and fit adults. Proceeding Book of XXII. World Congress on Sports Medicine, 1983.
(63) Harre, D.: Trainingslehre. Sportverlag Berlin, 1979.
(64) Heck, H., Liesen, H., Mader, A., Hollmann, W.: Der Einfluß der Stufendauer und der Pausendauer bei Laufbanduntersuchungen auf die Sauerstoffaufnahme und das Laktatverhalten. Sport- u. Leistungsmed. Kongreßbd. Dtsch. Sportärztekongreß. Saarbrücken 1980.
(65) Heck, H., Mader, A., Liesen, H., Hollmann, W.: Vorschlag zur Standardisierung leistungsdiagnostischer Untersuchungen auf dem Laufband. Dtsche Ztschr. f. Sportmedizin 33, 304 (1982).
(66) Hermansen, L., Stensvold, J.: Production and removal of lactate during exercise in man. Acta Physiol. Scand. 86, 119 (1972).
(67) Hickson, R. C, Bomze, H. A., Holloszy, J. O.: Faster adjustment of oxygen uptake to the energy requirements of exercise in the trained state. J. Appl. Physiol. 44, 877 (1987).
(68) Hoffmann, K., Kuhlmann, J.: Meßtechnische Untersuchungen an Fahrradergometern; 4. Internationales Seminar für Ergometrie. Berlin 1981.
(69) Hohorst, H. J.: L-(+)-Laktat Bestimmung mit Laktatdehydrogenase und DPN. In: Methoden der enzymatischen Analyse. Hrsg.: H. U. Bergmeyer. Verlag Chemie. Weinheim 1962.
(70) Holdhaus, H., Millonig, H., Auteried, J., Fortelny, A., Ventruba, S.: Eine Methode zur Bestimmung des aerob-anaeroben Überganges unter sportartspezifischen Bedingungen am Beispiel Leichtathletik. Unveröffentlichte Ergebnisse.
(71) Holdhaus, H.: Modell einer sportmedizinischen Trainingsbetreuung am Beispiel der österreichischen Judo-Damennationalmannschaft (WM 1980). Österr. J. f. Sportmedizin 11, H. 1, 20 (1981).
(72) Hollmann, W.: Höchst- und Dauerleistungsfähigkeit des Sportlers. J. A. Barth, München 1963.
(73) Hollmann, W.: The relationship between pH, lactic acid, potassium in the arterial and venous blood,

the ventilation, PoW and pulse frequency during increasing spiroergometric work in endurance-trained and untrained persons. Pan-American Congress of Sportsmed. Chicago 1959.
(74) Hollmann, W.: Der Alterseinfluß auf spiroergometrischen Meßgrößen im submaximalen Arbeitsbereich. Med. Welt 21, 1280 (1970).
(75) Hollmann, W., Heck, H., Schmücker, O. P., Stolte, A., Liesen, H., Voteschko, M., Mathier, D.: Vergleichende Untersuchungen über den Effekt und die Aussagekraft von Laufband und Fahrradergometerbelastung. Sportarzt und Sportmedizin 24, 132 (1973).
(76) Hollmann, W.: Breitensport – physiologische und biochemische Grundlagen. In: Kongreßband, Deutsche Sportärztekongreß 1980. Demeterverlag, Saarbrücken 1980.
(77) Hollmann, W., Hettinger, Th.: Sportmedizin – Arbeits- und Trainingsgrundlagen. Schattauer, Stuttgart-New York 1980.
(78) Hollmann, W.: Der Mensch an der Grenze seiner körperlichen Leistungsfähigkeit. Dtsche Zschr. f. Sportmedizin 32, 247 u. 274 (1981).
(79) Huber, G., Lehmann, M., Baumgartl, P., Bachl, N., Keul, J.: Verhalten von Herzfrequenz, verschiedenen Stoffwechselparametern und Katecholaminspiegeln im Blut vom älteren Radrennfahrern bei unterschiedlichen Belastungsformen. In: Kongreßband, Deutscher Sportärztekongreß 1980, S. 327. Saarbrücken 1981.
(80) Hüllemann, K. D. (Hrsg.): Leistungsmedizin – Sportmedizin für Klinik und Praxis. Thieme, Stuttgart 1976.
(81) Israel, S., Junker, D., Mickein, D.: Die Energiemobilisation bei unterschiedlichen Tretfrequenzen bei der Fahrradergometrie. Med. u. Sport 16, 272 (1976).
(82) Israel, S.: Sportmedizinische Positionen zu Leistungsprüfverfahren im Sport. Med. u. Sport 19, 28 (1979).
(82 a) Israel, S.: Sport und Herzschlagfrequenz, Sportmedizinische Schriftenreihe 21, Johann-Ambrosius-Barth, Leipzig 1982.
(83) Iwanoff, I., Grantscharow, N., Bachl, N., Baumgartl, P.: Vergleichende methodische Bestimmungen der Laktatdynamik im Vollblut. Österr. Journal f. Sportmedizin 10, H. 2, 13 (1980).
(84) Jerwell, O.: Investigations of the concentration of lactic acid in blood and urine. Acta med. Scand. Suppl. 24 (1928).
(85) Jones, N. L., Cambell, E. J. M.: Clinical Exercise Testing. Saunders, 1982.
(86) Kaltenbach, M., Klepzik, H., Dschirdewahn, B.: Die Kletterstufe, eine einfache Vorrichtung für exakt meßbare und reproduzierbare Belastungsuntersuchungen. Med. Klin. 59, 284 (1964).
(87) Karlson, J., Lindborg, B., Linnarsson, D.: Time course of pulmonary gas exchange in supine exercise. Acta Physiol. Scand. 5, 329 (1975).
(88) Keul, J., Doll, E., Keppler, D.: Muskelstoffwechsel. J. A. Barth, München 1969.
(89) Keul, J., Kindermann, W., Simon, G.: Die aerobe und anaerobe Kapazität als Grundlage für die Leistungsdiagnostik. Leistungssport 8, 22 (1978).
(90) Keul, J., Simon, G., Berg, A., Dickhuth, H. H., Kubel, R., Goertler, I.: Bestimmung der individuellen anaeroben Schwelle zur Leistungsbewertung und Trainingsgestaltung. Dtsch. Zschr. f. Sportmed. 30, 212 (1979).
(91) Keul, J., Huber, G., Link, K., Dickhuth, H. H., Simon, G.: Spiroergometrische und trainingsbegleitende Untersuchung zur Beurteilung der Leistungsfähigkeit im Radsport. Leistungssport 9, 254 (1979).
(92) Keul, J., Berg, A., Lehmann, M., Dickhuth, H. H.: Metabolische Anpassung durch Training und ihr Aussagewert für die Leistungsdiagnostik. In: Kongreßband, Deutscher Sportärztekongreß. Demeter, Saarbrücken 1980.
(93) Keul, J., Dickhuth, H. H., Berg, A., Lehmann, M., Huber, G.: Allgemeine und sportspezifische Leistungsdiagnostik im Hochleistungsbereich, Leistungssport 11, 382 (1981).
(94) Keul, J., Dickhuth, H. H., Lehmann, M., Staiger, J.: The athlete's heart – haemodynamics and structure. Int. J. Sports Med., Supplement 1, 1, 33 (1982).
(95) Keul, J.: Persönliche Mitteilungen, 1981.
(96) Kindermann, W., Keul, J.: Anaerobe Energiebereitstellung im Hochleistungssport. Wissenschaftliche Schriftenreihe des Deutschen Sportbundes, Band 13. Hofmann-Schorndorfer-Verlag 1977.
(97) Kindermann, W., Simon, G. W., Keul, J.: Dauertraining – Ermittlung der optimalen Trainingsherzfrequenz und Leistungsfähigkeit. Leistungssport 8, 34 (1978).
(98) Kindermann, W., Schnabel, A.: Verhalten der anaeroben Ausdauer bei 400 m, – Mittelstrecken- und Langstreckenläufern. Dtsche Ztschr. f. Sportmedizin 31, 225 (1980).
(99) Kindermann, W., Schramm, M., Keul, J.: Aerobic performance diagnostics with different experimental settings. Int. J. Sports Med. 1, 99 (1980).
(100) Kindermann, W., Keul, J.: Anaerobe Energiebereitstellung beim Eisschnellaufen. Dtsch. Z. f. Sportmed. 31, 142 (1980).

(101) Klissouras, V., Tokmakidis, S. B.: Methodical problems of the PWC 170 test in perspective: an introduction. In: 4th European Research Seminar on Testing Physical Fitness, Cardiorespiratory Aspects. International Olympic Academy, Councel of Europe 1982.
(102) Koinzer, K., Enderlein, G., Untersuchungen zur Abhängigkeit der W 170 von der Körpermasse bei 10- bis 14jährigen Jungen und Mädchen. Medizin u. Sport 22, 240 (1982).
(103) König, K., Roskamm, H., Reindell, H.: Das Herzvolumen und die körperliche Leistungsfähigkeit bei 20 bis 39jährigen gesunden Frauen. Z. Kreisl. Forsch. 57, 713 (1968).
(104) Kragenings, I., Rackwitz, R.: Bestimmung von Laktat nach enzymatisch-elektronischem Prinzip im Vergleich mit drei Modifikationen der enzymatischen Methode. Ärztl. Labor 23, 549 (1977).
(105) Kragenings, I.: Methodology of lactate assay. In: Lactate in Acute Conditions. Hrsg.: H. Bossart, C. Perret, S. 20. Karger, Basel 1978.
(106) Kubicek, F.: Einführung zum Thema „Ergometrie", Österr. Ärztezeitung 35, 1225 (1980).
(107) Kummer, F., Schlick, W., Zwick, H.: Indikation und Aussagekraft der ergometrischen Belastung aus pulmologischer Sicht, Österr. Ärztezeitung 33, 358 (1978).
(108) Lange-Anderson, K., Shephard, R. J., Denolin, H., Varnauskas, H., Maseroni, R.: Fundamentals of Exercise Testing. World Health Organisation, Genf 1971.
(109) Lienert, G. A.: Testaufbau und Testanalyse. 3. Auflage. Beltz, Weinheim-Berlin-Basel 1969.
(110) Liesen, H., Hollmann, W.: Ausdauersport und Stoffwechsel. Wissenschaftliche Schriftenreihe des Deutschen Sportbundes, Band 14. Hofmann-Schorndorf, 1981.
(111) Liesen, A., Mader, A.: Untersuchungen über den Einfluß sportartspezifischer aktiver Erholung auf die Laktatelimination nach maximalen Belastungen im Schwimmen. Vortrag beim Deutschen Sportärztekongreß, Köln 1982.
(112) Löllgen, H., Ulmer, H. V.: Zum Problem der Tretgeschwindigkeit in der Ergometrie. In: 3. Internationales Seminar für Ergometrie, Berlin 1972. Hrsg.: G. Hansson, H. Mellerowicz. Ergon, Berlin 1973.
(113) Löllgen, H., Augustin, T.: Drehzahlschwankungen und Leistungsempfinden bei Fahrradergometerarbeit. Dtsch. Zschr. Sportmed. 32, 208 (1981).
(114) Löllgen, H., Schulte, J.: Ergometrie in der Praxis. Perimed Fachbuch-Verlagsgesellschaft, Erlangen 1983.
(114 a) Löllgen, H. Empfehlungen zur Durchführung und Bewertung ergometrischer Untersuchungen, Klausurtagung Ergometrie, Titisee 1984.
(115) Macek, M., Vavra, J.: The adjustment of oxygen uptake at the onset of exercise: A comparison between praepubertal boys and young adults. Int. J. Sports Med. 1, 70 (1980).
(116) Mader, A., Liesen, H., Heck, H.: Zur Beurteilung der sportspezifischen Ausdauerleistungsfähigkeit im Labor. Sportarzt u. Sportmed. 28, 80 u. 109 (1976).
(117) Mader, A., Heck, H., Föhrenbach, R., Hollmann, W.: Das statische und dynamische Verhalten des Laktats und des Säure-Basen-Status im Bereich bis maximaler Azidosen bei 400- und 800-m-Läufern bei beiden Geschlechtern nach Belastungsabbruch. Dtsche Ztschr. f. Sportmed. 30, 203 und 249 (1979).
(118) Mader, A., Madsen, O., Hollmann, W.: Zur Bedeutung der laktaziden Energiebereitstellung für Trainings- und Wettkampfleistungen im Sportschwimmen. Leistungssport 10, 263 und 408 (1980).
(119) Mader, A., Heck, H., Hollmann, W.: Leistung und Leistungsbegrenzung des menschlichen Organismus, interpretiert am Modell thermodynamisch offener Systeme. Ein Beitrag zur Diskussion biologischer Leistungsgrenzen im Hochleistungssport. In: Sport an der Grenze der menschlichen Leistungsfähigkeit. Hrsg.: H. Rieckert. Springer, Berlin 1981.
(120) Margaria, R.: Energiequellen der Muskelarbeit; Biomechanik der menschlichen Bewegung. Sportmedizinische Schriftenreihe, Band 13. J. A. Barth, Leipzig 1982.
(121) Matthes, D., Schütz, P., Hüllemann, K. D.: Unterschiede zwischen indirekt und direkt ermittelten Blutdruckwerten. Med. Klin. 11, 371 (1978).
(122) Matwejew, L. P.: Grundlagen des sportlichen Trainings. Sportverlag, Berlin 1981.
(123) Mellerowicz, H.: Ergometrie. Urban & Schwarzenberg, München 1979.
(124) Mellerowicz, H.: Revidierte Standardisierungsvorschläge für Ergometrie 1981. Dtsche Ztschr. f. Sportmed. 33, 52 (1982).
(125) Morehouse, L. E.: Laboratory Manual for Physiology of Exercise. C. V. Mosby Company, 1972.
(126) Morehouse, L. E., Miller, A. T.: Physiology of Exercise. C. V. Mosby Company, 7th Edition, 1976.
(127) Mocellin, R.: Untersuchungen über die Abhängigkeit der Herzfrequenz bei relativ gleichen Leistungen vom Alter bei 5- bis 18jährigen Heranwachsenden. In: 3. Internationales Seminar für Ergometrie. Hrsg.: G. Hansen, H. Mellerowicz. Berlin 1972.
(128) Mocellin, R., Rutenfranz, J.: Methodische Untersuchungen zur Bestimmung der körperlichen Leistungsfähigkeit (W 170) im Kindesalter. Z. Kinderheilk. 108, 61 (1970).
(129) Müller, E. A.: Einführender Vortrag; Proc. of 2nd Int. Congress on Ergonomics. Dortmund 1964. Taylor and Francis Zeitung, London 1965.

(130) Muss, N., Aigner, A., Haslauer, F.: Echokardiographische und ergospirometrische Untersuchungen an einer Bundesliga-Fußballmannschaft. Schweiz. Z. Sportmedizin 28, 104 (1980).
(131) Musshoff, K., Reindell, H.: Zur Röntgendiagnostik des Herzens. In: Herzkrankheiten. Hrsg.: H. Reindell, H. Roskamm. Springer, Berlin 1977.
(132) Naughton, J. B., Haider, H.: Methods of exercise testing. In: Exercise Testing and Exercise Training in Coronary Heart Disease. Hrsg.: J. B. Naughton, H. K. Hellerstein. Academic Press, 1973.
(133) Naughton, J. B., Hellerstein, H. K.: Exercise Testing and Exercise Training in Coronary Heart Disease. Academic Press, 1973.
(134) Niederberger, M., Kubicek, F., Reiterer, W.: Leitlinien für die Ergometrie. Acta med. Austriaca 2, 33 (1975).
(135) Niederberger, M., Böhm, H., Ehrenböck, R., Gasic, S., Gaul, G., Kiss, E., Kubicek, F., Sudhas, P.: Methodische Begründung für den ergometrischen Standardisierungsvorschlag. Österr. Ärztezeitung 33, 345 (1978).
(136) Niederberger, M., Kubicek, F.: Die Ergometrie aus kardiologischer Sicht. Österr. Ärztezeitung 33, 352 (1978).
(137) Novacki, P.: Neue Aspekte der körpergewichtsbezogenen Fahrrad- und Laufbandergometrie für den Leistungs-, Breiten- und Rehabilitationssport. In: Sportmedizin für den Breiten und Leistungssport. Hrsg.: W. Kindermann, W. Hort. Demeter, 1981.
(138) Pansold, B., Roth, W., Zinner, J., Hasart, E., Gabriel, B.: Die Laktat-Leistungs-Kurve. Ein Grundprinzip sportmedizinischer Leistungsdiagnostik. Med. u. Sport 22, 107 (1982).
(139) Pansold, B., Roth, W., Jagemann, K., Hasart, E.: Alaktazide und laktazide Energiebereitstellung bei Schwimmbelastungen. Med. und Sport 13, 107 (1973).
(140) Pessenhofer, H., Schwaberger, G., Sauseng, N., Schmid, P.: Methodische Grundlagen zur Bestimmung des individuellen aerob-anaeroben Übergangs. 4. Int. Seminar für Ergometrie. Kongreßband. Berlin 1981.
(141) Pessenhofer, H., Schwaberger, G., Schmid, P.: Zur Bestimmung des individuellen aerob-anaeroben Übergangs. Dtsch. Zschr. f. Sportmed. 32, 15 (1981).
(142) Pessenhofer, H., Schwaberger, G., Sauseng, N., Schmid, P.: Bestimmung einer individuellen anaeroben Schwelle auf der Basis der Laktatproduktion. Österr. Journal f. Sportmed. 12, H. 1, 3 (1982).
(143) Pessenhofer, H., Schwaberger, G., Sauseng, N., Kenner, T.: Lactate kinetics and aerobic-anaerobic transition in endurance trained sportsmen. Proceedings of the XXII. World Congress on Sports Medicine. Urgan & Schwarzenberg, 1983.
(144) Pessenhofer, H., Schwaberger, G., Sauseng, N., Staudacher, H., Aigner, A., Hörtnagl, H., Baumgartl, P., Bachl, N.: Vergleich zweier Meßmethoden zur Bestimmung der Laktatkonzentration im Blut: Elektrochemisch-enzymatische Methode und enzymatisch-fotometrische Methode. Österr. Journal f. Sportmed. 13, H. 1, 3 (1983).
(145) Piiper, J., Koepchen, H. P.: Atmung, 2. Auflage. Urban & Schwarzenberg, München-Berlin-Wien 1975.
(146) Pirnay, F., Crielard, J. M.: Mésure de la puissance anaérobic alactique. Medicine du Sport 1, 13 (1979).
(147) Placheta, Z., Novak, A., Drazil, V., Stich, Z.: Einige Probleme des Funktionstests bei submaximaler Belastung. Med. u. Sport 11, 153 (1971).
(148) Pugh, L.: Oxygen intake in track and treadmill running with observations on the effect of air resistance. J. Physiol. (London) 207, 823 (1970).
(149) Rasim, M.: Stoffwechsel und Kreislaufbeanspruchungen beim Kunstturnen. Eine empirische Untersuchung bei Deutschen und Japanischen Kunstturnern und Kunstturnerinnen. Leistungssport 12, 399 u. 473 (1982).
(150) Reindell, H., Roskamm, H.: Herzkrankheiten. Springer, Berlin 1977.
(151) Reindell, H., König, K., Roskamm, H.: Funktionsdiagnostik des gesunden und kranken Herzens. Beziehungen zwischen Herzgröße und Leistung. Thieme, Stuttgart 1967.
(151 a) Reineke, A., Heck, H. Rost, R.: Das Verhalten spiroergometrischer Meßgrößen und des Laktats im submaximalen und maximalen Belastungsbereich in Abhängigkeit von unterschiedlichen Testschemata sowie von der Höhe der Eingangsstufe. In: Sport: Leistung und Gesundheit, Hrsg.: Heck, H., Hollmann, W., Liesen, H. Rost, R. Deutscher Sportärzteverlag Köln 1983.
(152) Reiterer, W.: Methode und Aussagekraft einer standardisierten Ergometrie. Tagungsbericht der Arbeitstagung der Arbeitsgemeinschaft für klinische Atemphysiologie, Graz 1973.
(153) Reiterer, W.: Methodik eines rektangulär-triangulären Belastungstestes. Herz/Kreisl. 7, 457 (1975).
(154) Reiterer, W.: On-line-Analyse von anaerober Energiebereitstellung und Sauerstoffschuld während rektangulär-triangulärer Fahrradergometrie. Wien. klin. Wschr. 88, 527 (1976).
(155) Reiterer, W.: Ergospirometrie und zentrale Hämodynamik on-line. Arbeitstagung der Arbeitsgemeinschaft für klinische Atemphysiologie, Kongreßband. Graz 1976.
(156) Reiterer, W.: Relevanz ergospirometrischer Befunde aus kardiologischer und pulmonologischer

Sicht. Tagungsbericht der Arbeitsgemeinschaft für klinische Atemphysiologie, Kongreßband. Graz 1977.
(157) Reiterer, W., Bachl, N.: Intermittierende Belastung bei Koronargefäßkranken. Tagungsbericht der Arbeitsgemeinschaft für klinische Atemphysiologie, Kongreßband. Graz 1977.
(158) Reiterer, W., Bachl, N.: Kriterien der körperlichen Leistungsfähigkeit, Limitierende Faktoren und diagnostische Kriterien des Ausdauerleistungsvermögens. Wien. med. Wschr., Suppl. 42, 1977.
(159) Renner, F., Haber, P., Rainer, P.: Ergebnisse elektrokardiographischer und ergometrischer Untersuchungen an 18jährigen männlichen Stellungspflichtigen. Z. Kardiol. 70, 495 (1981).
(160) Roskamm, H.: Funktionsprüfungen von Herz und Kreislauf. In: Herzkrankheiten. Hrsg.: H. Reindell, H. Roskamm. Springer, Berlin 1977.
(161) Roskamm, H., Samek, L.: Kardiozirkulatorische Anpassung an körperliche Belastung. In: Kongreßband, Deutscher Sportärztekongreß. Demeter, Saarbrücken 1980.
(162) Rost, R., Hollmann, W.: Belastungsuntersuchungen in der Praxis. Thieme, Stuttgart-New York 1982.
(163) Roth, W., Wuscheck, H., Schneider, W.: Probleme des Säure-Basen-Gleichgewichts in der Sportphysiologie. Med. und Sport 9, 161 (1969).
(164) Scherer, D., Kaltenbach, M.: Häufigkeit lebensbedrohlicher Komplikationen bei ergometrischen Belastungsuntersuchungen. Dtsch. Med. Wschr. 104, 1161 (1979).
(164 a) Schmid, P.: Versuchsanordnung anaerober Testverfahren auf dem Laufbandergometer. Unveröffentlichte Ergebnisse, 1984.
(165) Schmidt, F. L.: Herzschlagfrequenz und Leistung. Karger, 1973.
(166) Schmidt-Voigt, J.: Herz-Kreislauf Tests für die Praxis, Heggen, 1977.
(167) Schnabel, A., Kindermann, W., Keul, J., Schmitt, W. M.: Beurteilung der anaeroben Ausdauer („Stehvermögen") im Labor. Leistungssport 9, 503 (1979).
(168) Schnabel, A., Kindermann, W.: A Laboratory Method for Assessment of Anaerobic Exercise Capacity in Runners. In: Proceedings of the XXII. World Congress on Sports Medicine.
(169) Schönle, Ch., Rieckert, H.: Cardiovascular Reactions during Exhausting Isometric Exercise while Windsurfing on a Simulator of at Sea. Proceedings of the XXII. World Congress on Sports Medicine.
(170) Schonholzer, G., Bieler, B., Howald, H.: Ergometrische Methoden zur Messung der aeroben und der anaeroben Kapazität. In: 3. Internationales Seminar für Ergometrie, Berlin 1972. Hrsg.: G. Hanssen, H. Mellerowicz. Ergon, Berlin 1973.
(171) Schwaberger, G., Pessenhofer, H.: Der Einsatz der Blutgasanalyse in der sportmedizinischen Leistungsdiagnostik. Österr. Journal f. Sportmedizin 11, H. 1, 13 (1981).
(172) Schwaberger, G., Pessenhofer, H., Schmid, P., Wolf, W., Sauseng, N.: Grundlagen der aeroben Leistungsdiagnostik. Österr. Journal für Sportmedizin 12, H. 1, 3 (1982).
(173) Simon, G., Berg, A., Dickmuth, H.-H., Simon-Alt, A., Keul, J.: Bestimmung der anaeroben Schwelle in Abhängigkeit vom Alter und von der Leistungsfähigkeit. Dtsche. Zschr. f. Sportmed. 32, 7 (1981).
(174) Simon, J., Young, J. L., Gutin, B., Blood, D. K.: Plasma lactate accumulation during incremental and constant-load work relative to the anaerobic and respiratory compensation threshold. Meeting of New York Chapter of American College of Sports Medicine, 1980.
(175) Smodlaka, V.: Use of the interval work capacity test in the evaluation of the Severely disabled patients. J. Chron. Dis. 25, 345 (1972).
(176) Spiel, R.: Kreislaufregulation bei Belastung. Österr. Ärztezeitung 35, 1227 (1980).
(177) Stegemann, J.: Leistungsphysiologie; Physiologische Grundlagen der Arbeit und des Sports. 2. überarbeitete Auflage. Stuttgart 1977.
(178) Stegmann, H., Kindermann, W.: Modell zur Bestimmung der individuellen anaeroben Schwelle. In: Deutscher Sportärztekongreß, Kongreßband. Demeter, Saarbrücken 1981.
(179) Strähle, G.: Die Beurteilung der konditionellen Leistungsfähigkeit bei Leistungssportlern durch ergometrische Untersuchungen. Beiheft zu Leistungssport, Mai 1982.
(180) Szögy, A., Cherebetiu, G.: Herzvolumen bei Hochleistungssportlern. Sportarzt u. Sportmedizin 23, 170 (1972).
(181) Szögy, A., Cherebetiu, G.: Minutentest auf dem Fahrradergometer zur Bestimmung der anaeroben Kapazität, Europ. J. app. Physiol. 33, 171 (1974).
(182) Szögy, A., Lazarescu, D.: Zur Beurteilung der maximalen O_2-Aufnahme bei Hochleistungssportlern unter besonderer Berücksichtigung des Körpergewichts. Sportarzt und Sportmedizin 30 (1977).
(183) Szögy, A., Böhmer, D., Ambrus, P., Starischka, S.: Sollwerte zur Beurteilung der Dauerleistungsfähigkeit von Hochleistungssportlern unter besonderer Berücksichtigung des Körpergewichts und der Sportart bzw. -disziplin. Leistungssport 11, 260 (1981).
(183 a) Szögy, A., Böhmer, D., Ambrus, B., Brune, S.: Zur Bestimmung der anaeroben Kapazität bei Radrennfahrern, Dtsche Ztschr. f. Sportmedizin, 35, 153, 1984.

(184) Thiele, W., Busunow, W. A., Frenzel, H., Jäger, H., Navakatikjan, A. O., Stilke, A.: Kriterien und Zugangswege zur Bestimmung der Dauerleistungsgrenze. Med. u. Sport 21, 260 (1981).
(185) Tröger, M., del Castro, P., Novacki, D. E.: Erschöpfende Ausbelastung von Skiangläufern durch körpergewichtsbezogene Laufbandspiroergometrie. In: Sport an der Grenze menschlicher Leistungsfähigkeit. Hrsg.: H. Rieckert. Springer, Berlin 1981.
(186) Ulmer, H. V.: Die Abhängigkeit des Leistungsempfindens von der Tretfrequenz bei Radsportlern. Sportarzt und Sportmed. 20, 385 (1969).
(187) Ulmer, H. V., Hufnagl, P.: Zur Vergleichbarkeit von W 170 Testergebnissen in Abhängigkeit von Alter, Geschlecht und Ausdauertrainingszustand. In: 4. intern. Seminar für Ergometrie, Berlin 1981. Perimed, Erlangen.
(188) Valentin, H., Holzhauser, K. P.: Funktionsprüfungen von Herz und Kreislauf. Deutscher Ärzte-Verlag, Fach-Taschenbuch 17, 1976.
(189) Wahlund, H.: Determination of the physical working capacity. Acta med. Scand. 132, Suppl. 2, 15 (1948).
(190) Wassermann, K., McIlroy, M. P.: Detecting the threshold of anaerobic metabolism in cardiac patients during exercise. Am. J. Cardiol. 14, 844 (1964).
(191) Wassermann, K., Whipp, B. J., Koyal, S. N.: Anaerobic threshold and respiratory gas exchange during exercise. J. Appl. Physiol. 35, 236 (1973).
(192) Wassermann, K.: Lactate and related acid base and blood gas changes during constant load and graded exercise. Canadian Med. Ass. J. 96, 775 (1967).
(193) Wassermann, K., Whipp, B. J.: Exercise physiology in health and disease. Am. Rev. Resp. Dis. 112, 219 (1975).
(194) Wassermann, D., Whipp, B. J., Casaburi, R., Oren, A.: Coupling of ventilation to metabolism during exercise. In: Exercise Bioenergetics and Gas Exchange. Hrsg.: P. Cerretelli, B. J. Whipp. Elsevier/North, Holland 1980.
(195) Whipp, B. J.: Rate constant for the kinetics of oxygen uptake during light exercise. J. Appl. Physiol. 30, 261 (1971).
(196) Whipp, B. J., Wassermann, K.: Oxygen uptake kinetics for various intensities of constant work loads. J. Appl. Physiol. 33, 351 (1972).
(197) Whipp, B.: Respiration during muscular exercise. In: Basic Book of Sports Medicine, Olympic Solidarity 1978.
(198) Whipp, B. J., Wassermann, K., Davis, J. A., Lamarra, N., Ward, S. A.: Determinations of O_2 and CO_2 kinetics during exercise in man. In: Exercise Bioenergetics and Gas Exchange. Hrsg.: P. Cerretelli, B. J. Whipp. Elsevier/North, Holland 1980.
(199) White, J. A., Quinn, G.: Seasonal changes in cyclist's performance. Brit. J. Sports Med. 16, 13 (1982).
(200) Williams, C. G, Wyndham, C. H., Kok, R.: Effects of training on maximum oxygen intake and on anaerobic metabolism in man. Int. Zschr. angew. Physiol. 24, 18 (1967).
(201) Wolf, r.: Vergleichende Untersuchungen zur Abhängigkeit der biologischen Leistung am Fahrrad von der Drehzahl. Dtsche Z. Sportmed. 29, 52 (1978).
(202) Wyndham, C. H., Strydom, N. B., Williams, C. G.: A physiological basis for the optimum level of energy expenditure. Nature (London) 195, 1210 (1962).

Kapitel 20

Tauchsport

N. Muß

Einleitung

Der Unterwassersport findet unter den Sportbegeisterten vor allem in den letzten beiden Jahrzehnten ein geradezu sprunghaft steigendes Interesse und kann heute nicht mehr als elitärer Sportzweig betrachtet werden. Die diesem Zulauf zugrunde liegende Faszination des Tauchsportes ist auch mit Risiken und Gefahren verbunden. Tauchen ist ein Sport außerhalb unserer normalen Lebensräume, durch Überdruck und Druckänderungen mit unphysiologischen Einwirkungen auf unsere Körperfunktionen belastet, aber auch ein technisch anspruchsvoller Sport, dessen gefahrlose Ausübung nicht zuletzt durch die physischen und psychischen Voraussetzungen des einzelnen Tauchers entscheidend mitbestimmt wird.

Obliegt die technisch-physikalische Ausbildung vor allem den Tauchsportverbänden und ihren Vereinen, so ist die ärztliche Tätigkeit vorwiegend auf die Beurteilung der Tauchtauglichkeit sowie auf die rasche und fachgerechte Hilfe in Notfällen ausgerichtet. Die Erfüllung dieser Aufgaben erfordert auch von seiten des Arztes Grundkenntnisse über tauchsportspezifische physikalische und physiologische Veränderungen, über Tauchtechnik sowie Kenntnisse über sportspezifisch-medizinische Aspekte und Gesundheitsgefahren. Die Prinzipien der Erste-Hilfe-Maßnahmen seien hiezu stillschweigend vorausgesetzt.

Die Tauchmedizin, ein Spezialzweig der Sport-, Arbeits- und Unfallmedizin, findet enge Berührungspunkte zu anderen medizinischen Fachgebieten wie Neurologie, Ophthalmologie, Oto-Rhino-Laryngologie, Pulmonologie und Rechtsmedizin, ganz besonders aber zur Atmungs- und Kreislaufphysiologie. Die vorliegende tauchmedizinische Einführung kann nur einen komprimierten Überblick über dieses komplexe und wissenschaftlich reich bearbeitete Thema geben, soll den praktizierenden Arzt jedoch in die Lage versetzen, medizinischer Berater und falls erforderlich auch sicherer Helfer des verunglückten Tauchsportlers zu sein.

Sporttauchen wird im wesentlichen in 3 Varianten betrieben:
1. Frei- oder Apnoetauchen: Abtauchen nach kräftiger Inspiration ohne technische Hilfsmittel, wobei Tiefen bis 100 m erreicht werden können.
2. Schnorcheltauchen: Unterwasserschwimmen mit ABC-Ausrüstung (Flossen, Maske, Schnorchel), wobei der Schnorchel eine Länge von 35 cm nicht überschreiten darf. Intermittierendes Apnoetauchen ist mit dieser Ausrüstung möglich.
3. Gerätetauchen: Tauchen mit Atemgeräten (Preßluftflasche und Lungenautomat), bei denen Atemgas unter einem Druck an den Körper abgegeben wird, der dem Umgebungsdruck in der jeweiligen Tauchtiefe entspricht.

Je nachdem ob die „Entspannung" oder Druckminderung vom Hochdruck des

Atemgases in der Preßluftflasche zum Verbrauchsdruck in einer oder in mehreren Stufen erfolgt, unterscheidet man zwischen
- einstufigen (Hochdruck → Verbrauchsdruck) und
- zwei- bzw. mehrstufigen (Hochdruck → Mitteldruck → Verbrauchsdruck) Lungenautomaten.

Als Atemgase für Tauchgänge bis in mittlere Tiefen sind vorwiegend komprimierte Luft (Preßluft), Stickstoff-Sauerstoffgemische (Verhältnis 60:40, 50:50) und für größere Tiefen (> 90 m) Sauerstoff-Helium-Gemische, zum Teil in tiefenspezifischen Mischverhältnissen in Verwendung.

Bei allen drei Sporttaucharten unterliegt der Sportler in gleicher Weise physikalischen Gesetzen, die sich vor allem aus der Beziehung zwischen Druck und Volumen von Gasen ergeben. Ihre Kenntnis ist sowohl für die Tauchtechnik und -planung wie auch für die tauchsportmedizinische Betreuung unerläßlich.

Physikalisch-physiologische Grundlagen des Tauchsportes

1. Die atmosphärische Luft setzt sich zusammen aus:
N_2 (78,08%),
O_2 (20,95%),
Ar (0,92%)
und Spuren von Edelgasen (Ne, He, Kr, Xe).

2. Druck und seine Maßeinheiten:

Druck (p) ist als Kraft (F) pro Fläche (A) definiert $\left(p = \frac{F}{A}\right)$. Je nach verwendeten Maßeinheiten für Kraft und Fläche ergeben sich verschiedene Druckeinheiten, wobei jedoch seit 1978 „Pa" (Pascal) und „bar" als gültige Einheiten (SI-Einheiten) Verwendung finden müssen.

1 Pa = 1 N (Newton)/m^2 = 0,987 . 10^{-5} atm
1000 Pa = 1 kPa ≙ 10,2 cm Süßwassersäule
100 kPa = 1 bar = 10^5 N/m^2 ≙ 750 mm Hg (Torr)
1 technische Atmosphäre (at) = 1 kp/cm^2 ≙ 10 m Süßwassersäule ≙ 735,56 mm Hg (Torr).
1 physikalische Atmosphäre (atm) = 1,033 kp/cm^2 ≙ 10 m Seewassersäule ≙ 760 mm Hg (Torr).

In Tabelle 1 sind Umrechnungsfaktoren für verschiedene Druckeinheiten zusammengefaßt.

Tab. 1. Umrechnungsfaktoren für verschiedene Druckeinheiten.

bar in at:	bar · 1,0197	= at
at in bar:	at · 0,9807	= bar
Pa in bar:	Pa · 10^{-5}	= bar
bar in Pa:	10^5 · bar	= Pa
Torr = mmHg in at:	Torr · 1,3596 · 10^{-3}	= at
at in Torr = mm Hg:	at · 735,56	= Torr = mm Hg

3. Druck und Umwelt:
- Barometer-, Luft-, atmosphärischer oder Normaldruck: Er entspricht dem Druck, der durch das Gewicht der uns umgebenden Luft auf die Erdoberfläche zustande kommt und nimmt mit zunehmender Höhe über Meeresniveau ab. Auf Meereshöhe entspricht er einer Quecksilbersäule von 760 mm Höhe. Nach *Torricelli* wird die Steighöhe von 1 mm Hg auch als 1 Torr bezeichnet.
- Über- oder Relativdruck: Er entspricht der Druckdifferenz eines gemessenen Druckes zum Barometerdruck. Beträgt diese Druckdifferenz 735,56 mm Hg (= 1 at), so entspricht dies einer Atmosphäre Überdruck (= 1 atü). Tauchgerätemanometer geben den Druck in bar an, alle anderen Angaben sind nicht erlaubt.
- Gesamt- oder Absolutdruck: Er ergibt sich aus dem Normaldruck und dem Druck der beim Tauchen über dem Sportler lastenden Wassersäule.

Beispiel: auf Meereshöhe beträgt der Normaldruck 760 mm Hg. In 10 m Salzwassertiefe kommt dazu noch ein Wasserdruck von 760 mm Hg, woraus ein Gesamtdruck von 1520 mm Hg (rund 2 bar Gesamtdruck) resultiert.

4. Das Gesetz von *Dalton:*

Der Gesamtdruck eines Gasgemisches resultiert aus den Teildrücken (Partialdrücken) der im Gasgemisch vorhandenen Einzelgase entsprechend ihrem Volumenanteil. Die Summe der Teildrücke ergibt den Gesamtdruck des Gases.

Beispiel: Bei 1 bar Luftdruck beträgt der O_2-Partialdruck 0,21 bar (= 21% von 1 bar), der N_2-Partialdruck 0,79 bar (= 79% von 1 bar).

Es gilt somit folgende Beziehung:

$$p_i = \frac{Q_i}{100} \cdot p$$

p_i .... Partialdruck der Komponente i
Q_i .... prozentualer Volumenanteil der Komponente i
p ..... Gesamt- oder Totaldruck.

5. *Boyle-Mariotte*sches Gesetz:

Das Produkt aus Druck und Volumen ist bei gleichbleibender Temperatur konstant.

$$p \cdot V = \text{const.}$$

So enthält z. B. ein mit 5 l Luft gefüllter, unten offener Zylinder
in   0 m Tiefe (1 bar) 5 l,
in 10 m Tiefe (2 bar) 2,5 l und
in 40 m Tiefe (5 bar) 1 l Luft.

Nach diesem Gesetz errechnet sich auch der Inhalt bzw. der Luftvorrat von Tauchpreßluftflaschen, was für die Planung eines Tauchganges von großer Wichtigkeit ist. Der Luftvorrat (in bar · l) entspricht dem Flaschenvolumen (in l) mal dem Fülldruck (in bar).

Beispiel: Eine mit 200 bar gefüllte 10-l-Preßluftflasche enthält 2000 bar · l Luft.

Der Luftverbrauch (gegeben durch das Atemminutenvolumen), steigt in Abhängigkeit von der Tauchtiefe nach dem *Boyle-Mariotte*schen Gesetz und ist für die Planung eines Tauchganges von Bedeutung. Zwar ventilieren die Lungen sowohl an der Oberfläche wie in der Tiefe immer dasselbe Luftvolumen, der Bedarf an Luftmolekülen nimmt jedoch mit steigender Tiefe und damit Überdruck zu. Der Durchschnittsluftverbrauch für eine bestimmte Tiefe errechnet sich aus dem Atemminutenvolumen unter normalatmosphärischen Bedingungen und dem Umgebungsdruck.

Beispiel: Bei einem Atemminutenvolumen in Seehöhe von 25 l/min ergibt sich in 10 m Tiefe (2 bar) ein Luftkonsum von 50 l/min, in 20 m Tiefe (3 bar) ein Luftverbrauch von 75 l/min.

Das Atemminutenvolumen steigt entsprechend der körperlichen Aktivität, bei zunehmender Kälte, bei Tauchanfängern sowie schlechten Sichtverhältnissen oder mangelhafter Atemkontrolle bis zu 100 l/min und ist in der Planung des Tauchganges zu berücksichtigen. Das Durchschnittsatemminutenvolumen liegt bei 15 bis 25 l. Der Füllungsdruck handelsüblicher Preßluftgeräte liegt bei 200 bar, der vorgeschriebene Flaschenprüfdruck liegt jedoch um die Hälfte höher (300 bar).

Nullzeit, Austauchregeln, Dekompressionszeiten, Dekompressionstabellen

Durch den zunehmenden Umgebungsdruck nimmt beim Gerätetauchen auch der Druck der geatmeten Luft zu. In Abhängigkeit von Tauchtiefe und Tauchzeit wird vor allem vermehrt Stickstoff (N_2) in Blut und Gewebe gebunden. Um die Abatmung des in Blut und Gewebe vermehrt gebundenen N_2 beim Auftauchen zu ermöglichen, sind in Abhängigkeit von Tauchtiefe und Tauchzeit sogenannte Dekompressionszeiten und -stufen einzuhalten. Eine Nichtbeachtung dieser Austauchregeln führt durch Gasblasenbildung in Blut und Gewebe zum Bild der Dekompressionskrankheit mit zum Teil schwerwiegenden Folgen. Tauchzeiten (Abstiegs- und Aufenthaltszeit), bei denen unter Einhaltung einer bestimmten Aufstiegsgeschwindigkeit Dekompressionsaufenthalte in verschiedenen Tiefen nicht erforderlich sind, werden als Nullzeittauchgänge bezeichnet. Trotzdem sollte sicherheitshalber, soweit es der Luftvorrat zuläßt, jeder Tauchgang mit einem dreiminütigen Tauchstop in 3 m Tiefe beendet werden. Die Nullzeiten sind den Vorschriften einschlägiger Forschungsstätten (Druckkammerlabors) zu entnehmen (z. B. Abb. 1).

Die „Reiser'sche Neunzigerregel" wird zwar immer wieder angeführt, doch sollte man sie verlassen, weil sie für Tiefen um 30 m zu lange Nullzeiten vortäuscht.

Nullzeit (min) = 90 minus doppelte Höchsttauchtiefe

Tauchgänge, die 40 m Tiefe oder die Nullzeit überschreiten, erfordern Dekompressionshalte von unterschiedlicher Dauer, meist in Tiefen von 9, 6 bzw. 3 m Tiefe. Folgende Austauch-(Dekompressions-)tabellen werden häufig verwendet: US-Navy-Standard-Air decompression table 1958 (USA), US-Navy-diving manual (USA), Royal Navy Diving manual (GB), Tableaux du Groupe d'études et de recherches sous Marine de la Marine Nationale (F), Dekompressionstabellen des Druckkammerlaboratoriums der Medizinischen Universitätsklinik in Zürich (CH).

Für wiederholte Tauchgänge innerhalb von 12 Stunden und Tauchen in Gewässern über Meereshöhe gelten besondere Bestimmungen, die wegen der Verkürzung der Nullzeiten und Verlängerung der Dekompressionshalte genau beachtet werden müssen.

Die Planung eines Tauchganges hat somit
- den Luftvorrat im Gerät,
- den Durchschnittsluftverbrauch an der Oberfläche mit multiplikativer Zunahme entsprechend der Tauchtiefe und
- den Zeit- und Tiefenplan (Ab-, Aufenthalts- und Aufstiegszeit inklusive der Dekompressionshalte) zu berücksichtigen.

Die Abstiegsgeschwindigkeit beim Tauchgang sollte 10 m/min nicht unterschreiten, die Aufstiegsgeschwindigkeit nicht wesentlich größer sein, als vom jeweiligen Druckkammerlabor vorgeschrieben wird (z. B.: US-Navy: 18 m/min, *Bühlmann*: 10 m/min).

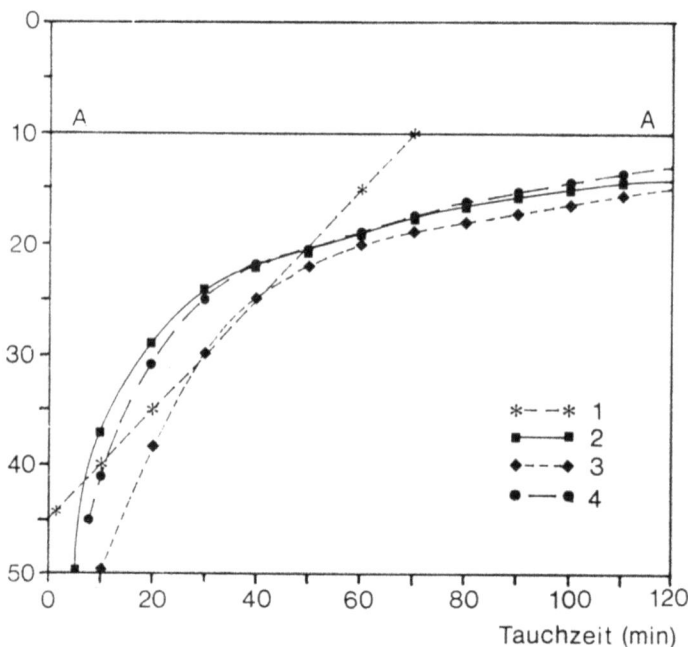

Abb. 1. Empirische Nullzeit-Kurven nach den Berechnungsgrundlagen verschiedener Autoren: *Reiser*'sche Neunzigerregel (1), *Bühlmann* (2), Tauchsportverband Österreichs (3), *Ehm/Seemann* (4). A = obere Sicherheitsgrenze mit unbeschränkter Tauchzeit.

Tab. 2. Beispiel für Dekompressionstabelle, gültig von 0 bis 800 m Meereshöhe (nach Österreichischer Druckluft- und Taucharbeiten-Verordnung 1973, Aufstiegsgeschwindigkeit 18 m/min).

Tiefe in m	Minuten	12 m	9 m	6 m	3 m	Total
15	105				4	5
20	50				4	5
	60			4	5	10
30	25				3	5
	30			3	5	10
	35			3	10	15
40	15			3	5	10
	20			3	10	15
	25			3	15	20
50	10			2	5	10
	15			2	10	15
	20		2	5	15	25
55	10			2	5	10
	15		2	5	15	25
	20		2	10	20	35
60	10			2	10	15
	15		2	5	15	25
	20	2	5	10	20	40

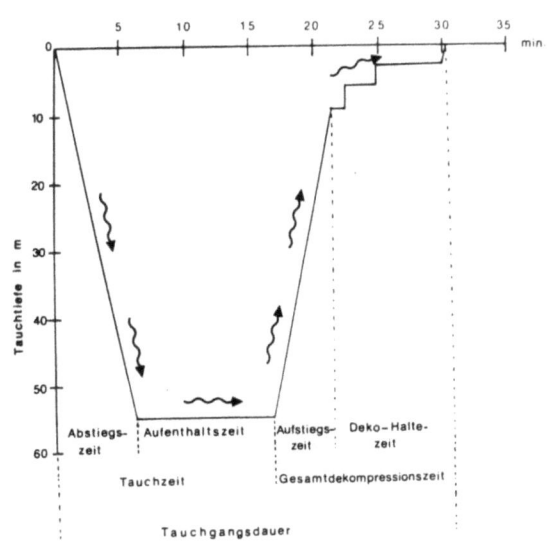

Abb. 2. Abschnitte des Tauchganges (Beispiel eines „Tauchprofils").

Die sportärztliche Tauglichkeitsuntersuchung für den Unterwassersport

Die ärztliche Tauchtauglichkeitsuntersuchung ist von der Commission Médicale et de Prévention der Confédération Mondiale des Activités subaquatiques (C. M. A. S.) vor Beginn der Gerätetauchtätigkeit zwingend vorgeschrieben. Sie umfaßt die Beurteilung der körperlichen und psychovegetativen Eignung, wobei letztere nur in Zusammenarbeit mit dem Tauchlehrer einigermaßen abgeschätzt werden kann. Die geänderten Umweltbedingungen schließen die Taucherlaubnis bei vielen Erkrankungen aus, die unter normalatmosphärischen Bedingungen keinerlei Gefahr bedeuten. Neben diesen somatisch bedingten Kontraindikationen ist die Beurteilung des Vegetativums von großer Bedeutung. Tauchwerbern mit dem Bild vegetativer Dysregulationen, Neigung zu Angst, Hyperventilation und klaustrophoben Reaktionen sollte vom Tauchsport abgeraten werden. Disziplin, rasche Entscheidungs- und Reaktionsfähigkeit im aquatischen Raum setzen eine ausreichende geistige und psychische Reife des Tauchsportlers voraus, so daß das Gerätetauchen im allgemeinen erst ab dem 16. Lebensjahr begonnen werden sollte.

Bei Kenntnis der tauchmedizinischen Besonderheiten, insbesondere der Kontraindikationen, ist die Untersuchung von jedem niedergelassenen Arzt, im Bedarfsfall unter Hinzuziehung fachärztlicher Kollegen durchführbar, erfordert allerdings einen hohen Zeitaufwand. Die einzelnen Tauchverbände sowie die C. M. A. S. stellen dafür entsprechende Formulare zur Verfügung. Nachuntersuchungen sind zumindest in zweijährigen Intervallen, bei auffälligen Befunden entsprechend früher notwendig. Die sportärztliche Tauchtauglichkeitsuntersuchung umfaßt

1. Die Anamnese,
2. die allgemein-internistische Untersuchung,
3. die kardiopulmonale Funktionsdiagnostik,
4. die otorhinolaryngologische Untersuchung,
5. das Thoraxröntgen.

Zu 1. Da die Anamnese die wichtigste Grundlage für eine Diagnose darstellt, sollte sie vor allem hinsichtlich eventueller Kontraindikationen besonders ausführlich erhoben werden. Sie umfaßt vor allem die Frage nach Erkrankungen des zentralen Nervensystems, des Hals-Nasen-Ohren-Bereiches, der Augen, der Lunge und des Herzgefäßsystems, nach Steinleiden, Stoffwechsel- und endokrinologischen Erkrankungen sowie nicht zuletzt auch nach psychovegetativen Auffälligkeiten und Medikamentengebrauch.

Zu 2. Neben Gewichts- und Größenbestimmung umfaßt die übliche ärztliche internistische Untersuchung die Inspektion, Palpation und Auskultation, wobei eine grob neurologische Begutachtung miteingeschlossen werden sollte. Adipösen Tauchwerbern ist eine Gewichtsreduktion dringend anzuraten, da die Stickstoffaufnahme im Fettgewebe um den Faktor 5 höher als in fettarmen Geweben liegt, woraus sich nicht nur eine erhöhte Kreislaufbelastung, sondern auch ein erhöhtes Risiko für Dekompressionskrankheiten ergibt.

Zu 3. Sie sollte EKG, kleine Spirometrie (Bestimmung von Vitalkapazität, 1-Sekunden-Kapazität, Atemgrenzwert) und fakultativ, über dem 40. Lebensjahr jedoch obligatorisch eine submaximale Ergometerbelastung beinhalten. Gegenüber sogenannten funktionellen Tests in verschiedenen Variationen wie Atemanhaltetests, Preßdruckproben (nach *Valsalva, Bürger, Ruffier* oder *Flack*-Test) sollte der besser quantifizierbaren Ergometerbelastung der Vorzug gegeben werden. Ihre Bedeutung liegt heute in der Erkennung bzw. Voraussage synkopotroper Patiententypen sowie in der Provokation pathologisch wertbarer Herzrhythmusstörungen (Abb. 3).

Für den Hobbytaucher werden an die körperliche Leistungsfähigkeit keine überdurchschnittlichen Voraussetzungen gestellt (7), wie ein Vergleich von langjährigen Sporttauchern und Tauchanfängern zeigt (Abb. 4). Belastungen von 170 Watt/1,73 m² Körperoberfläche (etwa 2 bis 3 Watt/kg) bei Männern und 140 Watt/1,73 m² (etwa 2 Watt/kg) für Frauen sollten jedoch gut toleriert werden. Für Unterwasserkampfsportarten (Unterwasserrugby) gelten die Erfordernisse des Leistungssportes.

Zu 4. Die HNO-ärztliche Untersuchung umfaßt die Inspektion und Funktionsbeurteilung des Nasen-Rachenraumes, des äußeren Gehörganges sowie der Trommelfelle mit Hilfe des Otoskops. Unter Preßdruck (bei zugehaltener Nase und geschlossenem Mund) soll sich das spiegelnde, glatte und unverletzte Trommelfell angedeutet vorwölben, wodurch man über die Belüftung des Mittelohres, die Durchgängigkeit und damit Druckausgleichsfähigkeit der Tuba Eustachii Aufschluß erhält.

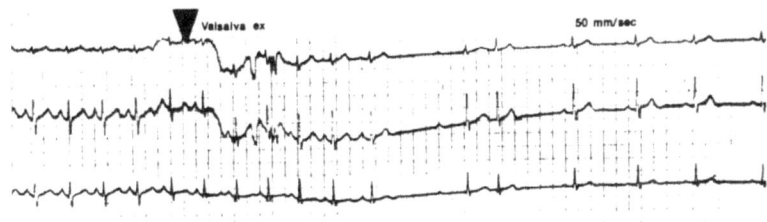

Abb. 3. Konstant reproduzierbarer funktioneller AV-Block I mit nachfolgender supraventrikulärer Extrasystole bei *Valsalva*scher Preßdruckprobe.

Die Hauptfunktion der Tuben ist die Belüftung und Drainage des Mittelohres und damit bei unterschiedlichen Außen- und Innendruckverhältnissen die Gewährleistung des Druckausgleiches. Bei ruhigen Atmungsbedingungen ohne Schluckakt ist die pharyngeale Tubenöffnung ventilartig geschlossen und die Tubenwände liegen aneinander. Eine Öffnung ist nur durch Innervation der Mm. tensor veli palatini, levator palatini und salpingo-pharyngeus möglich. Der beim Auftauchen entstehende Mittelohrüberdruck wird meist ohne Schwierigkeiten passiv ausgeglichen, beim Abtauchen und dem damit verbundenen Unterdruck im Mittelohr bleiben die Tuben jedoch meist verschlossen und sind nur durch Hilfsmanipulationen zu öffnen. Sie umfassen Gähnen (Hebung des Gaumensegels), Schlucken, Schlucken mit zugehaltener Nase (*Toynbee*scher Versuch) sowie die Anwendung des Preßdruckes bei zugehaltener Nase (*Valsalva*scher Versuch), dessen Anwendung zur Auslösung des Druckausgleiches bereits eine eingeschränkte Tauchtauglichkeit signalisiert. Ist mit diesen Manövern ein Druckausgleich möglich, ist die Tauchtauglichkeit aus HNO-ärztlicher Sicht gegeben. Besonders sei an dieser Stelle auf den häufigen, wenn auch

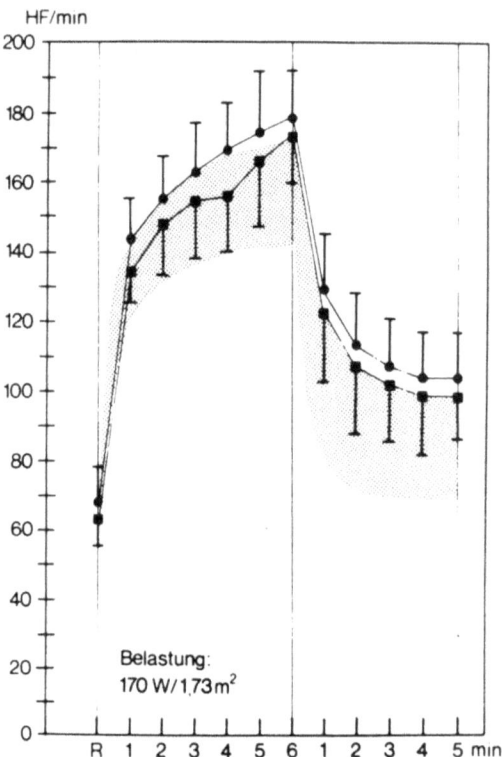

Abb. 4. Körperliche Leistungsfähigkeit von Tauchsportanfängern und langjährigen Tauchsportlern.

nur temporären Verlust der Tauchtauglichkeit durch Infekte des HNO-Bereiches hingewiesen.

Zu 5. Neben der Beurteilung des Herzgefäßschattens erlaubt das Thoraxröntgen vor allem den Nachweis von der physikalischen Exploration entgangenen pulmonalen Veränderungen wie Emphysemblasen, Lungenzysten oder ausgedehnteren pleuralen Adhäsionen, die als Kontraindikation für den Tauchsport gelten.

Medizinische Kontraindikationen für den Tauchsport

Sie umfassen absolute, relative und temporäre Kontraindikationen, wobei die relative Kontraindikation leider ein sehr dehnbarer Begriff ist und vom persönlichen Urteil sowie von der Ausbildung und Erfahrung des untersuchenden Arztes abhängt. Der umfangreiche Katalog der Kontraindikationen bekräftigt die Notwendigkeit einer exakten Anamnese und erfordert die Bereitschaft des Untersuchten, über der klinischen Untersuchung nicht zugänglichen Erkrankungen Auskunft zu geben (z. B. Epilepsie, Steinleiden).

Absolute Kontraindikationen sind neben allen akuten Erkrankungen:

1. Erkrankungen des zentralen und peripheren Nervensystems: Gleichgewichtsstörungen, Synkopen, Anfallsleiden, Neigung zu Tetanien, Zustand nach Gehirn-

blutung, Hirnarterienaneurysma, Arteriitis temporalis Horton, multiple Sklerose, Morbus Parkinson, Fazialisparesen, Zustand nach Lähmungen peripherer Nerven, Hirntumoren, Zustand nach Tauchunfällen mit irreversiblen ZNS-Schäden.

2. Psychiatrisch-neurovegetative Erkrankungen: Agoraphobie, Klaustrophobie, Depressionen, Psychosen, Neurosen, neurovegetative Dystonie mit Ohnmachtsneigung, Hyperventilationssyndrom.

3. Erkrankungen der Atmungsorgane: Alle chronischen Lungenerkrankungen mit signifikanter Reduktion der Atemfunktion wie Tuberkulose, Pleuritis mit Adhäsionen, Zustand nach bzw. Neigung zu Spontanpneumothorax, chronische Bronchitis, Pneumokoniosen und Lungenfibrose.

4. Erkrankungen des Herz-Kreislaufsystems: Herzerkrankungen des Schweregrades III bis IV nach der NYHA.-Klassifikation, Zustand nach Herzoperationen, Schrittmacherimplantationen, Zustand nach Herzinfarkt, Herzrhythmusstörungen mit Krankheitswertigkeit, symptomatische koronare Herzkrankheit, Koronarspasmen. Unbehandelte arterielle manifeste Hypertonie, Hypotonie mit Kollapsneigung, Morbus Raynaud, Thrombophlebitis.

5. Erkrankungen des HNO-Bereiches: Otitis media chronica mit oder ohne Ohrfluß, Tubenstrikturen und -verschlüsse mit eingezogenem und fixiertem Trommelfell, Tympanosklerose, Wolfsrachenoperierte, ausgedehnte Trommelfellnarben mit starker Vorwölbung bei Preßdruckprobe, Zustand nach Mastoidektomie, chronische Sinusitis, schwere Rhinoallergie mit und ohne Polyposis nasi.

6. Augenerkrankungen: Zustand nach Ablatio retinae, Glaukom.

7. Erkrankungen der Abdominalorgane: Hernien, Konkremente der Gallenwege, rezidivierende hämorrhagische Pankreatitis, florides Ulcus ventriculi und duodeni.

8. Erkrankungen des Urogenitaltraktes: Urolithiasis, Hydrozele, Nierenzysten, chronische Zystitis, Salpingitis, Adnexitis, Ovarialzysten, Uterus myomatosus mit Blutungsneigung.

9. Erkrankungen des Stützapparates: Habituelle Luxationen, Zustand nach Extremitätenamputation.

10. Hauterkrankungen: Schwere allergische Kontaktdermatosen (Tauchanzugsallergie).

11. Stoffwechselerkrankungen: Endokrinopathien, Diabetes mellitus (Gefahr von Hypoglykämien durch Beschleunigung des Glukosestoffwechsels im kalten Wasser um das 10- bis 25fache!), Hypo- und Hyperthyreose, Phäochromozytom.

12. Medikamenteneinnahme: Chronischer Barbiturat- und Psychopharmakakonsum.

13. Schwangerschaft.

Relative Kontraindikationen:
- Restzustände nach Poliomyelitis, Enzephalitis;
- Herzerkrankungen Stadium II (NYHA), WPW-Syndrom mit Tachykardieanfällen;
- habituelle Epistaxis, Septumdeviation mit beginnender Tubenfunktionsstörung, Zustand nach Tympanoplastik, atrophische Trommelfellnarben, Rhinoallergien soweit Druckausgleich gewährleistet;

- Myopie über 5 Dioptrien;
- Meniskusläsionen, schwere Wirbelsäulenveränderungen;
- Zustand nach Nephrektomie, Nierenfehlbildungen, Varikozele;
- Hiatushernie, Kolitis, ausgeprägte Adipositas (> 20% des Normalgewichtes) und habitueller Meteorismus;
- Asthma bronchiale;
- stabil eingestellter, nicht insulinpflichtiger Diabetes mellitus vom Erwachsenentyp, Gichtanfälle.

Temporäre Kontraindikationen:
- Katarrhalische Infekte im Akutstadium, Otitis media und Sinusitis acuta,
- Trommelfellperforation,
- floride Infektions- und Geschlechtskrankheiten,
- Schädel-Hirntraumen ohne Bewußtseinsverlust (6 Monate),
- Schädel-Hirntraumen mit Bewußtseinsverlust (1 Jahr, Tauchtauglichkeit nur nach EEG unter Preßdruck und neurologisch fachärztlicher Untersuchung),
- Operationen (im allgemeinen 3 bis 6 Monate).

Arterielle Hypertonie und Tauchsport

Die beim Tauchen geänderten Druckverhältnisse, körperliche und psychische Belastungen sowie die Anwendung des Preßdruckes können vor allem den älteren, hypertonen Tauchsportler gefährden. Die arterielle Hypertonie muß jedoch nicht unbedingt ein Tauchverbot nach sich ziehen. Voraussetzung für die Taucherlaubnis sind ausreichende Therapie und regelmäßige ärztliche Kontrolle. Tauchsportler mit wiederholt festgestellten Ruhe-Blutdruckwerten bis 160/95 mm Hg bedürfen nur einer Therapie, wenn auch in der Ergometerbelastung eine Belastungshypertonie nachweisbar ist (> 230/100 mm Hg bei Belastung mit 2,5 Watt/kg) und eine Umstellung der Lebensführung (Salzreduktion, Gewichtsabnahme) zu keinem Therapieerfolg führt. Bei diesen Tauchsportlern sind kurzfristigere Blutdruckkontrollen angezeigt. Die manifeste arterielle Hypertonie (> 160/95 mm Hg) in Ruhe) muß vor Beginn des Tauchsportes einer medikamentösen Therapie zugeführt werden, der Behandlungserfolg sollte ergometrisch dokumentiert und kontrolliert werden. Gelingt eine ausreichende Senkung der Belastungshypertonie nicht, sollte vom Tauchsport abgeraten werden. Beim meist jugendlichen Tauchsportler, vor allem aber bei Patienten mit hyperkinetischem Herzsyndrom sollte zunächst ein Behandlungsversuch mit Beta-Rezeptorenblockern eingeleitet werden, die sich neben einer für den Tauchanfänger günstigen psychovegetativen Beeinflussung bei Einhaltung der Kontraindikationen ohne wesentliche Nebenwirkungen bewährt haben. Wegen des etwas geringeren Bradykardieeffektes sollten vor allem in Hinblick auf die reflektorische Taucherbradykardie beim Abtauchen Präparate mit intrinsischer sympathomimetischer Aktivität (ISA) bevorzugt werden.

Koronare Herzkrankheit und Tauchsport

Mit der zahlenmäßigen Zunahme der Tauchsportler in den letzten Jahren ist auch mit einem Anstieg koronargefährdeter Sportler zu rechnen. Die Ergometeruntersuchung als einfachste Screeningmethode zur Erkennung der koronaren Herzkrankheit sollte daher ab dem 40. Lebensjahr die tauchsportärztliche Untersuchung vervollständigen. Koronarkranke Taucher sind beim Tauchsport vor allem durch Herzrhythmusstörungen gefährdet. So kann der von *Ebbecke* beschriebene Tauchreflex beim Eintauchen des Kopfes unter Wasser zu bedrohlichen Bradykardien, aber auch zu Extrasystolen führen. *Geisler* et al. (5) berichten über eine beim Tauchen im Vergleich zur Ergometerbelastung um das 10fache höhere Extrasystoliehäufigkeit, was die Gefährdung des Koronarkranken deutlich belegt. Diese Ergebnisse gelten besonders für Freitaucher, die durch den beim Atemanhalten bedingten *Valsalva*-Effekt zu Herzrhythmusstörungen disponiert sind. Sowohl symptomatischen als auch asymptomatischen koronarkranken Tauchsportlern mit Neigung zu ventrikulärer Extrasystolie sollte vom Beginn oder von der Fortführung des Tauchsports abgeraten werden, instabile Angina pectoris wie auch der Zustand nach Myokardinfarkt sind Kontraindikationen. Asymptomatische Tauchwerber mit Belastungskoronarinsuffizienzzeichen bei der Erstuntersuchung sollten zur Aufnahme des Tauchsportes nicht ermuntert werden, langjährige und erfahrene Tauchsportler sind bei diesem Befund einer engmaschigen ärztlichen Überwachung und eventuellen Therapie zuzuführen, jedoch nicht vom Tauchsport auszuschließen.

Tauchen bei Zahn- und Augenerkrankungen

Lufteinschlüsse in Zähnen bei Füllungen, Kronen oder Zahngranulomen stehen meist durch feine Kanäle mit der Außenluft in Verbindung. Sie können sich beim Abtauchen oft nur unvollständig dem gestiegenen Umgebungsdruck angleichen, andererseits ist beim Auftauchen der Volumenausgleich entsprechend dem *Boyle-Mariotte*schen Gesetz behindert. Zahnschmerzen (Aerodontalgie), aber auch die Absprengung prothetischen Zahnmaterials sind die Folge.

Glaukompatienten und Tauchsportlern nach Netzhautablösungen bzw. mit Netzhauterkrankungen muß vom Tauchsport abgeraten werden. Nach *Ehm* (4) hingegen stellt auch eine erhebliche Myopie keine absolute Kontraindikation dar, da bis zu 10 Dioptrien Kurzsichtigkeit das Risiko einer Ablatio retinae nicht allein vom Myopieausmaß abhängig ist. Auch anlagebedingte Faktoren, vor allem aber auch Erschütterungen, die außerhalb des Tauchsportes liegen, sind als mögliche Ursachen anzusehen. Refraktionsfehler sollten durch Einschleifen der Tauchbrillengläser korrigiert werden. Tauchen mit harten, ungefensterten Kontaktlinsen kann beim Aufstieg zur Stickstoffblasenbildung im präkornealen Tränenfilm und damit zu Hornhauterosionen und -ödem führen. So man nicht auf Kontaktlinsen verzichten will, sollten daher weiche oder gefensterte Linsen im Tauchsport Verwendung finden.

Pathophysiologie und Symptome tauchsportbedingter Gesundheitsschäden – Tauchsportunfälle

Überlegte Planung des Tauchganges, psychische Stabilität, körperliche Fitness, Ablehnung jedes Risikos, Meiden von Alleintauchgängen sowie Funktionstüchtigkeit des technischen Gerätes sind Voraussetzung für sicheres Tauchen. Panikreaktionen, Unterkühlung, akute Drucklufterkrankungen, aber auch die umgebende

Fauna können in jeder Phase des Tauchganges den Tauchsportler gefährden und sind leider auch Ursache von tödlichen Tauchunfällen, die häufig hinsichtlich ihrer Ätiologie nur schwer und spekulativ rekonstruiert werden können (Abb. 5).

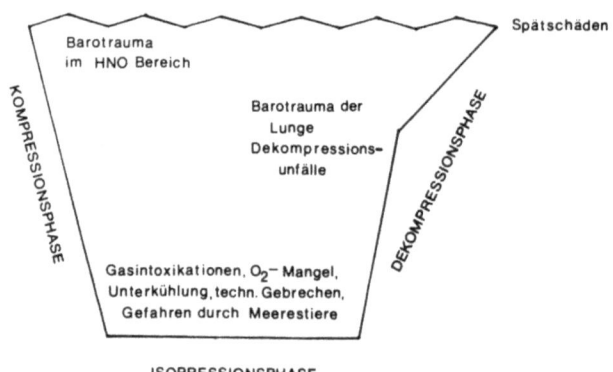

Abb. 5. Schädigungsmöglichkeiten in Abhängigkeit von der Tauchphase.

Ertrinken

Obwohl im allgemeinen Sprachgebrauch jeder Tod im Wasser als Ertrinkungstod bezeichnet wird, muß pathogenetisch zwischen verschiedenen Formen unterschieden werden:
1. Primäres Ertrinken: Tod durch Eindringen von Wasser in die Lungen mit nachfolgender Asphyxie, z. B. durch Panikreaktionen, mangelnde Schwimmkenntnisse und Erschöpfung.
2. Sekundäres Ertrinken: Gesundheitsstörung mit nachfolgendem Ertrinken, z. B. im Gefolge eines Dekompressionsunfalles, eines Hyperventilationssyndroms mit Bewußtseinsverlust.
3. Tod im Wasser: Eintritt des Todes unabhängig vom geänderten Umgebungsmilieu, z. B. Sekundenherztod, apoplektischer Insult.

Führt ein plötzlich von außen auf den Körper einwirkendes Ereignis zu einer akuten Gesundheitsschädigung und damit zum Ertrinkungstod, liegt nach versicherungsrechtlichen Grundsätzen ein Unfall und damit eine eventuell besondere Entschädigungspflicht der Versicherung vor. Beim sogenannten „trockenen Ertrinken" wird durch fixierten Glottisverschluß durch frühzeitiges Einsetzen von Husten- und Schluckreflexen, aber auch durch einen Stimmritzenkrampf das Eindringen von Wasser in die Lungen verhindert. Das Ertrinken beginnt meistens mit einer initialen Apnoe durch einen reflektorischen Laryngospasmus, der zur Asphyxie und nach 5 bis 10 Minuten zum rein hypoxischen Herzstillstand führt (dry drowning). Erst wenn sich dieser Spasmus löst, tritt Wasser in Alveolen, Lungenkapillaren und Interstitium ein (wet drowning).

Pathophysiologisch muß auf Grund unterschiedlicher osmotischer Verhältnisse zwischen dem Ertrinken in Süß- oder Salzwasser unterschieden werden. Führt die Süßwasseraspiration durch niedrigeren osmotischen Druck als Blut über die Aufnahme von Wasser in den Blutkreislauf zur Hypervolämie, Hämolyse und damit Hämoglobinurie, Hyperkaliämie mit nachfolgendem Nieren- und Herz-Kreislaufversagen, so kommt es bei der Salzwasseraspiration vorwiegend zu Hypovolämie, Lungenödem und damit zum Ersticken.

Hyperventilationssyndrom

Unter dem Hyperventilationssyndrom versteht man eine durch gesteigerte Atmung bedingte Reduktion der normalen CO_2-Spannung im Blut. Sie kann willkürlich ausgelöst werden oder tritt als Krankheitsbild im Rahmen einer vegetativen Dysregulation (Da Costa-Syndrom, Effortsyndrom, Atmungstetanie) in Erscheinung. Es kommt zu Parästhesien der Extremitäten, Pfötchenstellung, schließlich aber auch zu Bewußtlosigkeit, wodurch vor allem der willkürlich hyperventilierende Freitaucher gefährdet wird. Beim Apnoetauchen kann durch die vermehrte CO_2-Abgabe bei Hyperventilation vor dem Abtauchen der CO_2-Partialdruck im Blut soweit absinken, daß der zentral durch CO_2-Chemorezeptoren gesteuerte Inspirationsreiz erst zu einem Zeitpunkt einsetzt, wo der abgesunkene O_2-Partialdruck für die zerebrale Versorgung nicht mehr ausreicht. Bewußtlosigkeit ohne vorangehende Warnzeichen und sekundäres Ertrinken sind bei fehlender Hilfe die Folgen. Ausgiebiges Hyperventilieren ist daher vor dem Apnoetauchen zu unterlassen, Taucher mit psychovegetativer Neigung zur Hyperventilation sind vom Tauchsport auszuschließen (Abb. 6).

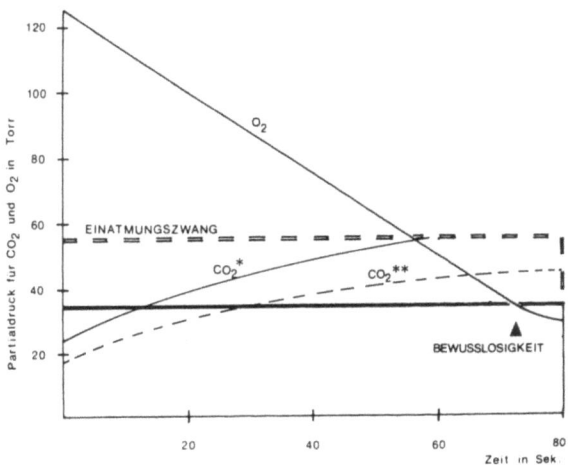

Abb. 6. Partialdruckverhältnisse von O_2 und CO_2 bei „normaler" Apnoe und Hyperventilationssyndrom. (* CO_2-Partialdruckkurve bei normaler Apnoe, ** CO_2-Partialdruckkurve bei Hyperventilationskurve).

Thermische Schäden beim Tauchsport

Die hohe Wärmeleitfähigkeit des Wassers führt bei fehlendem Schutz nach Ausschöpfung der Kompensationsmechanismen unter einer Wassertemperatur von

20 °C in Abhängigkeit von Tauchdauer und -tiefe zu einem Absinken der Körperkerntemperatur. Die allmähliche Auskühlung kann dann auch durch vermehrte Muskelarbeit nicht verhindert werden, da durch die Steigerung der Hautdurchblutung dem Körperkern vermehrt Wärme entzogen wird. Ein Abfall der Rektaltemperatur bis zu 34 °C ist mit Kältezittern, Puls- und Blutdruckanstieg, schmerzhaften Parästhesien an den Extremitäten sowie psychischen Erregungszuständen verbunden. Bei einem Temperaturabfall bis 25 °C kommt es zu bedrohlicher Bradykardie und Blutdruckabfall, erschwerter Atmung mit Übergang des Muskelzitterns in Muskelstarre mit reduzierter Schmerzempfindung. Bei weiterer Abkühlung tritt das Lähmungsstadium mit finalem Herz-Kreislaufversagen ein. Für längere Tauchgänge in größeren Tiefen oder sehr kaltem Wasser ist daher unbedingt ein Schutz durch Naß- oder Trockentauchanzüge erforderlich, um eine übermäßige Wärmeabgabe hintanzuhalten.

Im Gegensatz dazu kann jedoch starke körperliche Aktivität sowie Tauchen in sehr warmen Gewässern bei Verwendung dieser Schutzanzüge eine reduzierte Wärmeabgabe verbunden mit Wärmestau, Kephalea, Nausea und Emesis bedingen, die bei fehlenden Gegenmaßnahmen (Öffnen des Anzuges) zum hyperthermen Kreislaufstillstand führen können.

Akute Druckerkrankungen beim Tauchen

Man versteht darunter akute Gesundheitsstörungen, die als direkte Folge der Einwirkung eines erhöhten Umgebungsdruckes oder durch dessen rasche Änderung während oder kurze Zeit nach Rückkehr zu normalatmosphärischen Bedingungen auftreten. Das Überschreiten der bekannten physiologischen Grenzen führt nach *Alnor* (1) zum sogenannten Dysbarismus mit
- Barotraumen,
- Gasintoxikation und dem Bild der
- Dekompressionskrankheit.

Barotraumen

Nach *Matthys* (6) versteht man darunter die Schädigung des Tauchers durch Druckunterschiede zwischen der Umgebung und seinen lufthältigen Körperhöhlen sowie ausrüstungsbedingten Hohlräumen (Tauchanzüge!).

Barotrauma des Mittelohres: Gelingt beim Abtauchen auch durch Valsalva-Manöver der Druckausgleich zwischen dem erhöhten Umgebungsdruck und dem relativen Unterdruck der Paukenhöhle nicht, muß der Tauchgang abgebrochen werden oder es kommt unter Negierung des nunmehr auftretenden Ohren-(Trommelfell-)Schmerzes zum akuten Barotrauma des Mittelohres (Tab. 3).

Bei Druckbelastungen über 0,5 atü perforiert das Trommelfell in Richtung Paukenhöhle, nachfolgender Wassereintritt reizt das Gleichgewichtsorgan mit Drehschwindel, Nausea und Sehstörungen als Symptomen. Ursache dafür sind meist katarrhalische Infekte des Hals-Nasen-Ohrenbereiches, die temporäre Kontraindikationen für den Tauchsport sind.

Tab. 3. Klassifikation des Mittelohrbarotraumas nach *Tedd* (8).

Stadium	Trommelfellbefund	Subjektive Beschwerden
1	Injektion am Hammergriff	Druckgefühl
2	Injektion und kleine Hämorrhagien	ziehende Schmerzen, ev. Hörverschlechterung
3	Diffuse Rötung und große Hämorrhagien, ev. Bläschen	stärkere Schmerzen Hörverschlechterung
4	blau durchscheinend, ev. Niveaulinie	heftige Schmerzen, Hörverschlechterung
5	Perforation blutig-seröse Sekretion	nachlassende Schmerzen

Barotrauma des Innenohres: Dieses von der Dekompressionserkrankung des Innenohres abgrenzbare Krankheitsbild wird vor allem bei Berufstauchern beobachtet und ist mit einer zeitweisen oder bleibenden Innenohrschwerhörigkeit im Hochtonbereich (4000 bis 8000 Hz) verbunden. Es tritt bei wiederholten gewaltsamen Druckausgleichen auf, wodurch der Stapes gleichsam aus dem ovalen Fenster herausgezogen bzw. rupturiert wird.

Barotrauma der Nase und Nasennebenhöhlen: Druckdifferenzen beim Abtauchen mit floriden Entzündungen der Nasennebenhöhlen insbesondere der Stirn- und Kieferhöhlen, können durch die Schleimhautschwellung nicht ausgeglichen werden, wodurch es zu Transsudation, Hämorrhagien und schließlich zum Hämatosinus kommt. Sind die Nasennebenhöhlen mit Blut gefüllt, ist die Druckdifferenz ausgeglichen und die anfänglich heftigen Schmerzen lassen nach. Dringt beim Tauchen mit eitrigen Nasennebenhöhlen Luft in die teilweise sekretgefüllten Kieferhöhlen ein, kann es beim Auftauchen zum Abgang von blutigem Schleim über die Nase nach außen kommen.

Barotrauma der Lunge: Es ist der häufigste schwere Zwischenfall beim Sporttauchen, wobei die Dauer des Tauchganges keine Rolle spielt und Tauchtiefe sowie Aufstiegsgeschwindigkeit nur von untergeordneter Bedeutung sind. Ursache ist der beim meist raschen Auftauchen regionär (Emphysem, Bronchitis) oder allgemein (Stimmritzenkrampf) behinderte Gasabfluß aus den Alveolen. Periphere Lungenrisse, z. B. bei Emphysemblasen, führen im allgemeinen zum Pneumothorax, woraus sich bei weiterer Abnahme des Umgebungsdruckes ein Spannungspneumothorax mit akuter Lebensbedrohung entwickeln kann. Zentrale Lungenrisse entwickeln meist keinen Pneumothorax, es stehen Mediastinal- und Hautemphysem sowie Hämoptysen im Vordergrund. Die größte Gefahr liegt jedoch in der Einschwemmung von Gasblasen in den Kreislauf mit den Folgen der Kapillarobstruktion, Entwicklung ischämischer Herde, Ödembildung, Plättchenaggregation und Blutungen.

Lebenswichtige Organfunktionen werden dadurch bedroht, meist stehen jedoch neurologische Ausfälle mit spastischen Hemiparesen, Krämpfen und Bewußtseinstrübung im Vordergrund (Abb. 7).

Taucherkolik: Bei Meteorismus kann die dekompressionsbedingte Gasausdehnung zu schmerzhaften, kolikartigen Abdominalbeschwerden führen, so ein Entweichen auf natürlichem Wege nicht möglich ist. Blähende Speisen sollten daher an Tauchtagen vermieden werden, Sportlern mit habitueller Meteorismusneigung sollte vom Tauchsport abgeraten werden.

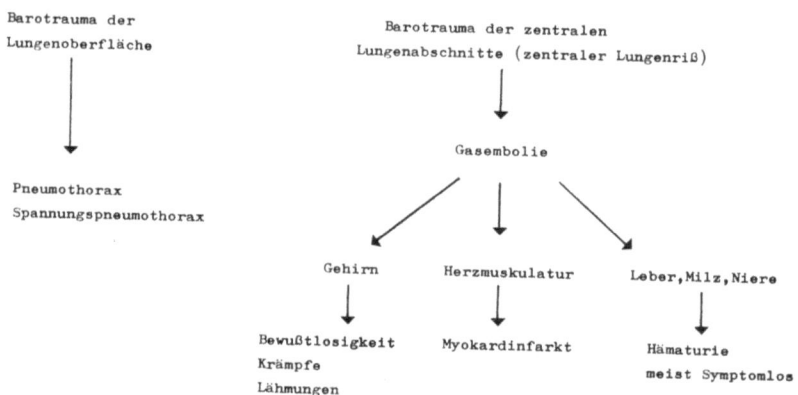

Abb. 7. Barotrauma der Lunge.

Gasintoxikationen

O_2-Intoxikation: Bei Sauerstoffteildrucken von 5 bar, bei anstrengender körperlicher Belastung aber bereits ab 2,5 bar kann sich eine O_2-Intoxikation mit Schädigung der Atemwege, des Lungenparenchyms sowie des ZNS entwickeln. Bei konventionellen Tauchgängen mit Preßluft droht diese Gefahr nicht, sie tritt vor allem bei länger dauerndem Einatmen von Luftgemischen mit erhöhten O_2-Partialdrucken oder reiner O_2-Atmung auf. So wird bei einem Gasgemisch mit 0,6 bar O_2-Partialdruck unter normalatmosphärischen Bedingungen bereits in 30 m Tiefe ein O_2-Druck von 2,4 bar und damit die Intoxikationsgrenze erreicht. Nach Reizung der Atemwege mit konsekutiver Atemnot durch pulmonale Diffusionsstörung entwickelt sich ein O_2-induziertes, toxisches Lungenödem; Akutvergiftungen gehen mit Gesichtsmuskelzuckungen, Parästhesien, später auch mit Bewußtseinsverlust und Krämpfen einher. Bei reiner O_2-Atmung in geschlossenen Systemen mit CO_2-Absorption dürfen Tauchtiefen von 10 m nicht überschritten werden, da in dieser Tiefe der O_2-Partialdruck bereits 2 bar beträgt. Bei längerdauernden Überdruckexpositionen sollten O_2-Partialdrucke von 0,6 bar nicht überschritten werden.

CO_2-Intoxikation: CO_2-Verunreinigungen im Atemgemisch, z. B. durch undichte Kompressoren, ungenügende Absorption von CO_2, unzureichende Lufterneuerung sowie alveoläre Hypoventilation, verursachen durch erhöhten CO_2-Partialdruck Ohrensausen, Nausea und schließlich Bewußtlosigkeit. Bei der subakut-chronischen

Hyperkapnie kommt es zur Verschiebung des Säure-Basenhaushaltes, pulmonaler Hypertonie, Liquordruckanstiegen und ZNS-Funktionsstörungen.

N_2-Intoxiation: Erhöhte Partialdrucke des stoffwechselinerten Stickstoffs haben zentralnervöse, narkotische Wirkung und sind Ursache des sogenannten Tiefenrausches mit euphorischer Stimmung, Verlangsamung der Denkfähigkeit, schließlich Angst, insgesamt eines Bildes, das dem Alkoholrausch ähnlich ist. Über einem N_2-Partialdruck von 5,6 bar nimmt das Risiko eines Tiefenrausches rasch zu, so daß Tauchgänge über 60 m (= 7 · 0,79 bar ≈ 5,6 bar) Tiefe nur mit besonderen Sicherheitsvorkehrungen durchgeführt werden sollten. Für Tauchen über 8 bar wird daher N_2 im Atemgemisch durch das kaum narkotisch wirksame Helium ersetzt, wodurch Tauchgänge bis zu 500 m Tiefe ohne tiefenrauschähnliche Symptome möglich wurden.

Dekompressionsunfälle

Entsprechend dem *Henry*schen Gesetz ist die Konzentration (c) eines in Flüssigkeit gelösten Gases (x) bei konstanter Temperatur dem herrschenden Teildruck des Gases über der Flüssigkeit (p) und seinem Löslichkeitskoeffizienten in der Flüssigkeit (α) proportional, d. h. die Löslichkeit von Gasen in einer Flüssigkeit steigt proportional mit dem Gasdruck über dieser Flüssigkeit: $c_x = α_x · p_x$. Dies gilt nur für Gase und Lösungen, die keine chemischen Reaktionen eingehen, chemisch inert sind. N_2 reichert sich im Gegensatz zu O_2, dessen größter Teil im Stoffwechsel verbraucht wird, in Abhängigkeit von Tauchtiefe (Partialdruck), Tauchdauer (Einwirkungsdauer), Fettgehalt des Gewebes und Kapillarisierung in Blut und Gewebe an. Dabei zeigt das Gehirn mit guter Kapillarisierung eine rasche, Knochen- und Bindegewebe mit schlechterer Kapillarisierung eine langsame Sättigungsgeschwindigkeit. Während bei Helium die Halbwertszeit für die Sättigung nur bis zu 4 Stunden beträgt, reicht sie für N_2 in Abhängigkeit vom Gewebetyp von 2,6 Minuten bis zu 11 Stunden. Ein vollständiger Druckausgleich zwischen dem N_2-Partialdruck im Atemgas und jenem in allen Geweben dauert etwa 4 Tage. Gewebe mit sehr kurzen Halbwertszeiten wie z. B. das ZNS tolerieren bei Erreichen der Wasseroberfläche einen viel höheren Inertgasdruck ohne Symptome einer fehlerhaften Dekompression als Gewebe mit längeren Stickstoffsättigungs-Halbwertszeiten wie etwa Knochen, Muskulatur und Haut (Abb. 8).

Da beim Sporttauchen mit Ausnahme von Repetitivtauchgängen mit Preßluft nur relativ kurze Tauchzeiten üblich sind, sind Schäden in Geweben mit einer Halbwertszeit für N_2-Sättigung bis zu 150 Minuten, also vor allem bei ZNS, Haut und Muskulatur zu erwarten. Erst nach längeren Aufenthalten unter erhöhtem Umgebungsdruck ist eine Aufsättigung „langsamer" Gewebe wie Knochen und Gelenke erreicht. Bei normalatmosphärischen Bedingungen werden N_2-Partialüberdrücke bis 1,6 bar toleriert, so daß Aufstiege aus 10 m Tiefe ohne Dekompressionshalte möglich sind (0,79 bar N_2 · 2 = 1,58 bar).

Wenn nun bei zu rascher Reduktion des Außendruckes bei Notfallaufstiegen oder Nichteinhalten der Auftauchzeiten die Inertgaslöslichkeit überschritten wird, perlt N_2 in Bläschenform aus, es kommt sofort oder nach einer Latenzzeit bis zu 36 Stunden zum Dekompressionsunfall bzw. zur Dekompressionskrankheit. Da Gewebe mit

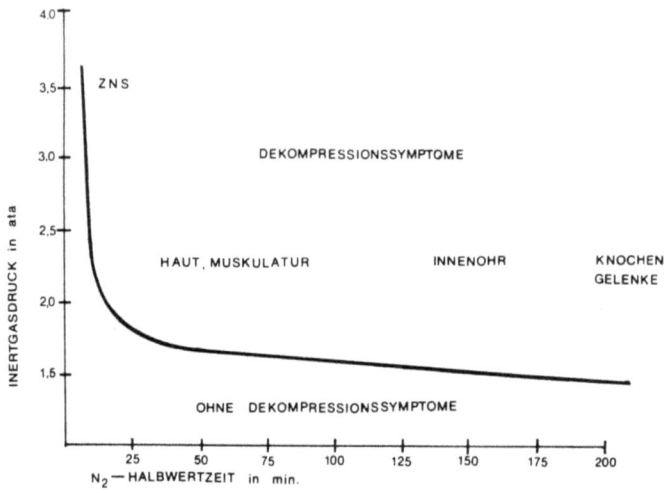

Abb. 8. Inertgasdrucktoleranz bei Erreichen normalatmosphärischer Bedingungen in Abhängigkeit von der Stickstoffhalbwertszeit.

kurzer Halbwertszeit für N_2-Sättigung einen relativ hohen, „langsame" Gewebe dagegen nur einen wesentlich geringeren N_2-Überdruck tolerieren, sind die ersten Symptome beim gestörten Auftauchmanöver nach kurzen Tauchgängen Symptome der Haut und Muskulatur, nach längeren Tauchaufenthalten an Knochen und Gelenken. Histologische Befunde der Dekompressionskrankheit sind ubiquitäre Gasblasen, Gefäßwandödeme mit Gefäßwandokklusionen und -rupturen, perivaskuläres Ödem, fokale Nekrosen, Parenchymblutungen und Schockäquivalente, die entsprechend ihrer Lokalisation die Vielfältigkeit der Symptomatologie verständlich machen. Trotzdem sind Hauterscheinungen, neurologische Störungen, Stützgewebeschäden sowie Störungen des Respirationstraktes als klassische Manifestationen zu differenzieren.

Rötliche, juckende, durch intradermale Gasblasen verursachte Hautflecken werden als Taucherflöhe bezeichnet und sind Frühsymptome einer unzureichenden Dekompression. Sie sind in der Regel harmlos und können auch bei Abkühlung während der Dekompression durch zusätzliche Vasokonstriktion der Hautgefäße auch bei Einhaltung der Dekompressionsvorschriften auftreten. Bei sehr ausgedehnten Hautschäden kann es zum Abstrom von Serum in den extravasalen Raum und dadurch zu Hypovolämie mit sinkendem Herzzeitminutenvolumen kommen, wodurch die Dekompression der anderen Organe weiter verzögert wird.

„Bends" (to bend = beugen) sind durch N_2-Blasen in den größeren Gelenken ausgelöste Schmerzen, die ebenso wie muskelkaterartige Erscheinungen bis zur schmerzbedingten, gebeugten Schonhaltung, ja sogar bis zur Immobilisation führen. Im Knochen können sich aseptische, meist schmerzhafte Nekrosen bilden, wiederholte unbehandelte Dekompressionsschäden der Gelenke, die vor allem bei langen Tauchgängen relevant sind, führen bis zur Arthrose, auch als „Tauchergelenk" bekannt. Es sind davon vor allem Hüft-, Schulter- und Kniegelenk betroffen.

Bei sehr langen Tauchgängen kann es auch zu Dekompressionsschäden des Innenohres durch mangelnde Dekompression des Labyrinths bzw. des N. vestibulocochlearis mit Ohrgeräuschen, Meniére-Symptomatik bis zum Gehörverlust kommen.

Bei schweren Dekompressionsunfällen sind lebenswichtige Organfunktionen bedroht. Gasansammlungen im zentralen Nervensystem führen meist mit einer Latenz unter 60 Minuten, je nach Lokalisation der Schädigung zu Paresen, Parästhesien, epileptischen Äquivalenten, Einengung des Gesichtsfeldes, psychischen Aberrationen bis zu komatösen Zustandsbildern.

Da die Gefäßversorgung im ZNS vorwiegend durch funktionelle Endarterien erfolgt und die Neurone nur eine geringe Hypoxietoleranz besitzen, andererseits auch erhebliche Mengen N_2 aus den Lipiden der Markscheiden entbunden werden, ist das ZNS besonders vulnerabel.

Obstruktionen in den Lungengefäßen lösen, eher selten, retrosternale Schmerzen mit Hustenattacken und Tachypnoe, sogenannte „chokes" aus. Intravasal entstehende Gasblasen wirken als primäre Gasembolien mit finalem Schock durch Atem- und Herzstillstand. Aber auch Gasblasen aus dem extravasalen Raum können unter Mitnahme von Fetttropfen in den Kreislauf gelangen und über das klinische Bild der respiratorischen Insuffizienz zum letalen Ausgang im Rechtsherzversagen führen.

Zunächst auch nur geringe und wenig beeinträchtigende Symptome dürfen nicht als harmlos angesehen werden, da sie nur den Beginn eines schweren Dekompressionsunfalles anzeigen können und keinerlei prognostische Schlüsse zulassen. Die Behandlungsbereitschaft ist auch bei bereits milder Symptomatik unbedingt erforderlich (Abb. 9).

	DEKOMPRESSIONSKRANKHEIT	
Organmanifestationen	**Symptome**	**Indikation zur Rekompression**
Organe mit guter Durchblutung		
ZNS	Motorische und sensorische Ausfälle	+
Haut	„Taucherflöhe", Hautrötung und -schwellung	Rekompressionsbereitschaft
Skelettmuskulatur	Muskelschmerz	Rekompressionsbereitschaft
Organe mit geringer Durchblutung		
Knochen Gelenke	Knochenschmerz, Arthralgien	+

Abb. 9. Organmanifestationen der Dekompressionskrankheit.

Therapie von Tauchunfällen

Erste Hilfe beim Ertrinken

Rein klinisch ist beim Menschen eine Unterscheidung zwischen Ertrinken durch Süß- oder Salzwasseraspiration kaum möglich und für die Erstmaßnahmen ohne entscheidende Bedeutung. Diese müssen rasch, zielbewußt und autoritär erfolgen.

Die Notfalluntersuchung gibt Aufschluß über die Vitalfunktionen des Verunglückten und wird durch die Fremdanamnese über den Unfallhergang ergänzt. Die sofort einzuleitende kombinierte kardiorespiratorische Reanimation steht zunächst vor allen differentialdiagnostischen Erwägungen, die auch den klinischen Tod im Wasser durch Myokardinfarkt, Lungenembolie, Epilepsie, Dekompressionsunfälle und Barotraumen, aber auch durch vorangegangene Gewalteinwirkungen einschließen müssen. Das häufig begleitende Lungenödem kann hämodynamisch auch durch primär kardiale Ursachen, vor allem aber osmotisch bedingt sein.

Nach Freimachen der Atemwege von Schlamm und eventuell lockeren Zahnprothesen beginnt die Mund-zu-Nase- oder Mund-zu-Mund-Beatmung bei gleichzeitiger extrathorakaler Herzmassage. Stehen medizinische Hilfsmittel zur Verfügung, so ist die endotracheale Intubation mit anschließender Bronchialtoilette, eventuell auch die Beatmung mit PEEP (positive endexpiratory pressure), Magensonde sowie Blindpufferung mit $NaHCO_3$ (1 bis 2 mval/kg bzw. 1 bis 2 ml/kg Körpergewicht 8,4%ige $NaHCO_3$), Gabe von Diuretika und Humanalbuminzufuhr einzuleiten. Gleichzeitig soll die Alarmierung von Rettungspersonal durch Drittpersonen in die Wege geleitet werden. Beträgt die Zeit zwischen dem Beginn der apnoischen Phase und dem Entstehen irreversibler Gehirnschäden in Normothermie 3 bis 5 Minuten, liegt diese Zeit bei 30 °C Körpertemperatur bei bis zu 10 Minuten und bei 20 °C bis zu 20 Minuten. Vor allem bei Kindern mit gegenüber dem Erwachsenen besserer Anoxietoleranz ist unter Berücksichtigung dieser Erfahrungswerte ein frühzeitiger Abbruch der Reanimationsmaßnahmen nicht vertretbar.

Therapie bei Unterkühlungen

Eine Wiedererwärmungsbehandlung ist bei Körperkerntemperaturen unter 36 °C erforderlich. Zur annähernden Messung der Körperkerntemperatur eignen sich Rektal- und Urintemperatur. In der Behandlung ist zwischen aktiver und passiver Wiedererwärmung zu unterscheiden, wobei man derzeit zur aktiven Vorgangsweise tendiert.

Bei der aktiven Wiedererwärmung werden sehr unterschiedliche Methoden angewandt, die teilweise einen erheblichen Aufwand an technischen Hilfsmitteln voraussetzen. Bei Unterkühlung oberhalb 30 °C Körperkerntemperatur eignen sich warme Bäder mit steigender Wassertemperatur von 37 bis 40 °C innerhalb von 15 bis 45 Minuten. Beine und Arme als Reservoire kalten Blutes sollten bei dieser Wannenbehandlung außerhalb des Wassers liegen. Bei Körperkerntemperaturen unter 30 °C eignet sich besonders das „reasonable rewarming", bei dem die Wassertemperatur innerhalb von 30 bis 60 Minuten beginnend mit 30 °C auf 40 °C gesteigert und bei einer Körpertemperatur von 35 °C beendet wird. Die weitere Aufwärmung wird der eigenen Stoffwechselaktivität überlassen. Die zentrale aktive Körpererwärmung („Central body rewarming method – CBRW") ist ein neueres Verfahren, bei dem durch Insufflation erwärmter, befeuchteter Luft oder von Sauerstoff eine nur langsame Temperatursteigerung von maximal 1 °C pro Stunde erreicht wird. Unterstützend können dabei hypertherme Infusionslösungen mit Temperaturen um 40 °C eingesetzt werden.

Bei der passiven Wiedererwärmung wird der Unterkühlte in Decken oder Alufolien gehüllt, wodurch ein weiterer Wärmeverlust des Körpers verhindert wird. Oberflächenwiedererwärmung durch die Umgebungsluft und körpereigene Stoffwechselaktivität führen zu einer allmählichen Temperatursteigerung des Körperkerns. Diese Methode kann auch in Kombination mit sogenannten Wärmepackungen Anwendung finden.

Die Gefahren einer raschen Wiedererwärmung liegen im schnellen Einstrom von kaltem „Schalenblut" aus der zunächst unterkühlungsbedingt abgeschalteten Kreislaufperipherie in den noch relativ warmen Körperkern, wodurch es erst nach geglückter Bergung und beginnender Aufwärmung zum sogenannten Bergungstod durch Kammerflimmern kommen kann. Weiters sind bei einem Beginn der Erwärmung mit zu hoher Wassertemperatur (38 bis 42 °C), vor allem bei sehr tief unterkühlten Patienten (Körperkerntemperatur 20 bis 25 °C), Hautschäden bis zu Verbrennungen möglich. Zur Verhütung dieser Sekundärschäden sollte daher das „reasonable rewarming" und bei gegebenen technischen Voraussetzungen die CBRW-Methode angewandt werden.

Maßnahmen der Ersten Hilfe und der Transport von Unterkühlten müssen unter ständiger Kontrolle der Vitalfunktionen durchgeführt werden. Für Patienten, die mit Kreislaufstillstand unter Beatmung und externer Herzmassage die Klinik erreichen, besteht noch die Möglichkeit einer zentralen Kreislauferwärmung durch die Herz-Lungenmaschine oder Notthorakotomie mit offener Herzmassage und direkter Wärmezufuhr am Herzen mit hyperthermen Lösungen von etwa 40 °C.

Therapie bei Barotraumen

Bei leichteren Barotraumen des Mittelohres bringen abschwellende Nasentropfen, lokale Wärmeapplikation, eventuell auch Tubendurchblasungen rasche Beschwerdelinderung. Vor einer chronischen, mißbräuchlichen Verwendung von schleimhautabschwellenden Medikamenten muß jedoch gewarnt werden, da sie zur Rhinopathia medicamentosa und schließlich zur Atrophie der Nasenschleimhaut führen. Transsudation oder Blutungen in das Mittelohr ohne konservativen Therapieerfolg werden durch Trommelfellpunktion oder Paukendrainage nach Parazentese, in gravierenden Fällen mit Tympanotomie behandelt. Eine antibiotische Begleittherapie ist in diesen Fällen angezeigt. Trommelfellperforationen sollten durch Schienung mit Kunststoffolien behandelt werden und heilen meist innerhalb von 3 Wochen ab. Sie ziehen im allgemeinen ein Tauchsportverbot für 3 Monate nach sich. Exostosen des äußeren Gehörganges, die durch wiederholten Kaltwasserreiz mit nachfolgender Knochenapposition entstehen, müssen bei drohender Gehörgangsobstruktion oder dadurch ausgelöster chronischer Otitis externa chirurgisch abgetragen werden. Prophylaktisch kann das Tragen einer Neoprenkopfhaube versucht werden.

Nasennebenhöhlenbarotraumen werden zunächst mit abschwellenden Nasentropfen versorgt. Bei Spiegelbildungen und Hämatosinus ohne konservativen Therapieerfolg ist unter Antibiotikaabschirmung die Kieferhöhlenspülung oder die endonasale Kieferhöhlenfensterung angezeigt. Rupturen des Innenohrfensters durch Barotraumen sind einer operativen Versorgung an Spezialabteilungen mit Möglichkeit der mikrochirurgischen Versorgung vorbehalten.

Das Barotrauma der Lunge mit Pneumothorax wird nach Erster Hilfe durch Sauerstoffzufuhr und eventueller Schockbekämpfung mit einer Drainage nach *Bülau* versorgt, kleinere Luftansammlungen im Pleuraspalt können der Spontanresorption unter röntgenologischer Kontrolle überlassen werden. Eine Rekompressionsbehandlung ist in diesen Fällen nicht erforderlich.

Kommt es durch einen Lungenriß mit Einschwemmung von Luftblasen zur arteriellen Gasembolie mit neurologischer oder kardialer Symptomatik, ist neben den Erste-Hilfe-Maßnahmen unverzüglich die Rekompressionsbehandlung einzuleiten. Sie sollte in einer Mehrmanndruckkammer mit intensivmedizinischer Überwachung entsprechend einem schweren Dekompressionsunfall erfolgen. Nach *Ehm* (3) ist bei einer Heilrekompression innerhalb der ersten 30 Minuten nach dem Unfall bei 90% der Patienten mit einer Restitutio ad integrum zu rechnen, bei Verzögerungen über 6 Stunden sind bei etwa 13% der Patienten bleibende Restschäden zu erwarten. Nach 48 Stunden sind die obturierenden Gasblasen resorbiert, eine weiterbestehende Symptomatik wird durch die hypoxische Schädigung des Gewebes unterhalten. Die Erholung des so geschädigten Nervengewebes läßt sich durch eine hyperbare Sauerstofftherapie beschleunigen.

Therapie der Gasintoxikationen

Die Behandlung der O_2-Vergiftung besteht in Frischluftzufuhr, bei rechtzeitigem Erkennen während des Tauchganges in sofortiger Tiefenreduzierung mit Verringerung des O_2-Partialdruckes sowie in einer Verhütung von Verletzungen während begleitender Krampfanfälle. Ohne besondere Maßnahmen ist mit Beschwerdefreiheit innerhalb einer Stunde zu rechnen. Die CO_2- und N_2-Intoxikation wird ebenfalls mit Frischluft, bei Bewußtlosigkeit durch Beatmung mit reinem Sauerstoff behandelt.

Therapie der Dekompressionskrankheit

In der Therapie der Dekompressionskrankheit ist zwischen den schweren Formen mit Beteiligung des Zentralnervensystems, des Innenohres und der Lunge und den leichten Fällen mit „Taucherflöhen" und „bends" zu unterscheiden. Die Behandlung des Dekompressionsunfalles kann in erster Linie nur eine physikalische, nämlich die zeitlich und in der Druckhöhe ausreichende Rekompression sein, bei der das Volumen der Gase, die zu rasch aus den Körperflüssigkeiten entbunden werden, wieder reduziert und dann nach und nach im Organismus gelöst werden. Erfüllt die Rekompression bei leichteren Symptomen auch nur prophylaktischen Schutz vor einer möglichen Verschlechterung des Zustandsbildes und eventuellen Spätschäden, so ist die Rekompression bei schwerer Symptomatik die einzig lebens- und invaliditätsrettende Maßnahme. Im Zweifelsfall, so auch bei schweren Muskel- und Gelenkbeschwerden des leichten Dekompressionsunfalles sollte daher immer eine Rekompression durchgeführt werden. Sie erfolgt stationär „trocken" in Druckkammereinheiten unterschiedlicher Größe und Ausrüstung, während zum Transport des verunglückten Tauchers vorwiegend kleine Einmanndruckkammern Verwendung finden. Eine „nasse" Rekompression durch neuerliches Abtauchen bei bereits symptomatischen Tauchern ist abzulehnen und nur bei Verstößen gegen die Dekompressionsvorschriften bei noch fehlender Symptomatik in Erwägung zu ziehen.

Die Tätigkeit des zu einem Dekompressionsunfall gerufenen Arztes wird sich in erster Linie auf Erste-Hilfe-Maßnahmen und die Transportbegleitung in ein Druckkammerzentrum beschränken. Um eine Ansammlung von Gasblasen im Gehirn und in den Herzhöhlen zu verhindern, wird der Verunglückte in Kopftiefseitposition (Schocklage) gelagert. Neben der Fortsetzung einer eventuell notwendigen Reanimation bzw. der Kontrolle der Vitalfunktionen hat die O_2-Zufuhr absoluten Vorrang. Weitere Maßnahmen sind die Verabreichung von Plasmaexpandern (niedermolekulare Dextrane) oder Humanalbumin zur Blutviskositätssenkung sowie die ausreichende Gabe von Analgetika. Gleichzeitig muß, so in einem vertretbaren Zeitmaß erreichbar, die Beschaffung einer transportablen Dekompressionskammer eingeleitet werden, Transportmittel (Hubschrauber, Rettung) sowie das nächstgelegene Druckkammerzentrum sind zu alarmieren (siehe Verzeichnis der Druckkammern im Literaturverzeichnis). Steht eine Transportkammer zur Verfügung, ist unverzüglich der schnellstmögliche Abtransport in ein Druckkammerzentrum unter Fortführung der Erste-Hilfe-Maßnahmen einzuleiten. Der Flugtransport stellt zwar eine vorübergehend ungünstige Maßnahme dar, ist jedoch auf Grund des Zeitgewinnes und damit rascherem Therapiebeginn im Endeffekt wirkungsvoller als der Landtransport. Da der Transport in möglichst geringen Flughöhen erfolgen soll, eignet sich der Hubschraubertransport bei Tauchunfällen am besten. Dennoch sollte bei Dekompressionsunfällen prinzipiell überlegt werden, ob der Zeitaufwand zur Anforderung eines Flugtransportmittels und einer transportablen Dekompressionskammer nicht größer sein kann als der Landtransport. Steht sehr rasch eine Transportdekompressionskammer zur Verfügung, ist, stabile Vitalfunktionen vorausgesetzt, mit der Rekompression unmittelbar zu beginnen, wobei diese stufenweise zu erfolgen hat (2 bis 6 ata je nach Schwere der Symptome). Zeitintervalle zum Tauchunfall bis zu 48 Stunden rechtfertigen den Einsatz der Rekompressions-Therapie, die hyperbare O_2-Therapie kann darüber hinaus zur Behandlung neurologischer Ausfälle versucht werden. Das Vorgehen bei leichten und schweren Dekompressionsunfällen zeigen die Tabellen 4 und 5.

Anmerkung zu Tabelle 4:

Hyperbare Sauerstofftherapie

Sind seit dem Auftreten einer schweren Dekompressionskrankheit mehr als 48 Stunden verstrichen, so steht die Schädigung des Nervengewebes im Vordergrund. Die Gasblasen haben sich weitgehend zurückgebildet. In diesen Fällen bringt die Rekompression auf 50 m keine Symptomfreiheit. Die Erholung des geschädigten Nervengewebes läßt sich mit einer hyperbaren Sauerstofftherapie beschleunigen. Diese Behandlung entsprechend Therapietabelle I c kann mit einem Intervall von 4 Stunden zweimal pro 24 Stunden durchgeführt werden.

Tab. 4. Behandlung der schweren Dekompressionskrankheit und hyperbare Sauerstofftherapie nach *Bühlmann* (2).

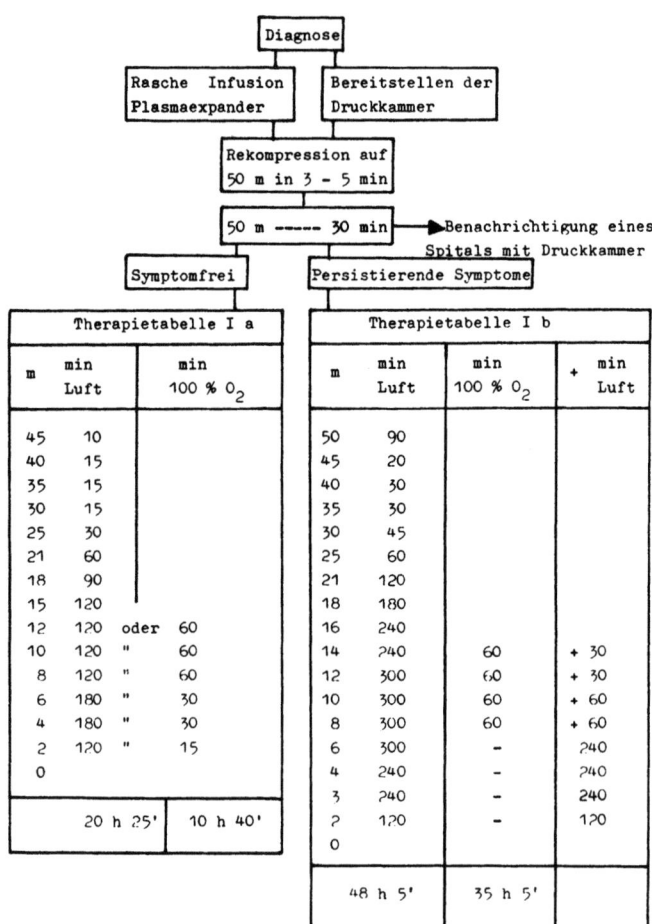

Tab. 5. Behandlung der leichten Dekompressionskrankheit nach *Bühlmann* (2).

```
                              Diagnose
                   ┌─────────────┴─────────────┐
        Hautrötung                    Schmerzen in Muskeln oder
        Hautschwellung                Gelenken ( "bends" )
        ohne Gelenk-
        oder Muskelschmerzen          15 min warten

        Prophylaktische Infusion      Rekompression auf 10 m
        von 500 - 1 000 ml
        Plasmaexpander                10 m ----▶ 10 min
        Keine Rekompression
                                      Persistierende oder
                                      zunehmende Schmerzen
        Abnahme der
        Schmerzen                     Weiter komprimieren auf 25 m
                                      25 m ----▶ 10 min
        Dekomprimieren
        nach Tabelle II               Dekomprimieren nach Tab.II
```

	Therapietabelle II	
m	min Luft	min 100 % O_2
19	15	
15	30	
12	60	30
9	60	30
7	90	60
5	120	60
3	120	60
0		

Anmerkungen:

Auch wenn nach 10 Minuten auf 25 m keine volle Beschwerdefreiheit erreicht wird, wird nach Tab. 2 behandelt.

Gelegentlich kommt es bei der Rekompression zur Zunahme der Schmerzen. Ungeachtet dessen halte man sich an die Tabelle.

Die Aufstiegszeit von 1 m/min wird zu den angegebenen Zeiten addiert.

Die Gefährdung des Tauchsportlers durch Meerestiere

Meerestiere stellen insgesamt nur einen geringen Prozentsatz von Tauchunfallursachen dar. Die genaue Kenntnis der Meeresfauna und des Gefahrenpotentials ist ein allmählicher Lernprozeß, der durch schriftliche Beschreibung nur unvollkommen vermittelt werden kann. Der Grundsatz, im Meer nichts anzufassen, was man nicht kennt, ist sicher der hilfreichste Selbstschutz. Es soll im Rahmen dieser kurzen tauchsportmedizinischen Abhandlung nur auf Symptome und Hilfsmaßnahmen bei Unfällen mit jenen Tierarten eingegangen werden, die als häufigere Ursache für eine Gefährdung des Tauchers von Bedeutung sind. Im wesentlichen drohen Gefahren durch Giftwirkung, mechanische Schädigung, durch Bisse und Stacheln sowie durch sogenannte Angriffsfische.

1. Giftige Meerestiere

Die Zusammensetzung der Gifte dieser Tiere ist bis heute noch weitgehend unbekannt. Die Toxine wirken jedoch meist neurotoxisch, thrombosierend oder hämolysierend, eine Wirkung, die den Schlangengiften ähnlich ist. Die Gifte sind in Flüssigkeitsblasen, entrollbaren gekrümmten Fäden und Giftdrüsen enthalten, die häufig erst nach mechanischer Verletzung durch Stacheln und Widerhaken in die Blutbahn des Opfers abgesondert werden. Die Erste-Hilfe-Maßnahmen zielen auf eine beschleunigte Toxineliminierung und -inaktivierung, Verhinderung der weiteren Verbreitung sowie symptomatische Therapie durch Schmerzbekämpfung und Überwachung der Vitalfunktionen ab.

Nesseltiere (Cnidaria): Milleporiden (Feuerkorallen) – Staatsquallen: Segelqualle (Velella), portugiesische Galeere (Physalia) – Würfelquallen: Seewespen, z. B. Chironex fleckeri in Australien – Fahnenquallen: Leuchtqualle (Pelagia), Haarquallen (Cyanea), Kompaßquallen (Chrysora) – Actinaria: Seeanemonen.

Ihre Berührung führt zu brennenden Schmerzen, Rötung der Haut bis zu Blasen- und Gewebsnekrosenbildung mit nachfolgender Ulzeration, Kollaps, aber auch Herzrhythmusstörungen. Bei wiederholten Kontakten drohen anaphylaktische Reaktionen. Die Therapie besteht in Alkohol- und Salmiakumschlägen, Abreiben mit Wasser oder Sand sowie lokaler und bei Bedarf systemischer Kortikoid- und Antihistaminikaapplikation. Gegen Chironex fleckeri ist in Australien ein Antitoxin im Handel.

Seeigel: Sie setzen vorwiegend mechanische Schädigungen, sind jedoch auch, so vor allem im Indischen Ozean, mit Giftdrüsen ausgestattet. Die Stachelentfernung kann mit Splitterpinzetten und spitzen Scheren erfolgen, häufig ist jedoch eine Heilung nur durch tagelanges „Herauseitern" möglich.

Giftschnecken: Sie geben ihr Gift über die Radula, die widerhakenbesetzte „Zunge" des Tieres ab. Von besonders hoher Toxizität ist das Gift der tropischen Conus-(Kegel-)Schnecken, das bis zur lebensbedrohlichen Störung der Vitalfunktionen durch Neurotoxinwirkung führen kann. Die Therapie ist auf symptomatische Maßnahmen beschränkt, ein Antitoxin ist nicht bekannt.

Drachenfische (Queisen, Trachinidae): Trachinus draco (Großes Petermännchen), Trachinus vipera (Vipernqueise, Kleines Petermännchen), Trachinus araneus (Spinnenqueise) und Trachinus radiatus (Strahlenkopfqueise) sind die bekanntesten Arten dieser Gruppe. Die Drachenfische liegen meist im Sand vergraben und zählen durch ihr teilweises aggressives Verhalten auch zu den Angriffsfischen. Das Gift wird durch die Stachelstrahlen der ersten Rückenflosse und die Kiemenstacheln eingespritzt. Es ist ein wärmelabiles Protein mit neurotoxisch-hämolytischer Wirkung und verursacht starke Schmerzen, lokale Ödembildung mit oft nachfolgender Abszedierung und schwerer Allgemeinsymptomatik. Therapeutisch stehen die Heißwasserbehandlung der Wundumgebung – das Gift ist ein thermolabiles Protein –, Verhinderung des Giftabflusses durch Staubinden und die Schmerzbehandlung, eventuell auch durch Umspritzung mit Lokalanästhetika, im Vordergrund. Die häufig angegebene Kältetherapie ist kontraindiziert. Allgemeinerscheinungen wie Bradykardie, Fieber und Dyspnoe müssen symptomatisch behandelt werden. Stachelverletzungen machen oft operative Eingriffe notwendig. Für mediterrane Queisen steht ein Serum im Medizinski Center in Pula (Jugoslawien) zur Verfügung.

Drachenköpfe: Roter Drachenkopf (Scarpaena scrofa), Kleiner Drachenkopf oder Meersau (Scarpaena procus). Das Gift ist bei diesen Fischen in den Flossenstachelstrahlen sowie in den Kiemen- und Rückenflossenstacheln enthalten. Die Giftwirkung ist geringer als bei den Drachenfischen, die Therapie erfolgt wie bei den Drachenfischen.

Steinfische, Rotfeuerfische: Der gemeine Steinfisch (Synanceida horrida) des Indischen Ozeans gilt als der giftigste aller Fischarten. Die Giftabgabe erfolgt auf Druck durch Rückenstacheln und Giftdrüsen. Die Folgen sind, ähnlich wie beim Gift der Rotfeuerfische (z. B. Pterois radiata), heftigste Schmerzen, Extremitätenparesen mit massiven Schwellungen, Fieber und Lähmungserscheinungen der zentralen Herz-Kreislaufregulation. Die Therapie erfolgt mit Staubinden, Ausbluten der Verletzungsstelle durch tiefe Inzision, Analgetikagaben und im übrigen durch symptomatische Therapie. In Australien ist ein Antitoxin in den Commonwealth Laboratories, Parkville, Melbourne, erhältlich.

Stechrochen (Dasytidae): Der Giftstachel sitzt als flacher Dorn auf der Rückseite des schlanken, peitschenartigen Schwanzes. Neben oft tiefen Gewebsverletzungen führt das Gift zu starken Schmerzen, Schockäquivalenten, Erbrechen, Kopfschmerzen und Benommenheit. Schmerzbekämpfung, heiße Kompressen – das Gift ist thermolabil –, Lokalanästhetika sowie Wundrevisionen bei retinierten Stachelresten unter Antibiotikaschutz sind neben probatorischer Antihistaminikagabe und Tetanusvakzination die Behandlungsmöglichkeiten dieser Giftunfälle.

2. Nicht giftige Meerestiere

Muränen: Muraena hellena, Muraena unicolor. Der Biß der Muränen ist nicht giftig, kann jedoch durch scharfe Zähne zur Entstehung großer Wunden mit starker Neigung zu Infizierung führen. Rohes Muränenblut oder Kontakte zwischen frischem Muränenblut und blutenden Hautverletzungen ist durch darin enthaltene Serumtoxine Ursache lokaler Hauterscheinungen, von Übelkeit, Erbrechen und Atembeschwerden. Die Therapie ist nur symptomatisch, ein Antitoxin steht nicht zur Verfügung.

Meeraale: Das Verhalten dieser bis zur 3 m langen und 30 kg schweren Meerestiere ist aggressiver als das von Muränen. Bißverletzungen führen zu oft tiefen Fleischwunden, eine Giftwirkung ist nicht bekannt.

3. Potentielle Angriffsfische

Es soll hier nur die Gattung der mythenumwobenen Haie erwähnt werden. In unseren Breiten mit etwa 20 Haiarten gelten als mögliche Angreifer: Fuchshaie (Alopias vulpes), Hammerhaie (Sphyrna zygaena), Grauhaie (Hexanchus griseus), Blauhaie (Carchorhinus glaucus), Makohaie (Isurus oxyrhincus) und der seltene weiße Hai (Carcharodon carcharios).

Die schwierige Einschätzung der Gefährdung durch diese Raubfische wurde von *Cousteau* treffend charakterisiert: „Man weiß nie wie ein Hai reagiert. Je mehr man ihn kennt, umso weniger kennt man ihn, und man nimmt sich immer mehr in Acht. Wenn man sie ärgert, bekommt man als Taucher Ärger."

Im allgemeinen verhalten sich Haie dem menschlichen Eindringling gegenüber eher scheu und abwartend. Diese vor einem möglichen Angriff typische abwartende Haltung ermöglicht es dem erfahrenen Taucher, meist ungeschoren den Rückzug anzutreten. Eine kreisende Annäherung der Haie an den Taucher muß als bevorstehender Angriffsbeginn gewertet werden. Die Gefährdung durch Haie und das Anlocken dieser Raubfische läßt sich durch allgemein Vorsichtsmaßnahmen und ständige gegenseitige Beobachtung („tauche nie alleine") reduzieren. Abgesehen davon, daß es kaum Spaß machen dürfte, in stark haiverseuchten Gegenden zu tauchen, sollten bei Haigefahr nur erfahrene Taucher unter ständiger Überwachung von der Oberfläche durch ein Begleitboot und damit einem rasch erreichbaren Zufluchtsort den Abstieg durchführen. Der Haistock nach *Hass* ist eine zusätzliche wirksame Abwehrwaffe. Besonders Tauchanfänger können durch unbedachte, angstbedingte fahrige Bewegungen den Hai zum Angriff reizen. Das Harpunieren größerer Fische sollte wegen des haianlockenden, ausströmenden Blutes, wegen der durch Fischzappeln ausgelösten Schwingungen im Wasser mit ebenfalls hailockender Wirkung wie das Tauchen neben größeren, aus tropischen Gewässern kommenden Schiffen mit ihren abfallverwöhnten Haieskorten unterlassen werden. Obwohl das Auftauchen von Haien prinzipiell überall möglich ist, kann die richtige Wahl des Tauchortes ebenfalls zur Minderung der Haigefahr beitragen. Zu vermeiden sind offenes Meer, trübe unruhige Gewässer sowie Hafeneinfahrten und Nachttauchgänge.

Die tauchsportärztliche Notfallausrüstung

– Reanimationsset mit mindestens einer 5-l-O_2-Flasche, Intubationsbesteck, Guedel-Tuben, Atemmaske, Ambubeutel und Absaugpumpe,
– fakultativ: tragbares batteriegespeistes EKG und Defibrillator,
– Stethoskop und Blutdruckmeßapparat,
– Reflexhammer,
– Fieberthermometer,
– kleines chirurgisches Besteck,
– Injektionsbestecke, Infusionsgeräte (Einmalgeräte),
– Pleurapunktionsnadeln,
– Staubinde,
– Magensonde, Blasenkatheter,
– Verbandsmaterial, Alufolien, Decken, Verbandsschere, Schnüre,
– Medikamente: Plasmaexpander (z. B. Rheomacrodex ®, Macrodex ®, Haemaccel ®), Humanalbumin,
– Antibiotika für systemische und lokale Applikation,
– Lokalanästhetika mit und ohne Adrenalinzusatz,
– Analgetika inklusive Alkaloide,
– Kardiaka: Antiarrhythmika, Atropin, Orciprenalin, Nitropräparate, Euphyllin ®, Dopamin, Diuretika, Digitalispräparate,

- Kortikoide und Antihistaminika für lokale und systemische Applikation,
- Kalziumglukonat
- 90%iger Ammoniak, Mercurochromlösung,
- NaHCO$_3$-Ampullen, Glukoseinfusionslösungen.

Druckkammern und Rettungsflugdienste in Österreich, Deutschland und in der Schweiz

Die Aufstellung erhebt keinen Anspruch auf Vollständigkeit. Für Deutschland liegt in der Tiefbauberufsgenossenschaft, D-8000 München 60, Am Knie 6 (Telephon 089/88 97 512) ein vollständiges Druckluftkammerverzeichnis auf, das auch einsatzbereite Druckkammern verschiedener Tiefbaustellen enthält.

Prinzipiell sollte vor Beginn eines Tauchganges außerhalb gewohnter Gewässer über die lokalen Tauchsportvereine der Standpunkt der nächsten transportablen Dekompressionskammer bzw. das nächste stationäre Druckkammerzentrum in Erfahrung gebracht werden.

Österreich

Druckkammern:
Departement für Thoraxchirurgie und hyperbare Chirurgie an der Universitätsklinik für Chirurgie, 8036 Graz, Auenbruggerplatz 15, Telephon (0 36 1) 385, Klappe 803, 730 oder 720.

Rettungsflugdienste:
Österreichische Flugrettung des Innenministeriums (Anforderung auch durch Privatpersonen):
Wien-Meidling, Telefon (0 22 2) 83 06 74
Linz, Telefon (0 72 21) 24 45
Hohenems, Telefon (0 55 76) 20 11
Graz, Telefon (0 31 6) 29 14 21
Klagenfurt, Telefon (0 42 22) 43 4 62
Innsbruck, Telefon (0 52 22) 81 7 07
Salzburg, Telefon (0 66 2) 85 24 44
Einsatzstelle der österreichischen Luftstreitkräfte (Anforderung nur über Behörden)
Telefon (0 22 2) 92 42 32
Fliegerhorst Aigen im Ennstal, Telefon (0 36 82) 22 45
Linz-Hörsching, Telefon (0 72 21) 20 55
Schwaz/Tirol, Telefon (0 52 42) 32 82

Deutschland

Druckkammern:
Baden-Württemberg: Bundeswehrkrankenhaus, 7900 Ulm, Oberer Eselsweg 40, Telefon (0731) 171 Kl. 2262
Bayern: Flugmedizinisches Institut der Luftwaffe, 8080 Fürstenfeldbruck, Fliegerhorst Marseillestraße, Gebäude 241, Telefon (08141) 9621 Kl. 6501 oder 6502.
Berlin: Bundeslehr- und Forschungsstätte DLRG, 1000 Berlin 20, Am Pichelsee 20/21, Telefon (030) 36 23 024 oder 36 23 023.

Hessen: Berufsgenossenschaftliches Unfallkrankenhaus, Chirurgische Klinik, 6000 Frankfurt/Main, Friedberger Landstraße 430, Telefon (06 11) 47 51.

Hamburg: Universitätskrankenhaus Eppendorf, 2000 Hamburg 20, Martinistraße 52, Telefon (040) 4681 oder 4682 Kl. 402.

Rheinland-Pfalz: Universitätsklinik Mainz, 6500 Mainz, Langenbeckstraße 1, Telefon (06131) 191.

Niedersachsen: Berufsfeuerwehr Hannover, 3000 Hannover, Feuerwehrstraße 1, Telefon (0511) 19481

Nordrhein-Westfalen: Deutsche Forschungs- und Versuchsanstalt für Luft- und Raumfahrt e. V. Institut für Flugmedizin, Abteilung Unterwassermedizin, 5000 Köln 90, Linder Höhe, Telefon (02203) 601 Kl. 3174.

Schleswig-Holstein: Schiffahrtsmedizinisches Institut der Marine, 230 Kiel-Kronshagen, Kopperpahler-Allee 120, Telefon (0431) 54 391 oder 54 392.

Rettungsflugdienste: Rettungshubschrauber der zivilen Rettungszentren des Bundesministeriums für Inneres, Telefon: nächstgelegene Rotkreuzeinsatzstelle oder Polizeistation.

Schweiz

Druckkammern: Medizinische Universitätsklinik, Kantonsspital, 8006 Zürich, Rämistraße 100, Telefon (01) 32 98 11 oder 34 64 54.

Hôpital cantonal Universitaire, Service de médecine, 1011 Lausanne, Telefon (021) 41 11 11.

Rettungsflugdienste: Schweizerische Rettungsflugwacht oder Rettungshubschrauber der Schweizer Armee, Flughafen Zürich-Kloten, Telefon (01) 47 47 47.

Literatur

(1) Alnor, P. C., Herget, R., Seusing, J.: Drucklufterkrankungen. A. Barth, München 1964.
(2) Bühlmann, A. A.: Dekompressionsunfall – Dekompressionskrankheit – Tauchgänge mit Luft. In: Tauchmedizin. Hrsg.: F. Gerstenbrand, E. Lorenzoni, K. Seemann. S. 114–121. Schlüter, Hannover 1980.
(3) Ehm, O. F.: Tauchen – noch sicherer! Leitfaden der Tauchmedizin. Müller, Rüschlikon-Zürich-Stuttgart-Wien 1974.
(4) Ehm, O. F.: Tauchen bei Augenfehlern: Keine Gefahr der Netzhautablösung. Dt. Ärzteblatt 76, 1159 (1977).
(5) Geisler, U., Jungmann, H., Stein, G.: Sind Koronarkranke beim Tauchen durch Herzrhythmusstörungen gefährdet? Med. Klin. 75, 518 (1980).
(6) Matthys, H.: Medizinische Tauchfibel. Springer, Berlin-Heidelberg-New York 1978.
(7) Muß, N., Aigner, A.: Herz-Kreislaufuntersuchungen bei Tauchsportlern. Österr. J. Sportmed. 9. H. 4, 25 (1979).
(8) Tedd, R. W.: Factors producing obstructions of the auditory tube in submarine personell. U. S. Nav. Med. Bull. 42, 293 (1944).

Auswahl aus Tauchsportliteratur:

Bonfils, P.: Sofortmaßnahmen beim Ertrinken. Therap. Umschau 36, 1042 (1979).
Ehm, O. F.: Hypoxie unter Wasser durch Hyperventilationssyndrom. Z. Allg. Med. 55, 70 (1979).
Gerstenbrand, F., Lorenzoni, E., Seemann, K.: Tauchmedizin Kongreßbericht Symposium für Tauchmedizin 1978, Hannover. Schlüter, Hannover 1980.
Gerstenbrand, F., Lorenzoni, E., Seemann, K.: Tauchmedizin 2. Kongreßbericht 2. Symposium für Tauchmedizin 1981, Hannover. Schlüter, Hannover 1983.

Holzapfel, R. B.: Praxis der Tauchmedizin. Thieme, Stuttgart-New York 1982.
Poulet, G., Barincou, R.: Das Große Buch vom Tauchsport. Nymphenburger Verlagshandlung, München 1976.
Seusing, J.: Erkrankungen durch Änderungen des atmosphärischen Druckes. In: Innere Medizin in Praxis und Klinik. Bd. III. S. 14.9.–14.14. Hrsg.: H. Hornbostel, W. Kaufmann, W. Siegenthaler. Thieme, Stuttgart 1977.

Kapitel 21

Der Notfallkoffer des Sportarztes

A. Aigner

Die Frage nach der zweckmäßigen Ausstattung eines sportärztlichen Nofallkoffers läßt sich nicht einfach und für alle Sportarten einheitlich beantworten. So ist einerseits von Belang, ob gesunde Sportler betreut werden sollen oder etwa Patienten, wie beispielsweise eine Koronarsportgruppe, andererseits sind auch „sportartspezifische" Notwendigkeiten zu berücksichtigen. Der Inhalt eines Notfallkoffers deckt sich auch nicht ganz mit jenem eines sportärztlichen „Reisekoffers", in dem sicher noch zusätzliche, für die Betreuung auf der Reise notwendige Medikamente Platz finden müssen.

Nachdem Zwischenfälle zum größeren Teil traumatisch bedingt sind, wird man eine entsprechende Bestückung mit schmerzstillenden Medikamenten vornehmen und auch ausreichendes Verbandzeug, Tapeverbände, Pflaster, Kühlmittel und dergleichen vorsehen. Die Zusammenstellung des internistisch orientierten Teiles richtet sich danach, welche Zwischenfälle bei den betreuten Sportlern am ehesten auftreten können. Hier sind vor allem mögliche Komplikationen im Herz-Kreislaufsystem zu beachten, die den plötzlichen Tod eines „gesunden" Sportlers bedingen können, aber auch an weniger dramatischen Ereignissen ursächlich beteiligt sein können. Desgleichen können im Bronchialsystem kritische Situationen auftreten, man denke dabei an das Belastungs-Asthma. Die Möglichkeit allergischer Reaktonen etwa auf einen Insektenstich, die unter Umständen in einen anaphylaktischen Schock münden können, sind ebenso zu berücksichtigen.

Unter Bedachtnahme auf diese Gesichtspunkte und gestützt auf die Erfahrung von Kollegen, die schon viele Jahre Angehörige der verschiedensten Nationalkader betreuen, wurde die nachfolgende Notfallausrüstung zusammengestellt. Überschneidungen in den Ausstattungsvorschlägen für einen „allgemeinen" und einen „sportartspezifischen" Notfallkoffer waren nicht zu vermeiden, und manche der empfohlenen Geräte, wie etwa den Defibrillator wird man wohl nur schwer in einem Notfallkoffer unterbringen können. Dennoch wird gerade dieses Gerät, das in vielen Sportarten entbehrlich sein mag, in der Betreuung von Koronarpatienten unverzichtbar sein. Die Liste der angeführten Spezialitäten erhebt keinen Anspruch auf Vollständigkeit und sagt nichts über die Wertigkeit vergleichbarer Präparate aus. Sie stellt lediglich eine Orientierungshilfe dar, die dem eigenen Ermessen und der eigenen Erfahrung noch genügend Spielraum läßt.

Notfallkoffer-Ausstattung

Geräte:

Stethoskop, Blutdruck-Meßgerät, Spritzen und Kanülen verschiedener Größe, Infusionsbesteck, zusammenlegbarer Infusionsständer, Beatmungsbeutel mit Maske und Anschlußmöglichkeit für Sauerstoff-Kartusche, Mundspatel, Taschenlampe, Schere, Pinzette, Lanzette, Hautklammern, Klammernzange, Sicherheitsnadeln, Staubinde, Defibrillator mit integriertem Scope.

Verbandmaterial:

Idealbinden 8 und 10 cm Breite, Mullbinden verschiedener Breite und Länge, Tape-Verbände (Leukotape®), Heftpflaster (Hansaplast®, Leukoplast®), Tupfer, Dreiecktuch, Wärmefolien, Elastomull-Haft 6 und 8 cm, aufbalsbare Schiene, verschieden lange Metallschienen.

Medikamente:

Plasmaexpander (Haemaccel®, Rheomacrodex® mit Promit-Stechampullen®), Zusatzampullen: Glucose 20%, Calciumchlorid, Na-Bikarbonat, Dobutamin (Dobutrex®), Adrenalin (Suprarenin-Amp.®), Alupent-Amp.®, Trommcardin-Infusionsflasche®, Nitroglycerin (Nitrolingual 0,8-mg-Kapseln®, Nitrolingual-Spray 0,4®, Isoket-Dosieraerosol®), Digitalisglykoside (Digimerck-Amp.®, Lanitop-Amp.®), Atropin (Atropinum sulfuricum 0,0005 Amp.®), Lidocain (Xylocain 2%-Durchstichflasche®), Betarezeptorenblocker zur intravenösen Injektion (Beloc 5-mg-Amp.®, Inderal-Amp.®), Furosemid (Lasix-Amp.®), Nifedipin (Adalat-Kapseln®), Verapamil (Isoptin-Amp.®), Ajmalin (Gilurytmal-Amp. 10 ml i.v.®), Cortison zur intravenösen Injektion (Solu-Dacortin 50 mg-Trockenampullen mit Lösungsmittel®, Solu-Dacortin 250-m-Trockenampullen mit Lösungsmittel®, Volon A 80 mg i.v.-Amp.®, Urbason solubile 32-mg-Trockenampullen mit Lösungsmittel®), Antihistaminica (Sandosten + Calcium Amp.®), Theophyllin (Euphyllin-Amp. 0,24 g®), Diazepam (Valium „10" Amp.®), stark wirkende Analgetika (Fortral-Amp. 30 mg® SG!, Vilan-Amp.® SG!), Novanaest-„S"-Amp. 2%®, Thiopental-Trockenampullen®, Buscopan-Amp.®, Buscopan-Drag.®, Buscopan compositum-Amp.®, Torecan 6,5 mg „Sandoz"-Amp.®, Travelin-Drag.®, Neo-Emedyl-Drag.®, Etilefrin (Effortil-Tropfen®, Effortil-Amp.®), Broncholytika (Berotec-Dosier-Aerosol®, Berodual-Dosier-Aerosol®), Hautdesinfizientien (Merfen-Tinktur®, Isozid-H-Tinktur®), Nebacetin-Puder®, Aristamid-Gel®, Liquidoplast-Spray®, Kältespray (Bio-Kälte®), Kryopackungen, ätherisches Öl (Physio-Minze®).

Trainings-Merkblätter

Im Rahmen des Gesundheitssportes kommt den Ausdauerdisziplinen eine überragende Bedeutung zu. Vom Sportarzt wird daher neben einer eingehenden Untersuchung und Leistungsbeurteilung auch eine Anleitung zur Trainingsgestaltung erwartet. Diese Anweisungen müssen verständlicherweise ganz individuell abgestimmt sein, doch lassen sich einige wesentliche Belastungsmerkmale einheitlich abfassen. Aus diesem Grunde können Merkblätter mit den wichtigsten Angaben über

---

Mit ® gekennzeichnete Namen bezeichnen in Österreich registrierte Spezialitäten, ganz vereinzelt auch in Deutschland registrierte.

Umfang, Intensität und Häufigkeit des Trainings sehr nützlich sein, besonders, wenn noch persönlich wichtige Angaben hinzugefügt werden, wie etwa die Höhe der empfohlenen Trainings-Herzfrequenz oder Hinweise auf die zweckmäßige Ernährung. Die nachfolgend abgebildeten Merkblätter, welche dem Sportler nach der Beratung mitgegeben werden, haben sich uns im Freizeit- und Gesundheitssport sehr bewährt (siehe auch Seite 460).

Lauftraining

Ausdauertraining verbessert die Leistungsfähigkeit des HERZ/KREISLAUFSYSTEMS, der LUNGE und der MUSKULATUR. Es ist daher das Basistraining im Freizeitsport und sollte vorrangig beachtet werden.

Beginnen Sie mit der Ihrer Leistungsfähigkeit entsprechenden Trainingsstufe. Gelingt es leicht, diese Aufgabe zu bewältigen, so kann die nächsthöhere Belastungsstufe begonnen werden.

Stufe I	1 min. Dauerlauf (langsam), dann 1 min. Gehpause (5–10 x wiederholen).
Stufe II	2 min. Dauerlauf (langsam), dann 1 min. Gehpause (5–7 x wiederholen).
Stufe III	3 min. Dauerlauf (langsam), dann 1 min. Gehpause (3–5 x wiederholen).
Stufe IV	5 min. Dauerlauf (langsam), dann 2 min. Gehpause (3 x wiederholen).
Stufe V	5 min. Dauerlauf (langsam), dann 2 min. Gehpause (5 x wiederholen).
Stufe VI	8 min. Dauerlauf (langsam), dann 3 min. Gehpause (3 x wiederholen).
Stufe VII	10 min. Dauerlauf (langsam), dann 5 min. Gehpause (2–3 x wiederholen).
Stufe VIII	15 min. Dauerlauf (langsam), dann 5 min. Gehpause (2–3 x wiederholen).
Stufe IX	20 min. Dauerlauf (langsam), dann 5 min. Gehpause (2–3 x wiederholen).
Stufe X	30 min. Dauerlauf (langsam), dann 5 min. Gehpause (1–2 x wiederholen).

Wenn die Stufe X gut durchgeführt werden kann, steht einem umfangbetonten Ausdauertraining nichts mehr im Wege. Dazu eignen sich Laufbelastungen bis zu einer Stunde (Dauerläufe, Fahrtspiel, Intervalltraining).
MERKE: Nie zu schnell beginnen, erst später Tempo steigern!

Abb. 1. Lauftraining.

Schwimmtraining

Ausdauertraining verbessert die Leistungsfähigkeit des HERZ/KREISLAUFSYSTEMS, der LUNGE und der MUSKULATUR. Es ist daher das Basistraining im Fitneßsport und sollte vorrangig beachtet werden.

Beginnen Sie mit der Ihrer Leistungsfähigkeit entsprechenden Trainingsstufe. Jede Stufe sollte etwa 3 bis 4 Wochen beibehalten werden, sofeme keine Trainingsunterbrechung eintritt. Wählen Sie jene Schwimmlage, die Sie am besten beherrschen. Als Mindestanforderung gelten 2 Trainingseinheiten pro Woche, die Mindestbelastungsdauer sollte 10 Minuten nicht unterschreiten.

Stufe I   100 m Schwimmen, dann Pause (Länge je nach Ermüdung). 5x wiederholen.

Stufe II 200 m Schwimmen, dann Pause (Länge je nach Ermüdung). 3x wiederholen.

Stufe III 300 m Schwimmen, dann Pause (Länge je nach Ermüdung). 3x wiederholen.

Stufe IV 400 m Schwimmen, dann Pause (Länge je nach Ermüdung). 3x wiederholen.

Stufe V   500 m Schwimmen, dann Pause (Länge je nach Ermüdung). 3x wiederholen.

Stufe VI 500 m Schwimmen, dann Pause (Länge je nach Ermüdung). 4x wiederholen.

MERKE: Nie zu schnell beginnen, erst später Tempo steigern! Belastungspuls sollte 180 minus Lebensalter (in Jahren) betragen, kann später auch höher liegen. Die Stufen IV bis VI können über Jahre beibehalten werden (3x wöchentlich).

Abb. 3. Schwimmtraining.

Radtraining

Ausdauertraining verbessert die Leistungsfähigkeit des HERZ/KREISLAUFSYSTEMS, der LUNGE und der MUSKULATUR. Es ist daher das Basistraining im Fitneßsport und sollte vorrangig beachtet werden.

Beginnen Sie mit der Ihrer Leistungsfähigkeit entsprechenden Trainingsstufe. Gelingt es leicht, diese Aufgabe zu bewältigen, so kann die nächsthöhere Belastungsstufe begonnen werden.

Stufe I   5 min. Radfahren, dann 1 min. Pause (5–10 x wiederholen).

Stufe II   10 min. Radfahren, dann 2 min. Pause (5–7 x wiederholen).

Stufe III 15 min. Radfahren, dann 2 min. Pause (3–5 x wiederholen).

Stufe IV   25 min. Radfahren, dann 3 min. Pause (3–5 x wiederholen).

Stufe V   25 min. Radfahren, dann 3 min. Pause (5 x wiederholen).

Stufe VI   30 min. Radfahren, dann 3 min. Pause (2–3 x wiederholen).

Stufe VII 30 min. Radfahren, dann 10 min. Pause (aktive Pause) (2–3 x wiederholen).

Stufe VIII 45 min. Radfahren, dann 10 min. Pause (aktive Pause) (1–2 x wiederholen).

Stufe IX   60 min. Radfahren, dann 10 min. Pause (aktive Pause) (1–2 x wiederholen).

Stufe X   90 min. Radfahren, dann 10 min. Pause (aktive Pause) (1–2 x wiederholen).

Abb. 2. Radtraining.

Anhang

Physikalische Größen, Umrechnungsfaktoren und Symbole

1 Watt (W) = 0,001 Kilowatt (kW)
1 Watt = 10^7 erg/sec
1 Watt = 0,01433 kcal/min
1 Watt = $1,360 \cdot 10^{-3}$ PS
1 Watt = 1 Joule/sec
1 Watt = 6,12 kpm/min

1 Pferdestärke (PS) = 735,5 W
1 PS = 75 kpm/sec
1 PS = 745,7 J/sec

1 Kilokalorie (kcal) = $4,186 \cdot 10^{10}$ erg
1 Kilokalorie = 4,186 kJ
1 Kilokalorie = 426,85 kpm

1 Kilokalorie (kcal)/min = 69,767 W
1 Kilokalorie/min = $6,977 \cdot 10^8$ erg/sec
1 Kilokalorie/min = 0,09485 PS

1 Joule (J) = $2,3889 \cdot 10^{-4}$ kcal
1 Joule = 10^7 erg
1 Joule = 0,10197 kpm

1 erg = $2,3889 \cdot 10^{-11}$ kcal
1 erg = 10^{-7} J
1 erg = $1,0197 \cdot 10^{-8}$ kpm

1 Kilopond-Meter (kpm) = $2,3427 \times 10^{-3}$ kcal
1 Kilopond-Meter = 9,8066 J
1 Kilopond-Meter/sec = 9,8066 W
1 Kilopond-Meter/min = 0,1635 W

1 kp = 9,8066 Newton (N)

1 mm Hg = 1 Torr
1 mm Hg = 133,32 Pascal (Pa) = 0,13332 Kilo-Pascal (kPa)
1 mm H_2O = 9,8066 Pa
1 bar = 10^5 Pa = 750 mm Hg (Torr)

Energie-Äquivalente

1 kpm = 1,89 ml O_2 = 0,476 mmol Creatinphosphat = 0,714 mmol/l Laktat
1 ml O_2 = 0,53 kpm

1 mmol Creatinphosphat = 2,1 kpm
1 mmol/l Laktat = 1,4 kpm/kg

Laktatangaben

100 mg/100 ml = 11,1 mmol/l = 11,1 mE/l

Häufige Abkürzungen

BSA = Körperoberfläche (engl.: body surface area)
LBM = fettfreies Körpergewicht (engl.: lean body mass)
BTPS = Bedingungen bei Körpertemperatur, Umgebungsdruck, Wasserdampfsättigung (body temperature and pressure, saturated).
STPD = Standardbedingungen bei 0 °C, 760 mm Hg, trocken (standard temperature and pressure, dry).

Stichwortverzeichnis

A

Abbruchkriterien, Ergometrie 68, 471
Achillessehnenriß 288
Achillodynie 289
ACTH 170
Adrenalispiegel 171
Adrenogenitales Syndrom 216
aerob-anaerober Übergang 547
aerobe Kapazität 431
aerobes Bewegungstraining 93
Aktin 4
Aktionsschnelligkeit 379
Alkohol 151
allergische Rhinitis 208
Alles-oder-Nichts-Gesetz 3
Alterssport 328
Anabolika 309
anaerobe Schwelle 441
–, Testverfahren 568
Angriffsfische 625
Angst 342
Anhang 634
Anspannungszeit 35
Antiarrhythmika 40
Apnoetauchen 598
Apophysitis calcanei 221
Appendektomie 195
Arbeit, dynamische 13
–, statische 13
Armkurbelergometer 486
Asthma bronchiale 101
Atemäquivalent 544
Atemminutenvolumen 79, 539
Atmung 76
–, Belastung 79
Atmungssteuerung 79
ATP 9, 76
Aufwärmen 17, 382
Augenerkrankungen, entzündliche 209
Augenverletzungen 210
Ausdauer 410
–, aerobe, Höhe 447
–, aerobe, Temperatur 446
–, allgemeine 363, 412
–, anaerobe 415
–, Definitionen 365, 412
–, lokale 412, 422
–, Muskelfaserzusammensetzung 424
–, spezielle 364
Ausdauertraining 363
Austreibungszeit 35
Autogenes Training 320

autologe Bluttransfusion 123, 310
AV-Block 53, 175
$AVDO_2$ 116
AV-Intervall 53

B

Bandscheibenschaden 278
Bandverletzungen 261
Baropulpitis 193
Barotrauma 612, 619
Barr-Körperchen 303
Basiskost 131
Behindertensport 233
Belastung 358
Belastungs-Asthma 101
Belastungsblutdruck, Normwerte 518
Belastungsdauer 94, 358
Belastungsdichte 358
Belastungs-EKG 58, 63, 500
Belastungshäufigkeit 95
Belastungs-Herzfrequenz 65, 180
Belastungsinkrement 497
Belastungsintensität 94, 358
Belastungsprinzipien 360
Belastungsprogramm 491
Belastungstest, Indikationen 461
–, submaximaler 60
Belastungsumfang 358
Bends 616
Bennettsche Fraktur 277
Beschleunigungsvermögen 378
Beta-Rezeptorenblocker 38
Beweglichkeitstraining 379
Bewegungsmechanismus 4
Bewegungstherapie, Kontraindikationen 184
Bicarbonatpuffer 117
Bicepssehnenriß 269
Biguanide 205
Billroth II 194
Biorhythmus 390
Biotin 65
Blutbild 254
Blutdoping 123, 310
Blutdruck, Ergometrie 516
Blutgerinnung 118
Blutzuckerspiegel, Belastung 202
Bohr-Effekt 117
Boyle-Mariottesches Gesetz 600

C

Carnitin 167
Carotissinusreflex 24
Chirurgische Erkrankungen 222
Chlorbedarf 146
Cholecystektomie 195
Cholin 167
Chondropathia patellae 221, 286
Chromosomenanalyse 303
chronisch-aggressive Hepatitis 197
chronisch-obstruktive Lungenerkrankungen 95, 192
chronisch-persistierende Hepatitis 197
Circuittraining 376
CO_2-Transport 117
Commotio cerebri 264
Cortisol 171
CPK 252
Cushing-Syndrom 216

D

Daltonsches Gesetz 600
Dauerlaufmethode 367
Dauerleistungsgrenze 17
Dekompressionsunfälle 615, 620
Diabetes mellitus 201
Diastolikum 37
Digitalis 38
Diphosphoglycerat (2,3-DPG) 117
Distorsionen 259
Diuretika 40
Doping 305
Dopingsubstanzen 306, 312
Doppelperiodisierung 362
Druckanstiegszeit 35
Druckeinheiten 599
Druck-Frequenz-Produkt 26
Druckkammerverzeichnis 627
Dumping-Syndrom 194

E

Echokardiogramm 41
–, Belastung 42
Einäugigkeit 210
Eisenbedarf 147
Eisenstoffwechsel 121
Eiweißbedarf 138

Eiweißkörper, biologische Wertigkeit 138
EKG 47
–, Belastung 58, 63
–, Lagetypen 52
–, Normvarianten 51
–, Störungen 254
Elektrolyte 254
Endokarditis 174
Energiebedarf 127
Energiebereitstellung 9, 392
Energieflußrate 11
Energieumsatz, Herz 23
Epididymitis 200
Erholung 383
Erholungspulssumme 16
Ergometrie 59, 461
–, Abbruchkriterien 68, 469, 471
–, Ausbelastungskriterien 473
–, Ausschlußkriterien 469
–, Gütekriterien 467
–, Indikationen 461
–, Kontraindikationen 62, 470
–, Methoden 476
–, Protokoll 468
–, Standardisierung 73, 483
–, Wirkungsgrad 480
Ergopsychometrie 339
Ermüdung, muskuläre 15
–, zentrale 16
Ernährung 126
Erschöpfung 17
Erste-Hilfe 262
Ertrinken 609, 616
Essen, zeitliche Verteilung 133
essentielle Aminosäuren 138
–, Fettsäuren 168
Extrasystolen 67, 70, 175

F

Fähigkeiten, koordinative 381
Fahrradergometer 479
Fasertypen 1
Faszienriß 260
Fehlsichtigkeit 209
Feldtest 577
Fette 135
Fettsäuren 137
Fitness 389
Flexibilität 396
Flüssigkeitsbedarf 148
Folsäure 165
Frank-Starling-Mechanismus 21
Frühförderung, sportliche 348
FSH 170

G

Galeazzi-Verletzung 275
Gamma-Fasern 8

Ganglion 273
Gasintoxikation 614, 620
Gehirnerschütterung 264
Gerätetauchen 598
Geschicklichkeit 395
Geschlechtsbestimmung 303
Gesichtsschädelverletzungen 264
Getränke-Tabellen 155
Gewandtheit 381, 395
Gewichtsverlust 149
Gicht 206
Gingivitis 193
Gipfelzeit 35
Glucagonspiegel 253
Glykogendepot, Auffüllung 135
Gonadendysgenesie 302
Gonadotropine 170
Grundbelastung, Ergometrie 497
Grundschnelligkeit 409
Grundumsatz 127

H

Hämaturie 255
Hämorheologie 112
Harnbestandteile 255
harnpflichtige Substanzen 253
Harnsäure 254
Harnstoff 253
Hautdurchblutung 25
Hautverletzungen 258
HDL-Cholesterin 181
Hepatitis A 196
–, B 196
–, chronisch-aggressive 197
–, chronisch-persistierende 197
–, Non-A-non-B 197
Hermaphroditismus verus 301
Herniotomie 194
Herzfehler 177
Herzfrequenz, maximale 513
–, Regulation 28
Herzminutenvolumen, Regulation 23
Herzmuskulatur 1, 21
Herzoperation, Zustand nach 177
Herztöne 36
Herzwanddicke 43
Hitzekollaps 296
Hodenschmerz 201
Hoffasche Erkrankung 286
Höhenakklimatisation 449
Höhentraining 122, 449
Hormonelle Störungen 215
Hormonregulation 170
Hörsturz 207
Hüftgelenksdysplasie 219

Hüftgelenksendoprothese 220
hyperbare O_2-Therapie 621
Hypercholesterinämie 205
hyperkinetisches Herzsyndrom 186
Hyperthyreose 215
Hypertonie, arterielle 187
Hypertriglyzeridämie 206
hypertrophische, nichtobstruktive Kardiomyopathie 186
–, obstruktive Kardiomyopathie 186
Hyperurikämie 206
Hyperventilationssyndrom 611
Hypnoid 319
Hypophysenhormone 170
Hypothyreose 216
Hypotonie 189

I

ICSH 170
Insulindosierung, Belastung 203
Insulinspiegel 171
Intermediärfasern 2
Intersextypen 300
interstitielle fibrosierende Lungenerkrankungen 102, 192
Intervallmethode 368
Intrasystolischer Parameter 35

J

Jodbedarf 147
J-Punkt, EKG 57

K

Kaliumbedarf 146
Kaltenbach-Test 61
Kalziumbedarf 146
Kardiomyopathien 186
Karies 193
Katecholaminspiegel 170
Kinderernährung, Sport 145
Klinefelter-Syndrom 303
Klumpfuß 222
Knochenfrakturen 262
Kohlenhydrate 134
Kongenitales adrenogenitales Syndrom 302
Kontaktlinsen 211
Kontraindikationen, Ergometrie 62, 470
–, Tauchsport 606
Kontursonogramm 34
Koordination 381, 395
Koordinationstraining 381
Kopfverletzungen 263
Koronare Herzkrankheit 178
Koronar-Trainingsgruppe 182

637

Koronar-Übungsgruppe 183
korrelatives Herzmaß 32
Kostaufbau, Ausdauersportarten 140
–, Kampfsportarten 141
–, Kraftsportarten 144
–, Schnellkraftsportarten 143
–, Spielsportarten 142
Kraft 400
–, Altersabhängigkeit 404
–, Geschlechtsabhängigkeit 402
Kraftausdauer 371, 401, 414
Kraftentwicklung 402
Krafttraining 370, 402
–, dynamisches 373
–, statisches 374
Kreatinin 253
Kreatinphosphat (KP) 9
Kreislaufverhalten nach Leistungssport 33
Kreistraining 376
Kurzzeitausdauer 365, 369
–, aerobe 416, 429
–, anaerobe 415

L

Laktatelimination 420
Langzeitausdauer 365, 370
–, aerobe 417, 430
–, anaerobe 415
Laufbandergometer 487
LDH 252
LD-Lipoproteine 178
Lebererkrankungen 195
Leberfunktionsproben, gestörte 197
Leberzirrhose 197
Leistungsfähigkeit, Ergometrie 501
–, Faktoren 389
–, Menstruationszyklus 390
–, Referenzwerte 502
–, sportliche 355
Leistungsprüfung, sportmedizinische 465
Leistungsumsatz 128
Lernen 345
LGL-Syndrom 176
Liponsäure 168
Luftzusammensetzung 599
Lungenemphysem 96
Lungenerkrankungen, chronisch-obstruktive 95
–, interstitielle, fibrosierende 102

M

Magenfüllungsdauer 133
Magenresektion 194
Magnesiumbedarf 146
Makrozyklus 361
Massage 452
Maximalkraft 370, 400
Mechanokardiographie 33
Meerestiere, giftige 624
–, nichtgiftige 625
Meniskusverletzung 285
Mesozyklus 362
Mikrozyklus 362
Minderwuchs 215
Mineralbedarf 145
Mitralklappenprolaps-Syndrom 177
Mittelzeitausdauer 365, 369
–, aerobe 417, 430
–, anaerobe 415
Monteggia-Verletzung 272
Morbus Scheuermann 217
Morbus Schlatter 221, 287
motorisches Rindenfeld 6
Muskelarbeit, Arten 371
Muskeldurchblutung 27
Muskelermüdung 15
Muskelfasertypen 1
Muskelglykogen, Auffüllung 136
Muskelkater 18
Muskelkrampf 261
Muskelspindel 7
Muskeltonus 15
Muskelverletzungen 260
Muskelzellstruktur 3
Muskulatur, glatte 1
–, quergestreifte 1
Myocarditis 174
Myo-Inosit 168
Myokarddurchblutung 27
Myokardkontraktilität 26
Myosin 4
Myositis ossificans 283

N

Nachwettkampfernährung 133
Nahrungsmitteltabellen 152 ff.
Nasennebenhöhlenentzündung 208
Natriumbedarf 146
Nebennierenrindeninsuffizienz, chronische 216
Nephrolithiasis 198
Nierensteine 198
Nierentransplantation 199
Nitrokörper 39
Noradrenalinspiegel 171
Normwerte, Ergometrie 75
Notfallausrüstung, Tauchen 626

Notfallkoffer, sportärztlicher 630
Nullzeit 601

O

O_2 siehe Sauerstoff
Organdurchblutung, Belastung 25
Orthostasesyndrom 189
Osteochondritis dissecans 272, 286
Östradiol 172
Otitis externa 207
–, media 207
Oxydationswasser 149
Oxyhämoglobin 115

P

Paget-von-Schroetter-Syndrom 191
Pangamsäure 166
Pantothensäure 164
Parodontitis apicalis 193
Pasteur-Effekt 82
Patellarsehnenriß 283
Patellaluxation 287
Pericarditis 174
Periodisierung 361
Peritendinitis Achillea 289
Phasenanalyse 35
Phonokardiogramm 33
Phosphorbedarf 146
Prellungen 259
Preßdruck 29
Preßdruckprobe, Valsalva 605
Progesteron 172
Prostatitis, akute 200
Pseudohermaphroditismus femininus 302
–, masculinus 300
Psychohygiene 313
–, Altersport 328
–, Kindersport 326
psychoregulative Verfahren 343
Psychotherapie 319
Pulsdauerleistungsgrenze 17
PWC_{170} 61, 64, 508
Pyelitis 198
Pyelonephritis 198
Pyramidentraining 375

Q

Quadricepssehnenriß 283
QRS-Komplex 55
QT-Intervall 54
QT-Verlängerung, kongenitale 175

-, Oberkiefer 265
-, Oberschenkel 282
-, Radius 271, 274
-, Rippen 279
-, Schlüsselbein 267
-, Schulter 266
-, Schulterblatt 267
-, Sprungbein 291
-, Steißbein 281
-, Sternum 279
-, Tibia 287
-, Unterkiefer 265
-, Unterarm 272
-, Unterschenkel 288
-, Wadenbein 289
-, Wirbelsäule 277
-, Zehen 293
Verrenkungen 262
Versehrtensport 233, 328
Verstauchungen 259
Vitamin A 157
Vitamin B_1 161

Vitamin B_2 162
Vitamin B_6 163
Vitamin B_{12} 163
Vitamin B_{15} 166
Vitamin C 166
Vitamin D 159
Vitamin E 159
Vitamin K 160
Vitamine, Zwischenstoffwechsel 162
Vitaminbedarf, täglicher 158
Vitaminhaushalt 157
Vorwettkampfernährung 132

W

Wachstumshormon 170
Wanderniere 198
Wasserbedarf 148
Wasserverlust 149
Werferellbogen 270
Wettkampfernährung 132

Wettkampfmethode 369
Wiederherstellung 383
Wiederholungsmethode 369
Wirbelsäulenoperation, Zustand nach 218
WPW-Syndrom 67, 176

Y

Yerkes-Dodson-Gesetz 342

Z

Zeitinkrement, Ergometrie 494
Zentralwindung, motorische 6
zerebrale Anfallsleiden 215
Zerebralsklerose 190
Zirkeltraining 376
Z-Scheiben 4
Zuckungsfasern, langsame 2
-, schnelle 1
Zyklisierung 361

R

Radikaloperation, Ohr 207
Reaktionsschnelligkeit 378
Rehabilitationsphasen 183
relative Sauerstoffaufnahme 85
respiratorischer Quotient 545
rheumatisches Fieber 214
Rhinitis allergica 208
Rhythmusstörungen 296
Rippenfraktur 279
Rohkost 139
Ruhe-EKG 51, 69

S

Sarkomer 3
Sauerstoffaufnahme, Ergometrie 526
–, indirekte Bestimmung 533
–, maximale 83, 89, 431, 529
–, maximale, Alter 435
–, maximale, genetische Determinierung 88
–, maximale, Geschlecht 431
–, maximale, Trainierbarkeit 87
–, maximale, relative 85
Sauerstoff-Dauerleistungsgrenze 17
Sauerstoffdefizit 12
Sauerstoff-Dissoziationskurve 116
Sauerstoffpuls 535
Sauerstoffsättigung 115
Sauerstoffschuld 11
Sauerstofftransport 115
Sauna 451
Schenkelblock 56
Scherrate 112
Scheuermannsche Erkrankung 217
Schilddrüsenhormone 171
Schlattersche Erkrankung 221, 287
Schnelligkeit 409
Schnelligkeitsausdauer 379, 418
Schnelligkeitstraining 377
Schnellkraft 371, 401
Schnorcheltauchen 598
Schrittmacher, wandernder 52
Schubspannung 112
Schulsportbefreiung 237
Schulsport, Psychohygiene 324
Schulter-Arm-Syndrom 217
Schulterluxation 266
Schweißzusammensetzung 150
Schwerhörigkeit 207

Sehnenrezeptor 7
Sehnenverletzungen 261
Serumenzyme 252
Sexchromatin 303
SGOT 252
SGPT 252
Sick-Sinus-Syndrom 175
Sinusarrhythmie 52
Sinusitis 208
Skelettmuskulatur, Gefäße 428
Skoliose 103
Sokolow-Index 56
Solitärniere 198
Spezialergometer 491
spezifisch-dynamische Nahrungswirkung 128
Spiroergometrie 519
–, Interpretation 524
Spondylolisthese 218, 278
Spondylolyse 218
Sportherz 30
Sportler-Hämaturie 255
Sportpsychologie 336
Sportverletzungen 258
Spurenelemente 148
Standardisierung, Ergometrie 73, 483
Stationstraining 375
Stoffwechsel, aerober 10
–, anaerober 10
Stomatitis 193
Struma 216
ST-Senkung 57, 65
Stufentest 478
Superkompensation 356
Sympathikomimetika 308
Systolikum 37
systolische Kreislaufzeiten 35

T

Tachykardie 67
Tagesenergiebedarf 128, 129
Taucheignungsuntersuchung 604
Tauchen, arterielle Hypertonie 608
–, Augenerkrankungen 609
–, koronare Herzkrankheit 608
–, thermische Schäden 611
–, Zahnerkrankungen 609
Taucherkolik 614
Tauchsport 598
tauchsportärztliche Notfallausrüstung 626
Tauchunfälle, Therapie 617
Tennisellbogen 270
testikuläre Feminisierung 301
Testosteron 172
Testverfahren, anaerobe 568
Thioctansäure 168
Thrombozytenzahlindex 119

Thyroxin 171
Tibialis-anterior-Syndrom 288
T-Negativierung 66, 70
Todesfall, nichttraumatischer 295
–, traumatischer 294
Tonsillitis 208
Tonusfasern 2
Trainingsformen 359
Trainingsgrundsätze 360
Trainingshäufigkeit 358
Trainingslehre 354
Trainingsmerkblätter 631
Trainingsprozeß 356
Trainingswirkung auf Atmung 81
–, auf Blut 120
Trainingszustand 389
Trijodthyronin 171
TSH 170
T-Welle 57
Tympanoplastik 207

U

Üben 354
Übertraining 385
Umfeld-Beratung 346
Umrechnungsfaktoren 634
Unfall 222
Unterkühlung, Therapie 618
urologische Operationen 201

V

Valsalvasche Preßdruckprobe 29, 605
Varikositas 191
Vasomotorenkollaps 298
vegetarische Ernährung 139
Venenthrombose 191
Verdauungsumsatz 127
Verletzungen, Abdomen 280
–, Becken 280
–, Ellbogengelenk 269, 271
–, Elle 274
–, Fersenbein 291
–, Finger 275
–, Fußwurzel 292
–, Gesichtsschädel 264
–, Handgelenk 275, 276
–, Hüftgelenk 281
–, Humerus 269
–, Jochbein 265
–, Kniegelenk 284
–, Kopf 263
–, Kreuzbein 281
–, Meniskus 285
–, Mittelfuß 292
–, Nasenbein 265
–, Nieren 280
–, Oberarm 267

639

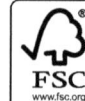

MIX
Papier aus verantwortungsvollen Quellen
Paper from responsible sources
FSC® C105338

If you have any concerns about our products,
you can contact us on
ProductSafety@springernature.com

In case Publisher is established outside the EU,
the EU authorized representative is:
**Springer Nature Customer Service Center GmbH
Europaplatz 3, 69115 Heidelberg, Germany**

Printed by Libri Plureos GmbH
in Hamburg, Germany